Thieme

A. Claus-Schumacher

Anästhesie *compact*

Norbert Roewer
Holger Thiel

2., erweiterte und komplett überarbeitete Auflage

53 Abbildungen
129 Tabellen

Thieme

Anschriften:

Prof. Dr. med. Norbert Roewer
Direktor der Klinik für Anaesthesiologie der Universität Würzburg
Josef-Schneider-Straße 2, D-97080 Würzburg

Dr. med. Holger Thiel
Oberarzt der Klinik für Anaesthesiologie der Universität Würzburg
Josef-Schneider-Straße 2, D-97080 Würzburg
E-Mail-Adresse für Anregungen, Kritik und Fragen: *hoti@anaesthesie.uni-wuerzburg.de*

Unsere Homepage: http://www.anaesthesie.uni-wuerzburg.de

Die Deutsche Bibliothek – CIP-Einheitsaufnahme

Anästhesie compact : 129 Tabellen / Norbert Roewer ; Holger Thiel. - 2., erw. und komplett überarb. Aufl.. - Stuttgart ; New York : Thieme, - 2001

1. Auflage 1999

Wichtiger Hinweis:

Wie jede Wissenschaft ist die Medizin ständigen Entwicklungen unterworfen. Forschung und klinische Erfahrung erweitern unsere Erkenntnisse, insbesondere was Behandlung und medikamentöse Therapie anbelangt. Soweit in diesem Werk eine Dosierung oder eine Applikation erwähnt wird, darf der Leser zwar darauf vertrauen, daß Autoren, Herausgeber und Verlag große Sorgfalt darauf verwandt haben, daß diese Angabe **dem Wissensstand bei Fertigstellung des Werkes** entspricht.
Für Angaben über Dosierungsanweisungen und Applikationsformen kann vom Verlag jedoch keine Gewähr übernommen werden. **Jeder Benutzer ist angehalten,** durch sorgfältige Prüfung der Beipackzettel der verwendeten Präparate und gegebenenfalls nach Konsultation eines Spezialisten festzustellen, ob die dort gegebene Empfehlung für Dosierungen oder die Beachtung von Kontraindikationen gegenüber der Angabe in diesem Buch abweicht. Eine solche Prüfung ist besonders wichtig bei selten verwendeten Präparaten oder solchen, die neu auf den Markt gebracht worden sind. **Jede Dosierung oder Applikation erfolgt auf eigene Gefahr des Benutzers.** Autoren und Verlag appellieren an jeden Benutzer, ihm etwa auffallende Ungenauigkeiten dem Verlag mitzuteilen.

Geschützte Warennamen (Warenzeichen) werden **nicht** besonders kenntlich gemacht. Aus dem Fehlen eines solchen Hinweises kann also nicht geschlossen werden, daß es sich um einen freien Warennamen handele.

Unsere Homepage: http://www.thieme.de
Printed in Germany

Gesamtherstellung: Druckhaus Beltz, D-69494 Hemsbach
(nach Autorenausdrucken)

ISBN 3-13-116582-0

1 2 3 4 5 6

Vorwort zur zweiten Auflage

Die zweite Auflage von Anästhesie *compact* setzt schlüssig die Grundintention und das Konzept der ersten fort, wurde aber um wesentliche Inhalte - vor allem im grundlagenorientierten *allgemeinen Teil* - erweitert, um hierdurch dem Berufsanfänger den Einstieg in die klinische Anästhesie zu erleichtern. Neu eingefügt sind deshalb beispielsweise die Kapitel "Pharmakologie der Allgemeinanästhesie", "Operationslagerung" und "Postoperative Versorgung".

Im *speziellen Teil* haben wir neben der inhaltlichen Aktualisierung besonderen Wert auf eine Strukturvereinheitlichung hinsichtlich des anästhesiologischen Vorgehens bei den einzelnen Eingriffen gelegt. Zudem finden neue chirurgische Techniken, wie z.B. "minimal-invasive" Herzoperationen, Berücksichtigung, ebenso wie interventionelle Eingriffe bei angeborenen Herzfehlern. Der Block "Anästhesie bei speziellen Risiken" wurde deutlich erweitert und ebenfalls aktuellen Entwicklungen angepaßt.

Um den Informationszugriff noch stärker zu vereinfachen, wurde es didaktisch gestrafft und noch klarer strukturiert. So werden jetzt z.B. sämtliche allgemeinen Aspekte der Operationsvorbereitung, Instrumentierung und Überwachung sowie der postoperativen Versorgung des Patienten in eigenen Kapiteln abgehandelt und nur noch die besonderen Maßnahmen in den fachgebietsbezogenen Kapiteln bzw. bei den einzelnen Eingriffen erläutert. Beim Layout haben wir auch in der zweiten Auflage auf eine aufwendige, farbige Gestaltung verzichtet, um so trotz des gewachsenen Umfanges den Verkaufspreis weiterhin attraktiv halten zu können.

Zu guter Letzt: Wie nun aber könnte inhaltliche Innovation obsiegen ohne den fruchtbaren Boden der Tradition, wie sie sich in der bewußten Beibehaltung der alten Rechtschreibregelung widerspiegelt?

Anästhesie *compact* versteht sich nunmehr als weiterbildungsbegleitendes Lehrbuch und wie bisher als umfassendes, detailliertes Kompendium für den Facharzt.

Würzburg, im August 2000

N. Roewer

H. Thiel

Vorwort zur ersten Auflage

Der Markt für Lehrbücher, die Wissensinhalte für das Fach Anästhesiologie bzw. dessen Teilgebiete vermitteln, ist in den neunziger Jahren zunehmend größer und z.T. auch unüberschaubar geworden. So stellte sich natürlich auch für uns die Frage, ob und wo ein weiteres Buch seinen Platz finden könnte.

Anästhesie *compact* ist ursprünglich auf der Basis klinikorientierter Manuals entstanden, die die spezifischen Alltagsanforderungen an die in der Anästhesie tätigen Kollegen auf der Grundlage des aktuellen medizinischen Kenntnisstandes erfassen sollten. Es erschöpft sich aber nicht in konkreten Handlungsempfehlungen für die klinische Praxis, sondern legt auch, soweit wie möglich, rationale Hintergründe offen, die essentiell für zielgerichtetete und effiziente anästhesiologische Tätigkeit am Patienten sind.

Anästhesie *compact* wendet sich grundlagenorientiert vornehmlich an die Kollegen in der Weiterbildung, ebenfalls aber auch an Fachärzte, für die es besonders als detailliertes, kompaktes Nachschlagewerk der speziellen Anästhesie in sämtlichen klinischen Bereichen zu verstehen ist. So wurde in diesem Zusammenhang ausgesprochener Wert auf die Erläuterung operativer Techniken der einzelnen Fachgebiete in ihren unmittelbaren Auswirkungen auf die anästhesiologische Vorgehensweise gelegt.

Würzburg, im Dezember 1998

N. Roewer

H. Thiel

Danksagung

In ganz besonderem Maße gebührt unser Dank für die Mitarbeit:

Dr. Gerold Drüge[1], PD Dr. Clemens Greim[1], Dr. Gerhard Schwarzmann[1] und Dr. Ulrich Schwemmer[1].

Ferner danken wir für die Mitarbeit an der 1. Auflage:

Dr. Bernd Füllekrug[2], Dr. Peter Horn[2], PD Dr. Georg von Knobelsdorff[2], Dr. Gert Liehn[2], Dr. Ansgar Marouche[1], Dr. Hans-Christoph Müchler[2], Dr. Werner Pothmann[2], PD Dr. Peter Tonner[2] und PD Dr. Frank Wappler[2].

[1] Klinik für Anaesthesiologie, Universität Würzburg
[2] Klinik für Anästhesiologie, Universitäts-Krankenhaus Eppendorf, Hamburg

Inhaltsverzeichnis

Allgemeines anästhesiologisches Vorgehen

Anästhesie in Fachgebieten und Spezialbereichen

Spezielle Risiken

Anhang

Allgemeines anästhesiologisches Vorgehen

1 Prämedikationsvisite

1 Grundsätzliches

Durch die **Prämedikationsvisite** wird der Grundstein für den erfolgreichen Ablauf der Anästhesie gelegt. Sie sollte i.d.R. spätestens am Vortag der Operation stattfinden, um dem Patienten genügend Entscheidungsfreiheit für seine Einwilligungserklärung zu lassen, und sollte nach Möglichkeit durch den Anästhesisten erfolgen, der auch die Anästhesie durchführt. Im einzelnen verfolgt die Prämedikationsvisite folgende Ziele:

- Erhebung der anästhesierelevanten Anamnese (z.B. anhand des DIOmed-Bogens)
- Einschätzung des körperlichen und psychischen Zustandes des Patienten
  - klinische Untersuchung
  - Abschätzung der Intubationsbedingungen (s. Kap. 7, S. 119 f.)
  - Befundung bereits vorliegender Untersuchungen
- ggf. Festlegung zusätzlicher diagnostischer und therapeutischer Maßnahmen
- Beurteilung des Anästhesierisikos
- Auswahl des Anästhesieverfahrens
- Aufklärung des Patienten und dessen Einwilligung
- Verminderung von Angst und Aufregung
- Verordnung der Prämedikation

2 Präoperative Untersuchungen

Nach neueren Erkenntnissen (*Roizen*; 1990) ist die Bedeutung routinemäßiger, altersunabhängig durchgeführter präoperativer Untersuchungen für die Diagnostik präexistenter, bislang unerkannter Erkrankungen als minimal zu veranschlagen. Der Umfang des präoperativen Untersuchungsprogrammes kann deshalb nach dem anamnestisch-klinischen Gesundheitszustand und dem Lebensalter des Patienten sowie nach Art, Ausmaß , Dauer und Dringlichkeit des Eingriffes ausgerichtet werden.

Folgendes praktische Vorgehen vor **elektiven** Eingriffen kann empfohlen werden:

- Bei *Kindern* sind für kleine Eingriffe eine unauffällige Fremd- und Familienanamnese sowie ein altersgerechter körperlicher Untersuchungsbefund ausreichend (Ausnahme: Hb oder Hkt bei Säuglingen in den ersten Lebensmonaten wegen Trimenonanämie)
- Bei *Erwachsenen* mit unauffälliger Anamnese und ohne pathologischen klinischen Untersuchungsbefund genügen Hb- oder Hkt- sowie BZ-Bestimmung, ab 40 Jahren ergänzt durch ein 12-Kanal-Ruhe-EKG und eine Röntgenthoraxaufnahme (p.-a. oder a.-p.).
- Vor rückenmarknahen *Regionalanästhesien* sowie infraklavikulären und interskalenären Plexusblockaden muß - auch bei unauffälliger Anamnese und Klinik - eine Kontrolle der globalen Gerinnungsparameter inkl. Thrombozytenzahl vorgenommen werden.
- Bei anamnestischen und/oder klinischen Hinweisen auf *Vor- bzw. Begleiterkrankungen* sowie vor *umfangreichen Operationen* werden erweiterte Laboruntersuchungen und weiterführende spezielle Untersuchungen zur differenzierten Abklärung und ggf. als Grundlage für eine therapeutische Verbesserung durchgeführt.
- Bei Erfordernis von Voruntersuchungen sollten die Befunde zum Operationstermin hin möglichst *aktuell* sein, d.h., bei zwischenzeitlich unverändertem Gesundheitszustand sollten Laborwerte nicht älter als 14 Tage, das EKG nicht älter als ein Monat und die Röntgenthoraxaufnahme nicht älter als drei Monate sein.

Konsiliaruntersuchungen

Die Durchführung von Fachkonsilen (am häufigsten internistisch-kardiologisch und neurologisch) im Rahmen eines erweiterten Untersuchungsprogrammes erfolgt nur zur Beantwortung gezielter Fragestellungen. Hierbei geht es nicht um die Beurteilung der Anästhesiefähigkeit des Patienten durch den Konsiliar. Dieses ist *alleinige* Aufgabe des Anästhesisten. Vielmehr soll z.B. bei risikoerhöhenden Begleiterkrankungen geklärt werden, ob durch eine Behandlung der Zustand des Patienten präoperativ gebessert und damit das perioperative Risiko vermindert werden kann. In anderen Fällen soll eine bereits laufende Therapie auf ihre Effizienz hin überprüft werden.

Voruntersuchungen bei Notfallpatienten

Der Umfang von Voruntersuchungen wird hier wesentlich von der Eingriffsdringlichkeit mitbestimmt und umfaßt:

- soweit möglich Erhebung der Anamnese (Allergien!)
- kurze körperliche Untersuchung
- Blutentnahme
  - Laborwerte
  - Blutgruppe
  - Kreuzprobe zur Fremdblutbereitstellung

In Extremsituationen kann mit dem Operationsbeginn nicht abgewartet werden, bis die Ergebnisse vorliegen (z.B. perforiertes Bauchaortenaneurysma). *Apparative* Untersuchungen werden nur vorgenommen, wenn sie für die Strategie des operativen Vorgehens maßgeblich oder für die Beurteilung vitalbedrohlicher Funktionsstörungen erforderlich sind.

3 Anästhesierisiko

Erst die umfassende Beurteilung aller wesentlichen Begleiterkrankungen und -umstände gewährleistet die Abschätzbarkeit des **perioperativen Gesamtrisikos**, das sich aus Anästhesie- und Operationsrisiko zusammensetzt. Das eigentliche Anästhesierisiko läßt sich hiervon nur unscharf abtrennen, da sich anästhesie- und operationsbezogene Faktoren in erheblichem Maße wechselseitig beeinflussen und entsprechend eng miteinander verknüpft sind. Das Anästhesierisiko wird maßgeblich also nicht nur durch Begleiterkrankungen, sondern auch durch eingriffsspezifische Faktoren beeinflußt. Zu den wichtigsten Einflußfaktoren auf die perioperative Morbidität und Mortalität gehören:

- Herz-Kreislauf-Erkrankungen (bes. Hypertonie, KHK, Herzinsuffizienz)
- präexistente Lungenerkrankungen (bes. COPD)
- Art, Umfang, und Dringlichkeit des Eingriffs
- Dauer der Operation
- Lebensalter des Patienten

Als Orientierungshilfe zur Risikoeinstufung und Beurteilung der Anästhesiefähigkeit des Patienten wird am häufigsten das **ASA-Klassifikationsschema** (American Society of Anesthesiologists) verwendet:

ASA I	keine organische Erkrankung oder Störung des Allgemeinbefindens - außer der chirurgischen Erkrankung gesunder Patient
ASA II	leichte Allgemeinerkrankung ohne Leistungseinschränkung - z.B. mäßige Anämie, geringe Störungen des Wasser- u. Elektrolythaushaltes, gut eingestellter Diabetes mellitus, latente Hyperthyreose, mäßiger Hypertonus, beginnendes Lungenemphysem, leichte Bronchitis, Asthma bronchiale ohne Komplikationen, kompensierte Niereninsuffizienz, Adipositas, Varikosis; Neugeborene, Greise, Schwangere im 3. Trimenon
ASA III	schwere Allgemeinerkrankung mit Leistungsminderung - z.B. erhebliche Anämie, schwere Störungen des Wasser-/Elektrolyt- u. Säure-/Basen-Haushaltes, schwerer Diabetes mellitus (mit Komplikationen), manifeste Hyperthyreose, schwerer Hypertonus, kompensierte Herzinsuffizienz, KHK, Z. n. Myokardinfarkt, ausgeprägtes Lungenemphysem, schwere eitrige Bronchitis, COPD, dialysepflichtige Niereninsuffizienz, Adipositas permagna, Kachexie
ASA IV	lebensbedrohliche Allgemeinerkrankung - z.B. hochgradige Anämie; manifeste, d.h. dekompensierte Insuffizienz von seiten des Herzens, der Lunge, der Nieren oder des endokrinen Systems; diffuse Peritonitis; Schock jedweder Genese; Koma; Polytrauma
ASA V	moribunder Patient, der mit oder ohne Operation 24 Stunden voraussichtlich nicht überleben wird - z.B. perforiertes Aortenaneurysma, fulminante Lungenembolie
	Bei *Notoperationen* wird der ASA-Klasse ein "N" (Notfall) hinzugefügt.

Das ASA-Schema berücksichtigt nur den körperlichen Zustand des Patienten und läßt nur eine grobe *Risikoqualifizierung* zu. Es hat sich trotzdem in der Praxis bewährt, da in verschiedenen Untersuchungen gezeigt werden konnte, daß die ASA-Einstufung statistisch gut mit der perioperativen Mortalität korreliert (Tab. 1).

Tabelle 1: ASA-Risikogruppen und perioperative Mortalität (mod. nach *Marx*)

ASA-Gruppe	**Perioperative Mortalität** (bis 7. postop. Tag)
I	0,1 %
II	0,5 %
III	4,4 %
IV	23,5 %
V	50,8 %

Anästhesiefähigkeit

Die Beurteilung des Anästhesierisikos führt immer auch zur grundsätzlichen Frage nach der Anästhesiefähigkeit. Die Anästhesiefähigkeit ist allerdings eine *relative* Größe. Sie ist zum einen natürlich eng mit dem objektiven Anästhesierisiko verknüpft, muß aber zum anderen vor allem in Bezug zur Notwendigkeit und Dringlichkeit des Eingriffs gesetzt werden. Eingriffe, die zur unmittelbaren Lebenserhaltung erforderlich sind, müssen immer durchgeführt werden, auch bei erheblichen chronischen Risikofaktoren, die im anderen Extrem z.B. plastisch-chirurgische Eingriffe aus ästhetischen Gründen niemals zuließen. So gesehen existiert also keine absolute "Nichtanästhesiefähigkeit". In praxi wird der Anästhesist nach Einschätzung des Anästhesierisikos den Operateur in Kenntnis setzen, wenn aus seiner Sicht Zweifel hinsichtlich der Anästhesiefähigkeit bestehen. Dem Operateur obliegt es dann, falls sich zwischen beiden keine Einigung herbeiführen läßt, unter Abwägung der indizierenden und kontraindizierenden Faktoren die letztliche Entscheidung zu treffen, ob der Eingriff durchgeführt wird. Damit übernimmt er dann auch die volle ärztliche und rechtliche Verantwortung.

4 Operative Dringlichkeit und Patientenvorbereitung

Die Zeit, die zur präoperativen Vorbereitung des Patienten verbleibt, wird von unterschiedlicher operativer Dringlichkeit bestimmt. Im allgemeinen werden hierbei vier **Dringlichkeitsstufen** unterschieden, wobei z.T. eine unterschiedliche Terminologie benutzt wird:

1. elektiv = Wahleingriff (nicht dringlich)
2. geplant = Planeingriff (bedingt dringlich)
3. dringlich = organerhaltender Eingriff
4. Notfall = lebenswichtiger Soforteingriff

Wenn von *aufschiebbaren* oder manchmal auch *planbaren* Eingriffen gesprochen wird, handelt es sich um Eingriffe der Stufe 1 oder 2, *nicht aufschiebbare* Eingriffe gehören zur Stufe 3 oder 4.

Übersicht der operativen Dringlichkeitsstufen und Vorbereitungszeiten

1. **Notfalleingriffe - Soforteingriffe**
   z.B. perforiertes Bauchaortenaneurysma, schwere intrathorakale Blutung, schwere gastro-intestinale Blutung, Leber-/Milzruptur, epidurales Hämatom
   Vorbereitungszeit: Minuten

2. **dringliche Eingriffe**
   z.B. Ileus, Mesenterialinfarkt, inkarzerierte Hernie, Hodentorsion, akuter arterieller Extremitätenverschluß, offene Frakturen, Schenkelhalsfrakturen, penetrierende Verletzungen ohne akute Blutung, Abszesse, Luxationen
   Vorbereitungszeit: Stunden

3. **geplante (bedingt dringliche) Eingriffe**
   z.B. Malignome, diagnostische Eingriffe, Probeexzisionen
   Vorbereitungszeit: Tage

4. **elektive (nicht dringliche) Eingriffe**
   z.B. kosmetische Operationen, Cholecystolithiasis ohne Verschlußsymptomatik, Hernien ohne Inkarzeration usw.
   Vorbereitungszeit: Wochen/Monate

Festlegung des Operationstermins

Vor *aufschiebbaren* Eingriffen gilt die Regel, den Patienten zur Minimierung des perioperativen Risikos in den bestmöglichen Zustand zu bringen. Hier müssen strengste Kriterien bezüglich präoperativer Vorbereitung, Diagnostik von Begleiterkrankungen und deren möglicher Therapie angesetzt werden. Bei wesentlichen Störungen der Funktion wichtiger Organe dürfen deshalb keine elektiven oder geplanten Eingriffe vorgenommen werden.

Für Notfall- oder dringliche Eingriffe gelten andere Kriterien. Ein *Notfalleingriff* ist indiziert zur akuten Lebensrettung bei bestehender oder unmittelbar bevorstehender Dekompensation vitaler Organfunktionen (z.B. perforiertes Bauchaortenaneurysma mit hämorrhagischem Schock, schwere intrathorakale Blutung mit respiratorischer Insuffizienz). Als Indikation für einen *dringlichen* Eingriff wird ein drohender irreversibler Funktionsverlust von Organen oder Körperteilen mit oder ohne verzögerter Lebensbedrohung angesehen (z.B. Ileus mit der Gefahr einer Darmgangrän).

Herzinfarktanamnese. Bei Vorliegen eines *transmuralen* Myokardinfarktes sollten aufschiebbare operative Eingriffe möglichst erst drei Monate nach dem Infarktereignis vorgenommen werden, da das Reinfarktrisiko innerhalb dieser Frist deutlich erhöht ist (Einzelheiten s. Kap. 35, S. 616).

Nahrungs- und Nikotinkarenz

Außer bei Notfall- und z.T. auch dringlichen Eingriffen sollte eine präoperative Nahrungskarenz von

- mindestens *sechs* Stunden für feste Bestandteile und *zwei* Stunden für klare Flüssigkeiten

eingehalten werden, um mögliche pulmonale Komplikationen durch Regurgitation und Aspiration bei der Narkoseeinleitung zu verhindern (Einzelheiten s. Kap. 7, S. 130).

Das Rauchen sollte spätestens am Tage der Operation eingestellt werden. Diese *kurzfristige* Nikotinabstinenz dient vor allem der Reduktion perioperativer hypoxischer Komplikationen, die durch Kohlenmonoxid (CO) ausgelöst werden. Durch die hohe Affinität von CO zum Hämoglobin entsteht COHb (bei starken Rauchern bis zu 20 %!), das dann nicht mehr für den Sauerstofftransport zur Verfügung steht. Die CO-Bindung ist allerdings mit einer Halbwertszeit von ca. 8 Stunden reversibel, so daß eine Nikotinabstinenz schnell zur Normalisierung des Sauerstofftransportes führt. Die durch das Rauchen induzierte bronchiale Hyperreagibilität wird hierdurch hingegen nicht beeinflußt. Sie wird erst durch eine längerfristige Abstinenz von mehr als vier Wochen gebessert.

Merke:

> **Patienten, die ASA III oder schlechter klassifiziert werden**, müssen am Prämedikationstag von dem die Prämedikation durchführenden Kollegen dem aufsichtführenden Facharzt oder Oberarzt mitgeteilt werden. Eine unmittelbare Rücksprache muß gleichermaßen auch immer erfolgen, wenn **weiterführende Untersuchungen oder fachkonsiliarische Beurteilungen** für notwendig erachtet oder eine **Verschiebung des Operationszeitpunktes** aus anästhesiologischen Gründen für erforderlich gehalten wird.

5 Auswahl des Anästhesieverfahrens

Nach Einschätzung des Anästhesierisikos wird in Abhängigkeit vom Zustand des Patienten und von eingriffsspezifischen Faktoren wie Art, Lokalisation, Dauer und Dringlichkeit der Operation das Anästhesieverfahren ausgewählt. Prinzipiell wird dasjenige Verfahren mit der **größtmöglichen Sicherheit für den Patienten** angewandt. Wünsche des Patienten sollen hierbei soweit als möglich Berücksichtigung finden. Im Zweifelsfall geht aber die *objektive* Sicherheit des Patienten vor dessen Komfort! Betrachtet man Untersuchungen zur perioperativen Morbidität und Mortalität nach Allgemein- und rückenmarknahen Anästhesien in Abhängigkeit von Begleiterkrankungen, ist kein statistisch signifikanter Unterschied zwischen beiden Verfahrensarten festzustellen. Dieses macht es im Einzelfall schwierig, ein Verfahren unter dem Aspekt seiner möglichen Vorteile zu bevorzugen.

Bei der Auswahl des Anästhesieverfahrens kann nach folgenden Grundsätzen verfahren werden:

- Thorax-, Oberbauch- und 2-Höhlen-Eingriffe sowie lang dauernde Operationen werden am besten in **Intubationsnarkose** mit kontrollierter Beatmung durchgeführt. Zusätzlich kann ein Epiduralkatheter vor allem zur postoperativen Schmerztherapie eingelegt werden.
- Eingriffe in Bauchlage sollten ebenfalls nur in Allgemeinanästhesie mit endotrachealer Intubation vorgenommen werden.
- Kurz dauernde Eingriffe (< 30 min) können in **Gesichtsmaskennarkose**, länger dauernde auch unter Einsatz der **Kehlkopfmaske** durchgeführt werden. Hierbei sind jeweils die Kontraindikationen zu beachten (Nichtnüchternheit, Bauchlage, Adipositas permagna, Laparotomie, Thorakotomie).
- Für Eingriffe an den oberen Extremitäten (inkl. Schulter) empfiehlt sich eine Regionalanästhesie (z.B. Plexusblockade).
- Für Patienten mit fortgeschrittenen kardiozirkulatorischen und/oder pulmonalen Erkrankungen kann eine **rückenmarknahe Regionalanästhesie** im Einzelfall von Vorteil sein, wenn zu hohe Anästhesieniveaus und damit eine ausgeprägte Sympathikolyse sowie Beeinträchtigung der Atmungsmuskulatur vermieden werden.
- Bei **Blutgerinnungsstörungen** oder unter **Antikoagulanzientherapie** dürfen keine rückenmarknahen Leitungsanästhesien und infraklavikulären Plexusblockaden vorgenommen werden. Als Ausnahme gilt die **"low-dose"-Heparinisierung**. Hierbei ist allerdings zu beachten, daß die subkutane Injektion unfraktionierten Heparins mindestens *vier* und niedermolekularen Heparins *zwölf* Stunden zurückliegen sollte. **Acetylsalicylsäurehaltige Präparate** sollten wegen der *irreversiblen* Hemmung der Thrombozytenaggregation mindestens *drei* Tage zuvor abgesetzt werden. Alle anderen nichtsteroidalen Säureantiphlogistika bewirken nur eine reversible Hemmung, so daß es ausreichend ist, die morgendliche Gabe am Operationstag wegzulassen. Unter ASS-Therapie in einer Dosis von ≤ 100 mg/d ("low-dose"-ASS) sind Spinalanästhesien zulässig, nicht aber Epiduralanästhesien oder Katheterverfahren. In den ersten *zwei* postoperativen Tagen sind dann aber engmaschige neurologische Kontrollen erforderlich, um z.B. ein epidurales Hämatom frühzeitig erkennen zu können. Weitere Einzelheiten siehe Kap. 9, S. 189 f.

  Folgende **Gerinnungswerte** sind zu fordern:

  - partielle Thromboplastinzeit (PTT): normal
  - Thromboplastinzeit nach *Quick*: > 50 %
  - Thrombinzeit (TZ): normal
  - Thrombozytenzahl: ≥ 100.000/µl
- Unkooperative, verwirrte oder bewußtseinsgetrübte Patienten sollten generell keine Regionalanästhesie erhalten.
- **Notfall- oder dringliche Operationen** bei nicht nüchternen Patienten sollten bei fehlenden Kontraindikationen und - wenn vom Eingriff her möglich - in Regionalanästhesie erfolgen, anderenfalls in Intubationsnarkose ("Ileuseinleitung").
- Bei **Kindern** wird aus psychologischen Gründen zumeist eine Allgemeinanästhesie vorgezogen.
- Bei **ambulanten Patienten** sollen keine rückenmarknahen Regionalanästhesien oder zentralen Plexusblockaden (supra- bzw. infraklavikulär) vorgenommen werden.

6 Aufklärungsgespräch und Einwilligungserklärung (s. Kap. 13, S. 234 ff.)

7 Prämedikation

Vorrangiges und obligates Prämedikationsziel ist die Streßreduktion bzw. -vermeidung durch **Anxiolyse**. Hierdurch können ansonsten während der Anästhesieeinleitung häufiger zu beobachtende Kreislaufdysregulationen (tachykarde Rhythmusstörungen, hyper-/hypotensive Episoden, vasovagale Synkopen) deutlich reduziert werden. Eine darüber hinausgehende Sedierung ist nicht in jedem Fall erforderlich, aber nicht immer zu vermeiden. Die Kooperationsfähigkeit des Patienten, wie sie vor allem für die Durchführung von Regionalanästhesien erwünscht ist, soll dabei aber ebenso wie die Schutzreflexe erhalten bleiben.

Die **Streßreduktion** durch eine adäquate Anxiolyse dient im einzelnen der:

- psychischen Stabilisierung => Verbesserung der Kooperationsfähigkeit

  Herz-Kreislauf-Stabilisierung durch:
  - Sympathikusdämpfung => verminderte Ausschüttung von Katecholaminen und Reduzierung hyper- und hypotensive Episoden sowie Arrhythmien in der perioperativen Phase
  - Dämpfung vagaler Reflextätigkeit => Verhinderung vasovagaler Synkopen
- Suppression der Hypothalamus-Hypophysen-Nebennierenrinden-Aktivität => Ausschüttung und Bedarf von Cortisol etc. reduziert
- Reduktion der Magensaftsekretion und Erhöhung des Magensaft-pH => geringere Gefahr von Regurgitation u. pulmonaler Aspiration
- Verminderung des postoperativen Schmerzerlebens => Einsparen von Analgetika

Merke:

Die präoperative psychische Verfassung des Patienten hat erheblichen Einfluß auf das intraoperative Kreislaufverhalten und sogar auf den postoperativen Analgetikabedarf!

Auf eine anxiolytisch-sedierende Prämedikation wird wegen möglicher Nebenwirkungen grundsätzlich **verzichtet** bei:

- Schwangeren im 1. Trimenon
- komatösen oder verwirrten Patienten
- Patienten mit Schädel-Hirn-Trauma oder intrakranieller Raumforderung bei V.a. gesteigerte intrakranielle Elastance bzw. verminderte Compliance (<u>cave</u>: ICP-Anstieg bei CO_2-Retention!; s. Kap. 22, S. 381 f.)
- Schockzuständen jedweder Art
- Patienten mit manifester Herzinsuffizienz
- Patienten mit oberen Atemwegshindernissen und/oder respiratorischer Globalinsuffizienz
- Patienten mit Schlaf-Apnoe-Syndrom
- Patienten mit Adipositas permagna

Eine Prämedikation ist zumeist **nicht notwendig** bei:

- Neugeborenen und Säuglingen in den ersten 6 Lebensmonaten
- Greisen
- ambulanten Patienten

Pharmaka

Benzodiazepine. Benzodiazepine eignen sich wegen guter Wirksamkeit bei nur geringen Nebenwirkungen am besten für eine **anxiolytische** Prämedikation. Nahezu alle Benzodiazepine wirken *qualitativ* gleich. Deutliche Unterschiede bestehen aber z.T. im hepatischen Metabolismus und in der Wirkungsdauer. Benzodiazepine vermitteln ihre Effekte über spezifische Bindung am GABA-Rezeptorkomplex (s. auch Kap. 8, S. 150), indem sie die Wirkungen von GABA als inhibitorischem endogenen Neurotransmitter verstärken. Während Barbiturate eine "schlaferzwingende" Wirkung haben, wirken die meisten Benzodiazepine als Folge des anxiolytisch-sedierenden Effektes nur *"schlafanstoßend"*. Daneben vermitteln sie auch *amnestische* (i.d.R. nur anterograd) und *antikonvulsive* Wirkungen. Benzodiazepine zeichnen sich durch gute Kreislaufstabilität aus. Die Atmung wird nach den zur Prämedikation üblichen Dosen i.d.R. nicht beeinträchtigt (Einzelheiten s. Kap. 8, S. 150). Bei älteren Patienten kann es jedoch nach schneller intravenöser Gabe zu Störungen des *zentralen* Atemmusters kommen. Bei gleichzeitiger Opioidapplikation sollte bedacht werden, daß Benzodiazepine die opioidinduzierte Atemdepression verstärken. Wie unter Barbituraten können auch unter Benzodiazepinen als unerwünschte Wirkungen besonders bei älteren Patienten *paradoxe* Reaktionen wie Unruhe, Agitiertheit, Desorientierung und Logorrhoe auftreten. Bei *Myasthenia gravis* sind Benzodiazepine wegen ihres zentral myotonolytischen Effektes absolut kontraindiziert.

Wirkungsprofil von Benzodiazepinen

- Anxiolyse
- Sedierung
- (anterograde) Amnesie
- Antikonvulsion und
- zentrale Muskelrelaxation => *periphere* Atemdepression

Substanzauswahl. Am Vorabend der Operation werden Benzodiazepine mit mittellanger Wirkung, z.B. *Temazepam* (Remestan®), bevorzugt, am Operationstag zumeist das kurz wirksame **Midazolam** (Dormicum®). Sie werden jeweils *peroral* verabreicht. Da bei älteren Patienten wie auch bei Lebererkrankungen der sog. Phase-I-Metabolismus (z.B. Oxydation, Reduktion, Hydrolyse) beeinträchtigt, die Phase-II-Reaktion der Konjugation mit Glucuronsäure (Glukuronidierung) aber zumeist noch intakt ist, sollten hier Substanzen wie *Lorazepam* (Tavor®) oder *Oxazepam* (Adumbran®) zur abendlichen Prämedikation verwendet werden, da sie direkt glukuronidiert werden und deshalb am wenigsten mit einem verzögerten Abbau und entsprechend verlängerter Wirkung gerechnet werden muß.

Barbiturate. Wegen nicht unerheblicher Risiken (*zentrale* Atemdepression, negative Inotropie, Wirküberhang [auch durch Metaboliten]) wird auf Barbiturate zur Prämedikation nur noch in den seltensten Fällen zurückgegriffen, z.B. bei Kontraindikationen für Benzodiazepine oder zur **Konvulsionsprophylaxe** bei Epileptikern (z.B. Phenobarbital [Luminal®]). In niedriger Dosierung können Barbiturate das Schmerzempfinden verstärken, was bei ihrer Anwendung zur Prämedikation beachtet werden sollte. Bei *akuter intermittierender Porphyrie* sind sie absolut kontraindiziert.

Neuroleptika. Der Einsatz von Neuroleptika als "Sedativa" für die Prämedikation gilt heutzutage als überholt, denn sie führen häufig zu einer "psychomotorischen Entkopplung", d.h., die Patienten wirken äußerlich ruhig und teilnahmslos, verspüren aber tatsächlich eine hochgradige innere Unruhe. Sie werden daher nur noch in niedriger Dosierung zur **Emesisprophylaxe** (z.B. Droperidol [Dehydrobenzperidol®, DHBP], 1,25-2,5 mg i.v. im Rahmen der Narkoseeinleitung) - und dann am besten in Kombination mit Benzodiazepinen zur Unterdrückung ihrer negativen psychotropen Effekte - verwendet. Neuroleptika allerdings, die zur Dauertherapie von *Psychosen* eingenommen werden, sollten am Operationstag weiter verordnet werden. Eine Kontraindikation für Neuroleptika besteht bei *Morbus Parkinson*, da selbst nach einmaliger, niedrigdosierter Gabe ein Parkinsonismus mit Akinesie, Rigor und Tremor auftreten kann. Phenothiazine senken die Krampfschwelle und sollten deshalb nicht bei *Epileptikern* verabreicht werden.

Antihistaminika. Histamin ist entscheidend an der Vermittlung *anaphylaktoider*, pseudoallergischer Reaktionen beteiligt (H_1- und H_2-Rezeptoren), darüber hinaus ein wesentlicher Mediator der *Magensäuresekretion* (H_2-Rezeptoren) und trägt auch zur Entstehung von *Übelkeit und Erbrechen* (H_1-Rezeptoren) bei (Tab. 2). Die meisten anästhesiologisch eingesetzten Medikamente sind in der Lage, unspezifisch Histamin freizusetzen, das u.a. zu kardiovaskulären (Tachykardie, Arrhythmie, AV-Blockierung, Blutdruckabfall) und bronchialen Nebenwirkungen (Bronchokonstriktion) führen kann. Prädisponierte Patienten (z.B. Atopiker, Patienten mit kardiozirkulatorischen und pulmonalen Vorerkrankungen) mögen hiervon besonders betroffen sein. Inwieweit *erhöhte* Histaminplasmaspiegel, die sich z.B. auch bei(m):

- Polytrauma,
- septisch-toxischem Schock,
- gastro-intestinalen Blutungen,
- Ileus,
- chronischer Niereninsuffizienz,
- malignen Tumoren,
- Verbrennungen,
- größeren abdominellen Eingriffe (Darmmanipulation) ,
- Verwendung von Palacos®-Knochenzement und
- Radiumbestrahlungen

finden lassen, in diesem Zusammenhang als Risikofaktoren zu werten sind, kann derzeit noch nicht endgültig bewertet werden.

Durch kombinierte Gabe von *H_1- und H_2-Rezeptorantagonisten* (wie Clemastin [Tavegil®] + Ranitidin [Zantic®], z.B. je 2 Amp. ad 500 ml Sterofundin®) kurz vor der Narkoseeinleitung, lassen sich sämtliche histaminvermittelte Wirkungen verhindern, zumindest aber deutlich in ihrer Ausprägung abschwächen. Dieses Vorgehen scheint bei Atopikern gerechtfertigt, um **anaphylaktoiden** Reaktionen entgegenzuwirken (s. Kap. 35, S. 667). Ebenfalls erfolgreich läßt sich diese Kombination bei Patienten, die besonders gefährdet sind, postoperativ Übelkeit und Erbrechen (PONV = postoperative Nausea und Vomitus) zu entwickeln, zur **Emesisprophylaxe** einsetzen (s. auch Kap. 6, S. 105 ff.). Hierdurch kann nach neuerer Erkenntnis die PONV-Rate erheblich stärker reduziert werden als z.B. durch alleinige Gabe von Droperidol. Gute Erfahrungen bestehen auch mit der präventiven Applikation des H_1-Antagonisten *Dimenhydrinat* (Vomex A®, 62 mg i.v. im Rahmen der Narkoseeinleitung).

Durch Blockade von H_2-Rezeptoren in der Magenmukosa werden das Magensaftvolumen und der Säuregehalt vermindert, so daß die Gefahr der pulmonalen Aspiration abnimmt, vor allem aber deren Auswirkungen gemildert werden. In diesem Sinne zur **Aspirationsprophylaxe** am wirksamsten sind *H_2-Antagonisten* wie Ranitidin, wenn sie am Vorabend und zusätzlich ca. 2 Stunden vor der Narkoseeinleitung peroral verabfolgt werden (s.u.). Domäne dieses Vorgehens sind geplante geburtshilfliche Eingriffe in Intubationsnarkose.

Tabelle 2: Anteil der Rezeptorsubtypen an den Histaminwirkungen und Antagonisten

	H_1-Rezeptoren	H_2-Rezeptoren
Tachykardie	ø	100 %
Vasodilatation	60 %	40 %
Bronchokonstriktion	60 %	40 %
Übelkeit/Erbrechen	70 %	30 %*
Magensäuresekretion	ø	100 %
Antagonisten	Clemastin (Tavegil®) Dimetinden (Fenistil®) Dimenhydrinat (Vomex A®)	Cimetidin (Tagamet®) Ranitidin (Sostril®, Zantic®) Famotidin (Pepdul®)

*: *indirekt* durch Erhöhung des Magensaftvolumens

Parasympathikolytika (Anticholinergika). Parasympathikolytika wie das am häufigsten eingesetzte **Atropin**, Glycopyrronium (Robinul®) oder Scopolamin hemmen durch Konkurrenz mit dem Neurotransmitter Acetylcholin die parasympathische Erregungsübertragung an muskarinartigen Rezeptoren (Tab. 3). Hierdurch kommt es u.a. zur Verminderung der Speichel- und Schleimsekretion im Bereich der oberen und unteren Atemwege (Antisalivation) sowie zur Erhöhung der Herzfrequenz.

Vor allem der **antisalivatorische** Effekt ist aus prophylaktischen Gründen von anästhesiologischem Interesse, z.B. bei:

- Operationen im Mund-/Rachenbereich,
- fiberoptischen Intubationen/Bronchoskopien,
- Larynxmaskennarkosen,
- Ein-Lungen-Beatmung (erschwertes Absaugen über enge Tubuslumina),
- vor Ketamingaben und
- bei Kindern,

bei denen durch eine vermehrte Speichelsekretion die Gefahr eines Laryngospasmus erhöht wird. Eine bereits auf der Krankenstation durchgeführte Gabe von Anticholinergika ist allerdings nicht zu empfehlen, da die maximale Wirkung nach oraler oder subkutaner Applikation nicht immer zeitgerecht zur Narkoseeinleitung erreicht wird. Darüber hinaus wird die einsetzende Mundtrockenheit von den Patienten zumeist als unangenehm empfunden. Besser ist deshalb die *gezielte intravenöse Verabreichung* unmittelbar vor Einleitungsbeginn. Die Wirkung setzt hierbei innerhalb von einer Minute ein und hält etwa 30-60 min an.

Die üblicherweise gewählte Atropindosis von *maximal 0,01 mg/kg KG* schützt nicht ausreichend vor **reflektorischen Bradykardien**. Hierzu, d.h. zur kompletten Vagusblockade, sind deutlich höhere Dosen von mindestens 0,03 mg/kg KG erforderlich, die aber wegen erheblicher Herzfrequenzsteigerung i.d.R nicht toleriert werden!

Bei Patienten mit *Glaukom* ist die übliche Atropindosis nicht kontraindiziert, da nach systemischer Gabe keine lokal wirksamen Konzentrationen am Auge erreicht werden. Ausgeprägte *Tachykardien* sowie *Vorhofflattern* bzw. *-flimmern* mit schneller Überleitung gelten wegen der weiteren Erhöhung der Herzfrequenz als absolute, eine *Mitralstenose* und *Hyperthyreose* als relative Kontraindikation für den Einsatz von Atropin. Um eine Bronchialsekreteindickung zu verhindern, sollte Atropin ebenfalls bei Patienten mit *chronisch-obstruktiven Lungenerkrankungen* nur mit Zurückhaltung zugeführt werden. Eine relative Kontraindikation besteht auch bei *Fieber* (Temperatursteigerung durch Verminderung der Schweißsekretion). Da bei *Patienten mit vollem Magen* der Tonus des unteren ösophagealen Sphinkters gesenkt wird und so Regurgitation und Aspiration begünstigt werden, sollte eine vorherige Applikation von Atropin in dieser Situation wenn möglich ebenso vermieden werden.

Tabelle 3: Wirkungsvergleich verschiedener Parasympathikolytika

	Atropin	Glycopyrronium	Scopolamin
Herzfrequenzsteigerung	+++	++	+
Salivationshemmung	+	+++	++
ZNS-Wirksamkeit	geringe Stimulation	keine§	deutliche Sedierung, Amnesie
Antiemesis	ø	ø	+++
Dosis i.v.	0,05-0,1 mg/kg	0,02-0,04 mg/kg	ø*
Wirkeintritt i.v.	30-60 sec	2-3 min	ø*
Wirkdauer i.v.	30-60 min	2-3 h	ø*

§: als *quartäres* Amin nicht liquorgängig; *: kein i.v. Präparat verfügbar

α_2-Rezeptoragonisten. Hauptvertreter der α_2-Rezeptoragonisten ist das Imidazolinderivat Clonidin (Catapresan®, Paracefan®). Ursprünglich wurde Clonidin nur zur Blutdrucksenkung eingesetzt. In jüngerer Zeit konnten aber weitere, für die Anästhesiologie bedeutsame Clonidineffekte wie *Anxiolyse*, *Sedierung* und auch *Analgesie* (supraspinal und spinal) ausgemacht werden, die überwiegend einer Stimulierung zentraler prä- und postsynaptischer α_2-Rezeptoren zugeschrieben werden und damit auch Folge einer Hemmung adrenerg-neuronaler Aktivität sind. Hiedurch wird der Narkosemittelverbrauch abgesenkt. Mittlerweile hat man experimentell festgestellt, daß i. Ggs. zu früheren Auffassungen die den Sympathikotonus vermindernden, blutdrucksenkenden Effekte von Clonidin wohl nicht durch Erregung von α_2-Rezeptoren zustande kommen, sondern eher durch einen agonistischen Ansatz an einer neuen Klasse clonidinbindender Rezeptoren, den Imidazolin-Rezeptoren, vermittelt werden (Tab. 4). Neben der zentralen Sympathikolyse kommt es durch Clonidin auch zu einer Erregung peripherer postsynaptischer α_1-Rezeptoren. Da die Affinität von Clonidin zu α_1-Rezeptoren aber erheblich geringer ist als zu α_2-Rezeptoren bzw. Imidazolin-Rezeptoren (1 : 200), spielt diese Wirkung nur bei zügiger intravenöser Injektion eine Rolle. Hierunter kann es zum *passageren Anstieg des Blutdruckes* kommen, der durch die zentrale Wirkung überspielt wird, sobald Clonidin in ausreichender Menge die Blut-Hirn-Schranke passiert hat und zu den zentralen Wirkorten gelangt ist. Die zentrale Verminderung des Sympathikotonus führt dann zur *Abnahme der Herzfrequenz* und zur peripheren Vasodilatation mit *Absinken des Blutdruckes* (*Kontraindikationen* s. Tab. 5).

Im Rahmen der Prämedikation spielt Clonidin vor allem eine Rolle bei **Alkoholabhängigen**, bei denen es zur Prophylaxe von Entzugssymptomen wie überschießende sympatho-adrenerge Reaktionen und gleichzeitigen Sedierung eingesetzt wird. Hierdurch läßt sich die Narkoseführung erheblich erleichtern. Die präoperative Gabe kann *adjuvant* zu Benzodiazepinen peroral erfolgen, und zwar jeweils am Vorabend und Morgen der Operation.

α_2-Rezeptoragonisten können, wie besonders für das kürzer wirksame Mivazerol gezeigt wurde, bei Patienten mit KHK die Rate tachykarder und hypertensiver Episoden sowie die Häufigkeit von Myokardischämien bei nicht-kardiochirurgischen Eingriffen und damit auch die perioperative Letalität senken ("Mivazerol-Studie"; s. auch Kap. 35, S. 617)).

Tabelle 4: Rezeptoragonistische Wirkungen von Clonidin

	α_2-Rezeptoren	α_1-Rezeptoren	Imidazolin-Rezeptoren
Anxiolyse	+		
Sedierung	+		
Analgesie	+		
Sympathikusaktivität	(↓)	(↑)	↓↓

Opioide. Zur **analgetischen** Prämedikation sollten nur rein agonistische Substanzen mit längerer Wirkungsdauer, wie z.B. Piritramid (Dipidolor®) oder Pethidin (Dolantin®), verwendet. werden. Wegen ihrer atemdepressorischen Effekte spielen Opioide für die routinemäßige Prämedikation keine Rolle mehr. Sie werden vielmehr nur gezielt zur Schmerzbehandlung eingesetzt (z.B. bei Trauma), vor schmerzhaften Lagerungsmaßnahmen, die vor der Anästhesieeinleitung stattfinden, oder bei **Drogensüchtigen**, um akute Entzugssymptome zu verhindern.

Applikation und Verordnung

Die früher regelhaft intramuskulär durchgeführte Prämedikation ist einerseits für den Patienten schmerzhaft und andererseits mit seltenen Risiken wie Infektion, Hämatombildung (cave: Gerinnungsstörungen, Antikoagulanzientherapie!) und Nervenläsionen verbunden. Aus diesem Grund ist sie zugunsten der **peroralen Applikation** verlassen worden. Die Einnahme von bis zu 100 ml Wasser erhöht dabei nachgewiesenermaßen nicht das Aspirationsrisiko und widerspricht demgemäß auch nicht dem Nüchternheitsgebot. Auf diese Weise kann neben der Zufuhr der spezifischen Prämedikation ebenso die weitere Einnahme der erforderlichen Dauermedikation gewährleistet werden (s.u.).

Eine *orale* Prämedikation kommt allerdings *nicht* in Betracht bei:

- Dysphagie
- Verletzungen, Infektionen und Stenosen im oberen Gastrointestinaltrakt sowie
- mangelnder Kooperation der Patienten.

Hier kann die Prämedikation unter Beachtung der Umstände des Einzelfalls *sublingual*, *subkutan* oder *intravenös* erfolgen.

Die **Prämedikationsverordnung** erfolgt *schriftlich* und setzt immer eine *persönliche* und nicht etwa telefonische Visite durch den Anästhesisten voraus. Es werden genaue Angaben über Zeitpunkt, Dosis und Applikationsart des oder der ausgewählten Medikamente gemacht. Nach Einnahme sedierender Medikamente muß sichergestellt sein, daß ein Patient adäquat überwacht wird. Am **Vorabend der Operation** benötigen die Patienten i.d.R. zur Minderung von Angst, Aufregung und Schlaflosigkeit ein länger wirksames Anxiolytikum bzw. Sedativum per os, z.B. Temazepam (Remestan®). Die Prämedikation am **Operationstag** erfolgt, wie bereits erwähnt, in aller Regel ebenfalls peroral. Hierbei sollte die Einnahme 45-60 min vor Anästhesiebeginn erfolgen, um zu diesem Zeitpunkt maximal wirksame Plasmaspiegel zu gewährleisten. Üblicherweise werden kurz wirksame Benzodiazepine, z.B. Midazolam (s.o.), bevorzugt, wodurch erreicht werden soll, daß der Patient entspannt, angstfrei und kooperativ zur Anästhesieeinleitung kommt.

Besonderheiten der Prämedikation gelten u.a. bei:

- kardiochirurgischen Eingriffen (s. Kap. 27, S. 515 f.)
- Kindern (s. Kap. 25, S. 461)
- Alkoholabusus
  - *adjuvant* zu Benzodiazepinen Clonidin (Tab. 5; Kontraindikationen beachten!)
- Erkrankungen, die den Skelettmuskeltonus vermindern (z.B. Myasthenia gravis)
  - statt Benzodiazepinen Neuroleptika, wie z.B. Promethazin (Tab. 5)
- Notfall- oder Intensivpatienten, Patienten mit Ileus oder Schock
  - alle Pharmaka generell *intravenös* (schnellster und sicherster Wirkungseintritt)
- Patienten mit Schluckstörungen
  - Präparate, die bereits sublingual resorbiert werden: z.B. Lorazepam (Tab. 5)
  - subkutane Gabe
  - Applikation über bereits liegende Magensonde

Verminderung des Aspirationsrisikos

Hierzu können

- H_2-Rezeptorantagonisten (z.B. Ranitidin [Zantic®], 150 mg p.o. 2 h präop. oder 50 mg i.v. 1 h präop.) und
- Metoclopramid (Paspertin®, 20 mg p.o. oder 10 mg i.v.)

sowie Ranitidin p.o. bereits am Vorabend verabreicht werden. Dadurch wird einerseits das Magensaftvolumen reduziert und der Magensaft-pH angehoben sowie andererseits der Tonus des unteren Ösophagussphinkters erhöht und ein properistaltischer Effekt erzielt.

Indikation: geplante geburtshilfliche Eingriffe (besonders Sectio caesarea) in Intubationsnarkose

Vor **dringlichen Eingriffen** kann innerhalb von ca. 10-15 min zumeist eine effektive Pufferung des Magensaftes durch orale Gabe von 30 ml 0,3molarem *Natriumcitrat* erreicht werden. Hierdurch wird das Magensaftvolumen geringfügig erhöht, ohne daß jedoch das Aspirationsrisko zunehmen soll. Natriumcitrat hat gegenüber anderen Antazida den entscheidenden Vorteil, daß es eine *partikelfreie* Lösung bildet, die bei Aspiration in der Lunge nicht zu einer Schädigung führt. Unter partikulären Antazida hingegen konnten im Tierversuch z.T. größere pulmonale Läsionen beobachtet werden, als durch sauren Magensaft selbst ausgelöst.

Merke:

> Die Gabe von **Citrat-Puffer** ebenso wie von **H_2-Antihistaminika** gewährleistet nicht in jedem Fall eine ausreichende Magensäureneutralisierung und bietet zudem keinen Schutz bei partikulärer (feste Nahrungsbestandteile) oder galliger Aspiration (duodeno-gastraler Reflux, z.B. bei Dünndarmileus).

Tabelle 5: Prämedikation - Substanzauswahl

Benzodiazepine	Varia
Temazepam • Remestan®-Gelatinekapseln: 1 Kps. enthält 20 mg, 1 Mite-Kps. 10 mg • Standarddosierung bei Erwachsenen: 20 mg p.o. abds. • Plasma-HWZ 8-16 h • Metabolisierung: direkte Glukuronidierung oder zunächst Demethylierung zu Oxazepam	**Phenobarbital** • Indikation: Konvulsionsprophylaxe; Kontraindikationen für Benzodiazepine • Dosierung bei Erwachsenen: Luminal®-Tbl. 200 mg p.o. 1-2 h präoperativ • Plasma-HWZ ca. 100 h!
Midazolam • Dormicum®-Tabletten: 1 Tbl. enthält 7,5 mg • Standarddosierung bei Erwachsenen: 7,5 mg p.o. 45-60 min präoperativ • Plasma-HWZ 2-3 h • Metabolisierung: Hydroxylierung und anschließende Glukuronidierung	**Promethazin** • Indikation: Kontraindikationen für Benzodiazepine • Atosil®-Tropfen: 1 ml = 20 Tropfen = 20 mg • Dosierung: 0,5-1,0 mg/kg KG p.o. 45-60 min präoperativ **Clonidin** • Indikation: Alkoholabusus (*adjuvant* zu Benzodiazepinen) • Dosierung: Catapresan®-Tbl. 150-300 mg p.o., jeweils abds. und 45-60 min präoperativ • Plasma-HWZ 8-12 h • Kontraindikationen: Bradykardien, "sick-sinus"-Syndrom höhergradige AV-Blockierungen, arterielle Hypotonie, Hypovolämie, manifeste Herzinsuffizienz
Lorazepam • Tavor®-Tabletten (0,5/1,0/2,5 mg), Tavor® Expidet (1,0/2,5 mg) • Standarddosierung bei Erwachsenen: 2,5 mg p.o., jeweils abds. und 45-90 min präoperativ, Tavor® Expidet sublingual ca. 20-30 min präoperativ • Plasma-HWZ 10-20 h • Metabolisierung: direkte Glukuronidierung **Dikaliumclorazepat** (Tranxilium®) s. Kap. 27, S. 515	**Ranitidin** • Indikation: Aspirationsprophylaxe • Dosierung: Zantic®-Tbl. 150 mg p.o., jeweils abds. und 2 h präoperativ • Plasma-HWZ 2-3 h

8 Dauermedikation

Eine eventuelle Dauermedikation bei Begleiterkrankungen sollte i.d.R. bis *einschließlich* des Operationstages unverändert **fortgesetzt** werden. Dies gilt insbesondere für:

- Antihypertensiva,
- Kardiotropika (außer Herzglykosiden),
- Antiasthmatika,
- Antikonvulsiva,
- Antiparkinsonmittel und
- Glukokortikoide oberhalb der "Cushing-Schwelle" (s. Kap. 35, S. 651).

Das bedeutet, daß die Nebenwirkungen dieser Pharmaka und mögliche Interaktionen mit Anästhetika und Adjuvanzien berücksichtigt werden müssen (Tab. 6).

Auch **Kontrazeptiva** können bei entsprechender Thromboseprophylaxe mit "low-dose"-Heparin weiter verabreicht werden. Zu beachten ist allerdings, daß die ovulationshemmende Wirkung z.B. durch Interaktionen mit Medikamenten, die eine Enzyminduktion in der Leber auslösen, vermindert bzw. aufgehoben werden kann, worauf die Patientinnen entsprechend hingewiesen werden müssen.

Folgende Medikamente werden i.d.R. präoperativ **abgesetzt**:

- Herzglykoside,
- Diuretika,
- orale Antikoagulanzien und nichtsteroidale Säureantiphlogistika (NSAID; beide s. Kap. 5, S. 98),
- Antidiabetika sowie
- trizyklische Antidepressiva, Monoaminoxydase-Hemmstoffe und Lithium.

Herzglykoside und **Diuretika** interferieren mit dem Elektrolyt- und Flüssigkeitshalt und sollen deshalb am Operationstag nicht zugeführt werden. Sie können eine *Hypokaliämie* auslösen, die wiederum zu Herzrhythmusstörungen führen kann. Umgekehrt wird durch eine Hypokaliämie die Glykosidempfindlichkeit mit der Folge möglicher Überdosierungserscheinungen erhöht. Diuretika können zudem eine *Hypovolämie* hervorrufen, die die kreislaufdepressorische Wirkung von Anästhetika verstärkt.

Die "therapeutische" Antikoagulation mit **Kumarinderivaten** (z.B. Phenprocoumon - Marcumar®) birgt eine deutlich gesteigerte *Blutungsgefahr* bei operativen Eingriffen. Aus diesem Grund werden diese Substanzen präoperativ abgesetzt und die Antikoagulation mit "low-dose"-Heparin durchgeführt. Infolge der langen Plasmahalbwertszeiten (z.B. 6-8 d bei Phenprocoumon) ist mit einem spontanen Wirkungsverlust frühestens nach einer Woche zu rechnen. Zur Beschleunigung kann Vitamin K_1 (Konakion®) gegeben werden. Nur Notfalleingriffe rechtfertigen den Einsatz von PPSB (Prothrombinkomplex-Konzentrat) zur umgehenden Gerinnungsnormalisierung.

Orale Antidiabetika wie Glibenclamid (Euglucon®) haben eine extrem hohe Eiweißbindung (> 99 %), aus der sie durch im Rahmen der Anästhesie verwendeter ebenfalls stark eiweißgebundener Substanzen "verdrängt" werden können, so daß noch bis zu 50 Stunden nach der letzten Einnahme mit *Hypoglykämien* gerechnet werden muß.

Acetylsalicylsäurehaltige Präparate sollten infolge *irreversibler* Hemmung der Thrombozytenaggregation mindestens drei Tage vor der Operation abgesetzt werden. Alle anderen NSAID bewirken nur eine reversible Hemmung, so daß es genügt, die morgendliche Gabe am Operationstag wegzulassen. Sonderregelungen gelten für niedrig dosiertes ASS (≤ 100 mg/d; s.o.).

Bei **Psychopharmaka** wie trizyklischen Antidepressiva, Monoaminoxydase-(MAO)-Hemmstoffen oder Lithium muß nach einer individuellen Nutzen-Risiko-Abwägung (psychiatrisches Konsil!) entschieden werden, ob die Substanzen vor einem Eingriff abgesetzt oder weiter zugeführt werden. Die heutzutage nur noch selten verwendeten *nichtselektiven, irreversiblen MAO-Inhibitoren* (z.B. Tranylcypromin - Jatrosom®) hingegen müssen aufgrund schwerster Nebenwirkungen (krisenhafte Blutdruckanstiege, Exzitations- oder Komazustände) zwei Wochen vor elektiven Eingriffen abgesetzt werden.

Tabelle 6: Medikamenteninteraktionen in der Anästhesie (Auswahl)

	Interaktion mit	**Mechanismus**	**Risiken**
Acetylsalicylsäure		irreversible Hemmung der Thrombozytenaggregation	Gerinnungsstörungen
Antiarrhythmika	Muskelrelaxanzien		neuromuskuläre Blockierung
Antibiotika Aminoglykoside	Muskelrelaxanzien (depol. u. nicht-depol.)	Hemmung der ACh-Freisetzung	neuromuskuläre Blockierung
Antikoagulanzien Kumarine	Barbituraten Benzodiazepinen	Verdrängung aus der EW-Bindung	Gerinnungsstörungen
β_1-Antagonisten	Anästhetika	negative Inotropie	Herzinsuffizienz
Calciumantagonisten Verapamil, Nifedipin	Muskelrelaxanzien (depol. u. nicht-depol.)	Blockierung von Calciumkanälen	neuromuskuläre Blockierung
Digitalis Digitoxin, Digoxin	Hypokaliämie Hypoxie, Azidose	Hypokaliämie Hypomagnesiämie	Herzrhythmusstörungen (Bradykardie, AV-Block),
Diuretika Furosemid, Thiazide	Muskelrelaxanzien	u.a. Hypokaliämie Hypokaliämie	neuromuskuläre Blockierung Herzrhythmusstörungen
H_2-Antagonisten Cimetidin, Ranitidin		Hemmung mikrosomaler Leberenzyme	Wirkungsverlängerung von Anästhetika/Opioiden
Magnesium	Muskelrelaxanzien (depol. u. nicht-depol.) Anästhetika	Hemmung der ACh-Freisetzung ZNS-Depression	neuromuskuläre Blockierung Narkoseüberhang
Psychopharmaka *Neuroleptika*			verminderter Anästhetikabedarf
	Adrenalin	α-Rezeptorenblockade	"Adrenalinumkehr"
Trizyklische Antidepressiva		Hemmung mikrosomaler Leberenzyme	Wirkungsverlängerung von Anästhetika/Opioiden
Amitryptilin, Imipramin	Sympathikomimetika (direkte)	Hemmung des neuronalen "reuptake" von NA	Tachykardie, hypertensive Krise
Monoaminoxydase-inhibitoren Tranylcypromin	Pethidin	irreversible Hemmung der MAO-A + MAO-B	Agitiertheit, Hypertension, Hyperpyrexie und Krampfanfälle
	Sympathikomimetika (indirekte)	massive Freisetzung von NA	Tachykardie, hypertensive Krise
Moclobemid		reversible Hemmung der MAO-A	Nebenwirkungen deutlich geringer als unter Tranylcypromin
L-Deprenyl		selektive Hemmung der MAO-B	*keine* Interaktionen mit Sympathikomimetika, Pethidin
Lithium	Natriuretika	tubuläre Rückresorption von Lithium erhöht	Tremor, Muskelschwäche, Erbrechen, Krampfanfälle, Koma, verminderter Anästhetikabedarf, Polyurie, Hypothyreose
	Muskelrelaxanzien (depol. u. nicht-depol.)		neuromuskuläre Blockierung

ZNS = zentrales Nervensystem; Ach = Acetylcholin; NA = Noradrenalin; EW = Eiweiß

9 Anästhesieambulanz

Zur optimalen Vorbereitung des Patienten auf die Anästhesie sind vor jedem anästhesiologischen Verfahren Untersuchungen erforderlich, deren Umfang im einzelnen vom Gesundheitszustand und Alter des Patienten sowie von eingriffsspezifischen Faktoren wie Lokalisation und Ausmaß operativer Maßnahmen abhängig ist. Zur Erleichterung des Ablaufes werden bestimmte Voruntersuchungen wie Laboranalysen, EKG und Thoraxröntgen zumeist nach klinikꞏüblichen Schemata durchgeführt. Die Ergebnisse sollten dann zur anästhesiologischen Visite vorliegen. Zuweilen ergeben sich in deren Rahmen aber Aspekte, die eine weiterführende Diagnostik notwendig machen, mit der möglichen Konsequenz, daß der Operationstermin verschoben und neu geplant werden muß. Zur Verbesserung der Organisation, aber auch des Patientenkomforts werden deshalb vielerorts in zunehmender Zahl anästhesiologische Ambulanzen ("Prämedikationsambulanzen") eingerichtet, in denen sich der Patient deutlich vor dem Operationstermin dem Anästhesisten vorstellt. Gerade bei langfristig planbaren stationären sowie bei ambulant durchführbaren Eingriffe bewährt sich diese Vorgehensweise, da sie den Ablauf durch Entwicklung individueller, patienten-orientierter Strategien verbessern hilft.

Abbildung 1: Prämedikationsambulanz ("ideales" Ablaufschema)

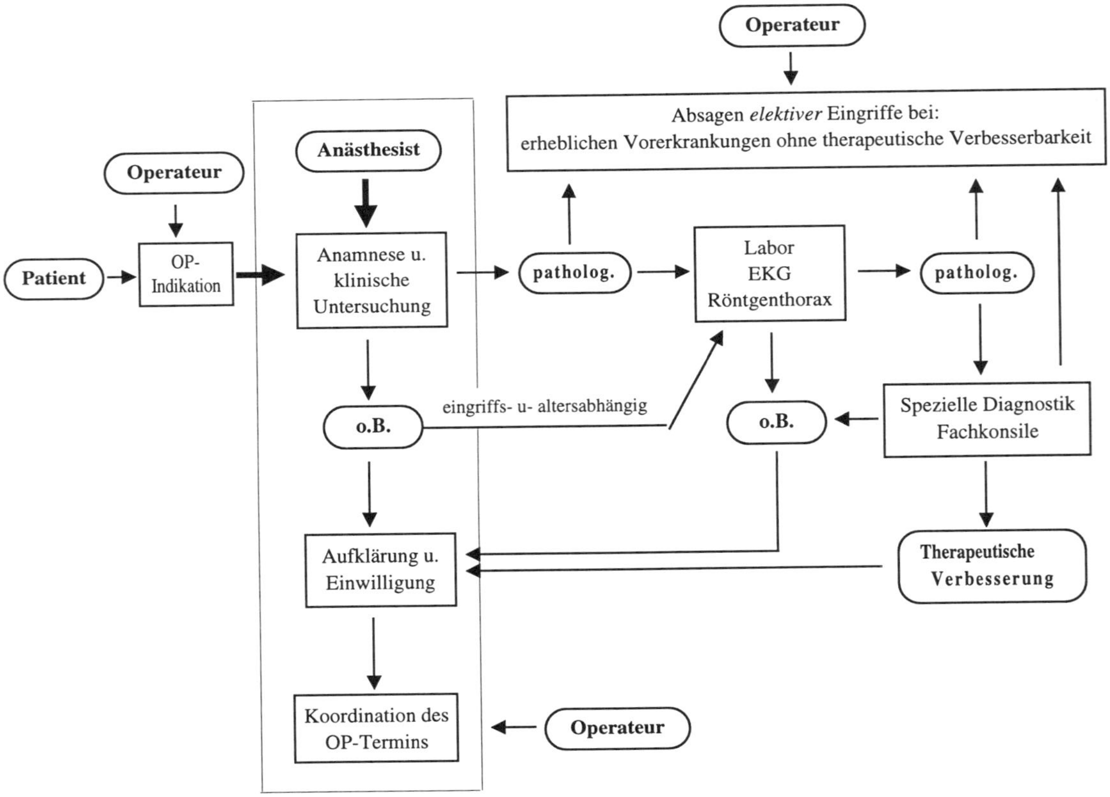

2 Instrumentierung

1 Peripher-venöser Zugang

Ein venöser Zugang ist, außer bei einfachen Lokalanästhesien, **obligat** bei bzw. zur Durchführung jedweder Form der Anästhesie. Am häufigsten wird hierzu peripher-venös eine Kunststoffverweilkanüle plaziert, die:

- die i.v. Einleitung einer Allgemeinanästhesie,
- die Zufuhr von Notfallmedikamenten,
- die Infusionstherapie inkl. zügiger Volumensubstitution,
- die Transfusion von Blut und Blutprodukten
- sowie die Blutentnahme für Laboranalysen

ermöglicht. Die Auswahl des *Punktionsortes* richtet sich nach den jeweiligen Venenverhältnissen, der Zugänglichkeit des Punktionsortes (d.h. möglichst große Entfernung zum Operationsgebiet), nach Art und Venenverträglichkeit der verwendeten Medikamente und deren Anwendungsdauer. Zur Verhinderung von Venenreizungen und Thrombophlebitiden sollte die Osmolarität der verwendeten Lösungen 800-1000 mosmol/l nicht überschreiten. Ebenso ist wegen eines unzureichenden Verdünnungseffektes die Injektion von Medikamenten mit unphysiologischen pH-Werten in kleinlumige periphere Gefäße zu vermeiden.

Merke:

> Für den zügigen Volumenersatz sind großlumige Kanülen (ID 1,7-2,0 mm bzw. G16-14) in Venen, die einen Innendurchmesser haben, der - mindestens - dem Außendurchmesser der Kanüle entspricht, am besten geeignet.

Vorgehensweise bei peripher-venöser Punktion

1. **Hautdesinfektion** (gilt für alle Punktionen!)
   - zunächst Säubern und Entfetten der Haut (mit Tupfer und alkoholischer Desinfektionslösung)
   - erneutes Aufsprühen der Desinfektionslösung (Mindesteinwirkzeit: 1 min!)

2. **Punktionsstellen**

Das Anlegen einer Staubinde dient dem Auffüllen des distal gelegen Venensystems mit Blut und damit der Punktionserleichterung. Hierzu kann die Blutdruckmanschette verwendet und knapp oberhalb des diastolischen Druckes aufgepumpt werden. Beim Aufsuchen der Punktionsstelle sollte folgende Reihenfolge eingehalten werden:

- Handrücken
- Unterarm (Beugeseite: cave Arterie u. Nerv!)
- Ellenbeuge (cave: Arterie u. Nerv!)
- Fußrücken oder -knöchel
- V. jug. externa

Cave:

1. Bei **primärer Punktion einer proximalen Vene** und akzidenteller Perforation kann nach anschließender erfolgreicher distaler Punktion das Infusat bei Abfluß über die perforierte Vene *paravenös* austreten, wodurch eine systemische Wirkung verhindert und/oder lokale Komplikationen verursacht werden können. **Deshalb soll nach Möglichkeit zunächst immer distal punktiert werden.**
2. Umgekehrt kann nach distaler Punktion und **sekundärer proximaler (Fehl-)Punktion** die Infusion über die distale Verweilkanüle be- bzw. verhindert werden. Um dieses auszuschließen, sollen die **Abflußverhältnisse vorher überprüft** werden (Kompression der proximalen Vene unter laufender Infusion).

3. **Lokalanästhesie** ("Hautquaddel")

Beim wachen Patienten sollte immer eine Lokalanästhesie vor Anlage einer Venenverweilkanüle erfolgen (z.B. intrakutane Injektion von Mepivacain 1 % mit 20er Kanüle). Hierdurch können auch großlumige Kanülen für den Patienten schmerzfrei eingebracht werden.

4. **Punktionstechnik**
   - Haut in Längsrichtung mit der nicht punktierenden Hand zur Fixierung der Vene straffen
   - Einführen der Kanüle (bestehend aus innerer Stahl- und äußerer Kunststoffkanüle) in möglichst flachem Winkel durch die Hautquaddel ca. 1-2 cm parallel zur Vene
   - Penetration der Venenwand
   - nach Bluteintritt ins hintere Ende der Kanüle das ganze System absenken und noch ca. 1-2 mm weiter vorschieben (erst jetzt befindet sich die Öffnung der Kunststoffkanüle sicher intravasal!)
   - Kunststoffkanüle bei gleichzeitigem Herausziehen der Stahlkanüle weiter i. d. Vene vorschieben
   - Entfernen der Stahlkanüle, sichere Fixation der Kunststoffkanüle (z.B. mit zwei eingeschlitzten breiten Pflasterstreifen) und Anschließen einer Infusion

Bei diesem sog. *zweizeitigen* Vorgehen wird die subkutane Gewebeschicht zwischen Punktionsort und Vene als Keimbarriere wirksam (Untertunnelung). Außerdem wird das Risiko eines Durchstechens des Gefäßes i. Vgl. zur direkten (einzeitigen) Punktion verringert.

5. **Besonderheiten**

Dialysepatienten

Bei Dialysepatienten darf grundsätzlich keine Gefäßpunktion am Shuntarm durchgeführt werden. Zur Anlage einer Venenverweilkanüle am kontralateralen Arm kommen in erster Linie die Handrückenvenen, in zweiter Linie die Ellenbeugevenen in Frage. Die Unterarmvenen müssen für eine eventuelle Shuntneuanlage geschont werden.

Grundsätzlich gilt, daß die Punktion peripherer Venen bei dialysepflichtigen Patienten auf das unbedingt erforderliche Mindestmaß beschränkt werden muß. Falls periphere Venen kanüliert werden müssen, dürfen keine Venen des Armes benutzt werden, an dem der Shunt angelegt ist.

Zur Schonung potentieller Shuntgefäße ist am **kontralateralen Arm** folgende Reihenfolge einzuhalten:

1. Nach Möglichkeit sollen ausschließlich - und immer mit erster Priorität - Venen am Handrücken punktiert werden.
2. Venen am Unterarm dürfen nicht punktiert werden.
3. Nach Punktion von Venen im Ellbogenbereich können sich Hämatome und Thrombophlebitiden entwickeln, die dann bis zu deren Abklingen eine Shuntanlage am Unterarm unmöglich machen. Aus diesem Grund ist die Punktion von Ellbogenvenen möglichst zu vermeiden.

Zur Anlage eines zentralen Venenkatheters dürfen keine Armvenen benutzt werden. Hier empfiehlt sich in erster Linie die Anlage über eine V. jug. externa, in zweiter über eine V. jug. interna.

Axilläre Lymphadenektomie

Nach axillärer Lymphknotenausräumung ist der Lymphabfluß in der betroffenen Extremität erheblich beeinträchtigt, so daß die Gefahr von Lymphödemen besteht, besonders nach (paravenösen) Punktionen, Injektionen oder Infusionen. Aus diesem Grunde sollen hier venöse Zugänge möglichst vermieden werden (Einzelheiten s. Kap. 23, S. 412).

Schlechter Venenstatus

Wenn keine periphere Vene punktiert werden kann, bietet sich in vielen Fällen die Kanülierung der V. jug. ext. an.

Neugeborene/Säuglinge (s. auch Kap. 25, S. 468)

Bei Neugeborenen oder Säuglingen mit ausgeprägter subkutaner Fettschicht, empfiehlt sich die Punktion entweder einer Vene im Bereich der distalen Unterarminnenseite oder einer Kopfhautvene.

Komplikationen bei peripher-venöser Punktion

- Fehlpunktion
  - paravenös
  - intraarteriell
- Injektionsschmerz (Venenwandreizung!)
- Thrombophlebitis bzw. Thrombosierung der Vene

Cave:

Vor dem Einspritzen von Medikamenten in eine Venenverweilkanüle muß unbedingt deren **korrekte intravenöse Lage** sichergestellt sein. Zur Kontrolle wird eine Infusion angeschlossen, die bei ausreichendem hydrostatischen Druckgefälle spontan eintropfen muß. Eine **intraarterielle Fehllage** kann - bei ausreichendem Blutdruck - am Zurückfließen von Blut in die Infusion festgestellt werden. Eine **paravasale Fehllage** äußert sich unter laufender Infusion durch den Austritt von Infusat in das umgebende Gewebe (-> Schwellung). Bestehen Zweifel, ob die Kanüle intra- oder paravenös liegt (z.B. bei Venen im Ellenbeugebereich oder bei der V. jug. ext.), wird mit 5-10 ml 0,9%iger NaCl-Lösung unter geringem Stempeldruck angespritzt.

Beim Auftreten von **Schmerzen unter einer Injektion** und/oder Abblassung des distalen Hautgebietes muß immer umgehend eine intraarterielle Kanülenfehllage ausgeschlossen werden (s.o.). Erst dann darf die Injektion fortgesetzt werden. Zur Verminderung der Venenreizung sollte die Injektion aber mit verlangsamter Geschwindigkeit und in die laufende Infusion erfolgen (Verdünnungseffekt). Zur *Vorgehensweise bei intraarterieller Fehlinjektion* siehe Abschnitt 3, S. 30.

2 Zentral-venöser Katheter

Zentral-venöse Katheter (ZVK) werden mit ihrer Spitze in der **V. cava superior** plaziert ("oberer Kavakatheter"), idealerweise **2-3 cm oberhalb der Einmündungsstelle der oberen Hohlvene in den rechten Vorhof**. Durch diese Lage sollen Dislokationen der Katheterspitze in den Vorhof, z.B. bei Bewegungen in der Schulter-/Halsregion, vermieden werden, die hier Irritationen (-> Arrhythmien, Klappenläsionen) bis hin zur Perforation (-> Perikardtamponade) verursachen können. Es stehen *einlumige* Katheter (z.B. Cavafix® [Fa. Braun], Cavatheter® [Fa. Fresenius]) und *mehrlumige* Katheter zur Verfügung. Letztere werden allerdings nur bei längerfristiger Intensivtherapie oder zur differenzierten Kreislauftherapie, z.B. mit hochdosierten Katecholaminen (cave: Unterbrechen der Infusion durch Blutabnahmen oder Boluseffekte durch Zuspritzen!), benötigt. Sie werden immer mittels sog. *Seldinger-Technik* (s. Abschn. 3) unter besonderen sterilen Kautelen (Lochtuch, sterile Handschuhe etc.) gelegt.

ZVK-Indikationen

allgemein

- Bestimmung von ZVD, Blutgasanalyse (SvO_2, $PvCO_2$, Säure-Basen-Status)
- Verabreichung venenreizender Medikamente (z.B. kontinuierliche Katecholamintherapie)
- langfristige Infusionstherapie
- hochkalorische parenterale Ernährung

speziell

- chirurgische Eingriffe mit größeren Flüssigkeitsverschiebungen und/oder Blutverlusten
- Operationen mit Luftemboliegefahr (s. Kap. 22, S. 396 f.)
- ausgeprägte Dehydratation
- Schock
- V. a. akute Lungenembolie
- Polytrauma
- kontrollierte Beatmung bei respiratorischer Insuffizienz

Shaldon-Katheter

Beim Shaldon-Katheter handelt es sich um einen *großlumigen* Katheter (G12; ein-, zwei- oder dreilumig, wobei in der dreilumigen Variante ein dünner Schenkel zur ZVD-Messung und separaten Medikamentenapplikation vorhanden ist). Er wird i.d.R. über eine *zentrale* Vene angelegt, im besonderen über die V. jug. int. oder V. subclavia, und dient perioperativ als *Volumenzugang*. Die V. femoralis sollte wegen höherer Komplikationsrate - aszendierende Infektion und Thrombose - erst in letzter Linie benutzt werden. Indikationen für einen Shaldon-Katheter bestehen:

- bei schlechtem peripheren Venenstatus und Erfordernis (mehrerer) großlumiger Venenzugänge,
- in Notfallsituationen (z.B. Polytrauma mit hämorrhagischem Schock),
- bei Lebertransplantationen und
- für die apparative Nierenersatztherapie.

Punktionsorte für die ZVK-Anlage

- V. jugularis externa
- V. jugularis interna
- V. anonyma
- V. subclavia (bei lateraler Thorakotomie oder einseitigem Throraxtrauma immer ipsilateral!)
- als *periphere* Punktionsorte: V. basilica oder V. mediana cubiti

Merke:

1. Für die Anlage eines ZVK sollte bei zu erwartender *längerer* Liegedauer des Katheters (> 3 Tage) die **V. jug. externa** wegen der nur geringen punktionsbedingten Komplikationen - wenn möglich - gegenüber den tiefen Halsvenen (V. jugularis interna, V. anonyma) oder der V. subclavia bevorzugt und als Zugangsweg der 1. Wahl angesehen werden.
2. Eine Katheteranlage über eine **Ellbogenvene** oder **V. femoralis** kommt nur bei *kurzer* Liegedauer in Betracht, da hier katheterbedingte Komplikationen wie Thrombophlebitiden und Thrombosen deutlich häufiger auftreten (dünneres Gefäßlumen, längere intravasale Katheterstrecke).
3. Die Punktion der **V. subclavia** oder **V. femoralis** bietet Vorteile im *hypovolämischen Schock*, da ihr Lumen durch das umgebende Bindegewebe immer offengehalten wird.

Cave:

1. Die Punktion der **V. subclavia** unmittelbar präoperativ soll wegen der Gefahr eines *Spannungspneumothorax* (besonders unter kontrollierter Beatmung) auf *absolute* Ausnahmefälle beschränkt werden.
2. Bei *einseitiger* (Fehl-)Punktion der V. subclavia darf niemals im unmittelbaren Anschluß eine *kontralaterale* Subklaviapunktion durchgeführt werden! Zuvor muß immer ein punktionsbedingter Pneumothorax sicher ausgeschlossen werden.

Vorgehensweise bei zentral-venöser Punktion

- Trendelenburg-Position von ca. 15-20°

Die Kopftieflagerung sollte, wenn keine Kontraindikationen (z.B. Herzinsuffizienz, respiratorische Insuffizienz) bestehen, zur besseren Venenfüllung bei ZVK-Insertion über eine der Halsvenen durchgeführt werden. Hierdurch wird nicht nur die Punktion erleichtert und somit die Trefferquote erhöht, sondern auch das Luftembolierisiko abgesenkt.

- Hautdesinfektion wie oben, steriles Abdecken des Punktionsortes (Lochtuch), sterile Handschuhe
- Lokalanästhesie des Stichkanals beim wachen Patienten

Auffinden der V. jug. interna ("hoher Zugang")

- Kopf in Neutralstellung
- Palpation der A. carotis communis im Kieferwinkel mit der nicht punktierenden Hand
- Hauteinstich so weit wie möglich *kranial*, ca. 0,5 cm lateral der A. carotis communis
- Stichrichtung: von der A. carotis weg im Winkel von ca. 10-15° nach lateral, außerdem nach kaudal und dorsal im Winkel von ca. 30° zur Hautoberfläche, Penetration der Vene unterhalb des M. sternocleidomastoideus in ca. 3-4 cm Tiefe. Die V. jug. int. verläuft im Penetrationsbereich anterior und lateral zur A. carotis communis. Das Aufsuchen der Vene kann - besonders bei Säuglingen - durch Verwenden eines *Ultraschallsensors* erleichtert werden.
- Cave:
  1. bei zu weit kaudalem Einstechen Pneumothoraxgefahr
  2. bei medialer Stichrichtung Gefahr der Karotispunktion
  3. bei zu weit lateraler Sichrichtung Verletzungsgefahr des Plexus brachialis!

Cave:

> Nach akzidenteller Punktion der A. carotis muß sofort durch digitale Kompression die Ausbildung eines **Hämatoms** (-> Gefahr der Tracheakompression bzw. -deviation, Rekurrensparese und Läsion anderer Nerven) verhindert werden. Erst wenn sichergestellt ist, daß sich kein Hämatom gebildet hat, darf ein Punktionsversuch der kontralateralen V. jug. int. unternommen werden!

Nach erfolgreichem Einführen des Katheters muß die intravasale Lage durch **Aspiration von Blut** über alle Katheterschenkel zweifelsfrei erwiesen sein. Erst dann wird der Katheter, am besten durch Annähen, fixiert.

Lagekontrolle

Die **Lagekontrolle der Katheterspitze** ist bei *jedem* Kavakatheter obligat. Im Bereich der V. cava sup. sollte die Spitze - wie oben erwähnt -

- 2-3 cm oberhalb des rechten Vorhofs zu liegen kommen.

Das entspricht auf dem Thorax-Röntgenbild bei richtiger Aufnahmetechnik einer Projektion der Katheterspitze

- ca. 1 cm oberhalb der Trachealbifurkation bzw. der Herztaille - oder -
  auf den *hinteren* Ansatz der 5. Rippe bzw. *vorderen* Ansatz der 3. Rippe.

Bei ZVK-Plazierung über eine V. jug. externa oder eine Ellenbeugevene kann auf eine radiologische Kontrolle verzichtet werden, wenn die korrekte Lage durch eine **intraatriale EKG-Ableitung** (z.B. mittels Alphacard®- oder Deltalong®-System) zweifelsfrei nachgewiesen ist und in der Akte dokumentiert wird. Die Katheterspitze dient hierbei als unipolare Elektrode. Das Katheterlumen wird zur Herstellung einer "elektrischen Brücke" mit elektrolythaltiger Lösung (z.B. NaCl 0,9 %) gefüllt und das äußere Katheterende über ein spezielles Kabel mit dem EKG-Monitor verbunden. Alternativ kann das EKG auch über einen in das Katheterlumen eingeführten Seldinger-Draht abgeleitet werden (z.B. Certofix®-System, Fa. Braun). Letzteres bietet die Vorteile einer geringeren Störanfälligkeit und gewährleistet ein leichteres Vorschieben des Katheters.

Als **Kriterium bei der EKG-kontrollierten ZVK-Plazierung** gilt das

- Auftreten *überhöhter* P-Wellen beim Vorschieben des ZVK in den rechten Vorhof, die sich beim Rückzug in die V. cava sup. wieder normalisieren (Abb. 2).

Anschließend muß der Katheter zur korrekten Positionierung um weitere 2-3 cm zurückgezogen werden. Das Verfahren darf nicht während der Benutzung von Elektrokautern eingesetzt werden, um intrakardiale Stromflüsse bei fehlerhafter Neutralelektrode zu vermeiden! Eine eingeschränkte Beurteilbarkeit ergibt sich bei Herzrhythmusstörungen. Bei Vorhofflimmern gelten hohe Flimmerwellen - unter einwandfreien Ableitungsbedingungen - als sicheres Zeichen einer intraatrialen Position der ZVK-Spitze (cave: Wechselstromüberlagerungen [deshalb Erdung des Monitors!], Muskelzittern, Bewegungsartefakte!).

Abbildung 2: ZVK-Lagekontrolle mittels intraatrialer EKG-Ableitung

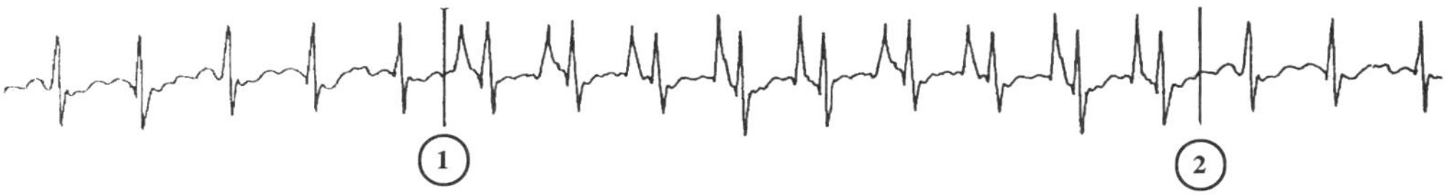

(1) Die Katheterspitze befindet sich im rechten Vorhof, angezeigt durch überhöhte P-Wellen.

(2) Die Katheterspitze wurde aus dem rechten Vorhof zurückgezogen, die P-Wellen haben sich dementsprechend normalisiert. Anschließendes Zurückziehen um weitere 2-3 cm führt zur korrekten Position.

Im Vergleich zur herkömmlichen Röntgenlagekontrolle bietet die EKG-Methode folgende **Vorteile**:

- sofortige Beurteilbarkeit der korrekten Katheterposition
- unmittelbare Lagekorrektur möglich
- keine Strahlen- und Kontrastmittelbelastung für den Patienten
- kostengünstiger

Die **Spitze eines unteren Kavakatheters** (Anlage über die V. femoralis, wegen höherer Komplikationsrate nur für kurze Liegezeit im Einzelfall) sollte unterhalb, d.h. *kaudal* der Nierenvenen, plaziert werden! Das entspricht auf der Abdomen-Röntgenaufnahme in etwa der Höhe des *dritten* LWK.

Merke:

> Auch wenn ein ZVK mit Hilfe der intraatrialen EKG-Ableitung korrekt plaziert wurde, darf nur bei Einbringen des Katheters über eine Ellbogenvene oder V. jug. externa auf eine postoperative Röntgenthoraxkontrolle verzichtet werden. Hat dagegen eine Punktion bzw. ein Punktionsversuch tiefer Halsvenen oder der V. subclavia stattgefunden, muß - zusätzlich zu auskultatorischen bzw. klinischen Kontrollen - in angemessenem zeitlichen Abstand ein Röntgenthoraxbild zum Ausschluß bzw. Erkennen eines (Mantel-)Pneumothorax angefertigt werden (zum *Ausschluß* eines Mantelpneumothorax mindestens zwei Stunden)!

Kontraindikationen für ZVK-Punktionen

allgemein
- Infektionen im Punktionsbereich
- Punktionsbereich im Operationsgebiet
- Obstruktion der betreffenden Vene
- Hypokoagulabilität des Blutes (gilt *nur*, wenn Blutungen nicht durch digitale Kompression gestillt werden können: in erster Linie also für Punktionen der V. subclavia, eingeschränkt aber auch der V. jug. int. u. V. anonyma)
- *ipsilaterale* Herzschrittmacher- oder Defibrillatorsonde (s. Kap. 29, S. 563)
- bei und nach Herztransplantation: keine Punktionen im Bereich der *rechten* Halsseite (diese Venen sollen für die Durchführung von Endomyokardbiopsien geschont werden)

für Punktion von Halsvenen
- HWS-Trauma
- vorangegangene oder geplante Operationen im Halsbereich (z.B. Strumektomie, Karotisendarteriektomie, intrakranielle Gefäßerkrankungen, Neck dissection etc.)

für Punktion tiefer Halsvenen
- schweres Schädel-Hirn-Trauma
- zerebrale Durchblutungsstörungen
- ein- oder beidseitige Karotisstenose
- kurzer, dicker Hals
- kontralaterale Thorakotomie

für Punktion tiefer Halsvenen u. der V. subclavia
- kontralaterale Phrenikus- oder Rekurrensparese
- kontralateraler Pneumothorax
- kontralaterale Lungenkontusion
- kontralaterales Horner-Syndrom

Punktionsbedingte Komplikationen

- Luftembolie
- Arterienpunktion
  - A. carotis, A. subclavia, A. vertebralis
- Verletzung von Nerven (bes. bei Punktion tiefer Halsvenen)
  - Ganglion stellatum -> Horner-Syndrom
  - Plexus brachialis
  - N. phrenicus
  - N. recurrens
- Pleuraverletzung (bes. bei Subklaviapunktion, bei *hohem* Zugang zur V. jug. int. extrem selten)
  - Pneumothorax
  - Hämatothorax
  - Chylothorax (links) durch Verletzung des Ductus thoracicus

Katheterbedingte Komplikationen

- Katheterfehllage
- Schlingenbildung des Katheters
- Katheterembolie
- Keimeinschleppung
- Thrombophlebitis und Thrombose (-> Lungenembolie)
- Endokarditis
- Sepsis
- Gefäßperforation (-> z.B. Hämato- oder Infusionsmediastinum)
- bei intrakardialer Dislokation der Katheterspitze
  - Herzrhythmusstörungen
  - Herzklappenläsionen und Myokardperforation
- Luftembolie bei Dekonnektion unter Spontanatmung

Therapiemaßnahmen bei Komplikationen

- Beendigung jeder Infusion über den Katheter
- Katheterentfernung (bei Schlingenbildung unter Bildwandlerkontrolle)
- Kompression des Punktionsareales bei Hämatom
- Röntgenkontrolle
- b. Bed. (Pneumo-/Hämatothorax etc.) Pleuradrainage
- Heparinisierung, ggf. Lysetherapie bei Thrombose
- antibiotische Therapie bei Infektionen, bei Sepsis oder Endokarditis Blutkulturen und differenzierte Therapie nach Antibiogramm, Katheterspitze mikrobiologisch untersuchen lassen (beim Entfernen Kontamination mit Hautkeimen vermeiden!)

Beispiel einer Konsilmaske für die ZVK-Anlage

unter sterilen Kautelen nach Lokalanästhesie mit .... ml Lidocain 1 %
Punktion der V. .... (Punktionsversuche: ....)
und Einbringen eines .... Katheters (ggf. mit Seldinger-Technik)
problemlose Blutaspiration
Nahtfixation auf ..... cm Hautniveau
Lagekontrolle mittels Alphacard®: ja/nein, Röntgenthorax zur Lagekontrolle oder Pneumothoraxausschluß: ja/nein
regelrechte Lage - oder - Katheter um .... cm zurückgezogen
empfehle tägliche Wundinspektion und Verbandswechsel
lesbare Unterschrift!

Darüber hinaus müssen natürlich Besonderheiten bei der Punktion oder radiologische Veränderungen nach ZVK-Anlage vermerkt werden!

3 Arterieller Zugang

Die **Kanülierung von Arterien** dient der

- kontinuierlichen, invasiven Blutdruckmessung sowie
- der intermittierenden Blutprobenentnahme (arterielle Blutgasanalysen).

Sie ist **indiziert** bei:

- großen blutreichen operativen Eingriffen
- Eingriffen am Herzen bzw. in unmittelbarer Herznähe
- Eingriffen an großen Arterien
- hirnstammnahen Eingriffen
- Patienten mit schweren kardiopulmonalen Vorerkrankungen, z.B.
  - Herzinsuffizienz NYHA III/IV, schwer einstellbare Hypertonie, hämodynam. relev. Arrhythmien
- Patienten mit schwerem SHT und/oder Polytrauma
- allen Schockformen
- allen Beatmungspatienten

Punktionsstellen

- A. radialis
- A. brachialis
- A. axillaris
- A. dorsalis pedis
- A. femoralis
- (A. temporalis superficialis)

Am häufigsten wird die Kanülierung der **A. radialis der nichtdominanten Hand** praktiziert. Bei Patienten mit Funktionseinschränkungen eines Armes (z.B. Z. n. Apoplex mit Hemiparese) empfiehlt es sich i. allg., die *betroffene* Seite zu bevorzugen. Die *A. femoralis* sollte wegen der hier fehlenden Kollateralisierung des Beines, vor allem aber wegen des höheren Infektionsrisikos (Leistenbereich) nur in Ausnahmefällen punktiert werden.

Punktionsmaterial

- Kunststoffkanülen (G20 für Erwachsene, G22 für Kinder, G24 für Säuglinge)
- Kunststoffkatheter (G18 oder G20; z.B. leader cath® [Fa. Vygon])

Überprüfung der Kollateraldurchblutung

Vor der Punktion der A. radialis oder A. dorsalis pedis wird bisweilen noch die Überprüfung empfohlen, ob das distal der Punktionsstelle liegende Versorgungsareal durch Kollateralgefäße potentiell ausreichend perfundiert wird:

Hierzu läßt man den Patienten vor geplanter Kanülierung der **A. radialis** eine Faust machen, drückt für ca. eine Minute die A. radialis und A ulnaris gleichzeitig ab und beobachtet - bei geöffneter Hand - nach Freigabe der A. ulnaris das Wiedereinsetzen der Palmardurchblutung **(Allen-Test)**. Bei regelrechter Kollateralperfusion muß die Hand nach spätestens 7 sec wieder rosig werden. Die Kollateraldurchblutung gilt als eingeschränkt, wenn die Reperfusion erst nach 7-15 sec erfolgt. Hier wird eine arterielle Kanülierung nur noch bedingt angeraten. Bei einer Reperfusion später als 15 sec sollte das betreffende Gefäß nach Möglichkeit nicht mehr punktiert und auf andere Arterien ausgewichen werden. Bei *unkooperativen* oder bereits *narkotisierten* Patienten kann der Allen-Test auch modifiziert durch Anwendung eines Pulsoxymeters zur Detektion der kollateralen Blutflusses durchgeführt werden (s. auch Kap. 3, S. 45).

Im Zusammenhang mit der Punktion der *A. dorsalis pedis* kann ein vergleichbares Verfahren angewandt werden, indem die Kollateralisierung über die A. tibialis posterior überprüft wird.

Die beschriebenen Methoden zur Prüfung der Kollateraldurchblutung werden mittlerweile nicht mehr als zwingend notwendig vor einer arteriellen Kanülierung angesehen, da Spezifität und Sensitivität ihrer Aussage nicht ausreichend sind, d.h., Gefäßkomplikationen können weder mit hinreichender Genauigkeit vorhergesagt noch ausgeschlossen werden.

Punktionstechnik

- perkutan
  - Direktpunktion
  - Durchstichmethode
  - Seldinger-Technik
- Arteriae sectio

Mit Ausnahme der A. temporalis superficialis, die durch Arteriae sectio freigelegt werden muß, können die übrigen Gefäße üblicherweise unter Palpation *perkutan* punktiert werden. Hierbei sollte wie bei der Venenkanülierung vorgegangen werden (zweizeitig). Da jedoch die Arterien nicht so flach wie die Hautvenen getroffen werden können, muß nach der Penetration die Kanüle entsprechend abgesenkt werden. Erst dann kann sie, ohne die unten liegende Arterienwand zu perforieren, noch weitere 1-2 mm zum anschließenden Abstreifen des Kunststoffteiles vorgeschoben werden. Zur Erleichterung der Punktion einer *peripheren* Arterie kann diese mit Lokalanästhetikum umspritzt werden. Hierdurch wird die Arterie besser im Gewebe fixiert, außerdem tritt seltener ein Vasospasmus auf.

Seldinger-Technik

Die Seldinger-Technik ist hilfreich bei *schwierigen* Gefäßverhältnissen (z.B. geschlängelter Verlauf von sklerotischen Arterien). Hierbei wird durch die zur Punktion benutzten Stahlkanüle ein dünner flexibler Draht mit der weichen Spitze in das Gefäß vorgeschoben. Nach Entfernen der Kanüle wird über den Führungsdraht der Katheter im Gefäß plaziert und anschließend der Draht entfernt.

Komplikationen

- Vasospasmus
- Hämatom
- Gefäßokklusion durch Thrombose-> Nekrose, Gangrän (-> Punktion so schonend wie möglich)
- Nervenläsion (durch traumatische Punktion oder Hämatom)
- arterio-venöse Fistel
- Aneurysmabildung
- distale Embolisierung von Plaques bei Kanülierung arteriosklerotischer Gefäße
- retrograde Embolisierung von Luft oder Thromben bei forcierter Spülung
- Infektion
- Fehlinjektion
- Dekonnektion

Cave:

1. Die **periphere Perfusion** soll bei liegendem arteriellem Katheter regelmäßig durch Inspektion **kontrolliert** werden. Bei Abblassung oder livider Verfärbung der Haut sollte der Katheter nach Ausschluß eines Vasospasmus (durch Injektion von 0,1-0,2 mg/kg KG Lidocain 1 % in die kanülierte Arterie) möglichst umgehend entfernt werden.
2. Bei forcierter Spülung von Arterien im Bereich der oberen Körperhälfte besteht die Gefahr der Absprengung von **Thromben**, die retrograd in zerebrale Arterien embolisiert werden können. Deshalb ist eine langsame kontinuierliche Spülung (z.B. mit heparinisiertem 0,9%iges NaCl [500 IE Heparin ad 500 ml], Spülmenge wenige ml pro Stunde) zu bevorzugen. Eine intermittierende Spülung muß behutsam und volumenbegrenzt (max. 2 ml pro Mal) erfolgen. Spülungen mit aufgesetzter Spritze sollten die absolute Ausnahme sein. Bei Verstopfung der Kanüle müssen Blutgerinnsel aspiriert werden, sie dürfen nicht unter Druck in die Arterie gespült werden.
3. Injektion oder Infusion von **Luft** in Arterien muß grundsätzlich vermieden werden!

Vorgehen bei intraarterieller Fehlinjektion

Bei intraarterieller Fehlinjektion gefäßschädigender Substanzen (z.B. Barbiturate) müssen *unverzüglich* folgende Maßnahmen durchgeführt werden:

- Injektion von 20 ml NaCl 0,9 % zur Verdünnung, 5-10 ml Lidocain 1 % zur Behandlung des Vasospasmus und nach Möglichkeit von 1.000-5.000 IE Heparin zur Antikoagulation, jeweils durch die liegende Kanüle.

Anschließend empfiehlt sich die intraarterielle Infusion von Vasodilatanzien wie Hydergin® oder Prostavasin®. Nach Fehlinjektionen in eine Armarterie sollte auch eine Stellatumblockade der betroffenen Extremität erwogen werden.

4 Pulmonalarterienkatheter

Über die in Abschnitt 2 beschriebenen Zugangswege, bevorzugt über die *rechte V. jugularis interna*, kann auch ein **Pulmonalarterienkatheter** (Pulmonaliskatheter, PA-Katheter, Swan-Ganz-Katheter) durch den rechten Vorhof und Ventrikel in die A. pulmonalis "eingeschwemmt" werden. Am häufigsten kommt hierbei die Katheterspitze in der rechten Unterlappenarterie zu liegen. Der PA-Katheter wird in erster Linie zum Monitoring spezieller Kreislaufgrößen (s. Kap. 3, S. 55 ff.) verwendet, ermöglicht aber auch über eine rechtsatrial mündende Öffnung die Infusion von Flüssigkeiten bzw. Zufuhr von Medikamenten.

Der PA-Katheter vermittelt folgende **hämodynamische Informationen**:

- rechter Vorhofdruck bzw. ZVD
- pulmonal-arterielle Drücke
- pulmonal-kapillärer Verschlußdruck (PCWP)
- Herzzeitvolumen durch Thermodilutionstechnik
- gemischt-venöse O_2-Sättigung

Als **Standardausführung** wird i.d.R. ein **4lumiger Kathetertyp** verwendet. Er verfügt über einen:

- *proximalen* Kanal, dessen Öffnung bei richtiger Positionierung im Bereich des rechten Vorhofs liegt
- *distalen* Kanal, der an der Katheterspitze endet und im zentralen Anteil der rechten oder linken Pulmonalarterie zu liegen kommen soll
- 3. Kanal, der zum *Latexballon* unmittelbar vor der Katheterspitze führt
- 4. Kanal, der zum Temperatursensor (Thermistor) einige Zentimeter vor der Katheterspitze führt

Als **Spezialausführung**, die vor allem bei Lebertransplantationen zum Einsatz kommt, steht ein sog. CCO(= continuous cardiac output)-Katheter (Intellicath® 8F mit Infusionsport [Fa. Baxter]) zur Verfügung, mit dem das Herzzeitvolumen und die gemischt-venöse O_2-Sättigung kontinuierlich erfaßt werden können (s. Kap. 3, S. 57). Dieser Katheter benötigt zum Anschluß ein eigenständiges Computersystem (Vigilance® [Fa. Baxter]).

Kathetergrößen

- 7F oder 8F für Erwachsene (über 8F- bzw. 8,5F-Schleuse)
- 5F für Kinder, ca. ab dem 4.-6. Lebensjahr (über 6F-Schleuse)

Indikationen

Vor dem Hintergrund des nicht unbeträchtlichen Risikos von Komplikationen und der relativ hohen Kosten sollte die Indikation für einen PA-Katheter streng gestellt und am Einzelfall ausgerichtet werden, dieses um so mehr, als bisher keine Untersuchung eine statistisch signifikante Outcome-Verbesserung im Zusammenhang mit einem PA-Katheter-Monitoring nachweisen konnte. Als *empirische* Indikationen werden dennoch allgemein angesehen:

- sehr umfangreiche chirurgische Eingriffe mit potentiell massiven Blut- und Flüssigkeitsverlusten (z.B. Lebertransplantation)
- große chirurgische Eingriffe bei *schwer* herzkranken Patienten oder bei Patienten in *extrem* reduziertem Allgemeinzustand
- Operationen bei Patienten mit Z. n. Herzinfarkt in den vorausgegangenen 6 Monaten
- dekompensierte oder grenzwertig kompensierte Herzinsuffizienz
- V. a. massive/foudroyante Lungenembolie
- ARDS

Positionierung

Die richtige Positionierung des PA-Katheters erfolgt durch Orientierung anhand der kontinuierlich überwachten *Druckkurve* (distaler Kanal; Abb. 3). Nach Aufblasen des Ballons und Erreichen des rechten Vorhofeinganges wird der Katheter durch die Trikuspidalklappe über den rechten Ventrikel in die Ausflußbahn eingeschwemmt und gelangt nach Passage der Pulmonalklappe in den Pulmonalarterienhauptstamm. Nun wird er so weit vorgeschoben, bis der noch geblähte Ballon das Lumen einer Pulmonalarterie (zumeist im Bereich des *rechten* Unterlappens) verschließt, was als **"wedge"-Position** bezeichnet wird und sich als charakteristische Verschlußdruckkurve darstellt. Nach Desufflation des Ballons muß bei korrekter Katheterlage wieder das typische pulmonal-arterielle Druckkurvenbild erscheinen. **Schwierigkeiten beim Vorschieben des Katheters** können sich ergeben bei:

- Dilatation des rechten Vorhofs/Ventrikels
- mechanischem Hindernis (z.B. Kava-Obstruktion, Vorhofmyxom)
- akzidentellem Eindringen der Katheterspitze in den Sinus coronarius
- Hohlvenen-Anomalien (z.B. persistierende *linksseitige* V. cava sup., 0,5 % der Fälle)

Abbildung 3: Typischer Druckkurvenverlauf beim Einschwemmen eines PA-Katheters

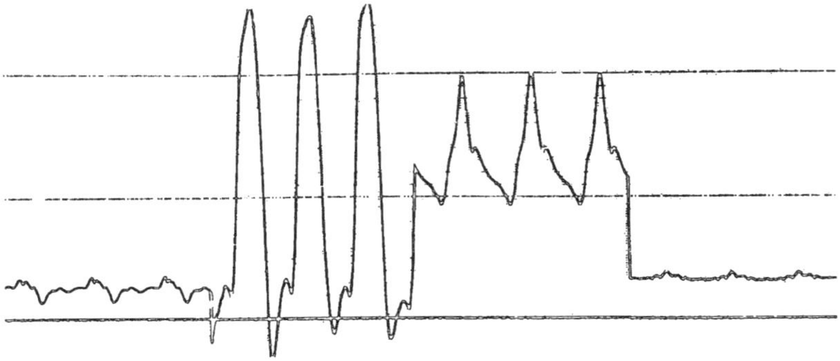

rechter Vorhof -> rechter Ventrikel -> Pulmonalarterie -> "wedge"-Position

Tabelle 7: Abstände vom Punktionsort zum rechten Vorhof, Ventrikel und zur Pulmonalarterie (in cm)

		rechter Vorhof	rechter Ventrikel	Pulmonal-arterie
V. jugularis interna	*re.*	*20*	*30*	*45*
	li.	25	35	50
V. subclavia		10	25	40
V. mediana cubiti	re.	50	65	80
	li.	55	70	85
V. femoralis		40	50	65

Merke:

1. Läßt sich der PA-Katheter konventionell nicht positionieren, sollte eine **Plazierung unter Bildwandlerkontrolle** versucht werden.
2. Die Lage eines PA-Katheters muß immer durch eine Röntgenthoraxaufnahme dokumentiert werden.

Katheterbedingte Komplikationen (zusätzlich zu den ZVK-Komplikationen bzw. häufiger; s.o.)

- Herzrhythmusstörungen (nahezu regelhaft beim Vorschieben des Katheters, zumeist harmlos, aber auch Kammerflimmern oder Asystolie möglich)
- Schlingen- u. Knotenbildung des Katheters (bes. bei ausgeprägter Dilatation des rechten Ventrikels)
- Ballonruptur (harmlos, wenn kein Rechts-Links-Shunt vorliegt)
- Lungeninfarkt (bei zu lange anhaltender "wedge"-Position: entweder bei aufgeblasenem Ballon oder zu weit eingeschwemmtem bzw. später disloziertem Katheter, deshalb *immer* kontinuierliche Druckkurvenüberwachung auf dem Monitor und Aufblasen des Ballons nur so kurz wie eben nötig)
- Ruptur eines Astes der A. pulmonalis (bei Überblähung des Ballons, deshalb den Ballon nur langsam und mit minimalem Volumen blocken)
- Trikuspidalklappen- und Pulmonalklappenschädigung
- Myokardperforation
- Endokarditis

Merke:

> Da das Risiko von Läsionen und entzündlichen Komplikationen mit der Liegedauer des Katheters deutlich zunimmt, sollte dieser nur **so kurz wie unbedingt nötig** in situ verbleiben!

Spezielle Kontraindikationen

- Anlage eines permanenten Herzschrittmachers in den vorausgegangenen 4-6 Wochen (Gefahr der Dislokation der SM-Sonde)
- schwere ventrikuläre Arrhythmien (Gefahr von Kammerflimmern)
- inkompletter trifaszikulärer Block (Gefahr der totalen AV-Blockade), z.B.:
  - kompletter Rechtsschenkelblock + linksanteriorer Hemiblock + AV-Block I°
  - kompletter Linksschenkelblock + AV-Block I°

5 Magensonde

Grundsätzlich sollten im Rahmen anästhesiologischer Maßnahmen **doppelläufige Magensonden mit mehreren seitlichen Öffnungen** verwendet werden (aus PVC für alle Nicht-Intensivpatienten, aus Polyurethan für Intensivpatienten). Hierdurch wird nicht nur gewährleistet, daß zügig größere Sekretmengen abgesaugt werden können, sondern auch ein Festsaugen der Sondenspitze (durch Belüftung über einen zweiten Kanal mit intraluminaler Öffnung) im Bereich der Schleimhäute verhindert. Die Magensonde wird üblicherweise nasal, ggf. auch oral eingelegt.

Indikationen

- Eingriffe bei Nichtnüchternheit bzw. Aspirationsgefährdung
- intraabdominelle Eingriffe inkl. Laparoskopien
- Eingriffe in Bauchlage
- Eingriffe in Kopftieflage
- Verwendung ungeblockter Tuben
- geplante Extubation in tiefer Narkose
- schwierige Maskenbeatmung (Luftinsufflation in den Magen)
- langdauernde Operationen
- Neigung zu Übelkeit/Erbrechen nach Voreingriffen

Merke:

> Die **korrekte Lage** wird entweder durch Absaugen von Magensaft oder durch Luftinsufflation bei gleichzeitiger Auskultation über dem Epigastrium überprüft.

Relative Kontraindikationen

- Gerinnungsstörungen
- Ösophagusvarizen
- endoluminale Tumoren oder Stenosen im Ösophagus

6 Blasenkatheter

Die **Indikation** zur Anlage eines (transurethralen) Blasenkatheters besteht bei:

- Eingriffen mit größeren Volumenverschiebungen und bei
- langdauernden Eingriffen (> 2-3 h).

Der Blasenkatheter dient der Kontrolle der **Urinausscheidung** und damit in Grenzen der Überwachung von Nieren- und Herz-Kreislauf-Funktion.

Merke:

1. Nach Blasenkatheteranlage muß die **korrekte Lage** überprüft werden. Sollte kein Urin spontan ablaufen, muß durch **Anspülen des Katheters** mit steriler 0,9%iger NaCl-Lösung die Durchgängigkeit sichergestellt werden.
2. Die **Verschlußklemme** des Urinableitungssystems muß sich intraoperativ im Sichtfeld des Anästhesisten befinden, um ein versehentliches Abklemmen unmittelbar bemerken zu können.

7 Temperatursonde

Zur Bestimmung der Körperkerntemperatur wird am häufigsten eine **rektale** oder **ösophageale** Sonde benutzt. Bei Patienten, bei denen eine längere postoperative Intensivtherapie notwendig ist, kann eine in den **Blasenkatheter** integrierte Temperatursonde von Vorteil sein. Bei Verwendung eines **PA-Katheters** kann über den Thermistor kontinuierlich die zentrale Bluttemperatur registriert werden. Die Messung der **Tympanon**-Temperatur, die gut mit der Hirntemperatur korreliert, bleibt speziellen Indikationen vorbehalten.

Die fortlaufende Temperaturmessung ist **indiziert** bei:

- Eingriffen mit größeren Volumenverschiebungen
- langdauernden Eingriffen (> 2-3 h)
- Kindern in den ersten Lebensjahren
- Durchführung einer kontrollierten Hypothermie (Kardio- und Neurochirurgie)
- Patienten mit MH-Disposition oder MH-Verdacht
- Patienten im Schock
- Patienten mit Unterkühlung

3 Monitoring

1 Überblick

Die **klinische** Überwachung des Patienten während der Anästhesie durch Inspektion, Palpation, Perkussion und Auskultation, die im wesentlichen diskontinuierliche und orientierende Informationen liefert, wurde und wird im Rahmen zunehmender Technisierung der Medizin in immer stärkerem Maße durch **apparative** Überwachungsmethoden ergänzt. Dieser Entwicklung liegt die plausible, evidente Überlegung zugrunde, durch eine lückenlose detaillierte Überwachung die Sicherheit des Patienten in der perioperativen Phase zu erhöhen. Trotzdem ist es bisher nicht gelungen, den streng wissenschaftlichen Beweis anzutreten, daß hierdurch das Outcome der Patienten signifikant verbessert wird. Dieses muß aber auf methodische Schwierigkeiten der statistischen Analyse und nicht auf eine den Überwachungsverfahren anhaftende Ineffizienz zurückgeführt werden. Folgerichtig existieren mittlerweile in den meisten Ländern von den jeweiligen anästhesiologischen Fachgesellschaften verabschiedete Empfehlungen, z.T. auch Leitlinien zum apparativen Monitoring.

Klassifikation der apparativen Überwachung

Da Operation und Anästhesie die Homöostase des Organismus empfindlich beeinträchtigen, ist die perioperative Überwachung bestimmter Körperfunktionen unerläßlich. Im Vordergrund steht dabei die Überwachung **kardiorespiratorischer Parameter**, da Störungen der Lungen- und Herz-Kreislauf-Funktion eine wesentliche Voraussetzung für Störungen der Hirnfunktion sind und die Hirntätigkeit selbst intraoperativ nicht ohne weiteres meßtechnisch erfaßbar ist. Es existieren *nicht-invasive* und *invasive* sowie *kontinuierliche* und *diskontinuierliche* Verfahren. Die einzelnen Techniken werden zweckmäßig in bedarfsgerechter, abgestufter Form eingesetzt, so daß:

- ein unverzichtbares, nicht-invasives Minimal- bzw. Basismonitoring (allgemein - respiratorisch),
- ein Zusatz- bzw. erweitertes, invasives Monitoring* und
- ein spezielles Monitoring*

unterschieden werden können (Tab. 8).

Tabelle 8: Kategorisiertes Monitoring

<table>
<tr><td colspan="2">Allgemeines Basismonitoring</td></tr>
<tr><td colspan="2"><u>Indikation</u>: Routineoperationen bei gesunden Patienten

• EKG
• nicht-invasiver Blutdruck (NIBP)
• Pulsoxymetrie (-> $pSaO_2$)</td></tr>
<tr><td>Erweitertes Monitoring*</td><td>Spezielles Monitoring* (Auswahl)</td></tr>
<tr><td><u>Indikation</u>: erhöhtes Risiko durch Begleiterkrankungen, besondere operative oder anästhesiologische Umstände

• zentral-venöser Druck (ZVD)
• zentral-/gemischt-venöse O_2-Sättigung (SvO_2, $S_{vgem}O_2$)
• invasiver Blutdruck
• Drücke im kleinen Kreislauf (pulmonal-kapillärer Verschlußdruck [PCWP])
• Messung des Herzzeitvolumens (Thermodilution, TEE)
• transösophageale Echokardiographie (TEE)
• Urinausscheidung
• Körpertemperatur
• Relaxometrie (z.B. Akzeleromyographie)
• Narkosetiefe (z.B. computergestütztes EEG)
• Laboranalysen (Hb, Na^+, K^+, Ca^{2+}, BZ, Gerinnung, BGA)</td><td><u>Indikation</u>: Besonderheiten des operativen Eingriffs

• präkordiale Doppler-Sonographie zur Luftemboliedetektion (intrakranielle Eingriffe in sitzender Position)
• transkranielle Doppler-Sonographie (TCD) zur Messung der zerebralen Blutflußgeschwindigkeit und Emboliedetektion (z.B. Karotisendarteriektomie)
• evozierte Potentiale (EPs), z.B. zum Erkennen von Rückenmarksischämien, Läsionen der Hör- oder Sehbahnen
• intrakranieller Druck (ICP) zur Kalkulation des zerebralen Perfusionsdruckes (CPP = MAP - ICP), z.B. bei Eingriffen an Patienten mit schwerem SHT</td></tr>
</table>

*: wird bei den einzelnen Operationen entsprechend der Notwendigkeit gesondert aufgeführt

Respiratorische Basisüberwachung des Beatmungspatienten
• Atemwegsdrücke (P_{aw}; mbar bzw. cmH_2O) - inspiratorischer Spitzendruck - Plateaudruck - endexspiratorischer Druck • Atemfrequenz (AF; 1/min) • exspiratorisches Atemzugvolumen (AZV; ml) • exspiratorisches Atemminutenvolumen (AMV = AF · AZV; l/min) • ggf. dynamische Compliance (C_{dyn}; l/cmH_2O) • in-/exspiratorische Gasmessung (% oder Fraktion) - O_2-Konzentration (FIO_2/FEO_2) - CO_2-Konzentration (Kapnometrie/-graphie [$PECO_2$; mmHg]) - Inhalationsanästhetika (FIA/FEA) • Pulsoxymetrie ($pSaO_2$; %) • ggf. Blutgasanalyse (PaO_2, $PaCO_2$; mmHg) • Cuffdruck (endotracheale Intubation)

2 EKG

Die kontinuierliche EKG-Überwachung gehört wie die nicht-invasive Blutdruckmessung zum **Standard-Monitoring**, das bei jedem Anästhesieverfahren durchgeführt werden muß, und dient dem unmittelbaren Erkennen von:

- Herzfrequenzänderungen
- Störungen der Erregungsbildung und -leitung (Arrhythmien)
- Myokardischämien (ST-Streckenanalyse)
- Schrittmacherdysfunktionen

Die intraoperative EKG-Überwachung erfolgt über bi- und unipolare Ableitungen i.d.R. vom Körperstamm. Es werden drei grundsätzlich unterschiedliche **Systeme** verwendet:

1. nicht umschaltbarer Einkanal-Monitor mit dreiadrigem Kabel
2. umschaltbarer Einkanal-Monitor mit dreiadrigem Kabel
3. Mehrkanal-Monitor mit fünfadrigem Kabel

Bei Anwendung eines *dreiadrigen* Kabels mit *nicht umschaltbarem* Einkanal-Monitor werden die Elektroden wie folgt geklebt:

- rot : rechte MCL direkt unterhalb der Klavikula
- schwarz: linke MCL direkt unterhalb der Klavikula
- gelb: linke MCL im 6./7. ICR

Hiermit wird standardmäßig die **Ableitung II** (nach *Einthoven*) aufgezeichnet, die i.d.R. die größten Amplituden der P-Welle und des QRS-Komplexes zeigt.

Bei Anwendung eines *dreiadrigen* Kabels mit *umschaltbarem* Einkanal-Monitor sollten die Elektroden anders plaziert werden:

- rot (RA): rechte MCL direkt unterhalb der Klavikula
- gelb (LA): linke MCL direkt unterhalb der Klavikula
- schwarz o. grün (F): linke MCL im 6./7. ICR

Hierdurch können nacheinander die **Ableitungen I, II und III** dargestellt werden. Außerdem kann durch Veränderung der Elektrodenposition auf eine **modifizierte V5-Ableitung** umgeschaltet werden:

- RA: Manubrium sterni
- LA: V5-Position (vordere Axillarlinie im 5. ICR)
- F: beliebige Position

Über die Einstellung "Ableitung I" am Monitor wird nunmehr die mod. V5-Ableitung zur Überwachung der Vorderwand hergestellt. Durch Wechsel auf die Ableitung II kann - ohne Elektrodenwechsel! - die Unterwand beurteilt werden.

Bei Anwendung eines *fünfadrigen* Kabels mit *Mehrkanal-Monitor* (z.B. Marquette-System) sollten folgende Elektrodenpositionen gewählt werden:

- rot: rechte MCL direkt unterhalb der Klavikula
- gelb: linke MCL direkt unterhalb der Klavikula
- grün: linker Oberschenkel
- schwarz: rechter Oberschenkel
- weiß: V5-Position

Hierdurch lassen sich insgesamt bis zu sieben Ableitungen erfassen: **I, II, III, aVR, aVL, aVF und V5**, wobei bis zu drei *gleichzeitig* abrufbar sind. Zumindest die Ableitungen II und V5 sollten immer dargestellt bzw. überwacht werden.

Störeinflüsse

- ausgetrocknete, schlecht leitende Elektroden
- erhöhter Hautwiderstand (z.B. feuchte Haut)
- Muskelzittern des Patienten
- Diathermie
- Wechselstrominterferenz

Komplikationen

- Verbrennungen im Elektrodenbereich (vor allem bei Einsatz von Hochfrequenz-Elektrokautern und fehlerhafter Erdung bzw. defekter Neutralelektrode)

ST-Streckenanalyse

Moderne Monitore (z.B. Marquette-System) bieten die Möglichkeit der fortlaufenden ST-Streckenanalyse zur Detektion von Myokardischämien. Die **Ableitung II** dient dabei der Beurteilung der Unterwand (Versorgungsgebiet der *rechten* Koronararterie), die **Ableitung V5** der Überwachung der Vorderseitenwand (Versorgungsgebiet der *linken* Koronararterie). Als signifikante ST-Streckenveränderung gilt per definitionem eine mindestens 30 Sekunden andauernde *absolute* oder *relative*, horizontale oder deszendierende Senkung von mehr als 0,1 mV bzw. 1 mm in den Brustwandableitungen und von mehr als 0,05 mV bzw. 0,5 mm in den peripheren Ableitungen oder eine Hebung von mehr 0,2 mV bzw. 2 mm.

Die ST-Streckenanalyse ist nach der transösophagealen Echokardiographie die empfindlichste Methode zur intraoperativen Diagnose einer **Myokardischämie**, mit dem Vorteil aber der einfacheren Handhabung und ubiquitären Verfügbarkeit. Die Sensitivität wird mit bis zu 95 % angegeben (kombinierte Auswertung der Abl. II, V5 u. V4). Die Spezifität allerdings ist deutlich geringer, da ST-Streckenveränderungen auch aus anderer Ursache auftreten können (z.B. Elektrolytverschiebungen, Pharmakaeffekte, Schenkelblockbilder, Linksherzhypertrophie, Schrittmacherimpulse etc.).

Folgende technische Einzelheiten sind zur **Beurteilung der ST-Strecke** wichtig::

1. Abtastung und Analyse des Frequenzspektrums des EKG-Signals erfolgen in einem Bereich von 0,1 bis 100 Hz.
2. Durch Verwendung eines digitalen 50-Hz-Filters kann eine Wechselstromüberlagerung ("Netzbrummen") ohne Einbuße an Signalqualität bzw. Detektionsqualität eliminiert werden. Zur Erkennung der "spikes" bei künstlichem Herzschrittmacher muß das Filter allerdings ausgeschaltet sein.
3. Der Detektions- bzw. Meßpunkt befindet sich 60-80 msec hinter dem sog. *J-Punkt* (Wendepunkt der ST-Linie), die PQ-Linie dient hierbei als isoelektrische Referenz (Abb. 4).

Abbildung 4: ST-Streckenanalyse

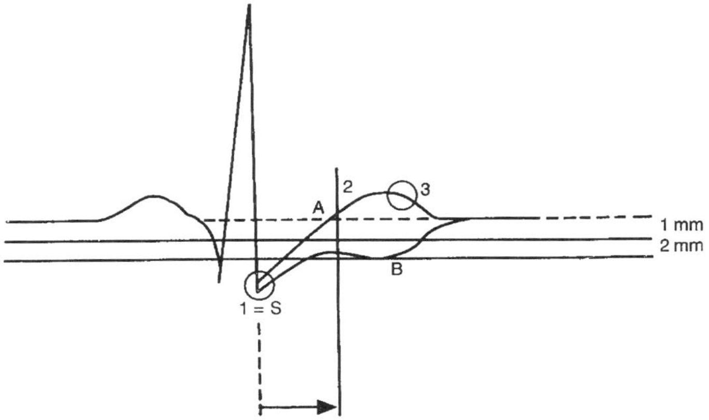

Zur Beurteilung der ST-Strecke kann statt des J-Punktes bei einem Monitor-EKG zur Vereinfachung auch der **Halbierungspunkt zwischen S-Zacke und T-Spitze** herangezogen werden.

1 S-Zacke

2 Halbierung zwischen 1 und 3 (ca. 60-80 msec nach dem J-Punkt)

3 T-Spitze

A frühzeitiger ST-Anstieg (Ischämie eher unwahrscheinlich)

B später ST-Anstieg (Ischämie eher wahrscheinlich)

3 Nicht-invasive und invasive Blutdruckmessung

Nicht-invasive und invasive Blutdruckmessung unterscheiden sich nicht nur in der Meßmethode, sondern auch hinsichtlich der Meßgröße. So wird nicht-invasiv der **Gefäßwanddruck**, invasiv aber der **Gesamtdruck im Gefäß** gemessen.

3.1 Automatisierte nicht-invasive Blutdruckmessung (NIBP)

Exemplarisch für die automatisierte nicht-invasive Blutdruckmessung soll das am häufigsten praktizierte *oszillometrische* Prinzip (z.B. Dinamap®, Fa. Critikon) erläutert werden. Hierbei werden die Oszillationen der arteriellen Gefäßwand (Gefäßwandschwingungen) auf eine Blutdruckmanschette übertragen, anschließend über einen Druckschlauch zu einem Druckwandler im Monitor geleitet, dort in elektrische Signale umgesetzt und dann als Druckwerte in "mmHg" digital angezeigt.

Meßvorgang

Die pneumatische Manschette wird auf einen Druckwert aufgeblasen, der initial deutlich oberhalb des systolischen arteriellen Blutdruckes liegt. Anschließend wird der Manschettendruck langsam stufenweise abgelassen. Auf jeder Druckstufe werden zwei Pulswellen annähernd gleicher Amplitude registriert, so daß Artefakte größtenteils erkannt und vermieden werden können. Der erste Erkennen von Oszillationen bei Entlastung der Manschette wird als Beginn des arteriellen Blutflusses und damit des systolischen Blutdruckes festgelegt. Bei weiterer Entlastung der Manschette erreichen die Oszillationen ein Maximum, das dem mittleren arteriellen Druck (MAP) entspricht. Der **MAP** ist gleichzeitig auch der **genaueste Wert** der oszillometrischen Meßmethode. Der diastolische Druck, der gemessen wird, sobald die Oszillationen nicht mehr schwächer werden, ist hingegen wesentlich weniger genau bestimmbar.

Die oszillometrische Methode ist zwar auch bei *niedrigen* Blutdruckwerten, z.B. im Schock, und eingeschränkt auch bei Arrhythmien anwendbar, jedoch ist sie in diesen Situationen der invasiven Druckmessung eindeutig unterlegen. Grundsätzlich sollte das *Meßintervall* - außer in kritischen Situationen - *nicht weniger als 2,5 Minuten* betragen, um Ischämien der betreffenden Extremität zu vermeiden. Als besonders gefährdet müssen Patienten mit Mikroangiopathien angesehen werden (z.B. bei Diabetes mellitus). Bei stabiler Hämodynamik sind Meßabstände von 5 Minuten ausreichend. Zur möglichst exakten Druckermittlung ist die Wahl der *richtigen Manschettengröße* entscheidend. Die Manschette sollte 2/3 des Oberarms bzw. Oberschenkels bedecken. Bei zu schmaler Manschette werden falsch hohe, bei zu breiter falsch niedrige Werte gemessen. Von wachen Patienten wird besonders der *initiale* Meßvorgang oftmals als unangenehm empfunden, da hierbei der Manschettendruck häufig sehr hoch gewählt wird und das Ablassen des Druckes nur langsam erfolgt.

Komplikationen (bei zu kurzem Meßintervall)

- Nervenschäden
- andere ischämische Läsionen

3.2 Invasive Blutdruckmessung

Das Prinzip der invasiven Druckmessung besteht darin, daß die Druckpulsationen der Blutsäule und Gefäßwand über ein flüssigkeitsgefülltes Schlauchsystem auf einen elektromechanischen Druckwandler (Transducer) übertragen werden. An dieser Stelle werden die mechanischen Schwingungen von einer Membran aufgenommen und anschließend in normierte, d.h. kalibrierte elektrische Impulse transformiert. Diese Signale lassen sich nach Verstärkung auf einem Monitor analog als Kurve darstellen und digital als Druckwerte in "mmHg" anzeigen. Die invasive Druckmessung ist geeignet zur Ermittlung:

- des system-arteriellen Blutdruckes (in peripheren oder zentralen Arterien),
- des ZVD (s.u.) sowie
- der pulmonal-arteriellen Drücke (s.u.).

Neben der Darstellung der kontinuierlichen system-arteriellen **Blutdruckkurve** und der **digitalen Druckwerte** (systolisch, diastolisch, Mitteldruck) wird die **Pulsfrequenz** errechnet. Wirklich gemessen werden allerdings nur der systolische und diastolische Druck, der arterielle *Mitteldruck* jedoch wird - i. Ggs. zur nicht-invasiven Blutdruckmessung - bei älteren Monitorsystemen nach einer Faustformel *für periphere Arterien* kalkuliert:

MAP = diastolischer Druck + 1/3 der Blutdruckamplitude

Systeme mit neuerer Mikroprozessortechnik (z.B. der Firmen Marquette-Hellige, Datex und Dräger) berechnen dagegen den arteriellen Mitteldruck mit höherer Genauigkeit durch *Integrierung der Fläche* unter der systolischen und diastolischen Blutdruckkurve.

Physiologische Bedeutung der Blutdruckparameter

Der **MAP** ist abhängig vom Herzzeitvolumen bzw. genauer vom Schlagvolumen sowie vom peripheren Gefäßwiderstand (MAP = HZV • SVR). Er bestimmt zusammen mit autoregulativen Prozessen unmittelbar die Größe der Organdurchblutung. Außer bei Gefäßstenosen fällt der MAP von der Aorta zu den peripheren Arterien nur um wenige mmHg ab, so daß der peripher ermittelte Wert den aortalen Mitteldruck i.d.R. gut repräsentiert. Erst in sehr kleinen Arterien (< 1 mm), die sich aber *distal* des Meßortes befinden, liegt der arterielle deutlich unter dem aortalen Mitteldruck.

Der **systolische** Druck entspricht dem höchsten Punkt der arteriellen Druckkurve. Er reflektiert das Schlagvolumen des Herzens und damit auch die Gefäßfüllung und gilt außerdem als Maß für den myokardialen O_2-Bedarf. Die systolische Druckwelle wird entlang der Gefäßwand zwischen Peripherie und geschlossener Aortenklappe reflektiert. Hierdurch kommt es zu Überlagerungseffekten von antegraden und reflektierten Wellen. Aus diesem Grund ist der systolische Druck um so höher, je weiter peripher er gemessen wird. In der Meßortdistanz liegt auch ein wesentlicher Grund dafür, warum der systolische Druck *invasiv* i.d.R. etwas *höher* gemessen wird als nicht-invasiv.

Der **diastolische** Druck (tiefster Punkt der Druckkurve) ist ein Maß für die Koronarperfusion und O_2-Versorgung des Herzens, denn ca. 70 % der koronaren Durchblutung finden in der Diastole statt. Er nimmt von zentral nach peripher ab (Widerstandsabnahme infolge Zunahme des Gefäßbettquerschnittes).

Die **Blutdruckamplitude** als Differenz zwischen systolischem und diastolischem Druck vergrößert sich mit zunehmender Entfernung zur Aorta. Sie verhält sich im übrigen direkt proportional zum Schlagvolumen und damit auch zur Kapillardurchblutung und umgekehrt proportional zum Vasomotorentonus. Bei der Therapie des hypovolämischen Schocks ist die periphere Blutdruckamplitude ein besseres Maß als z.B. der MAP.

Veränderungen der Blutdruckamplitude

Vergrößerung bei	Verkleinerung bei
• Aorteninsuffizienz	• Aortenstenose
• Aortensklerose	• Schockzuständen

Physikalische Meßvoraussetzungen

1. "Kalibrierung des Druckwandlers"

Durch werkseitige Kalibrierung wird festgelegt, welche Höhe der Druckkurve einem bestimmten Druckwert in "mmHg" entspricht. Da sich die Transducer der verschiedenen Hersteller hinsichtlich der physikalischen Eigenschaften geringfügig unterscheiden, kann in modernen Monitoren zur Anpassung menügesteuert ein Korrekturfaktor eingegeben werden. Ein Hersteller liefert auch ein wiederverwendbares Transducer-Kabel-System, bei dem über eine "Eichzacke" ein definierter Druck simuliert werden kann (System LogiCal®; Fa. Medex). Die "Eichzacke" wird über einen im Anschluß- bzw. Adapterkabel eingebauten Taster abgerufen. Hierdurch können sowohl die elektrische Funktionsfähigkeit des Systems als auch die Kalibrierung überprüft werden. Eine individuelle Korrektur ist über eine spezielle Monitorfunktion möglich.

2. "hydrostatischer Nullpunktabgleich" des Systems gegen Atmosphäre (Referenzpunkt: mittleres Herzniveau; Besonderheiten bei sitzender Position s. Kap. 22, S. 388)

Um den *hydrostatischen* Einfluß auf den Blutdruck zu eliminieren, muß nach jeder Veränderung der Körperposition ein erneuter Nullabgleich erfolgen. Hiervon unabhängig sollte auch in unregelmäßigen Abständen der Nullpunktabgleich überprüft werden, um eine Drift des Transducer und hierdurch bedingte Fehlmessungen erkennen zu können.

Vorteile der invasiven Blutdruckmessung

- bessere Meßgenauigkeit, besonders in kritischen hämodynamischen Situationen (z.B. Schock, Arrhythmien)
- kontinuierliche Registrierung jeder Herzaktion
- Beurteilung der hämodynamischen Relevanz von Herzrhythmusstörungen (z.B. Pulsdefizit)
- semiquantitative Beurteilung der Myokardkontraktilität (z.B. Herzinsuffizienz)
- (über sog. Pulskonturanalyse Ermittlung des Herzschlagvolumens möglich)

Des weiteren erlaubt die visuelle Beurteilung der Druckkurve eine **qualitative Aussage über die makrohämodynamische Situation**. Bei Hypovolämie, Herzinsuffizienz oder Perikardtamponade wird die Druckwellenamplitude schmaler, und die respiratorisch bedingten Kurvenschwankungen werden stärker ("paradoxer Puls"). Nach adäquater Therapie vergrößert sich die Kurve wieder und gewinnt ihre normale Form zurück.

Meßartefakte und Meßprobleme

- Kurvendämpfung
  - Luft oder Thromben im System
  - Vasospasmus
  - Anliegen der Katheterspitze an der Arterienwand
  - Abknicken des Katheters
  - zu periphere Lage des Katheters (d.h. Gefäßdurchmesser *kleiner* als Katheterdurchmesser)
  - ausgeprägte periphere Vasokonstriktion (z.B. Schock, Hypothermie)
- Kurvenüberschleuderung
- lokale arterielle Stenosen
- direkt nach extrakorporaler Zirkulation

Eine **Dämpfung der Druckkurve** kommt häufig durch im System eingeschlossene Luft bzw. Thromben oder einen Vasospasmus zustande. Luft oder Thromben müssen aus dem System herausgespült werden. Ein Vasospasmus läßt sich oftmals durch langsame Injektion von 0,1-0,2 mg/kg KG Lidocain 1 % in die kanülierte Arterie beseitigen.

Schleuderzacken entstehen bei Verwendung überlanger (> 100 cm) oder ausgesprochen starrer Zuleitungen und führen durch Verstärkung der physiologischen Pulswellenreflexionen zur Überschätzung des systolischen und zur Unterschätzung des diastolischen Blutdruckes. Sie können auch bei erheblichen arteriosklerotischen Veränderungen im Bereich des kanülierten Gefäßes auftreten. Durch Einspritzen einer geringen Luftmenge in die Zuleitung kann zwar eine Dämpfung der Kurve erreicht werden, dieses Vorgehen kann aber nicht empfohlen werden. Besser ist es, den *Mitteldruck* als Richtwert zu benutzen, da dieser auch bei Überschleuderung mit akzeptabler Genauigkeit wiedergegeben wird!

Bei ausgeprägter **peripherer Vasokonstriktion** können erhebliche Differenzen zwischen den in zentralen (Aorta, A. femoralis) und peripheren Arterien (z.B. A. radialis, A. dorsalis pedis) gemessenen Drükken auftreten. Wenn der Gefäßquerschnitt durch Vasokonstriktion proximal der Kanüle *kleiner* wird als der Kanülendurchmesser, wird der Blutdruck in peripheren Arterien falsch niedrig gemessen. Man mißt also gewissermaßen den Druck hinter einer artifiziellen Stenose. Aus diesem Grund sollten der äußere Kanülendurchmesser idealerweise immer deutlich kleiner sein als das Gefäßlumen.

Problematisch wird die Druckmessung auch bei organisch bedingten **lokalen Stenosen** im arteriellen Gefäßsystem (z.B. bei "subclavian-steal"-Syndrom, Aortenisthmusstenose etc.). Hier sollte der Druck grundsätzlich in Arterien gemessen werden, die funktionell *proximal* der Stenose liegen. In einigen Fällen kann eine zusätzliche *distale* Druckmessung erforderlich werden, um Aufschluß über den hier herrschenden Perfusiondruck zu erhalten.

Die direkt nach **extrakorporaler Zirkulation** zu messenden Druckdifferenzen zwischen zentralen und peripheren Arterien werden bei ausreichender Wiedererwärmung des Patienten durch eine in dieser Phase vermehrte Shuntperfusion in proximalen Gefäßabschnitten erklärt.

3.3 Meßunterschiede zwischen invasiver und nicht-invasiver Blutdruckmessung

Der systolische Druck wird *invasiv* i.d.R. etwas *höher* gemessen als nicht-invasiv. Als Ursachen kommen in Betracht:

- der Meßort (invasiver Druck "peripherer" gemessen, hierdurch stärkere Superponierung der an der geschlossenen Aortenklappe in der Systole reflektierten Druckwellen),
- das Meßverfahren selbst sowie
- die Meßgröße (invasiv: Gesamtdruck im Gefäß <-> nicht-invasiv: Arterienwanddruck).

Weitere Einflußgrößen sind z.B. die Manschettengröße beim nicht-invasiven Verfahren (s.o.) und die physikalische Systemeigenschaften der Meßkette bei der invasiven Methode, wobei bezüglich letzterem auf Einzelheiten an dieser Stelle nicht eingegangen werden soll.

4 Pulsoxymetrie

Die Pulsoxymetrie erlaubt in erster Linie die nicht-invasive, kontinuierliche **Messung der Sauerstoffsättigung des arteriellen Blutes** (spektralphotometrische Oxymetrie). Sie stellt eine wesentliche Verbesserung der perioperativen Überwachungsmöglichkeiten sicher und sollte daher an *keinem* Anästhesiearbeitsplatz wie auch nicht auf der Intensivstation und bei Transporten von kardiorespiratorischen Risikopatienten fehlen.

Vorteile der Pulsoxymetrie

- nicht-invasives kontinuierliches Verfahren
- einfach praktikable und ubiquitär einsetzbare Methode (Geräte mit Akku)
- kurze Ansprechzeit (erste Meßwerte nach ca. 5-10 sec)
- gutes und rasches Erkennen von arteriellen Hypoxien (Responsezeiten: 10-20 sec fürs Ohr, 25-35 sec für den Finger [Kreislaufzeiten!])
- ideal für respiratorische Verlaufskontrollen
- gleichzeitig hämodynamische Überwachung durch Pulserkennung u. Bestimmung der Pulsfrequenz
- Erkennen eines Pulsdefizites (z.B. bei Vorhofflimmern, Extrasystolen, elektrischem Alternans)
- keine Nachkalibration erforderlich: Pulsoxymeter werden einmalig ab Werk mit einer Einstellung versehen, die den Verhältnissen gesunder junger Probanden entspricht
- ideale Ergänzung zur Kapnometrie/-graphie

Zwingende anästhesiologische Indikationen

- Kinderanästhesie (besonders Früh-/Neugeborene und Säuglinge)
- Patienten mit eingeschränkter Lungenfunktion oder zyanotischen Herzfehlern
- Adipositas permagna
- Ein-Lungen-Anästhesie
- Hochfrequenzbeatmung (Jet-Ventilation)
- Analgo-Sedierung
- MRI (Spezialgerät)
- Aufwachphase nach Narkosen
- Beatmungspatienten auf Intensivstationen
- Transport von Intensivpatienten

Meßprinzip

Das Meßprinzip beruht auf der **Absorption von Licht** bestimmter Wellenlängen durch das Hämoglobin vorbeiströmender Erythrozyten (In-vivo-Messung). Der Absorptionsgrad ist dabei direkt proportional der Konzentration des Hämoglobins. Da *oxygeniertes* (O_2Hb) und *desoxygeniertes* Hämoglobin (Hb) unterschiedliche Absorptions- bzw. Extinktionskoeffizienten haben, lassen sich ihre relativen Konzentrationen zueinander im Blut photometrisch ermitteln ("Lambert-Beersches Gesetz").

Zur Unterscheidung von Oxy- und Desoxyhämoglobin erfolgt die Messung bei allen gängigen Pulsoxymetern mit Licht *zweier* unterschiedlicher Wellenlängen. Dieses Licht wird in einem elektrooptischen Sensor von zwei speziellen Leuchtdioden erzeugt bzw. abgestrahlt und von einer gegenüberliegenden Photodiode aufgenommen (Transmissionsprinzip). Das Absorptionsmaximum von O_2Hb liegt bei 940 nm (infrarotes Licht) und dasjenige von Hb bei 660 nm (rotes) Licht.

Da nur die *arterielle* O_2-Sättigung erfaßt werden soll, muß die sog. Hintergrundabsorption, bestehend aus der Lichtabsorption durch Gewebe, venöses und kapilläres Blut, aus dem pulsatilen Signal herausgefiltert werden. Die Differenz zwischen Spitzenabsorption (Systole) und Hintergrundabsorption (Diastole) ergibt die pulsatile Absorption, die alleine durch arterielles Blut verursacht wird. Das hat zur Folge, daß die Pulsoxymetrie nur funktioniert, wenn ein *pulsatiler* Blutstrom registriert werden kann (s.u.)!

Pulsoxymeter messen die sog. funktionelle bzw. **partielle O_2-Sättigung** des Hämoglobins ($pSaO_2$; prozentualer Anteil des O_2Hb an der Summe von O_2Hb plus Hb; Norm: 98 %), während In-vitro-Oxymeter, die i.d.R. mit Licht fünf verschiedener Wellenlängen arbeiten, die "fraktionelle" **O_2-Sättigung** (SaO_2; Norm: 96 %) erfassen, so daß hier neben O_2Hb und Hb auch die **Dyshämoglobine** Carboxyhämoglobin (COHb) und Methämoglobin (MetHb) bzw. Sulfhämoglobin (SulfHb) berücksichtigt werden.

Wertigkeit von SaO_2, $pSaO_2$ und PaO_2

Die SaO_2 spiegelt den O_2-Gehalt des arteriellen Blutes (CaO_2) besser wider als der PaO_2, denn im Verein mit dem Hb-Gehalt läßt sich anhand der SaO_2 unter Vernachlässigung des geringen physikalisch gelösten O_2-Anteils für klinische Belange mit akzeptabler Genauigkeit der CaO_2 abschätzen (Abb. 5). Der PaO_2 hingegen läßt erst dann eine Aussage über den CaO_2 zu, wenn die aktuelle O_2Hb-Bindungskurve, die Qualität des Hämoglobins (cave: Dyshämoglobine, Hämoglobinopathien!) und der Hb-Gehalt bekannt sind.

Während **Hypoxämien** gut erfaßbar sind, können hyperoxämische Zustände oberhalb eines PaO_2 von 100 mmHg mittels Bestimmung der O_2-Sättigung nicht quantifiziert werden (Tab. 9). Obwohl die pulsoxymetrisch ermittelte $pSaO_2$ in der Wertigkeit der in vitro gemessenen SaO_2 deutlich unterlegen ist (s.o.), reicht ihre Aussagekraft für klinische Zwecke i.d.R. aus. Im Zweifelsfall kann das Meßergebnis durch eine In-vitro-Analyse der SaO_2 überprüft und damit für den Einzelfall validiert werden. Abweichungen zwischen der SaO_2 und der $pSaO_2$ sind häufig und können ohne weiteres bis zu 5 % betragen.

Mit abfallender O_2-Sättigung wird die **Meßgenauigkeit** der Pulsoxymetrie geringer:

- $pSaO_2$ = 80-100 %: ± 2 % SD
- $pSaO_2$ = 40-80 %: ± 5 % SD

Hierbei gilt, daß in Sättigungsbereichen oberhalb 80 % systematisch eher zu niedrig, unterhalb 80 % eher zu hoch gemessen wird. Eine wesentliche Ursache für diese Abweichungen dürfte in der Erstellung der herstellerabhängigen Kalibrationskurven (2-Punkt-Kalibrierung) liegen.

Tabelle 9: Korrelation von $pSaO_2$ und PaO_2 (abhängig von Temperatur, pH, [2,3-DPG], $PaCO_2$)

$pSaO_2$ (%)	**PaO_2** (mmHg)
99 oder 100	95-650
95	≈ 80
90	≈ 60
70	≈ 40
50	≈ 25

Aufgrund des physiologischen anatomischen Rechts-Links-Shunts (Bronchialarterien, Vv. Thebesii) von ca. 2-5 % des HZV sind O_2-Sättigungen von 100 % unter Außenluftbedingungen nicht zu erreichen. Die Angabe von 100 % liegt deshalb bei einigen Geräten im Bereich ihrer Meßungenauigkeit. Erst ab einem PaO_2 von 150 mmHg wird wirklich die maximale $pSaO_2$ von 100 % erreicht, was für die SaO_2 nur bei Abwesenheit von Dyshämoglobinen gilt.

Abbildung 5: Entwicklung einer Hypoxie und Begriffstrennung

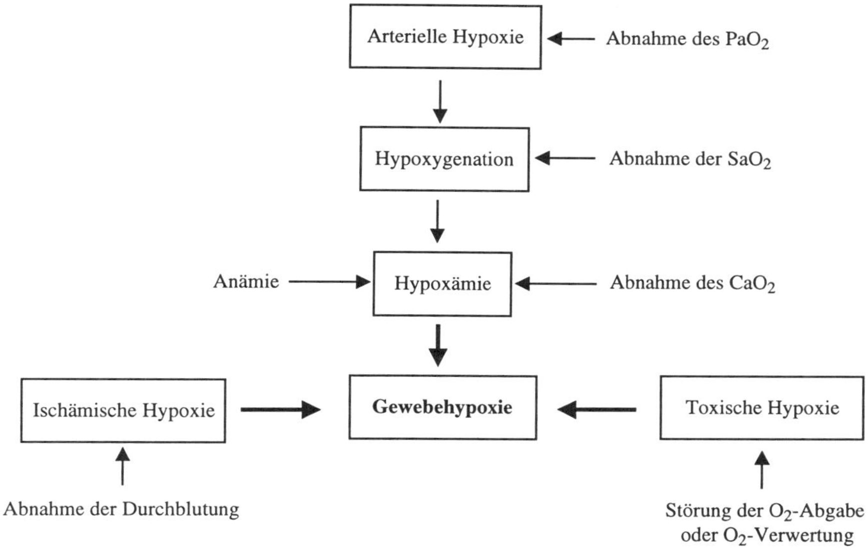

$$\mathbf{CaO_2 = [Hb] \cdot SaO_2 \cdot \underline{1{,}39} + PaO_2 \cdot 0{,}003\ [ml/100\ ml\ Blut]}$$ **<u>Normalwert</u>: ≈ 20 ml/dl**

1,39 = *theoretische* Hüfnersche Zahl (gibt die spezifische O_2-Bindungsfähigkeit des Hämoglobins an: 1 g Hb bindet 1,39 ml O_2); 0,003 = rechnerische Konstante für physikalisch gelösten O_2-Anteil; SaO_2 in der Formel als Fraktion

Beurteilung der peripheren Perfusion

Mit der Pulsoxymetrie läßt sich aus dem pulsatilen Signal die Pulsfrequenz ableiten und mit Einschränkungen auch die periphere Perfusion überwachen. Hierbei ist allerdings zu beachten, daß die heutzutage verwendeten Pulsoxymeter z.T. bereits **Volumenpuls**kurven liefern, wenn der periphere Blutfluß auf ca. 10 % des Normalwertes abgefallen ist. Als **Indikationen** können deshalb nur mit Einschränkungen genannt werden:

- Reperfusionsüberwachung in der Replantationschirurgie
- Durchführung des Allen-Tests bei nicht kooperationsfähigen oder narkotisierten Patienten (s. auch Kap. 2, S. 28 f.)
- Beurteilung der Effektivität einer kardiopulmonalen Reanimation
- Beurteilung der Suffizienz der Volumenzufuhr bei Hypovolämie

Bei *hypovolämischen* Zuständen kommt es wie bei der Registrierung des arteriellen Druckpulses (s. Abschn. 3.2) zu ausgeprägteren in-/exspiratorischen Schwankungen der (Volumen-)Pulsamplitude, die unter suffizienter Volumenzufuhr wieder deutlich geringer werden.

Die Ausbreitungsgeschwindigkeit der Druckpulswelle ist aufgrund der Impulsübertragung von Teilchen zu Teilchen wesentlich größer als die Strömungsgeschwindigkeit des Blutes. Die Druckpulswelle ist bereits 0,2 Sekunden nach dem Blutauswurf aus dem linken Ventrikel in der Peripherie meßbar, während die Zeit, bis das ausgeworfene Blutvolumen (Volumenpuls) das Ohr (10-20 sec) oder die Finger (25-35 sec) zur Sättigungsmessung erreicht (Kreislaufzeit), sehr viel länger ist.

Blutdruckmessung

Die Pulsoxymetrie kann in Einzelfällen bei schlecht tastbaren peripheren Pulsen als Hilfe bei der nicht-invasiven Blutdruckmessung dienen. Die Blutdruckmanschette wird aufgeblasen, bis das Pulsoxymetersignal sistiert. Anschließen wird der Manschettendruck langsam abgelassen, bis das Pulsoxymetersignal wiederkehrt. Der Manschettendruck entspricht ca. dem systolischen Blutdruck (Ansprechzeit der Geräte von ca. 5-8 sec beachten!).

Plazieren des Sensors

Die besten Ergebnisse lassen sich durch Signalableitung vom **Ohrläppchen** erzielen. Dann folgen Fingerbeere und Zehen. Weitere Ableitstellen in speziellen Fällen sind Hand, Fuß, Nase und Zunge. Um *Drucknekrosen* zu vermeiden, sollten die Sensororte gelegentlich gewechselt werden.

Meßwertqualität (Störeinflüsse)

Hypoperfusion

- Hypovolämie, Hypothermie, Vasokonstriktion, arterielle Hypotonie sowie ausgeprägte Herzrhythmusstörungen führen zu verschlechterter Pulsqualität und ungenauen Meßergebnissen bzw. einem Abbruch des Signals. Manchmal hilft ein Umsetzen des Sensors an einen anderen Ort.

Meßartefakte und Meßinterferenzen

- Meßfehler durch Bewegungsartefakte und ausgedehnte Ödeme an der Meßstelle
- Anämie führt meßtechnisch bedingt zu falsch niedrigen Werten (bis zu -8 % bei einem Hb von 8 g% im Vergleich zu Normalwerten bei einem Hb von 14 g%).
- Venöse Pulsationen (z.B. Trikuspidalinsuffizienz) stören die Erkennung des arteriellen Signals. Venöse Stauung, z.B bei herabhängender Extremität, führt zu ungenauen Meßergebnissen.
- Vergiftungen mit Kohlenmonoxid (CO) werden von der Pulsoxymetrie nicht erfaßt:
  COHb (Normalwert: ca. 1 %) hat eine ähnliche Absorptionskurve wie O_2Hb. Das bedeutet, daß Pulsoxymeter in diesem Fall mit abnehmender O_2-Sättigung fatalerweise sowohl die tatsächliche SaO_2 als auch die partielle SaO_2 überschätzen! (*notabene*: bei starken Rauchern COHb-Anteil 10-20 %!)
- Methämoglobinämie (z.B. Prilocain-Überdosierung):
  bei $pSaO_2 > 85$ % falsch niedrige Werte, bei $pSaO_2 < 85$ % falsch hohe Werte;
  Normalwert MetHb: ca. 1 %
- fetales Hämoglobin (HbF): ohne Einfluß
- Die Farbstoffe Indocyaningrün, Indigokarmin und am ausgeprägtesten Methylenblau induzieren einen $pSaO_2$-Abfall für 3-5 min nach Injektion, Bilirubin hingegen verfälscht das Ergebnis nicht!
- Nagellack (präoperativ entfernen lassen), dunkle Hautfarbe bzw. starke Hautpigmentation, helle Umgebungsbeleuchtung und auch Infrarot-Heizlampen (Sensor abdecken) führen mitunter zu Meßproblemen.
- Nichterkennen der Pulswelle:
  bei ausgeprägten Herzrhythmusstörungen und naturgemäß bei extrakorporaler Zirkulation
- Für das MRI muß ein spezielles, nicht ferromagnetisches Pulsoxymeter verwendet werden (s. Kap. 33, S. 600). Ansonsten drohen Meßstörungen. In Einzelfällen sind Verbrennungen durch Fokussierung magnetischer Felder beschrieben.

Merke:

1. Die Pulsoxymetrie ist i. Ggs. zur Kapnometrie *nicht* geeignet, um eine Fehl- oder Nichtbeatmung des Patienten unmittelbar und verläßlich erkennen zu lassen, da in Abhängigkeit des vorherigen Oxygenierungsgrades mehrere Minuten vergehen können, bis sich eine Hypoxie entwickelt. Hierbei geht wertvolle Zeit für die Ursachenbeseitigung verloren.
2. Die *digitalen* Meßwerte der Pulsoxymetrie müssen grundsätzlich im Zusammenhang mit der Plethysmographie zur Artefakterkennung interpretiert werden. Bei regelrechter Pulskurve und niedriger $pSaO_2$ muß die Ursache im Patienten und nicht im Gerät gesucht werden!

5 Kapnometrie/-graphie

Mit der Kapnometrie kann der **Kohlendioxidgehalt der Atemluft** während des gesamten Atemzyklus gemessen werden. Die ermittelte in-/exspiratorische CO_2-Konzentration läßt sich graphisch als fortlaufende Kurve auf einem Monitor darstellen ("Kapnographie"). Von besonderem Interesse ist die endexspiratorische CO_2-Konzentration, die deshalb als Digitalwert, bevorzugt als Partialdruck ($PECO_2$) in "mmHg", auf dem Display angegeben wird. Die Kapnometrie/-graphie ist seit Mitte der achtziger Jahre zum wichtigen Bestandteil der intraoperativen anästhesiologischen Überwachung intubierter Patienten geworden.

Die Kapnometrie/-graphie ist **indiziert** zur:

- Überwachung der Ventilation
- Überwachung des Atemsystems inkl. Respirator und Konnektionsstellen zum Patienten
- Beurteilung der CO_2-Produktion
- Beurteilung der CO_2-Resorption (z.B. Kapnoperitoneum)
- Einschätzung des (kreislaufabhängigen) CO_2-Transportes
- Diagnose pathologischer intrapulmonaler Ventilations-/Perfusions-Verhältnisse ($P_{(a-E)}CO_2$)

Spezielle anästhesiologische Indikationen

- Neuroanästhesie und Neurotraumatologie
- Kinderanästhesie
- artifizielles Kapnoperitoneum
- Maskennarkosen
- Ein-Lungen-Anästhesie
- kontrollierte Hypotension (-> Abschätzung der Gewebeperfusion)
- kardiopulmonale Reanimation (-> Erfolgskontrolle)
- Trendüberwachung von Patienten mit schwerem SHT auf Intensivstationen

Meßprinzip

Am weitesten verbreitet ist in der klinischen Praxis die **Infrarotspektrometrie**. Hierbei macht man sich zunutze, daß CO_2 aufgrund seiner molekularen Eigenschaften infrarotes Licht in einem engen Wellenlängenbereich (Maximum bei 4,26 nm) absorbieren kann. Eine Infrarotlichtquelle sendet Licht einer bestimmten Wellenlänge durch eine die Atemgasprobe enthaltende Meßkammer (Gasküvette). Anschließend wird das durchgelassene Licht von einer gegenüberliegenden Photodiode aufgenommen und mengenmäßig analysiert. Da die absorbierte Lichtmenge der Anzahl der in der Probe vorhandenen CO_2-Moleküle direkt proportional ist, läßt sich die CO_2-Konzentration rechnerisch ermitteln. Eine Referenzkammer mit CO_2-freiem Gas dient als Nullwert zur Kalibration der Messung.

Die Nullpunkt-Kalibrierung wird von modernen Geräten in kurzen Abständen (ca. 2-4mal pro Stunde) während des Betriebs automatisch durchgeführt. Eine 2-Punkt-Kalibrierung muß in Wochenabständen durch Einbringen eines Eichgases mit definierter CO_2-Konzentration vom Anwender selbst vorgenommen werden.

Prinzipiell wird bei der Infrarotkapnometrie die Anzahl der CO_2-Moleküle im Verhältnis zur Gesamtzahl aller gasförmigen Moleküle gemessen. Die CO_2-Konzentration wird dann als prozentualer Anteil (FCO_2; Vol.-%) angegeben. Nach dem Daltonschen Gesetz kann dann auf den CO_2-Partialdruck (PCO_2; mmHg) umgerechnet werden. Viele Geräte können alternativ beide Werte anzeigen.

Meßorte

Unterschiede bei den einzelnen Gerätetypen bestehen hinsichtlich des Meßortes. Grundsätzlich ist eine Messung im **Haupt- oder Neben- bzw. Seitenstrom** des Atemgases möglich, wobei beide Methoden charakteristische Vor- und Nachteile haben. Klinisch werden am häufigsten im Nebenstrom messende Kapnometer verwendet.

Hauptstromkapnometer messen die CO_2-Konzentration *patientennah*, d.h. direkt zwischen Y-Stück und Endotrachealtubus. Der Vorteil ist hierbei eine Messung ohne Verzögerung. Von Nachteil ist aber der relativ voluminöse Meßkopf (-> Dekonnektionsgefahr), der neben Lichtquelle und Detektor auch immer eine Heizung enthalten muß, um ein Beschlagen der Küvette mit Wasserdampf, was zu falsch hohen CO_2-Werten führen würde, zu verhindern.

Nebenstromkapnometer saugen mit unterschiedlichen Geschwindigkeiten (50-200 ml/min) ein definiertes Probevolumen über einen Konnektor oder über den Beatmungsfilter zwischen Endotrachealtubus bzw. Maske und Y-Stück an und messen die CO_2-Konzentration *patientenfern* im Gerät selbst, wodurch naturgemäß eine gewisse Verzögerung in der Analyse auftritt. Um ein störendes Eindringen von Feuchtigkeit in die Meßzelle zu vermeiden, sollte die Konnektionsstelle des Gasprobenschlauches immer nach oben zeigen. Darüber hinaus wird Wasserdampf durch Wasserfallen, spezielle Filter oder wasserresorbierendes Schlauchmaterial (z.B. Nafion®) entfernt. Das angesaugte Gas wird nach der Analyse entweder in das Narkosegasabsaugsystem oder in das Atemsystem des Narkosegerätes zurückgeleitet. Bei *externen* Geräten entweicht es allerdings in die Raumluft.

Probengasrückführung bei:

- Cicero® EM
- Julian®
- Cato®
- Sulla® 909V

keine Probengasrückführung bei:

- Standardversion des Cicero®

Meßgenauigkeit

Die Genauigkeit der Nebenstrommethode beträgt ca. ± 2 mmHg in einem Meßbereich des PCO_2 von 40-60 mmHg. Die Nebenstromkapnometrie ist prinzipiell auch beim nichtintubierten spontan atmenden Patienten möglich. Bei flacher und schneller Spontanatmung ist die Verläßlichkeit der Meßwerte allerdings stark eingeschränkt.

Folgende Faktoren beeinflussen die **Meßgenauigkeit**:

- Druck
  - Atmosphärendruck
  - Beatmungsdruck
- Zusammensetzung der Gasprobe
  - H_2O
  - N_2O, volatile Anästhetika
  - O_2
- Größe der Atemgasprobe
- Ansprechzeit des Kapnometers

Veränderungen des **Atmosphärendruckes** (P_B) führen zu einer gleichgerichteten Änderung der gemessenen PCO_2-Werte, falls nicht geräteseitig eine Korrektur auf den aktuellen Barometerstand vorgenommen wird. Moderne Nebenstromgeräte können den P_B direkt messen, was die Kalibration erleichtert.

Mit steigendem **PEEP** nimmt der gemessene PCO_2-Wert geringfügig, d.h. für die klinische Praxis vernachlässigbar, zu.

Wasserdampf, **N_2O** und in geringerem Maße auch **volatile Anästhetika** führen wie CO_2 zu einer Absorption von infrarotem Licht, so daß bei deren Anwesenheit *falsch hohe* PCO_2-Werte gemessen werden, während höhere **O_2**-Konzentrationen den PCO_2 unterschätzen lassen. Eine Fehlerkorrektur ist möglich, wenn die Konzentrationen der betreffenden Gase ebenfalls vom Gerät bestimmt werden können. Beim Normocap® (Fa. Datex) ist eine Kompensationsschaltung für N_2O in das Gerät eingebaut. Zur Eliminierung des H_2O-Einflusses auf den Meßvorgang wird die Gasprobe vor der Analyse bei Nebenstromkapnometern *getrocknet*. Da sich nun aber durch das Fehlen von Wasserdampf in der Gasprobe das CO_2 konzentriert, wird der PCO_2-Wert um ca. 2 mmHg überschätzt, falls geräteseitig keine P_{H2O}-Korrektur stattfindet.

Das Analyseergebnis wird prinzipiell um so genauer, je größer die entnommene **Atemgasprobe** ist. Beim Cicero®, Cato® und Julian® kann das Absaugvolumen vorgewählt werden: 200 ml/min oder 50 ml/min (für Säuglinge/Kleinkinder oder bei Niedrigflußnarkosen; bei Probengasrückführung nicht unbedingt erforderlich).

Verzögerte **Ansprechzeiten** sind nur ein Problem der *Nebenstromkapnometrie*, bei denen das Probengas erst über einen Schlauch, der üblicherweise 1,5-3 m lang ist, zur Meßkammer transportiert werden muß. Ungünstig wirken sich hierbei besonders hohe Atemfrequenzen auf die Meßgenauigkeit aus.

Merke:

> Nebenstromgeräte liefern bei Säuglingen aufgrund der längeren methodisch bedingten Ansprechzeiten bei höheren Atemfrequenzen weniger zuverlässige Meßwerte als Hauptstromgeräte!

Aussagekraft

Mit der Kapnometrie/-graphie lassen sich grundsätzlich drei physiologische Prozesse *qualitativ* und z.T. auch *quantitativ* beurteilen:

1. die CO_2-Abatmung (Ventilation),
2. die zelluläre CO_2-Produktion (Stoffwechsel) sowie
3. der CO_2-Transport im Blut und damit das HZV (Hämodynamik).

Ventilation

Durch die Kapnometrie/-graphie läßt sich feststellen, ob überhaupt eine Beatmung bzw. Atemtätigkeit stattfindet. Die fehlende CO_2-Kurve gilt als schnellstes und zuverlässigstes Kriterium einer *ösophagealen* Fehlintubation oder akzidentellen Tubusdislokation bzw. Extubation. Nur bei seltenem hohen CO_2-Gehalt des Magens sind initial auch hohe CO_2-Werte meßbar, die aber sehr schnell durch Auswaschung abnehmen ("Cola-Effekt"). Eine ebenfalls seltene extreme *Bronchospastik* nach Intubation kann dazu führen, daß auch bei regelgerechter, endotrachealer Tubuslage kein Kapnogramm erscheint. Eine einseitige Beatmung nach *endobronchialer* Fehlintubation oder Tubusdislokation ist dagegen nicht ausreichend mit Hilfe der Kapnometrie/-graphie diagnostizierbar, da bei unveränderter Beatmungseinstellung, d.h. bei unverändertem Atemminutenvolumen, über die andere Lunge CO_2 entsprechend vermehrt eliminiert werden kann. In dieser Situationen wird eher der Beatmungsdruck ansteigen und ggf. bei niedriger inspiratorischer O_2-Konzentration die $pSaO_2$ abfallen.

Stoffwechsel

Die CO_2-Produktion reflektiert die aerob-metabolische Situation. Ein ansteigender Metabolismus, z.B. bei abflachender Narkose, führt bei konstanter Ventilation zur proportionalen Erhöhung des $PECO_2$. Ein plötzlicher massiver Anstieg des $PECO_2$ kann dagegen Ausdruck einer *Malignen-Hyperthermie-Krise* sein.

Hämodynamik

Zur Einschätzung der Kreislaufsituation mit der Kapnometrie/-graphie werden der $PECO_2$ und der $PaCO_2$ benötigt. Am Ende einer normalen Exspiration wird nur noch alveoläre Luft ausgeatmet, so daß der $PECO_2$ dem mittleren alveolären CO_2-Partialdruck ($PACO_2$) entspricht. Werden nun einzelne Lungenareale nicht mehr perfundiert, aber weiterhin belüftet (alveoläre bzw. *funktionelle* "Totraumventilation"), findet hier auch keine CO_2-Elimination mehr statt, mit dem Ergebnis, daß der $PACO_2$ bzw.

$PECO_2$ abfällt, der $PaCO_2$ hingegen ansteigt. Diese Auswirkungen sind um so größer, je stärker das HZV und damit die Lungenperfusion vermindert wird (z.B. Schock). Aus der Differenz zwischen dem *arteriellen* und dem *endexspiratorischen* PCO_2 ($P_{(a-E)}CO_2$) können also nicht nur Ventilations-/Perfusionsstörungen in der Lunge aufgedeckt, sondern indirekt auch *Veränderungen des HZV* abgeschätzt werden (Tab. 10). Bei Lungengesunden beträgt dieser Gradient ca. 3-4 mmHg, was durch eine geringgradig inhomogene, lagerungsabhängige Abstimmung von Ventilation und Perfusion in der Lunge zustande kommt. Änderungen des *anatomischen* Totraumes haben, i. Ggs. zum alveolären Totraum, innerhalb bestimmter Grenzen keinen Einfluß auf den $PECO_2$, da das anatomische Totraumvolumen bereits zu Beginn der Exspiration ausgeatmet wird. Unter physiologischer Spontanatmung ist das Atemzugvolumen aber mindestens 3-4mal größer, unter maschineller Beatmung sogar 5mal als das anatomische Totaumvolumen (ca. 2 ml/kg KG), so daß endexspiratorisch eine ausreichende "Verdünnung" eingetreten ist.

Definition des Totraumes:

physiologischer Totraum = anatomischer Totraum + alveolärer (= funktioneller) Totraum

Merke:

Die arterio-endexspiratorische PCO_2-Differenz ($P_{(a-E)}CO_2$) gilt als Maß für den *funktionellen* Totraum.

Tabelle 10: Wichtige Differentialdiagnosen bei *erhöhter* arterio-endexspiratorischer PCO_2-Differenz

Vergrößerung der $P_{(a-E)}CO_2$ durch:	**Ursachen**
Verdünnung des angesaugten Gases	Leckagen oder Tubusundichtigkeiten
Atemzugvolumen < anatomischer Totraum (-> Alveolargas gelangt nicht zur CO_2-Meßstelle)	Hochfrequenzbeatmung Einbringen eines erheblichen künstlichen Totraumes zwischen Tubus und Y-Stück und Nichtanpassung des Atemzugvolumens (z.B. Erwachsenenbeatmungsfilter bei Kindern) flache schnelle Spontanatmung, wenn kein Alveolargas, sondern nur Totraumgas exhaliert wird
zu hohe Gasansaugrate (-> Ansaugen von Frischgas möglich)	falsche Geräteeinstellung (z.B. bei Säuglingen)
pathologisches Ventilations-/Perfusions-Verhältnis	*kardiovaskulär* (pulmonale Hypoperfusion bei HZV-Abnahme) - Lungenembolie! - Schock - myokardiale Dekompensation - Kreislaufstillstand - Sonderfälle: Vitien mit Rechts-Links-Shunt Ballonverschluß einer Pulmonalarterie *pulmonal* - Totalatelektase einer Lunge (endobronchiale Fehlintubation): $P_{(a-E)}CO_2$ nur gering erhöht! - chronische Lungenerkrankungen - ARDS

Kapnographie

Erst durch die *graphische* Darstellung des PCO_2-Verlaufs über den *gesamten* Atemzyklus können die Möglichkeiten des CO_2-Monitoring optimal genutzt und die Ursachen von Störungen differenziert werden. Hierbei lassen sich *vier* typische Phasen im Kapnogramm unterscheiden (Abb. 6 u. 7):

Phase I: normalerweise CO_2-freies **Inspirationsgas**
Eine erhöhte Basislinie deutet auf eine *CO_2-Rückatmung* hin (defekte Ventile, falsch zusammengebautes Schlauchsystem, verbrauchte CO_2-Absorber).

Phase II: Beginn der **Exspirationsphase**: normalerweise steiler Anstieg des PCO_2
Ein verzögerter PCO_2-Anstieg findet sich bei *Obstruktion* der tiefen (Asthma bronchiale) oder bei mechanischer Verlegung der oberen Atemwege (z.B. Tubusabknickung) oder bei zu langer Ansprechzeit des Kapnometers im Verhältnis zur Atemfrequenz.

Phase III: **Plateauphase**: Phase der *alveolären* CO_2-Ausatmung
Der maximale PCO_2-Wert wird endexspiratorisch bzw. endtidal erreicht (*Punkt D* in Abb. 6) und digital angezeigt: $PetCO_2$ oder $PETCO_2$ oder **$PECO_2$**. Der $PECO_2$ entspricht normalerweise dem *mittleren* alveolären PCO_2 ($PACO_2$; s.o.). Voraussetzung dafür, daß der $PECO_2$ dem $PaCO_2$ nahekommt und mit ihm parallel verläuft, ist aber ein klar erkennbares Plateau!
Ein kontinuierlicher oder treppenförmiger PCO_2-Anstieg spricht für eine *Obstruktion* in den oberen oder unteren Atemwegen oder tracheobronchiale Sekretansammlung.
Kurzdauernde Abfälle deuten bei kontrollierter Beatmung auf *Spontanatmungsversuche* des Patienten hin.

Phase IV: Beginn der **Inspirationsphase**: steiler Abfall des PCO_2
Ein verzögerter PCO_2-Abfall kann durch *Obstruktion* der Atemwege bei deutlich erniedrigtem Inspirationsflow, zu langsames Ansaugen des Gases oder ein undichtes Inspirationsventil verursacht sein.

Abbildung 6: Beispiel eines typischen normalen Kapnogramms (nach *Pasch*)

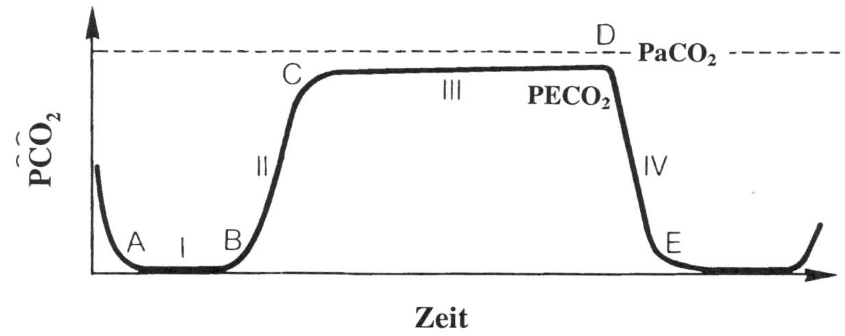

Abbildung 7: Differentialdiagnose pathologischer Kapnogramme (mod. nach *Swedlow*)

a: Sistieren der Ventilation

b: Leck oder partielle Obstruktion im Atemsystem

c: Sistieren der Lungendurchblutung

d: unvollständige Erfassung des Atemgases

e: Hyperventilation oder Totraumventilation

f: Abnahme der CO_2-Produktion oder der Lungendurchblutung

g: Hypoventilation oder Anstieg der CO_2-Produktion oder vermehrte CO_2-Resorption (Laparoskopie)

h: erhöhter CO_2-Transport zur Lunge

i: verschmutzte Meßkammer

k: Rückatmung von CO_2

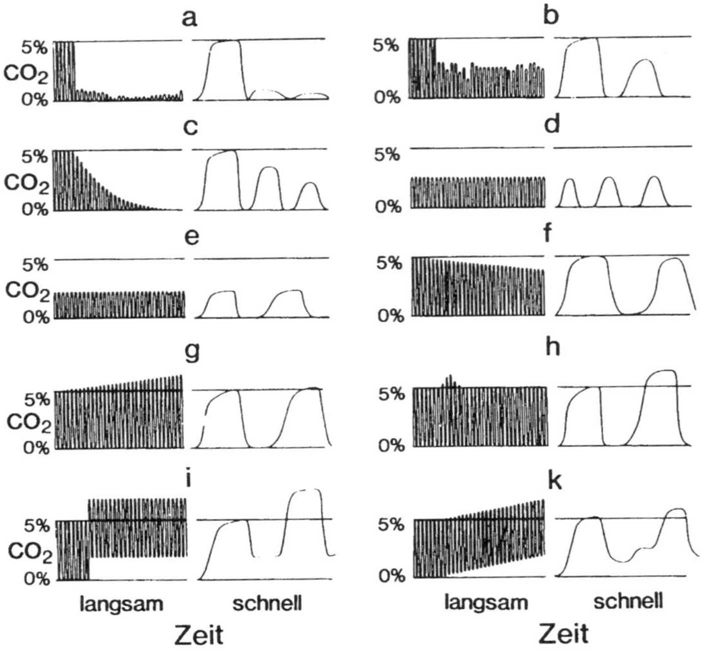

Tabelle 11: Zusammenfassung der Einflußfaktoren auf den endexspiratorischen CO_2-Partialdruck

$P(a\text{-}E)CO_2$	EINFLUßFAKTOREN			
	CO_2-Abgabe	**Lungenperfusion**	**Alveoläre Ventilation**	**Gerätefehler**
erhöht	Fieber Thyreotoxikose maligne Hyperthermie Natriumhydrogencarbonat Tourniquet-Lösung CO_2-Lungenembolie	Blutdruck erhöht HZV erhöht	endobronchiale Intubation partielle Atemwegsobstruktion Rückatmung Hypoventilation	Frischgasflow zu niedrig Lecks im Atemsystem Respirator fehlerhaft Ventil fehlerhaft CO_2-Absorber verbraucht
erniedrigt oder fehlend	Hypothermie	HZV erniedrigt Hypotension Hypovolämie Lungenembolie Herzstillstand	Hyperventilation Apnoe totale Atemwegsobstruktion partielle Atemwegsobstruktion akzidentelle Extubation	Diskonnektion Ansaugschlauch undicht Respiratorfehlfunktion

Tabelle 12: Wichtigste Informationen aus der Kapnometrie/-graphie

Diagnose	Kriterium
Nichtbeatmung	fehlende CO_2-Kurve
Lungenembolie	unmittelbarer Abfall des $PECO_2$ (und Anstieg des $PaCO_2$)
Maligne Hyperthermie-Kirise	exzessiver Anstieg des $PECO_2$
HZV-Abnahme	Abfall des $PECO_2$ bei unveränderter Ventilation
Kreislaufstillstand	fehlende CO_2-Kurve

Merke:

Die **Kapnographie** ist auch zur groben Beurteilung der **Effektivität einer kardiopulmonalen Reanimation** geeignet!

6 Zentraler Venendruck (ZVD)

Über zentral-venöse Katheter kann der zentrale Venendruck, definitionsgemäß in der **V. cava sup.** im Bereich ihrer Einmündung in den rechten Vorhof, gemessen werden. In flacher Rückenlage entspricht der Druck in oberer und auch unterer Hohlvene oberhalb des Zwerchfells dem Druck im rechten Vorhof. Der rechtsatriale Druck wiederum kann mit dem (end)diastolischen Druck im rechten Ventrikel gleichgesetzt werden, solange keine Trikuspidalstenose vorliegt. Das bedeutet, daß mit dem ZVD *idealerweise*, d.h. unter Berücksichtigung bestimmter, noch näher zu erläuternder Voraussetzungen, der rechtsventrikuläre Füllungszustand und damit auch die sog. Vorlast abgeschätzt werden kann. Eine Korrelation mit der linksventrikulären Füllung gelingt hingegen nur bei ungestörter Funktion des linken Ventrikels (Ejektionsfraktion > 50 %).

Messung

Der ZVD kann mit wassergefülltem Steigrohr in "cmH2O" oder besser noch elektronisch in "mmHg" gemessen werden (1 mmHg = 1,36 cmH_2O bzw. 1 cmH2O = 0,74 mmHg). Bei elektronischer Messung läßt sich, analog zum MAP, der *mittlere* ZVD *kontinuierlich* erfassen. Zudem kann der ZVD auch *graphisch* als fortlaufende Kurve dargestellt werden (Abb. 8). Um die Einflüsse einer kontrollierten Beatmung auf den ZVD (s.u.) zu eliminieren bzw. soweit wie möglich zu reduzieren, sollte der ZVD *endexspiratorisch* aus der Kurve abgelesen werden. So kann am ehesten erwartet werden, daß der ZVD den *transmuralen* rechtsventrikulären enddiastolischen Füllungsdruck reflektiert. Bei Verwendung eines 3-Lumen-Katheters sollte die Messung immer über das *distale* Lumen erfolgen.

Abbildung 8: Charakteristischer Verlauf der normalen ZVD-Kurve

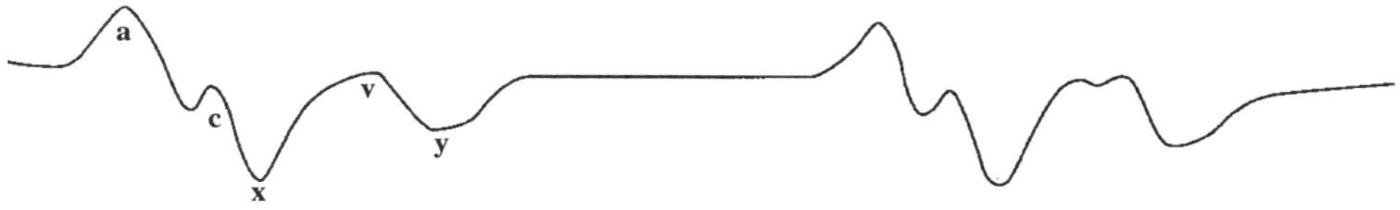

a-Welle: Kontraktion des rechten Vorhofs (*späte* Diastole)
c-Welle: Vorwölben der Trikuspidalklappe in den Vorhof zu Beginn der Ventrikelkontraktion (*Anspannungsphase*)
x-Welle: Abwärtsbewegung der Trikuspidalklappe (*Austreibungsphase*)
v-Welle: Vorhoffüllung bei geschlossenener Trikuspidalklappe (*Endsystole*)
y-Welle: Öffnen der Trikuspidalklappe und Bluteinstrom in den Ventrikel (*frühe* Diastole)

Transmuraler Füllungsdruck

Mit dem ZVD wird nur der *intravasale Druck* gemessen. Dieses sagt aber zunächst nichts über die Größe des intravasalen Volumens aus, da z.B. ein hoher von außen auf das Gefäß einwirkender Druck einen hohen ZVD, aber nur eine geringe Gefäßfüllung widerspiegelt. Erst wenn man von dem ZVD den Umgebungsdruck subtrahiert, erhält man einen den Füllungszustand reflektierenden Druckwert. Dieser wird als transmuraler Füllungsdruck bezeichnet. Der *Umgebungsdruck* entspricht dem intrathorakalen bzw. intrapleuralen Druck. Unter Spontanatmung ist der Pleuradruck während der Inspiration negativ, unter Beatmung dagegen positiv. Das bedeutet, daß z.B. beim Übergang von Spontanatmung auf Beatmung nur durch Erhöhung des Umgebungsdruckes der ZVD ansteigt, obwohl das kardiale Füllungsvolumen abnimmt. Dieser Effekt wird durch einen PEEP noch verstärkt. Die Messung des Umgebungsdruckes ist für klinische Belange nicht praktikabel. Am *Ende der Exspiration* kommt er jedoch dem Luftdruck (Referenzdruck) am nächsten, so daß diese Phase für die ZVD-Messung am geeignetsten ist. Bei modernen Monitoren (z.B. Marquette-System) läßt sich deshalb der Meßpunkt im Verhältnis zur Atemphase und zum Herzzyklus durch einen Cursor entsprechend festlegen.

Merke:

Transmuraler Füllungsdruck = Intravasaldruck (ZVD) - Umgebungsdruck (Pleuradruck)

Rechtsventrikuläre Compliance

Auch bei korrekter Ermittlung des transmuralen Füllungsdruckes kann nicht ohne weiteres auf das rechtsventrikulär enddiastolische Volumen rückgeschlossen werden. Hierzu müßte die *individuelle* ventrikuläre "Volumendehnbarkeit" (Compliance = Volumen-Druck-Beziehung) bekannt sein. Die Compliance ist aber keine statische Größe. Sie wird durch chronische Erkrankungen des Myokards (z.B. Hypertrophie), aber auch durch akut auftretende Faktoren (z.B. Myokardischämie, Lungenembolie, Perikardtamponade, Pneumothorax, PEEP-Beatmung, abdominelle Druckerhöhung) vermindert. Die gemessenen ZVD-Werte reflektieren dann einen *geringeren* rechtsventrikulären Füllungszustand als unter physiologischen Verhältnissen.

Synopsis der **Faktoren**, die den ZVD bestimmen:

- Menge des zirkulierenden intravasalen Volumens
- Venentonus
- systemischer Gefäßwiderstand (SVR; bei hoher SVR kommt es zur Zentralisation des Blutvolumens und demgemäß zum Ansteigen des ZVD und umgekehrt)
- Rechtsherzfunktion
- intrathorakaler Druck
- Lagerung des Patienten

Differentialdiagnose von ZVD-Veränderungen

Erhöhter ZVD	Erniedrigter ZVD
• Hypervolämie • Rechtsherzinsuffizienz/-hypertrophie • pulmonale Hypertonie • Lungenembolie • Linksherzdekompensation • Perikardtamponade • Obstruktionen vor dem Meßort (z.B. Kavastenose, Trikuspidalstenose, rechter Vorhoftumor etc.) • Pneumothorax • PEEP-Beatmung • abdominelle Druckerhöhung (z.B. massiver Aszites)	• absolute oder relative Hypovolämie

Normalwertbereich und Interpretation des ZVD

Als *Normalwerte* für den ZVD werden 4-8 cmH_2O bzw 3-6 mmHg angegeben. Dieser Normalwertbereich ist am flach auf dem Rücken liegenden, spontan atmenden Patienten ohne kardiopulmonale Vorerkrankungen ermittelt. Eine solche Ausgangssituation ist aber bei der *intraoperativen* ZVD-Messung nicht regelhaft vorzufinden. Außerdem kann nach obigen Erläuterungen ein *einmalig* gemessener ZVD hinsichtlich seiner Aussagekraft zum intravasalen Füllungszustand ohne Würdigung der Umgebungsbedingungen völlig wertlos sein und, schlimmer noch, eine Fehlinterpretation mit möglicherweise gravierenden Folgen nach sich ziehen.

Praktisches Vorgehen

1. Der ZVD wird stets in der **aktuellen** Körperposition gemessen. Dieses gilt, unabhängig von der Operationssituation, z.B. immer auch für Patienten mit akuter Linksherzinsuffizienz, bei denen eine Flachlagerung nur zum ZVD-Messen nicht nur im schlimmsten Fall eine Dekompensation infolge kardialer Überfüllung auslösen könnte, sondern auch keine für die weitere Therapie repräsentativen Werte erheben ließe.
2. Um die gemessenen Werte miteinander vergleichen zu können, wird jede Messung auf das Vorhofniveau (in etwa mittleres Herzniveau) bezogen. Bei elektronischer Messung erfolgt auf diesem Niveau der **"Nullpunktabgleich"**, bei dem Steigrohrverfahren die Ausrichtung der Schublehre.
3. Die Interpretation der ZVD-Werte sollte weniger an dem oben angeführten Normalwertbereich ausgerichtet werden, sondern vielmehr am **Trend** und die individuelle Situation des Patienten einschließlich der Umgebungsfaktoren berücksichtigen.
4. Die Darstellung als **ZVD-Kurve** ist hilfreich, um Fehler durch Anliegen oder Verstopfen des Katheters unmittelbar erkennen und vermeiden zu können.
5. Bei **Fehllage der ZVK-Spitze in einer zentralen Vene** (z.B. V. jug. int./ext.) ist der dort gemessene Druck trotzdem verwertbar. Er repräsentiert normalerweise mit klinisch akzeptabler Genauigkeit den ZVD, indem er geringfügig über diesem liegt.

Merke:

> Da der ZVD mannigfaltigen Einflüssen unterliegt, darf nicht sein Absolutwert isoliert betrachtet werden. Aussagekräftiger sind **trendmäßige ZVD-Veränderungen**, die immer **im Zusammenhang mit anderen hämodynamischen Parametern** wie arterieller Blutdruck und Herzfrequenz gesehen werden müssen (s. hierzu "Volumenbelastungstest" in Kap. 6, S. 100).

7 Pulmonal-kapillärer Verschlußdruck (PCWP)

Mit Hilfe eines PA-Katheters kann u.a. pulmonalkapilläre Verschlußdruck (PCWP oder "wedge"-Druck) gemessen werden, der unter physiologischen Bedingungen - bei geöffneter Mitralklappe - dem linksventrikulär enddiastolischen Druck (LVEDP) entspricht ("Prinzip der kommunizierenden Röhren"). Der PCWP kann allerdings bei stromabwärts gelegenen **mechanischen Hindernissen** (zwischen pulmonalem Kapillarbett und linkem Ventrikel) *nicht* mit dem LVEDP gleichgesetzt werden, so z.B. bei:

- Pulmonalvenenstenose
- rechtem Vorhoftumor
- Mitralstenose

Hierbei wird der PCWP i.d.R. *höher* gemessen als der LVEDP! Das gilt auch für die *Mitralinsuffizienz* aufgrund des systolischen Blutrefluxes. Anders sind die Verhältnisse bei der *Aorteninsuffizienz*. Hier kommt es infolge der diastolischen Regurgitation zum verfrühten Schluß der Mitralklappe, wodurch der LVEDP den linksatrialen Druck und damit den PCWP übersteigen kann.

Wie mit dem ZVD eine Aussage zur rechtsventrikulären Vorlast möglich ist (s.o.), kann unter *idealen* Bedingungen der PCWP zur groben Abschätzung der linksventrikulären Vorlast herangezogen werden. Als *Normalwertbereich* des PCWP werden 6-12 mmHg angegeben. Für die Interpretation der Meßwerte gelten allerdings ähnliche Einschränkungen wie für den ZVD. Bei folgenden Erkrankungen wird zwar der LVEDP durch Messung des PCWP korrekt erfaßt, es herrschen aber aufgrund einer **verminderten linksventrikulären Compliance** unphysiologische Volumen-Druck-Beziehungen, so daß mit dem PCWP keine bzw. nur eine eingeschränkte Aussage über die linksventrikuläre Vorlast gemacht werden kann:

- Linksherzhypertrophie
- Aortenklappenstenose
- Myokardischämie bzw. -infarkt
- Lungenembolie
- Perikardtamponade

Die gemessenen PCWP-Werte reflektieren hierbei einen *geringeren* linksventrikulär enddiastolischen Füllungszustand als unter physiologischen Verhältnissen!

Außerdem kann der PCWP durch **kontrollierte Beatmung**, vor allem mit PEEP, beeinflußt werden. Grundsätzlich sollte er deshalb - wie der ZVD - *endexspiratorisch* gemessen werden (s.o.). Bei Anwendung eines PEEP ist außerdem anzustreben, daß die Katheterspitze in einer Pulmonalarterie liegt, die möglichst wenig durch den PEEP komprimiert wird (-> dorsale Unterlappenarterie [Zone 3 nach *West*]). Bei PEEP-Werten *größer als 10 cmH2O* wird allerdings - bei normaler pulmonaler Compliance - auch in der Zone 3 die Beeinflussung des PCWP durch den PEEP größer, so daß der Verschlußdruck nicht mehr mit ausreichender Genauigkeit den LVEDP widerspiegelt. Die Beeinträchtigung der PCWP-Meßwerte durch Beatmung sind insgesamt um so größer, je *höher die Lungencompliance* und je *niedriger die thorakale Compliance* ist, da unter diesen Bedingungen die alveolären Drücke leichter auf das pulmonale Kapillarbett übertragen werden.

Der **diastolische pulmonalarterielle Druck** entspricht normalerweise dem PCWP. Er kann i. Ggs. zum PCWP kontinuierlich erfaßt werden. Für den Fall, daß er *höher* als der PCWP gemessen wird, muß von einer pulmonalen Vasokonstriktion ausgegangen werden, was als Hinweis auf eine *pulmonale Widerstandshypertonie* gewertet werden kann.

8 **Herzzeitvolumen** (HZV)

Die Standard- bzw. Referenzmethode zur Bestimmung des Herzzeitvolumens (HZV) ist in der klinischen Anästhesie nach wie vor das sog. **Thermodilutionsverfahren** unter Verwendung eines PA-Katheters. Hierzu wird bei der *intermittierenden* Messung ein "Kältebolus" (am besten NaCl 0,9 %) von bekannter Menge und Temperatur in den rechten Vorhof injiziert (proximale Katheteröffnung). Dieser Kältebolus durchmischt sich mit dem vorbeiströmenden Blut. Die Temperaturänderungen des Blutes werden über den in einem Pulmonalarterienast liegenden Thermistor anhand von Änderungen des elektrischen Widerstandes kontinuierlich aufgenommen und der Verlauf graphisch dargestellt. Aus der Integrierung der Fläche unter der als Kurve auf dem Monitor aufgezeichneten Temperaturänderung über die Zeit wird dann das Herzzeitvolumen in "l/min" nach der "Stewart-Hamiltonschen Gleichung" ermittelt. Das HZV verhält sich dabei umgekehrt proportional zur Flächengröße. Je höher das Herzzeitvolumen und damit die Blutströmungsgeschwindigkeit ist, um so schneller wird der Kältebolus verdünnt, und um so geringer fällt infolgedessen die Erniedrigung der Bluttemperatur aus. Mit zunehmender Passagegeschwindigkeit verflacht also die Temperaturkurve und verkleinert sich die Fläche darunter. Bei geringem HZV gelten entsprechend die umgekehrten Bedingungen.

Folgende Grundsätze sollten zur **Verbesserung der Meßgenauigkeit** beachtet werden:

- am Monitor Korrekturfaktor für spezifische Wärmeleitfähigkeit des Katheters (abhängig von Katheterlänge und -innendurchmesser sowie Wärmeleitfähigkeit der Katheterwand) sowie Injektatmenge eingeben
- Vermeidung von "spontanen" Temperaturschwankungen in der A. pulmonalis, z.B. durch schnell einlaufende ("kalte") Infusionen während des Meßvorganges (hierdurch zumeist *Unterschätzen* des HZV)

  Atmungsbedingte Temperaturänderungen in der Pulmonalarterie (bis zu 0,06°C) treten infolge Schwankungen im Verhältnis des Blutzuflusses aus der unteren und oberen Hohlvene auf und sind i.d.R unvermeidbar!
- möglichst eisgekühlte Lösung zur Injektion verwenden
- "on-line"-Messung der Injektattemperatur
- Injektatmenge: 10 ml bei Erwachsenen, 5 ml bei Kindern
- vor der ersten Messung einer Serie proximalen Katheterschenkel mit eisgekühlter Injektatlösung auffüllen
- zügige Injektion (< 4 sec) des Kältebolus (zur Vermeidung einer relevanten Injektaterwärmung im Katheter):
  - Methode A: 3 Messungen jeweils endinspiratorisch (zur systematischen Berücksichtigung des Einflusses der Beatmung auf das HZV) und Errechnung des Mittelwertes (hierbei auf geringe Streuung der Werte achten!) => am besten geeignet zur Ermittlung des "HZV-Trends"
  - Methode B: 3-4 Messungen mit zufälliger Verteilung bezüglich des Atemzyklus, hierdurch bessere Reflexion des zeitlichen Mittels des HZV: Abweichung vom "wahren" HZV < 10 % => am besten geeignet zur Ermittlung des "absoluten HZV"

Notabene:

> Unter Injektion des Kältebolus können Bradykardien oder Vorhofflimmern auftreten (selten)!

Ein neueres Verfahren ermöglicht unter Verwendung eines speziellen Katheters (sog. CCO-[= continuous cardiac output]-Katheter; s. Kap. 2, S. 31) die **quasi-kontinuierliche Registrierung des Herzzeitvolumens**. Im Gegensatz zur konventionellen Kälteverdünnungsmethode werden hierbei von einem in den Katheter integrierten Thermofilament in schneller, unregelmäßiger Reihenfolge *Wärmeimpulse* von ca. 44°C an das Blut abgegeben. Über einen sog. "fast-response"-Thermistor werden die resultierenden Bluttemperaturänderungen in der Pulmonalarterie erfaßt. Mit einem komplizierten mathematischen Verfahren (*Kreuzkorrelation* der ausgesendeten Impulse mit den detektierten Signalen) kann dann, ähnlich wie bei der Kälteverdünnungsmethode, das HZV kalkuliert werden. Der angezeigte Wert reflektiert das mittlere HZV der vergangenen 3 Minuten, wobei die Einzelwerte ca. alle 30-60 Sekunden neu erhoben werden. Die Anwendung dieser Methode zeigt Vorteile bei Operationen, bei denen sich die hämodynamischen Verhältnisse abrupt und gravierend ändern können (z.B. Lebertransplantation). Trotzdem müssen bei plötzlichen Änderungen der Bluttemperatur (z.B. in den ersten Minuten der Reperfusion bei Lebertransplantation) die Meßwerte mit einer gewissen Zurückhaltung interpretiert werden. Meßtechnische Probleme ergeben sich ebenfalls bei hohem HZV und hoher Körpertemperatur (z.B. Sepsis). In diesem Fall werden die meßbaren Temperaturdifferenzen so gering, daß die Fehlerbreite deutlich zunimmt.

Bei folgenden Erkrankungen ist eine hinreichend genaue Ermittlung des Herzzeitvolumens mittels **Thermodilutionstechnik** prinzipiell **nicht möglich**:

- intrakardialer Shunt (Rezirkulation oder Abströmen des Injektates)
- Trikuspidalinsuffizienz (HZV durch Pendelfluß des Injektates falsch *hoch* gemessen)

9 Gemischt-/zentral-venöse Sauerstoffsättigung

Da der O_2-Verbrauch (VO_2) des menschlichen Organismus unter physiologischen Bedingungen nur 25-30 % des O_2-Angebotes (DO_2) ausmacht, sind im **gemischt-venösen Blut** der A. pulmonalis normalerweise noch 70-75 % des ursprünglich im arterialisierten Blut enthaltenen O_2 vorhanden. Dementsprechend beträgt die O_2-Sättigung des Hämoglobins im gemischt-venösen Blut ($Sv_{gem}O_2$) 70-75 %. Die O_2-Ausschöpfung ist allerdings in den einzelnen Organen bzw. Geweben z.T. extrem unterschiedlich. Eine vollständige Durchmischung des venösen Blutes aus all diesen Regionen (obere und untere Hohlvene, Koronarvenen) kommt so erst in der A. pulmonalis zustande. Unter *physiologischen* Bedingungen entspricht der O_2-Verbrauch dem O_2-Bedarf, und die $Sv_{gem}O_2$ ist eine *konstante* Größe, denn ein gesteigerter zellulärer O_2-Bedarf der Gewebe führt in einem Regelkreis nicht zu einer Erhöhung der O_2-Ausschöpfung des vorbeiströmenden Blutes, sondern über eine Sympathikusstimulierung zur Steigerung des HZV bzw. der Durchblutung. Erst wenn die Grenzen einer HZV-Steigerung überschritten werden, nimmt die O_2-Extraktion zu, und die $Sv_{gem}O_2$ fällt entsprechend ab. Umgekehrt bedeutet dieses, daß bei konstantem O_2-Verbrauch Veränderungen der $Sv_{gem}O_2$ auf (unphysiologische) Veränderungen des HZV rückschließen lassen (Erniedrigung des HZV und der $Sv_{gem}O_2$ im Schock). Diese Zusammenhänge werden nach seinem Erstbeschreiber als **Ficksches Prinzip** bezeichnet:

$$\mathbf{Sv_{gem}O_2 \sim HZV}$$
$$\mathbf{\sim 1/VO_2}$$

~: proportional

Hiernach ist die gemischt-venöse O_2-Sättigung um so größer, je höher das Herzzeitvolumen und je niedriger der O_2-Verbrauch ist. Mit der Bestimmung der $Sv_{gem}O_2$ ist es infolgedessen möglich, ohne das HZV und den O_2-Verbrauch messen zu müssen, eine Beziehung zwischen diesen beiden Größen herzustellen, wobei sich je nach Ausfall der $Sv_{gem}O_2$ drei **Kernaussagen** ergeben:

1. Bei *normaler* $Sv_{gem}O_2$ sind HZV und VO_2 physiologisch aufeinander abgestimmt.
2. Bei *erniedrigter* $Sv_{gem}O_2$ ist das HZV im Verhältnis zum VO_2 zu gering (z.B. Schock).
3. Bei *erhöhter* $Sv_{gem}O_2$ ist das HZV im Verhältnis zum VO_2 zu hoch (z.B. hyperdyname Phase einer Sepsis, Katecholaminüberdosierung oder zu großzügige Volumentherapie).

Bevor aber eine definitive Aussage über das Herzzeitvolumen und den O_2-Verbrauch anhand der gemischt-venösen O_2-Sättigung getroffen werden kann, müssen noch folgende **Einflußfaktoren** auf die gemischt-venöse O_2-Sättigung berücksichtigt werden:

- PaO_2 und SaO_2
- Hb-Konzentration
- pH-Wert des Blutes
- Körpertemperatur
- intraerythrozytärer 2,3-Diphosphoglycerat-Gehalt
- Hämoglobinderivate (z.B. COHb, MetHb) und Hämoglobinopathien
- Cyanide
- Bilirubin (> 30 mg/dl im Serum): Interferenz mit der Meßmethode

Hiervon sind PaO_2, SaO_2 und Hb-Gehalt normalerweise am wichtigsten.

Merke:

> Bei konstantem O_2-Verbrauch (u. konstanten Einflußfaktoren) ist die **$Sv_{gem}O_2$ ein semiquantitativer Indikator für das Herzzeitvolumen**, d.h., mit der $Sv_{gem}O_2$ gelingt eine grobe Abschätzung der Makrohämodynamik. Dieses gilt allerdings nicht bei Herzvitien, die mit einem Links-Rechts- oder Rechts-Links-Shunt einhergehen.

Kritische Erniedrigung der $Sv_{gem}O_2$

Bei Unterschreiten "kritischer" Grenzwerte der $Sv_{gem}O_2$ (Tab. 13) ist mit einer Hypoxie der Gewebe zu rechnen. In einem solchen Fall sinkt auch der O_2-Verbrauch unter den eigentlichen O_2-Bedarf, da die O_2-Ausschöpfung des Blutes nicht weiter gesteigert werden kann. Richtungweisend ist hierfür die Konstellation einer kritisch erniedrigten $Sv_{gem}O_2$ in Kombination mit einer hypoxisch bedingten **Lactatazidose** und einer Zunahme der sog. **$avDCO_2$**. Unter aerober Glykolyse ist der gemischt- bzw. zentral-venöse CO_2-Partialdruck ca. 5 mmHg höher als der arterielle ($PaCO_2 \approx 40$, $PvCO_2 \approx 45$ mmHg). In hypoxisch-ischämischen Zuständen steigt diese Differenz, die $avDCO_2$, jedoch an, da unter anaerober Glykolyse vermehrt saure Valenzen anfallen. Diese H^+-Ionen werden durch Hydrogencarbonat gepuffert, wobei CO_2 freigesetzt wird, so daß - unabhängig von der Ventilation - der $PvCO_2$ stärker als der $PaCO_2$ ansteigt.

Tabelle 13: Norm- und Grenzwerte der $Sv_{gem}O_2$ und SvO_2

	Normwert (in Ruhe)	**"Kritische" Grenzwerte** bei *akuter* Hypoxämie	bei *chron.* Hypoxämie
$SvgemO_2$ bzw. SvO_2	70-75 %	50 %	30 %

Zentral-venöse O_2-Sättigung (SvO_2)

Da i.d.R. gleichsinnige Änderungen der gemischt- und zentral-venösen O_2-Sättigung auftreten, ist es für die klinische Praxis im allgemeinen ausreichend, **zentral-venöses Blut** aus der V. cava superior zu entnehmen und die SvO_2 zur Abschätzung des Herzzeitvolumens zu verwenden. Hierzu müssen jedoch folgende **Voraussetzungen** erfüllt sein:

- korrekte Katheterlage in der V. cava superior
- keine Migration des ZVK zwischen den einzelnen Meßzeitpunkten

Eine *Aberration* der Katheterspitze in Richtung des Sinus coronarius im rechten Vorhof oder selten auch in eine Lebervene läßt vornehmlich venöses Blut aus diesen Teilkreisläufen entnehmen, wobei vor allem das koronarvenöse Blut deutlich stärker O_2-entsättigt ist (O_2-Gehalt ca. 40 %!).

Einschränkungen

Bei Prozessen, die den O_2-Verbrauch oder die Durchblutung in der oberen und unteren Körperhälfte unterschiedlich beeinflussen (z.B. Schock [besonders septisch-toxisch], Peritonitis, Clamping/Declamping größerer Arterien) können in der V. cava sup. deutlich *höhere* O_2-Sättigungswerte gemessen werden als in der A. pulmonalis. Unter Anwendung volatiler Inhalationsanästhetika in höheren Konzentrationen kommt es zu einer Zunahme der Hirndurchblutung bei gleichzeitiger Abnahme des zerebralen O_2-Verbrauchs, so daß auch hier die SvO_2 höher als die $Sv_{gem}O_2$ ist. Allerdings bleibt dabei i.d.R. die Trendkorrelation zwischen $Sv_{gem}O_2$ und SvO_2 erhalten.

Probenentnahme und Meßmethoden

$S_{vgem}O_2$ und SvO_2 sind Parameter, die nur invasiv zu ermitteln sind. Beim herkömmlichen Vorgehen wird eine Blutprobe über einen PA-Katheter oder ZVK entnommen und anschließend in vitro analysiert. Die genauesten Werte liefert hierbei die **Messung** der O_2-Sättigung mit einem Mehrwellen-Oxymeter (z.B. Häm-Oxymeter OSM3®, Fa. Radiometer). Die **Berechnung** im Rahmen einer Blutgasanalyse anhand von Nomogrammen der O_2-Bindungskurve berücksichtigt dagegen gelegentlich wesentliche Faktoren wie den 2,3-DPG-Gehalt der Erythrozyten (Veränderungen z.B. durch Massivtransfusion) und Dyshämoglobine nicht. Bei der Probenentnahme aus der **A. pulmonalis** muß unbedingt beachtet werden, daß das Blut langsam aspiriert wird und der PA-Katheter nicht in "wedge"-Position liegt. Nur so kann eine Fehlentnahme pulmonal-kapillären Blutes vermieden werden, die falsch hohe O_2-Sättigungswerte erbringen würde. Neben der diskontinuierlichen In-vitro-Analyse besteht auch die Möglichkeit, die O_2-Sättigung *kontinuierlich* mittels eines in den Katheter integrierten fiberoptischen Meßsystems zu erfassen und damit Änderungen sofort zu erkennen.

10 Transösophageale Echokardiographie (TEE)

Die TEE ist ein bildgebendes Ultraschallverfahren, das wegen der hohen Informationsdichte und der geringen Invasivität bei speziellen Fragestellungen das kardiovaskuläre anästhesiologische Monitoring sinnvoll ergänzen bzw. erweitern kann. Intraoperativ wird die TEE hauptsächlich im Rahmen der Überwachung kardiochirurgischer Operationen und kardiozirkulatorischer Risikopatienten eingesetzt, darüber hinaus aber auch bei Eingriffen, die verfahrensbedingt mit einem erhöhten Risiko einer Luftembolie (intrakranielle Operationen in sitzender Position) oder kardiovaskulären Dekompensation (z.B. abdominelles Aortenaneurysma) einhergehen. Neben der *Morphologie* des Herzens bzw. der Herzhöhlen und herznaher Blutgefäße kann unmittelbar auch die *kardiale Funktion* beurteilt werden. Im Unterschied zum Pulmonaliskatheter liefert die TEE kontinuierliche Informationen über die linksventrikuläre Volumensituation und myokardiale Kontraktion und ist diesem auch in der diagnostischen Klärung der einer akuten Kreislaufdekompensation zugrundeliegenden Ursachen überlegen (Tab. 14). Andererseits erlaubt die TEE aber nur semi-kontinuierliche Bestimmungen des Herzzeitvolumens und der intrakardialen Volumen-/Druckverhältnisse, und die technische Durchführung ebenso wie die Interpretation der Ergebnisse sind stärker abhängig von der Anwendererfahrung.

Tabelle 14: Vergleich von TEE und PA-Katheter

	TEE	**PA-Katheter**
Technik	semi-invasiv	invasiv
Risiken	gering	deutlich höher
Beurteilung der Herzfunktion	direkt	indirekt
Untersuchungsgrößen	Kontraktionsdynamik *intrakardialer Volumenstatus* Klappenfunktion kardiale Morphologie HZV semi-kontinuierlich	ø *extrakardiale Drücke* ø ø HZV punktuell (außer bei CCO-Methode)
Diagnostische Wertigkeit	<u>überlegen bei</u>: DD einer Kreislaufdepression DD eines Myokardversagens Detektion von Myokardischämien Detektion von Luftembolien	<u>überlegen bei</u>: "Goldstandard" bei *absoluter* HZV-Bestimmung Quantifizierung einer pulmonalen Hypertonie Steuerung einer kardiovaskulären Pharmakotherapie
Interpretation der Ergebnisse	stark anwenderabhängig	weniger anwenderabhängig

Physikalisch-technische Grundlagen

Die TEE-Sonde besteht aus einem Schallkopf, der an einen *gastroskopähnlichen* Schaft adaptiert und hierüber mit dem Echokardiographiegerät verbunden ist. Die Ultraschallwellen (Frequenzbereich bei 5 MHz) werden im Schallkopf durch elektrische Anregung piezoelektrischer Kristalle erzeugt und sektorförmig in die umliegenden Gewebe abgestrahlt. Ein Teil der von den Gewebestrukturen in unterschiedlicher Eindringtiefe reflektierten Schallwellen gelangt zum Schallkopf zurück, wird dort in elektrische Impulse und mittels spezieller Verarbeitungstechniken im Echokardiographiegerät zu einem Monitorbild zusammengesetzt. Während *monoplane* Sonden Schallwellen nur in der **Transversalebene** relativ zum Sondenschaft aussenden, können *biplane* Sonden die Signale alternativ auch in der **Longitudinalebene** abgeben. *Multiplane* Sonden erlauben durch mechanische oder elektronische Steuerung der Kristalle die Anschallung in allen Ebenen zwischen 0-180° (Abb. 9).

Abbildung 9: Schematische Darstellung der transgastrischen Anschallung des Herzens in der transversalen ("Querachsenschnitt") und longitudinalen ("Längsachsenschnitt") Ebene mit einer biplanen oder multiplanen Schallsonde

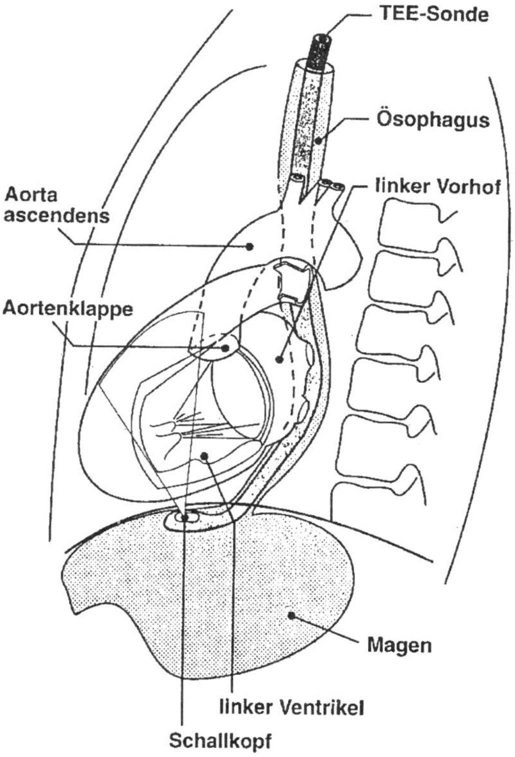

Neben der *zweidimensionalen* (2D-)Echokardiographie stehen regelhaft die *eindimensionale* M-mode-Technik mit höherer zeitlicher Auflösung und die 2D-gesteuerten Flußgeschwindigkeitsmessungen nach dem *Doppler*-Prinzip zur Verfügung. Neuere Entwicklungen sind u.a. die dreidimensionale Echokardiographie, die automatische Vermessung von Ventrikelquerschnittsflächen und die Doppler-basierte Geschwindigkeitsmessung von Myokardarealen (Gewebe-Doppler).

Kurzbeschreibung der physikalischen Verfahren:

- **2D-mode:** bis zu 200 Bilder pro Sekunde, Darstellung aller Herzkammern und Klappen sowie herznaher großer Blutgefäße in multiplen Schnittebenen
- **M-mode:** etwa 1000 Zeilen pro Sekunde, wird bei der ventrikulären Funktionsbeurteilung für endsystolische und enddiastolische Messungen der myokardialen Wanddicke und des Ventrikelinnendurchmessers eingesetzt
- **Doppler:** unterschieden werden der *gepulste* (PW-)Doppler für lokale Geschwindigkeitsmessungen der Blutströmung bis ca. 1 m/sec (z.B. Mitralklappe), der *kontinuierliche* (CW)-Doppler für höhere Geschwindigkeiten (z.B. entlang der Aortenklappe), und der *Farb*-Doppler mit Farbkodierung von Richtung und Geschwindigkeit des Blutflusses

In der Anästhesiologie finden hauptsächlich das 2D-Verfahren und die Doppler-Techniken Anwendung. Sie dienen der Beurteilung der kardialen Füllung und der Kontraktion insbesondere des linken Ventrikels sowie der Klappenfunktion.

Praktische Durchführung

Bei intubierten und beatmeten Patienten wird die Ultraschallsonde durch den Mund über den Rachenraum "blind" in den Ösophagus bis hin zum Mageneingang vorgeschoben. In Abhängigkeit von der jeweiligen Sondenposition aus können dann die kardialen Strukturen durch **Rotation, Reklination oder Anteflexion** des Schallkopfes dargestellt werden. In der *transgastralen* Anschallung lassen sich die Schnittflächen beider Ventrikel im sog. **Kurzachsenblick** (Abb. 10 a), mit multiplanen Sonden oder von tiefgastraler Position aus auch in der langen Achse visualisieren. Beim Zurückziehen der Sonde in den Ösophagus werden die Vorhöfe und Ventrikel sowie der linksventrikuläre Ausflußtrakt im **Längsachsenblick** sichtbar (Abb. 10 b). Nach Anzahl der dargestellten Kavitäten unterscheidet man den **2-, 3-, 4-** und den sog. **5-Kammerblick**, wobei letzterer zusätzlich den linksventrikulären Ausflußtrakt, also die Strukturen des Aortenklappeninfundibulums, sichtbar macht. Von diesen Einstellungen ausgehend können u.a. die Herzklappen, das linksatriale Herzohr, die ventrikulären Ein- und Ausflußbahnen, der Pulmonalarterienhauptstamm sowie die Aorta ascendens und descendens eingesehen und beurteilt werden.

Abbildung 10: a) Transgastraler "Kurzachsenblick", b) Transösophagealer "Längsachsenblick"

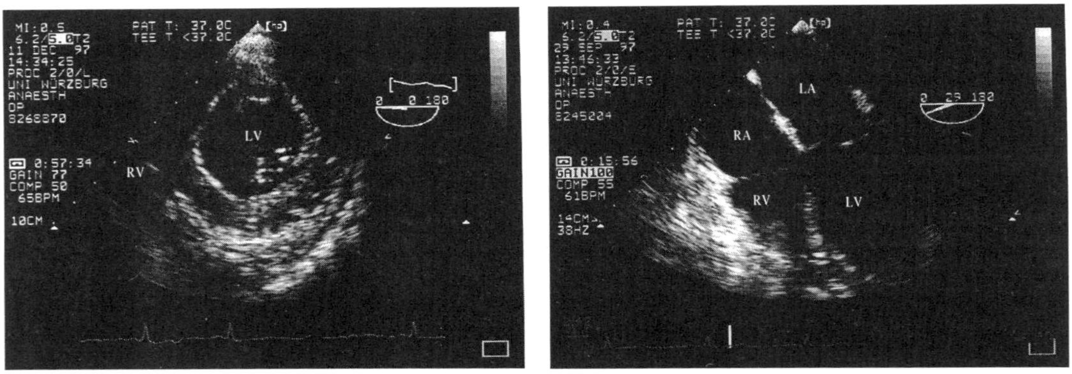

LA = linker Vorhof; LV = linker Ventrikel; RA = rechter Vorhof; RV = rechter Ventrikel

Diagnostik und Monitoring

Während die TEE in der Kardiologie der Diagnostik von Erkrankungen des Herzens und herznaher Gefäße dient, wird sie anästhesiologisch vor allem zum intraoperativen Patienten-Monitoring eingesetzt. Hierbei sind *qualitative*, *semiquantitative* und *quantitative* Beurteilungen möglich, die dem Anästhesisten eine Grundlage für intra- und ggf. postoperative Therapieentscheidungen bieten (Volumentherapie, Medikamenteneinsatz, Intensivbehandlung etc.).

Qualitative und semiquantitative Beurteilung

Im Mittelpunkt steht hier das linksventrikuläre Kontraktionsverhalten. Die exakte Analyse der Wandbewegung erfordert eine systematische Beurteilung von jeweils 6 basalen, 6 mittpapillären und 4 apexnahen Myokardsegmenten ("16er-Regel"); der Apex selbst läßt sich mit der TEE i.d.R. nicht vollständig darstellen. Globale oder regionale **Wandbewegungsstörungen** deuten auf eine ischämie- bzw. infarktbedingte Funktionseinschränkung hin und können anhand des Bewegungsmusters kategorisiert werden (Abb. 11). Eine globale Einschränkung der linksventrikulären Funktion zeigt sich durch eine verminderte Abnahme der linksventrikulären Querschnittsfläche in der Ejektionsphase. Zur intraoperativen **Kontraktionsüberwachung** und **Ischämiedetektion** wird der transgastrale mittpapilläre Kurzachsenblick eingestellt, weil die hierdurch zu beurteilenden Myokardareale die *proximalen* Perfusionsgebiete der linken (RIVA, RCx) und rechten Koronararterie (RCA) repräsentieren (Abb. 12). Sensitivität und Spezifität dieser Methode liegen bei ca. 75 %. Allerdings werden in dieser Einstellung Ischämien in distal gelegenen Myokardregionen nicht erkannt.

Abbildung 11: Myokardiale Wandbewegungsstörungen

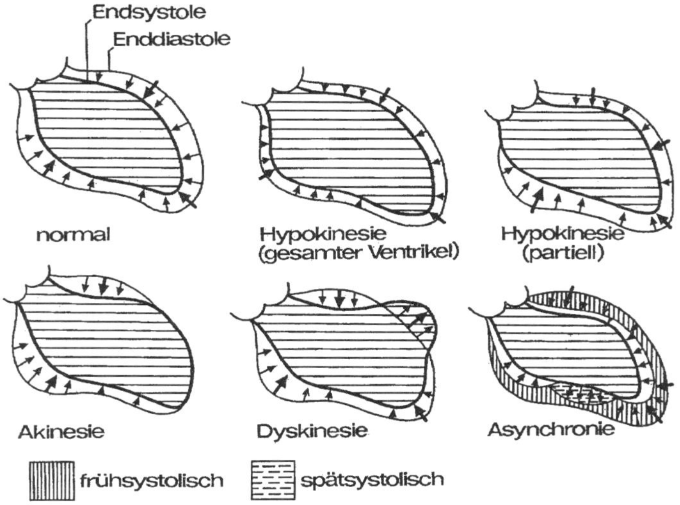

Normokinesie:	normale Wandbeweglichkeit mit regelrechter systolischer Ein- und diastolischer Auswärtsbewegung
Hypokinesie:	partiell oder global eingeschränkte Kammerbewegung
Akinesie:	fehlende Kammerbewegung
Dyskinesie:	systolische Auswärtsbewegung eines Wandareals
Asynchronie:	zeitlich gegeneinander verschobener Kontraktionsablauf
Aneurysma:	in Systole und auch Diastole deutlich von der übrigen Wandkontur abgesetzt

In der transgastralen Einstellung kann auch der **Füllungszustand** des linken Ventrikels beurteilt werden. Hierdurch läßt sich eine plötzliche hämodynamische Instabilität, die u.a. auf einer funktionellen Störung des Myokards oder der Herzklappen, einer Perikardtamponade oder einer Hypovolämie beruhen kann, abklären. Die Abnahme der enddiastolischen Querschnittsfläche und eine Abnahme des Schlagvolumens deuten dabei auf eine Verminderung der **Vorlast**, z.B. beim hypovolämischen Schock, hin. Die in der Literatur für die Querschnittsflächen genannten Normwerte müssen allerdings wegen der interindividuell stark variierenden Herzgröße kritisch bewertet werden. Zusätzliche Informationen liefern die mittels der Doppler-Techniken an der Mitralklappe erstellten Flußgeschwindigkeitsprofile (s.u.). Sie spiegeln die **diastolische Funktion** und damit die Füllung des linken Ventrikels wider. Wegweisend für die Diagnose einer ausgeprägten *Hypovolämie* ist das Zusammenschlagen der Papillarmuskeln ("kissing papillary muscles") am Ende der Austreibungsphase.

Abbildung 12: Koronare Perfusionsgebiete im Kurzachsenblick auf mittlerer Papillarmuskelhöhe

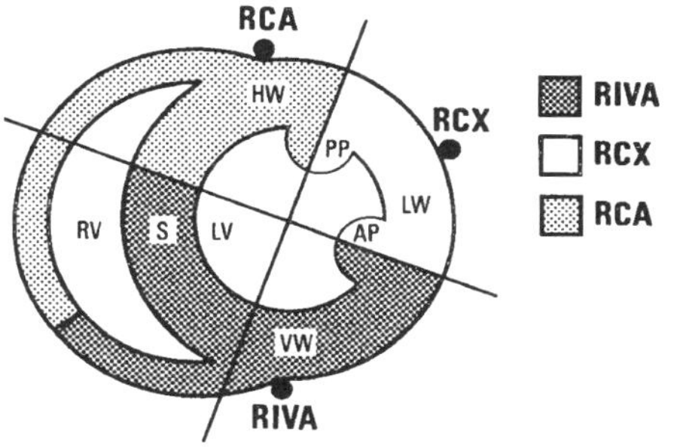

RIVA: Ramus interventricularis anterior
RCX: Ramus circumflexus der linken Koronararterie
RCA: rechte Koronararterie
RV: rechter Ventrikel; LV: linker Ventrikel
VW: Vorderwand; HW: Hinterwand; LW: Lateralwand
AP: anteriorer Papillarmuskel; PP posteriorer P.

In der Kardiochirurgie kann die intraoperative *Beurteilung der Mitralklappe* unter Umständen für das weitere chirurgische Procedere maßgeblich sein. Kriterien sind hier beispielsweise das Ausmaß einer Klappeninsuffizienz oder paravalvulären Leckage nach Rekonstruktion bzw. Prothetik. Die Befunde müssen immer in mehreren Ebenen erhoben werden, um der räumlichen Ausbreitung der "Regurgitations-Jets" gerecht zu werden. Die Bewertung erfordert spezielle Kenntnisse der Klappenanatomie und -funktion.

Quantitative Beurteilung

Die Quantifizierung der Herzfunktion mittels TEE beschränkt sich intraoperativ i.d.R. auf die echokardiographische Ermittlung des Herzzeitvolumens und der Ejektionsfraktion (*Einteilung* s. Kap. 27, S. 514), ggf. wird auch die systolische Wanddickenzunahme bestimmt, oder es werden intrakardiale Drücke bzw. Druckgradienten abgeschätzt. Das **Herzzeitvolumen** kann entweder Doppler-echokardiographisch, z.B. an der Mitral- oder der Aortenklappe, ermittelt oder durch Planimetrie der ventrikulären Querschnittsflächen und modellorientierte Hochrechnung hergeleitet werden. Die Angaben zur Genauigkeit der unterschiedlichen Verfahren differieren allerdings stark. Mit der "fraktionellen Flächenänderungsrate" des linken Ventrikels [FAC = (enddiastolische - endsystolische Querschnittsfläche) / enddiastolische Querschnittsfläche] läßt sich die **Ejektionsfraktion** mit etwa 90%iger Genauigkeit abschätzen. Allerdings ist die Ejektionsfraktion ein lastabhängiger Parameter und muß als Index für die Herzfunktion kritisch gewertet werden. Die **Kontraktilität** des Ventrikels kann z.B. durch die relative Zunahme der myokardialen Wanddicke in der Systole quantifiziert werden.

Indikationen

In den 1999 von der DGAI veröffentlichten *Richtlinien* zur Weiterbildung von Anästhesisten in der TEE werden die Indikationen anhand klinisch-wissenschaftlicher Erkenntnisse und Expertenmeinungen gewichtet. Zu den wichtigsten Aufgaben der TEE zählen:

- in der Anästhesie bei *kardiochirurgischen* Eingriffen
  - die Überprüfung des Operationserfolges bei Klappenrekonstruktionen oder Korrektur kongenitaler Vitien
  - der Nachweis paravalvulärer Leckagen und Beurteilung der Klappenfunktion bei der Klappenprothetik
  - die Erfassung intraoperativer Myokardischämien bei ACVB-Operationen
- in der Anästhesie bei *nicht-kardiochirurgischen* Eingriffen
  - die Überwachung des kardialen Risikopatienten
  - die Abklärung einer akuten Herz-Kreislauf-Dekompensation
- in der perioperativen *Intensivmedizin*
  - die Evaluierung bzw. Funktionsdiagnostik bei allgemeiner Kreislaufinstabilität
  - die Diagnostik bei bestimmten Fragestellungen, z.B. Endokarditis

Kontraindikationen

Da bei der Positionierung der TEE-Sonde grundsätzlich die Gefahr der Traumatisierung des oberen Verdauungstraktes bis hin zur Perforation bzw. Auslösung schwerer Blutungen besteht, gelten als *absolute* Kontraindikationen:

- pharyngo-ösophageale Vorerkrankungen (z.B. Ösophagusatresie, -divertikel, höhergradige Varizen)
- Voroperationen (z.B. Ösophagektomie, Gastrektomie in der akuten bis subakuten Phase)
- ausgeprägte Gerinnungsstörungen

Komplikationen

Beim narkotisierten, intubierten Patienten sind die *hypopharyngealen* Strukturen und die *Aryknorpel* beim "blinden" Vorschieben der Sonde in den Ösophagus besonders gefährdet. Bei plötzlichem Auftreten eines Hindernisses sollte deshalb unter laryngoskopischer Kontrolle sondiert werden. Während der Untersuchung können gelegentlich leichte *Herzrhythmusstörungen* auftreten. Bei längerer Liegedauer der Sonde muß an den kontinuierlichen Druck des Schallkopfes und des Sondenschaftes auf die Mukosa und tiefer gelegenen Strukturen mit der Gefahr von *Drucknekrosen* ebenso wie an mögliche *Thermoläsionen*, besonders bei Geräten ohne automatische, temperaturabhängige Abschaltung, gedacht werden. Vermeidbare Komplikationen sind die

- Dislokation des Endotrachealtubus,
- Zahnschäden (Beißschutz!) sowie
- Bißschäden an der Sonde.

Zu den schwerwiegendsten, aber äußerst seltenen Komplikationen der TEE zählen die massive ösophageale bzw. gastrale Blutung und die Perforation der Sonde ins Mediastinum bzw. durch die Magenwand (< 5 Fälle in der Literatur).

Qualitätssicherung

Die häufigsten Fehler beim Umgang mit der TEE sind *anwenderbedingt*. Der komplikationslose Einsatz, die korrekte Untersuchung sowie die Interpretation und Abgrenzung der echokardiographischen Befunde gegenüber Artefakten erfordern eine spezielle Ausbildung und viel Erfahrung. Aus diesem Grund hat die DGAI 1999 die Einführung des Zertifikates "TEE in der Anästhesiologie" beschlossen. Die TEE ist damit das einzige Überwachungsverfahren in der Anästhesiologie, für dessen Einsatz verbindliche Weiterbildungsrichtlinien erstellt wurden.

11 Urinausscheidung

Eine *adäquate* Spontandiurese ist nicht nur ein Zeichen einer intakten Nierenfunktion, sondern auch einer suffizienten Kreislaufsituation. Perioperativ wird eine **Spontandiurese von ≥ 1 ml/kg KG/h** angestrebt. Hierzu müssen folgende **Voraussetzungen** erfüllt sein:

- ausreichendes intravasales Volumen
- ausreichendes HZV
- ausreichender renaler Perfusionsdruck (MAP > 80 mmHg)
- kein postrenales Abflußhindernis

Grundsätzlich sollte **kein Dopamin** in sog. Nierendosis zur Verbesserung der Nierenperfusion und damit der Nierenausscheidung eingesetzt werden. Größere Untersuchungen haben nämlich gezeigt, daß damit eine Prophylaxe des akuten Nierenversagens nicht zu erreichen ist und somit die Nebenwirkungen, wie z.B. Auslösung von bedrohlichen Herzrhythmusstörungen, in den Vordergrund treten.

Die Anwendung von **Furosemid** (z.B. Lasix®) beeinflußt nur die Wasserbilanz, nicht aber die Elimination harnpflichtiger Substanzen. Deshalb sollte die Indikation auf *Hyperhydratationszustände* beschränkt bleiben. Nur bei Patienten mit unklarer Nierenfunktion ist aus diagnostischen Gründen die Gabe einer Testdosis gerechtfertigt.

12 Wärmehomöostase

Unter rückenmarknahen Regionalanästhesien und Narkosen ist die physiologische Wärmeregulation (Kälteempfinden, Wärmegewinnung; Sollwerteinstellung) eingeschränkt bzw. ausgeschaltet, so daß die Körpertemperatur unmittelbar von der Umgebungstemperatur abhängig wird. Am ehesten besteht hierdurch die Gefahr einer **Hypothermie**, wobei ursächlich folgende Mechanismen in Frage kommen:

- Konvektion (Wärmeabgabe an die vorbeiströmende Luft)
- Radiation (Wärmeabstrahlung an die Umgebung)
- Evaporation (Flüssigkeitsverdunstung über dem Operationsgebiet; Hautdesinfektion mit kalten, alkoholischen Lösungen)
- Konduktion (Wärmeabgabe an Gegenstände, mit denen der Körper direkten Kontakt hat)

Bereits die Anästhesieeinleitung führt durch die hierbei auftretende periphere Vasodilatation zur Blutumverteilung und damit zu geringen Wärmeverlusten. Besonders aber muß bei großen und langdauernden Operationen mit ausgedehnten Wundflächen und erheblichen Volumenverschiebungen (z.B. Massivtransfusion), bei laparoskopischen Eingriffen mit hohem CO_2-Umsatz sowie generell bei Neugeborenen und Kindern in den ersten Lebensjahren (relativ größere Körperoberfläche) mit deutlicher intraoperativer Auskühlung gerechnet werden. Eine Hypothermie kann in Abhängigkeit von ihrer Ausprägung zu schwerwiegenden Beeinträchtigungen der Homöostase führen (Tab. 15). Am bedeutendsten sind dabei die *kardiozirkulatorischen* Veränderungen.

Eine **Hyperthermie** entwickelt sich dagegen deutlich seltener. Ursächlich kommen hierfür in Betracht:

- Wärmestau
- reduzierte Schweißabgabe (z.B. Atropin bei Kindern)
- Dehydratation (besonders bei Kindern)
- pyrogenhaltige In-/Transfusionen
- Manifestation eines zuvor larvierten Infektes
- Sepsis
- endokrine Ursachen wie Thyreotoxikose oder Phäochromozytom
- Maligne-Hyperthermie-Krise
- malignes neuroleptisches Syndrom
- malignes Dopa-Entzugssyndrom
- zentralnervöse Störungen (besonders bei intrakraniellen Eingriffen oder zerebralen Erkrankungen)

Tabelle 15: Anästhesierelevante Auswirkungen der Hypothermie

unmittelbar		**mittelbar**
periphere Vasokonstriktion	=>	Steigerung der linksventrikulären Nachlast
Sequestration intravasaler Flüssigkeit nach extravasal	=>	Anstieg der Blut- und Plasmaviskosität und damit Verschlechterung der Mikrozirkulation
Verminderung der myokardialen Kontraktilität	=>	Reduktion des HZV
Senkung der Flimmerschwelle am Myokard	=>	Begünstigung bzw. Auslösung von Arrhythmien
allgemeine Stoffwechselreduktion	=>	1. Senkung des O_2-Verbrauchs und der CO_2-Produktion 2. verlangsamter Abbau von Pharmaka
Veränderungen der Pharmakodynamik	=>	verminderte Ansprechbarkeit auf Katecholamine
Abfall des $PaO_{2/50}$ des Hämoglobins	=>	Linksverschiebung der O_2-Dissoziationskurve mit verschlechterter O_2-Abgabe an das Gewebe
ADH-Hemmung	=>	kälteinduzierte Diurese trotz Verminderung der GFR
Verminderung des intrahepatischen Blutflusses	=>	Einschränkung der Leberfunktion
Hypokoagulabilität des Blutes bei T < 32°C	=>	vermehrte chirurgische Blutung

Prophylaxe und Therapie

Hypotherme Patienten sind im Anschluß an eine Narkose durch das Wiedereinsetzen der Frierreaktionen ("Kältezittern") gefährdet, da diese mit einem drastischen Anstieg des myokardialen O2-Verbrauchs (bis zu 400 %) einhergehen. Außerdem muß bedacht werden, daß durch die Vasokonstriktion Volumendefizite verschleiert werden und sich erst im Rahmen der Wiedererwärmung manifestieren.

Merke:

Zur Vermeidung von **Frierreaktionen** sollte eine intraoperative Auskühlung durch geeignete prophylaktische Maßnahmen von vornherein verhindert bzw. *alle* Patienten vor Narkoseausleitung wiedererwärmt (T > 36°C) werden. Dieses gilt uneingeschränkt und regelhaft für **kardiovaskuläre Risikopatienten**!

Abgestuft können folgende Maßnahmen zur **Prävention der intraoperativen Auskühlung** eingesetzt werden:

- Wärmeisolation des Patienten durch Folie und Tücher
- Benutzung eines Beatmungsfilters (am besten Fa. Pall)
- "low-low"- bzw. "minimal-flow"-Beatmung
- Einstellung eines Atemluftbefeuchters auf 38-40°C, wenn vorhanden
- Verwendung einer Heizmatte (Erwärmung auf Maximum einstellen, z.T. bis 42°C mögl.)
- konvektive Erwärmung, z.B. durch Verwendung des WarmTouch®-Systems (Fa. Mallinckrodt)
- apparative Erwärmung von Infusionen und Transfusionen (z.B. Hotline®, Fenwal® etc.)
- Erhöhung der Umgebungstemperatur (initial ca. 25°C, max. 28-30°C; grundsätzlich bei Neugeborenen und Säuglingen)

Bei bestimmten Operationen oder krankhaften Zuständen kann eine **milde artifizielle Hypothermie (34-35°C) zur Erhöhung der Ischämietoleranz** des zentralen Nervensystems eingesetzt werden:

- schweres SHT
- intrakranielle Operationen
- Eingriffe am Rückenmark
- Eingriffe mit Rückenmarksischämie (z.B. Bauchaortenaneurysma)

Der Wirkmechanismus wird heutzutage nicht mehr nur in einer Reduktion des zerebralen Funktions- *und* Strukturstoffwechsels und damit des O_2-Bedarfs gesehen, sondern darüber hinaus auch in einer Verminderung exzitatorischer Neurotransmitter wie Glutamat und Aspartat und weiterer Faktoren, wie z.B. einer Hemmung der Membranlipidperoxydation.

13 Neuromuskuläre Funktion

Der Relaxierungsgrad der quergestreiften Muskulatur kann sowohl *qualitativ* anhand klinischer Zeichen als auch *objektiv-quantitativ* nach Nervenstimulation und Aufzeichnung der muskulären Zuckungsantworten ("Relaxometrie/-graphie") erfaßt werden.

Klinische Zeichen einer intraoperativ nachlassenden Muskelrelaxierung sind vor allem:

- Rückkehr von Spontanbewegungen/Spontanatmung (auch in der Kapnographie erkennbar)
- Ansteigen des Beatmungsdruckes
- Anspannen der Bauchdeckenmuskulatur

Ein Patient hat seine (grobe) Muskelkraft größtenteils wiedererlangt, wenn er über mind. fünf Sekunden:

- die Augen öffnen,
- den Kopf anheben,
- die Zunge herausstrecken,
- die Hand drücken,
- den gestreckten Arm anheben kann und

über ein ausreichendes Atemzugvolumen (> 500 ml) verfügt.

Relaxometrie/-graphie

Eine *Objektivierung* der neuromuskulären Blockade kann durch wiederholte elektrische Reizung eines peripheren gemischten Nervens (z.B. N. ulnaris, N. tibialis) und Beobachtung bzw. Registrierung des motorischen Reizergebnisses erfolgen. Klinisch wird am häufigsten die sog. **Akzeleromyographie** angewendet, bei der es sich um eine vereinfachte Weiterentwicklung der evozierten Mechanomyographie (eMMG) handelt. Hierbei wird der N. ulnaris mit bipolaren Elektroden zwischen Ellbogen und Handgelenk elektrisch stimuliert und die anschließende *Kontraktionsbeschleunigung* des Daumens (M. adductor pollicis longus) mit Hilfe eines am Daumenendglied befestigten miniaturisierten Sensors erfaßt. Die einfachste, aber nur *semiquantitative* Überwachungsmöglichkeit der neuromuskulären Funktion ist die *visuelle* oder *taktile* Beurteilung der evozierten Muskelkontraktionen. Mit den o.g. Überwachungsmethoden können sowohl die Ausprägung als auch der Typ der neuromuskulären Blockade bestimmt werden. Zum sicheren Erzielen maximaler Muskelkontraktionen und damit reproduzierbarer Ergebnisse muß der periphere Nerv *supramaximal* stimuliert werden, damit sich alle Fasern des Muskels kontrahieren können und die Kraftentwicklung maximal ist. Durch Muskelrelaxanzien vermindert sich die Kontraktionsamplitude *dosisabhängig* bis zum völligen Ausbleiben einer muskulären Antwort. Hieraus können Rückschlüsse auf das Ausmaß der neuromuskulären Blockade gezogen werden (Tab. 16). Beachtet werden muß jedoch, daß mindestens 70 % der Rezeptoren durch ein Muskelrelaxans besetzt sein müssen, ehe nach Einzelreizen eine Minderung der Kontraktionskraft zu messen ist. Bei mehr als 95%iger Rezeptorbesetzung sinkt die Einzelreizantwort auf 0 % ab. Die Erholung der muskulären Antwort läuft den umgekehrten Weg. Wiederum können bei voll meßbarer muskulärer Antwort noch 70-75 % der Rezeptoren mit Muskelrelaxanzien besetzt sein!

Stimulationsarten

Die in der Klinik gebräuchlichsten Stimulationsmuster sind die **Einzelreizung** ("twitch") und die **Vierfachreizung** ("train of four", TOF). Zur Erzielung einer supramaximalen Stimulation wird die Reizintensität (mA) ca. 10-20 % höher gewählt als für eine maximale Muskelkontraktion notwendig wäre. In der Praxis sind zumeist 40 mA ausreichend. Zu hohe Stromintensitäten sollten unbedingt vermieden werden, da sie zur direkten Muskelstimulation führen und somit das Ergebnis verfälschen! Weiterhin sollen noch die *"double burst stimulation"* (DBS) und für spezielle Fragestellungen die *tetanische Stimulation* mit posttetanischer Einzelreizung ("posttetanic count", PTC) erwähnt werden.

Grundeinstellungen des Nervenstimulators:

- Stromstärke: 40 mA
- Einzelreize (ER): Frequenz 0,1 Hz (bei Dauerbetrieb), Reizdauer 0,1-0,2 msec
- TOF: Reizfrequenz 2 Hz (max. alle 10 sec)
- Tetanus: Frequenz 50 Hz, Reizdauer 5 sec (max. alle 5 min)
- posttetanische ER: Frequenz 1 Hz

"train-of-four"

Im Vergleich zur Einzelreizung ist die TOF-Methode deutlich sensibler und ermöglicht auch eine Differenzierung zwischen der Wirkung nicht-depolarisierender und depolarisierender Muskelrelaxanzien. Hierbei werden *vier* supramaximale Stimuli mit einer Frequenz von 2 Hz appliziert. Das Verhältnis der vierten zur ersten Zuckungsamplitude (TOF-Ratio, T4-Quotient) und das nacheinander eintretende Verschwinden von der vierten bis zur ersten Reizantwort (T4-Zahl) gelten als Maß für die neuromuskuläre Blockade durch nicht-depolarisierende Relaxanzien. Der Test erfordert keinen präoperativen Kontrollwert und ist nicht schmerzhaft. Bedacht werden muß jedoch, daß selbst bei 70-75%iger Besetzung der Rezeptoren noch eine normale TOF-Ratio vorliegen kann (s.o.).

Mit zunehmendem Blockierungsgrad nach Gabe **nicht-depolarisierender** Relaxanzien verändern sich die gemessenen Reizantworten in charakteristischer Weise (Abb. 13). Zuerst vermindert sich die vierte Antwort, bis sie nicht mehr meßbar wird. Im folgenden werden auch die anderen Amplituden eine nach der anderen abgeschwächt, bis bei vollständiger Blockade schließlich überhaupt keine Antwort mehr nachweisbar ist. Das Verschwinden der vierten Antwort entspricht dabei einer Verminderung der

Zuckungsamplitude um 75 % bei Einzelreizung. Ein Verlust der dritten und der zweiten TOF-Antwort tritt auf, wenn die Zuckungsamplitude nach Einzelreizung um 80 % bzw. 90 % reduziert ist. Eine komplette muskuläre Blockade ist mit einem Verlust aller TOF-Antworten verbunden (T4-Zahl = 0).

Abbildung 13: Ergebnisse der TOF-Stimulation

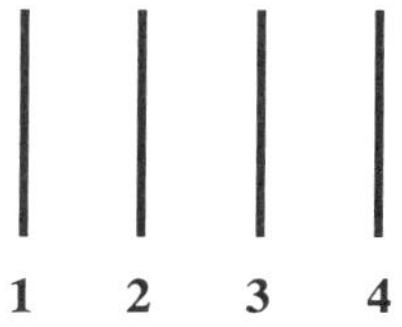

normale Muskelantwort:

$$\frac{\text{Amplitude der 4. Antwort}}{\text{Amplitude der 1. Antwort}} = 100\ \%$$

kein Muskelrelaxans

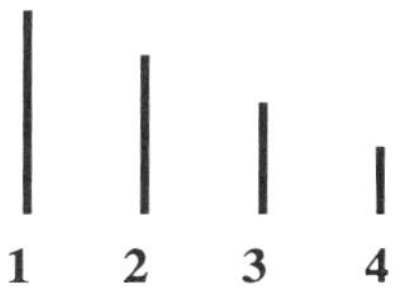

partielle neuromuskuläre Blockade:

$$\frac{\text{Amplitude der 4. Antwort}}{\text{Amplitude der 1. Antwort}} = 50\ \%$$

nicht-depolarisierendes Muskelrelaxans

Nach **depolarisierenden** Relaxanzien wird dagegen kein unterschiedliches Verhalten der 4 Muskelantworten gesehen. Es tritt eine gleich ausgeprägte Verminderung *aller* Amplituden ein. Die TOF-Ratio ist also, solange nach Kontraktionen auslösbar sind, idealerweise immer gleich "1".

"double burst stimulation"

Die "double burst stimulation" ist eine TOF-Variante, bei der der zweite bzw. vierte Reiz so eng auf den ersten bzw. dritten folgt, daß eine zwischenzeitliche Erschlaffung des Muskels nicht mehr möglich ist. Es kommt also zur Superponierung, wodurch zwei verstärkte Reizerfolge registriert werden können.

"posttetanic count"

Durch tetanische Stimulation wird eine über die gesamte Reizdauer *andauernde* Muskelkontraktion ausgelöst, deren Amplitude infolge Summation größer ist als die nach Einzelreizen. Eine direkt hieran anschließende *Einzelreizung* läßt bei *sehr tiefen* kompetitiven Blockaden, bei denen unter TOF-Stimulation bereits keine Reizantworten mehr zu verzeichnen sind, anhand der Anzahl dann noch auslösbarer Kontraktionen eine Aussage darüber zu, wann wieder mit einer Reizbeantwortung gerechnet werden kann bzw. wann eine Antagonisierung Aussicht auf Erfolg hat. Unter nicht-depolarisierenden Relaxanzien führen außerdem die ersten Einzelreize nach tetanischer Stimulation zu einer typischerweise verstärkten Muskelantwort, was als *posttetanische Potenzierung* bezeichnet wird. Diese fehlt hingegen bei einem Depolarisationsblock. Die tetanische Stimulation ist schmerzhaft und darf nicht am wachen Patienten durchgeführt werden.

Tabelle 16: Neuromuskulärer Blockadegrad und klinische Bedeutung

Muskuläre Reizantwort	Relaxometrie	Klinische Bedeutung
> 90 %	TOF-Ratio > 0,9	"Seufzeratmung", kräftiger Hustenstoß
> 70 %	TOF-Ratio > 0,7	suffiziente Spontanatmung -> *Extubation*
< 25 %	T4-Zahl ≤ 3	Relaxation der Bauchdeckenmuskulatur -> *Oberbaucheingriffe*
≤ 5 %	T4-Zahl = 0	Relaxation der Larynxmuskulatur -> *endotracheale Intubation*

Praktische Anwendung

Die **Indikation zur Relaxometrie/-graphie** besteht:

- bei allen Eingriffen, bei denen eine komplette Relaxierung für die technische Durchführung bzw. Sicherstellung des operativen Ergebnisses essentiell ist,
- bei Patienten mit gestörter neuromuskulärer Funktion (z.B. Myasthenia gravis) und dem Einsatz von Muskelrelaxanzien,
- bei Patienten mit erheblicher Adipositas und Relaxanzieneinsatz,
- bei eingeschränkter Elimination von Relaxanzien (Leber-, Nierenerkrankungen),
- zur Diagnostik und Differenzierung des Blockadetyps bei unklarer Relaxierung sowie
- zur Quantifizierung eines postoperativen Relaxansüberhanges.

Für operative Eingriffe, die einer Muskelrelaxation bedürfen, wird i.d.R. eine Reduktion der Kontraktionsamplitude von 95 % (-> ED95) angestrebt. Eine *"Nachrelaxation"* sollte durchgeführt werden, sobald in die TOF-Stimulation die *dritte* Zuckung wieder erscheint. Für die *endotracheale Intubation* wird zur Gewährleistung in jedem Falle optimaler Bedingungen und zur Beschleunigung des Wirkeintrittes die *doppelte* ED95 verwendet. Die Relaxometrie kann hier auch zur Erfassung des idealen *Intubationszeitpunktes* eingesetzt werden. Der geeignete *Extubationszeitpunkt* dagegen ist erreicht, wenn die TOF-Ratio größer als 0,7 ist.

14 Hirndruckmessung

Die **Indikation zur Hirndruckmessung** bzw. Kalkulation des zerebralen Perfusionsdruckes besteht bei:

- schwerem SHT oder
- Eingriffen an komatösen Patienten (z.B. Leberversagen).

Ein hierzu verwendetes Meßsystem ist die **Camino-Sonde** (Abb. 14). Dabei handelt es sich um eine Sonde, die - nach In-vitro-Kalibrierung - durch einen Neurochirurgen **intraparenchymatös** implantiert wird, und zwar immer auf der Seite der morphologisch größten Hirnläsion. Der intrakranielle Druck (ICP) wird in einer Hirntiefe von ca. 13-14 mm **fiberoptisch** ermittelt, d.h., es wird die Lichtmenge gemessen, die von einem sich in Abhängigkeit von ICP-Änderungen bewegenden Spiegel reflektiert wird. Die reflektierte Lichtmenge wird über einen Transducer in Drucksignale umgewandelt. Die Druckwerte sind auf einem Monitor digital ablesbar; zusätzlich wird auf einem Display die Druckkurve dargestellt.

Vorteile

- sehr genaue Messung
- einfache Implantation
- Diskonnektion der Sonde möglich, ohne daß die Nullpunkt-Kalibrierung verlorengeht

Nachteile

- keine Möglichkeit der Nachkalibrierung *in vivo*

Die Nullpunkt-Drift ist allerdings minimal (ca. 1-2 mmHg pro Tag) und i.d.R. ohne klinische Relevanz.

Komplikationen

- Blutungen
- Infektionen

Kontraindikationen zur Sondenanlage

- Gerinnungsstörungen

Abbildung 14: Camino-ICP-Monitoring-System

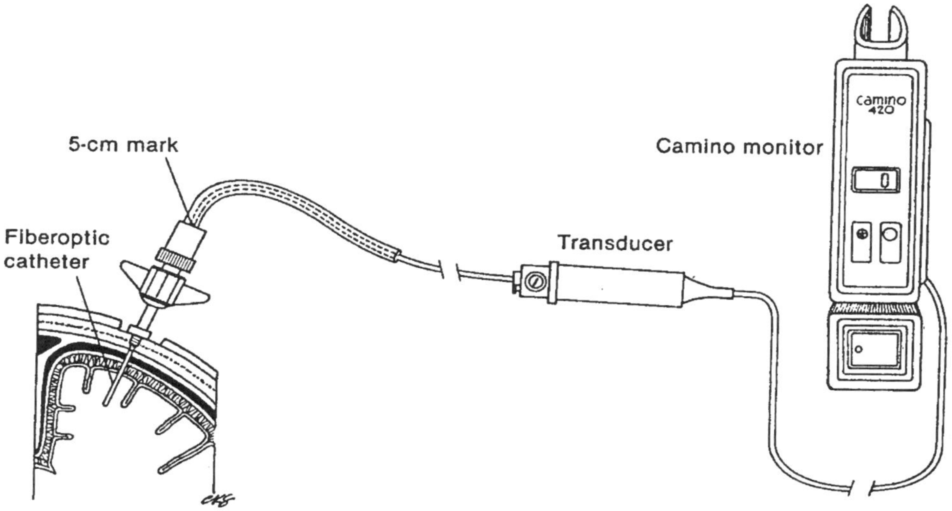

Merke:

1. Die **Interpretation** der ICP-Meßwerte sollte grundsätzlich nur im Zusammenhang mit der der entsprechenden Druckkurve auf dem Monitor erfolgen. Hierdurch lassen sich oftmals Fehlinterpretationen aufgrund nicht regelrechter Sondenposition vermeiden.
2. Zur **Ermittlung des zerebralen Perfusionsdruckes** (CPP = MAP - ICP) sollte der Nullpunktabgleich des arteriellen Druckmeßsystems am besten auf Höhe des Meatus acusticus externus erfolgen.

Zur *Pathophysiologie des erhöhten Hirndruckes* siehe Kapitel Neurochirurgie.

4 Infusions- und Transfusionstherapie

1 Perioperative Infusionstherapie

1.1 Flüssigkeitsbedarf

Für den **basalen Flüssigkeitsersatz** (zum Ausgleich sensibler und insensibler Verluste) sind folgende Anhaltswerte zu veranschlagen:

Altersgruppe	**Flüssigkeitsbedarf** (ml/kg KG/h)
Frühgeborene	6
Neugeborene/Säuglinge	5
Kleinkinder	4
Kind	3
Erwachsene	2

Für den **intraoperativen Flüssigkeitsersatz** gelten - *zusätzlich* zum basalen Bedarf! - als empirische Richtwerte:

Eingriff	**Flüssigkeitsbedarf** (ml/kg KG/h)
oberflächlicher Eingriff	0-1
kleiner Eingriff (z.B. TE, AT)	2
mittlerer Eingriff (z.B. LH, AE, Thorakotomie)	4-6
großer Eingriff (z.B. Kolonresektion)	8-10
Oberbaucheingriff, Ileus, Peritonitis	10-15

Der **erhöhte intra- und postoperative Flüssigkeitsbedarf** kommt hauptsächlich durch

- Sequestration von Flüssigkeit in das Wundgebiet (Transsudation -> interstitielles Ödem) und
- Flüssigkeitsverdunstung über dem OP-Gebiet (Evaporation)

zustande. Die körpereigene hormonelle Umstellung (z.B. vermehrte ADH- und Aldosteronsekretion) ist kompensatorisch nicht ausreichend.

1.2 Flüssigkeitsersatz mit Kristalloiden

In Abhängigkeit von der Dauer der präoperativen Flüssigkeitskarenz kommen die Patienten mit einem nach obigen Anhaltszahlen zu kalkulierenden (extrazellulären) **Flüssigkeitsdefizit** zur Anästhesieeinleitung. Mit dessen Ausgleich sollte bereits frühzeitig *vor* Anästhesiebeginn angefangen werden. Für Patienten mit manifester Herzinsuffizienz oder terminaler Niereninsuffizienz gelten Sonderregelungen (zu letzterer s. Kap. 35, S. 637 f.).

Zur perioperativen Flüssigkeitskorrektur sollten grundsätzlich nur **isotone Vollelektrolytlösungen** (z.B. Sterofundin® [Na^+ 140, K^+ 4, Ca^{++} 2,5, Cl^- 106, Lactat 46 mmol/l]) verwendet werden. Vollelektrolytlösungen zeichnen sich durch einen hohen Kationenanteil, in erster Linie *Natrium*, von 120-160 mmol/l aus. Mit dem hohen Natriumanteil sollen die körpereigenen Kompensationsmechanismen unterstützt und eine Plasmahypoosmolarität verhindert werden. Eine über den bereits enthaltenen Kaliumanteil hinausgehende gezielte **Kaliumzufuhr** wird bei umfangreichen Eingriffen und insbesondere bei kardial vorbelasteten Patienten erforderlich, um Komplikationen wie Herzrhythmusstörungen vorzubeugen. Hier sollten unter fortlaufenden Kontrollen hochnormale Kaliumserumspiegel (> 4,5 und < 5,0 mmol/l) angestrebt werden.

Berechnung des extrazellulären Kaliumdefizites

$$\text{Kalium-Bedarf (mmol)} = 0{,}2 \cdot (K^+\text{-Sollwert i. Serum - Istwert}) \cdot \text{kg KG}$$

0,2: ungefährer Anteil des EZR am Körpergewicht (bei Erwachsenen)

Für **isotone Kochsalzlösung** (NaCl 0,9 %) bestehen nur wenige Indikationsbereiche:

- gastro-intestinale Sekretverluste,
- hypochlorämische Alkalose,
- Hyponatriämie und
- Niereninsuffizienz,

da die Gefahr der Natrium- und vor allem der Chloridüberladung mit konsekutiver *hyperchlorämischer Azidose* besteht. Die Bezeichnung als "physiologische" Kochsalzlösung ist insofern irreführend, als der Chloridanteil mit 150 mmol/l die Chloridkonzentration im Serum (98-110 mmol/l) deutlich übertrifft.

Lactathaltige Infusionen dürfen prinzipiell nicht bei Leberinsuffizienz (primär, aber auch sekundär z.B. bei Schock, ausgeprägter Hypothermie etc.) eingesetzt werden, da hier Lactat nicht mehr ausreichend metabolisiert wird und demzufolge rasch eine *Lactatazidose* eintreten kann.

Glucose ist in 5%iger Zubereitung schon per se *gering plasmahypoton* und führt überdies, da sie schnell von den Zellen aufgenommen und metabolisiert wird, zur Zufuhr von "freiem" Wasser. Sie sollte deshalb nur bei hypertoner Dehydratation oder Hypoglykämien (nicht selten bei Patienten unter Regionalanästhesien), hier am besten in höherprozentigen Zubereitungen, angewendet werden.

Nur bei Kindern in den ersten Lebensjahren dürfen für kurze Eingriffe ausschließlich **glucosehaltige Halbelektrolytlösungen** (z.B. Jonosteril® päd III: Na^+ 74, K^+ 2, Ca^{++} 1, Cl^- 78 mmol/l, Glucose 25 g/l) eingesetzt werden. Bei Infusion größerer Mengen besteht die Gefahr von *Hyperglykämie* und *Hyponatriämie*. Die Besonderheiten der Infusionstherapie bei Kindern werden ausführlich im Kapitel 25 (S. 451 ff. u. 466) abgehandelt.

1.3 Kolloidale Lösungen

Kolloide sind *onkotisch* wirksam und dienen in erster Linie dem zügigen Volumenersatz bei akuten Verlusten von Plasma oder Blut, um die Herz-Kreislauf-Funktion aufrechtzuerhalten bzw. zu stabilisieren und einer Minderperfusion lebenswichtiger Organe vorzubeugen. Aus Verfügbarkeits- und Kostengründen sollen dabei künstliche Kolloide wie *Hydroxyethylstärke* gegenüber natürlichen, Albumin-haltigen Lösungen bevorzugt werden. Lösungen, die mit ihrer Wasserbindungskapazität über der des Plasmas liegen (1 g Humanalbumin bindet 13-17 ml H_2O), sind hyperonkotisch und werden als *Plasmaexpander* bezeichnet, da sie Wasser aus dem Interstitium in den Intravasalraum "ziehen". Ein Vergleich der pharmakologischen Eckdaten findet sich in Tabelle 17.

1.3.1 **Hydroxyethylstärke** (HES)

Hydroxyethylstärke wird aus nativer Stärke (Amylopectin) hergestellt und besteht aus α-1,4-glykosidisch verbundenen D-Glucosemolekülen. Bei dem häufig eingesetzten Handelspräparat **HAES-steril® 6 %** handelt es sich um eine 6%ige isoonkotische, isoosmotische, mittelmolekulare Lösung mit einem mittleren Molekulargewicht der HES-Moleküle von 200.000 Dalton. Der Hydroxyethylierungsgrad (Substitutionsgrad) beträgt 0,5, das C_2/C_6-Verhältnis ca. 5 zu 1.

Mittleres Molekulargewicht

Alle HES-Präparationen bestehen i. Ggs. zu Humanalbumin-Lösungen aus einem extrem heterogenen Gemisch von Molekülen unterschiedlicher Größe. Man spricht hierbei von "polydispersen" Lösungen. Zur Deklarierung der einzelnen Präparate wird deshalb immer das *mittlere* Molekulargewicht angegeben. Es werden hoch-, mittel- und niedermolekulare HES-Lösungen unterschieden.

Molarer Substitutionsgrad (MS)

Stärkemoleküle werden im Organismus normalerweise rasch durch die endogene α-Amylase gespalten. Um diesen Abbauvorgang zu verzögern, werden bestimmte Kohlenstoffatome "hydroxyethyliert" (Ersatz der Hydroxyl- durch eine Hydroxyethylgruppe). Das Ausmaß dieser Hydroxyethylierung wird durch den Substitutionsgrad wiedergegeben. Ein *molarer* Substitutionsgrad von z.B. 0,5 bedeutet, daß 50 % der Glucosebausteine entweder einfach oder mehrfach mit Hydroxyethylgruppen besetzt sind. Je höher der Substitutionsgrad einer HES-Präparation ist, um so länger ist deren intravasale Halbwertszeit und Volumenwirkung.

C_2/C_6-Verhältnis

Die Hydroxyethylgruppen können das C_2-, C_3- oder C_6-Atom besetzen, wobei das C_2-Atom die größte Affinität zeigt. C_2-positionierte Hydroxyethylgruppen hemmen aufgrund einer sterischen Behinderung den Abbau durch die Serumamylase am stärksten. Die einzelnen HES-Präparationen werden deshalb hinsichtlich ihres C_2/C_6-Verhältnisses deklariert, das angibt, in welchem Verhältnis zueinander die betreffenden Kohlenstoffatome hydroxyethyliert wurden. Je größer das C_2/C_6-Verhältnis ist, um so mehr wird die enzymatische Spaltbarkeit verzögert.

Für **HAES-steril® 6 %** gilt:

1. Das Wasserbindungsvermögen entspricht demjenigen des Plasmas. HAES-steril® 6 % ist demzufolge isoonkotisch und damit kein Plasmaexpander.
2. Der Natrium- und Chloridgehalt entspricht demjenigen von isotoner Kochsalzlösung. Für besondere Indikationen steht auch Natrium-freies HES zur Verfügung, das durch den Zusatz von 5%iger Glucose plasmaisoton ist.
3. Aufgrund des vergleichbaren Molekulargewichtes verläuft die transkapilläre Membranpassage mit ähnlicher Geschwindigkeit wie die von Humanalbumin. Die intravasale Halbwertszeit beträgt 3-4 Stunden.
4. HAES-steril® 6 % führt zur Hämodilution und damit zur Senkung der Vollblutviskosität.
5. Zusätzlich wird nach endogener Spaltung der großen Moleküle die Plasmaviskosität herabgesetzt und damit die Mikrozirkulation verbessert.
6. Gerinnungsstörungen (s. Abschn. 1.3.4) müssen bei Anwendung von HAES-steril® 6 % kaum befürchtet werden.

Indikationen

- primärer Volumenersatz bei *intravasalem* Volumendefizit, z.B. infolge von:
  - Blut- und Plasmaverlusten
  - ausgeprägter Exsikkose
  - hypovolämisch-hämorrhagischem Schock
- iso- und hypervolämische Hämodilution
- protrahierte Verbesserung der Mikrozirkulation bei verminderter Fluidität des Blutes oder bei prolongiertem Schockgeschehen

Kontraindikationen

- bekannte allergische Reaktion
- Hypernatriämie (-> Natrium-freies HES)
- (terminale) Niereninsuffizienz (-> Dosisreduktion; s. Abschn. 1.3.4)

Tabelle 17: Pharmakologische Eckdaten von Hydroxyethylstärke (HES) und Humanalbumin (HA)

	Konzentration (g/dl)	**Molekulargewicht** (10^3 Dalton)	**Volumeneffekt** (%)	**Volumenwirkung** (h)
HA	5	66	70	3
HES	3/0,5*	200	60	1-2
	6/0,5*	70	70	2-3
	10/0,5*	200	130	3-4
	6/0,7*	450	100	6-8
Voluven®	6/0,4*	130	100	3-4
HAES-steril® 6 %	6/0,5*	200	100	3-4

* molarer Substitutionsgrad

1.3.2 **Humanalbumin** (HA)

Wegen hoher Kosten und beschränkter Verfügbarkeit ist die Indikation zum Volumenersatz mit HA 5 % erst gegeben, wenn bei HES das Dosislimit erreicht ist (s.u.). Höherprozentige HA-Zubereitungen dienen ausschließlich der Behandlung einer therapiebedürftigen Hypoproteinämie (Plasmaproteingehalt < 5 g/100 ml bzw. HA-Gehalt < 3g/100 ml ohne "capillary-leak"-Syndrom).

1.3.3 **"fresh frozen plasma"** (FFP)

FFP enthält alle Plasmakomponenten (Plasmaproteine ebenso wie Gerinnungsfaktoren und -inhibitoren) in weitgehend nativer Form. Aufgrund des Risikos einer Übertragung von Infektionskrankheiten (z.B. Hepatitis, HIV) bedarf es aber einer strengen Indikationsstellung (z.B. Massivtransfusion mit Verdünnungs- oder Verbrauchskoagulopathie). Eine alleinige Hypovolämie ist niemals Indikation für die Gabe von FFP!

Merke:

> FFP ist nur dann zum Volumenersatz einzusetzen, wenn gleichzeitig Gerinnungsstörungen vorliegen bzw. verhindert werden sollen (z.B. im Rahmen einer Massivtransfusion)! Die hämostatisch wirksame Dosierung beträgt dann 10-15 ml/kg KG.

1.3.4 Nebenwirkungen kolloidaler Lösungen

1. **Anaphylaktoide/anaphylaktische Reaktionen**

Unverträglichkeitsreaktionen auf HES sind vergleichsweise sehr selten; dennoch sind vereinzelt schwere Zwischenfälle beschrieben worden (ca. 1 : 1 Mio.).

2. **Blutgerinnungsstörungen**

Während hochmolekulare (Molekulargewicht > 400.000 Dalton) oder schwer spaltbare HES-Präparationen (Substitutionsgrad > 0,5, C2/C6-Verhältnis > 6 : 1) zu einer über den Verdünnungseffekt hinausgehenden Verminderung von *Gerinnungsfaktoren*, besonders des Faktors VIII, führen (z.B. erworbenes Willebrand-Syndrom, Typ I), ist bei HAES-steril® mit keiner signifikanten Beeinträchtigung der plasmatischen Gerinnung zu rechnen.

Die symptomatische Therapie von Blutungskomplikationen beim Typ I des Willebrand-Syndroms besteht in der Gabe von Desmopressin (Minirin®; s. Kap. 5, S. 96).

Die durch Benetzung der *Thrombozyten* ("coating") mit HES-Molekülen entstehende funktionelle Thrombozytenaggregationsstörung wurde hinsichtlich ihrer Auswirkung auf die Blutgerinnung in der Vergangenheit überschätzt. Aus diesem Grunde ist 1993 im Rahmen einer Konsensus-Konferenz das **Dosislimit** für niedermolekulares und schnell spaltbares mittelmolekulares HES auf 2 g/kg KG und Tag heraufgesetzt worden (das entspricht **für HAES-steril® 6 % 33 ml/kg KG/d**). Hierunter soll der Gerinnungsablauf nicht negativ beeinflußt werden.

3. **Störungen der Nierenfunktion**

Alle *künstlichen* kolloidalen Volumenersatzmittel führen im Rahmen ihrer Ausscheidung über die Nieren zu einer sog. osmotischen Nephrose. Die Substanzen werden glomerulär filtriert (Molekülgröße < 70.000 Dalton) und zu einem geringen Teil tubulär reabsorbiert. Hierbei kommt es im Bereich der proximalen Tubuli zu *passageren* Zellschwellungen, die i.d.R. ohne pathologische Bedeutung bleiben. Das Ausmaß der tubulären Absorption ist abhängig von der Kolloidkonzentration im Primärfiltrat, somit also von der Menge des Primärfiltrates. Das heißt, die Speicherung ist bei mangelnder Hydratation am ausgeprägtesten. Grundsätzlich sollten deshalb Kolloide nicht zum alleinigen Volumenersatz verwendet werden. Das gilt in besonderem Maße bei *Dehydratationszuständen*. Hier müssen zur Aufrechterhaltung der Nierenfunktion zusätzlich immer ausreichend kristalloide Vollelektrolytlösungen appliziert werden. Bei fortgeschrittener bzw. terminaler Niereninsuffizienz sollte die Gabe von künstlichen Kolloiden, auch HAES-steril® (renale Elimination ca. 70 %), unter Kontrolle der Retentionswerte eingeschränkt bzw. gänzlich unterlassen werden.

4. **Risiko der Volumenüberladung**

Die Gefahr einer Kreislaufüberladung ist abhängig vom plasmaexpansiven Effekt der eingesetzten Substanzen sowie von deren Infusiongeschwindigkeit und betrifft insbesondere Patienten mit eingeschränkter Kompensationsbreite infolge von kardiovaskulären Vorerkrankungen.

5. **Speicherung im retikulo-endothelialen System** (RES)

Eine Beeinträchtigung des RES (z.B. Leberfunktionsstörungen, Immunsuppression) ist bei niedermolekularem und schnell spaltbarem mittelmolekularem HES (z.B. HAES-steril®) aufgrund einer bei normaler Nierenfunktion nur geringfügigen und kurzfristigen Einlagerung nicht zu erwarten. Mit der RES-Einlagerung im Bereich der Haut wird allerdings das Auftreten eines verzögert einsetzenden, oftmals aber langanhaltenden *Pruritus* in Zusammenhang gebracht. Dieser ist vor allem bei der Hämodilutionstherapie des Hörsturzes nach häufig wiederholter Anwendung von HES zu beobachten (bis zu über 50 % der Patienten) und therapeutisch kaum beeinflußbar. Auch hier scheinen aber schnell spaltbare HES-Präparationen von Vorteil zu sein.

6. **Hemmung der Albuminsynthese**

Alle kolloidalen Plasmaersatzmittel hemmen die hepatische Albuminsynthese, indem sie den KOD im Plasma anheben (Rückkopplungshemmung).

1.4 Primärer Volumenersatz bei ausgeprägter Hypovolämie

Der Einsatz von **Kristalloiden** empfiehlt sich hierbei aus folgenden Gründen nicht: Kristalloide verteilen sich schnell im gesamten EZR, und es resultiert nur ein geringer und kurzdauernder intravasaler Volumeneffekt. Zur Substitution von 1 ml Plasma müssen ca. 3-4 ml kristalloide Lösung infundiert werden, wodurch der kolloid-osmotische Druck des Plasmas rasch abnimmt, was zur Verschiebung von Flüssigkeit von intravasal in den interstitiellen Raum führt. Die passagere Stabilisierung des Plasmavolumens geht somit zwangsläufig mit einer Gewebeödembildung einher. Darüber hinaus kommt es bei normaler Nierenfunktion zur raschen Elimination von Wasser und Elektrolyten, so daß ein anhaltender kristalloider Volumeneffekt im Plasma nur über eine kontinuierliche Infusion aufrechtzuerhalten ist, woraus die Gefahr einer **hypoproteinämischen Überwässerung** entsteht.

Merke:

Nach 30 Minuten befinden sich nur noch ca. 10 % der ursprünglich infundierten Menge isotoner kristalloider Lösungen im Intravasalraum!

Vor diesem Hintergrund sind bei ungestörter Kapillarpermeabilität natürliche wie auch künstliche **Kolloide** den Kristalloiden in der Primärtherapie eines intravasalen Volumendefizites überlegen, weil sie eine effektivere hämodynamische Wirkung ohne wesentliche Ödembildung erzielen.

Es können folgende **allgemeine Empfehlungen für den primären Volumenersatz** zusammengefaßt werden:

1. Liegen keine Erkrankungen mit gesteigerter Kapillarpermeabilität vor, kann während operativer Eingriffe bei ausreichendem kardiovaskulären Monitoring ein Blutverlust in weiten Bereichen durch kolloidale Lösungen ersetzt werden. Die zusätzliche Infusion von Kristalloiden kann von Vorteil sein. Letztlich limitiert das Ausmaß der Hämodilution den quantitativen Einsatz von Kolloiden. Insgesamt können **Blutverluste bei Erwachsenen mindestens bis zu einem Wert von 25 % und bei Kindern von 20 % des Blutvolumens mit kolloidalen Volumenersatzmitteln** ausgeglichen werden.
2. Krankheitsbilder mit erhöhter Kapillarpermeabilität (z.B. Sepsis) werden durch die Infusion von Kolloiden neben Kristalloiden nur z.T. vorteilhaft beeinflußt. Hier muß beachtet werden, daß sich Kolloide infolge der erleichterten Membranpassage auch im Interstitium ablagern und sich von dort nur schwerer mobilisieren lassen als Kristalloide.
3. Gegenüber künstlichen Kolloiden sollten natürliche Kolloide aus Gründen begrenzter Verfügbarkeit, hoher Kosten und des zusätzlichen Infektionsrisiko (FFP) nicht initial zur Volumentherapie eingesetzt werden.

2 Bluttransfusion

Die **"Richtlinien zur Gewinnung von Blut und Blutbestandteilen und zur Anwendung von Blutprodukten (Hämotherapie)"**, die nach dem seit dem 1. Juli 1998 geltenden **Transfusionsgesetz** durch den Wissenschaftlichen Beirat der Bundesärztekammer und das Paul-Ehrlich-Institut herausgegeben werden, wurden im Jahr 2000 aktuell fortgeschrieben. Sie regeln - für jeden Arzt verbindlich - die rechtliche Verantwortlichkeit bei der Bluttransfusion zwischen dem Hersteller und dem Anwender (Arzt) gegenüber dem Patienten und dem Spender. Im folgenden sollen kurz die für den anästhesiologischen Bereich wesentlichen Gesichtspunkte dargestellt werden.

2.1 Transfusionsvorbereitung und -durchführung

Blut und Blutbestandteile sind *verschreibungspflichtige* Arzneimittel. Deshalb fallen gemäß den besagten Richtlinien die Durchführung und Überwachung einer Transfusion immer in den Verantwortungsbereich des transfundierenden Arztes. Vor der Transfusion sind die allgemeinen Regeln der ärztlichen Aufklärung zu beachten. Vor *elektiven* Eingriffen sind die Möglichkeiten einer autologen Transfusion zu prüfen, und der Patient ist hierüber ebenfalls zu informieren bzw. zu beraten.

Organisationsablauf

- Die Blutprobenentnahme (8-10 ml "Nativblut" im weißen Serumröhrchen, bei Kleinkindern nur 2 ml) zur Blutgruppenbestimmung und Identitätssicherung des Empfängers unterliegt der ärztlichen Verantwortung und Aufsichtspflicht. Die Blutentnahme zur Durchführung der Kreuzprobe sollte mit den gleichen Mengen - wenn möglich - zeitlich hiervon getrennt erfolgen, um das Verwechselungsrisiko zu minimieren.
- Die **blutgruppenserologische Untersuchung** beinhaltet:
  - die Bestimmung der AB0-Blutgruppenmerkmale
  - die Bestimmung des Rhesusfaktors
  - einen Antikörpersuchtest (zum Auffinden sog. irregulärer Antikörper)
  - eine mehrstufige serologische Verträglichkeitsprobe ("Kreuzprobe")
    - Empfängerserum -> Spendererythrozyten (früher als "Major-Test" bezeichnet)

  Blutkonserven sind nur während der ersten 72 Stunden nach Abschluß der Verträglichkeitsprobe als kompatibel anzusehen. Nicht abgerufene Konserven werden deshalb nach Ablauf dieser Frist von der Blutbank aussortiert und umgekreuzt, so daß dann ggf. eine Neuanforderung erforderlich wird! Bei *negativem* Ausfall des Antikörpersuchtestes beim Empfänger ("keine irregulären Antikörper vorhanden") und relativ unwahrscheinlichem perioperativen Transfusionsbedarf kann zunächst auf eine Kreuzprobe verzichtet werden. Es ist dann ausreichend, Konserven verfügbar zu halten und im Bedarfsfall unverzüglich zu kreuzen (mod. "type and screen").
- Die Prüfung der Identität von Empfänger, Blutprobe und Konserven muß nach deren Bereitstellung auch im Notfall erfolgen:
  - Vergleich des Original-Blutgruppenbefundes des Empfängers mit der Blutgruppenbeschriftung auf der zu transfundierenden Konserve
  - abschließende Identitätssicherung: Vergleich der Patientendaten mit den Konservendaten und dem Ergebnis des AB0-"bedside"-Testes

AB0-"bedside"-Test

Bei *Fremdbluttransfusionen* ist nur die *Empfängertestung im AB0-System* zwingend vorgeschrieben, um hierdurch Verwechselungen und damit schwere hämolytische Transfusionsreaktionen auszuschließen. Es werden die Erythrozytenmerkmale des Empfängers mit Anti-A- und Anti-B-Testseren bestimmt. Darüber hinaus kann fakultativ eine Rhesusidentitätsprüfung mit Anti-D-Serum vorgenommen werden. Bei *autologer* Transfusion von im Rahmen der präoperativen Eigenblutspende entnommenen Blutes muß hingegen auch eine *"bedside"-Testung der Konserven* erfolgen, da in diesem Fall von seiten der Blutbank keine Kreuzprobe durchgeführt wird!

Merke:

> Die Einleitung einer Transfusion erfolgt immer durch einen Arzt! Zunächst sollten nur 10-20 ml transfundiert und die Verträglichkeit beim Patienten abgewartet werden (sog. biologische Vorprobe nach *Oehlecker*).

Die weitere Überwachung kann durch qualifiziertes Pflegepersonal übernommen werden, wenn der Arzt jederzeit verfügbar ist, um bei Komplikationen sofort intervenieren zu können.

Merke:

Treten unter der Transfusion Zeichen einer Unverträglichkeitsreaktion auf, so muß die Tranfusion unverzüglich abgebrochen werden!

Akute Unverträglichkeit

Hierbei muß bedacht werden, daß die Symptome einer hämolytischen Transfusionsreaktion beim narkotisierten Patienten oder Intensivpatienten zunächst nur in abgeschwächter Form klinisch in Erscheinung treten und erst mit zunehmendem Schweregrad deutlicher werden:

Allgemeinsymptome
- Kreuz- und Lendenschmerzen • Übelkeit/Erbrechen • Hitzegefühl • Juckreiz • kalter Schweiß
- Blässe • Schüttelfrost • Engegefühl im Brustkorb mit Atemnot

Symptome bei zunehmendem Schweregrad
- urtikarielle Exantheme • Bronchospasmus • Tachykardie • art. Hypotonie • Schocksymptome
- akutes Nierenversagen • hämorrhagische Diathese (Verbrauchskoagulopathie)

Nach Eintritt eines Transfusionszwischenfalls bedarf es neben einer symptomorientierten Notfallbehandlung einer dringlichen ursächlichen Abklärung:

-> sofortige Entnahme einer Blutprobe des Empfängers (Nachweis bzw. Ausschluß einer Hämolyse), die zusammen mit der Konserve umgehend einer Kontrolluntersuchung in der zuständigen Blutbank zuzuführen ist.

Bluttransfusionsfilter

- Makrofilter (Porengröße 170-230 µm): für "buffy-coat"-freie Erythrozytenkonzentrate, für FFP und Thrombozytenkonzentrate

Weitere Sorgfaltsregeln

1. Es muß darauf geachtet werden, daß auch bei *nicht* transfundierten Erythrozytenkonzentraten die Kühlkette nicht unterbrochen wird (-> Lagerung bei +4°C). Die Kühlkette gilt als unterbrochen, wenn die Konserventemperatur auf +8°C angestiegen ist, was schon nach 15-30minütiger Aufbewahrung bei Zimmertemperatur eintreten kann (-> vermehrte Hämolyse und Kaliumfreisetzung).
2. Vor Transfusion sind die Gültigkeit der Kreuzprobe, das Haltbarkeitsdatum auf dem Konservenaufdruck und die Unversehrtheit der Blutbeutel zu überprüfen.
3. Gefilterte oder gewaschene Erythrozytenkonzentrate, FFP und Thrombozytenkonzentrate sollten nach Ausgabe durch die Blutbank möglichst umgehend, spätestens aber nach 6 Stunden transfundiert werden.
4. "Angestochene" Konserven sollten ebenfalls innerhalb von 6 Stunden verwendet werden.
5. Zur Verdünnung von Erythrozytenkonzentraten darf, falls für erforderlich gehalten, nur isotone Kochsalzlösung verwendet werden. Keinesfalls dürfen hierzu glucose- oder calciumhaltige Lösungen benutzt werden (Gefahr der Hämolyse oder Gerinnungsaktivierung)!
6. Erythrozytenkonzentrate und FFP sollen möglichst voneinander getrennt transfundiert werden, da schon bei geringer Mischung durch mögliche Aggregat- und Koagelbildung wertvolle Gerinnungsaktivität verlorengehen kann.
7. Gebrauchte Transfusionsbeutel müssen 24 Stunden lang steril verschlossen im Kühlschrank bei +4°C aufbewahrt werden, damit im Falle von Unverträglichkeitsreaktionen der Restinhalt zur Ursachenklärung nachuntersucht werden kann.
8. Nicht gebrauchte Konserven müssen an die Blutbank zurückgegeben werden.

Dokumentation

Die Transfusion von Blut, Blutbestandteilen (inkl. Humanalbumin) oder gentechnisch hergestellten Plasmaproteinen bedarf aus Gründen der Rückverfolgbarkeit der exakten Dokumentation der Konservenidentifizierungs- bzw. Chargennummern, einerseits im Anästhesieprotokoll ("patientenbezogen") und andererseits auf einem separaten Formblatt ("produktbezogen"). Konservenbegleitscheine sollen in der Krankenakte aufbewahrt werden. Außerdem müssen anwendungsbezogene Wirkungen durch geeignete Parameter, wie z.B. Hb-Wert oder Thrombozytenzahl, dokumentiert werden.

2.2 Notfalltransfusion

In akut lebensbedrohlichen Situationen gelten **Sonderrichtlinien**. Der behandelnde Arzt ist hier zur Abwendung der Lebensgefahr berechtigt, eine Erythrozytentransfusion ohne vorherige Kreuzprobe vorzunehmen. Es bestehen dabei prinzipiell zwei Verfahrensmöglichkeiten:

1. Ist die Blutgruppe des Empfängers unbekannt, so können zur Erstversorgung und Abwendung akuter Lebensgefahr bis zum Eintreffen des Blutgruppenbefundes (plasma- und damit hämolysinfreie) rhesusnegative und kellnegative Erythrozytenkonzentrate der Blutgruppe 0 transfundiert werden: **"0 Rh neg. (ccddee) Kell neg."**. Dieses ist die absolut *einzige* Ausnahme, in der eine "bedside"-Testung des Empfängers unterbleiben darf!
2. Bei bekannter Blutgruppe des Empfängers dürfen entsprechende Blutkonserven ohne Abwarten des Ergebnisses der Kreuzprobe transfundiert werden: **"ungekreuzte Konserven"**.

2.3 Blutkomponenten

Heutzutage werden keine Vollblutkonserven mehr transfundiert, sondern die einzelnen Blutkomponenten (Erythrozyten, gerinnungsaktives Plasma, Thrombozyten, Gerinnungsfaktoren) nach differenzierter Indikation zugeführt ("Hämotherapie nach Maß").

Erythrozytenpräparationen

Das Erythrozytenkonzentrat enthält dieselbe Menge an roten Blutkörperchen wie Vollblut, jedoch deutlich weniger Plasmabestandteile. Es wird aus *einer* humanen Blutspende (Ausgangsvolumen 450 ± 45 ml) durch Zentrifugation hergestellt. Nach Separierung des (thrombozytenreichen) Plasmaanteiles inkl. des größten Teiles der CPDA1*- bzw. ACD*-**Stabilisatorlösung** (-> Aufbereitung als FFP) wird es in unterschiedlicher **Additivlösung** (z.B. SAG-M, PAGGS-M, ADSOL) suspendiert. Die Haltbarkeit dieses Standard-Erythrozytenkonzentrates beträgt je nach verwendetem Zusatz zwischen 42 und 49 Tagen bei sachgemäßer Lagerung im erschütterungsfreien Kühlschrank mit einer Temperatur von +4 ± 2°C. Nach dieser Zeit ist der Anteil der noch 24 Stunden nach Tranfusion funktionsfähigen Erythrozyten ("recovery rate") auf ca. 75 % der Ausgangsmenge abgesunken. Die mittlere Überlebenszeit der dann noch vorhandenen Erythrozyten beträgt ca. 60 Tage.

**: CPDA1 = Citrat + Phosphat + Dextrose + Adenin; ACD = Acidum citricum + Dextrose*

1. Standard-Erythrozytenkonzentrat (EK)
   - "buffy-coat"-frei
   - Hkt ca. 70 %
   - Erythrozytenvolumen ca. 160 ml
   - Additivlösung ca. 80 ml

Indikation: akute und chronische substitutionsbedürftige Anämie

Merke:

> Zur **notfallmäßigen Transfusion** wird immer das Standard-Erythrozytenkonzentrat eingesetzt!

2. Gefiltertes Erythrozytenkonzentrat
   - durch Spezialfiltrierung leukozyten- und thrombozytenarm
   - 6 Stunden bei Raumtemperatur lagerbar

Indikationen:
- vor, während und nach Organtransplantationen
- bei chronischem Transfusionsbedarf (zur Vermeidung einer HLA-Immunisierung!)
- Patienten mit leukozytären oder thrombozytären Antikörpern (zur Vermeidung febriler, nichthämolytischer Transfusionsreaktionen)

3. Gewaschenes Erythrozytenkonzentrat
   - plasmaproteinfrei durch dreimaliges Waschen
   - 6 Stunden bei Raumtemperatur lagerbar

Indikationen:
- Plasmaprotein-Unverträglichkeit
- autoimmunhämolytische Anämie
- paroxysmale nächtliche Hämoglobinurie
- kongenitaler IgA-Mangel

Gefrorenes Frischplasma ("fresh frozen plasma"; FFP)
- Volumen 200-250 ml, davon Frischplasma 160-200 ml
- CPDA1- bzw. ACD-Stabilisatorlösung 40-50 ml
- weitestgehend zellfrei
- Lagerungszeit bei ca. -30°C bis zu einem Jahr
- Restlaufzeit nach Auftauen 6 Stunden
- Konzentration der Gerinnungsfaktoren und Inhibitoren im aufgetauten Präparat mindestens 70 % der Ausgangswerte

Indikationen:
- Verdünnungskoagulopathie bei Massivtransfusion
- drohende oder manifeste Blutung bei komplexen Gerinnungsstörungen (Verbrauchskoagulopathie, Synthesestörungen)
- Plasmaaustausch und Plasmapherese
- Substitution von Faktor V und XI (da hierfür keine Konzentrate verfügbar)

Kontraindikation:
- *absolut* bei Patienten mit Antikörpern gegen IgA
- *relativ* bei kongenitalem IgA-Mangel (dann b. Bed. Faktorenkonzentrate einsetzen)

Zur Reduktion des Virusübertragungsrisikos wird FFP während der ersten sechs Monate **"quarantänegelagert"** (sog. Q-Plasma) und erst freigegeben, wenn bei einer Nachuntersuchung des Spenders keine klinischen und serologischen Hinweise auf eine Infektion, insbesondere mit Hepatitis- oder HI-Viren, bestehen (anti-HVC bzw. HCV-PCR, HBsAg, anti-HIV negativ). Hierdurch konnte eine Risikoverminderung um ca. 90 % i. Vgl. zu vorher bzw. zu zellulären Blutprodukten erreicht werden.

Alternativ zum Quarantäneplasma steht mittlerweile auch **virusinaktiviertes Plasma** (in der BRD nur sog. SD-Plasma ["solvent detergent"] zugelassen, z.B. Octaplas®) zur Verfügung. Hierbei handelt es sich um *gepooltes* Plasma (jeweils 1.000 Spender), das einer speziellen Behandlung zur Virusinaktivierung unterzogen wird. Die Zusammensetzung entspricht grundsätzlich der des Q-Plasmas, wobei durch das "pooling" interindividuelle Schwankungen der Konzentrationen an Gerinnungsfaktoren und Inhibitoren vermieden bzw. deutlich vermindert werden.

Aktueller Vergleich "Quarantäneplasma - virusinaktiviertes Plasma"

1. Wirksamkeit und Verträglichkeit von Q-Plasma und SD-Plasma werden als *äquivalent* angesehen.
2. Die Virusinaktivierung schützt den Empfänger auch bei Versagen der laboranalytischen Testsysteme und zudem nicht nur gegen diejenigen Viren, auf die getestet wird.
3. Beim virusinaktivierten Plasma ist noch nicht endgültig geklärt, ob in jedem Fall eine ausreichende Virusinaktivierung stattfindet. Fraglich ist in diesem Zusammenhang auch, ob nicht eventuell als "pooling"-Folge "seltene" Viren (z.B. Parvoviren) einzelner Spender die Gesamtspende "verunreinigen" können. Ebenfalls kann das Risiko möglicher toxischer Wirkungen durch chemische Rückstände aus der Virusinaktivierung noch nicht abschließend beurteilt werden.
4 Herstellungskosten: Q-Plasma ist um ca. 30 % kostengünstiger als SD-Plasma.

Merke:

> Grundsätzlich wird **FFP** nicht mehr in einem fixen Verhältnis zu EKs, sondern in Abhängigkeit von den angestrebten Gerinnungsverhältnissen transfundiert. Bei gegebener Indikation sollten zügig **mindestens 10-15 ml/kg KG** verabreicht werden. Die Albuminsubstitution ist keine primäre Indikation zur FFP-Gabe, sondern nur ein willkommener Nebeneffekt!

Thrombozytenpräparationen

Zur Thrombozytensubstitution können entweder **thrombozytenreiches Plasma** oder **Thrombozytenkonzentrate** eingesetzt werden. Bei letzteren werden Einzelkonzentrate (TK1; aus *einer* 500-ml-Blutspende) und hochkonzentrierte Zytapherese-Präparate (TKZ) unterschieden. Zytapherese-Konzentrate werden durch Zellseparation von einem Spender gewonnen und enthalten i. Vgl. zum TK1 die 4-6fache Menge an Thrombozyten. Sie sind unter hämatologisch-immunologischen Gesichtspunkten zu bevorzugen.

Zusammensetzung des TKZ

- Thrombozytengehalt: 2-4 · 10^{11} pro Einheit
- Gesamtvolumen ca. 225 ml, davon Frischplasma ca. 180 ml
- CPDA1- bzw. ACD-Stabilisatorlösung ca. 45 ml
- weitestgehend frei von Erythrozyten und Leukozyten
- Lagerungszeit bei +22 ± 2°C maximal 5 Tage nach Herstellung
- Restlaufzeit nach Ausgabe durch die Blutbank 6 Stunden (bei Raumtemperatur, Thrombozytenkonzentrate dürfen nicht gekühlt gelagert werden!)

Indikation: manifeste oder drohende thrombozytär bedingte Blutung

Kontraindikation:
- Überempfindlichkeit auf thrombozytäre, leukozytäre oder plasmatische Blutbestandteile
- IgA-Mangel (s.o.)
- Immunthrombozytopenie

Thrombozyten enthalten ABH-Antigene, wenn auch nur in schwacher Ausprägung, hingegen keine Rh-Antigene. Sie sollten deshalb **AB0-blutgruppenidentisch** oder zumindest -kompatibel transfundiert werden. Bei Rh-negativen Frauen im gebärfähigen Alter und bei Kindern sollten wegen der Gefahr der Alloimmunisierung durch den Restbestand an Erythrozyten außer in lebensbedrohlichen Situationen keine Rh-positiven Thrombozytenpräparate verwendet werden. Des weiteren tragen Thrombozyten HLA-Klasse-I-Antigene, so daß es sich insbesondere bei chronischer Thrombozytensubstitution oder bei Substitution im Rahmen von Organtransplantationen empfiehlt, HLA-verträgliche Präparationen nach entsprechender Typisierung zu verwenden.

Die kritische Schwelle für eine Blutungsgefährdung aufgrund eines Thrombozytenmangels wird in der Literatur unterschiedlich bewertet. Die Angaben reichen von 30.000-90.000/µl. Dabei sollen allerdings Patienten mit einer Thrombozytenzahl von 10.000-30.000/µl im Alltag vor Spontanblutungen weitestgehend geschützt sein, wenn nicht gleichzeitig eine Thrombozytopathie vorliegt. Während der **perioperativen Phase** (bis wenigstens zum 4. postoperativen Tag) sollten in Abhängigkeit von der Größe des Eingriffes **Werte von ≥ 50.000/µl, bei Patienten mit schwerem SHT oder nach intrakraniellen Eingriffen ≥ 90.000/µl** angestrebt werden. Bei gleichzeitiger Thrombozytenfunktionsstörung (z.B. durch Urämie, Leberinsuffizienz, Medikamente, extrakorporale Zirkulation) müssen allerdings individuell höhere Werte angestrebt werden.

Radioaktive Bestrahlung

Bei immunsupprimierten bzw. immundefizienten Patienten, bei Patienten mit malignen Tumoren sowie bei Neugeborenen und Säuglingen sollten Blutprodukte möglichst mit 25-30 Gy bestrahlt werden, um die immunkompetenten T-Lymphozyten proliferationsunfähig zu machen und hierdurch eine "Graft-versus-Host-Erkrankung" (GvHD) beim Empfänger zu verhindern.

Anti-CMV-negative Blutprodukte

Zur Vermeidung einer transfusionsassoziierten CMV-Infektion bei immunsupprimierten bzw. immundefizienten Patienten sowie bei Neugeborenen und Säuglingen sollten - wenn möglich - Anti-CMV-negative Blutprodukte eingesetzt werden.

2.4 Indikation zur Bluttransfusion

Bei jedem *akuten* Blutverlust genießt zunächst die adäquate primäre Volumenersatztherapie (s.o.) zur Sicherstellung einer **Normovolämie** höchste Priorität. Grundsätzlich ist der akute gegenüber dem chronischen Blutverlust mit bereits voll ausgeprägten körpereigenen Adaptationsmechanismen abzugrenzen. In letzterem Fall können die Grenzwerte entsprechend niedriger angesetzt werden. Immer muß jedoch sichergestellt sein, daß die Vorteile einer Transfusion gegenüber ihren Risiken überwiegen!

Akute Blutverluste

Akute Blutverluste bewirken aufgrund des kompensatorischen Einstroms von Flüssigkeit, Albumin und Elektrolyten aus dem Interstitium eine zunehmende *Blutverdünnung*. Die zeitliche Verzögerung beträgt dabei bis zu mehreren Stunden. Laborparameter wie Hb- bzw. Hkt-Werte können somit in der Akutphase ausgesprochen irreführend sein.

Die **Indikation zur Erythrozytensubstitution** besteht erst, **wenn die O_2-Transportkapazität des Blutes kritisch abgesunken ist**. Das bedeutet dann, daß der Verlust von Sauerstoffträgern nicht mehr durch ein weiter steigerbares Herzzeitvolumen kompensiert werden kann (z.B. Trendabfall der zentral-venösen O_2-Sättigung auf Werte < 70 %; s. Kap. 3, S. 58 ff.). Bei einer Bluttransfusion handelt es sich somit stets um eine "Einzelfallentscheidung". Allgemein verbindliche Richtwerte lassen sich deshalb zwar nicht aufstellen, trotzdem können aber zur groben Orientierung gewisse *Anhaltswerte* gegeben werden:

1. Bei akuten Blutverlusten sollte eine **Transfusion frühestens bei Hämoglobinwerten ≤ 8-10 g/100ml bzw. Hämatokritwerten ≤ 25-30 %** erwogen werden.

   Hierbei gilt als *Faustregel*, daß die Gabe von 3 ml EK/kg KG den Hb-Gehalt um ca. 1 g% erhöht.
2. Bei Patienten mit kardiovaskulären oder pulmonalen Vorerkrankungen oder Polyglobulie müssen diese Anhaltswerte z.T. individuell *höher* angesetzt werden, da bei ihnen die Fähigkeit zur kompensatorischen Steigerung des Herzzeitvolumens bzw. der Sauerstoffaufnahme herabgesetzt ist.
3. Bei Patienten mit chronisch-kompensierter Anämie (z.B. terminale Niereninsuffizienz) können im Einzelfall auch *niedrigere* Werte toleriert werden.

4. Bestehen keine wesentlichen Vorerkrankungen und werden intraoperativ keine größeren Blutverluste erwartet, können Anästhesien bei präoperativen Hämoglobinwerten ≥ 8-10 g% unter strikter Erhaltung einer **Normovolämie** und ausreichender Oxygenierung bei Einsatz geeigneter Überwachungsverfahren sicher durchgeführt werden.

Merke:

Grobe Anhaltswerte zur Erythrozytensubstitution	
Erwachsene:	Verluste von > 20-25 % des Blutvolumens
Kinder:	Verluste von > 15-20 % des Blutvolumens

Aufgrund des nicht unbedeutenden Risikos der Virusübertragung durch Bluttransfusionen wird die Transfusionsindikation heutzutage erheblicher strenger gestellt als noch vor einigen Jahren. Das **Virusübertragungsrisiko** für *zelluläre* Blutkomponenten beträgt aktuell im einzelnen:

• Hepatitis C	< 1 : 100.000
• Hepatitis B	< 1 : 200.000
• HIV	< 1 : 1,5 Mio.

Die Übertragung des Erregers der *"bovinen spongiformen Enzephalopathie"* (BSE), einer neuen Variante der Creutzfeldt-Jakob-Krankheit, durch Blut oder Blutprodukte kann zum jetzigen Zeitpunkt nicht sicher ausgeschlossen werden. Hierbei handelt sich derzeit allerdings nur um ein theoretisches Risiko, da bisher kein Erkrankungsfall unter Empfängern von Blutprodukten aufgetreten ist und infektiöse sog. Prion-Proteine im menschlichen Blut nicht nachgewiesen werden konnten.

2.5 Massivtransfusion

Die **Zufuhr exzessiver Blutmengen innerhalb kürzester Zeit** kann bei Notoperationen, aber auch bei geplanten großen Eingriffen (z.B. Lebertransplantation, Gefäßchirurgie, Wirbelsäulenoperationen etc.) sowie bei (poly)traumatisierten Patienten notwendig werden.

Die Massivtransfusion wird in der Literatur unterschiedlich **definiert**:

Transfusionsvolumen:
- von > 1,5 ml/kg KG/min
- von > 2/3 des Sollblutvolumens
- bei Erwachsenen: > 6 Konserven innerhalb von 60 min

Folgende **Voraussetzungen** zur Durchführung einer Massivtransfusion müssen geschaffen sein:

- Anlage mehrerer großlumiger venöser Zugänge
- Monitoring:
  - ZVD u. SvO_2
  - invasive arterielle Druckmessung
  - ggf. PA-Drücke u. HZV
  - engmaschige Laboranalysen (Hb/Hkt, Gerinnungsstatus, BGA, Elektrolyte)
  - Diurese (Blasenkatheter)
  - Körpertemperatur
- Verwendung von Apparaturen, die eine sichere Transfusion unter hoher Geschwindigkeit erlauben (s. Abschn. 3)
- Verwendung von Durchlauferwärmern (s. Abschn. 4)
- Beschaffung und Bereithaltung ausreichend großer Konservenmengen (EKs und FFPs)

Auch bei "optimaler" Massivtransfusion können **Nebenwirkungen bzw. Komplikationen** eintreten:

1. **Gerinnungsstörungen**

Sie entstehen auch bei Ausbleiben einer Verbrauchsreaktion durch *Verlust und Verdünnung des Gerinnungspotentials*, so daß ein unspezifischer Ersatz von Gerinnungsfaktoren etc. *vor* Auftreten schwerwiegender Komplikationen empfohlen wird:

- bei Absinken der Faktorenkonzentration auf 35 % der Norm, das entspricht unter physiologischen Ausgangsbedingungen einem Blutverlust von ca. 80-90 %:

  => Gabe von **FFP** in einer hämostatisch wirksamen Dosierung von ≥ **10-15 ml/kg KG**

- bei Verminderung der Thrombozytenzahl im peripheren Blut auf Werte von 30.000-50.000/µl, entsprechend einem Blutverlust von 130-140 %* bei regelrechten Ausgangsverhältnissen:

  => Substitution (bei Erwachsenen) von **1 TKz** (Einzelspender-Zytapherese-Präparat; s.o.) bzw. **4-6 TK1** (1 TK1 enthält die Menge an Thrombozyten aus *einer* normalen Blutspende)

  Als *Faustregel* gilt, daß 1 TK1 pro 10 kg KG die Thrombozytenzahl um ca. 50.000/µl anhebt.

*: bei **splenektomierten** Patienten schon bei ca. 100 % Blutverlust, da das lienale "pooling" entfällt und somit Thrombozyten akut nicht in dem Maße in die Zirkulation freigesetzt werden können

Die Gabe von **Faktorenkonzentraten** sollte gezielt, d.h. erst nach Gerinnungsanalyse erfolgen. Eine "Blindsubstitution" sollte auf AT III oder solche klinischen Situationen beschränkt bleiben, in denen das Ergebnis der Gerinnungsanalyse nicht abgewartet werden kann (zu Einzelheiten s. Kap. 5, S. 96 f.).

2. **Hyperkaliämie**

Ältere Konserven enthalten höhere Anteile an Kalium und freiem Hb aus untergegangenen Erythrozyten. Durch einmaliges Waschen der Erythrozyten vor Ausgabe durch die Blutbank läßt sich der Kaliumgehalt durch weitestgehendes Entfernen des Plasmaüberstandes jedoch deutlich reduzieren.

3. **2,3-DPG-Verarmung**

Mit zunehmender Lagerungsdauer der Blutkonserven fallen der pH-Wert und der 2,3-Diphosphoglycerat-Gehalt in den Erythrozyten ab. Hierdurch nimmt deren O_2-Affinität zu, so daß die O_2-Abgabe an das Gewebe erschwert wird ("Valtis-Kennedy-Effekt"). Allerdings kommt es nach Transfusion zu einer schnellen In-vivo-Resynthese von 2,3-DPG (innerhalb von 6-12 h).

4. **Citratüberbelastung**

Besonders hoch ist der Citratanteil bei FFP. Bei normaler Stoffwechsellage wird Citrat rasch in der Leber metabolisiert. Liegen dagegen Störungen der Leberfunktion vor (Leberinsuffizienz, hämorrhagischer Schock, Hypothermie), die zu erhöhten Citratkonzentrationen im Plasma führen, werden durch nicht metabolisiertes Citrat Calciumionen gebunden, so daß eine *ionisierte* Hypokalzämie resultiert. Außerdem entsteht eine *metabolische Azidose*.

5. **Ionisierte Hypokalzämie** (s.o., Substitution am besten mit $CaCl_2$ entsprechend dem Plasmawert):

beginnende Beeinträchtigung der *kardiovaskulären* Funktion (Kontraktilität/Gefäßtonus) bei Serum-Ca^{++} < 0,75 mmol/l, deutliche Kreislaufdepression bei Serum-Ca^{++} < 0,55 mmol/l, Störung der *Blutgerinnung* erst bei Serum-Ca^{++} < 0,3 mmol/l.

6. **Hämodilution**

7. **Hypothermie**

2.6 Autologe Transfusion

Die autologe Transfusion ermöglicht die Vermeidung der meisten gravierenden Risiken der Fremdblutübertragung, wie Virusübertragung, immunologische Unverträglichkeit und Immunsuppression. Ihr Einsatz wird deshalb zunehmend auch aus forensischer Sicht gefordert (s. Kap. 13, S. 239). Zu den **fremdblutsparenden Maßnahmen** gehören die:

- maschinelle Autotransfusion (MAT)
- präoperative Eigenblutspende (EBS)
- präoperative isovolämische Hämodilution (IHD)

Maschinelle Autotransfusion

Die maschinelle Autotransfusion, z.B. mittels Cell Saver® (Fa. Haemonetics), kann bei Patienten eingesetzt werden, die keine Kontamination des Operationsgebietes mit malignen Zellen (Ausnahme: γ-Bestrahlung des Retransfusats mit 50 Gy!) oder Bakterien aufweisen (z.B. enorale oder darmeröffnende Eingriffe, transurethrale Prostataresektion). Bei *tumorfernen* Operationen wird dagegen mehrheitlich keine Kontraindikation für den Einsatz der MAT gesehen. Das gilt ebenso für Patienten mit Leukämie oder malignen Lymphomen, da bei ihnen von vornherein eine hämatogene Aussaat besteht. In diesen Fällen ist also ebenso keine Bestrahlung erforderlich. Die MAT ist auch bei Kindern anwendbar (s.u.).

Technik

Das aus dem Operationsgebiet abgesaugte Blut wird bei der MAT in einem speziellen 3-l-Reservoir aufgefangen und heparinisiert (tropfenweise Zufuhr von 500 ml NaCl 0,9% + 15.000 IE Heparin). Zelldetritus, Heparin, Fett und Plasma werden durch Zentrifugation und einen Waschvorgang (mit 0,9%iger NaCl-Lösung, ca. 1.000-2.000 ml pro EK) abgetrennt. Das so gewonnene Erythrozytenkonzentrat ist mittelgradig konzentriert (Hkt 45-55 %) und kann über einen Makrofilter (Porengröße 170-230 µm) retransfundiert werden. Um bakterielle Kontamination zu verhindern, ist die Verwendbarkeit laut Richtlinien auf 6 Stunden begrenzt.

Für den *pädiatrischen* Einsatz kann der Cell Saver® mit einer kleineren Zentrifugationsglocke (Glokkenvolumen 125 ml i. Ggs. zur 225-ml-Glocke für Erwachsene) bestückt werden. Das Autotransfusionsgerät C.A.T.S.® (Fa. Fresenius) bietet mit einer neuartigen Scheibenwaschkammer die Möglichkeit, auch noch kleinere Blutvolumina aufzubereiten (minimal 20-30 ml Konzentrat). Außerdem finden hier der Separations- und Waschprozeß kontinuierlich statt, so daß das aufbereitete Blut schneller zur Retransfusion zur Verfügung steht.

Bewertung

Durch die MAT lassen sich durchschnittlich ungefähr *50 %* der perioperativ verlorengegangenen Erythrozyten wieder aufbereiten (bei heftigen akuten Blutungen auch deutlich mehr). Bei Einbeziehung der unmittelbar postoperativen Blutverluste in den Aufbereitungsprozeß läßt sich die Rückgewinnungsrate z.T. beträchtlich steigern. Die retransfundierten Erythrozyten zeigen eine unbeeinträchtigte Funktions- und Überlebensfähigkeit. Die Überlebensfähigkeit ist sogar noch leicht erhöht durch den selektiven Verlust älterer Erythrozyten während des Waschvorganges. Die MAT ist auch in Notfallsituationen bzw. bei Notfalleingriffen schnell einsetzbar.

Präoperative Eigenblutspende

Die Eigenblutspende sollte unter Beachtung der Kontraindikationen (s.u.) vor allen blutreichen *elektiven* Operationen (z.B. Orthopädie, Gefäß- und Kardiochirurgie) durchgeführt werden. Sie ist prinzipiell bei Patienten mit einem Körpergewicht von *mindestens 30 kg* möglich. Entsprechend der Haltbarkeit der Erythrozytenkonzentrate von z.B. höchstens 49 Tagen in PAGGS-Mannit-Lösung kann ca. 6 Wochen vor der Operation mit den Blutentnahmen begonnen werden. Bei Erwachsenen können so bis zu 6 EKs und 6 FFPs gewonnen werden ("Bocksprungverfahren"). Durch die wiederholten Blutentnahmen wird eine intensive, anhaltende Blutneubildung im Knochenmark angeregt, was auch in der postoperativen Phase von großem Vorteil ist. Eine begleitende perorale Eisenapplikation (bis zu 300 mg Fe^{2+}/d) kann sinnvoll sein. Einige Autoren empfehlen zudem die Gabe von rekombinantem Erythropoetin (z.B. Erypo®) zur Unterstützung der Erythropoese.

Präoperative isovolämische Hämodilution

Die unmittelbar präoperative isovolämische Hämodilution kann bei Patienten vorgenommen werden, bei denen der zu erwartende Blutverlust *größer* als 500-1.000 ml ist. Eine Hypovolämie muß unbedingt zuvor ausgeglichen werden. Praktisch werden über einen großlumigen intravenösen Zugang (z.B. G16- oder G14-Kanüle in einer Ellenbeugenvene) unter ständigem Schwenken 500 bis 1.500 ml Vollblut entnommen (spezielle CPDA1-Beutel) und durch Infusion von z.B. HAES-steril 6 % streng isovolämisch ersetzt. Nach der Hämodilution sollten mittlerer arterieller Blutdruck, Herzfrequenz und zentraler Venendruck unverändert sein. Der Hämatokrit sollte optimal bei 25-28 % liegen. Hämodilutionskonserven müssen exakt mit den Patienten- und Entnahmedaten beschriftet (Aufkleber) und bei Zimmertemperatur (zur Verbesserung der Thrombozytenüberlebensrate) gelagert werden. Gelegentliches Schwenken verhindert die Aggregation der Thrombozyten. IHD-Blut soll zur Schonung der Thrombozyten nur mit Makrofiltern retransfundiert werden, wenn möglich erst nach definitiver Blutstillung, um maximale hämostaseologische Effekte zu erzielen. Es darf nicht mit auf die periphere Station gegeben werden und sollte aus Gründen potentieller Verkeimung bei Nichtverwendung spätestens nach 6 Stunden verworfen werden.

Kontraindikationen für Eigenblutspende und IHD sind:

- schwere KHK
- Myokardinfarkt in den vorausgegangenen 3 Monaten
- manifeste Herzinsuffizienz
- ausgeprägte Lungenfunktionsstörungen
- Anämie (Hb $\leq$ 11 g%)
- systemische Infektionen

2.7 Transfusionsverweigerer (s. Kap. 13, S. 239)

3 Schnellinfusion und -transfusion

Zur Schnellinfusion bzw. -transfusion bei akuter Hypovolämie bzw. Hämorrhagie stehen folgende **Methoden** zur Verfügung:

- pneumatische Manschetten, die manuell mit Luft insuffliert werden (max. Druck 300 mmHg)
- apparativ-pneumatische Systeme, bei denen der Insufflationsdruck (ebenfalls max. 300 mmHg) halbautomatisch generiert wird (z.B. H-25i®; Fa. Level 1)
- Rollerpumpensysteme (z.B. Intramat®; Fa. MSB)
- doppelperistaltisches Pumpensystem (z.B. PIM 717®; Fa. Doltron)

Der Nachteil "manueller" Manschetten liegt darin, daß sich der Druck unter der In-/Transfusion vermindert. Außerdem sind die meisten Manschetten fehlerhaft konstruiert, so daß entweder das Einspannen der In-/Transfusats unpraktisch ist und zu lange dauert oder die Kunststoffflasche bzw. der Konservenbeutel nicht komplett ausgedrückt wird. Bei den apparativ-pneumatischen Systemen wird der Druck zwar während der In-/Transfusion konstant gehalten, trotzdem gelingt aber auch hiermit nicht immer eine komplette Entleerung. Bei Verwendung solcher *drucklimitierter* Systeme ist die Zufuhrrate vom Durchflußwiderstand abhängig, d.h. in erster Linie vom Venen- und Kanülendurchmesser sowie von der Viskosität der zugeführten Flüssigkeit. *Mechanische* Pumpensysteme dagegen gewährleisten, da ihr Abschaltdruck im Bereich mehrerer "bar" liegt, auch über kleinkalibrige Venen und Kanülen relativ hohe Durchflußraten, womit allerdings auch die Gefahr einer stärkeren Bluttraumatisierung (-> Hämolyse) verbunden ist.

Merke:

Bei **Verwendung von "manuellen" oder halbautomatischen pneumatischen Manschetten** zur zügigen Transfusion sollten **Erythrozytenkonzentrate** vorher **mit isotoner Kochsalzlösung aufgeschwemmt** werden. Dieses ist bei Benutzung mechanischer Pumpensysteme nicht erforderlich!

Volumetrische Infusions-/Transfusionspumpe PIM 717®

- Funktionsprinzip: Doppelperistaltik
- Einstellungen:
  - Rate (1-5.940 ml/h)
  - Volumen (1-999 ml)
- gefördertes Volumen wird gemessen und digital angezeigt
- Luftsensor, jeweils vor und nach der Doppelperistaltik: Alarm ab 1 ml Luft
- Alarme: akustisch/optisch

Durch Verwendung spezieller *"high-flow"-Infusions-/Transfusionssysteme* mit vergrößertem Innenlumen kann die Durchflußrate verdoppelt werden, das Maximum beträgt dann nahezu *12 l pro Stunde*. Hierbei ist zu beachten, daß die geräteseitigen Anzeigen (Rate, Volumen) dann aber nur die Hälfte der tatsächlichen Werte widerspiegeln!

Es sollten daher grundsätzlich nur "high-flow"-Systeme eingesetzt werden, die in zwei Konfigurationen zur Verfügung stehen:

- Doltron Hiflowset-1 (1 Einstichdorn, 170μ-Filter)
- Doltron Hiflowset-3 (3 Einstichdorne, 170μ-Filter)

Es ergeben sich für die Praxis folgende **Vorteile** des Systems "PIM 717®":

- einfache und schnelle Aufrüstung
- einfache Bedienbarkeit
- Sicherstellung einer definierten Transfusionsgeschwindigkeit
- durch Volumetrie zur Massivtransfusion in *jedem* Lebensalter geeignet
- auch Akku-Betrieb möglich
- Hämolyserate << 1 % (Herstellerangabe)
- auch für Thrombozytenkonzentrate geeignet!

Zur *Erwärmung* des In-/Transfusats ist ein separates System erforderlich (s. Abschn. 4).

Komplikationen der Schnellinfusion und -transfusion

- Luftembolien
- Auskühlung des Patienten

4 Infusions-/Transfusionserwärmung

Um eine Auskühlung des Patienten so gut wie möglich zu vermeiden, ist bei langdauernden Operationen und bei großen Volumenumsätzen grundsätzlich eine apparative, möglichst patientennahe Erwärmung des In-/Transfusats erforderlich, die nach folgenden **Prinzipien** durchgeführt werden kann:

- Durchlauferwärmung
- Gegenstromerwärmung
- Kombination beider Verfahren

Durchlauferwärmung

Apparative Durchlauferwärmer sind besonders bei hohen Flußraten effektiv. Zur Verhinderung von Luftembolien muß darauf geachtet werden, daß keine Luft in das System eintritt. Als zusätzliche Sicherheit dient eine in den Erwärmer integrierte sog. **Luftfalle**. Sie muß, um ihrer Funktion gerecht zu werden, initial komplett mit Flüssigkeit gefüllt, intermittierend überprüft und ggf. wieder aufgefüllt werden.

Grundsätzlich gilt bei Durchlauferwärmern:

1. Je niedriger Flußrate und Umgebungstemperatur sind und je länger das Infusionssystem nach dem Wärmeaustauscher ist, desto größer wird die Temperaturabnahme des In-/Transfusats auf dem Wege zum Patienten.
2. Eine geringe Ausgangstemperatur des In-/Transfusats reduziert im hohen Flußbereich die Effektivität des Wärmers.

Gegenstromerwärmung

Hierbei wird das In-/Transfusat auf seinem Weg zum Patienten in einem speziellen 3lumigen Schlauchsystem bis zur Konnektionstelle des intravenösen Zuganges mit Heizwasser umspült und dadurch erwärmt. Die Gegenstromerwärmung arbeitet am effektivsten im Bereich niedriger Flußraten.

Geräteempfehlungen für die Praxis:

1. **Hotline® HL-90** (Fa. Level 1)
   - Gegenstromerwärmung
   - nur effektiv bei Flußraten von 50 bis 4.700 ml/h (bei Ausgangstemperatur von 20°C)
   - z. Zt. das beste System im Niedrigflußbereich, aber nicht ausreichend für Massivtransfusion

2. **System H-250®/Wärmetauscher D-60HL®** (Fa. Level 1)
   - Kombination von Durchlauf- und Gegenstromerwärmung
   - geeignet für Flußraten von 50 bis 17.000 ml/h (bei Ausgangstemperatur von 4°C)
   - z. Zt. das effektivste System für hohe bis höchste Flußraten!

3. **Fenwal®** (Fa. Baxter)
   - Erwärmung über beheizte Platten
   - geeignet für Flußraten von 1.800 bis 6.000 ml/h (bei Ausgangstemperatur von 4°C)
   - geeignet für die Anwendung mit Hochdruck-Pumpensystemen

5 Gerinnungstherapie

1 Gerinnungsanalyse

Die *Standard*-Gerinnungsanalyse (aus Citratblut bzw. -plasma) umfaßt folgende *globale* Parameter:

- aPTT ("aktivierte" partielle Thromboplastinzeit),
- Thromboplastinzeit nach *Quick*,
- TZ (Thrombinzeit),
- Thrombozytenzahl

sowie oftmals das

- Fibrinogen.

Zusätzlich sind in *Blutungssituationen* die Parameter:

- AT III (Antithrombin III)
- RZ (Reptilasezeit; Heparin-unabhängige TZ)
- D-Dimere (Fibrin-spezifische D-Spaltprodukte)

von klinischer Bedeutung.

Diagnostische Wertigkeit

Antithrombin III ist der wichtigste natürliche Gerinnungsinhibitor. Die AT-III-Wirkungen verlaufen spontan nur langsam ab, werden aber durch Heparin erheblich beschleunigt ("Heparin-AT-III-Komplex"). Die *Reptilase* ist ein thrombinähnliches Enzym, das allerdings nicht durch Heparin beeinflußt wird. Deshalb können mit der parallelen Bestimmung von RZ und TZ Heparineffekte von Hyperfibrino(geno)lysen differenziert werden. Bei den *D-Dimeren* handelt es um plasmininduzierte Fibrinspaltprodukte (i. Ggs. zu Fibrinogenspaltprodukten), die eine Fibrinolyse von einer Fibrinogenolyse unterscheiden lassen. Der Nachweis erhöhter Plasmakonzentrationen an D-Dimeren bedeutet deshalb, daß neben der Plasmin- auch eine Thrombinbildung stattgefunden hat.

Mit den *globalen* Tests werden grob alle Faktoren *außer* Faktor XIII erfaßt, der für eine stabile Quervernetzung von Fibrin erforderlich ist (Tab. 18). Zur detaillierten Analyse kann auch die Aktivität von Einzelfaktoren (z.B. F XIII) sowie die In-vitro-Thrombozytenaggregation und In-vitro-Blutungszeit bestimmt werden. Die in vivo ermittelte Blutungszeit (z.B. subaqual nach *Marx*) ist dagegen relativ ungenau und nur zur Orientierung geeignet. Darüber hinaus existieren für Einzelfälle noch weitere, spezielle Untersuchungen.

Blutentnahmetechnik

Zur Vermeidung *artifizieller* Aktivierung des Gerinnungs- oder Fibrinolysesystems muß bei der Blutentnahme folgendes beachtet werden:

- möglichst kurze venöse Stauung
- zügige Blutabnahme mit möglichst geringem Sog
- bei peripherer Punktion Benutzen einer dicklumigen Kanüle (Nr. 1)

Wenn Blut über intravasale Katheter entnommen wird, muß darauf geachtet werden, daß keine Heparinbenetzung des Katheterlumens und des -ansatzes besteht! Bei Blutabnahme aus Heparin-gespülten Kathetern (z.B. A. radialis) muß mindestens die Blutmenge verworfen werden, die dem dreifachen Systemtotraumvolumen entspricht, d.h. bei Radialiskathetern wenigstens 2 ml und beim ZVK 5 ml.

Natriumcitrat

Gerinnungsanalysen erfolgen aus mit Natriumcitrat versetztem Blut bzw. Plasma (-> reversible Antikoagulation durch Ca^{2+}-"Entionisierung"). Hierbei muß unbedingt das richtige **Mischungsverhältnis** von 3,8%iger Natriumcitratlösung und Blut in der Probe eingehalten werden. Dieses beträgt 1 : 9, wenn die (grünen) Gerinnungsröhrchen komplett mit Blut aufgefüllt werden. Falsche Werte, d.h. *verlängerte* Gerinnungszeiten, ergeben sich bei:

- Unterfüllung der Probe mit Blut
- Polyglobulie (ab Hkt > 60 %)

Bei Verwendung von EDTA-Blut kann es in seltenen Fällen zu einer falsch niedrigen Thrombozytenzahlbestimmung kommen. Diese **Pseudothrombozytopenie** läßt sich durch Meßwiederholung aus Citratblut aufdecken bzw. vermeiden.

Tabelle 18: Normalwerte und Aussagekraft wichtiger Gerinnungstests

	Normalwertbereich	Erfassung
Partielle Thromboplastinzeit (aPTT)	35-40 sec	endogenes S.: Faktoren **XII**, **XI**, **IX**, **VIII**, X, V, II, I
Thromboplastinzeit nach *Quick*	70-100 %	exogenes System: Faktor **VII**, X, V, II, I
Thrombinzeit (TZ)	17-22 sec	Faktor I u. Fibrinbildung
Reptilasezeit (RZ)	17-22 sec	wie TZ, aber *heparinunabhängig*
Thrombozytenzahl	150.000-400.000/µl	
Fibrinogen (Faktor I)	200-400 mg/dl	
Antithrombin III	70-100 %	
D-Dimere	< 0,5 µg/ml	Fibrin-spezifische D-Spaltprodukte

2 Gerinnungsbeeinflussende Präparate

FFP: "fresh frozen plasma", enthält in *physiologischer* Konzentration sämtliche Aktivatoren und Inhibitoren des Gerinnungssystems sowie Plasminogen und die Fibrinolyseinhibitoren

AT III: Antithrombin-III-Konzentrat (z.B. Kybernin®, Atenativ®); AT III ist der wichtigste physiologische Inhibitor der Blutgerinnung und außerdem Heparin-Kofaktor, d.h., die Reaktion wird durch Heparin beschleunigt.

PPSB: Prothrombinkomplex-Konzentrat (z.B. Beriplex®), enthält die Faktoren II, VII, IX u. X, die Inhibitoren Protein C + S sowie als Stabilisatoren Heparin und AT III

F XIII: Faktor-XIII-Konzentrat (z.B. Fibrogammin®), Quervernetzung des Fibrins durch den aktivierten F XIII und damit Stabilisierung des Fibringerinnsels, F XIII wird durch globale Gerinnungstests inkl. TZ u. RZ nicht miterfaßt!

Fibrinogen: Human-Fibrinogen-Konzentrat (Faktor I, z.B. Haemocomplettan®)

F VIII: z.B. Haemate®, enthält *isoliert* den Faktor VIII:C

Kryopräzipitat: z.B. Ristofact®, enthält neben Fibrinogen und F VIII:C auch F VIII:RCo und ist deshalb ein *spezifisches* Therapeutikum bei schwerem Willebrand-Jürgens-Syndrom

Cave:

Ein **Virusübertragungsrisiko** durch Faktorenkonzentrate ist bei sachgerechter Anwendung neuerer Inaktivierungsverfahren sehr unwahrscheinlich, aber **nicht vollständig auszuschließen**!

Weitere Nebenwirkungen

- unerwünschte Gerinnungsaktivierung bei Überdosierung oder zu schneller Applikation von Faktorenkonzentraten (heute selten, da viele Präparate Heparin und AT III enthalten)
- vereinzelt allergische Reaktionen bis hin zum anaphylaktischen Schock

Merke:

Die Thrombogenität von Faktorenkonzentraten ist grundsätzlich größer als die von FFP!

Heparin: z.B. Liquemin® oder Thrombophob® (aus Schweinemukosa hergestelltes unfraktioniertes Heparin, deshalb kein BSE-Übertragungsrisiko [bovine spongiforme Enzephalopathie]), Katalysator der AT-III-Reaktion im stöchiometrischen Verhältnis von 1 : 1, Wirkabschwächung bei erniedrigten AT-III-Plasmaspiegeln

Protamin: Protaminchlorid, antagonisiert die Heparinwirkung durch Komplexbildung im Verhältnis 1 : 1, wirkt hemmend auf die Fibrinpolymerisation und dadurch antikoagulatorisch (*cave*: Überdosierung!, DD: Protamin verlängert die TZ u. RZ, Heparin nur die TZ!); weitere Nebenwirkungen: Anaphylaxie, negative Inotropie, Heparin-Rebound; wegen möglicher Kreislaufdepression nur langsame i.v. Injektion oder Infusion, z.B. verdünnt in 100 ml NaCl 0,9 %

Aprotinin: Trasylol® oder Antagosan®, direkte Hemmung der Plasminwirkung und Hemmung der Kontaktaktivierung, Indikation nur bei Blutung und laborchemischen Zeichen der *primären* Hyperfibrinolyse (verlängerte RZ, erhöhte D-Dimere), zurückhaltender Einsatz bei *sekundärer* Hyperfibrinolyse, Initialdosis 0,5-2 Mio. IE, anschließend 100.000-200.000 IE/h; BSE-Übertragung prinzipiell nicht sicher ausschließbar, da Aprotinin aus Rinderlungen gewonnen wird

Tranexamsäure: Cyclokapron® oder Ugurol®, hemmt die Umwandlung von Plasminogen zu Plasmin (kompetitive Hemmung des Plasminogenaktivators), Dosierung: 4 x 0,5-1,0 g/d i.v.

Desmopressin: Vasopressin-Analogon DDAVP (Minirin®), Aktivierung der Faktor-VIII-Untereinheiten, Indikationen: leichtere Formen der Hämophilie A und des Willebrand-Jürgens-Syndroms, *unspezifisch* bei Thrombozytopathien (z.B. ASS-induziert), Kurzinfusion (0,4 µg/kg KG innerhalb von ca. 30 min), dadurch Zunahme der Faktor-VIII-Aktivität auf ca. das Dreifache des Ausgangswertes, Wirkmaximum nach 30-120 min, Wirkdauer ca. 12 Stunden (entsprechend der Halbwertszeit von F VIII), Wirkabschwächung bei wiederholter Anwendung

Faustformel zur Substitution von Gerinnungsfaktoren:

1 Einheit (E) eines Gerinnungsfaktors pro kg KG ergibt einen Faktorenanstieg im Plasma von ca. 1 %!

Die Formel ist gleichermaßen für die Substitution von *AT III* anwendbar. 1 Einheit ist diejenige Aktivität eines Gerinnungsfaktors oder -inhibitors, die in 1 ml eines Frischplasma-Pools enthalten ist. Das bedeutet, daß pro FFP ca. 200 E an entsprechenden Faktoren und Inhibitoren zur Verfügung stehen.

Dosisberechnung zur Fibrinogen-Substitution:

erforderliche Fibrinogendosis (g) = erwünschter Anstieg (g/l) · Plasmavolumen (l)

Das **Plasmavolumen** (PV) errechnet sich aus der Beziehung:

PV (l) = kg KG · 0,04

Bleibt der kalkulierte Plasmaspiegelanstieg aus, muß an einen *erhöhten Faktorenumsatz* gedacht werden, z.B. durch anhaltenden Verlust oder Verbrauch.

3 Gerinnungssubstitution

Die Substitution von Gerinnungsfaktoren oder Thrombozyten ist aufgrund der damit verbundenen Risiken generell nur **bei bereits bestehenden oder sicher zu erwartenden Hämostasestörungen** indiziert. Sie sollte in Nichtnotfallsituationen *gezielt* nach Analyse des Gerinnungsablaufes und möglichst erst nach Ausschaltung der *Ursache* (z.B. Blutstillung) erfolgen. In einer akut lebensbedrohlichen Situation dagegen darf die Therapie nicht aufgrund ausstehender Labordaten, die zudem der aktuellen Situation immer hinterherhinken, verzögert werden (-> "Blind- bzw. *kalkulierte* Substitution").

Kalkulierte Substitution

1. Bei **massiven Blutungen** werden neben Erythrozytenkonzentraten, die *keine* Gerinnungsfaktoren enthalten, zunächst FFP und Thrombozytenkonzentrate zur Aufrechterhaltung der Blutgerinnung transfundiert (s. Kap. 4, S. 84 u. 87).
2. Vor Gabe von Faktorenkonzentraten muß bei unklarer AT-III-Plasmaaktivität unbedingt AT III in rechnerisch adäquater Dosierung substituiert werden. AT III dient hierbei auch der Prävention einer sekundären Hyperfibrinolyse.

3. Die Applikation von PPSB und Fibrinogen erfordert immer physiologische AT-III-Plasmaspiegel, um eine unmittelbare generalisierte Aktivierung der zugeführten Faktoren im Rahmen einer disseminierten intravasalen Koagulation (DIC) zu verhindern.
4. Bei nicht ausreichendem hämostatischen Effekt der vorgenannten Maßnahmen muß auch an einen Faktor-XIII-Mangel gedacht und ggf. auf Verdacht substituiert werden.
5. Bei normalisierter plasmatischer Gerinnung und ausreichenden Thrombozytenzahlen muß bei fortbestehender Blutung auch eine Thrombozytenfunktionsstörung (z.B. Stoffwechselstörungen bei Nieren- oder Leberinsuffizienz, Sepsis, Medikamente, extrakorporale Zirkulation,Willebrand-Jürgens-Syndrom) in Betracht gezogen werden. Hier kann unter Umständen ein Therapieversuch mit Desmopressin erfolgreich sein.
6. Zur Verminderung der fibrinolytischen Aktivität des Blutes kann Aprotinin eingesetzt werden, auch dieses allerdings nur unter der Voraussetzung normaler AT-III-Plasmaspiegel. Ansonsten besteht die Gefahr der Auslösung bzw. Verstärkung einer intravasalen Thrombenbildung.

Merke:

Antithrombin III führt auch bei extrem erhöhten Plasmaspiegeln nicht zu einer Verlängerung der Gerinnungszeiten. Blutungen sind deshalb bei Überdosierungen nicht zu befürchten, es sei denn, daß in dieser Situation zusätzlich **Heparin** zugeführt wird. Dieses muß bei deutlich supranormalen AT-III-Plasmaspiegeln unbedingt vermieden werden!

Die Applikation von gerinnungsaktiven Substanzen unterliegt dem Transfusionsgesetz, aus dem sich die Pflicht zur **Dokumentation** folgender Daten ableitet:

- Patientenidentität (eindeutige Angaben)
- Präparatbezeichnung mit Herstellerangabe
- Chargennummer
- Menge und Stärke des Präparates
- Datum und Uhrzeit der Anwendung

4 Perioperative Blutstillung

Für eine ausreichende perioperative Blutstillung und zur Vermeidung einer Blutungsgefährdung des Patienten werden von seiten des Gerinnungssystems folgende Voraussetzungen als notwendig erachtet:

1. aPTT und TZ normal, Fibrinogen > 100 md/dl, Quick > 50 %
2. Thrombozyten:

   ≥ 50.000/µl bis wenigstens zum 4. postop. Tag (cave: gleichzeitige Thrombozytopathie!)

   ≥ 90.000/µl bei und besonders nach intrakraniellen Eingriffen sowie bei schwerem SHT
3. Einzelfaktorenspiegel > 50 % bei großen Operationen bis zum Abschluß der Wundheilung (*empirische* Empfehlung, da bislang keine prospektive Untersuchung vorhanden ist)

Bei Patienten mit *präexistenten* Gerinnungsstörungen (z.B. Hämophilie) müssen im Einzelfall durch enge Absprachen mit dem Gerinnungsphysiologen exakte perioperative Substitutionskonzepte erstellt werden.

Ein differenziertes Vorgehen ist bei Patienten erforderlich, die unter einer Dauertherapie mit **oralen Antikoagulanzien** vom Kumarin-Typ stehen. Wird bei ihnen ein operativer Eingriff notwendig, so empfiehlt sich nach *Prüfung der Indikation* folgendes Vorgehen:

1. Verbleibt genügend Zeit, wird die Kumarintherapie abgesetzt, und man wartet die *Spontanerholung* des Quick-Wertes auf über 50 % der Norm unter gleichzeitiger "low-dose"-Heparinisierung ab (ca. 8-10 Tage bei Phenprocoumon [Marcumar®]).
2. Eine Zeitverkürzung kann durch wiederholte Gaben von *Vitamin K_1* (Konakion®; 2 x 10-20 mg p.o./d, Wirkeintritt frühestens nach 6-10 h) erreicht werden. Bei entsprechender Dringlichkeit kann Konakion® i.v. zugeführt (max. 20 mg pro Einzeldosis, Wirkeintritt nach ca. 3 h).
3. Eine gleichzeitige *PPSB-Gabe* (initial 1.000-3.000 E, weitere Korrekturen ca. 6-8stdl. nach Gerinnungsstatus) ist dem absoluten Notfall vorbehalten (z.B. Soforteingriff bei intrakranieller Blutung), da die hierdurch induzierte abrupte Korrektur der Gerinnungsverhältnisse mit deutlich erhöhter Thromboemboliegefahr einhergeht.

Irreversible Thrombozytenaggregationshemmer wie Acetylsalicylsäure (ASS; Aspirin®) sollen wenigstens drei Tage vor einer geplanten Operation abgesetzt werden, idealerweise verbunden mit einer Überprüfung der Thrombozytenaggregation. Sonderregelungen gelten für niedrig dosiertes ASS (≤ 100 mg/d; s. Kap. 1, S. 8).

Merke:

> **Heparin** hemmt die *thrombininduzierte* Thrombozytenaggregation und wird bei Thrombozytopenie (Verminderung des Heparinantagonisten Plättchenfaktor 4) geringer inaktiviert. Deshalb muß die Heparindosis, insbesondere in der postoperativen Phase, der Thrombozytenzahl angepaßt werden (also **Reduktion bei Thrombozytopenie**!).

Schema zur Heparingabe bei Thrombozytopenie (bei *intakter* Thrombozytenfunktion):

- Thrombozyten < 100.000/µl -> 1/2 der Heparindosis
- Thrombozyten < 50.000/µl -> 0-1/4 der Heparindosis, am besten kein Heparin und nur AT-III-Spiegel im Normbereich halten

6 Anästhesieassoziierte Maßnahmen

1 Hämodynamische Therapie

Die hämodynamische Therapie dient der Gewährleistung einer **bedarfsgerechten Perfusion aller Organe**, in kritischen Situationen zumindest aber der vitalen Organe Gehirn, Herz und Lunge. Sie umfaßt neben allgemeinen Maßnahmen wie O_2-Therapie zur Erhöhung des myokardialen O_2-Angebotes, Analgo-Sedierung bzw. Narkosevertiefung zur Reduktion des O_2-Bedarfs und Lagerungsmaßnahmen zur Veränderung der Vorlast:

- die In-/Transfusionstherapie,
- herz- und vasoaktive Pharmaka sowie
- mechanische kreislaufunterstützende Systeme (s. Kap. 27, S. 537).

Die Organperfusion ist unter klinischen Bedingungen nicht meßbar und damit nicht direkt beurteilbar. Sie wird durch den Perfusionsdruck und Gefäßwiderstand in den einzelnen Organen geregelt. Zu diesen Größen besteht folgende Beziehung:

Die **Organperfusion** ist

- direkt proportional zum Perfusionsdruck (= Einstromdruck - Ausstromdruck) und
- umgekehrt proportional zum Gefäßwiderstand.

Bei konstantem Gefäßwiderstand ist der Perfusionsdruck direkt vom Herzschlagvolumen und damit vom **Herzzeitvolumen** (HZV) abhängig. Für die **anästhesiologische Praxis** gilt deshalb:

> Das **HZV** ist die **entscheidende makrohämodynamische Größe**. Die anästhesiologischen Maßnahmen müssen darauf abzielen, zur Gewährleistung eines den Erfordernissen entsprechenden zellulären Sauerstoffangebotes **normale bis supranormale Werte** in der perioperativen Phase herzustellen.

Die Messung des Herzzeitvolumens ist aufwendig (z.B. Thermodilution mit Hilfe eines Pulmonaliskatheters). Das HZV steht aber zum arteriellen Mitteldruck (MAP) und systemischen Gefäßwiderstand (SVR) in einer festen Beziehung:

$$\text{MAP} = \text{HZV} \cdot \text{SVR} \quad \textit{- oder -} \quad \text{HZV} = \text{MAP} / \text{SVR}$$

Hiernach ergibt sich, daß aus einer Steigerung des MAP auf eine Steigerung des HZV rückgeschlossen werden kann, wenn die SVR unverändert bleibt. Es folgt aber auch, daß der MAP - bis auf Ausnahmen (s.u.) - nicht durch Vasopressoren (-> SVR-Steigerung!) angehoben werden soll, sondern entsprechend dem Frank-Starling-Mechanismus durch **Optimierung des intravasalen Volumenstatus** und somit der Vorlast. Dadurch wird der MAP zur leicht beeinflußbaren Regelgröße, da er ohne größeren Aufwand meßbar ist.

Um perioperativ **normale bis supranormale HZV-Werte** zu erreichen, wird eine *Normovolämie* bis hin zur leichten Hypervolämie angestrebt, wenn letztere von seiten der Herz- und Nierenfunktion möglich ist. Katecholamine sollten zur Inotropiesteigerung erst *sekundär* verwendet werden (s.u.). Der Effekt auf das HZV läßt sich relativ einfach anhand der Veränderungen der SvO_2 überprüfen (s. Kap. 3, S. 58).

1.1 Volumenbelastungstest

Zur groben Orientierung über die individuellen Frank-Starling-Verhältnisse kann ein Volumenbelastungstest, am besten unter "on-line"-Monitoring des zentral-venösen und arteriellen Druckes, durchgeführt werden. Hierzu werden z.B. 100-250 ml Kristalloide innerhalb von ca. 10 min unter Beobachtung von ZVD und MAP infundiert. Die Ergebnisse können wie folgt interpretiert werden:

- ZVD u. MAP steigen unter der Infusion nur gering an, erreichen aber unmittelbar nach Infusionsende wieder die Ausgangswerte:

  -> Zeichen der *Hypovolämie* (aufsteigender Schenkel der Starling-Kurve)
- der ZVD steigt unter der Infusion deutlich an, während der MAP gleichbleibt oder nur gering steigt; der ZVD fällt nach Infusionsende nur langsam wieder ab:

  -> *ausreichendes intravasales Volumen* (kurz vor dem Gipfel der Starling-Kurve)
- der ZVD steigt unter der Infusion erheblich an, während der MAP abfällt; der ZVD bleibt nach Infusionsende zunächst unverändert:

  -> Zeichen der *Hypervolämie* (abfallender Schenkel der Starling-Kurve)

  -> "preload"-senkende Therapie erforderlich (Volumenzufuhr stoppen und, wenn möglich, als erstes Oberkörper aufrichten)

Alternativ kann die Lagerung des Patienten durch Kippen des Operationstisches verändert werden. Eine leichte Kopftieflage von 10-20° führt zu einem erhöhten venösen Rückstrom aus der unteren Körperhälfte und damit zu einem ähnlichen Effekt wie o.g. Volumenbelastung.

1.2 Pharmakotherapie

An dieser Stelle sollen kurz die Wirkungen von

- Atropin und Orciprenalin,
- "einfachen" Vasopressoren,
- Katecholaminen,
- Phosphodiesterasehemmern,
- Vasodilatatoren und
- Diuretika

beschrieben werden.

Atropin und Orciprenalin

Atropin und Orciprenalin (Alupent®) werden zur symptomatischen Therapie akuter *bradykarder* Rhythmusstörungen eingesetzt:

- Atropin: 0,005-0,01 mg/kg Kg i.v.
- Orciprenalin: fraktioniert 1-2 ml einer 1 : 10 verdünnten Lösung i.v. bei Erwachsenen (1 Amp. Alupent® enthält 0,5 mg Orciprenalin)

Die i.v. Gabe von Atropin kann passager die Bradykardie durch eine initiale Stimulation der kardialen muskarinartigen Rezeptoren verstärken. Das ß-Sympathikomimetikum Orciprenalin wird erst dann verwendet, wenn die Blockade von Muskarinrezeptoren durch Atropin keinen ausreichenden Erfolg zeigt oder von vornherein keine Wirksamkeit zu erwarten ist (z.B. kardiale Denervation nach Herztransplantation, av-Block III°). Bei ungenügender Pharmakawirkung ist eine Schrittmacherstimulation erforderlich (über externe, thorakale Elektroden oder interne, transvenöse Vorhofsonde).

"Einfache" Vasopressoren

Bei den "einfachen" Vasopressoren handelt es sich in erster Linie um *indirekte Sympathikomimetika*. Die Wirkungsmechanismen liegen in einer:

- vermehrten Freisetzung von Noradrenalin (NA) aus den präsynaptischen Speichern,
- Hemmung der neuronalen und extraneuronalen Wiederaufnahme von NA und z.T. auch
- Hemmung d. intraneuronalen NA-abbauenden Monoaminoxydase (z.B. Amezinium - Supratonin®).

Die Wirkung ist also vornehmlich an das Vorhandensein von Noradrenalin gekoppelt und damit auf α- und $ß_1$-Rezeptoren beschränkt. Hieraus erklären sich auch die verminderte bzw. fehlende Wirkung bei entleerten NA-Speichern und die Tachyphylaxie bei wiederholtem Gebrauch. Während der Blutdruck primär als Folge der *Vasokonstriktion* (α-Rezeptorenstimulation) ansteigt, kann die Herzfrequenz trotz der $ß_1$-Stimulation reflektorisch abfallen (Barorezeptorenreflex). Ein häufig eingesetztes Präparat ist das Akrinor®, bei dem es sich allerdings um ein Mischpräparat handelt:

<u>Akrinor®</u>

Mischpräparat
- Cafedrin (Verbindung aus Theophyllin + Norephedrin)
- Theodrenalin (Verbindung aus Theophyllin + Noradrenalin)

2-ml-Ampulle
- 200 mg Cafedrin + 10 mg Theodrenalin

Wirkmechanismus

0,5 ml i.v.: Blutdruckanstieg, *Anstieg* d. Herzfrequenz (Stimulation von $ß_1$- u. geringer von $ß_2$-Rezeptoren [Theophyllin])
1,0 ml i.v.: Blutdruckanstieg, *Abfall* d. Herzfrequenz (zusätzlich Stimulation von α-Rezeptoren)

Katecholamine

Katecholamine wirken *rezeptorabhängig* in unterschiedlicher Weise (Tab. 19), so daß sie je nach Art der Beeinträchtigung der Herz-Kreislauf-Funktion eingesetzt werden. Voraussetzung für ihren differenzierten Einsatz ist ein entsprechend umfassendes Monitoring (z.B. invasive Blutdruckmessung, ZVD, ggf. PCWP und HZV). Im einzelnen werden folgende Substanzen verwendet:

Adrenalin (Suprarenin®)

Adrenalin bzw. Epinephrin ist ein ß- und α-rezeptorenstimulierendes körpereigenes Katecholamin, das positiv ino-, chrono-, dromo-, bathmo-, lusitrop und in höherer Dosis vasokonstriktorisch wirkt. Es ist Mittel der *ersten* Wahl bei der *kardiopulmonalen Reanimation* und beim *anaphylaktischen Schock*. Im kardiogenen Schock sollte allerdings Dobutamin (s.u.) vorgezogen werden. Adrenalin stimuliert in einer Dosierung 1-2 µg/min vorwiegend ß-Rezeptoren, in höherer Dosierung steht die Erregung von α-Rezeptoren im Vordergrund.

Noradrenalin (Arterenol®)

Noradrenalin bzw. Norepinephrin ist ein Katecholamin mit überwiegend α-rezeptorenstimulierender Wirkung. Dadurch führt es zu einem Anstieg des peripheren Gefäßwiderstandes und einer Blutdruckerhöhung. Das HZV wird durch Noradrenalin i.d.R. nicht gesteigert, allerdings kommt es zu einer Zunahme der Koronar- und Hirndurchblutung. Die Herzfrequenz kann reflektorisch abnehmen (Barorezeptorenreflex). Noradrenalin ist indiziert, wenn der periphere Widerstand erniedrigt ist, wie z.B. im *septischen Schock*. Die Dosierung richtet sich nach der Wirkung.

Dopamin

Dopamin ist die Vorstufe von Noradrenalin und stimuliert dopaminerge (D_1/D_2), $ß_1$- und α-Rezeptoren. In einer Dosierung von 2-4 µg/kg/min, der sog. Nierendosis, nimmt durch D1-Stimulierung selektiv die Nierendurchblutung zu, bei höheren Dosierungen erfolgt dann eine $ß_1$-Erregung, bei mehr als 10 µg/kg/min überwiegt schließlich die Wirkung auf α-Rezeptoren, die auch indirekt durch Freisetzung von Noradrenalin zustande kommt. Meistens wird Dopamin in "Nierendosis" mit anderen Katecholaminen kombiniert.

Dobutamin (Dobutrex®)

Dobutamin ist ein synthetisches Katecholamin, das vorwiegend auf $ß_1$-Rezeptoren und damit positiv inotrop wirkt. Die schwächere Erregung von $ß_2$-Rezeptoren führt zu einer peripheren Vasodilatation mit Nachlastabnahme, was dazu führt, daß i. Ggs. zur Anwendung von Noradrenalin, Dopamin oder Adrenalin der linksventrikuläre Füllungsdruck gesenkt und die myokardiale O2-Bilanz nicht verschlechtert wird. Ein Blutdruckabfall und eine Tachykardie sind unter Dobutamin im wesentlichen nur dann zu erwarten, wenn eine Hypovolämie vorliegt. In höherer Dosis (> 10 µg/kg/min) kommt ein vasokonstringierender Effekt hinzu, der über α-Rezeptoren vermittelt wird und den peripheren Widerstand ansteigen läßt. Dobutamin wird mit 2-15 µg/kg/min dosiert und bei *akuter Linksherzinsuffizienz* sowie beim *kardiogenen Schock* eingesetzt.

Dopexamin (Dopacard®)

Dopexamin ist ein synthetisches Dopaminderivat, das D_1- und $ß_2$-Rezeptoren stimuliert. Die HZV-Steigerung kommt überwiegend durch eine Nachlastsenkung ($ß_2$-Effekt) zustande. Renale und mesenteriale Durchblutung werden zusätzlich durch den Ansatz an D_1-Rezeptoren verbessert. Die Dosierung hierzu beträgt 1-2 µg/kg/min.

Tabelle 19: Rezeptoreffekte verschiedener Katecholamine

Substanz	α	$ß_1$	$ß_2$	D_1	D_2
Noradrenalin	+++	+++	ø	ø	ø
Adrenalin	+++	+++	++	ø	ø
Dopamin	+++	+++	ø	+++	+++
Dobutamin	+	+++	+	ø	ø
Dopexamin	ø	+	+++	+++	++

Phosphodiesterasehemmer (s. auch Kap. 27, S. 516 f.)

Hemmstoffe der Phosphodiesterase (PDE) wie Milrinon (Corotrop®), Enoximon (Perfan®) und Amrinon (Wincoram®) wirken über eine Hemmung des cAMP-Abbaus in der Herzmuskelzelle positiv inotrop und lusitrop. Sie werden zur Behandlung der *akuten Linksherzinsuffizienz* ergänzend zu Katecholaminen wie Dobutamin, angewendet. Ihr Einsatz ist besonders nützlich, wenn eine Steigerung der Katecholamindosen als Folge zunehmender Unempfindlichkeit myokardialer $ß_1$-Rezeptoren (sog. "down regulation" bei längerer Katecholamintherapie oder chronischer Herzinsuffizienz) erforderlich wird, aber keinen zusätzlichen Effekt zeigt. Neben der Kontraktilitätssteigerung senken PDE-Hemmer relativ deutlich den peripheren Widerstand und damit die linksventrikuläre Nachlast. Hierdurch kann bei Vorliegen einer Hypovolämie ein stärkerer Blutdruckabfall eintreten, der dann von einer kompensatorischen Tachykardie begleitet wird. Der direkte positiv chronotrope Effekt von PDE-Hemmern ist dagegen nur gering ausgeprägt.

Vasodilatatoren

Vasodilatatoren werden zur *Vorlast-* und/oder *Nachlastsenkung* eingesetzt. Im einzelnen handelt es sich um:

Nitroglycerin (z.B. Nitrolingual®)

Nitroglycerin (Glyceryltrinitrat) wirkt erschlaffend auf die glatte Gefäßmuskulatur vor allem im venösen, weniger im arteriellen Bereich. Durch die Vasodilatation kommt es zur Verminderung des venösen Rückstromes und damit zum Abfall des linksventrikulär enddiastolischen Druckes (Vorlastsenkung). Nur in geringem Maße wird auch der periphere Gefäßwiderstand reduziert (Nachlastsenkung). Das HZV wird nur bei einer Senkung deutlich erhöhter Vorlasten gesteigert ("abfallender Schenkel der Starling-Kurve"). Nitroglycerin ist indiziert bei *Linksherzinsuffizienz mit Lungenstauung* (z.B. kardiogenes Lungenödem; Dosierung 1-10 mg/min) und bei Angina pectoris bzw. *myokardialen Ischämien.*

Nifedipin (z.B. Adalat®)

Nifedipin gehört zu den sog. Calciumantagonisten und ist vasodilatatorisch wirksam. Es senkt den peripheren Widerstand und kann die Koronardurchblutung verbessern. Es wird oftmals als Mittel der 1. Wahl zur Therapie der *hypertensiven Krise* eingesetzt.

Diuretika

Perioperativ werden nur die stark wirksamen sog. *Schleifendiuretika* verwendet, in erster Linie **Furosemid** (z.B. Lasix®), das über eine Hemmung der renalen Natriumrückresorption im proximalen und distalen Tubulussystem sowie in der Henleschen Schleife zu einer gesteigerten Natrium- und Wasserausscheidung führt. Dadurch werden die ventrikulären Füllungsdrücke gesenkt. Zudem wirkt Furosemid geringfügig venodilatierend und vermindert so zusätzlich die Vorlast direkt. Es ist indiziert bei *Links- und/oder Rechtsherzinsuffizienz mit Stauungszeichen* ("hydropische Herzinsuffizienz") oder bei iatrogener *Überwässerung.*

Besonderheiten für die Praxis

1. Bei **akuter hämodynamischer Depression mit kritischem Blutdruckabfall** werden bis zur Beseitigung bzw. Therapie der Ursache Vasopressoren (z.B. Akrinor® und bei unzureichender Wirkung Noradrenalin, ggf. auch Adrenalin, wenn zusätzlich Frequenz- und/oder Inotropiesteigerung erforderlich ist) zur überbrückenden Aufrechterhaltung der koronaren und zerebralen Perfusion eingesetzt.
2. Bei **septischen Patienten** mit niedrigem peripheren Gefäßwiderstand, i.d.R. erhöhtem HZV und kapillärem Leck sollte nach primärer Volumenauffüllung frühzeitig Noradrenalin zur Widerstandserhöhung appliziert werden. Eine alleinige, übermäßige Volumenzufuhr ist nicht ratsam, da sie infolge der gesteigerten Gefäßpermeabilität zur massiven Ödembildung führt.

Cave:

Bei bzw. vor jeder kontinuierlichen Gabe von Katecholaminen sollte immer eine Hypovolämie ausgeschlossen bzw. beseitigt werden!

Bei **unzureichender Katecholaminwirkung** müssen differentialdiagnostisch folgende Ursachen in Betracht gezogen werden:

- massive Hypovolämie
- ausgeprägte Azidose (pH < 7,2)
- Hypothermie
- Cortisolmangel
- ionisierte Hypokalzämie
- "down"-Regulation kardialer ß-Rezeptoren (z.B. chronische Herzinsuffizienz, Vormedikation mit ß-Sympathikomimetika)

2 Pufferung einer metabolischen Azidose

2.1 Natriumhydrogencarbonat

Die Gabe von Natriumhydrogencarbonat ($NaHCO_3$) zum Ausgleich einer metabolischen Azidose ist prinzipiell eine *symptomatische* Maßnahme. Sie kommt deshalb nur in Betracht, wenn eine Therapie der Ursache nicht unmittelbar möglich bzw. erfolgversprechend ist. Die Notwendigkeit einer Pufferung besteht, wenn sich eine bedrohliche metabolische Azidose entwickelt hat. Erst **unterhalb eines pH-Wertes von 7,2** wird eine Azidose hämodynamisch relevant (Verminderung der Myokardkontraktilität, verminderte Wirksamkeit von Katecholaminen).

Chronische metabolische Azidosen (z.B. bei terminaler Niereninsuffizienz) sind i.d.R. respiratorisch kompensiert. Bei Durchführung einer Allgemeinanästhesie mit kontrollierter Beatmung sollte diesem Umstand durch entsprechende individuelle Anpassung des Atemminutenvolumens Rechnung getragen werden. Die Indikation zum medikamentösen Azidoseausgleich ist demzufolge hier besonders restriktiv zu stellten.

Natriumhydrogencarbonat wird als **1molare, d.h. 8,4%ige Lösung** (1 ml enthält 1 mmol $NaHCO_3$) nach folgender **Faustformel** zur Korrektur eines *extrazellulären* Defizites eingesetzt:

$$NaHCO_3\text{-Bedarf (mmol)} = 0{,}2 \cdot \text{negativer "base excess" (BE)} \cdot \text{kg KG}$$

0,2: ungefährer Anteil des EZR am Körpergewicht (bei Erwachsenen)

Die Reaktion im Blut lautet:

$$NaHCO_3 + H^+ \rightarrow Na^+ + H_2CO_3 \rightarrow H_2O + CO_2$$

Die Substitution sollte i.d.R. *gezielt* nach BGA-Ergebnis und Formelberechnung erfolgen. Eine "Blindpufferung" sollte möglichst vermieden werden, um keine Überkorrektur zu erzeugen (<u>Ausnahme</u>: "Reanimation" oder "MH-Krise", hier max. 1 mmol $NaHCO_3$/kg KG). Beachtet werden muß auch, daß eine $NaHCO_3$-Gabe bei nicht angepaßter maschineller Ventilation zum *reaktiven* Anstieg der intrazellulären CO_2-Konzentration führt und damit die Azidose weiter verstärkt wird!

Merke:

1. Bei Pufferung einer metabolischen Azidose mit Natriumhydrogencarbonat muß zusätzlich immer nach der **Azidoseursache** gesucht werden, um eine kausale Therapie einleiten zu können.
2. Unter Applikation von Natriumhydrogencarbonat steigt der **CO_2-Partialdruck** im Blut, so daß die Ventilation bei beatmeten Patienten entsprechend angepaßt werden muß, um einen unmittelbaren Azidoseausgleich zu erreichen.
3. Eine pH-Verschiebung um 0,1 im Blut bewirkt durch extra-/intrazelluläre **Kaliumumverteilung** eine Änderung der K^+-Konzentration im Serum um ca. 0,5 mmol/l.
4. Bei spontan atmenden, nichtintubierten Patienten mit kombinierter respiratorisch-metabolischer Azidose ist die Gabe von Natriumhydrogencarbonat **absolut** kontraindiziert ("CO_2-Narkose")!
5. Bei Hypernatriämie ($Na^+ > 150$ mmol/l) sollte statt Natriumhydrogencarbonat **Tris-Puffer** verwendet werden.

2.2 **Tris-Puffer** (Trishydroxy-methyl-amino-methan [THAM], Trometamol)

Der **Tris-Bedarf** errechnet sich nach der Formel:

$$0{,}3 \text{ mol THAM (ml)} = \text{negativer BE} \cdot \text{kg KG}$$

Wirkmechanismus: Bindung von Wasserstoffionen und Bereitstellung von Hydrogencarbonat

$$\text{Tris} + H_2CO_3 \rightarrow \text{Tris-}H^+ + HCO_3^-$$

Tris-H^+ (ca. 70 %) wird rasch **renal eliminiert.** Es besteht daher Kumulationsgefahr bei Oligurie und Anurie bzw. **Niereninsuffizienz**. Der nichtionisierte Anteil (ca. 30 %) kann intrazellulär eindringen und hier wirksam werden. Tris-Puffer bewirkt eine **Atemdepression** (-> $PaCO_2$-Zunahme!), so daß besondere Vorsicht bei nichtbeatmeten Patienten mit respiratorischer Insuffizienz geboten ist. Bei versehentlicher paravasaler Zufuhr können schwere **Gewebenekrosen** auftreten, so daß sich die Zufuhr über einen ZVK empfiehlt. Gegenüber $NaHCO_3$ bestehen keine grundsätzlichen Wirkungsvorteile. Es kann lediglich eine zusätzliche Natriumgabe **bei Hypernatriämie und Hyperosmolarität** vermieden werden (Maximaldosis: 750 ml einer 0,3-molaren THAM-Lösung; die Infusionsgeschwindigkeit sollte hierbei 10 ml/min nicht überschreiten!).

3 Emesisprophylaxe und -therapie

Übelkeit und Erbrechen (PONV = "postoperative nausea and vomitus") entstehen nach sensorischer oder pharmakologischer Stimulierung des Brechzentrums in der Formatio reticularis. Die postoperative Häufigkeit beträgt im Durchschnitt 20-30 % bei allerdings hoher Variabilität, das Maximum liegt in den ersten 2-3 Stunden nach einer Operation. Ursächlich kommen neben (Inhalations-)anästhetika und Opioiden (Reizung chemosensibler Rezeptoren im Bereich der Area postrema) wahrscheinlich auch Schmerzen sowie der chirurgische Eingriff selbst in Frage. Blutdruckabfälle, z.B. unter rückenmarknahen Regionalanästhesien, können ebenfalls triggernd wirken. Neben der Beeinträchtigung des Wohlbefindens sind es vor allem die *objektiven* medizinischen Nachteile, die dem Patienten durch PONV erwachsen können und die Anlaß geben, die Risikofaktoren zu berücksichtigen (Tab. 20) und geeignete präventive bzw. therapeutische Maßnahmen einzusetzen (Tab. 21).

Medizinische Risiken durch PONV

- tracheo-bronchiale Aspiration (bei noch mangelhaften Schutzreflexen)
  -> Atemwegsobstruktion
  -> Aspirationspneumonie/-itis
- Gefährdung des OP-Ergebnisses
  - Abdominalchirurgie
  - intrakranielle Operationen
  - Ophthalmochirurgie
  - Oralchirurgie
- ICP-Anstieg bei disponierten Patienten
- Blutdrucksteigerung
- Imbalancen im Flüssigkeits-, Elektrolyt- und Säure-Basen-Haushalt (betrifft vor allem Kinder und geriatrische Patienten)
- Mallory-Weiss-Syndrom (gastrale Blutung)
- Boerhaave-Syndrom (Ösophagusruptur)

Tabelle 20: Risikofaktoren für PONV

<u>patientenbedingt</u>
- häufiger bei Frauen, Kindern und Jugendlichen sowie Nichtrauchern
- Übelkeit/Erbrechen nach früheren Narkosen
- Neigung zur "Reisekrankheit"
- zu kurze oder zu lange präoperative Nüchternheit (< 6 h, > 14-16 h)
- psychogene Faktoren (?)

<u>operationsbedingt</u>
- laparoskopische Eingriffe (50-70 %)
- Eingriffe im Bereich des Innenohres
- intrakranielle Operationen (hirnstammnah/Hirndrucksteigerung)
- Notfalleingriffe (fehlende Nüchternheit, Aufregung)

<u>anästhetikabedingt</u>
- volatile Anästhetika
- Opioide
  - (dopaminerge) Stimulierung der Area postrema
  - vestibuläre "Aktivierung"
  - verzögerte Magenentleerung
- N_2O (?)
  - Druckerhöhung im Mittelohr
  - Distension im Gastrointestinaltrakt
  - Erregung von Opioidrezeptoren

<u>anästhesiebedingt</u>
- lange Anästhesie- bzw. Operationsdauer
- RM-nahe Regionalanästhesien, vor allem hohe Blockaden
  - Hypotension
  - Angst
- mechanische Pharynxreizung
- Insufflation von Gas in den Magen
- Cholinesterasehemmstoffe

<u>postoperativ</u>
- Schmerzen (?)
- Hypotension, Hypoxie und Hyperkarbie

Tabelle 21: Prophylaxe und Therapie von PONV

1. wenn möglich: Regionalanästhesien bevorzugen	
2. Narkosekonzept bei (Hoch-)Risikopatienten:	
- TIVA mit Propofol (antiemetische Eigenwirkung ?)	
- kein N_2O (kontrovers)	
- keine volatilen Anästhetika!	
3. pharmakologisch:	
- H_1-Rezeptorantagonisten:	Dimenhydrinat (Vomex A®), 62 mg i.v.
- H_1/H_2-Rezeptorantagonisten:	z.B. Clemastin (Tavegil®) + Ranitidin (Zantic®), je 2 Amp. ad 500 ml Sterofundin®
- D_2-Rezeptorantagonisten:	Droperidol (DHBP), 1,25 mg i.v.: bei fehlenden Kontraindikationen im Rahmen der Narkoseein- oder -ausleitung
- 5-HT_3-Rezeptorantagonisten:	Ondansetron (Zofran®, 4 mg i.v.) oder Tropisetron (Navoban®, 2 mg i.v.)
- Glukokortikoide:	Dexamethason (Fortecortin®), 4 mg i.v.
4. allgemeine bzw. adjuvante Maßnahmen	
- ausreichend lange, aber nicht zu lange präoperative Nüchternheit	
- Vermeidung von Angst und Schmerzen (-> anxiolytische Prämedikation)	
- Vermeidung von Hypotension, Hypoxie und Hyperkarbie	
- Magensonde bei Allgemeinanästhesien (-> kontinuierliche Magenentleerung, Effekt umstritten)	

Basierend auf neueren Untersuchungen können die Patienten präoperativ z.B. anhand einer **Schiebetafel** nach *Apfel* (erhältlich über Novartis Pharma) oder Punkteskala hinsichtlich ihrer PONV-Risikokonstellation quantifiziert und klassifiziert werden. Der zugrundeliegende Score erfaßt hierbei Alter, Geschlecht, anamnestisches Erbrechen (vor allem nach früheren Narkosen, "Reisekrankheit"), Nikotinabusus (niedrigere PONV-Inzidenz bei Rauchern) sowie die zu erwartende Eingriffsdauer. Die Eingriffslokalisation ist bis auf einige Ausnahmen (in Tab. 20) ohne bzw. von untergeordnetem Einfluß. Anschließend kann vereinfachend wie folgt vorgegangen werden:

1. Patienten mit *geringem* Risiko (< 25 %) sowie Patienten vor einer Regionalanästhesie benötigen keine medikamentöse Prophylaxe.
2. Patienten mit *mittlerem* Risiko (25-50 %) erhalten zur Narkoseeinleitung 62 mg des H_1-Antihistaminikums Dimenhydrinat i.v. (= 10 ml Vomex A®).
3. Patienten mit *hohem* Risiko (> 50 %) erhalten vor einer *Narkose* eine kombinierte Prophylaxe mit H_1- und H_2-Rezeptorantagonisten (Tab. 21). Außerdem sollte bei ihnen Propofol verwendet werden, am besten im Rahmen einer TIVA. Auf volatile Anästhetika soll möglichst verzichtet werden. Die Anwendbarkeit von N_2O wird nicht einheitlich beurteilt.

Merke:

Bei **"high-risk"-PONV-Patienten** sollte - falls eine Allgemeinanästhesie erforderlich ist - neben einer prophylaktischen Gabe von **H_1- und H_2-Rezeptorantagonisten** im Rahmen der Narkoseeinleitung eine **TIVA mit Propofol** + Opioid durchgeführt werden.

4 Perioperative Antibiotikaprophylaxe

Die gern geübte Praxis einer perioperativen Antibiotikaprophylaxe erfolgt aus chirurgischer Sicht nicht immer unter rationalen Aspekten. Zum Teil fehlt es an kontrollierten Studien, die den Effekt bzw. die Notwendigkeit perioperativer Antibiotikagaben belegen könnten. Die wichtigste Maßnahme zur postoperativen Infektionsverhütung ist eine sorgfältige antiseptische bzw. aseptische chirurgische Vorgehensweise!

Zusammenfassend lassen sich folgende **Empfehlungen** zur perioperativen Antibiotikaprophylaxe geben:

unstrittige Indikationen

- Operationen am offenen Herzen
- Endokarditisprophylaxe bei Risikopatienten (s.u.)
- Splenektomie oder Operationen bei Z. n. Splenektomie (besondere Gefahr für Infektionen mit Pneumokokken)

nicht definitiv gesicherte, aber wahrscheinliche Indikationen

- kolorektale Chirurgie
- vaginale Hysterektomie

gesicherte Nicht-Indikationen

- Traumatologie (außer bei massiv kontaminierten oder infizierten Wunden, z.B. offene Frakturen II.° oder III.° > 2 h nach Verletzung, fäkale Kontamination)
- alle Operationen, bei denen keine bakteriell-infektiösen Prozesse oder physiologischen Erregerreservoire eröffnet werden, z.B. i.d.R. bei:
  - Osteotomien
  - endoprothetischem Gelenkersatz
  - Fremdkörperimplantationen
  - Thorakotomien
  - Laparotomien
  - neurochirurgischen Eingriffen

Der Zeitpunkt der Antibiotikagabe (i.v. bzw. p.inf.) sollte, um ausreichende Gewebespiegel zu erzielen, mindestens 30 Minuten vor OP-Beginn liegen. Eine Zweitgabe kann nach 8 Stunden erfolgen, ist aber i.d.R. nicht erforderlich. Bei einmaliger Applikation wird eine Tages-Normdosis empfohlen (untere vom Hersteller empfohlene Tagesdosis). Bei der Auswahl des Antibiotikums ist das typische Erregerspektrum, das erreicht werden soll, zu berücksichtigen. Bei **Darmlumen-eröffnenden Eingriffen** gelten folgende Anforderungen:

- gute Aktivität des Antibiotikums gegen gram-positive Keime
- subinhibitorische Effekte gegen fakultativ pathogene Erreger aus der Gruppe der gram-negativen Stäbchen
- gute Aktivität gegen Bacteroides-Arten (nicht unbedingt erforderlich)

Hieraus kann abgeleitet werden, daß bei diesen Eingriffen ältere, **"einfache" Antibiotika** (z.B. Mezlocillin - Baypen®, Cephazolin - Elzogram®) zur Prophylaxe zumeist ausreichend sind und auf den Einsatz von neueren Substanzen oder Antibiotikakombinationen verzichtet werden kann.

Sehr wichtig, im Einzelfall aber schwierig, ist die Entscheidung, ob noch eine Antibiotikaprophylaxe ausreicht oder bereits besser eine **intensive Frühtherapie** (über mehrere Tage) gegen eine klinisch noch kaum evidente, de facto aber schon manifeste Infektion durchgeführt werden sollte.

Endokarditisprophylaxe

Abnorme, turbulente Blutströmungsverhältnisse im Bereich des Herzens oder der großen herznahen Gefäße entstehen als Folge von Herz- bzw. Herzklappenfehlern oder nach Klappenersatz und können Endokard- bzw. Endothelläsionen mit nachfolgend thrombotisch-fibrotischen Auflagerungen verursachen. Diese Patienten sind durch transiente Bakteriämien im Rahmen diagnostischer oder therapeutischer Eingriffe in erheblichem Maße gefährdet, eine bakterielle Endokarditis zu erleiden. In erster Linie handelt es sich bei den Erregern um gram-positive Kokken (hauptsächlich α-hämolysierende Streptokokken und Enterokokken, selten koagulase-positive Staphylokokken), die sich durch eine besondere Affinität zum geschädigten Endokard auszeichnen.

Prädispositionen (erhöhtes Endokarditisrisiko, von oben nach unten abnehmend)

- Z. n. Herzklappenersatz
- Z. n. Konduit-Implantation
- Z. n. infektiöser Endokarditis
- Herz- bzw. Herzklappenfehler
- weniger als 6 Wochen zurückliegender herzchirurgischer Eingriff
- Ductus Botalli apertus
- Aortenisthmusstenose
- hypertrophisch-obstruktive Kardiomyopathie
- Mitralklappenprolaps *mit* systolischem Geräusch
- weniger als 6 Monate zurückliegender herzchirurgischer Eingriff

Patienten mit den vorgenannten Prädispositionen sollten spätestens 30 Minuten *vor* invasiven ärztlichen Maßnahmen, die mit einer passageren Bakteriämie einhergehen können, zur Endokarditisprophylaxe **Antibiotika** - am besten intravenös - erhalten. Die Wahl des Antibiotikums richtet sich dabei nach dem für den Ort des vorgesehenen Eingriffs typischen Erregerspektrum:

- Oropharynx und Respirationstrakt: Streptokokken
- Gastrointestinal- und Urogenitaltrakt: Enterokokken
- Haut: Staphylokokken

Perioperativ kann nach folgendem **Schema** vorgegangen werden:

1. **Standard-Endokarditis-Prophylaxe**, abhängig von der Eingriffslokalisation:	
I. Mund-/Rachenraum:	Penicillin G 50.000 E/kg KG (max. 2 Mega)
II. Verdauungstrakt und Harnwege:	Ampicillin 50 mg/kg KG (max. 2 g)
III. Haut* (oberflächlicher Abszeß):	Flucloxacillin (Staphylex®) 50 mg/kg KG (max. 2 g)
2. **Bei Penicillin-Unverträglichkeit**:	
bei I und III:	Clindamycin (Sobelin®) 15 mg/kg KG (max. 600 mg)
bei II:	Vancomycin 20 mg/kg KG (max. 1 g)
3. **Bei besonders hohem Endokarditisrisiko** (die ersten 3 Punkte unter Prädispositionen):	
- Kombination mit Gentamicin (Refobacin®) 2 mg/kg Kg (max. 80 mg)	
- wiederholte Gabe nach 8 Stunden	
*: Nach chirurgischer Therapie tiefer Pyodermien (tiefer Abszeß, Phlegmone, Furunkel) muß selbstverständlich, ebenso wie bei Herzgesunden, eine längerfristige Antibiotikatherapie durchgeführt werden!	

Kein erhöhtes Endokarditisrisiko und dementsprechend keine Notwendigkeit einer Antibiotikaprophylaxe liegt vor bei:

- Vorhofseptumdefekt vom Sekundum-Typ
- Mitralklappenprolaps *ohne* systolisches Geräusch
- Aortensklerose
- koronarer Herzkrankheit
- Z. n. Herzschrittmacher-Implantation
- vollständig korrigierten Herzfehlern (Wiederherstellung der normalen Strömungsdynamik)
- Z. n. koronarer Bypassoperation

5 Perioperative Glukokortikoidsubstitution (s. Kap. 35, S. 651)

6 Kontrollierte Hypotension

Bei einigen Operationen wird unter der Vorstellung, den intraoperativen Blutverlust zu vermindern und dadurch die Operationsbedingungen zu verbessern, manchmal eine kontrollierte Blutdrucksenkung durchgeführt, z.B. bei:

- Wirbelsäulenkorrekturen,
- Oberkieferosteotomien,
- plastischen Operationen,
- Operationen von Basilarisaneurysmen oder zerebralen Angiomen,
- Tumoroperationen (HNO, MKG, Auge).

An **Kontraindikationen** sind hierbei zu beachten:

- Myokardinsuffizienz
- KHK
- arterieller Hypertonus
- zerebrovaskuläre Erkrankungen
- Niereninsuffizienz, Leberschäden
- Anämie (Hb < 10 g%)

Durchführung

Um Organminderperfusionen zu vermeiden, sollte der **arterielle Mitteldruck nicht unter 60 mmHg**, kurzfristig auch bis 50 mmHg, abgesenkt werden (-> invasive Druckmessung!). Damit die körpereigenen Autoregulationsvorgänge wirksam werden können, ist mit der Hypotension einschleichend zu beginnen. Die Hypotensionsphase sollte zeitlich auf das operativ erforderliche Minimum beschränkt werden. Zur Drucksenkung können Substanzen, wie z.B. Nifedipin, aber auch Anästhetika mit besonderer vasodilatatorischer Potenz wie Isofluran eingesetzt werden. Die Anwendung von Nitroprussid-Natrium ist wegen der möglichen Zyanidanreicherung nicht empfehlenswert. Das Operationsgebiet sollte leicht erhöht gelagert werden, um hier den venösen Abfluß zu verbessern. Bei der kontrollierten Beatmung sollten, um den venösen Rückstrom zum Herzen und damit das Herzzeitvolumen möglichst wenig zu beeinträchtigen, niedrige Atemwegsdrücke erreicht werden, auf einen PEEP sollte nach Möglichkeit während der Hypotensionsphase verzichtet werden. Essentiell ist die Aufrechterhaltung einer **Normovolämie**. Vor Beendigung der Operation ist der Blutdruck rechtzeitig wieder in normotone Bereiche anzuheben, um damit die Blutstillung durch den Operateur zu erleichtern und so die Gefahr von Nachblutungen zu verringern.

Monitoring bei kontrollierter Hypotension

- Pulsoxymetrie, Kapnometrie
- invasive Druckmessung; ZVD, SvO_2 (-> Erfassung des Volumenstatus, Trendbeurteilung des HZV)
- Urinausscheidung

Komplikationen

- Reflextachykardie (-> ß-Rezeptorenblockade, z.B. mit Esmolol [Brevibloc®])
- Rebound-Hypertension bei abruptem Beenden der Hypotension

7 Anästhesietechniken

1 Maskennarkose

1.1 Allgemeines

Die konventionelle **Gesichtsmaske** ist nur für Narkosen bei kurzen Eingriffen bis zu einer Dauer von ca. 30 Minuten geeignet, während die **Larynxmaske** (LMA) auch bei längeren Operationen verwendet werden kann. Als *kurze* Eingriffe gelten z.B.:

- Abszeßspaltungen
- Repositionen von Frakturen und Luxationen
- schmerzhafte Verbandswechsel
- Gipswechsel bei Kleinkindern
- diagnostische Probeentnahmen von Gewebe
- Elektrokrampftherapie
- Kardioversion

Maskennarkosen dürfen grundsätzlich nur bei **"nüchternen" Patienten** und in Rückenlage (LMA auch in Seitenlage) durchgeführt werden. Während einer Maskennarkose wird der Patient entweder assistiert oder manuell-kontrolliert beatmet, oder man läßt ihn während kurzer Eingriffe - bei suffizienter Eigenatmung (Apnoe-Monitoring!) - spontan atmen. Bei Verwendung einer LMA ist auch eine maschinelle Beatmung möglich, sogar mit einem geringen PEEP von bis zu 5 cmH2O. Hierbei sollte der inspiratorische Druck auf ca. 20 cmH2O begrenzt werden (z.B. Überdruckventil). Durch adäquate Beatmungstechnik kann das Risiko der Luftinsufflation in den Magen und damit der Regurgitation beim - vermeintlich - nüchternen Patienten minimiert werden. Hierzu sollte der Beatmungsdruck 20-25 cmH2O nicht übersteigen (gastro-ösophagealer Verschlußdruck in Ruhe ca. 28 cmH2O, in Narkose geringer). Zur sicheren Gewährleistung einer Maskenbeatmung muß bei **Vollbartträgern** darauf bestanden werden, daß der Bart im Zweifelsfall präoperativ auf ein vertretbares Maß gestutzt wird. Dieses gilt im Prinzip vor Durchführung jedweder Form der Anästhesie!

Gefahren und Komplikationen der Maskenbeatmung

allgemein
- Luftinsufflation in den Magen
- pulmonale Aspiration
- bei zu flacher Narkose:
  - Husten, Würgen, Erbrechen
  - Laryngo-, Bronchospasmus
- Kontamination der Raumluft mit Anästhetikagasen

Gesichtsmaske
- schwierige Handhabbarkeit (zahnlose Patienten, Gesichtsanomalien)
- Hypoventilation und Hypoxie (Leckage, unbemerktes Nachlassen der Muskelkraft, Obstruktion)
- Verletzung von Ästen des N. trigeminus u. N. facialis (bei exzessivem Druck)
- Verletzungen der Augen: Lidödem, Chemosis, Hornhauterosion/-ulzeration
- HWS-Distraktion durch forcierte Reklination
- Kontaktdermatitis im Auflagebereich, anaphylaktische Reaktionen (Latexmasken, Desinfektionsmittelreste)

Larynxmaske (s. Abschn. 1.2)

Kontraindikationen für Maskenarkosen

- Nichtnüchternheit
- Bauchlage
- Seitenlage (Ausnahme: LMA)
- Adipositas (*niemals* bei Adipositas permagna!)
- Eingriffslokalisation
  - Laparotomie/Laparoskopie
  - Thorakotomie/Thorakoskopie
  - Eingriffe im Kopf-/Halsbereich (mit Larynxmaske möglich, aber *strenge* Indikationsstellung!)
- Eingriffsdauer > 30 min (Ausnahme: LMA)
- lockere Frontzähne
- Vollbart, Gesichtsanomalien (Ausnahme: LMA)
- Z. n. Unterkieferresektion
- Risikoklasse ≥ ASA III (Ausnahme: LMA)

1.2 Larynxmaske

Die Kehlkopf- bzw. Larynxmaske (engl. "laryngeal mask airway", LMA) wurde von Archibald Brain 1981 in England entwickelt ("Brainmaske") und hat das Instrumentarium des künstlichen Atemweges erheblich bereichert. Bei der LMA handelt es sich im Prinzip um einen *oropharyngealen Tubus* mit einer distalen Blockungsmanschette (Cuff), die im aufgeblasenen Zustand den Larynxeingang wie eine Maske umschließt. Ursprünglich mehr als Alternative zur Gesichtsmaske gedacht, hat sich der Indikationsbereich mit zunehmender Erfahrung auch auf das Management des schwierigen Atemweges ausgedehnt.

Indikationen für die Larynxmaske

- Eingriffe, für die eine endotracheale Intubation nicht erforderlich oder erwünscht und eine Gesichtsmaske nicht zweckmäßig ist
- Operationsdauer > 15 min und < 2-3 h
- ambulante Eingriffe
- Augen-, Ohroperationen
- Narkosen bei Sängern
- unerwartet schwierige Intubation (als Leitschiene für Tubusplazierung)
- Notfallbeatmung

Maskentypen

Die Larynxmaske (Fa. Logomed) ist aus Silikon gefertigt und steht in sechs Größen für verschiedene Alters- bzw. Gewichtsklassen zur Verfügung. Bei der Auswahl der richtigen Größe sollte neben dem Körpergewicht auch das Alter und der Halsumfang des Patienten berücksichtigt werden (Tab. 22).

Tabelle 22: Auswahl der Larynxmaske

Größe	anzuwenden bei	Cuff-Füllvolumen bis max. ml
1	Säuglingen bis 6,5 kg	5
2	Kleinkindern bis 20 kg	10
2,5	Kindern (20-30 kg)	20
3	Jugendlichen (30-50 kg)	25
4	Erwachsenen	35
5	großen Erwachsenen > 90 kg oder schlechtem Sitz der Größe 4	40

Die Larynxmaske wird mit *starrem* oder *flexiblem* (spiraldrahtverstärktem) Schaft angeboten. Die flexible Ausführung dient für den Einsatz bei Eingriffen im Kopf-/Hals- und Schulterbereich (bessere Ableitbarkeit, keine Abknickungsgefahr). Da hierbei aber die Interventionsmöglichkeit bei auftretenden Problemen eingeschränkt ist, muß die Indikation streng gestellt werden. Generell ist die flexible LMA etwas schwieriger zu plazieren. Neuerdings steht auch eine leicht *modifizierte* Larynxmaske zur Verfügung, die speziell das Einführen eines Endotrachealtubus über die LMA erleichtern soll (s.u.) und deshalb als *Intubationslarynxmaske* bezeichnet wird.

Die Larynxmaske ist kein Einwegartikel (Kostenpunkt ca. 250 DM!). Nach Gebrauch ist sie sofort sorgfältig auszuwaschen und im geblockten Zustand in die Desinfektionslösung einzulegen. Die Sterilisation muß im entblockten Zustand durchgeführt werden und ist bis zu 200mal möglich.

Als **Besonderheiten** sind zu beachten, daß

- eine Magensonde bei liegender LMA nur erschwert zu plazieren ist (LMA dafür entblocken; Magensonde b. Bed. am besten aber vorher legen),
- die endotracheale Absaugung erschwert bis unmöglich ist (cave: lange Narkosen!).

Position

Aufgrund ihrer angepaßten Form gleitet die Larynxmaske in ihre Position auf bzw. hinter das knorpelige Kehlkopfskelett. Die Erfolgsquote liegt bei über 95 % und ist nach kurzer Zeit auch für Neuanwender mittels adäquater Einführtechnik zu erreichen. Die Larynxmaske ist jedoch kein Instrument für den anästhesiologisch unerfahrenen Kollegen!

Fiberendoskopische Untersuchungen haben gezeigt, daß nur in ca. 60 % der Fälle die Larynxmaske zentral dem Kehlkopf anliegt. In 40 % ist sie nach lateral, ventral oder dorsal disloziert. Ventrale Fehllagen können durch eine forcierte Reklination des Kopfes während des Einführvorganges provoziert werden. In über 80 % der Fälle findet sich ein mehr oder minder ausgeprägter Epiglottisvorfall zwischen Larynxmaske und Kehlkopfeingang! Allerdings führt die hierdurch induzierte Lumeneinengung nur in den wenigsten Fällen zu einer relevanten Verringerung des Atemwegsquerschnitts. Erstaunlicherweise üben diese häufigen Fehllagen zumeist keinen Einfluß auf die Dichtigkeit aus und beeinträchtigen nur sehr selten die Ventilation.

Dichtigkeit und Aspirationsrisiko

Bei Beatmungsspitzendrücken bis zu 20 cmH2O schließen über 70 % aller Larynxmasken dicht ab. In 50 % der Fälle werden auch Spitzendrücke bis zu 30 cmH2O toleriert, ohne daß eine Leckage auftritt. Bei Drücken von mehr als 20 cmH2O ist allerdings eine **Luftinsufflation in den Magen**, verbunden mit erhöhtem Regurgitations- bzw. Aspirationsrisiko, nicht auszuschließen. Ein Nachblocken bei Undichtigkeit führt hier nur selten zu einer Verbesserung; die Larynxmaske sollte in diesen Fällen neu plaziert werden. Aus den bisherigen Untersuchungen läßt sich kein erhöhtes Aspirationsrisiko bei Anwendung der Larynxmaske an primär nüchternen Patienten ableiten. Bei fehlender Nüchternheit hingegen darf die Larynxmaske nicht eingesetzt werden, da sie hier keinen ausreichenden Schutz vor einer pulmonalen Aspiration bietet.

Postoperative Beschwerden

Im Gegensatz zum Endotrachealtubus, durch den es zwangsläufig zur mechanischen Irritation empfindlicher Strukturen des Atemweges, wie Stimmbänder und Trachealschleimhaut, und zur Verringerung des Atemwegsquerschnitts kommen muß, stülpt sich die Larynxmaske nur dem Eingang der Trachea über und verlängert so den natürlichen Atemweg. Bei *idealem* Sitz bleibt daher der Atemwegsquerschnitt unverändert. Durch das Fehlen der transglottischen Penetration entfallen Probleme wie Heiserkeit, Halsschmerzen, Husten, Laryngospasmus, Stimmbandreizung oder Ödem von Larynx bzw. Trachea in der postoperativen Phase fast völlig. Die Larynxmaske kann daher eine Alternative bei Patienten mit vorgeschädigter Stimmbandfunktion oder bekannten ausgeprägten postoperativen laryngealen oder trachealen Beschwerden nach endotrachealer Intubation sein. Aufgrund der geringen bzw. fehlenden Traumatisierung der Atemwege bietet sich ihr Einsatz geradezu bei ambulanten Eingriffen an.

Praktischer Umgang mit der Larynxmaske

1. **Vorbereitung**

Die Larynxmaske wird nach vorheriger Testung auf Dichtigkeit und Formstabilität im sorgfältig entblockten Zustand mit z.B. Lidocain-Gel an der Dorsalseite und im Cuffbereich lubrifiziert. Zahnprothesen müssen wie vor jeder Narkose entfernt werden. Eine **ausreichende Mundöffnung** ist unabdingbare Voraussetzung für die Einführung.

Merke:

> Bei Patienten mit **marodem Zahnstatus**, vor allem bei lockeren Schneidezähnen, darf keine Larynxmaske benutzt werden!

2. **Narkose**

Entscheidend für den Gebrauch der Larynxmaske ist eine ausreichend *tiefe* Narkose. Dieses gilt nicht nur für das Einführen der LMA, sondern auch während der Operation. Hierdurch lassen sich Probleme wie Laryngospasmus, Husten und Pressen sowie intraoperativ unbefriedigende Ventilation in den meisten Fällen vermeiden. Eine Muskelrelaxierung zum Einbringen der Larynxmaske ist i.d.R. nicht erforderlich, bei Ventilationsproblemen kann sie aber bisweilen hilfreich sein. Die Vorgabe einer geringen Dosis Atropin verhindert eine übermäßige (reflektorische) Salivation und pharyngeale Schleimansammlung im Verlauf der Narkose. Als ideales Einleitungshypnotikum wird **Propofol** angesehen, grundsätzlich kommen aber - bis auf Ketamin - auch alle anderen i.v. Hypnotika in Betracht. Sowohl die balancierte Anästhesie als auch die TIVA sind zur Aufrechterhaltung der Narkose geeignet.

3. **Einführtechnik**

Am häufigsten wird folgendes Einführmanöver angewendet:

Die Führungshand umfaßt den Schaft der LMA, wobei der Zeigefinger von Anfang bis Ende des Einführvorganges, also ohne zwischendurch umgesetzt zu werden, auf dem eigentlichen Maskenansatz liegt ("Bleistiftgriff"). Er dirigiert die LMA mit konstantem, geringen Druck zuerst über den harten, dann weichen Gaumen in ihre Endposition, d.h. in die Tiefe des Hypopharynx.

Mundboden- und Trachea-Eingangsebene liegen in einem spitzen Winkel zueinander, der normalerweise durch den Gebrauch eines Laryngoskops aufgehoben wird. An diesem Übergang kann das weitere Vorschieben der LMA problematisch werden. Durch ein *Umschlagen* der relativ weichen Maskenspitze kommt es dann zu einer Fehllage mit hochgradiger Undichtigkeit, und der Patient kann nicht erfolgreich beatmet werden.

Folgende**"Tricks"** zur leichteren bzw. besseren Positionierung können angewendet werden:

- Einführen einer leicht *vorgeblockten* LMA
- Einführen der LMA in den Mundbodenbereich zunächst *falsch* herum (180° gedreht, Öffnung nach dorsal zeigend), dann Drehung in die richtige Position
- Die LMA wird über den vorher tief in den Rachen eingebrachten *gestreckten Zeigefinger* geführt. Dies verhindert das Umschlagen der Maskenspitze und kann so in problematischen Fällen hilfreich sein.

4. **Fixation**

Die Larynxmaske wird mit einer Gazerolle als *Beißschutz* am besten mit zwei Pflasterstreifen fixiert. Bei sehr kleinen Kindern muß u.U. wegen der sehr engen Verhältnisse auf den Beißschutz verzichtet werden (-> Dislokationsgefahr). Wesentliche Probleme sind hierbei aber nicht beobachtet worden. Besonderes Augenmerk muß auf die *spannungsfreie* Aufhängung der Beatmungsschläuche gelegt werden, um Zug oder seitliche Verdrehungen am Ansatzstück der LMA, die zu Dichtigkeitsproblemen, im schlimmsten Fall zur Luxation der Maske aus der Ebene des knorpeligen Kehlkopfskeletts führen können, zu verhindern.

5. **Entfernen der Larynxmaske**

Mit dem Entfernen der LMA sollte (aufgrund der meist fehlenden "üblichen" Extubationskriterien wie Husten und Würgen) so lange gewartet werden, bis der Patient ansprechbar ist! Bei Kindern sollte für wenigstens zwei Minuten eine ausreichend tiefe und ungestörte Spontanatmung vorhanden sein, bevor die Larynxmaske dann ebenfalls problemlos herausgezogen werden kann. Sie wird immer im *entblockten* Zustand entfernt; anschließend wird b. Bed. oropharyngeal abgesaugt.

Einsatz der Larynxmaske bei pädiatrischen Narkosen

Die Larynxmaske bietet sich auch für Kurznarkosen bei Kleinkindern und Kindern an. Sie verringert bei richtiger Handhabung insbesondere in der Ausleitungsphase Probleme wie Husten, Würgen, Stridor oder Laryngospasmus. Die Größen 2, 2,5 und 3 sind gut und ausreichend sicher zu plazieren. Probleme können aber bei Einsatz der Größe 1 (Säuglinge) auftreten. Hier kommt es häufiger (ca. 1/4 der Fälle) zu einem ungenügenden Sitz der LMA mit größeren Leckagen. Außerdem ist die Dislokationsgefahr höher. Die sich hieraus ergebenden Ventilationsprobleme können gerade bei Säuglingen schnell zu kritischen Zuständen führen.

Mögliche Ursache: Das knorpelige Kehlkopfskelett fixiert die LMA normalerweise sowohl seitlich als auch vorne und hinten. Die anatomischen Strukturen sind naturgemäß beim sehr kleinen Kind noch nicht so herausgebildet, um für die erforderliche Stabilität zu sorgen. Hinzu kommt, daß die Epiglottis beim Säugling relativ größer und weniger steif als beim Erwachsenen ist, die Glottis kranialer und ventraler steht und auch die Stimmbänder weiter nach ventral geneigt sind. Die LMA #1 ist jedoch nur eine verkleinerte Version der größeren Ausgaben, für deren Entwicklung die Anatomie des Erwachsenen Grundlage war.

Merke:

Die Positionierung der **Larynxmaske #1** ist technisch **schwierig**!

Larynxmaske bei erschwerter oder unmöglicher Intubation

Bei zu erwartenden Intubationsschwierigkeiten oder bereits aufgetretenen Intubationsproblemen kann die Larynxmaske als Hilfsinstrument dienen, den oberen Atemweg zu sichern und die Beatmung des Patienten zu gewährleisten. Außerdem läßt sich auch ein Tubus endotracheal über die Larynxmaske einführen, wozu am besten die spezielle **Intubationslarynxmaske** (ILMA) benutzt werden sollte. Hierzu kann folgendes festgehalten werden:

1. Die Größen 3, 4 und 5 der Standardlarynxmaske erlauben die Passage eines Endotrachealtubus bis zu einem Innendurchmesser (ID) von 6,5 mm, die gleichen Größen der Intubationslarynxmaske sogar bis zu einem ID von 8,0 mm (-> Spezialtubus: s. Abschn. 1.3). Hierbei ist auf eine ausreichende Länge des Tubus zu achten. Bei der Standardlarynxmaske müssen für die Tubuspassage Konnektor und evtl. auch die Silikonstege zuvor entfernt werden.
2. Der Tubus kann prinzipiell "blind" oder mittels Fiberendoskop durch die LMA eingeführt werden, wobei aber die "Blindplazierung" mit Hilfe der Standardlarynxmaske - i. Ggs. zur Intubationslarynxmaske - nur selten erfolgreich ist.
3. Die "Blindintubation" über die LMA muß vorsichtig erfolgen. Hierbei wird die Erfolgschance durch Anteflexion des Kopfes vergrößert, durch Thyreoiddruck (mit Dorsalverlagerung des Kehlkopfes) dagegen verringert.
4. Die LMA erleichtert eine fiberendoskopische Intubation, da Kehlkopf und Trachea wesentlich einfacher "eingestellt" werden können (Vorgehen s. Abschn. 2.8).

Gefahren und Komplikationen der Larynxmaske

- Fehlplazierung mit Atemwegsobstruktion
- Dislokation (z.B. Umschlagen des Cuffs, Rotation der Maske) durch:
  - Bewegen des Kopfes, Schlucken, Beißen auf den Tubus
- Druckschäden (z.B. durch exzessiv zu hohen Cuffdruck)
  - Epiglottisödem, Ödem der hinteren Rachenhinterwand
  - Hämatom im Larynxeingang
- Verletzung der Uvula und der Tonsillen
- Ödem der Zunge
- Hypoglossusparese

Kontraindikationen für die Larynxmaske

- deutlich eingeschränkte Mundöffnung (z.B. Ankylose)
- lockere Frontzähne
- Nichtnüchternheit bzw. erhöhtes Aspirationsrisiko
- Bauchlagerung
- intraabdominelle, -thorakale und -kranielle Eingriffe
- Anwendung hoher Beatmungsdrücke (z.B. Lungenerkrankungen)
- Adipositas
- Erkrankungen im Mund-, Pharynx- oder Larynxbereich
- Tonsillenhypertrophie
- vorhersehbare schwierige Intubation
- fehlende Erfahrung

Vorteile der Larynxmaske gegenüber Gesichtsmaske (GM) und Endotrachealtubus (ET)

- geringere Gefahr der Hypoventilation und Raumluftkontamination durch Leckage (geg. GM)
- geringere hämodynamische Stimulation (geg. ET - gleich ausgeprägt wie beim Guedel-Tubus)
- maschinelle Beatmung, sogar mit geringem PEEP von ≤ 5 cmH_2O, möglich (geg. GM)
- fehlende Irritation von Stimmbändern und Trachealschleimhaut (geg. ET)
- niedrigere Inzidenz postoperativer Halsschmerzen und Heiserkeit (geg. ET)
- Schutz vor Barotrauma bei maschineller Beatmung

1.3 Intubationslarynxmaske

Die Intubationslarynxmaske (ILMA - LMA-Fastrach®) ist speziell für die "blinde" oder fiberendoskopische endotracheale Intubation bei schwierigen Intubationsbedingungen entwickelt worden, kann aber auch wie die Standardlarynxmaske als eigenständiger Luftweg benutzt werden. Sie weist i. Vgl. zum Standardmodell einige besondere Konstruktionsmerkmale auf. An ihrem proximalen Schaftende befindet sich ein zungenförmiger *Handgriff* aus Metall, der das Einführen erleichtert. Die endständigen Stege sind durch eine dreieckige *Gummilippe* ersetzt, die beim Durchschieben eines Endotrachealtubus die Epiglottis mechanisch aufrichten soll, um so den Kehlkopfeingang für den Durchtritt des Tubus freizumachen. Die ILMA wird in Kombination mit einem *Spezialtubus* ausgeliefert (atraumatische, weiche Spitze, spiralisierter Schaft, abnehmbarer Konnektor, Murphy-Auge). Nach erfolgreicher Intubation wird der Tubuskonnektor kurz entfernt, und die ILMA kann über den liegenden Tubus entfernt werden.

Verfügbare ILMA-Modelle

- LMA-Fastrach® #3: kombiniert mit Spezialtubus ID 7,0 mm
- LMA-Fastrach® #4: kombiniert mit Spezialtubus ID 7,5 mm
- LMA-Fastrach® #5: kombiniert mit Spezialtubus ID 8,0 mm

Bisherige klinische Erfahrungen

Seit Einführung der Intubationslarynxmaske im Jahre 1997 wurden mehrere Erfahrungsberichte und auch prospektive Studien zum klinischen Einsatz veröffentlicht. Die Ergebnisse zeigen, daß durch die ILMA in fast allen Fällen eine Beatmungsmöglichkeit gegeben war. Als Hilfsmittel zur - zumindest vorübergehenden - Beatmung ist sie folglich als *gleichwertig* mit der Standardlarynxmaske anzusehen, die bereits fester Bestandteil im Management des schwierigen Atemweges (s. Abschn. 2.9) ist. Die Rate an erfolgreichen "Blindintubationen" wird, in Abhängigkeit von der Übung des Anwenders und der Zahl der durchgeführten Korrekturmanöver, mit 85 bis 100 % angegeben.

Mögliche spezielle Risiken und Komplikationen

Postoperative Heiserkeit und Halsschmerzen sowie Schleimhautverletzungen zählen zu den allgemeinen Risiken der endotrachealen Intubation. Sie werden begünstigt, wenn das Einführen des Tubus bei Anwendung der ILMA ohne Sicht auf die Stimmbandebene erfolgt. Zudem ist ein vorübergehendes Anschwellen der Epiglottis durch die anhebende Gummilippe denkbar. Bisher sind allerdings keine bleibenden Schäden beobachtet worden. Dieses ist wahrscheinlich darauf zurückzuführen, daß nicht ein konventioneller, relativ steifer Tubus verwendet wird, sondern ein spezieller Spiraltubus mit atraumatischer, weicher Spitze.

Wird stark durchblutetes und leicht verletzliches Gewebe, wie z.B. Tumorgewebe, mechanisch irritiert, so kann beim Vorschieben eines Tubus eine stärkere Blutung (-> z.B. Atemwegsobstruktion) ausgelöst werden. Deshalb sind maligne Tumoren im Bereich des Larynxeinganges allgemein als Kontraindikation für "blinde" Intubationsversuche anzusehen.

2 Endotracheale Intubation

2.1 Indikationen

Für die endotracheale Intubation gelten folgende Indikationen:

allgemein

- Schutz vor pulmonaler Makroaspiration
- Erfordernis einer kontrollierten Beatmung
- Bedarf einer kompletten Muskelrelaxation

speziell

- Eingriffe
  - intrathorakal
  - intraabdominell
  - 2-Höhlen-Eingriffe
  - intrakraniell
  - im Kopf-Hals-Bereich
  - bei aspirationsgefährdeten Patienten
  - mit langer Dauer (> 3-4 h)
- OP-Lagerung
  - sitzende Position
  - Bauchlage
  - Seitenlage, bes. "Nierenlagerung"
- Säuglinge < 6 Monate
- akute respiratorische Insuffizienz
- Langzeitbeatmung
- Ein-Lungen-Beatmung (Doppellumen-Tubus)

2.2 Abschätzung der Intubationsbedingungen

Während der Prämedikationsvisite soll u.a. eine Abschätzung der zu erwartenden Intubationsbedingungen stattfinden, wobei folgende Erkrankungen oder Faktoren zu beachten bzw. zu prüfen sind:

- Anomalien, Mißbildungen, Raumforderungen, frühere Operationen u. Bestrahlungen im Gesichts-Hals-Bereich (?)
- Mundöffnung (normal ≥ 4 cm)
- Größe und Beweglichkeit der Zunge
- Zahnstatus (*cave*: lockere Schneidezähne, Prognathie und Retrogenie!)
- mento-thyreoidaler Abstand (Patil-Test; s.u.)
- Mallampati-Klasse (s.u.)
- HWS-Beweglichkeit
- Kehlkopfverschieblichkeit
- Struma (?)
- Sprechqualität (-> Stimmbandfunktion, Rekurrensparese)
- Stridor (?)
- Tracheadeviation/-stenose (?) -> Röntgenthorax, ggf. Tracheazielaufnahme oder CT

Test nach *Patil*

Als Kriterium für eine unter direkter Sicht durchführbare Intubation dient u.a. der Abstand zwischen Kinnspitze und Prominentia laryngica des Schildknorpels *("mento-thyreoidaler Abstand")*, der unter maximaler Reklination des Kopfes gemessen wird und hierzu *mehr als 6,5 cm* betragen sollte. Ein Abstand zwischen 6 und 6,5 cm macht die direkte Laryngoskopie schwierig, ein Abstand unter 6 cm (weniger als drei Querfinger) i.d.R. unmöglich.

Klassifikation nach *Mallampati*

Zur Prädiktion der Intubationsbedingungen kann auch die "Mallampati-Klassifikation" heranzogen werden. Nach *Mallampati* korreliert der durch Inspektion erhobene anatomische Befund enoraler und oropharyngealer Leitstrukturen mit der Einsehbarkeit des Larynxeinganges bzw. der Glottis. Die *graduelle* Einteilung (MP-Klasse I-III) erfolgt danach, inwieweit der Zungengrund die Sichtbarkeit der Pharynxhinterwand und der Gaumenanteile behindert (Abb. 15), wobei für das Größenverhältnis dieser Strukturen zueinander die Mundöffnung eine wesentliche Rolle spielt. Die *oropharyngeale* Inspektion soll am aufrecht sitzenden Patienten mit maximal geöffnetem Mund und herausgestreckter Zunge ohne Phonation erfolgen.

Merke:

> Je ausgeprägter oropharyngeale Strukturen durch die Zungenbasis verdeckt werden, um so weniger wird die Stimmritze bei direkter Laryngoskopie einsehbar sein (*Mallampati* et al.; 1985).

Mallampati-Klassifikation (bei *oraler* Inspektion)

Klasse I	Pharynxhinterwand, Uvula, Gaumenbögen und weicher Gaumen sichtbar
Klasse II	Uvulaspitze durch Zungenbasis verdeckt; Gaumenbögen und weicher Gaumen sichtbar
Klasse III	nur weicher Gaumen sichtbar
Klasse IV*	nur harter Gaumen sichtbar

*: Modifikation nach *Samsoon* und *Young*

Abbildung 15: Sichtbarkeit von Oropharyngealstrukturen nach *Mallampati*

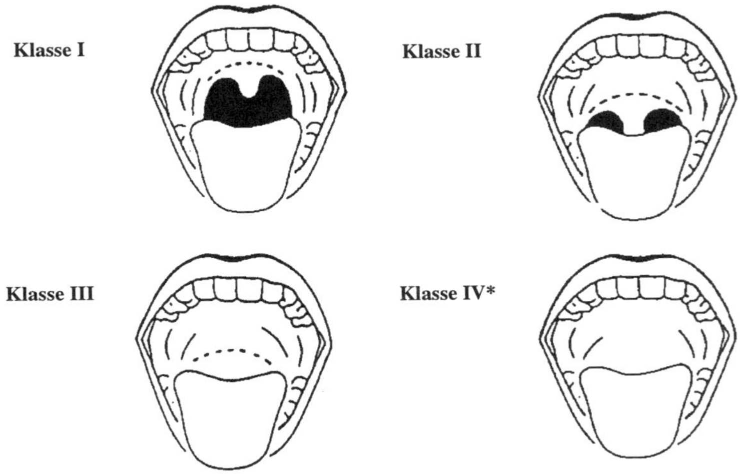

Bei MP-Klasse I kann zumeist von normalen Intubationsbedingungen ausgegangen werden. **Die MP-Klasse III geht oft und die Klasse IV nahezu regelhaft mit einer erschwerten, nicht selten auch konventionell unmöglichen Intubation einher**; hier muß erwartet werden, daß die Epiglottis durch das Laryngoskop nicht aufzurichten ist und damit die Stimmritze nicht einsehbar bzw. erkennbar sein wird (Grad III + IV nach *Cormack und Lehane*; s.u.). Bei MP-Klasse II ist keine individuelle Vorhersage möglich. Insgesamt liegt der statistische Vorhersagewert einer schwierigen Intubation allerdings nur bei etwa 50 %, d.h., daß ca. die Hälfte der als MP III/IV klassifizierten Patienten doch problemlos zu intubieren sind. Kritisch muß auch angemerkt werden, daß die Mallampati-Klassifikation nur die funktionalen anatomischen Beziehungen zwischen Mundboden und Oropharynx auf der einen und Hypopharynx und Larynx auf der anderen Seite berücksichtigt. Unberücksichtigt bleiben hingegen raumfordernde, stenosierende Prozesse im Bereich des Larynx und HWS-Bewegungseinschränkungen, die die konventionelle Intubation erheblich erschweren oder auch unmöglich machen können. Dieses schränkt die Aussagekraft einer unkompliziert zu erwartenden Intubation in der MP-Klasse I ein. Die *Kombination* "Mallampati-Klassifizierung + Patil-Test" soll die Prädiktion von Intubationsbedingungen verbessern.

Cormack-und-Lehane-Klassifikation

Die Einteilung von *Cormack und Lehane* dient der Beurteilung des Schwierigkeitsgrades der endotrachealen Intubation in Abhängigkeit vom *direkten laryngoskopischen* Befund. Hierbei wird die Sicht auf die Glottis ebenfalls in vier Grade unterteilt (Abb. 16):

Grad 1	Glottis vollständig einsehbar
Grad 2	nur hinteres Drittel der Glottis und hintere Kommissur sichtbar
Grad 3	Glottis vollständig verdeckt; nur Epiglottis erkennbar
Grad 4	wie III, zusätzlich auch Epiglottis durch Mundbodenstrukturen komplett überlagert

Es hat sich gezeigt, daß die Grade 1 und 2 dem durchschnittlich erfahrenen Anästhesisten praktisch keine Schwierigkeiten bereiten. Bei Grad 3 ist die Anwendung von *Spezialmanövern* (manuelle Kehlkopfdirektion durch Druck auf das Thyreoid: BURP ["backward, upward, right-sided pressure] bzw. OELM ["optimal external laryngeal manipulation"]) und ggf. zusätzlicher Hilfsmittel, wie z.B. eines Führungsstabes, häufig für eine erfolgreiche Intubation ausreichend. Eine "konventionelle", d.h. **direkte laryngoskopische Intubation** hingegen ist **bei Grad 4 i.d.R. nicht möglich**, so daß hier spezielle Techniken, wie z.B. die *fiberendoskopische Intubation* (s. Abschn. 2.8), durchgeführt werden müssen.

Abbildung 16: Sichtbarkeit laryngealer Strukturen bei direkter Laryngoskopie nach *Cormack u. Lehane*

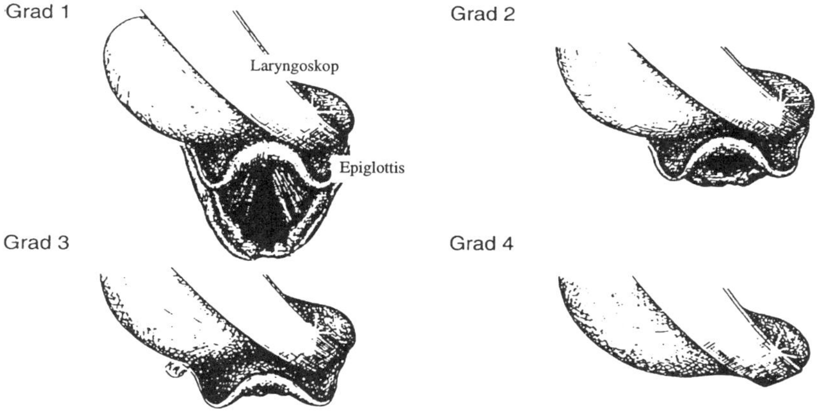

2.3 Endotrachealtuben

Grundsätzlich können unterschieden werden:

- Magill-Tubus (mit einfacher Krümmung)
- speziell vorgeformte Tuben für die orale oder nasale Intubation (z.B. RAE®, Fa. Mallinckrodt)
- Spiraltubus
- Spezialtuben, z.B.:
  - Laryngektomie-Spiraltubus, Laser-Tubus, Jet-Tubus (s. Kap. 20, S. 358/361 u. Kap. 26, S. 491)
  - Doppellumen-Tubus (s. Kap. 26, S. 482 ff.)

Kunststofftuben verfügen - i. Ggs. zu den meisten Spiraltuben! - i.d.R. über ein sog. **Murphy-Auge**. Hierdurch kann eine *exspiratorische Ventilstenose*, d.h. eine Behinderung des Ausatmungsluftstromes, vermieden werden (z.B. infolge Cuffherniierung über die endständige Tubusöffnung oder bei Tracheadeviation, wenn das distale Tubuslumen der Trachealwand aufliegt). Außerdem ermöglicht das Murphy-Auge oftmals auch noch eine Beatmung *beider* Lungen, wenn die Tubusspitze bereits zu tief in einem Hauptbronchus zu liegen kommt.

Indikationen für **Spiraltuben** bestehen grundsätzlich, wenn ein Abknicken oder eine Kompression des Tubus sicher verhindert werden muß, wie z.B. bei intrakraniellen Eingriffen, bei vielen anderen Operationen im Kopf-Hals-Bereich oder bei Bauchlagerungen.

Der **Tubuscuff** (heutzutage Niederdruckmanschette - "high-volume/low-pressure"-Cuff) sollte nur mit so viel Luft "geblockt" werden, daß eine Makroaspiration sicher verhindert kann (Kriterium: gerade keine Nebenluft bei Beatmung!). Der Füllungszustand sollte - auch bei Kurzzeitintubationen - mit Hilfe eines Manometers intermittierend überprüft und ggf. korrigiert werden. Ein primär niedriger Druck kann bei Verwendung von Lachgas durch N_2O-Diffusion in die Manschette im Laufe der Zeit deutlich ansteigen, was insbesondere durch die großvolumigen Cuffs begünstigt wird. Drücke von mehr als 20 mmHg bergen hierbei die Gefahr einer Minderperfusion der Trachealschleimhaut und sollen deshalb nicht überschritten werden. Das gilt im besonderen für Patienten mit Makro- und/oder Mikrozirkulationsstörungen (z.B. Sepsis, Schock, Diabetes mellitus).

Lubrifizierung von Endotrachealtuben

Da Lösungen, die Lidocain als Base enthalten (z.B. Xylocain®-Spray 10 % der Fa. Astra), bei Aufbringen auf den Cuff von Endotrachealtuben aus PVC zuweilen schon nach kurzer Einwirkzeit zu Cuff-Leckagen führen können, sollen solche Lösungen nicht zur *äußeren* Lubrifizierung verwendet werden. Sie können aber zur Benetzung der Tubusinnenseite benutzt werden, z.B bei Einsatz eines Führungsstabes oder eines Fiberendoskopes. Für die äußere Lubrifizierung von nasal einzubringenden Tuben oder auch von Larynxmasken (Cuff) und Magensonden etc. empfiehlt sich die Verwendung von **Lidocain-Gel**, das Lidocain als diesbezüglich inertes Hydrochlorid und nicht als Base enthält!

2.4 Intubationstechnik bei direkter Laryngoskopie

Um die "konventionelle" (= direkt laryngoskopische) Intubation so leicht wie möglich zu gestalten, sollte der Kopf grundsätzlich ca. 10 cm erhöht in Neutralposition gelagert werden. Hierdurch wird die Halswirbelsäule gering nach vorne gebeugt und der Kopf im Atlanto-Okzipital-Gelenk etwas überstreckt (*cave*: HWS-Trauma!). Dieses wird als angehobene Reklination bzw. *Jackson-Position* oder auch "sniffing position" ("Schnüffelstellung") bezeichnet und läßt eine nahezu gerade Verbindungslinie zwischen Mundhöhle-Pharynx-Larynx und Trachea entstehen. In dieser Lagerung ist auch der Abstand zwischen Zahnreihe und Kehlkopfeingang am kürzesten.

Beim Öffnen des Mundes dürfen die Zähne des Patienten nicht berührt, geschweige denn zur Durchführung des enoralen "Kreuzgriffes" als Stütze verwendet werden! Aus diesem Grund sollte eine *extraorale* Öffnungstechnik bevorzugt werden.

Merke:

> Der **Anfänger** darf die **Intubation nur unter Sicht**, d.h. bei vollständiger Einsehbarkeit der Stimmritze, durchführen!

2.5 Kontrolle der Tubuslage

Die **korrekte Tubusposition** ist **beim Erwachsenen** erreicht, wenn die **proximale Cuffbegrenzung ca. 2 cm unterhalb der Glottis** zu liegen kommt. Bei einigen Tubusmodellen ist die "Glottishöhe" durch einen äußeren Farbring markiert. Da die Trachealänge beim Erwachsenen ca. 10-12 cm beträgt, befindet sich bei dieser Methode die Tubusspitze ca. 4-5 cm oberhalb der Bifurkation. Bei einem Abstand zwischen Zahnreihe und Stimmritze von ca. 10-14 cm beträgt die Intubationstiefe dann 20-24 cm, was durch eine Längenmarkierung des Tubus auf Mundhöhe erkennbar und damit überprüfbar ist.

Wenn die Intubation nicht unter Sicht erfolgen konnte oder wenn Zweifel an der endotrachealen Tubuslage bestehen, muß unter *manueller* Beatmung eine **Auskultation** vorgenommen werden. Unter diesen Bedingungen ist es sinnvoll, zunächst das *Epigastrium* auszukultieren, um zu überprüfen, ob Luft in den Magen gelangt ("ösophageale Tubusfehllage"). Erst danach sollte die eigentliche Auskultation der *Lungen* erfolgen, und zwar jeweils links und rechts über dem *lateralen* Thorax, um auch eine einseitige Beatmung infolge zu tiefer Intubation erkennen zu können ("endobronchiale Tubusfehllage").

Merke:

> Eine **ösophageale Tubusfehllage** kann durch Auskultation nicht in jedem Fall einwandfrei erkannt werden. Wenn eine direkte Laryngoskopie nicht möglich ist und ein Fiberendoskop nicht unmittelbar zur Verfügung steht, ist die beste Methode, die dieses umgehend und mit "absoluter" Sicherheit gewährleistet, die Ventilationskontrolle anhand der **Kapnographie** (Einzelheiten s. Kap. 3, S. 49)! Mit der Kapnographie kann allerdings nur eine ösophageale, nicht aber eine endobronchiale Fehllage ausgeschlossen werden.

Daneben gelten auch **respirationssynchrone Bewegungen der infraklavikulären Thoraxpartien** (sog. *Scharasche Dreiecke*) als indirekte Zeichen der korrekten endotrachealen Plazierung des Tubus. Nach Abschluß der Tubusfixation (z.B. mit intraoraler Gazerolle ["Bobbel"] und Halteband oder Klebetechnik) muß die Lage erneut kontrolliert werden (Überprüfung der Längenmarke in Korrespondenz mit der Auskultation seitengleicher Atemgeräusche).

2.6 Nasotracheale Intubation

Indikationen

- Eingriffe, bei denen ein oraler Tubus hinderlich wäre (Einzelheiten s. Kap. 19 [S. 342] u. Kap. 20)
- orale Intubationshindernisse, Kiefergelenkdystrophien
- evtl. bei schwieriger oraler Intubation

Durchführung

- Gabe abschwellender Nasentropfen (z.B. Xylometazolin - Otriven® 0,1 %) in beide Nasenlöcher ca. 5 min vor der Einleitung
- Auswahl des geeigneten Tubus (z.B. ID 8,0 mm für Männer, ID 7,5 mm für Frauen) und Lubrifikation mit Lidocain-Gel
- Narkoseeinleitung
- vorsichtiges Vorschieben des Tubus durch den *unteren* Nasengang bis in den Oropharynx (bei Widerstand an der Rachenhinterwand leichte Retroflexion des Kopfes)
- tracheales Einführen des Tubus unter laryngoskopischer Sicht, entweder durch manuelles Dirigieren (vorsichtige Drehbewegungen, ggf. unter Anteflexion des Kopfes) oder mit Hilfe einer Magill-Zange, wobei deren Branchen nicht am Cuff ansetzen dürfen

Merke:

> Der Tubus darf nicht forciert um die eigene Achse gedreht werden, da er hierdurch torquiert und so obstruiert werden kann!

Spezielle Komplikationen

- Blutungen (vor allem bei der Nasenpassage)
- Perforation der Rachenhinterwand
- submuköses Vorschieben des Tubus (Schleimhautvorwölbung im Bereich des Hypopharynx)

2.7 Schwierige Intubation

Schwierige Intubationsbedingungen bestehen, wenn für einen *erfahrenen* Anästhesisten bei der direkten Laryngoskopie unter "korrekter" Kopflagerung die Stimmritze nicht einsehbar bzw. erkennbar ist. Alternative Definitionen, die nur auf die Anzahl der Intubationsversuche abstellen, sollten in diesem Zusammenhang als fraglich angesehen werden (z.B. nach ASA: mehr als 3 Intubationsversuche erforderlich).

Ist eine schwierige Intubation zu erwarten oder stellt sich eine Intubation als unerwartet schwierig heraus, können folgende Maßnahmen das Vorgehen **bei konventioneller Intubation** erleichtern:

- weitere Erhöhung der Jackson-Position, die immer schon *primär* angewendet werden sollte!
- manuelle Optimierung der Kehlkopflage (BURP- bzw. OELM-Manöver; s.o.)
- Sondierung der Stimmritze mit der *weichen* Spitze eines Führungsstabes
- weitere Maßnahmen:
  - ggf. längerer Laryngoskopspatel
  - ggf. nasale Intubation (-> Magill-Zange)
  - ggf. Laryngoskop mit McCoy-Spatel zur besseren Aufrichtung der Epiglottis
  - ggf. bei kurzem dicken Hals *maximale* Reklination ("überhängender Kopf") wie zur starren Bronchoskopie

2.8 Fiberendoskopische Intubation

Wenn zusätzlich zu erschwerten Intubationsbedingungen noch Schwierigkeiten bei der Maskenbeatmung zu befürchten sind oder eine konventionelle Intubation von vornherein unmöglich erscheint, ist die fiberoptische endotracheale Intubation die Methode der Wahl zur Sicherung des Atemweges. Sie sollte in diesen Fällen immer geplant am wachen spontan atmenden Patienten unter Lokalanästhesie der Schleimhäute und ggf. leichter Sedierung durchgeführt werden und nicht unter bereits eingeleiteter Narkose als "ultima ratio" fungieren. Sie ist *transnasal* (technisch einfacheres und häufigeres Verfahren) oder *transoral* anwendbar. In jedem Fall gilt es, so schonend wie möglich vorzugehen, um Blutungen, die zu deutlicher Sichtbehinderung führen können, zu vermeiden. Die Oxygenierung sollte dabei immer pulsoxymetrisch überwacht werden, ggf. ist über eine Präoxygenierung hinaus eine intermittierende oder kontinuierliche, nasale O_2-Applikation erforderlich. Bei nicht möglicher konventioneller Intubation des bereits narkotisierten Patienten kann das Vorgehen dadurch erleichtert werden, daß zunächst eine Larynxmaske eingebracht wird, über die dann der Tubus fiberendoskopisch, evtl. sogar "blind", plaziert werden kann.

Die **Fiberendoskope** stehen, um Tuben in jeder Altersgruppe einführen zu können, in drei verschiedenen Größen (nach Außendurchmesser, AD) zur Verfügung:

- AD 2,7 mm: für Tuben ab ID 3,5 mm (kein Absaugkanal!)
- AD 3,5 mm: für Tuben ab ID 4,5 mm;
- AD 5,0 mm: für Tuben ab ID 6,0 mm (Univent® ab 8,5)

Wachintubation

- Gabe abschwellender Nasentropfen bei nasaler Intubation (s.o.)
- Schleimhautanästhesie entweder durch Aufsprühen oder Injizieren einer höherprozentigen (≥ 8 %), sterilen Lidocainlösung durch das Lig. cricothyreoideum ("transkrikoidaler Block")
- b. Bed. milde, kooperationserhaltende Sedierung mit Midazolam (fraktioniert 0,5-1 mg i.v.), möglichst *keine* Opioide!

Zur Oberflächenanästhesie kann alternativ das Lokalanästhetikum auch inhalativ (z.B. Lidocain 8 %) durch Einspritzen der Lösung durch den Arbeitskanal des Endoskopes am Ende der Exspiration oder aber über einen Ultraschallvernebler (Dauer ca. 5 min) zugeführt werden. Hierdurch können Komplikationen, wie sie beim transkrikoidalen Block durch Fehlinjektion in die Trachealschleimhaut oder in ein Stimmband (-> Atemwegsobstruktion!) oder durch ösophageale Perforation auftreten können, vermieden werden. Grundsätzlich sei hier anzumerken, daß eine Lokalanästhesie bei richtiger Technik so durchführbar ist, daß die Intubation vom wachen Patienten auch ohne zusätzliche Anwendung von Sedativa gut, d.h. ohne Husten, toleriert wird. Im Zweifelsfall (nicht mögliche Maskenbeatmung) hat die objektive Sicherheit des Patienten immer Vorrang vor dessen Komfort!

Transkrikoidaler Block

- Penetration des Lig. cricothyreoideum mit Kanüle #1 (niedriger Injektionswiderstand!) und aufgesetzter Spritze
- Aspiration von Luft!
- zügige Injektion in exspiratorischem Atemstillstand!, damit der Patient nicht husten kann und das Lokalanästhetikum während der anschließenden Inspiration die Trachealschleimhäute ausreichend benetzt, und umgehende Entfernung der Kanüle. Durch den dann erfolgenden Hustenstoß verteilt sich das Anästhetikum auch im Bereich der Mund-Pharynx-Schleimhäute.

Inhalationsanästhesie

Bei *Säuglingen* und *Kleinkindern* sollte eine fiberendoskopische Intubation unter Allgemeinanästhesie vorgenommen werden. Hierzu wird die Narkose - wenn anatomisch möglich - über eine Maske eingeleitet (FIO_2 1,0!) und - nach i.v. Kanülierung - in tiefer Inhalationsanästhesie unter erhaltener Spontanatmung die Intubation durchgeführt. Sollten in dieser Phase funktionelle Atemwegsprobleme auftreten, so kann die Narkose ohne Schaden für den Patienten durch die schnelle Abflutung des volatilen Anästhetikums jederzeit beendet werden.

Fiberendoskopische Intubation via Larynxmaske

Bei geistig behinderten Erwachsenen oder bei Patienten, bei denen sich erst nach Narkoseeinleitung herausstellt, daß sie konventionell nicht intubierbar sind, besteht die Möglichkeit, die Intubation über eine Larynxmaske entweder "blind" oder unter fiberoptischer Sicht vorzunehmen. Hierbei geht man folgendermaßen vor:

- in Narkose Larynxmaske (am besten spezielle Intubationslarynxmaske [ILMA; s.o.]) einführen, blocken und nach Sicherstellung der Beatmung fixieren (s. Abschn. 1.2),
- über die ILMA kann dann ein "blinder" Intubationsversuch vorgenommen werden,
- bei Mißerfolg oder Verwenden einer Standardlarynxmaske Fiberendoskop mit Spiraltubus armieren (möglichst speziellen Tubus mit abziehbarem Konnektor verwenden; Größenverhältnisse s. Tab. 23),
- Konnektor von der Standardlarynxmaske abziehen (bei ILMA nicht erforderlich),
- translaryngeales Einführen des Endoskopes über die Larynxmaske und Vorschieben bis zur Trachealbifurkation und anschließend
- Abstreifen des Tubus und fiberendoskopische Kontrolle der optimalen trachealen Position, danach
- Tubuskonnektor zum Entfernen der Larynxmaske kurz abziehen.

Falls ein Tubus mit *nicht abziehbarem* Konnektor verwendet wird und es von der Lokalisation des Eingriffes her möglich ist, kann die Larynxmaske *in situ* verbleiben, um dann postoperativ zusammen mit dem Tubus entfernt zu werden. Ansonsten muß sie, um isoliert herausgenommen werden zu können, längs aufgeschnitten werden. Am besten ist aber, in jedem Fall von vornherein einen speziellen Spiraltubus, bei dem der Beatmungsschlauchkonnektor abgenommen werden kann, zu benutzen. Dieser ist in einem **ILMA-Set** bereits enthalten. Ein weiterer Vorteil der ILMA besteht darin, daß hier ein Tubus mit einem größeren Innendurchmesser eingeführt werden kann (s.u.).

Alternativ ist die fiberendoskopische Intubation unter Narkosebedingungen auch über eine konventionelle Gesichtsmaske mit dem **"Mainzer Universaladapter"** durchführbar.

Der Vollständigkeit halber soll an dieser Stelle ein weiteres Verfahren kurz erwähnt werden. Es handelt sich um die sog. **retrograde Intubation**. Hierbei wird das Lig. cricothyreoideum punktiert und z.B. ein Cavafix®-Katheter transglottisch vorgeschoben, der dann oral oder nasal ausgeleitet wird und anschließend als Führung für den Endotrachealtubus dient.

Tabelle 23: Größenverhältnisse von Fiberendoskop, Endotrachealtubus und Standardlarynxmaske

LMA (Nr.)	**ID** (mm)	**Länge** (mm)	**ETT** (ID, mm)	**FO** (AD, mm)
1	5,25	100	3,5	2,7
2	7	120	4,5	3,5
2,5	8,4	135	5	4
3	10	175	6,5	5
4	12	175	6,5	5
5	12	190	6,5	5

LMA: Standardlarynxmaske
ID: Innendurchmesser
AD: Außendurchmesser
ETT: Endotrachealtubus
FO: Fiberendoskop

Die Tabelle zeigt auf, mit welchem Fiberendoskop der passende Tubus durch die jeweilige *Standardlarynxmaske* plaziert werden kann. Bei Benutzung der *Intubationslarynxmaske* kann ein Spezialtubus bis zu einem ID von 8,0 mm bei *allen* verfügbaren ILMA Größen #3, #4 und #5 eingeführt werden.

Merke:

Bei **Patienten mit lockeren oberen oder unteren Schneidezähnen** - bei denen man eine komplette Zahnluxation während konventioneller Intubation nie sicher ausschließen kann - muß vor planbaren Eingriffen entweder eine Zahnschienung durch einen MKG-Konsiliar erfolgen oder alternativ eine **fiberendoskopische Intubation** (nasales Vorgehen) durchgeführt und im Rahmen der Prämedikationsvisite mit dem Patienten besprochen werden!

2.9 Management des schwierigen Atemweges ("difficult airway management")

Ein "schwieriger Atemweg" liegt definitionsgemäß in der klinischen Situation vor, in der ein geübter und *erfahrener* Anästhesist Probleme mit der Maskenbeatmung und/oder endotrachealen Intubation unter direkter Laryngoskopie bekommt. Man schätzt das Auftreten einer unerwartet schwierigen Intubation auf ca. 1 : 100 bis 1 : 1.000 und die Häufigkeit, einen Patienten weder intubieren, noch mit der Maske beatmen zu können, auf ca. 1 : 10.000. Jeder Anästhesist muß deshalb grundsätzlich mit den Maßnahmen und Möglichkeiten vertraut sein, wie im Falle des unerwarteten Mißlingens von Maskenbeatmung und Intubation des narkotisierten Patienten ("can´t intubate - can´t ventilate") die Situation zu beherrschen ist. Hierbei kann z.B. nach dem in Abbildung 17 dargestellten Algorithmus verfahren werden.

Abbildung 17: Algorithmus zum "Management des schwierigen Atemweges"

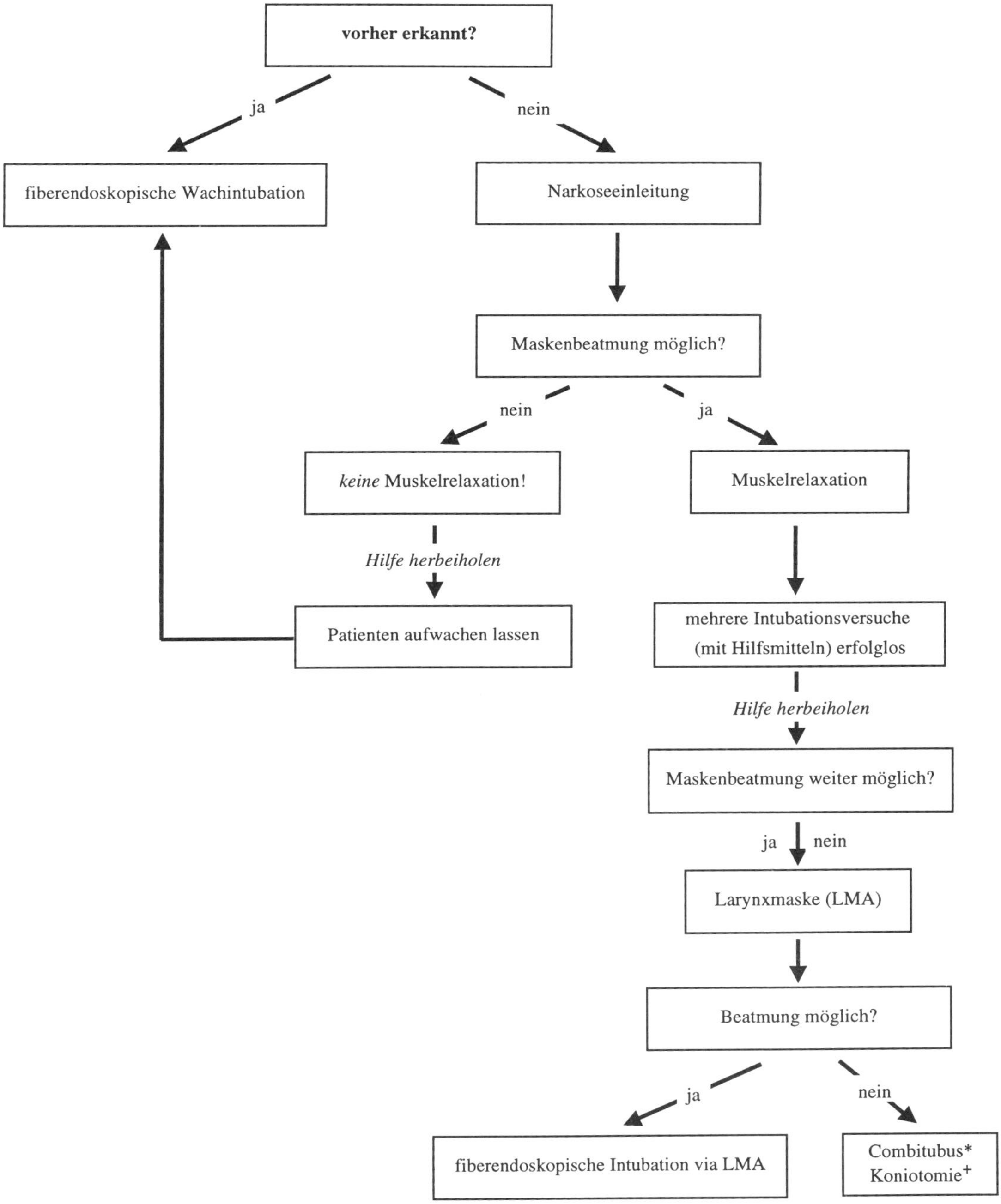

*: ösophago-trachealer Doppellumen-Tubus, der transoral "blind" vorgeschoben wird und entweder in der Trachea oder im Ösophagus zu liegen kommt

+: Notfallkoniotomie siehe Kapitel 20, S. 363

2.10 Intubationskomplikationen

1. **unter der Intubation**
   - Zahnschäden
   - Blutungen
   - Larynxverletzungen (z.B. Aryknorpelluxation)
   - Tracheaperforation
   - pulmonale Aspiration
   - *ösophageale Intubation*!
   - (einseitige) endobronchiale Intubation
   - Reflexstimulation (Laryngo-, Bronchospasmus; sympatho-adrenerg - vagal)
   - Rückenmarksverletzungen bei vorbestehendem HWS-Trauma

2. **bei liegendem Tubus**
   - Tubusobstruktion
   - Cuff-Leckage/Cuff-Hernie
   - akzidentelle Extubation (z.B. Umlagerung)
   - Tubusdislokation nach endobronchial (Kopftieflage, Zwerchfellhochstand)
   - Bronchospasmus
   - Pneumothorax (Barotrauma)
   - pulmonale Aspiration (bes. Mikroaspiration)

3. **nach der Extubation**
   - *Frühkomplikationen*
     - Laryngo- u. Bronchospasmus
     - pulmonale Aspiration
     - Glottis- bzw. subglottisches Ödem oder Hämatom (bis zu 24 h)
     - Pharyngitis/Laryngitis (bis zu 50 %!)
     - Kiefergelenkbeschwerden
     - Stimmbandlähmung (sehr selten; Mechanismus unbekannt)
   - *Spätkomplikationen*
     - Ulzerationen/Nekrosen
     - Stimmbandgranulome
     - Tracheastenose infolge Tracheomalazie

3 Präoxygenierung

Die Präoxygenierung durch kurzfristiges Atmen von 100%igem Sauerstoff vor Einleitung einer Narkose dient dazu, die funktionelle Residualkapazität der Lungen (FRC) zu *denitrogenieren* (Auswaschen von Stickstoff) und mit Sauerstoff aufzufüllen, um während der narkotika- bzw. relaxansinduzierten Apnoe vor Intubation und Beatmung des Patienten eine Hypoxie zu vermeiden ("hyperoxische Apnoe"). Über eine *vollständig* dicht abschließende Gesichtsmaske kann eine 90%ige Denitrogenierung innerhalb von ca. fünf Minuten erreicht werden, wobei tiefe Atemzüge diesen Prozeß beschleunigen können. Nach *"idealer"* Präoxygenierung sollen die tolerablen Apnoezeiten bei lungengesunden Erwachsenen nach *Zander* rechnerisch bis zu zehn Minuten betragen, bei Kindern in den ersten Lebensjahren aufgrund der besonderen Atmungsphysiologie (s. Kap. 25, S. 444 ff.) allerdings nur maximal drei Minuten. Es gelten unterschiedliche Kriterien zur technischen Durchführung, abhängig davon, ob es sich um einen Normal- oder Risikopatienten handelt. Bei Risikopatienten (Tab. 24) sollte möglichst immer eine *optimale* Präoxygenierung erfolgen, z.B. in der umseitig beschriebenen Art und Weise. Der während der Apnoe eintretende PCO_2-Anstieg im Blut (ca. 3-4 mmHg/min) ist bei normalen Ausgangswerten und physiologischen Hirndruckverhältnissen klinisch nicht von Bedeutung.

Methoden der Präoxygenierung

Vorgehen bei **Normalpatienten**

- Kreisteil für ca. 10 sec mit O_2 "flushen" (Flow 30-50 l/min; nicht am Patienten!)
  - hierzu Überdruckventil öffnen und Y-Stück verschließen
- unter Spontanatmung (SPA) bei *geöffnetem* Ventil: Maske *locker* übers Gesicht halten; mindestens 10 l O_2-Flow pro min einstellen; Pat. zum langsamen, tiefen Durchatmen auffordern
- Gabe des i.v. Hypnotikums
- *fester* Maskensitz u. assistierte Beatmung erst, wenn der Pat. eingeschlafen ist

Vorgehen bei **Risikopatienten**

- Kreisteil für ca. 30 sec mit O_2 "flushen"
- unter SPA möglichst in 45°-Oberkörperhochlagerung (Verbesserung der FRC):

  Pat. zum einmaligen Husten bzw. zur forcierten Exspiration auffordern, Maske aufsetzen u. *dichthalten* (*keine* Nebenluft!), O_2-Flow > 10 l/min, anschließend Pat. für 3-5 min langsam und tief durchatmen lassen (Hyperventilation vermeiden); *alternativ* in Notfallsituationen, z.B. "Cito-Sectio", 4-8 tiefe Atemzüge
- Gabe des i.v. Hypnotikums

  -> 1. beim "nüchternen" Patienten assistierte Beatmung, ansonsten
  -> 2. apnoische Oxygenierung ("Diffusionsatmung", effektiv nur bei *offenen* oberen Atemwegen)

Maskeneinleitung bei **Kindern**:

- Maske beim wachen Kind *fest* aufsetzen
- 3-4 Atemzüge mit 6 l O_2 (partielle Denitrogenierung), beim Risikokind für mind. 1 min!
- volatiles Anästhetikum in steigender Konzentration zufügen
- nach Durchlaufen des Exzitationsstadiums - falls möglich - O_2-Anteil auf 33 % reduzieren + 66 % N_2O
- assistierte Beatmung, sobald erforderlich
- nach Anlage des i.v. Zuganges weitere Maskenbeatmung mit 6 l O_2-Flow (mind. über 3 min) unter bedarfsangepaßter Zufuhr des volatilen Anästhetikums, *kein* N_2O bis zur Intubation!

Tabelle 24: Risikofaktoren, die eine "optimale Präoxygenierung" erfordern

Erhöhtes Aspirationsrisiko

- Nichtnüchternheit
- akutes Abdomen (Ileus, Subileus)
- gastro-ösophagealer oder duodeno-gastraler Reflux, z.B.:
  - Hiatushernie, Ulcus ventriculi/duodeni
  - Z. n. Billroth-OPs, Z. n. Gastrektomie, Z. n. Ösophagektomie
  - Z. n. Vagotomie mit Pyloroplastik
  - autonome Neuropathie mit Gastroparese (z.B. bei Diabetes mellitus)
- Stenosen im Bereich Ösophagus - Magen - Magenausgang - Duodenum
- obere gastro-intestinale Blutung
- ösophago-tracheale Fistel
- Adipositas > 30 % über dem Normalgewicht
- Schwangerschaft ab Mitte des 2. Trimenons
- massiver Aszites, große Oberbauchtumoren
- Oberbaucheingriffe
- Notfalleingriffe
- Bewußtseinseinschränkung
- Bulbärparalyse (Schädigung der dorsalen Hirnnervenkerne)

Respiratorische und andere Faktoren

- eingeschränkte Lungenfunktion ($pSaO_2$ < 95 %)
- ausgeprägtes Lungenemphysem (Thoraxrigidität)
- zu erwartende Schwierigkeiten bei Maskenbeatmung oder Intubation
- pathologische Veränderungen im Bereich der oberen Atemwege
- Risikoklasse ≥ ASA III

4 "Ileuseinleitung" und pulmonale Aspiration

Da die pulmonale Aspiration von Mageninhalt bei narkotisierten Patienten eine nach wie vor gefürchtete, wenn auch seltene Komplikation (durchschnittliche Häufigkeit ca. 1 : 3.000) ist, werden prinzipiell keine Narkosen bei nicht nüchternen Patienten für elektive bzw. verschiebbare chirurgische Eingriffe durchgeführt. Dieses Vorgehen gilt im Grundsatz auch für regionalanästhesiologische Verfahren, weil nicht sicher auszuschließen ist, daß auf eine Allgemeinanästhesie umgewechselt werden muß.

Merke:

Vor **elektiven** Eingriffen ist vom Patienten eine **Nahrungskarenz** einzuhalten, die mindestens *sechs* Stunden für feste Nahrungsbestandteile und *zwei* Stunden für klare Flüssigkeiten betragen sollte!

4.1 Magenentleerung

Die physiologische **Magenentleerungszeit** für Mischkost beträgt unter Ruhebedingungen ca. 4 Stunden. Die Einhaltung einer sechsstündigen Nahrungskarenz bietet trotzdem keine sichere Gewähr für einen leeren Magen, da die Nahrungsverweilzeit im Magen durch mannigfaltige Faktoren z.T. deutlich verlängert werden kann (Tab. 25). Auch bei Patienten mit übermäßig langer Nahrungskarenz (> 14-16 h) werden oftmals erhöhte Magensaftvolumina aufgrund von verstärkter Nüchternsekretion vorgefunden. Weiterhin ist das Aspirationsrisiko bei **eingeschränkten bzw. aufgehobenen Schutzreflexen** der oberen Atemwege gesteigert, so z.B. bei Bewußtseinseinschränkung oder Schädigung der dorsalen Hirnnervenkerne.

Tabelle 25: Faktoren, die die Magenentleerung verzögern

- Art und Menge der aufgenommenen Nahrung (schwer Verdauliches u. große Mengen)
- vegetative, psychische und funktionelle Einflüsse, z.B.:
  - Trauma/Schmerzen/Streß (erhöhter Sympathikotonus)
  - gastro-ösophagealer oder duodeno-gastraler Reflux (s. Tab. 24)
- Wirkung von Medikamenten, z.B.:
  - Alkohol, Sedativa, Opioide, Anticholinergika (z.B. Atropin)
- paralytischer Ileus
- anatomische Hindernisse im Magen-Darm-Trakt
  - mechanischer Ileus/Subileus
  - Stenosen im Bereich Ösophagus - Magen - Magenausgang - Duodenum
- erhöhter intraabdomineller Druck
  - abdominelle Raumforderungen (z.B. große Oberbauchtumoren)
  - ausgeprägter Aszites
- Adipositas (> 30 % über dem Normalgewicht)
- gesteigerter Hirndruck
- Schwangerschaft ab Mitte des 2. Trimenons (anatomische und hormonelle Faktoren)

4.2 Praxis der "Ileuseinleitung"

Zur Risikominimierung der pulmonalen Aspiration sind in der Literatur verschiedene erfolgreiche Vorgehensweisen der sog. **"crash"-Narkoseeinleitung**, auch als "Ileuseinleitung" bezeichnet, mit "Blitzintubation" des *nicht nüchternen* Patienten beschrieben. Ihnen ist gemein, daß die endotracheale Intubation nach zügiger Narkoseeinleitung ohne zwischengeschaltete Maskenbeatmung vorgenommen wird ("rapid sequence induction"). Nachstehend wird ein bewährtes Verfahren beschrieben, von dem natürlich im begründeten Einzelfall abgewichen werden kann.

Beispielhafter Ablauf einer "Ileuseinleitung"

1. Oberkörperhochlagerung des Patienten (40-50°)
2. Injektion von 2,5 mg DHBP zur Antiemesis, ggf. 30 ml 0,3molarer Citrat-Puffer p.o.*
3. Einführen einer Magensonde am *wachen* Patienten, ggf. unter milder Sedierung (1-2 mg Midazolam i.v.), und Reduktion des Magensaftvolumens durch Absaugen von flüssigem Mageninhalt
4. Präoxygenierung mit 100 % O_2 über *dichtsitzende* Gesichtsmaske für 3-5 min (s.o.)
5. Entfernen der Magensonde als möglicher Leitschiene unter erneutem Absaugen
6. Versehen des angeschalteten Absauggerätes mit dicklumigem Absaugkatheter
7. unter weiterer Präoxygenierung *zügige* Narkoseinduktion i.v.:
   - Präkurarisierung
   - Opioid
   - errechnete Hypnotikumdosis im Bolus
   - Succinylcholin (1-1,5 mg/kg KG) ebenfalls im Bolus
8. nach Einschlafen des Patienten Krikoiddruck (Handgriff nach *Sellick* zum Verschließen des oberen Ösophagus, wodurch die Regurgitation verhindert werden soll)
9. apnoische Oxygenierung bis zum Eintritt der kompletten Relaxation
10. zügige, primär *orotracheale* Intubation (führungsstabarmierter Tubus, möglichst unter Fortführung des Krikoiddruckes)
11. nach endotrachealer Tubusplazierung sofortiges und ausreichendes Blocken
12. nach Tubusfixation erneutes Einlegen einer Magensonde und Absaugen

*: Die Gabe von Citrat-Puffer sollte möglichst 10-15 min vor Beginn der Narkoseeinleitung erfolgen. Sie gewährleistet allerdings nicht in jedem Fall eine ausreichende Magensäureneutralisierung und bietet zudem keinen Schutz bei der partikulären (feste Nahrungsbestandteile) oder galligen Aspiration (duodeno-gastraler Reflux, z.B. bei Dünndarmileus).

Bestehen **absolute Kontraindikationen für Succinylcholin** (s. Kap. 8, S. 165), kann auch ein nichtdepolarisierendes Relaxans in sog. Intubationsdosis (2 x ED_{95} [ED_{95} = Dosis für eine 95%ige Muskelerschlaffung]) verwendet werden. Unter diesen zeichnet sich Rocuronium (Esmeron®) durch den schnellsten Wirkungseintritt aus. Zur Wirkungsbeschleunigung sollte eine subrelaxierende Dosis (ca. 1/5-1/4 der einfachen ED_{95}) vorweggegeben werden (-> Absättigung von ca. 70 % der neuromuskulären Acetylcholinrezeptoren: sog. "priming"-Verfahren) und unmittelbar nach Narkoseinduktion unter apnoischer Oxygenierung der Rest der errechneten Vollwirkdosis (s. Kap. 8, S. 166).

Alternativ kommt eine **Wachintubation** (s. Abschn. 2.8) in Frage. Sie sollte grundsätzlich immer dann vorgenommen werden, wenn bei nicht nüchternen Patienten Intubationsschwierigkeiten zu erwarten sind. Sie wird am nur mäßig sedierten Patienten unter Lokalanästhesie der supraglottischen Schleimhaut durchgeführt, entweder im Rahmen einer direkten oder indirekten (fiberendoskopischen) Laryngoskopie. Hierbei sollte möglichst auf eine Anästhesie der Trachealschleimhaut verzichtet werden, um den Hustenreiz nicht zu unterdrücken.

4.3 Ballonmagensonde

Vor Narkoseeinleitung bei aspirationsgefährdeten Patienten kann eine neu entwickelte dreilumige Ballonmagensonde (Aspisafe®, Fa. Braun; Abb. 18) eingelegt werden, mittels derer die Kardia geblockt wird und somit der gastro-ösophageale Reflux von Mageninhalt verhindert werden soll ("Aspirationsprophylaxe"). Tierexperimentelle Untersuchungen, Probandenversuche und erste klinische Tests hierzu sind ausgesprochen erfolgversprechend verlaufen. Nach Absaugen von Mageninhalt und Kardiaokklusion kann die Narkose konventionell eingeleitet und sogar eine Maskenbeatmung (inspiratorischer Beatmungsdruck $\leq$ 20 cmH_2O!) durchgeführt werden. Nach erfolgreicher Intubation (und anschließendem Aufblasen des Tubuscuffs) wird der Kardiaballon desuffliert, und die Aspisafe®-Sonde kann als konventionelle Magensonde weiterbenutzt werden. Ein weiterer Vorteil ist die Möglichkeit einer erneuten Kardiablockade während der Ausleitungsphase. Die Aspisafe®-Sonde ist *latexfrei*, nicht aber die beigefügte Insufflationsspritze!

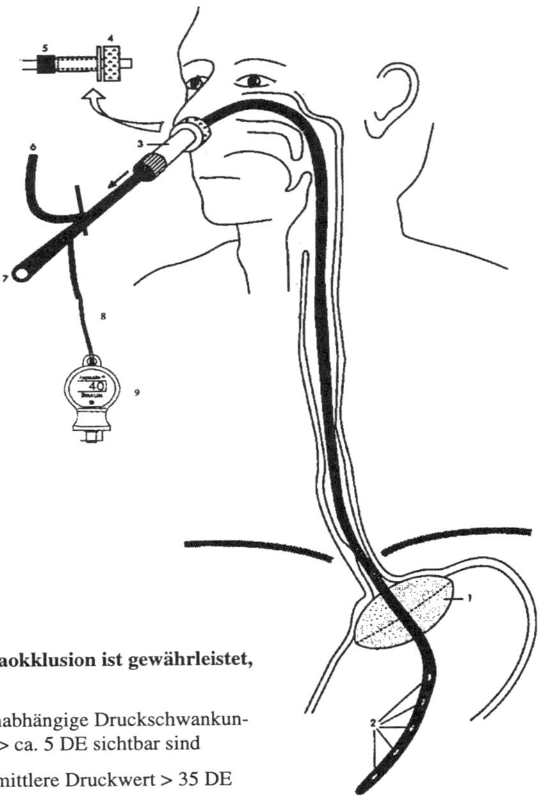

Abbildung 18: Schematische Darstellung der Anwendung einer Ballonmagensonde (3lumig, Ch 16, 110 cm, aus Polyurethan) bei einem Patienten. *1* aufblasbarer Ballon, *2* seit!iche Öffnungen zum Absaugen von Mageninhalt und Druckausgleich zwischen Magen und Außenluft, *3* Nasenstopper, *4* Schaumstoffring, *5* Arretiervorrichtung, *6* separates Lumen (sog. "Schlürflumen"), *7* Hauptlumen mit Sauganschluß, *8* Luftleitung zum Manometer, *9* Manometer (Druck bei entblähtem Zustand des Ballons: 0 DE (1 mbar = 1 DE [Druckeinheiten auf dem Display])

Kardiaokklusion ist gewährleistet, wenn:

- atemabhängige Druckschwankungen > ca. 5 DE sichtbar sind
- der mittlere Druckwert > 35 DE ist

Komplikationen

- Blutungen bei Schleimhautverletzungen
- Ösophagus- oder Magenperforation (sehr selten zu erwarten)

Absolute Kontraindikation

- Ösophagusperforation

Relative Kontraindikationen

- Hiatusgleithernie
- Magentumoren
- Magenperforation
- Gerinnungsstörungen
- Ösophagusvarizen
- endoluminale Tumoren oder Stenosen im Ösophagus

Ablaufschema "Aspisafe®-Sonde"

1. Abschwellende Nasentropfen (z.B. Otriven®) und Gleitmittel mit Lokalanästhetikum (z.B. Xylocain®-Gel 2 %) in den betreffenden Nasengang einbringen (ggf. zusätzliche Analgo-Sedierung i.v.)
2. Druckausgleichsstöpsel (notwendig für Sterilisation) vom Rückschlagventil entfernen
3. Distanzhülse mit Pflaster umkleben (Schutz vor Diskonnektion während Maskenbeatmung)
4. Manometer durch Ziehen an der Einschaltlasche einschalten, Anzeige wechselt (000/-00), dann Probeinsufflation (bis 80 DE) durchführen
5. Ballon vorbereiten: Entfernen der Luft und "Anlegen" des Ballons an den Sondenschlauch
6. Sonde transnasal in den Magen einführen
7. Probeinsufflation mit 5 ml Luft: Druckanstieg (?)
   wenn ja: => Luft entfernen, Sonde weiter vorschieben, Lagekontrolle wiederholen
   wenn nein: => Ballon bis 30 DE füllen
8. Führungsdraht ziehen, Kappe vom Druckausgleichskanal entfernen
   Cave: Führungsdraht niemals erneut vorschieben (Perforationsgefahr des Ösophagus)!
9. Mageninhalt absaugen
10. Positionieren des Nasenstoppers:
    - am Schlauch ziehen, bis leichter Widerstand spürbar ist
    - Nasenstopper bis zum Nasenloch vorschieben und Fixierklemme vor der Distanzhülse plazieren
11. Kardiaokklusion:
    Klemme öffnen und mit der freien Hand die Sonde durch die Klemme ziehen, bis der Druck auf ca. 40 DE (mindestens 35 DE, aber nicht über 45 DE) ansteigt
12. Kardiaokklusion ist gewährleistet, wenn:
    - atemabhängige Druckschwankungen > ca. 5 DE sichtbar sind
    - der mittlere Druckwert > 35 DE ist

Notbetrieb über Nullabgleichstaste möglich:
- 1 x drücken = Aktivieren des Displays
- Drücken, während Anzeige sichtbar ist (entspricht 2 x drücken) = Nullabgleich durchführen

Merke:
Die kontrollierte Okklusion soll zur Vermeidung von ischämischen Schleimhautläsionen nach maximal *zwei* Stunden kontinuierlicher Anwendung vorübergehend unterbrochen werden!

4.4 Pulmonale Aspiration

Schon die Aspiration geringerer Mengen (≥ 25 ml beim Erwachsenen) sauren Magensaftes (pH < 2,5) kann zur *hämorrhagischen Tracheobronchitis* mit schwerer bronchospastischer Reaktion führen und innerhalb weniger Stunden zu einem foudroyanten *toxischen Lungenödem* auf der Grundlage einer chemischen **Pneumonitis** (*"Mendelson-Syndrom"*). Im weiteren Verlauf kann sich ein Lungenversagen (ARDS) ausbilden. Die Letalität betrug früher bis zu 50 %, unter konsequenter Therapie liegt sie heutzutage zwischen 5 und 10 %. Bei erfolgreicher Beatmungstherapie bilden sich die Veränderungen i.d.R. nach 3-5 Tagen zurück. Je höher der pH-Wert des Aspirates ist, um so eher kann dieses bakteriell kontaminiert sein, so daß eine Aspiration zunächst klinisch asymptomatisch bleibt ("stille Aspiration") und erst später mit der Entwicklung einer **Pneumonie** gerechnet werden muß. Werden hingegen Fremdkörper oder grobe Nahrungspartikel aspiriert, kommt es kurz danach größenabhängig zu mehr oder weniger ausgeprägten mechanisch bedingten und entzündlich-reaktiven **Atelektasen**. Bei komplettem Verschluß der Trachea durch einen Speisebolus besteht bei nicht umgehender Entfernung mittels starrem Bronchoskop akute Erstickungsgefahr (*"Bolustod"*).

Verhalten nach Aspiration

Nach gesicherter pulmonaler Aspiration von Magen- und/oder Darminhalt oder bei begründetem Verdacht muß grundsätzlich zunächst eine endotracheale (Re-)Intubation des Patienten mit anschließender PEEP-Beatmung (initial 5-8 cmH2O) unter zunächst 100%iger Oxygenierung zur **Vermeidung einer**

Hypoxie erfolgen. Nach der Intubation sollte nach Möglichkeit umgehend, d.h. noch *vor* Durchführung der Beatmung, "blind" endotracheal abgesaugt werden. Aus dem bronchialen Aspirat und dem Magensaft wird der pH-Wert bestimmt. Außerdem sollte Bronchialsekret zur mikrobiologischen Untersuchung asserviert werden.

Die routinemäßige Gabe von **Glukokortikoiden** wird nicht mehr empfohlen. Sie sind zusammen mit **Bronchodilatatoren** nur zur Behandlung des Bronchospasmus indiziert. **Antibiotika** werden *primär* nur nach Aspiration von Darminhalt und auch hier erst nach Sekretgewinnung zur mikrobiologischen Diagnostik eingesetzt. Es empfiehlt sich in diesem Fall eine Kombination von z.B. Cefotiam (Spizef®) und Metronidazol (Clont®). Ansonsten sollen Antibiotika nur verlaufsabhängig bei Ausbildung pneumonischer Zeichen gezielt nach Antibiogramm gegeben werden.

Die Anfertigung eines **Röntgenthoraxbildes** nach mutmaßlicher oder stattgehabter Aspiration ist *obligat.* Aspirationsbedingte pulmonale Schädigungen (z.B. Atelektasen, Ödem) können innerhalb der ersten sechs Stunden nach dem Ereignis radiologisch nachgewiesen werden.

Bei klinischem Verdacht auf Aspiration fester Nahrungsbestandteile wird entweder umgehend oder nach der Röntgenthoraxkontrolle eine **Bronchoskopie**, ggf. mit gezielter Lavage, zur Entfernung der Partikel vorgenommen. Eine Bronchoskopie nach flüssiger Aspiration ist i.d.R. sinnlos, da sie zu spät erfolgt, um das schädigende Agens noch entfernen zu können.

Merke:

Bei **asymptomatischem Verlauf** muß eine lückenlose, pulsoxymetrische Überwachung des Patienten für **mindestens sechs Stunden** nach dem Aspirationsereignis erfolgen (z.B. im AWR)! Symptomatische Patienten werden auf einer Intensivstation weiterbehandelt.

5 Besonderheiten der Narkosebeatmung

Moderne, mikroprozessorgesteuerte Narkosebeatmungsgeräte der neuesten Generation (z.B. Julian® u. Cicero® EM der Fa. Dräger) erlauben durch spezielle Software eine Beatmung sowohl im *volumenkontrollierten* (VCV) als auch im *druckkontrollierten* (PCV) Modus und verfügen z.T. über Zusatzfunktionen, wie z.B. eine Triggerfunktion für die maschinell-assistierte Beatmung (-> SIMV-Modus). Sie sind nicht nur für die kontrollierte Beatmung des Erwachsenen, sondern auch für Früh- und Neugeborenen sowie für Intensivpatienten mit deutlich eingeschränkter Lungenfunktion geeignet und ermöglichen zudem Niedrigflußnarkosen bis hin zur "minimal-flow"-Anästhesie.

5.1 Einstellung der maschinellen Beatmung

Folgende **Parameter** generieren die Beatmungszyklen und bestimmen die intrapulmonalen Volumen-/Druckbeziehungen in ihrem zeitlichen Verlauf:

- die Atemfrequenz (AF),
- das Atemzug- oder Tidalvolumen (AZV oder VT) bzw. das Atemminutenvolumen (AMV),
- das Verhältnis von In- zu Exspirationszeit (I : E; Atemzeitverhältnis),
- der Inspirationsflow und -druck sowie bei Bedarf
- ein positiver endexspiratorischer Druck (PEEP).

Welche der genannten Größen vom Anwender eingestellt werden können bzw. müssen und welche sich hieraus variabel ergeben, hängt vom gewählten Beatmungsmodus (volumen- oder druckkontrolliert) und von der Ausstattung des jeweiligen Gerätes ab.

Grundeinstellung des Narkoserespirators (Anhaltswerte für *lungengesunde* Erwachsene):

• Atemzugvolumen:	10-12 ml/kg KG
• Beatmungsfrequenz:	10-12/min
• Inspirations-/Exspirationsverhältnis :	1 : 1,5 bis 1 : 2
• Inspirationsflow (bei VCV):	30 l/min
• Inspirationsdruck (bei PCV):	20 cmH_2O
• inspiratorische Druckbegrenzung (P_{max})	25 cmH_2O
• positiver endexspiratorischer Druck (PEEP):	3-5 cmH_2O
• inspiratorische O_2-Konzentration (FIO_2):	30 % (0,3)

Merke:

1. Die **Ventilationsgrößen** sind am Respirator so einzustellen, daß beim **"Normalpatienten"** ein PaO_2 von 80-100 mmHg und ein $PaCO_2$ von 35-40 mmHg erreicht werden.
2. Für Kindern in den ersten Lebenswochen, insbesondere aber für **Frühgeborene**, gelten niedrigere PaO_2-Zielwerte (Gefahr der retrolentalen Fibroplasie; s. Kap. 25, S. 447).
3. *Höhere*, individuelle $PaCO_2$-Werte sollen bei **COPD**-Patienten (respiratorische Azidose), *niedrigere* bei Patienten mit **chronischer Niereninsuffizienz** (respiratorisch kompensierte metabolische Azidose) toleriert bzw. angestrebt werden.
4. Bei **Intensivpatienten** mit eingeschränkter Lungenfunktion und Patienten mit **schwerem SHT** soll das vorherige Beatmungsmuster erhalten bleiben.

Monitoring: Zur *respiratorischen Basisüberwachung des Beatmungspatienten* siehe Kapitel 3, S. 37.

Zur Beurteilung der pulmonalen O_2-Aufnahme gilt **bei ungestörtem Gasaustausch** folgende Beziehung zwischen FIO_2 und PaO_2:

FIO_2 (%)	**PaO_2** (mmHg)
30	> 150
40	> 200
50	> 250
75	> 400
100	> 600

Verhinderung des Alveolarkollapses

Unter Narkose und Beatmung ist auch bei primär *lungengesunden* Patienten ein Kollaps kleiner Atemwege, besonders in den abhängigen Lungenpartien, zu beobachten. Dieser soll durch eine Beatmung mit **PEEP** verhindert werden. Mehrere Untersuchungen konnten allerdings zeigen, daß auch die Applikation eines *höheren* PEEP (≥ 10 cmH_2O) die Bildung von Mikroatelektasen überwiegend nicht reduziert und eher die unerwünschten Nebenwirkungen wie Kreislaufinstabilität, Beeinträchtigung der Nieren- und Leberfunktion etc. zunehmen. Bei Lungengesunden wird deshalb mehrheitlich empfohlen, PEEP-Niveaus von > 5 cmH_2O während der Anästhesie nicht zu überschreiten.

Als effektiv zur Wiedereröffnung bereits vorhandener Atelektasen und zum längeren Offenhalten der kleinen Atemwege ("Recruitment") hat sich dagegen ein **manuelles Hyperinflationsmanöver** erwiesen:

- Erhöhung des inspiratorischen Druckes bis auf 40 cmH_2O für ca. 15 sec

Hiernach soll der Recruitment-Effekt für mindestens 40 min erhalten bleiben, wenn eine FIO_2 von 0,4 nicht überschritten wird. Bei längeren Narkosen sollte dieses Manöver *stündlich* wiederholt werden und insbesondere auch kurz *vor der Extubation* durchgeführt werden. Eine *relative* Kontraindikation besteht bei Patienten mit COPD bzw. Lungenemphysem wegen der möglichen Auslösung eines Barotraumas und bei erhöhten ICP-Werten.

Daneben soll eine **Denitrogenierung** infolge hoher O_2-Konzentrationen **vermieden** werden, da die Stickstoffauswaschung zur Bildung sog. *Resorptionsatelektasen* führen kann. Stickstoff dient neben dem Surfactant zur Stabilisierung der Alveolarwände, so daß die Alveolen bei zu geringem Stickstoffanteil und lachgasfreien Narkosen, besonders aber beim Fehlen von Stickstoff (FIO_2 = 1,0) entsprechend ihrer Oberflächenspannung leichter kollabieren können. Aus diesem Grunde soll der O_2-Anteil, außer in Notfallsituationen, zur Präoxygenierung und zur Narkoseausleitung, so gewählt werden, daß ein "normaler" PaO_2 aufrechterhalten wird.

5.2 Vergleich von volumen- und druckkontrollierter Beatmung

	volumenkontrolliert	**druckkontrolliert**
Einstellgrößen	AZV, AF, I : E, Flow*	Druck, I : E, AF
abhängige Variablen	Beatmungsdruck	AZV u. AMV, Flow (-> dezelerierend)
Vorteile	relativ volumenkonstant bei Änderung von Compliance u. Resistance	Teilkompensation von Leckagen, gleichmäßigere intrapulmonale Gasverteilung, auch bei morphologisch veränderten Arealen (durch dezelerierenden Flow)
Nachteile	Volumenverlust bei Leckagen, ungleichmäßige Gasverteilung auf Lungenabschnitte mit unterschiedlicher Dehnbarkeit und unterschiedlichen Flußwiderständen	Veränderung des AMV bei Änderung von Compliance u. Resistance
Indikationen	Standard beim lungengesunden Erwachsenen	Patienten mit Lungenschädigungen, broncho-pleurale Fistel, Früh-/Neugeborene, Säuglinge (Gewährleistung minimaler Hubvolumina)

*: deshalb eigentlich *"volumen-/flowkontrolliert"*

5.3 Niedrigflußnarkosen

Zur Kostenersparnis und Verminderung der Umweltbelastung sollte bei *längeren* Narkosen der Frischgasfluß (FGF) im "steady state" zumindest auf Werte **zwischen 1 und 2 l/min** unter sorgfältigster Beachtung der erforderlichen Sicherheitsstandards (Dichtigkeitsprüfung des Narkosegerätes mit exakter Ermittlung des Leckagevolumens, das kleiner als 1/3 des eingestellten Frischgasflusses sein muß!, Messung der FIO_2, Pulsoxymetrie, Kapnometrie) abgesenkt werden. Dagegen erfordert die Durchführung von **"low-flow"- und "minimal-flow"-Anästhesien** (FGF 1,0 bis ca. 0,5 l/min) *speziell* dafür ausgerüstete Narkosegeräte (z.B. Cicero®, Cicero® EM, Julian®, Sulla® 909V)!

"low-flow"- und "minimal-flow"-Anästhesien

Definitionen

- "low flow": FGF ca. 1, 0 l/min, hiervon 0,5 l O_2 u. 0,5 l N_2O
- "minimal flow": FGF ca. 0,5 l/min, hiervon 0,3 l O_2 u. 0,2 l N_2O

Vorteile

- geringerer Narkosemittelverbrauch
  - geringere Kosten
  - geringere Umweltbelastung
- bessere Atemgasklimatisierung (Anfeuchtung und Erwärmung)

Nachteile

- Entwicklung eines *hypoxischen* Gasgemisches bei:
  - plötzlichen Systemleckagen
  - Zunahme des O_2-Verbrauchs
  - Abnahme der N_2O-Aufnahme
  - Akkumulation von "Fremdgasen" (N_2, Aceton, Ethanol, CO, Argon, Methan, H_2, Compound A [bei Sevofluran] etc.)
  - schlechtere Narkosesteuerbarkeit

Apparative Voraussetzungen

- hohe Dichtigkeit des Beatmungssystems
- exakte Ermittlung des Leckagevolumens
- exakte Frischgasdosierung auch im Niedrigflußbereich (-> "Frischgasentkoppelung" erforderlich)
- exakte, verzögerungsfreie, patientennahe *in- und expiratorische* Messung von O_2, CO_2, N_2O und dem volatilen Anästhetikum

Frischgasentkoppelung

Unter Frischgasentkoppelung versteht man, daß das Frischgas, das entsprechend der eingestellten Rate sowohl in der In- als auch Exspiration fließt, nicht direkt oder unmittelbar in das Kreissystem eingespeist wird, sondern während der Inspiration zunächst in einem Reservoir, z.B. dem Beatmungsbeutel, gesammelt wird. Während der Exspiration gelangt das Frischgas dann in den Beatmungsbalg bzw. -kolben (bei geringem Frischgasanteil zusammen mit Exspirationsgas des Patienten) und wird mit dem folgenden Beatmungshub in den Patienten transportiert. Das hat den Vorteil, daß das am Gerät eingestellte Hubvolumen ziemlich genau dem Atemzugvolumen entspricht. Bei Geräten ohne Frischgasentkoppelung hingegen gelangt Frischgas auch während der Inspiration in das Kreissystem und erhöht entsprechend das Zugvolumen. Frischgas-entkoppelte Beatmungsgeräte gewährleisten also i. Ggs. zu nichtentkoppelten eine *volumenkonstante* Beatmung, die unabhängig vom eingestellten Frischgasfluß ist, sobald dieser den minimal erforderlichen Bedarf (= Verbrauch durch den Patienten + Leckagevolumen des Systems) überschreitet.

Praktisches Vorgehen bei Niedrigflußnarkosen:

- in der Initialphase hoher FGF (4-6 l/min) für ca. 15-20 min
- Vermeidung *patientennaher* inspiratorischer O_2-Konzentrationen von unter 30 %
- ca. 1-2stdl. kurzes Spülen des Systems mit hohem Frischgasfluß (bei "minimal flow")
- rasche Anpassung der Narkosetiefe nicht nur durch Veränderung der Anästhetikumkonzentration, sondern auch durch kurzfristige Erhöhung des FGF auf 4-6 l/min
- Narkoseausleitung
  - Beendigung der Zufuhr des volatilen Anästhetikums ca. 10-30 min vor OP-Ende
  - Erhöhung des FGF auf 6 l O_2/min ca. 5-10 min vor OP-Ende

Durch den initial hohen Frischgasfluß soll eine ausreichende *Denitrogenierung* der Atemgase erzielt und eine protrahierte Stickstoffakkumulation vermieden bzw. vermindert werden. Zum anderen soll die Anflutungszeit des volatilen Anästhetikums bis zum Erreichen der gewünschten alveolären Konzentration verkürzt werden. Bei längeren "minimal-flow"-Anästhesien, besonders unter Verwendung von Sauerstoff-/Luftgemischen, ist zu bedenken, daß sich diverse Fremdgase (s.o.) im Patientensystem anhäufen können. Zu deren Eliminierung bzw. Reduzierung sollte das System deshalb intermittierend mit hohem Fluß "gespült" werden. Schnelle Veränderungen der alveolären Anästhetikakonzentrationen bedürfen immer auch einer vorübergehenden Erhöhung des Frischgasflusses.

Merke:

> Aus Sicherheitsgründen sollte die eingestellte FIO_2 bei "low flow" grundsätzlich nicht unter 0,5 und bei "minimal flow" nicht unter 0,6 betragen. Zudem ist zu berücksichtigen, daß die Konzentration des volatilen Anästhetikums dem niedrigen Flow und dem andererseits hohen Rückatemanteil angepaßt werden muß.

Keine "low-flow"- und "minimal-flow"-Anästhesien sollten durchgeführt werden bei:

- starken Rauchern (Anreicherung von CO)
- Patienten mit dekompensiertem Diabetes mellitus (Anreicherung von Aceton)
- Patienten mit akuter Alkoholintoxikation (Anreicherung von Ethanol)
- niereninsuffizienten Patienten und Anwendung von Sevofluran (Anreicherung von Compound A)

Geschlossenes Narkosesystem ("closed circuit")

Ein geschlossenes Narkosesystem ist dann erreicht, wenn ausschließlich der Bedarf des Patienten an Sauerstoff, Lachgas und dem volatilen Anästhetikum gedeckt wird, ohne daß ein Überschuß an Gasen vorgehalten wird ("quantitative Anästhesie"). Da hierzu aber geräteseitig ein sehr hoher Meß-, Rechen- und Kontrollaufwand erforderlich ist, haben sich diese bislang noch teuren und anfälligen Geräte (z.B. PhysioFlex®) in praxi nicht durchgesetzt, obwohl sie den *niedrigsten* Frischgasverbrauch und damit die *geringste* Umweltbelastung mit Inhalationsanästhetika verursachen. Die "low-flow"- und vor allem die "minimal-flow"-Technik kommen allerdings diesem Anspruch auch schon sehr nahe.

5.4 Beatmungsfilter

Beatmungsfilter dienen der

- Kontaminationsprophylaxe (Retention von Bakterien und Viren [bis zu 99,99 %]) und
- Atemgasklimatisierung (Befeuchtung und Anwärmung der Einatemluft).

Am effektivsten sind Filtersysteme mit *hydrophoben* Membranen (z.B. Hygroster®, Fa. Pall), die mittlerweile für alle Altersgruppen verfügbar sind. Sie lassen Wasser als Aerosol passieren, nicht aber als Kondensat. Hierdurch wird eine gute An- bzw. Rückfeuchtung ermöglicht, die um so höher ist, je geringer der Frischgasfluß ist. Trotzdem werden physiologische Befeuchtungsverhältnisse i.d.R. nicht erreicht.

Weitere **Anforderungen** an die Filter sind:

- nur minimale Erhöhung des anatomischen Totraumes
- Verfügbarkeit unterschiedlicher Größen für Neugeborene/Säuglinge, Kinder und Erwachsene
- Gewährleistung hoher Gasflüsse
- Wasserundurchlässigkeit, auch bei hohen Beatmungsdrücken
- keine relevante Strömungsbehinderung (z.B. durch Wasseraufnahme), die zur Steigerung des Atemwegswiderstandes führen würde
- abgerundete Form, zumindest beim patientenseitigen Filter (-> geringere Verletzungsgefahr)
- integrierter Anschluß für Gasprobenansaugleitung (CO_2, O_2, Narkosegase) wobei ein schräger Stutzen ein Abknicken des Schlauches, z.B. durch aufliegende OP-Tücher, verhindert
- keine Veränderung der Gasmeßwerte

Die Beatmungsfilter werden *patientennah* (zwischen Tubus und Y-Stück) und zusätzlich *gerätenah* (am Exspirationsstutzen) angebracht. Das Wechselintervall für den geräteseitigen Filter beträgt 48 Stunden (Fa. Pall), während patientenseitige Filter selbstverständlich von Patient zu Patient ausgetauscht werden müssen. Hierdurch ist ein Wechsel der Beatmungsschläuche einmal täglich ausreichend und nicht mehr zwingend von einem Patient zum nächsten erforderlich, was auch die Betriebskosten senkt.

Bedacht werden muß, daß sich in den Filtern *Kondensationswasser* ansammeln kann, das bei Ansaugung in die Gasmeßzellen zur Dysfunktion führt. Deshalb soll die Konnektionsstelle immer nach oben zeigen. Außerdem werden in neuen Narkosegeräten z.T. Gasprobenschläuche aus semipermeablem, wasserdurchlässigem Material verwendet, z.B. *Nafion®* in Dräger-Geräten.

Kontraindikationen für den Filtereinsatz

- Lungenödem
- Lungenblutung
- massive Hyper- oder Dyskrinie

5.5 Atemkalk

Bei Narkosen mit *Rückatmungstechnik* besteht die Notwendigkeit, anfallendes CO_2 wieder zu entfernen. Hierzu sind spezielle Behälter im Inspirationsschenkel angebracht, die mit Atemkalk befüllt werden ("CO_2-Absorber"). Als "pelletierter" Kalk besteht er aus 3-6 mm großen weißen Granula, die zur Absorptionsverbesserung eine rauhe, unregelmäßige Oberfläche aufweisen. In Deutschland wird ausschließlich Natronkalk verwendet, Bariumkalk dagegen nur in den USA. Natronkalk enthält: 75-85 % $Ca[OH]_2$,1-4 % NaOH und 4-18 % H_2O. Zudem ist ein *Farbindikator* beigegeben (in Deutschland Ethylviolett), der die Erschöpfung des Atemkalks sichtbar macht (Farbumschlag von weiß nach blau-violett). Hierbei ist allerdings zu bedenken, daß der Farbumschlag nach prolongiertem Gebrauch des Atemkalks und stärkerer Licht- oder UV-Einstrahlung völlig ausbleiben kann! Die einzig sichere Methode zur Überwachung der Absorptionskapazität von Atemkalk ist deshalb die *Messung der CO_2-Konzentration* im Atemgas, und zwar auch *inspiratorisch*.

Die Absorption von CO_2 verläuft als *exotherme* Reaktion, wobei als Endprodukte $CaCO_3$ und H_2O entstehen und NaOH zurückgewonnen wird. Der Absorber befindet sich immer im Inspirationsschenkel *hinter* der Frischgaszuleitung, um auch eine Anfeuchtung und Anwärmung des ursprünglich trockenen und kalten Frischgases zu ermöglichen. Unter optimalen Bedingungen können 100 g Atemkalk ca. 26 l CO_2 binden.

Austrocknung von Atemkalk

Da die *CO_2-Absorptionsleistung* insbesondere vom Wassergehalt des Atemkalks abhängig ist, muß ein Austrocknen unbedingt verhindert werden. Darüber hinaus kann ausgetrockneter Atemkalk in Kombination mit einigen volatilen Anästhetika zur Bildung von *Kohlenmonoxid* oder potentiell nephrotoxischem *Compound A* führen (Einzelheiten s. Kap. 8, S. 147 f.).

Die Haltbarkeit von Atemkalk in der ungeöffneten Originalverpackung beträgt je nach Hersteller zwischen 2 und 4 Jahren. Nach Öffnung soll der Atemkalk sofort, zumindest aber in einem Zeitraum von 4 Wochen verbraucht werden. Nach dieser Zeit muß Atemkalk verworfen werden, auch aus hygienischen Gründen.

Gefahren durch ausgetrockneten Atemkalk (< 5 % Restfeuchte)

- verminderte CO_2-Absorption
- Absorption u. ggf. Zersetzung der Inhalationsanästhetika
  -> Verringerung der Narkosetiefe
  -> CO-Bildung: Desfluran > Enfluran > Isofluran; nur gering bei Sevofluran und Halothan
  -> Entstehen potentiell toxischer Degradationsprodukte (z.B. Atemwegsreizung, stech. Geruch)
  -> Blauverfärbung des Indikators (mit obigen Einschränkungen)
- erhöhte Wärmeentwicklung im Absorber:
  Sevofluran > Halothan > Enfluran = Isofluran > Desfluran

Erkennen der Austrocknung

- Farbumschlag des Indikators, plötzliche starke Erwärmung des Atemkalks (unsichere Zeichen)
- Ausbleiben des Anstiegs der inspiratorischen Anästhetikumkonzentration trotz geöffneten Vapors über mehrere Minuten
- Anstieg der inspiratorischen CO_2-Konzentration (sicherste Methode; die exspiratorische CO_2-Konzentration steigt dagegen erst verzögert an!)

Empfehlungen zum Umgang mit Atemkalk und Narkosegeräten (DGAI; 1999)

- Wechsel des Atemkalks
  - sofort bei Erschöpfung: d.h. inspiratorische CO_2-Konzentration von 1 % bzw. 7 mmHg, Indikatorfarbumschlag (max. bis zu 2/3 der Füllhöhe möglich), plötzliche starke Erwärmung
  - regelmäßig bei täglich eingesetzten Narkosegeräten, zumindest im Wochenabstand (montags!)
  - bei nicht täglich eingesetzten Narkosegeräten
    - Befüllen des Absorbers mit Atemkalk erst vor dem Einsatz
    - nach Gebrauch den Absorber aus dem Atemsystem herausnehmen und mit luftundurchlässigen Kappen verschließen
    - routinemäßiger Wechsel zumindest im Monatsabstand
- Dokumentation des Atemkalkwechsels: Datum der Neubefüllung auf dem Absorbergehäuse
- keine Neubefeuchtung ausgetrockneten Atemkalks!
- komplettes Abdrehen der Frischgaszufuhr nach Narkoseende!
- Durchführung von Niedrigflußnarkosen (< 2 l/min) zur Feuchtigkeitskonservierung, wodurch zwar die "CO_2-Belastung" des Atemkalks ansteigt, aber bei den gebräuchlichen Doppel- oder Jumbo-Absorbern mit bis zu 2 kg Befüllung i.d.R. trotzdem eine suffiziente CO_2-Absorption über 7 Tage sichergestellt ist

6 Ein-Lungen-Anästhesie (s. Kap. 26, S. 480 ff.)

8 Pharmakologie der Allgemeinanästhesie

1 Inhalationsanästhetika

Inhalationsanästhetika sind entweder leicht flüchtige Flüssigkeiten mit Siedepunkt knapp oberhalb der Raumtemperatur (dampfförmige bzw. volatile Anästhetika) oder Gase wie Stickoxydul (Lachgas, N_2O). Die Gruppe der volatilen Anästhetika umfaßt chemisch weiterentwickelte ätherartige Substanzen (z.B. Isofluran, Sevofluran) oder halogenierte Kohlenwasserstoffe (Halothan).

1.1 Wertigkeit gebräuchlicher Substanzen

Tabelle 26: Eigenschaften und physikalische Daten gebräuchlicher Inhalationsanästhetika

	Halothan	Isofluran	Sevofluran	Stickoxydul
Geruch	süßlich	ätherisch	"mild"	geruchlos
Siedepunkt (°C)	50,0	48,5	58,5	-88,0
Dampfdruck bei 20°C (mmHg)	244	240	160	50 bar
Aggregationszustand bei 20°C	dampfförmig	dampfförmig	dampfförmig	gasförmig
Verteilungskoeffizienten bei 37°C				
Blut-Gas	2,40	1,40	0,65	0,47
Gehirn-Blut	1,9	1,6	1,7	1,1
Fett-Blut	51	45	47	2,3
MAC_{50} in 100 % O_2 (Vol.-%)*	0,8	1,2	2,0	104**
MAC_{50} in 70 % N_2O (Vol.-%)*	0,3	0,5	1,1	
Metabolisierungsrate (%)	10-20	< 1	2-5	0
Explosibilität	ø	ø	ø	ø
Zerstörung der Ozonschicht	ausgeprägt	ja	gering	ja
Stabilität in Atemkalk	nein	bedingt	nein	ja

*: Erwachsene, mittleres Lebensalter; **: theoretischer Wert

Halothan

Halothan hat gute hypnotische, allerdings nur schwache analgetische und (zentral) muskelrelaxierende Eigenschaften. Von Bedeutung sind die relativ ausgeprägte negative Inotropie und die Sensibilisierung des Herzens gegenüber der Wirkung von Katecholaminen mit stärkerer Neigung zu Arrhythmien. In sehr seltenen Fällen (ca. 1 : 30.000) kann Halothan bei Erwachsenen mit individueller Disposition eine schwere Leberschädigung bis hin zum Leberzerfall auslösen (s. Abschn. 1.4).

Indikation: ausschließlich zur Kinderanästhesie (keine Schleimhautreizung, süßlicher Geruch)

Isofluran

Isofluran zeigt die beste muskelrelaxierende Wirkung unter den volatilen Anästhetika. Zu berücksichtigen allerdings ist die deutliche Verminderung des peripheren Gefäßwiderstandes mit den Folgen von Blutdruckabfall und kompensatorischer Tachykardie (zum "coronary steal" s. Abschn. 1.3). Außerdem wirkt Isofluran schleimhautreizend und ist daher weniger für eine Inhalationseinleitung geeignet. Eine Hepatotoxizität im Sinne einer Überempfindlichkeitsreaktion wie unter Halothan ist sehr unwahrscheinlich, eine Nephrotoxizität kann ausgeschlossen werden. Eine Zunahme der Hirndurchblutung tritt wie unter Sevofluran erst bei Konzentrationen > 1 MAC in Erscheinung (Einzelheiten s. Kap. 22, S. 385).

Indikationen: balancierte Anästhesien (auch bei intrakraniellen Operationen, Leber-/Nierenvorschäden)
therapierefraktärer Status asthmaticus

Sevofluran

Die fehlende Schleimhautirritation und der angenehme Geruch sowie das erheblich schnellere Anflutverhalten i. Vgl. zu Halothan und Isofluran machen Sevofluran für den Einsatz im Rahmen von Inhalationseinleitungen besonders bei Kindern, aber sogar auch bei Erwachsenen (z.B. geistig Behinderte, Patienten mit Obstruktionen im Bereich der oberen Atemwege) interessant. Hierzu trägt auch der Umstand bei, daß die Blut-Gas-Verteilungskoeffizienten von Sevofluran i. Ggs. zu Halothan und Isofluran im Kindes- und Erwachsenenalter gleich sind. Die hämodynamischen Veränderungen unter Sevofluran sind nur gering ausgeprägt. So sinkt der periphere Widerstand im Vergleich zu Isofluran erheblich weniger, die negativ inotropen Eigenschaften sind schwächer als die von Halothan. Die Zunahme der Hirndurchblutung soll noch geringer als unter Isofluran ausfallen (Einzelheiten s. Kap. 22, S. 385). Zur potentiellen Nephrotoxizität siehe Abschnitt 1.5.

Indikationen: balancierte Anästhesien (auch bei Herz- u. intrakraniellen Operationen, Lebervorschäden)
Kinderanästhesie (s. Kap. 25, S. 455 f.)
Einleitung von Narkosen bei Erwachsenen
therapierefraktärer Status asthmaticus

Erwachseneneinleitung: z.B. mit der "vital-capacity-single-breath"-Methode, d.h.
O_2/Air + 7,5 Vol.-% Sevofluran (Bewußtseinsverlust nach im Mittel 41 sec,kaum Unterschiede im Einleit- und Ausleitverhalten zwischen Sevofluran und Propofol)

Desfluran

Desfluran nimmt von seiten der Pharmakokinetik unter den volatilen Anästhetika insofern eine Sonderstellung ein, als es über die geringste Blutlöslichkeit verfügt. Der Blut-Gas-Verteilungskoeffizient liegt noch unter derjenigen von Stickoxydul. Das bedeutet für die Praxis, das die anästhetischen Wirkungen von Desfluran ähnlich schnell an- und abfluten. Von Nachteil ist allerdings der hohe MAC-Wert von 6,0 (Erwachsene), der den Einsatz spezieller, beheizter Vaporen (Temperaturkonstanz) für die exakte Dosierbarkeit der entsprechend hohen Konzentrationen erforderlich macht, denn der Siedepunkt von Desfluran liegt in etwa bei Zimmertemperatur (22,8°C). Das rasche Anflutverhalten von Desfluran wird kontrastiert durch die schleimhautirritierende Wirkung, die eine Anwendung zur Narkoseeinleitung im Rahmen von Kinderanästhesien nicht empfehlenswert macht.

Die Metabolisierungsrate von Desfluran mit unter 0,1 % ist zwar äußerst niedrig. Da aber als Metabolit auch Trifluoracetylchlorid entsteht, sind schwere Leberschädigungen, vergleichbar denen unter Halothan, nicht auszuschließen, bislang aber noch nicht beschrieben worden. Gravierender ist möglicherweise die Bildung von Kohlenmonoxid, das durch Reaktion von Desfluran mit trockenem Atemkalk entsteht. Diese Reaktion kann zwar bei auch bei anderen volatilen Anästhetika auftreten, ist aber bei Desfluran am stärksten ausgeprägt (s. Abschn. 1.6).

Problematisch ist die klinische Anwendung von Desfluran auch aus weiteren Gründen. Bei initialer Zufuhr von Desfluran und bei jeder Dosiserhöhung kommt es über einen kurzen Zeitraum von ca. 10 Minuten zu einer sympatho-adrenergen Stimulation, d.h., Herzfrequenz und Blutdruck steigen vorübergehend an. Dieses schließt einerseits den Gebrauch bei kardiovaskulären Risikopatienten aus und führt andererseits zu einem generellen anästhesiologischen Paradoxon. Für die meisten anästhetisch wirksamen Substanzen gilt, daß Dosiserhöhungen zu einer Dämpfung der sympathischen Aktivität führen. Dieses Verhalten dient auch als ein klinischer Parameter zur Abschätzung der Narkosetiefe. Unter Erhöhung der Desflurankonzentration hingegen wird die Beziehung zwischen Narkosetiefe und Sympathikusaktivität passager entkoppelt, was in Phasen zunehmender chirurgischer Stimulation nicht unproblematisch ist.

Schließlich ist der Gebrauch von Desfluran wegen des höheren Narkosemittelverbrauches und der Verwendung spezieller, teurer Vaporen unter ökonomischen Aspekten nicht sinnvoll. Die hohen Kosten lassen sich zwar durch die konsequente Durchführung von Niedrigflußnarkosen reduzieren, was aber natürlich für die Anwendung preiswerterer Substanzen, wie z.B. Isofluran, gleichermaßen gilt. Außerdem sind "minimal-flow"-Anästhesien mit Desfluran hinsichtlich der Vermeidung hypoxischer Gasgemische nicht ganz unproblematisch, da die Substanz in hohen Konzentrationen zugeführt werden muß.

Zusammenfassend ist zu sagen, daß **für Desfluran** nach den vorliegenden Untersuchungsergebnissen **derzeit keine Indikationsnische** besteht und es mehr als fraglich bleibt, ob die Substanz eine Marktakzeptanz finden wird.

Stickoxydul (Lachgas, N_2O)

Stickoxydul weist gute analgetische, schlechte hypnotische und gar keine muskelrelaxierenden Wirkungen auf. Von Nachteil ist die *Diffusion* in geschlossene luftgefüllte Räume, z.B. Pneumothorax, gashaltige Darmabschnitte (Ileus), Mittelohr, luftgefüllte Tubusmanschette oder Luftembolus, was zu erheblicher

Volumen- bzw. Druckerhöhung führt. Dem liegt eine physikalische Interferenz mit dem ca. 30mal schlechter blutlöslichen Stickstoff zugrunde, der infolgedessen nicht so schnell in das Blut abdiffundieren kann, wie N_2O in den N_2-gefüllten Raum hineindiffundiert. Zudem kann bei der Narkoseausleitung eine sog. *Diffusionshypoxie* auftreten. Wegen der schlechten Blutlöslichkeit gelangt das im Organismus gespeicherte N_2O bei Narkoseende rasch in die Alveolen und reichert sich hier überproportional an. Wird dann nur Raumluft inspiratorisch angeboten, sinken der alveoläre und arterielle PO_2 in hypoxische Bereiche ab. Dieses kann sicher vermieden werden, wenn nach Beendigung der Zufuhr von N_2O für einige Minuten 100 % O_2 zugeführt wird. In der klinischen Praxis wird Stickoxydul gerne zusammen mit einem volatilen Anästhetikum eingesetzt. Hierdurch ergänzen sich die gute analgetische Wirkung von N_2O und die hypnotischen Effekte des volatilen Narkotikums (-> deutliche MAC-Reduktion der Einzelsubstanzen). Die inspiratorische Beimischung sollte dabei aber 70 % nicht überschreiten, um einen ausreichenden Sauerstoffanteil zu gewährleisten (z.B. Verhinderung des "Konzentrationseffektes").

Bei längerer oder wiederholter Anwendung von N_2O scheint Vorsicht angebracht, da N_2O mit dem Vitamin-B_{12}-Stoffwechsel interferiert und besonders bei prädisponierten Patienten eine *Knochenmarkdepression* hervorrufen kann (s.u.). Dem Stickoxydul wird von einigen Autoren eine *emetogene* Potenz zugeschrieben. Insgesamt lassen die bisher veröffentlichten Untersuchungsergebnisse aber keine eindeutige Stellungnahme zu.

Indikation: analgetische Supplementierung balancierter Anästhesien

Interferenz von N_2O mit Vitamin B_{12}

Irreversible Oxydierung von Vitamin B_{12} (Koenzym der Methionin-Synthase) durch N_2O:
-> Hemmung der Methionin-Synthase
-> Mangel an Tetrahydrofolsäure und Methionin
-> Störungen der DNA-Synthese (verminderte Thymidinbildung)
-> Knochenmarkdepression mit Panzytopenie, Neuropathie (funikuläre Myelose), potentielle Embryotoxizität

Klinische Bedeutung
- keine negativen Auswirkungen von N_2O bei Patienten ohne Vitamin-B_{12}-Mangel und Anwendung über kurzen Zeitraum

Cave:
- längere Anwendung von N_2O (> 12 h)
- häufig wiederholte Anwendung
- vorbestehender Vitamin-B_{12}-Mangel
- schwere chronische Neutropenien
- Intensivpatienten

Xenon

Xenon ist als Edelgas in vielerlei Hinsicht ein nahezu *ideales* Anästhetikum. Es ist chemisch inert und wird demzufolge nicht metabolisiert, es ist nicht toxisch und außerdem ökologisch unbedenklich. Mit einem MAC_{50}-Wert von 71 % ist Xenon ca. *1,5mal* stärker anästhetisch wirksam als Stickoxydul, so daß volatile Anästhetika in nicht unerheblichem Maße eingespart und somit deren Nebenwirkungen reduziert werden können. Die ausgesprochen *geringe Blutlöslichkeit* (ca. 1/4 von N_2O) sorgt für ein sehr schnelles An- und Abfluten und dementsprechend rasches Einschlafen und Aufwachen. Herz-Kreislauf-Parameter werden durch Xenon nicht beeinträchtigt, die atemdepressorische Wirkung ist nur gering ausgeprägt, so daß unter Xenon-supplementierten Anästhesien die Häufigkeit Anästhetika-bedingter Komplikationen vermindert wird. Die infolge der geringen Blutlöslichkeit zu erwartende Gefahr der Ausgasung in Hohlräumen ist, verglichen mit N_2O (s.o.), aufgrund der höheren Lipidlöslichkeit von Xenon wesentlich geringer.

Den unbestreitbaren medizinischen Vorteilen steht als entscheidender Nachteil der *hohe Preis* entgegen. Xenon ist ca. 500mal teurer als N_2O! Das bedeutet, daß der Einsatz aus ökonomischen Gründen, wenn überhaupt, nur bei Niedrigflußnarkosen ("low/minimal flow") oder bei Anwendung im geschlossenen Kreislauf vertretbar ist (s. Kap. 7, S. 136 ff.). Hierdurch läßt sich Xenon dann zu mehr als 90 % "rückgewinnen". Kostspielig ist auch die Technik der Gasmessung in der Atemluft, da nicht auf die bei den gebräuchlichen Inhalationsanästhetika gängigen Verfahren zurückgegriffen werden kann. Zur Zeit ist deshalb der zukünftige Stellenwert von Xenon in der klinischen Anästhesie noch nicht endgültig abschätzbar.

1.2 Übersicht der Haupt- und Nebenwirkungen

Tabelle 27a: Hauptwirkungen gebräuchlicher Inhalationsanästhetika

	Halothan	**Isofluran**	**Sevofluran**	**Stickoxydul**
Hypnose, Amnesie	+++	++	++	(+)
Analgesie	+	+	+	++
Muskelrelaxation	(+)	+	+	ø

Tabelle 27b: Nebenwirkungen gebräuchlicher Inhalationsanästhetika

	Halothan	**Isofluran**	**Sevofluran**	**Stickoxydul**
Atmung und Atemwege				
Atemdepression	++	++	+	(+)
Bronchodilatation	+	+	+	ø
Schleimhautreizung	ø	**ja**	ø	ø
-> Eignung zur Narkoseeinleitung	ja	wenig	ja	ja**
Herz und Kreislauf				
Myokardkontraktilität	↓↓	↓	↓	(↓)
Herzzeitvolumen	↓↓	↓	(↓)	± 0
Peripherer Gefäßwiderstand	± 0	↓↓	↓	(↑)*
Mittlerer arterieller Druck	↓	↓↓	↓	± 0
Herzfrequenz	↓	↑↑	↑	± 0
Arrhythmogenität	**+**	ø	ø	ø
Myokardialer O_2-Verbrauch	↓	↓	↓	± 0
Koronardilatation	ø	ja	ja	ø
Koronardurchblutung	↓↓	↓	↓	± 0
Organdurchblutung u. -toxizität				
Nierendurchblutung/-funktion	↓	± 0 ?	± 0 ?	ø
Nephrotoxizität	ø	ø	(+)***	ø
Leberdurchblutung/-funktion	↓	± 0 ?	± 0 ?	ø
Hepatotoxizität	**++**	ø	ø	ø
Hirndurchblutung/-druck	↑↑	bis 1 MAC ± 0	bis 1 MAC ± 0	↑
Augeninnendruck	↓	↓	↓	± 0
Uterusaktivität (> 0,5 MAC)	↓	↓	↓	± 0
Varia				
Stickstoffinterferenz	ø	ø	ø	**ja**
Knochenmarkdepression	ø	ø	ø	bei Langzeiteinsatz mögl.
Triggerung einer MH-Krise	+	+	+	ø

*: durch geringe indirekte sympathikomimetische Wirkung; **: nur in Komb. mit volatilem A.;
***: theoretisch möglich, in praxi nicht nachgewiesen; wichtigste NW fettgedruckt; ?: wahrscheinlich ohne relevanten Einfluß

1.3 Volatile Anästhetika bei Herzerkrankungen

Es können folgende Empfehlungen zur Anwendung von Isofluran und Sevofluran gegeben werden:

Isofluran kann ın (endexspiratorischen) Konzentrationen bis zu 1 MAC und **Sevofluran** bis zu 1,5 MAC auch bei koronarkranken Patienten sicher angewendet werden, ohne daß ein "coronary-steal"-Phänomen befürchtet werden muß! Bei schwerer Herzinsuffizienz sollten allerdings wegen der negativ inotropen Eigenschaften prinzipiell keine volatilen Anästhetika zugeführt werden.

"coronary steal"

Höhere Konzentrationen von **Isofluran** (> 1 MAC) können u.U. ein "coronary-steal"-Phänomen mit kritischer Myokardischämie hervorrufen. Hierunter versteht man eine myokardiale Blutumverteilung aus stenosierten zu nichtstenosierten Gefäßarealen, wodurch die Perfusion in den bereits minderperfundierten Regionen noch weiter verringert wird. Zur Auslösung eines "coronary steal" müssen zwei Voraussetzungen erfüllt sein:

1. eine spezielle pathologische Koronarmorphologie und
2. die Wirkung eines starken koronar-arteriolären Dilatators.

Bei dem kompletten Verschluß eines oder mehrerer Koronaräste und einer zusätzlichen *proximalen* Stenose derjenigen Koronararterie, die den Kollateralfluß in das Areal distal des Verschlusses steuert, sind die Kollateralgefäße infolge der Gewebehypoxie bereits maximal dilatiert. Das bedeutet, daß der kollaterale Blutfluß ausschließlich vom Perfusionsdruck abhängig ist. In dieser Situation führt eine Dilatation der Arteriolen *distal* der stenosierten, aber nicht komplett verschlossenen Koronararterie zu einer Reduktion des Perfusionsdruckes und damit also auch der Kollateraldurchblutung. Die Rate "steal"-fähiger Koronargefäßsysteme wird bei KHK-Patienten mit ungefähr 10-20 % angegeben.

Während bei den bekannten sehr starken Koronardilatatoren *Adenosin* und *Dipyridamol* das Auftreten von "steal"-Phänomenen unstrittig ist, sprechen beim deutlich schwächer vasodilatierenden Isofluran die Ergebnisse aus experimentellen Untersuchungen eher dagegen. Klinische Untersuchungen, bei denen "steal"-Phänomene auftraten, haben den Nachteil, daß die hämodynamischen Bedingungen (Herzfrequenz, Aortendruck, kardiale Füllungsdrücke) nicht konstant gehalten wurden. Zusammengefaßt existieren keine gesicherten Anhaltspunkte dafür, daß Isofluran durch Induktion eines "coronary steal" zu Myokardischämien führt (*Hobbhan* et al.)! Dennoch sollten bis zur endgültigen Beurteilbarkeit Isoflurankonzentrationen von mehr als einem MAC bei Patienten mit KHK vermieden werden. Bei **Sevofluran** ist die vasodilatatorische Potenz nochmals um einiges geringer als bei Isofluran. Experimentell konnte ein "coronary steal" bis zu einer Konzentration von 1,5 MAC sicher ausgeschlossen werden. In klinischen Untersuchungen haben sich ebenfalls keine Hinweise auf die Auslösung eines "steal"-Phänomens unter Sevofluran ergeben.

1.4 Leberschädigung durch volatile Anästhetika

Da nach Anwendung von **Halothan** schwere Leberschäden (ca. 1 : 30.000) bis hin zum **fulminanten Leberversagen** auf der Grundlage allergisch-toxischer oder autoimmunologischer Reaktionen beschrieben sind und eine Kreuzsensitivität auf andere volatile Anästhetika grundsätzlich nicht ausgeschlossen werden kann, sollen folgende Empfehlungen ausgesprochen werden:

1. Es sollen **keine Halothannarkosen bei Erwachsenen** durchgeführt werden.
2. Bei Hinweisen auf eine frühere "Halothanhepatitis" sollen **auch keine anderen volatilen Anästhetika** zu Narkosezwecken eingesetzt werden.
3. Eine **vorbestehende Leberschädigung** anderer Ursache ist **keine Kontraindikation für** den Gebrauch von **Isofluran oder Sevofluran**, wohl aber für Halothan (*direkte* Konstriktion der A. hepatica!).
4. Die ggf. auch wiederholte Anwendung von **Halothan im Kindesalter** ist wegen des nur sehr geringen Risikopotentiales z. Zt. **noch nicht kontraindiziert**. Es sollten aber auch hier bevorzugt andere volatile Anästhetika wie Isofluran oder besonders Sevofluran eingesetzt werden.

1.5 Nierenschädigung durch volatile Anästhetika

Direkte potentiell nephrotoxische Wirkungen werden bei den z. Zt. verwendeten Inhalationsanästhetika nur dem **Enfluran** und **Sevofluran** nachgesagt. Bei deren Metabolisierung kommt es zur Freisetzung von *Fluoridionen*, die, wie in den siebziger Jahren im Zusammenhang mit Methoxyflurannarkosen nachgewiesen werden konnte, ein irreversibles polyurisches Nierenversagen herbeiführen können.

Nach aktuellem Kenntnisstand muß aber eine klinisch relevante nierenschädigende Wirkung von Enfluran und vor allem von Sevofluran verneint werden, und zwar aufgrund der Tatsache, daß i. Ggs. zu dem deshalb vom Markt genommenen Methoxyfluran nicht nur deutlich niedrigere, unmittelbar nach Expositionsende wieder abfallende Fluoridplasmaspiegel auftreten, sondern auch die intrarenale Entstehung von Fluorid - die mittlerweile als hauptverantwortlicher Pathomechanismus der Nephrotoxizität ausgemacht werden konnte - bei beiden Substanzen zu vernachlässigen ist. In kontrollierten klinischen Untersuchungen, auch an Patienten mit renaler Vorschädigung, konnte demgemäß kein vermehrtes Auftreten von Nierenfunktionseinschränkungen unter Enfluran und Sevofluran beobachtet werden.

Durch chemische Interaktion mit *trockenem* Atemkalk aus CO_2-Absorbern (vor allem Bariumkalk) entsteht bei Verwendung von Sevofluran eine Vinyletherverbindung, das sog. *Compound A*, das tierexperimentell an Ratten nephrotoxische Wirkungen ausübt. Mittlerweile kann es jedoch als nahezu sicher gelten, daß die erforderlichen Schwellendosen beim Menschen nicht erreicht werden. Da Compound A sich aber u.U. bei Niedrigflußnarkosen im Beatmungssystem anreichern kann, gilt z. Zt. noch folgende Einschränkung für die klinische Anwendung von Sevofluran:

- *keine* Niedrigflußnarkosen (< 1 l/min) mit Sevofluran bei Patienten mit eingeschränkter Nierenfunktion (wird derzeit erst in kontrollierten Studien untersucht)

Ein nicht vollständig ausschließbares **"renales Restrisiko"** für Enfluran und Sevofluran verbleibt auch beim gleichzeitigen Zusammentreffen mehrerer Faktoren, die synergistisch die Nierenfunktion beeinträchtigen können, wie:

- prolongierte Exposition von Enfluran oder Sevofluran
- hepatische und renale Enzyminduktion mit vermehrter Fluoridentstehung
- nephrotoxische Begleitmedikation
- vorbestehende Nierenschädigung

1.6 Kohlenmonoxid-Intoxikation

Volatile Anästhetika können unter bestimmten Bedingungen durch chemische Reaktionen mit dem CO_2-Absorberkalk zersetzt werden ("Degradation"). Hierbei kann u.a. Kohlenmonoxid (CO) entstehen. Als wesentliche Voraussetzung hierfür gilt, daß es sich um verbrauchten, *trockenen* Atemkalk handelt. Am ausgeprägtesten ist die CO-Bildung bei *Desfluran*, gefolgt von Enfluran und Isofluran, während sie bei Sevofluran und Halothan zu vernachlässigen ist.

Merke:

> Klinisch relevante CO-Konzentrationen durch Degradation volatiler Anästhetika werden nur bei Verwendung von erheblich ausgetrocknetem Atemkalk erreicht! Hierbei wurden allerdings in Einzelfällen CO-Sättigungen des Hämoglobins von über 30 % beobachtet.

Folgende Bedingungen begünstigen die CO-Bildung:

- hohe Konzentration des volatilen Anästhetikums
- hohe Temperatur des Atemkalks
- basisches Milieu
- Verwendung von Bariumkalk anstelle von Natronkalk

Unter "low/minimal-flow"-Bedingungen wird zwar die CO-Bildung infolge besserer Feuchtigkeitskonservierung verringert, allerdings kann sich - vor allem bei "minimal flow" oder Narkosen im geschlossenen System - einmal gebildetes CO im Kreissystem anreichern. Aus den vorliegenden Untersuchungen kann eine relevante CO-Bildung bei letzteren Anästhesieformen verneint werden, wenn vor der Narkose eine Austrocknung des Atemkalks ausgeschlossen wird.

Merke:

Eine Austrocknung des Atemkalks kann und muß durch geeignete Vorsorge vermieden werden (s. Kap. 7, S. 140)!

Bei Narkosen mit vorschriftsmäßig angewendetem Atemkalk ist dagegen der **Patient** die "Hauptquelle" für Kohlenmonoxid:

- starke Raucher (bis zu 20 % COHb!)
- exogenes CO aus der Umwelt (Verbrennungsvorgänge; Rauchgasinhalation/-intoxikation)
- endogenes CO: Hämoglobinstoffwechsel (Freisetzung von CO bei Spaltung von Häm zu Biliverdin) -> COHb 0,5-1,0 %, erhöht bei Bluttransfusionen

Mechanismus, Symptome und Therapie der CO-Intoxikation

Mechanismus:	Hypoxie durch reversible Bindung von CO an das Häm-Eisen (COHb), wegen ca. 200fach höherer Affinität von CO "Verdrängung" von O_2 aus der Hämoglobinbindung; zusätzlich Linksverschiebung der O_2-Dissoziationskurve mit Verminderung der O_2-Abgabe
Symptome:	bei normalem Hb und vorher Gesunden - bei COHb < 10 %: keine - bei COHb zwischen 10 u. 20 %: leichte - COHb > 50 % u. Dauer > 1 h: letale Konzentration Die Pulsoxymetrie mißt kein CO (-> normale $pSaO_2$), eine Zyanose tritt nicht auf ("CO-Blut" ist hellrot).
	=> unspezifische Zeichen: Myokardhypoxie (ST-Streckenveränderungen, Arrhythmien etc.), metabolische Azidose => bei Verdacht In-vitro-Analyse einer Blutprobe mit einem CO-Oxymeter!
Therapie:	symptomatisch, d.h. Beatmung mit 100 % O_2!, Hyperventilation, evtl. Bluttransfusion bis hin zum Blutaustausch

2 Intravenöse Hypnotika

Im Rahmen von Narkosen werden folgende Substanzen verwendet:

- die Barbiturate Thiopental (Trapanal®) und Methohexital (Brevimytal®),
- Propofol (Disoprivan®, Klimofol®, Propofol-Lipuro®),
- Etomidat (Etomidat-Lipuro®) sowie
- das Benzodiazepin Midazolam (Dormicum®) und
- Ketamin (Ketanest®).

Sie zeigen bis auf Ketamin, das eine gewisse Sonderstellung einnimmt, alle gute *sedativ-hypnotische* Wirkungen. Unterschiede bestehen vor allem hinsichtlich der Wirkdauer und des Nebenwirkungsspektrums (Tab. 28 u. 29b). Während *jede* der erwähnten Substanzen zur *Narkoseeinleitung* eingesetzt werden kann, ist *Propofol* aufgrund der besten Steuerbarkeit (kürzeste Elimination, geringste Kumulationsgefahr) z. Zt. das einzige Hypnotikum, das sich uneingeschränkt auch für die *kontinuierliche* Zufuhr eignet (TIVA, TCI).

2.1 Wertigkeit gebräuchlicher Substanzen

Tabelle 28: Pharmakologische Daten und Eigenschaften gebräuchlicher Injektionshypnotika

	Thiopental	Methohexital	Propofol	Etomidat	Midazolam	S(+)-Ketamin
Zubereitung	Trockensubstanz + Lösungsmittel	Trockensubstanz + Lösungsmittel	Sojaöl-Emulsion LCT o. MCT/LCT	Sojaöl-Emulsion MCT/LCT	Hydrochlorid	Hydrochlorid
Einleitungsdosis	3-7 mg/kg	1-2 mg/kg	1,5-2,5 mg/kg	0,15-0,3 mg/kg	0,15-0,3 mg/kg	0,5-1 mg/kg
Erhaltungsdosis (TIVA, TCI)			2-6 mg/kg/h		0,05-0,15 mg/kg/h	1-3 mg/kg/h
Wirkungseintritt	15-45 sec	15-45 sec	15-45 sec	15-45 sec	45-90 sec	45-90 sec
Dauer der *hypnotischen* Wirkung	5-15 min	5-10 min	5-10 min	5-10 min	15-30 min	10-15 min
Eliminations-HWZ	5-10 h	2-3 h	ca. 1 h	2-3 h	2-3 h	2-3 h
Wirküberhang	deutlich	deutlich	gering Euphorie mögl.	minimal	deutlich	deutlich Halluzinationen mögl.
Verwendbarkeit						
- Narkoseeinleitung	ja	ja	ja	ja	ja	ja[1]
- TIVA	ø	ø	ja	ø[2]	möglich[3]	möglich[4]
- TCI	ø	ø	ja	ø	ø	ø
- i.v. Kurznarkose[5] (< 15 min)	bedingt	bedingt	ja	ja	bedingt[3]	bedingt[1]
- Analgo-Sedierung	bedingt[5]	bedingt[5]	ja[6]	nein	ja[6]	ja[4]

[1] immer in Komb. mit Midazolam; [2] cave: mögl. NNR-Suppression!; [3] in Komb. mit S(+)-Ketamin; [4] in Komb. mit Midazolam oder Propofol; [5] in Komb. mit Opioid; [6] in Komb. mit Opioid oder S(+)-Ketamin

Barbiturate

Barbiturate führen dosisabhängig zur *zentralen Atemdepression* bis hin zum *Atemstillstand.* Hierbei wird die Reaktion auf CO2 und Hypoxie vermindert bzw. aufgehoben. In flacheren Narkosestadien besteht eine Hyperreaktivität der Atemwege, so daß mechanische Stimulationen leicht einen Laryngo- oder Bronchospasmus auslösen können.

Die kardiovaskulären Wirkungen der Barbiturate sind komplex. Im Vordergrund steht die *Reduktion des Herzzeitvolumens.* Ursächlich sind neben einer Venodilatation, die ein "Blutpooling" in den betroffenen Gefäßgebieten mit Verminderung des venösen Rückstromes bewirkt, ausgeprägte negativ inotrope Effekte der Barbiturate. Die Herzfrequenz kann kompensatorisch gesteigert sein, wodurch der myokardiale Sauerstoffverbrauch erhöht wird. Die Symptomatik kann durch eine dosisabhängige, unspezifische *Histaminfreisetzung* überlagert bzw. verstärkt werden.

Bei den *exzitatorischen* Phänomenen, die unter der Injektion von Barbituraten, aber auch der anderen Sedativ-Hypnotika auftreten können, handelt es sich um unwillkürliche Muskelbewegungen (z.B. Myokloni). Sie gelten als "Exzitationsäquivalent" und sollen durch Aktivierung subkortikaler Hirnstrukturen ausgelöst werden. Sie weisen *kein* EEG-Korrelat im Sinne einer Krampfaktivität auf! Eine versehentliche arterielle oder paravenöse Injektion von Barbituraten kann, abhängig von Konzentration und injizierter Menge der stark alkalischen Lösungen, zu *Gewebenekrosen* bis hin zu Gangränen führen.

Propofol

Unter den Nebenwirkungen von Propofol sind nach den typischen atemdepressorischen die kardiovaskulären am bedeutendsten. Da Propofol sowohl vasodilatierende als auch negativ inotrope Eigenschaften hat, kann es zu einer ausgeprägten *Verminderung des arteriellen Blutdruckes* kommen (cave: Hypovolämie!). Dem Propofol werden im Unterschied zu den anderen Sedativ-Hypnotika *antiemetische* Eigenschaften zugeschrieben, die besonders im Rahmen einer TIVA zum Tragen kommen sollen.

Etomidat

Etomidat zeigt unter den Injektionshypnotika die *beste* Kreislaufverträglichkeit und wird deshalb bevorzugt bei kardiovaskulären Risikopatienten eingesetzt. Ein möglicher Nachteil ist die dosisabhängige, reversible Unterdrückung der *Cortisolsynthese* durch eine substanzspezifische Enzymhemmung in der Nebennierenrinde (NNR), wobei allerdings der Effekt einer Einzeldosis ohne klinische Relevanz ist. Auch die anderen Sedativ-Hypnotika sowie die Opioide bewirken ein Absinken des Cortisolplasmaspiegels. Hier liegt die Ursache jedoch in einer Verminderung der ACTH-Produktion bzw. Sekretion, so daß die streßvermittelte NNR-Stimulation nicht beeinträchtigt wird.

Benzodiazepine

Benzodiazepine verstärken physiologische Hemmungsmechanismen über spezifische Interaktionen mit dem *GABA-Rezeptorkomplex.* Man geht davon aus, daß die pharmakologischen Effekte vom Grad der jeweiligen Rezeptorbesetzung abhängig sind:

- 20-30%ige Rezeptorbesetzung -> Anxiolyse
- 30-50%ige Rezeptorbesetzung -> Sedierung
- 60%ige Rezeptorbesetzung -> Bewußtseinsverlust

Die unter Benzodiazepinen zu verzeichnende *Atemdepression* ist i.d.R. nicht zentral, sondern *peripher* bedingt und kommt durch eine Tonussenkung der Zungengrundmuskulatur mit Obstruktion der Atemwege durch die gegen die Pharynxhinterwand zurückfallende Zunge zustande. Benzodiazepine vermindern den Tonus der quergestreiften Muskulatur durch eine Hemmung polysynaptischer Rückenmarksreflexe *(zentrale Myotonolyse)* und können so die Wirkungen von Muskelrelaxanzien verstärken. Bei Erkrankungen mit eingeschränkter Muskelkraft, z.B. Myasthenia gravis, sollen sie nicht angewendet werden. Wegen ausgeprägter *antikonvulsiver* Eigenschaften empfiehlt sich ihr Einsatz aber bei Patienten mit Krampfleiden, sowohl zur Prophylaxe als auch zur Therapie epileptischer Anfälle.

Midazolam

Midazolam ist das bislang einzige wasserlösliche Benzodiazepin. Seine gute Wirksamkeit und die kurze Eliminations-HWZ machen es zu dem für Narkosezwecke *bevorzugten* Benzodiazepin. Es unterliegt einer sog. "single-step"-Kinetik, d.h., es wird nur zu einer einzigen Substanz, nämlich Hydroxymidazolam, metabolisiert, die schwächer und kürzer wirksam als die Muttersubstanz ist. Hierdurch wird eine Metabolitenkumulation verhindert. Im Dosierungsbereich von 0,05-0,1 mg/kg KG i.v. wirkt Midazolam *sedierend*, ab ca. 0,15 mg/kg *hypnotisch*. Nach i.v. Gabe von Benzodiazepinen und besonders von Midazolam kann es zu einem allmählichen *Blutdruckabfall* kommen, der neben der zentralen Sympathikushemmung ("Streßreduktion") auch auf einer direkten peripheren Vasodilatation beruht, aber nur selten bedrohliche Ausmaße annimmt (cave: Hypovolämie!).

Flumazenil

Für die Benzodiazepine ist i. Ggs. zu den anderen Sedativ-Hypnotika mit Flumazenil (Anexate®) ein spezifischer *Antagonist* verfügbar, der die Wirkungen, z.B. bei Überdosierungen oder Intoxikationen, kompetitiv aufheben kann. Aufgrund der i. Vgl. zu den Benzodiazepinen kürzeren Wirkdauer von Flumazenil besteht die Gefahr einer erneuten Sedierung ("rebound"-Effekt), so daß repetitive Dosen oder eine kontinuierliche Infusion notwendig werden können. Bei manchen Patienten, besonders im höheren Alter, können unter Benzodiazepinen *paradoxe* Erregungs- und Verwirrtheitszustände oder Angstreaktionen auftreten. Sie können ebenfalls durch Flumazenil antagonisiert werden. Wenn diese Symptome Ausdruck eines sog zentral-anticholinergen Syndroms sind, ist auch die Gabe von Physostigmin (Anticholium®) therapeutisch wirksam (s. Abschn. 7). Hierbei ist von Vorteil, daß die unangenehmen Erscheinungen beseitigt werden und anschließend die gewünschte sedativ-hypnotische Wirkung eintritt.

Daten zu Flumazenil

- Dosierung: initial 0,2 mg i.v. u. b. Bed. alle 60 sec 0,1 mg repetitiv (max. Gesamtdosis 1,0 mg)
- Wirkungseintritt: nach 1-3 min
- Eliminationshalbwertszeit: ca. 1 h

Ketamin

Ketamin hat chemische Ähnlichkeit mit *Halluzinogenen* wie dem LSD, woraus sich die besonderen psychotropen Effekte ableiten lassen. Unter Ketamin in anästhetischer Dosierung (1-2 mg/kg KG i.v.) kommt es zur Bewußtseinsveränderung mit ausgeprägter Analgesie, ohne daß ein normaler Schlafzustand erreicht wird. Dieses anästhesiologische Bild wird als *"dissoziierte Anästhesie"* bezeichnet und ähnelt dem kataleptischen Zustand psychotischer Patienten. Hierbei können beobachtet werden:

- Nystagmen
- Erweiterung der Pupillen
- gesteigerte Tränen-, Speichel- und Bronchialsekretion
- spontane Muskelbewegungen bei erhöhtem Skelettmuskeltonus
- oftmals erhaltene Schutzreflexe wie Husten- und Schluckreflex
- furchterregende Träume bis hin zu deliranten Zuständen (bes. in der Aufwachphase)

Im Verein mit der Hypersalivation besteht besonders bei Kindern eine erhöhte Neigung zu Laryngospasmen. Aus diesem Grund soll Ketamin nicht bei Eingriffen im Rachen- und Kehlkopfbereich eingesetzt werden. Die atemdepressorische Wirkung von Ketamin ist nur gering ausgeprägt. Erst bei sehr hohen Dosen oder in Kombination mit anderen Anästhetika kommt es, ebenso wie natürlich bei individueller Empfindlichkeit, zur *Apnoe*. Ketamin führt zur *Relaxation der Bronchialmuskulatur*. Dieses kann therapeutisch, z.B. bei Asthmatikern, genutzt werden. Hohe Dosen von Ketamin (bis zu 5 mg/kg Kg i.v.) sind geeignet, einen ansonsten therapierefraktären Status asthmaticus zu "durchbrechen".

Die *stimulierenden kardiovaskulären Wirkungen* unterscheiden Ketamin von den anderen Anästhetika und können bei Narkosen an Patienten im hypovolämischen Schock genutzt werden, verbieten jedoch die Anwendung von Ketamin bei Patienten mit koronarer Herzkrankheit, Hypertonus etc. Sie werden vermutlich zentral vermittelt, da Ketamin an isolierten Herzmuskelpräparaten ebenso wie alle anderen intravenösen Hypnotika, Opioide und Inhalationsanästhetika negativ inotrope Eigenwirkungen zeigt. Diese werden i.d.R. lediglich durch die zentralen Effekte maskiert.

Im Gegensatz zu den anderen i.v. Anästhetika stehen auch die Wirkungen von Ketamin auf die zerebrale Hämodynamik. Hier führt es dosisabhängig zur Vasodilatation mit Zunahme der Hirndurchblutung und konsekutiv zur *Hirndrucksteigerung*. Daher darf Ketamin nicht bei Patienten mit intrakraniellen raumfordernden Prozessen (Tumoren, Hämatome, Ödeme) angewendet werden.

Die Auswirkungen von Ketamin auf die *hirnelektrische Aktivität* werden nicht einheitlich beurteilt. Einige Autoren berichten über epileptiforme EEG-Veränderungen. Gleichwohl ist Ketamin in der Lage, einen Status epilepticus zu unterbrechen, so daß die Annahme einer allgemeinen epileptogenen Potenz von Ketamin nach heutigem Kenntnisstand sicher nicht haltbar ist.

Die Vorgabe von *Benzodiazepinen* kann viele der unerwünschten Nebenwirkungen des Ketamin verhindern bzw. abmildern, so daß sich zu Anästhesiezwecken aufgrund ähnlicher Halbwertszeiten eine Kombination mit Midazolam empfiehlt. *Subanästhetische* Dosen von Ketamin (bis zu 0,5 mg/kg KG i.v. oder 1,0 mg/kg i.m.), auch als "low-dose"-Ketamin bezeichnet, führen nur zur Analgesie ohne Bewußtseinsverlust und können deshalb zur Notfallschmerzbehandlung traumatisierter Patienten am Unfallort verwendet werden.

Einige der zentralen Wirkungen von Ketamin werden zunehmend mit Interaktionen an sog. *NMDA*-(N-Methyl-D-Aspartat-) Rezeptorkanälen in Verbindung gebracht. NMDA-Rezeptoren steuern - neben anderen - zentral erregende Impulse (exzitatorisches neuronales System). In dieses System greift Ketamin hemmend als nicht-kompetitiver Antagonist ein.

Kontraindikationen für Ketamin

absolut
- KHK
- nicht eingestellter bzw. schwerer Hypertonus
- manifeste Herzinsuffizienz
- nicht eingestellte Hyperthyreose
- Phäochromozytom
- Aorten- und Mitralstenose
- Aneurysmata
- schweres Schädel-Hirn-Trauma bzw. erhöhter intrakranieller Druck
- perforierende Augenverletzungen (Kontraktion der äußeren Augenmuskeln)
- Uterusruptur Nabelschnurvorfall (Erhöhung des Uterotonus)

relativ
- Psychosen
- Eingriffe im Rachen-, Kehlkopf und Bronchialbereich
- Epilepsie (?)

S(+)-Ketamin

Das klassische Ketamin ist ein *Razemat* und besteht aus den optischen Isomeren bzw. Enantiomeren S(+)- und R(-)-Ketamin im Verhältnis von 1 : 1. Das Enantiomer S(+)-Ketamin ist der pharmakologische Hauptwirkbestandteil und seit kurzem mit dem Ketanest® S als Reinsubstanz klinisch verfügbar. S(+)-Ketamin zeichnet sich i. Vgl. zum Razemat durch eine in etwa doppelt so hohe analgetische und "hypnotische" Wirkaffinität aus. Die Elimination ist etwas schneller. Die Aufwachzeiten sind entsprechend kürzer und werden von geringerer psychovegetativer Stimulierung begleitet. Mittlerweile liegen auch erste positive Erfahrungen zur Anwendung von S(+)-Ketamin in Kombination mit Midazolam oder Propofol im Rahmen einer TIVA vor. Es ist demzufolge zu erwarten, daß das S(+)-Ketamin das herkömmliche Präparat vollständig vom Markt verdrängen wird.

2.2 Übersicht der Haupt- und Nebenwirkungen

Tabelle 29a: Hauptwirkungen gebräuchlicher Injektionshypnotika

	Thiopental	Methohexital	Propofol	Etomidat	Midazolam	Ketamin
Hypnose, Amnesie	++	++	++	++	+	+
Analgesie	ø	ø	ø	ø	ø	++
Muskelrelaxation	ø	ø	ø	ø	(+)	ø

Tabelle 29b: Nebenwirkungen gebräuchlicher Injektionshypnotika

	Thiopental	Methohexital	Propofol	Etomidat	Midazolam	Ketamin
Atmung und Atemwege						
Atemdepression	++	++	++	+	(+)	(+)
Bronchodilatation	ø	ø	ø	ø	ø	+
Herz und Kreislauf						
Myokardkontraktilität	↓	↓	↓	± 0	± 0	↓
Herzzeitvolumen	↓	↓	(↓)	± 0	± 0/(↓)	↑
Venodilatation (-> "pooling")	++	+	++	± 0	+	± 0
Peripherer Gefäßwiderstand	variabel	variabel	↓↓	± 0	(↓)	↑
Mittlerer arterieller Druck	↓	↓	↓↓	± 0	(↓)	↑↑
Herzfrequenz	↑	↑↑	↓	± 0	(↓)	↑↑
Myokardialer O_2-Verbrauch	↑	↑	↓	± 0	± 0/(↓)	↑↑
Organdurchblutung/-funktion						
Niere	↓	↓	(↓)	± 0	± 0	± 0
Leber	↓	↓	(↓)	± 0	± 0	± 0
Hirndurchblutung/-druck	↓↓	↓↓	↓↓	↓↓	↓	↑
Varia						
Venenreizung	**ja**	**ja**	gering	gering	nein	nein
Gewebenekrosen nach Fehlinjektionen	**ja**	**ja**	nein	nein	nein	nein
Histaminfreisetzung	**ja**	**ja**	nein	nein	nein	nein
NNR-Suppression	(+)	(+)	(+)	**+**	(+)	nein
Antikonvulsion	**ja**	nein ?	wahrscheinlich	?	**ja**	wahrscheinlich
Antiemesis	nein	nein	**ja**	nein	nein	nein

2.3 Total intravenöse Anästhesie (TIVA)

Bei der total intravenösen Anästhesie wird *vollständig* auf die Verwendung von Inhalationsanästhetika verzichtet (auch kein N_2O!). Hypnotika, Opioide und Muskelrelaxanzien werden nach einem mathematischen, Pharmakokinetik-orientierten Modell und Dosierungsregime verabreicht. Ziel ist es dabei, die Substanzen so zu dosieren, daß möglichst schnell ein sog. pharmakokinetischer *Gleichgewichtszustand* mit konstanten Substanzplasmaspiegeln erreicht wird. Darüber hinaus sollte die Höhe der Plasmaspiegel zügig variierbar und damit gut steuerbar sein, um die Narkosetiefe der jeweiligen Operationsphase unmittelbar anpassen zu können. Hierzu werden Substanzen mit möglichst kurzer Elimination benötigt, z.B.:

- als Hypnotikum Propofol,
- als Opioid Remifentanil und
- als Muskelrelaxans Mivacurium.

Das Konzept der TIVA erfordert initial eine *Bolusaufsättigung*, gefolgt von einer *kontinuierlichen* Substanzzufuhr über Infusionspumpen. Das Verfahren ist besonders für *längere* Operationen mit gleichförmiger chirurgischer Stimulation und dementsprechend gleichbleibendem Anästhetikabedarf geeignet (z.B. "minimal-invasive" Chirurgie). Da die Patienten nach Beendigung einer TIVA i.d.R. schnell und schmerzfrei erwachen, werden raschere Operationswechselzeiten sowie eine kürzere Verweildauer im Aufwachraum ermöglicht. Hierdurch bietet sich dieses Verfahren auch und gerade für ambulante Eingriffe an.

Trotz höherer Kosten für den Anästhetikabedarf sprechen folgende Faktoren für eine TIVA:

- sehr gute Anästhesiequalität
- erniedrigte postoperative Inzidenz von Übelkeit und Erbrechen
- Vermeidung halogenierter Kohlenwasserstoffe
- kein Zusatz von Stickoxydul erforderlich
- keine Arbeitsplatzbelastung durch Inhalationsanästhetika
- keine Verwendung von Substanzen, die eine maligne Hyperthermie auslösen können

Zur besseren Steuerbarkeit einer TIVA eignen sich *spezielle* Infusionspumpen, bei denen lediglich eine Eingabe des Körpergewichtes, der Konzentration des Medikamentes und der gewünschten Dosierung pro kg KG und Zeiteinheit (Minute oder Stunde) für den individuellen Patienten erfolgen muß. Zudem kann i.d.R. eine Bolusapplikation vorprogrammiert werden.

Propofol steht als 1%ige und 2%ige Lösung zur Verfügung, was einer Konzentration von 10 bzw. 20 mg/ml entspricht. Im Falle einer Anwendung von Remifentanil ist unabhängig von der Trockensubstanzmenge (1, 2 oder 5 mg) eine Zubereitung in einer Konzentration von 50 µg/ml sinnvoll, da hierdurch ungefähr eine äquipotente Verdünnung i. Vgl. zu den anderen anästhesiologisch verwendeten Opioiden erreicht wird.

TCI ("target controlled infusion")

Bei der TCI-Technik handelt es sich um eine neuentwickelte, *mikroprozessorgesteuerte* Verabreichung von **Propofol** für die Narkoseeinleitung und -aufrechterhaltung, die die Vorgabe von Plasmazielkonzentrationen ermöglicht. Grundlage hierfür ist ein "offenes Drei-Kompartiment-Modell", das 1985 von *Cockshott* aufgestellt wurde, wobei Blut bzw. Blutplasma das zentrale Kompartiment bilden. Anhand der bekannten pharmakodynamischen Eigenschaften von Propofol sowie der angenommenen Verteilung und Elimination kann der Mikroprozessor die zur Erreichung und Erhaltung der gewünschten Zielkonzentration im Plasma ("target") erforderliche Dosierung errechnen und die Applikation steuern. Diese Vorgehensweise läßt sich daher nur mit speziellen TCI-Pumpen (Fa. BectonDickinson oder Fa. Graseby) realisieren. Darüber hinaus muß ein entsprechendes Applikationsset angewendet werden (Disoprivan®-Glasspritze mit integriertem Mikrochip; Fa. Zeneca/GlaxoWellcome).

Auf dem Mikrochip der Infusionsspritzen sind wesentliche Informationen wie enthaltenes Pharmakon, Menge und Konzentration abgespeichert (bisher ausschließlich für Propofol verfügbar). Vor dem Einsatz müssen lediglich Alter, Geschlecht und Körpergewicht des Patienten sowie die gewünschte Zielkonzentration eingegeben werden. Die Infusionsberechnung und -applikation erfolgen dann automatisch, wobei die Geschwindigkeit, mit der die Zielkonzentration erreicht wird, variiert werden kann. Selbst Applikationsstops, z.B. im Rahmen eines Spritzenwechsels, werden mit einkalkuliert. Die Überwachung der Narkosetiefe muß aber der Anwender selbst durchführen und ggf. die Zielkonzentration anpassen. In der Regel gewährleisten Plasmaspiegel ab 4 µg Propofol pro ml eine adäquate Hypnose.

Abbildung 19: TCI-Konzept (Propofol)

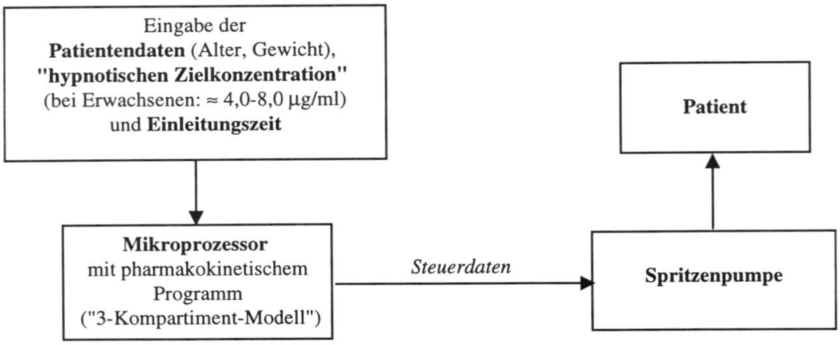

3 Unterschiede zwischen Inhalations- und intravenösen Anästhesien

Tabelle 30: Vor- und Nachteile inhalativer und intravenöser Anästhesien

	Inhalationsanästhesie	**Intravenöse Anästhesie**
Narkoseeinleitung	mäßig geeignet	gut geeignet
- Exzitation	ja	nein
- Aspirationsgefahr	grundsätzlich ja	gering
- Indikation	Säuglinge/Kleinkinder <u>ohne</u> i.v. Zugang	alle anderen; immer bei Nichtnüchternheit!
- Kontraindikation	Nichtnüchternheit	
Steuerbarkeit	gut	auch bei neuen Substanzen mit schnellerer Elimination noch nicht genauso gut
Metabolisierung	gering	hoch
Kumulationsgefahr	gering	höher, bes. bei Leber-/Niereninsuffizienz
Postop. Analgesie	schlecht, da schnelle Abflutung	gut bei länger wirkenden Opioiden (Fentanyl, Sufentanil)
Postop. Atemdepression	selten	eher bei länger wirkenden Opioiden
Postop. "shivering"	häufig	selten
Kosten	niedrig bei "low/minimal flow"	höher
Umweltbelastung	Ozonzerstörung, Treibhauseffekt	Abwasserbelastung durch Abbauprodukte, wie z.B. Phenole (aus Propofol)

4 Opioide

Der Begriff "Opioide" wird als Überbegriff für nativ vorkommende (= Opiate) und synthetisch hergestellle Substanzen mit morphinartiger Wirkung verwendet. Für **Narkosezwecke** sind heutzutage gebräuchlich:

- Fentanyl,
- Sufentanil (Sufenta®),
- Alfentanil (Rapifen®) und
- Remifentanil (Ultiva®).

Die analgetische Wirkung von Opioiden ist weitgehend *selektiv*, d.h., andere Sinnesmodalitäten werden kaum beeinträchtigt. Die genannten Substanzen werden alle vollsynthetisch hergestellt, sind reine Rezeptoragonisten und unterscheiden sich vor allem bezüglich ihrer pharmakokinetischen Daten (Tab. 33).

4.1 Pharmakodynamik

Opioide binden reversibel an spezielle Rezeptoren, die **Opioidrezeptoren**, für die auch körpereigene Liganden, Endorphine und Enkephaline, existieren. Zur Zeit sind *vier* Hauptrezeptortypen (μ, κ, δ, σ) bekannt, die mit dem komplexen Wirkungsmuster der Opioide in Verbindung gebracht werden ("multiple receptor theory"; Tab. 31). Die μ-Rezeptoren werden noch in μ_1- und μ_2-Subtypen unterteilt, die unterschiedliche pharmakologische Effekte vermitteln. Die σ-Rezeptoren zählen nicht zu den Opioidrezeptoren im engeren Sinne, da auch andere Pharmaka wie Ketamin mit ihnen reagieren und die Effekte nicht durch Opioidantagonisten aufhebbar sind.

Mit der Stimulierung von Opioidrezeptoren in bestimmten Arealen des ZNS erklärt man sich die meisten Wirkungen und Nebenwirkungen der Opioide. Für die Opioideffekte im Rahmen der Narkose ist vor-

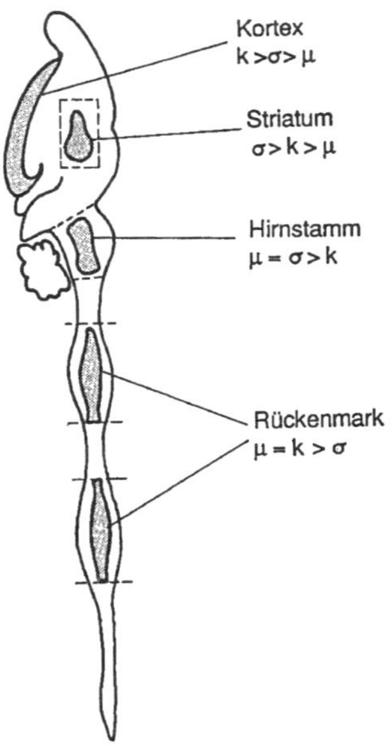

nehmlich der μ-Rezeptor, in geringerem Maße auch der κ-Rezeptor von Interesse. Die Erregung von **μ-Rezeptoren** führt zu ausgeprägter *Analgesie* (vornehmlich μ_1), gleichzeitig aber auch zur *Atemdepression* (μ_2). Bis heute ist es noch nicht gelungen, selektive μ_1-Rezeptoragonisten herzustellen, die analgetische Wirkungen ohne begleitende Atemdepression erzeugen. Die Stimulation der μ-Rezeptoren vermittelt wegen des topographischen Verteilungsmusters dieses Rezeptortyps (Abb. 20) analgetische Effekte sowohl auf *supraspinaler* (Schmerzumschaltstellen im Hirnstamm und Subkortex; μ_1) als auch *spinaler* Ebene (Substantia gelatinosa im Rückenmark; μ_2). Die Erregung von κ-Rezeptoren führt nur zu spinaler Analgesie und wegen der hohen Rezeptordichte im Kortex zu *sedierenden* Nebeneffekten, die im Rahmen der Anwendung zur Narkose durchaus erwünscht sind.

Abbildung 20: Verteilung von Opioidrezeptoren im ZNS

Fentanyl, Alfentanil, Sufentanil und Remifentanil unterscheiden sich in ihrer Wirkung auf die Opioidrezeptoren nicht bezüglich der intrinsischen Aktivität; sie sind alle reine, relativ selektive μ-*Agonisten.* Unterschiede bestehen lediglich in der **Rezeptoraffinität** (Tab. 32). Die *äquieffektiven* Dosen sind diesbezüglich beim Alfentanil 5-10mal größer, beim Remifentanil 1-1,5mal größer und beim Sufentanil 5-10mal kleiner als beim Fentanyl. Alle vier Substanzen binden in geringerem Maße auch an den κ-Rezeptor. Die κ-Rezeptoraffinität soll bei Sufentanil stärker als bei Fentanyl, Alfentanil und Remifentanil sein, was zusätzliche analgetische Eigenschaften (und damit möglicherweise doch eine höhere intrinsische Gesamtaktivität!) sowie die ausgeprägtere Sedierung unter Sufentanil erklären würde. Wirkungen auf δ- und σ-Rezeptoren sind klinisch von untergeordneter Bedeutung bzw. nicht vorhanden.

Tabelle 31: Rezeptorspezifische Opioidwirkungen

Rezeptortyp	Wirkungen
μ	supraspinale (μ_1), spinale (μ_2) u. periphere Analgesie, Atemdepression (μ_2), antitussive Wirkung, Thoraxrigidität, Bradykardie u. Hypotonie, Miosis, Obstipation, Euphorie, Abhängigkeit
κ	spinale Analgesie, Sedierung, Dysphorie
δ	Streß-induzierte Analgesie, Modulation der μ-Rezeptor-ausgelösten Effekte
σ	Tachykardie u. Hypertonie, Mydriasis, Exzitation, Dysphorie

Tabelle 32: Rezeptorspezifische Aktivität und Affinität von Opioidagonisten und -antagonisten

Gruppe	Beispiel	μ	κ	δ	σ
reine Agonisten	Morphin Fentanyl, Sufentanil Alfentanil, Remifentanil	Ag Affinität hoch	Ag Affinität niedrig	Ag Affinität niedrig	ø keine Affinität
partielle (Ant-)Agonisten	Nalbuphin	pAg Affinität hoch	Ag Affinität hoch	Ag Affinität hoch	ø keine Affinität
reine Antagonisten	Naloxon	Ant Affinität hoch	Ant Affinität hoch	Ant Affinität hoch	ø keine Affinität

Ag: Agonist; Ant: Antagonist; p: partieller

4.2 Pharmakokinetik

Fentanyl und **Sufentanil** zeichnen sich durch starke Lipophilie aus. Die relativ kurze Wirkdauer ist deshalb Folge einer schnellen Umverteilung in die Skelettmuskulatur und das Fettgewebe. Beide Substanzen werden überwiegend in der Leber metabolisiert, nur ein geringer Teil wird unverändert über die Nieren ausgeschieden.

Alfentanil hat zwar eine deutlich geringere Lipophilie, liegt allerdings bei physiologischem pH-Wert weitestgehend in undissoziierter Form vor (niedriger pK-Wert von 6,5). Aus diesem Grund passiert es schnell die Blut-Hirn-Schranke, und die maximale Wirkung ist bereits nach 1 min erreicht. Alfentanil neigt bei wiederholter Gabe weniger zur Kumulation als Fentanyl und Sufentanil, es eignet sich deshalb sowohl für kürzere als auch längere Eingriffe. Es wird nahezu vollständig in der Leber inaktiviert und anschließend größtenteils renal ausgeschieden.

Remifentanil ist das Opioid mit der schnellsten und kürzesten Wirkung. Die nur sehr geringe Lipidlöslichkeit führt zu einem kleinen Verteilungsvolumen und hoher Clearance, was eine gute Steuerbarkeit ohne Kumulationseffekte nach sich zieht. Die sog. *kontextsensitive Halbwertszeit*, also die Zeitspanne von der Beendigung einer kontinuierlichen Substanzzufuhr bis zum Erreichen der 50%igen Plasmakonzentration, ist mit 3-4 min ausgesprochen kurz und unabhängig von der Infusionsdauer, da Remifentanil i. Ggs. zu den anderen Opioiden hauptsächlich durch extrahepatische, unspezifische Esterhydrolyse rasch inaktiviert wird.

Tabelle 33: Physiko-chemische Daten von Opioiden

	Fentanyl	**Sufentanil**	**Alfentanil**	**Remifentanil**
pK-Wert	8,4	8,0	6,5	7,1
Ionisierter Anteil bei pH 7,4 (%)	91	80	11	33
Lipidlöslichkeit*	816	1727	129	18
Plasmaproteinbindung (%)	85	92	92	70

**: Octanol-Wasser-Verteilungskoeffizient*

4.3 Anästhesiologische Wertigkeit der Opioide

Opioide sind die **Standardanalgetika** im Rahmen moderner Narkosen, sei es in Form balancierter Anästhesien oder rein intravenöser Regime, sowie auch bei Analgo-Sedierungen (-> komplette tabellarische Übersicht im Anhang). Sie führen zwar zu einer ausgeprägten Analgesie, die Induktion von Hypnose und Amnesie kann aber selbst durch hochdosierte Anwendung nicht sicher erreicht werden. Zur Aufrechterhaltung einer Narkose ist deshalb die *Kombination* von Opioiden mit i.v. Hypnotika oder Inhalationsanästhetika essentiell.

Im Rahmen der endotrachealen *Intubation* werden die sympathikotonen hämodynamischen Reaktionen, die bei alleiniger Gabe von Hypnotika und Relaxanzien aufträten, durch Opioide verhindert bzw. abgemildert. Besonders bei kardiovaskulären Risikopatienten ist die bei Opioiden i. Vgl. zu Inhalationsanästhetika geringere hämodynamische Beeinflussung vorteilhaft. Bei sehr starken operativen Schmerzreizen (z.B. Sternotomie) verbessert die Kombination mit Inhalationsanästhetika die unter Opioiden nicht immer zufriedenstellende Dämpfung vegetativer Reflexe. Opioide können weiterhin zur *Supplementierung* analgetisch nicht ganz ausreichender Regionalanästhesien eingesetzt werden. Die analgetischen Wirkungen der längerwirkenden Substanzen Fentanyl und Sufentanil können bei rationaler Anwendung bis in die *postoperative Phase* hineinreichen und so den Schmerzmittelverbrauch im Aufwachraum senken ("präemptive Analgesie"; s. Kap. 12, S. 229). Dagegen zeigt Remifentanil einen raschen postoperativen Wirkverlust (sog. "on-off"-Eigenschaft), so daß frühzeitig eine adäquate Schmerztherapie eingeleitet werden muß. Andererseits ist Remifentanil das mit Abstand am besten steuerbare Opioid, das sich deshalb hervorragend zusammen mit Propofol für die Anwendung bei einer TIVA eignet. Bei *balancierten* Anästhesien kann es in letzten Phase der Operation eingesetzt werden, um kurzfristig die Analgesie zu vertiefen, ohne eine postoperative Atemdepression befürchten zu müssen (sog. "on-top"-Gabe).

Tabelle 34: Pharmakologische Daten und Eigenschaften gebräuchlicher Opioide

	Fentanyl	**Sufentanil**	**Alfentanil**	**Remifentanil**
Zubereitung	Lösung	Lösung	Lösung	Trockensubstanz + Lösungsmittel
Bolusdosis[1]	1-4 µg/kg	0,2-0,5 µg/kg	10-20 µg/kg	1-2 µg/kg
Erhaltungsdosis (TIVA)		ca. 0,5 µg/kg/h	3-5 µg/kg/min	0,1-0,3 µg/kg/min
Anschlagzeit[2]	4-5 min	2-3 min	1-1,5 min	1-1,5 min
Dauer der *operativ-analgetischen* Wirkung[3]	20-30 min	ca. 30 min	10-15 min	5-10 min
Dauer der Gesamtanalgesie[4]	1-2 h	ca. 2 h	30-60 min	ca. 20 min
Eliminations-HWZ	3-4 h	2-3 h	1,5 h	5-15 min
Kontextsensitive HWZ				3-4 min (konstant!)
Kumulation/Wirküberhang	deutlich	deutlich	mäßig	nein
Indikationen				
- endotrach. Intubation	ja	ja	ja	ja
- balancierte Anästh.	ja	ja	ja	nein[6]
- TIVA	nein	nein	ja	ja
- i.v. Kurznarkose (< 15 min)[6]	nein	nein	ja	ja
- Analgo-Sedierung[5]	ja	ja	ja	bedingt (Kurzeingriffe)
- Supplementierung von Regionalanästhesien	ja	nein	nein	nein
- intrathekal/epidural	möglich	möglich	nein	nein[7]

[1] zur Unterdrückung der Intubationsreaktion (immer zs. mit i.v. Hypnotikum) oder zur Analgesie bei balancierten Anästhesien; [2] = Zeit bis zur *maximalen* Wirkung; [3] entspricht der Dauer der *maximalen* Analgesie; [4] umfaßt die analgetische Maximal- und Restwirkung; [5] in Komb. mit Sedativ-Hypnotikum; [6] nur "on-top"-Gabe; [7] enthält neurotoxisches Glycin als Hilfsstoff

4.4 Nebenwirkungen

Die Nebenwirkungen der Opioide werden im wesentlichen *zentral* und überwiegend über rezeptorspezifische Interaktionen vermittelt (Tab. 35).

Atmung

Im Vordergrund der Opioidnebenwirkungen steht die **Atemdepression**, die eng an den analgetischen Effekt gekoppelt ist und bereits in klinischen Dosen relevant wird. Hierbei kommt es zu einer verringerten CO_2-Empfindlichkeit des Atemzentrums. Durch Dämpfung des Hustenzentrums wird zudem der Hustenreflex abgeschwächt *(antitussive Wirkung)*, so daß die Tolerierung des Endotrachealtubus verbessert wird. Die Bolusinjektion eines Opioids kann jedoch bisweilen einen initialen Hustenstoß infolge einer passageren Vaguserregung auslösen.

Die auch besonders nach Bolusinjektionen vor allem bei älteren Patienten zu beobachtende Skelettmuskelrigidität wird über eine Dysbalance zwischen dopaminerger und cholinerger Aktivität im extrapyramidal-motorischen System mit Überwiegen der cholinergen Komponente erklärt ("Parkinson-Äquivalent"). Sie kann alle Muskelgruppen betreffen, klinisch bedeutsam ist jedoch vor allem die *Thoraxrigidität*, die zu erschwerter Atmung bzw. Beatmung führt. Hohe Dosen von Opioiden *erhöhen* durch Vagusstimulation *den Bronchialmotorentonus* und damit den Atemwegswiderstand; sie sollten deshalb bei Asthmatikern vermieden werden.

Herz und Kreislauf

Die kardiovaskulären Effekte der μ-Rezeptoragonisten sind wahrscheinlich ausschließlich *zentral* bedingt und kommen durch *Verminderung des Sympathikotonus ("Sympathikolyse")* und *Erhöhung der Vagusaktivität* zustande. Daraus resultieren eine Abnahme der Herzfrequenz, des Venentonus, des peripheren Gefäßwiderstandes und nachfolgend des Blutdruckes sowie eine Verminderung des myokardialen Sauerstoffverbrauches. Die Vasodilatation führt auf der venösen Seite zu vermehrtem "pooling" von Blut. Die am isolierten Papillarmuskel zu beobachtende dosisabhängige Beeinträchtigung der Kontraktionskraft tritt erst weit oberhalb therapeutischer Dosierungen ein und spielt klinisch für die Myokardkontraktilität keine Rolle. Alles in allem sind die hämodynamischen Auswirkungen klinisch üblicher Dosierungen gering, solange hypovolämische Zustände vermieden werden.

Miosis

Die unter Opioiden zu beobachtende Pupillenverengung wird durch eine μ-agonistische Wirkung in den Okulomotoriuskernen verursacht. Unter schwerer Hypoxie verschwindet die Miosis wieder, und die Pupillen erweitern sich.

Sucht

Die suchtauslösende Potenz der Opioide spielt im Rahmen ihrer Anwendung zur Narkose ebenso wie zur Behandlung des postoperativen Schmerzes bei Nichtabhängigen keine Rolle. Bei ehemals Süchtigen sollten allerdings nach Möglichkeit keine Opioide eingesetzt werden, um nicht eine erneute Abhängigkeit zu provozieren. Dieses gilt nicht für Remifentanil, wenn durch zeitgerechte Applikation eine postnarkotische Euphorie verhindert wird. Bei vorbestehendem Opioidabusus ist zu beachten, daß aufgrund einer gesteigerten Toleranz deutlich höhere Dosen benötigt werden.

Weitere Nebenwirkungen

Zu den **peripheren** Nebenwirkungen der Opioide gehört die Erregung glatter Eingeweidemuskulatur, die einen Druckanstieg im Gallengangsystem hervorruft und die Magenentleerung, Darmmotilität (-> spastische Obstipation) und Blasenentleerung hemmt. **Nicht-rezeptorabhängige**, unspezifische Nebenwirkungen umfassen die *Histaminfreisetzung*, die *emetische* Wirkung und den *Juckreiz* (Pruritus), wobei die beiden letzteren z.T. auch rezeptorabhängig sein sollen. Übelkeit und Erbrechen werden durch Stimulation der Area postrema des Hirnstammes hervorgerufen. Fentanyl, Sufentanil, Alfentanil und Remifentanil setzen, wenn überhaupt, erst bei Verwendung extrem hoher Dosen Histamin frei. Pruritus tritt häufiger nach rückenmarknaher Opioidapplikation als nach systemischer Gabe auf. Der genaue zugrundeliegende Mechanismus ist bislang ungeklärt.

Tabelle 35: Nebenwirkungen der "Narkose-Opioide"

	rezeptorvermittelt	unspezifisch	zentral	peripher	Relevanz
Sedierung	√		√		+
Atmung und Atemwege					
Atemdepression	√		√		++
Dämpfung des Hustenreizes	√		√		+
Thoraxrigidität	√		√		+
Bronchokonstriktion	√		√		(+)
Herz und Kreislauf					
Bradykardie	√		√		+
Blutdrucksenkung	√		√		+
Venodilatation	√		√		+
negative Inotropie		√		√	ø
Varia					
Übelkeit/Erbrechen	(√)	√	√		+
Hemmung der Blasenentleerung	√		√		+
Obstipation	√		√	√	ø
Suchtauslösung	√		√		ø*
Pruritus	(√)	√		√	(+)**
Miosis	√		√		

*: nur bei ehemals Abhängigen; **: nur bei intrathekaler oder epiduraler Gabe

4.5 Opioidantagonisten

Die rezeptorspezifischen Opioidwirkungen lassen sich *kompetitiv* durch reine Antagonisten wie *Naloxon* (Narcanti®) ganz oder durch gemischt-wirkende (Ant-)Agonisten wie *Nalbuphin* (Nubain®) teilweise aufheben (Tab. 36). Dieses ermöglicht eine rasche Beseitigung der opioidinduzierten Atemdepression, z.B. als Folge eines postoperativen Wirküberhanges.

Naloxon

Da mit Naloxon prinzipiell eine *komplette* Antagonisierung auch der analgetischen Komponente möglich ist, verbunden mit der Gefahr von Tachykardie und überschießendem Blutdruckanstieg durch Besetzung aller Rezeptoren, muß die Zufuhr "titriert" werden. Auf diese Art kann nur die atemdepressive Wirkung aufgehoben werden, und die Analgesie bleibt erhalten. Zu beachten ist außerdem die nur kurze Wirkdauer von Naloxon (ca. 30 min), nach der es zum erneuten Auftreten einer Atemdepression durch den ursprünglich applizierten Agonisten kommen kann ("rebound"-Effekt).

Nalbuphin

Nalbuphin reagiert ebenfalls mit dem μ-Rezeptor und antagonisiert die Wirkungen reiner Agonisten. Es zeigt jedoch auch intrinsische μ-Aktivität, die allerdings nur 25-30 % der reiner Agonisten ausmacht, so daß es selbst nur eine geringgradige, klinisch kaum relevante Atemdepression erzeugt. Vorsicht ist aber bei einer Kombination mit anderen atemdepressorisch wirksamen Substanzen geboten. Die analgetische Wirkung von Nalbuphin wird, ebenso wie die sedierende, hauptsächlich über die zusätzliche κ-agonistische Komponente vermittelt und setzt im Unterschied zur μ-Wirkung erst verzögert ein. Nalbuphin eignet sich besonders zur postoperativen Analgesie nach Narkosen mit hohem Opioidanteil (z.B. TIVA).

Tabelle 36: Opioidantagonisten

	Naloxon	**Nalbuphin**
Wirkung	reiner Antagonist	gemischter (Ant-)Agonist: - partieller μ-Agonist - reiner κ-Agonist
Dosierung (Erwachsene)	0,04-0,08 mg fraktioniert i.v., max. 0,4 mg	10-20 mg i.v.
Wirkungseintritt	1-2 min	μ-Wirkung: 1-2 min κ-Wirkung: 10-15 min
Wirkungsdauer	30 min	2-3 h
Indikationen	postop. Opioidüberhang akute Opioidintoxikation	postop. Analgesie, z.B. nach TIVA
Nebenwirkungen	akuter Opioidentzug mit: - Tachykardie - Hypertonus Opioid-"rebound"	Sedierung Atemdepression
Kontraindikationen	schwere Hypertonie, KHK oder Herzinsuffizienz; fixierte pulmonale Hypertonie	

5 Muskelrelaxanzien

Muskelrelaxanzien rufen eine reversible, schlaffe Lähmung der Skelettmuskulatur hervor. Sie werden u.a. zur zur Erleichterung der endotrachealen Intubation und des operativen Vorgehens eingesetzt.

Merke:

> Muskelrelaxanzien bewirken *keine* Bewußtseins- und Schmerzausschaltung und müssen deshalb immer mit Hypnotika bzw. Narkotika und Analgetika kombiniert werden! Außerdem führen sie zur Lähmung der Atemmuskulatur und machen somit eine künstliche Beatmung erforderlich.

5.1 Pharmakodynamik

Die Schnittstelle der neuromuskulären Impulsübertragung ist die sog. **motorische Endplatte** (Abb. 21). Hier werden die Signale motorischer Nerven durch den endogenen Transmitter **Acetylcholin** auf die Skelettmuskelfasern fortgeleitet. Acetylcholin wird im Zytosol der präsynaptischen Nervenendigungen synthetisiert und dort in Vesikeln gespeichert. Ankommende Nervenimpulse triggern die calciumabhängige Freisetzung in den synaptischen Spalt, und Acetylcholin bindet an *nikotinerge* Rezeptoren der postsynaptischen Membran. Das hierdurch erzeugte Endplattenpotential (Erhöhung der membranösen Na^+-Leitfähigkeit) führt zur Auslösung eines Muskelaktionspotentials, was nachfolgend eine Muskelkontraktion hervorruft. In Rezeptornähe befindet sich das membranständige, nahezu spezifische Enzym *Acetylcholinesterase*. Dieses inaktiviert Acetylcholin innerhalb kürzester Zeit (ca. 15 msec) durch hydrolytische Spaltung in Cholin und Acetat. Hierdurch wird eine anhaltende Depolarisation der postsynaptischen Membran verhindert.

Abbildung 21: Neuromuskuläre Übertragung

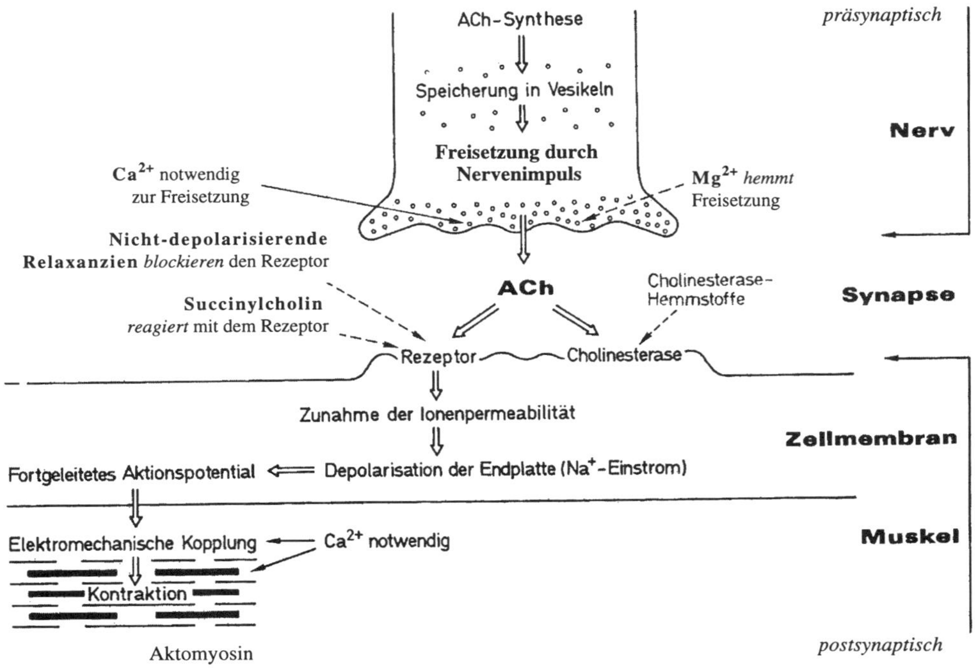

Wirkungsweise und Einteilung der Muskelrelaxanzien

Muskelrelaxanzien unterbrechen die synaptische Übertragung von Nervenimpulsen an der motorischen Endplatte, indem sie mit Acetylcholin um die Bindungsstellen an den nikotinergen Rezeptoren konkurrieren. Aufgrund unterschiedlicher Wirkungsweise am Rezeptor werden

- depolarisierende und
- nicht-depolarisierende Relaxanzien

unterschieden.

Depolarisierende Relaxanzien

Klassischer Vertreter depolarisierender Relaxanzien ist das **Succinylcholin** bzw. Suxamethonium (Pantolax®, Lysthenon®). Ebenso wie Acetylcholin bindet es an den nikotinergen Rezeptor und wirkt *agonistisch*. Dieses führt jedoch i. Vgl. zu Acetylcholin zu einer länger anhaltenden Membrandepolarisation ("Depolarisationsblock"). Nach Auslösung der Depolarisation haftet Succinylcholin noch einige Zeit an den Rezeptorbindungstellen, da es i. Ggs. zu Acetylcholin nur durch die in der Leber synthetisierte und ausschließlich im Plasma vorkommende unspezifische *Pseudocholinesterase* (Syn.: Plasma- oder Serumcholinesterase, unspezifische Cholinesterase) gespalten werden kann. Da die Hydrolysierungskapazität der Pseudocholinesterase ausgesprochen hoch ist, erreicht überhaupt nur ein kleiner Teil des injizierten Succinylcholin den Extrazellulärraum und damit die motorische Endplatte. Klinisch zeigt sich ein Depolarisationsblock initial mitunter in feinen Muskelzuckungen (Faszikulationen) und nachfolgender schlaffer Lähmung.

Nicht-depolarisierende Relaxanzien

Nicht-depolarisierende Relaxanzien lagern sich ebenfalls an nikotinerge Rezeptoren an, ohne jedoch eine Depolarisation auszulösen ("Nichtdepolarisationsblock"). Gegenüber Acetylcholin wirken sie als kompetitive *Antagonisten* und verursachen eine rein schlaffe Lähmung. Aufgrund unterschiedlicher chemischer Grundstruktur werden die nicht-depolarisierenden Relaxanzien in *zwei* Gruppen unterteilt:

1. die *Benzylisochinolinderivate*
   - Atracurium (Tracrium®),
   - cis-Atracurium (Nimbex®) und
   - Mivacurium (Mivacron®) sowie
2. die Substanzen mit *Steroidgerüst* wie
   - Pancuronium,
   - Vecuronium (Norcuron®) und
   - Rocuronium (Esmeron®).

Neuromuskuläre Blockade

Die neuromuskuläre Übertragung wird erst dann meßbar vermindert, wenn mehr als 70 % der Rezeptoren besetzt sind (vgl. Kap. 3, S. 68). Dieses zeigt die große Sicherheitsbreite der neuromuskulären Funktion. Nach Injektion von Muskelrelaxanzien werden zunächst die kleinen, dicht innervierten Muskeln (Augen, Finger, Zehen, Zunge) betroffen. Es folgt die Lähmung der Extremitäten-, Rumpf-, Hals- und Kehlkopfmuskulatur und erst zuletzt der Zwerchfell- und Interkostalmuskulatur. Die neuromuskuläre Blockade läßt in umgekehrter Reihenfolge wieder nach.

5.2 Pharmakologische Kenngrößen

Zur vergleichenden Beurteilung der Wirkung einzelner Relaxanzien sind folgende Begriffe von Bedeutung:

- ED95,
- Anschlagzeit,
- Wirkdauer und
- Erholungsindex.

Unter **ED95** eines Relaxans versteht man die Dosis, die für eine 95%ige, also nahezu vollständige Muskelerschlaffung erforderlich ist. Als zur Intubation geeignet wird i.d.R. die 2fache ED95 angesehen. Die **Anschlagzeit** beschreibt die Zeitspanne von der Injektion bis zum Eintritt der maximalen Wirkung. Als **klinische Wirkdauer** (DUR25) wird der Zeitraum von der Applikation bis zur Erholung der neuromuskulären Übertragung bzw. der Muskelkraft auf 25 % des Ausgangswertes bezeichnet. Während dieser Zeit besteht für die meisten operativen Eingriffe eine ausreichende Muskelerschlaffung. Muskelrelaxanzien werden nach der (klinischen) Wirkdauer der einfachen ED95 in *lang* (> 30 min), *mittellang* (10-30 min) und kurz (< 10 min) wirkende Substanzen unterschieden (Tab. 37). Der **Erholungsindex** gibt Aufschluß über die Geschwindigkeit, mit der die Wirkung von Relaxanzien abklingt. Er umfaßt die Zeitdauer, in der sich die neuromuskuläre Funktion von 25 % bis auf 75 % des Ursprungswertes restituiert hat. In dieser Phase ist der Relaxationsgrad für operative Bedürfnisse nicht mehr ausreichend, andererseits aber ist die (Spontan-)Atmung noch erheblich beeinträchtigt. Die **Gesamtwirkdauer** (DUR95) ist die Zeit bis zur 95%igen, also nahezu kompletten Wiederherstellung der Muskelkraft. Sie entspricht im allgemeinen der 2fachen DUR25 und korreliert klinisch mit einer suffizienten Eigenatmung und der Extubationsfähigkeit des Patienten. Die Anschlag- und Wirkzeiten sind *dosisabhängig*. Hierbei gilt, daß höhere Relaxansdosen die Anschlagzeit verkürzen und die Wirkdauer verlängern.

Eine komplette tabellarische Übersicht zu den pharmakologischen Daten und Eigenschaften der gebräuchlichen Muskelrelaxanzien findet sich in Tabelle 40 auf Seite 167.

Tabelle 37: Unterteilung von Muskelrelaxanzien nach Wirkdauer

Wirkdauer	depolarisierend	nicht-depolarisierend
kurz	Succinylcholin	
kurz bis mittel		Mivacurium
mittel		Atracurium, cis-Atracurium, Vecuronium, Rocuronium
lang		Pancuronium

5.3 Elimination der Muskelrelaxanzien

Hydrolyse durch die Plasmacholinesterase. Die Wirkzeiten von *Succinylcholin* und *Mivacurium* werden durch die Inaktivierung mittels der Pseudocholinesterase (PChE) terminiert und sind damit eine Funktion der Konzentration und Aktivität dieses Enzyms. Allerdings äußert sich erst eine Aktivitätsabnahme um mehr als 80 % in einem deutlich verlängerten neuromuskulären Block von bis zu mehreren (8-10) Stunden nach Gabe von Succinylcholin oder Mivacurium (Tab. 38). Eine entsprechende hochgradige Verminderung bis hin zum vollständigen **Fehlen der PChE-Aktivität** zeigt sich bei homozygot-genetischen Defekten *("atypische PChE")*. Die Häufigkeit der homozygoten Fehlanlage wird mit ca. 1 : 2.500 angegeben. Hierbei kommt es zur erheblichen Verlangsamung im Abbau von Succinylcholin und Mivacurium. Eine physiologische Funktion der PChE ist nicht bekannt, so daß die Träger des Defektes keine Ausfallserscheinungen zeigen. Sie werden oftmals erst anhand einer bis zu mehreren Stunden anhaltenden neuromuskulären Blockade nach den üblichen Dosen von Succinylcholin oder Mivacurium identifiziert. *Therapeutisch* bestand früher die Möglichkeit einer Substitution mit aus humanem Plasma gewonnener konzentrierter Cholinesterase; die Produktion des Präparates wurde aber mittlerweile eingestellt. Mit größeren Mengen gefriergetrockneten Plasmas (ab 4-6 Einheiten FFP) kann zwar weiterhin PChE zugeführt werden, hierbei sind allerdings das Virusübertragungsrisiko und die Volumenbelastung zu berücksichtigen. Am besten ist es daher, die Spontanerholung unter apparativ unterstützter Beatmung und ausreichender Sedierung des Patienten abzuwarten.

Tabelle 38: Verminderte Aktivität der Pseudocholinesterase

Ursachen	Minderung der Aktivität gering	mäßig bis stark	sehr stark bis vollständig*
physiologisch			
- Neugeborene, Greise	→		
- Spätschwangerschaft	→		
Erkrankungen			
- Hypothyreose	→		
- schwere Lebererkrankungen		→	
- dialysepflichtige Niereninsuffizienz		→	
- Malignome		→	
- schwere Malnutrition		→	
- Verbrennungskrankheit		→	
Medikamente			
- Kontrazeptiva	→		
- Glukokortikoide	→		
- Zytostatika (z.B. Cyclophosphamid)		→	
- Cholinesterasehemmstoffe			→
- Alkylphosphate			→
Plasmapherese			→
genetisch			
- "atypische" PChE			→

*: klinische Relevanz durch deutlich verlängerten Wirkungen von Succinylcholin und Mivacurium

Die Diagnose einer prolongierten Wirkung von Succinylcholin oder Mivacurium sollte mittels Relaxometrie/-graphie gesichert werden. Bei Verdacht auf einen genetischen PChE-Defekt ist der Patient darüber zu informieren, vorzugsweise in Form eines ärztlichen Attests, und ggf. einer humangenetischen Untersuchung zuzuführen.

Hofmann-Elimination. *Atracurium* und das Enantiomer *cis-Atracurium* unterliegen bei physiologischen pH- und Temperaturwerten hauptsächlich einem spontanen, nicht-enzymatischen Zerfall ("Hofmann-Reaktion"). Ein geringerer Anteil wird durch unspezifische Esterasen gespalten, nicht aber durch die Pseudocholinesterase. Die Elimination ist also weitgehend unabhängig von der Leber- und Nierenfunktion. Nur der aus der Hofmann-Reaktion entstehende Hauptmetabolit *Laudanosin* wird renal eliminiert. Er hat selbst aber keine neuromuskulär blockierenden Eigenschaften, sondern wirkt strychninartig und kann deshalb prinzipiell zu zentral-exzitatorischen Nebenwirkungen führen.

Leber/Niere. Bei *Rocuronium* steht die Metabolisierung in der Leber mit anschließender biliärer Ausscheidung der Metaboliten im Vordergrund, während *Pancuronium* im wesentlichen renal eliminiert wird. *Vecuronium* wird vorwiegend hepatisch abgebaut, nur ein geringerer Teil unverändert über die Nieren ausgeschieden.

5.4 Wertigkeit gebräuchlicher Muskelrelaxanzien

Relaxanzien sind lediglich Adjuvanzien einer Narkose. Sie sind *niemals* Ersatz für Narkosemittel, z.B. bei zu flacher Anästhesie!

Succinylcholin

Succinylcholin ist nach wie vor das Relaxans mit dem schnellsten Wirkeintritt und der kürzesten Wirkdauer überhaupt. Aufgrund der im Einzelfall nicht immer vorhersehbaren gravierenden, z.T. deletären Nebenwirkungen (z.B. hyperkaliämischer Herzstillstand) muß die Indikation allerdings äußerst streng gestellt werden.

Indikationen für Succinylcholin	**Absolute Kontraindikationen**
• Notfallintubation • "Blitzintubation" bei nicht nüchternen Patienten • Kurzeingriffe (< 15 min) mit kompletter Relaxierung, z.B.: - Tonsillektomie, Adenotomie - Mikrolaryngoskopien - Repositionen • Elektrokrampftherapie • Laryngospasmus (niedrige Dosis, ca. 0,2 mg/kg KG i.v.)	• sämtliche *primären* Erkrankungen der Skelettmuskulatur, z.B.: alle Formen der Muskeldystrophien • neuronale Denervationen, die zu *sekundären* Muskelatrophien führen, z.B.: - Querschnittsyndrom - Verbrennungen III. Grades - fortgeschrittene Polyneuropathie (z.B. bei Diab. mell.) • Sepsis • schwere intraabdominelle Infektionen • ausgeprägte Weichteiltraumen (z.B. Polytrauma) • langdauernde Immobilisierung (z.B. Intensivpatienten)

Bei den vorgenannten Erkrankungen mit absoluten Kontraindikationen besteht die Gefahr einer exzessiven Steigerung der **Serumkaliumkonzentration** durch Succinylcholin. Durch die succinylcholininduzierte postsynaptische Depolarisation kommt es normalerweise nur zu einem Kaliumaustritt aus der Muskelzelle im Bereich der motorischen Endplatte. Hierdurch kann der Serumkaliumspiegel kurzfristig geringfügig um ca. 0,5-1,0 mval/l ansteigen. Bei *disponierten* Patienten hingegen können exzessive Hyperkaliämien bis hin zum hyperkaliämischen Herzstillstand ausgelöst werden, die auch *nicht* durch eine Präkurarisierung zu verhindern sind! Als pathogenetische Grundlage wird eine generalisierte Schädigung der quergestreiften Muskulatur oder zumindest größerer einzelner Muskelgruppen angesehen. Das abnorme Reaktionsmuster entsteht durch Bildung sog. *extrajunktionaler* Acetylcholinrezeptoren entlang der Muskelmembran, so daß eine Normdosis von Succinylcholin nicht nur im Bereich der Endplatte wirksam wird, sondern über die gesamte Membran einen *generalisierten* Kaliumausstrom erheblichen Ausmaßes bewirkt. Die ganze Muskelmembran reagiert also "endplattenartig". Diese besondere Empfindlichkeit auf Succinylcholin entwickelt sich hierbei innerhalb von 2-3 Tagen nach Eintritt der Läsion und kann in Einzelfällen (z.B. Querschnittsyndrom, Muskeldystrophien) möglicherweise lebenslang persistieren.

Des weiteren ist die Anwendung von Succinylcholin absolut kontraindiziert bei vermuteter oder erwiesener Disposition zur **malignen Hyperthermie**, da es eine lebensbedrohliche hypermetabolische Krise auslösen kann (s. Kap. 36, S. 672).

Bei *myotonischen* Muskelerkrankungen (Myotonica congenita Thomsen, Myotonica dystrophica Curschmann-Steinert, Paramyotonia congenita) kann Succinylcholin generalisierte oder in einzelnen Muskeln lokalisierte Kontrakturen hervorrufen. Dieses kann bei Beteiligung der Kehlkopf- oder Massetermuskulatur zur Unmöglichkeit der Intubation führen. Aus diesem Grunde sowie wegen einer zu erwartenden Wirkungsverlängerung ist die Anwendung von Succinylcholin bei Patienten mit Myotonien ebenfalls kontraindiziert.

Nicht-depolarisierende Relaxanzien

Nicht-depolarisierende Relaxanzien führen außer der Atemlähmung i.d.R. nicht zu bedrohlichen Komplikationen. Sie gelten deshalb bei allen Eingriffen von über 15 Minuten Dauer mit Bedarf einer Relaxation als Standardsubstanzen, ebenso wie zur Intubation "nüchterner" Patienten.

Durch das sog. **"priming"-Prinzip** läßt sich ihr Wirkeintritt beschleunigen (Tab. 39). Hierzu wird eine *subrelaxierende* Dosis (ca. 1/5-1/4 der *einfachen* ED95) der betreffenden Substanz vorweg injiziert, wodurch bereits ein Großteil der Rezeptoren besetzt wird, ohne daß die Muskelfunktion wesentlich beeinträchtigt wird. Innerhalb weniger Minuten kann dann die Vollwirkdosis zur Blockade der restlichen Rezeptoren appliziert werden. Auf diese Weise läßt sich z.B. beim **Rocuronium** mit allerdings 3facher ED95 die Anschlagzeit in einen Bereich, vergleichbar der des Succinylcholin, verkürzen. Durch diese hohe Dosis verlängern sich jedoch die klinische Wirkdauer auf über eine und die Gesamtwirkdauer auf über zwei Stunden.

Tabelle 39: Anwendung nicht-depolarisierender Relaxanzien nach dem "priming"-Prinzip

Relaxans	"priming"-Dosis (mg/kg KG)	Intubationsdosis gesamt (mg/kg KG)	max. Wirkeintritt (sec)	klinische Wirkdauer (DUR_{25}; min)
Rocuronium	0,1	0,9*	60	50-60
Rocuronium	0,1	0,6	75	30-40
Vecuronium	0,02	0,1	90	30-40
Atracurium	0,1	0,6	90	30-40
cis-Atracurium	0,02	0,1	120	40-50
Mivacurium	0,05	0,2**	120	ca. 20

*: 3fache ED_{95}; **: 2,5fache ED_{95}

Mivacurium ist das am kürzesten wirkende nicht-depolarisierende Relaxans und eignet sich deshalb auch für die kontinuierliche Zufuhr, z.B. im Rahmen des TIVA-Konzeptes. Durch die Infusion lassen sich bereits nach kurzer Zeit konstante Plasmaspiegel erreichen und aufrechterhalten. Hierbei sollte die neuromuskuläre Funktion allerdings mittels Relaxometrie überwacht werden, um Überdosierungen sicher vermeiden zu können. Von Nachteil ist beim Mivacurium die Pseudocholinesterase-abhängige Inaktivierung und die damit fehlende pharmakologische Antagonisierbarkeit. Das **cis-Atracurium** gilt als Nachfolgesubstanz des Razemates Atracurium, da es i. Ggs. zu diesem kein Histamin freisetzt und der Anfall von Laudanosin mit 10-20 % deutlich geringer ist. Klinisch relevante Laudanosineffekte sind deshalb zumindest unter cis-Atracurium nicht zu erwarten. Nachteilhaft ist allerdings bei cis-Atracurium die relativ lange Anschlagzeit. Die Anwendung des langwirkenden **Pancuronium** sollte auf die Fälle begrenzt werden, in denen postoperativ eine Nachbeatmung geplant oder zumindest möglich ist.

Bei den meisten **neuromuskulären Erkrankungen** (Muskeldystrophien, Muskelatrophien) besteht für nicht-depolarisierende Relaxanzien i.d.R. eine gesteigerte Empfindlichkeit. Ihr Einsatz erfordert deshalb eine deutliche Dosisreduktion und relaxometrische Kontrolle.

Tabelle 40: Pharmakologische Daten und Eigenschaften gebräuchlicher Muskelrelaxanzien

	Succinylcholin	Mivacurium	Atracurium	cis-Atracurium	Vecuronium	Rocuronium	Pancuronium
Zubereitung	Lösung	Lösung	Lösung	Lösung	Trockensubstanz + Lösungsmittel	Lösung	Lösung
ED_{95}		0,06-0,08 mg/kg	0,25-0,3 mg/kg	0,05 mg/kg	0,05 mg/kg	0,3 mg/kg	0,05 mg/kg
Intubationsdosis (2fache ED_{95})	1-1,5 mg/kg[1]	0,15-0,2 mg/kg	0,5-0,6 mg/kg	0,1 mg/kg	0,1 mg/kg	0,6 mg/kg	0,1 mg/kg
Repetitionsdosis		0,05 mg/kg	0,15 mg/kg	0,025 mg/kg	0,025 mg/kg	0,1 mg/kg	0,02 mg/kg
Anschlagzeit[4] bei 2 x ED_{95}	30-60 sec[1]	2,5-3,5 min	1,5-2,5 min	3-4 min	2-3 min	1-2 min	3-4 min
DUR_{25}[3] bei ED_{95}		ca. 10 min	ca. 20 min	ca. 25 min	ca. 20 min	ca. 20 min	ca. 30 min
DUR_{25}[3] bei 2 x ED_{95}	ca. 5 min[1]	15-20 min	30-40 min	40-50 min	30-40 min	35-45 min	90-100 min
Erholungsindex[5] bei 2 x ED_{95}	ca. 5 min[1]	ca. 10 min[2]	ca. 15 min[2]	ca. 15 min[2]	ca. 15 min	ca. 20 min	30-40 min
Elimination	PChE-Hydrolyse	PChE-Hydrolyse (70-80 %) geringe Esterhydrolyse	Hofmann-Reaktion Esterhydrolyse	wie Atracurium	Leber (Niere)	Leber	Niere (Leber)
Kumulation		nein	nein	nein	mäßig	mäßig	deutlich
Indikationen							
- endotrach. Intubation	ja	ja	ja	ja	ja	ja	ja
- "Blitzintubation"	*ja*	nein	nein	nein	nein	*bedingt*	nein
- operative Eingriffe	*nein*	ja	ja	ja	ja	ja	ja
- TIVA	nein	*ja*	*bedingt*	nein	nein	nein	nein

[1] 4fache ED_{95}
[2] dosisunabhängig
[3] klinische Wirkdauer
[4] gute Intubationsverhältnisse, *ohne* "priming"
[5] entspricht dem Repetitionsintervall

Die angegebenen Dosen und Zeiten beziehen sich auf i.v. Applikation und wurden ohne Anwesenheit wirkungsverstärkender bzw. -verlängernder volatiler Anästhetika ermittelt.

5.5 Nebenwirkungen

Die wichtigste Nebenwirkung, die **Lähmung der Atemmuskulatur**, erklärt sich aus der Hauptwirkung *aller* Relaxanzien, Sie ist unter klinischen Dosen unvermeidbar.

Kardiovaskuläres System

Grundsätzlich können Muskelrelaxanzien an allen Bindungsstellen im vegetativen Nervensystem wirken, für die Acetylcholin der physiologische Transmitter ist. Durch Interaktion mit *nikotinergen* und *muskarinergen* Rezeptoren werden vegetative Reaktionen entweder stimuliert oder inhibiert. Am bedeutendsten sind hierunter die kardiovaskulären Effekte. Die Blockade nikotinerger Rezeptoren autonomer Ganglien ("Ganglienblockade") führt zur *Blutdrucksenkung*. Die Blockade kardialer muskarinerger Rezeptoren bewirkt eine atropinartige Symptomatik mit *Tachykardie*, während die Stimulation, wie sie nicht selten unter **Succinylcholin** zu sehen ist,

- eine Sinusbradykardie bis hin zum Sinusknotenstillstand,
- Knotenrhythmen oder
- ventrikuläre Extrasystolen

induzieren kann. Diese Wirkungen treten gehäuft nach kurzfristig wiederholter Gabe von Succinylcholin und bei Kleinkindern auf. Sie können durch vorherige Verabreichung von Atropin vermindert bzw. verhindert werden.

Histaminfreisetzung

Unter klinisch üblichen Dosierungen setzen die heute gebräuchlichen Relaxanzien nicht oder nur selten relevante Mengen Histamin frei. Während es sich hierbei vor allem um eine *unspezifische* Degranulation von Mastzellen handelt, die relativ häufig beim Atracurium oder Mivacurium anhand lokaler Erytheme zu beobachten ist, sind echte *allergische* Reaktionen mit hämodynamischer und bronchospastischer Symptomatik nur in Einzelfällen für nicht-depolarisierende Relaxanzien beschrieben. Steroidrelaxanzien wie Vecuronium führen zwar nicht zur Histaminfreisetzung, hemmen aber dosisabhängig die Histamin-N-Methyltransferase in der Leber und damit den Abbau von Histamin.

Tabelle 41: Ganglionäre, muskarinerge und unspezifische histaminerge Wirkungen von Relaxanzien

Relaxans	Autonome Ganglien	Muskarinerge Rezeptoren	Histaminfreisetzung
Succinylcholin	Stimulation	Stimulation	geringfügig
Mivacurium	ø	ø	geringfügig
Atracurium	ø	ø	geringfügig
cis-Atracurium	ø	ø	ø
Vecuronium	ø	ø	ø
Rocuronium	ø	ø	ø
Pancuronium	ø	mäßige Blockade	ø

Hyperkaliämie durch Succinylcholin (s. Abschn. 5.4)

Muskelkater

Muskelschmerzen können postoperativ nach Gabe von *Succinylcholin* vor allem bei jungen Leuten auftreten. Ihr Entstehungmechanismus ist bislang noch nicht eindeutig geklärt. Sie lassen sich nicht immer durch eine Präkurarisierung verhindern, zumindest aber vermindern.

Intrakranieller und intraokularer Druck

Während nicht-depolarisierende Relaxanzien den intrakraniellen (ICP) und intraokularen Druck (IOP) absenken können, kann *Succinylcholin* zu einer vorübergehenden Steigerung beider Drücke.führen. Der genaue Mechanismus der IOP-Erhöhung ist nicht bekannt. Der ICP-Anstieg wird mit einer passageren, geringfügigen Zunahme der Hirndurchblutung, bedingt durch reflektorische zerebrale Stimulation als Folge der motorischen Aktivitätszunahme, in Zusammenhang gebracht.

Dualblock

Repetitive Gaben von *Succinylcholin* können ebenso wie eine *kontinuierliche* Infusion die blockierenden Eigenschaften der Substanz verändern (hierzu erforderliche kumulative Dosis ca. 5-10 mg/kg KG). Aus einem verlängerten Depolarisationsblock (Phase-I-Block) entwickelt sich eine Art lang anhaltender Nichtdepolarisationsblock (Phase-II- oder Dual-Block). Der zugrundeliegende Mechanismus ist nach wie vor nicht bekannt. Ein Dualblock entsteht auch, wenn Succinylcholin infolge *atypischer Pseudocholinesterase* nicht hydrolysiert werden kann und so im synaptischen Spalt kumuliert. Die beiden Blockformen können nur relaxographisch, nicht aber klinisch unterschieden werden (s. Kap. 3, S. 68 f.). Der Dualblock soll i. Ggs. zum Depolarisationsblock zumindest partiell durch Cholinesterasehemmstoffe (s. Abschn. 5.7) antagonisierbar sein.

5.6 Interaktionen

Am wichtigsten sind die Interaktionen, die sich aus der Kombination von Muskelrelaxanzien untereinander oder mit volatilen Anästhetika ergeben.

Kombination verschiedener Muskelrelaxanzien

Am häufigsten ist die Kombination eines nicht-depolarisierenden Relaxans mit Succinylcholin. Kurz vor der Gabe von Succinylcholin wird zumeist eine geringe, subrelaxierende Dosis (ca. 1/4 der ED95) eines nicht-depolarisierenden Relaxans injiziert. Dieses Verfahren wird **"Präkurarisierung"** genannt und soll die Begleiterscheinungen und Nebenwirkungen von Succinylcholin (Faszikulationen, Muskelschmerzen, Bradykardie etc. [s.o.]), die sich aus dessen depolarisierender Wirkung ergeben, verhindern, zumindest aber abschwächen. Hierdurch wird der Wirkeintritt von Succinylcholin leicht verzögert, und dessen Dosis muß etwas erhöht werden. Die Intubationsdosis von Succinylcholin wiederum verstärkt und verlängert die Wirkung anschließend applizierter nicht-depolarisierender Relaxanzien. Eine Kombination nicht-depolarisierender Relaxanzien untereinander führt oftmals zu synergistischen Effekten und zur Wirkungsverlängerung, da ihr Wirkansatz nicht nur auf die postsynaptischen Acetylcholinrezeptoren beschränkt ist, sondern auch weitere Angriffspunkte im Bereich der präsynaptischen Membran oder subsynaptischer Strukturen umfaßt.

Volatile Inhalationsanästhetika

Volatilen Anästhetika wirken vor allem *zentral* muskelrelaxierend, üben aber auch einen direkten hemmenden Einfluß auf die muskelzellulären Membraneigenschaften aus. Sie verstärken und verlängern konzentrationsabhängig die neuromuskuläre Blockade nicht-depolarisierender Relaxanzien, so daß deren zur Erzielung eines bestimmten Relaxationsgrades nötige Dosis reduziert werden kann.

Andere Pharmaka

Einige *Antibiotika*, vor allem Aminoglykoside, können ebenso wie *Lokalanästhetika*, *Calciumantagonisten*, *Schleifendiuretika*, wie z.B. Furosemid (Lasix®), und *Lithium* den neuromuskulären Block nicht-depolarisierender Relaxanzien verstärken. Die klinische Relevanz ist jedoch insgesamt eher als gering einzuschätzen. *Antikonvulsiva* wie Phenytoin (Phenhydan®) oder Carbamazepin (Tegretal®) führen dagegen zu einer deutlichen Wirkverkürzung von steroidalen nicht-depolarisierenden Relaxanzien, weshalb hiervon häufigere und höhere Repetitionsdosen benötigt werden.

Allgemeine Einflußfaktoren

Zu einer Wirkungsverlängerung bzw. -verstärkung von Relaxanzien führen *Hypothermie*, Störungen im *Säure-Basen-Haushalt* und *Elektrolytverschiebungen* wie Hypokaliämie, Hypokalzämie oder Hypermagnesiämie.

Tabelle 42: Interaktionen mit Muskelrelaxanzien (MR)

Ursache	MR-Wirkung	Mechanismus
Volatile Anästhetika	↑↑↑	zentral, peripher*; Verzögerung der Elimination bei Verminderung der Leber- u. Nierendurchblutung
N_2O	kein Effekt	
Antibiotika	↑	verschiedenartig
Lokalanästhetika	↑	Verminderung der membranösen Na^+-Leitfähigkeit
Calciumantagonisten	↑	prä- u- postsynaptische Blockierung von Ca^{2+}-Kanälen
Schleifendiuretika	↑	Hemmung des präsynaptischen Ca^{2+}-Einstroms (?)
Lithium	↑	?
Antikonvulsiva	↓↓	hepatische Enzyminduktion (?), verminderte Rezeptoraffinität (?)
Hypokaliämie	↑	Senkung des Membranruhepotentials
Hypokalzämie	↑	Hemmung der präsynaptischen ACH-Freisetzung
Hypermagnesiämie	↑↑	Hemmung der präsynaptischen ACH-Freisetzung
Azidose/Alkalose	↑	?
Hypothermie	↑↑	Reduktion physikalischer u. biochemischer Membranprozesse

↑: verstärkt; ↓: abgeschwächt; *: geringe oder fragliche klinische Relevanz

5.7 Antagonisten

Die Wirkung der meisten **nicht-depolarisierenden Relaxanzien** kann durch Cholinesterasehemmstoffe wie **Neostigmin** (Prostigmin®) aufgehoben werden. Neostigmin hemmt reversibel die Acetylcholinesterase und damit den Abbau des Acetylcholin. Hierdurch wird die Konzentration von Acetylcholin im Bereich der motorischen Endplatte erhöht, so daß die Relaxanswirkung an den Rezeptoren kompetitiv antagonisiert werden kann. Neben der Wirkung an der motorischen Endplatte üben Cholinesterasehemmstoffe auch Effekte an *nikotinergen Rezeptoren* autonomer Ganglien und *muskarinergen Rezeptoren* des Herzens, glatter Muskelzellen und exokriner Drüsen aus. Zur Verhinderung typischer parasympathikomimetischer Nebenwirkungen wird Neostigmin deshalb immer in Verbindung mit Atropin appliziert ("Mischspritze"; Mischverhältnis 2 : 1). Der Wirkeintritt von Atropin erfolgt hierbei vor dem des Neostigmin. Eine Antagonisierung nicht-depolarisierender Relaxanzien sollte - wenn überhaupt - grundsätzlich erst vorgenommen werden, nachdem die Spontanatmung bereits wieder eingesetzt hat. Hierdurch wird sichergestellt, daß deren Wirkspiegel schon deutlich abgefallen sind. Auf diese Weise können am ehesten "rebound"-Effekte infolge unterschiedlicher Halbwertszeiten von Agonist und Antagonist und somit eine erneute Relaxierung verhindert werden.

Ein **Depolarisationsblock** kann nicht durch Cholinesterasehemmstoffe antagonisiert werden! Im Gegenteil, die Wirkung wird verlängert, da durch Cholinesterasehemmstoffe auch die Aktivität der Pseudocholinesterase und damit der Abbau von Succinylcholin gehemmt wird. Aus diesem Grund ist auch die Gabe von Neostigmin zur Aufhebung eines durch *Mivacurium* induzierten Nichtdepolarisationsblockes nicht sinnvoll. Die hier trotzdem z.T. in der Literatur empfohlenen Antagonisierungsversuche erscheinen deshalb sehr fragwürdig.

Neostigmin

Dosierung:	0,03(-0,07) mg/kg, immer *plus* Atropin (ca. 0,015 mg/kg)
Wirkungsbeginn:	nach 1-2- min
Eintritt der *max.* Wirkung:	nach 5-10 min
Wirkungsdauer:	45-60 min
Nebenwirkungen:	Bradykardien, Bronchokonstriktion Hypersalivation, Miosis gastro-intestinale Hyperperistaltik, Harnblasenkontraktion (-> Harnverhalt) Relaxans-"rebound"
Kontraindikationen:	Vollrelaxierung bradykarde Rhythmusstörungen (z.B. AV-Block II°/III°) Asthma bronchiale lumeneröffnende Eingriffe am Gastrointestinaltrakt (mögl. Gefahr der Anastomoseninsuffizienz)

6 Intraoperative Wachphänomene

In der modernen allgemeinanästhesiologischen Praxis mit Verwendung zunehmend selektiv wirkender Substanzen gilt die Hauptsorge nicht mehr so sehr der Gefahr eventueller Überdosierungen von Anästhetika, sondern eher den Phänomenen möglicher intraoperativer Wachheit. Hierbei werden vier Stufen unterschieden:

- bewußte Wachheit *ohne* Amnesie
  - mit Erleben von Schmerz
  - ohne Erleben von Schmerz
- bewußte Wachheit mit Amnesie
- unbewußte Wachheit (mit Amnesie)
- keine Wachheit (angestrebter "Idealzustand")

Am schlimmsten für den Patienten ist hierunter die **bewußte Wachheit** ("Ich-Repräsentanz") mit der Fähigkeit, intraoperative Ereignisse und Schmerzen wahrzunehmen ("awareness") und diese postnarkotisch zu erinnern ("recall"). Aus der Tatsache, daß sich die Narkosetiefe aus der Wechselwirkung der zentral dämpfenden Wirkungen der eingesetzten Anästhetika mit der Summe aller auf den Patienten einwirkenden exzitatorischen Reize (operative und manipulative Stimuli) ergibt, erwächst die Schwierigkeit, ein stabiles, gleichförmig tiefes Narkoseniveau über den gesamten operativen Verlauf sicherzustellen. Bei *unzureichender* Narkosetiefe besteht aber die Möglichkeit, daß sensorische, im besonderen *akustische* Reize wahrgenommen werden und in das Kurzzeitgedächtnis eintreten. Bei längerer Einwirkung (≥ 45 sec) kommt es gewissermaßen zur Reizkonsolidierung, was erst die Voraussetzung für die Speicherung im Langzeitgedächtnis als Grundlage für dann i.d.R. traumatisierende, angstbesetzte Erinnerungen schafft.

Häufigkeit

Die durchschnittliche Inzidenz von "awareness" und "recall" soll 0,2-2 % betragen, wobei die Häufigkeit jedoch in speziellen Bereichen oder Patientengruppen noch deutlich höher liegen soll (z.B. bis zu ca. 30 % bei geburtshilflichen Anästhesien und sogar bis über 40 % bei Polytraumatisierten). Was die Anästhesieregime angeht, sind die hypnotikafreien Techniken, z.B. "Monoanästhesien" mit Opioiden oder Stickoxydul, am stärksten mit intraoperativen Wachphänomenen belastet und sollten deshalb möglichst immer vermieden werden.

Prophylaxe

Da nach wie vor kein verläßliches Überwachungsverfahren - auch kein elektrophysiologisches - existiert, das im Einzelfall eine "awareness" sicher erkennbar bzw. vorhersehbar macht, ist größter Wert auf eine *Primärprophylaxe* mit geeigneten Hypnotika wie Barbituraten, Propofol, Etomidat, Midazolam oder volatilen Anästhetika in adäquater, empirisch bewährter Dosierung zu legen. Dieses gilt um so mehr bei komplett relaxierten Patienten. Mit der klinischen Verbreitung der Muskelrelaxanzien in den vierziger und fünfziger Jahren des 20. Jahrhunderts mehrten sich denn auch die Berichte über das Auftreten von intraoperativen Wachheitszuständen.

Notabene:

> Die Zeichen einer ungenügenden Relaxierung (z.B. Abwehrbewegungen) sind nicht die Ursache einer zu flachen Narkose sind, sondern deren Folge!

Bei dem geringsten Verdacht einer möglichen intraoperativen Reizwahrnehmung (Zeichen einer zu flachen Narkose: Tab. 43) durch den Patienten muß deshalb die Narkose *umgehend* auch mit einen Hypnotikum vertieft werden, wodurch dann zumeist eine Reizspeicherung im Langzeitgedächtnis und somit ein postoperatives Erinnern verhindert werden kann *("Sekundärprophylaxe")*. Nur wenn hierdurch die *objektive* Patientensicherheit gefährdet wird, ist der Patientenkomfort nachrangig, wie z.B. bei polytraumatisierten Patienten oder bei Patienten im hämorrhagischen Schock. Intraoperative Wachheit ist nicht nur für den Patienten in höchstem Maße belastend, sondern kann auch für den beteiligten Anästhesisten medikolegale Konsequenzen im Sinne von Schadensersatzforderungen nach sich ziehen.

Tabelle 43: Zeichen zu flacher und zu tiefer Narkose

zu flach	**zu tief**
• Tachykardie, Blutdruckanstieg	• Bradykardie, Blutdruckabfall
• Schwitzen, Tränenfluß, Bulbidivergenz	• Pupillenerweiterung (Lähmung der Okulomotoriuskerne)
• Pupillenerweiterung (<u>cave</u>: Hypoxie!)	• Null-Linien-EEG
• nur beim *nicht relaxierten* Patienten: Abwehr-/Augenbewegungen, Husten, Blinzeln, Lidreflex	

Maßnahmen zur Prävention von "awareness"

- Prämedikation mit einem Benzodiazepin (anterograd amnestische Wirkung)
- Benutzung von Substanzen mit ausreichend hypnotischer Wirksamkeit:
  - Barbiturate, Propofol, Etomidat, Midazolam; volatile Anästhetika
- keine Monoanästhesien mit
  - Opioiden
  - N_2O
  - Ketamin
- umgehende Narkosevertiefung bei zu flacher Anästhesie mit
  - volatilem Anästhetikum - oder -
  - Opioid + <u>i.v. Hypnotikum</u>
- Einsatz von Muskelrelaxanzien *nur* bei ausreichender Narkosetiefe

7 Zentral-anticholinerges Syndrom (ZAS)

Das ZAS wird *medikamentös* ausgelöst und beruht auf einer Blockade cholinerger Rezeptoren bzw. einer Abnahme von Acetylcholin im Bereich zentraler Synapsen. Neben Atropin und Scopolamin sollen quasi *alle* Anästhetika, Opioide und Benzodiazepine als Auslöser in Betracht kommen. Die Häufigkeit des Auftretens nach Narkosen wird mit 2-5 % angegeben. Man unterscheidet entsprechend der klinischen Symptomatik eine *zentral-exzitatorische* von einer *zentral-depressorischen* Form.

Symptomatik

Das zentral-exzitatorische Bild ist gekennzeichnet durch *agitiertes Verhalten* mit Hyperaktivität, Affektlabilität, Halluzinationen und Koordinationsstörungen, während sich die depressorische Form als *Somnolenz* bis hin zum *Koma* mit fehlenden Schutzreflexen äußert. In der Regel wird das ZAS von einem *Temperaturanstieg* begleitet, der Folge einer zentralen Störung der Temperaturregulation sowie einer verminderten Wärmeabgabe über die Haut ist. Beide Formen der ZAS gehen mit einer Amnesie einher. Daneben finden sich in unterschiedlicher Ausprägung *periphere* Symptome wie bei einer atropininduzierten Blockade muskarinartiger Rezeptoren.

Symptomatik des ZAS

zentral	**peripher**
• Desorientiertheit	• tachykarde Rhythmusstörungen
• Agitiertheit bis hin zum Delir	• Mydriasis
• Stupor, Somnolenz bis hin zum Koma	• Mundtrockenheit
• Temperaturanstieg	• Hautrötung
• Atemdepression	• Harnretention

Diagnose

Die Diagnose des ZAS ist schwierig zu stellen, da die einzelnen Symptome durchaus auch andere Störungen anzeigen können. Deshalb müssen zunächst Zustände wie

- Hypoxie und Hyperkapnie,
- ein Überhang von Anästhetika oder Relaxanzien sowie
- Störungen des Wasser-/Elektrolythaushaltes und
- des Glucosestoffwechsels ausgeschlossen werden.

Weitere seltenere Ursachen können hirnorganische Schädigungen wie Hirnödem, -infarkt oder -blutung und endokrine Entgleisungen wie Addison- oder thyreotoxische Krise sein. Häufig bestätigt erst die erfolgreiche Therapie die Diagnose des ZAS ex juvantibus.

Therapie

Falls sich das ZAS nicht oder nur zögerlich spontan zurückbildet, ist besonders bei der *agitierten* Form eine pharmakologische Therapie angezeigt. Ziel ist es hierbei, die Konzentration von Acetylcholin im Bereich der zentralen Synapsen zu erhöhen. Als Medikament der Wahl gilt das **Physostigmin** (Anticholium®), das wegen seiner chemischen Struktur (tertiäres Amin) als *einziger* klinisch eingesetzter Cholinesterasehemmstoff die Blut-Hirn-Schranke zu durchdringen vermag. Bei erwünschter Wirkung ist der Patient wach, kontaktfähig, kooperativ und orientiert. Nach erfolgreicher Therapie sollte er weiterhin über einen Zeitraum von 2-3 Stunden überwacht werden, da die Wirkung von Physostigmin nach 30 Minuten nachläßt und damit die Symptome des ZAS erneut auftreten können. Die *Nebenwirkungen* von Physostigmin entsprechen denen eines peripheren und zentralen Überangebots an Acetylcholin. Um sie zu vermeiden bzw. gering zu halten, sollte die Substanz unbedingt langsam injiziert werden. Überdosierungserscheinungen von Physostigmin können durch Gabe von Atropin oder besser noch Glycopyrronium (Robinul®) beseitigt werden, da letzteres als quartäres Amin nur die peripheren Wirkungen antagonisiert.

Physostigmin

- Dosierung: 0,03-0,04 mg/kg KG *langsam* i.v.
- Wirkeintritt nach 2-5 min, Wirkdauer: ca. 30 min
- Nebenwirkungen (durch peripheres und zentrales Überangebot an Acetylcholin)
  - Bradykardie
  - Bronchokonstriktion
  - Übelkeit/Erbrechen
  - Schweißausbruch
  - Krämpfe
- Antidota
  - Atropin (antagonisiert periphere Symptome, aber auch die zentrale Hauptwirkung)
  - Glycopyrronium (beseitigt als quartäres Amin nur die peripheren Wirkungen)
- *absolute* Kontraindikationen für Physostigmin
  - Intoxikationen mit irreversiblen Cholinesterasehemmern
  - bestimmte Muskelerkrankungen
  - Schädel-Hirn-Trauma
- *relative* Kontraindikationen für Physostigmin
  - Bradykardie
  - arterielle Hypotonie
  - chronisch-obstruktive Atemwegserkrankungen

9 Rückenmarknahe Regionalanästhesien

1 Spinalanästhesie

Bei der Spinalanästhesie wird ein Lokalanästhetikum zumeist auf Höhe L3/4 subarachnoidal bzw. intrathekal injiziert, um die Nervenerregung segmental und reversibel auszuschalten. Durch die Spinalnadel kann alternativ zum einmaligen Einbringen des Lokalanästhetikums ("single-shot"-Methode) auch ein dünner Kunststoffkatheter im Subarachnoidalraum plaziert werden, der repetitive Anästhetikagaben, z.B. bei längeren Eingriffen, ermöglicht und auch zur postoperativen Analgesie genutzt werden kann ("kontinuierliche Spinalanästhesie"; s. Abschn. 1.7). Die Spinalanästhesie ist i. Vgl. zur Epiduralanästhesie technisch einfacher durchführbar, dementsprechend ist die Versagerquote geringer. Außerdem kann eine operativ erforderliche *motorische* Blockade besser erreicht werden, und die Anschlagzeit ist kürzer (ca. 5-10 min).

1.1 Anästhesieausdehnung

Für die Ausbreitung einer Spinalanästhesie spielen neben der Höhe des Punktionsortes **Menge, spezifisches Gewicht, Injektionsvolumen und -geschwindigkeit** des Lokalanästhetikums (Tab. 44) sowie bei nicht-isobaren Lösungen die Lagerung des Patienten eine wichtige Rolle. Man unterscheidet je nach Höhe:

- einen Sattelblock: bis L5/S1 -> Eingriffe im äußeren Genital-/Analbereich,
- einen tiefen Spinalblock: bis L1 -> Operationen im Bereich der unteren Extremitäten,
- einen mittleren Block: bis Th8 -> Unterbaucheingriffe sowie
- einen hohen Block: bis max. Th4 -> Oberbaucheingriffe und Sectio caesarea.

Die Ausdehnung der Blockade nimmt mit der gewählten Menge, dem Injektionsvolumen und der Injektionsgeschwindigkeit des Lokalanästhetikums zu. Bei Verwendung *hyperbarer* Lösungen (d.h. spezifisches Gewicht der Lokalanästhetika höher als das des Liquors, z.B. Mepivacain 4 %: hyperbar durch Zusatz von Glucose 10 %) muß der Patient innerhalb der ersten 5-10 min nach der Injektion (Wirkungseintritt) bis zur endgültigen Fixation des Lokalanästhetikums an die Nervenwurzeln entsprechend der gewünschten Anästhesieausbreitung gelagert werden. Hyperbare Lösungen steigen bei Oberkörpertieflagerung nach kranial auf und umgekehrt. Deshalb wird der Patient z.B. für einen Sattelblock aufgesetzt, für einen tiefen Spinalblock horizontal gelagert und zur Erzielung höherer Blockierungen in etwa 5-10° Kopftieflage gebracht. Ist bei Eingriffen an einer unteren Extremität eine *unilaterale* Analgesie erwünscht, wird der Patient bis zur Fixation auf der zu operierende Seite gelagert. Dies hat überdies den Vorteil, daß die hämodynamischen Auswirkungen infolge nur einseitiger Sympathikusblockade (s. Abschn. 1.6.1) geringer ausfallen. Bei Verwendung isobarer Lösungen hat die Lagerung des Patienten keinen Einfluß auf die Anästhesieausdehnung.

Das erreichte **Analgesieniveau** kann anhand der anästhesierten Dermatome durch Kalt-/Warm- oder Spitz-/Stumpf-Prüfung) abgeschätzt werden:

- Leiste: Th12/L1
- Nabel: Th10
- Rippenbogen: Th8
- Xyphoid: Th6
- Mamillen: Th4

Die Grenze der motorischen Blockade liegt ca. 2 Segmente tiefer als die sensible, der sympathische Block dagegen 1-2 Segmente darüber. Dieses hängt damit zusammen, daß die *präganglionären* Sympathikusfasern am empfindlichsten auf die Lokalanästhetika reagieren (bessere Penetration) und deshalb auch vor den sensiblen und motorischen Fasern ausgeschaltet werden. Das führt umgekehrt dazu, daß beim Abklingen der Blockade die Motorik als erstes zurückkehrt, gefolgt von der Sensibilität und erst zum Schluß von den autonomen Funktionen.

Tabelle 44: Lokalanästhetikadosierungen zur Spinalanästhesie (Punktionshöhe L3/4)

Medikament	Fixierungszeit	Wirkdauer	Dosis (ml)	Ausdehnung	maximale Dosis
Mepivacain 4 % - hyperbar -	5-10 min	45-60 min (bis 120 min)	0,6-0,8 0,8-1,2 1,0-1,4 1,4-1,8	Sattelblock (S1-5) bis L1 bis Th10 bis Th5	150 mg = 3,75 ml
Bupivacain 0,5 % - hyperbar -	10-30 min	≈ 160 min (bis 240 min)	0,5-1,0 1,0-1,5 1,5-2,0 2,0-4,0	Sattelblock (S1-5) bis L1 bis Th10 bis Th5	20 mg = 4 ml
Bupivacain 0,5 % - isobar -	10-30 min	≈ 160 min (bis 240 min)	2,0-4,0	abhängig von Barbotage* u. Injektionsgeschwindigkeit	20 mg = 4 ml

* Barbotage: Aspiration von Liquor in die lokalanästhetikagefüllte Spritze und anschließende Injektion

1.2 Vorbereitung

Vor Durchführung einer Spinalanästhesie sollte nach Möglichkeit eine intravasale *Volumenzufuhr* von ca. 1.000 ml (z.B. je 500 ml kristalline und kolloidale Lösung) erfolgt sein. Für den Fall, daß es zu Kreislaufreaktionen mit Blutdruck- und/oder Herzfrequenzabfall infolge Sympathikolyse kommt, müssen als Notfallmedikamente Atropin und ein "einfacher" Vasopressor wie Akrinor® *aufgezogen* bereitliegen. Daneben müssen für die Behandlung einer Ateminsuffizienz zur Verfügung stehen:

- Beatmungsgerät mit Maske, O_2-Quelle, Absaugung etc.
- Intubationsbesteck (Endotrachealtuben verschiedener Größen, Laryngoskop, Magill-Zange)
- Narkosemedikamente

Vorbereitungs-Sets

Spinalanästhesie-Set (steril verpackt)	**Medikamenten-Set**
• Spinalnadel • Introducer • Unterlage, Abdecktuch und transparente Loch-Klebefolie, Pflaster • Materialien zur Hautdesinfektion • Injektions- und Lokalanästhesiezubehör	• Mepivacain 1 % zur LA • Mepivacain 4 % oder Bupivacain 0,5 % • ggf. NaCl 0,9 % zur Verdünnung

Zur geburtshilflichen (selektiven) **Spinalanästhesie** (s. Kap. 24, S. 428) wird eine 0,1%ige Bupivacainlösung durch Verdünnung hergestellt. Außerdem werden hierbei zusätzlich Opioide (i.d.R. Sufentanil) intrathekal verabreicht.

Überwachung des Patienten

Während und nach Durchführung einer Spinalanästhesie ist ein sorgfältiges Monitoring nach den üblichen anästhesiologischen Grundsätzen unabdingbar. Dieses umfaßt zumindest:

- die Kontrolle des Bewußtseins,
- die Überwachung der Herzfrequenz anhand des EKGs,
- den nicht-invasiv, automatisch gemessenen Blutdruck (NIBP, initial alle 3 min),
- die pulsoxymetrisch ermittelte Sauerstoffsättigung ($pSaO_2$) sowie
- die Kontrolle der Ausbreitung der Regionalanästhesie.

1.3 Durchführung

Folgendes **Ablaufschema** bei der Spinalanästhesie hat sich bewährt:

1. mündliche/schriftliche Aufklärung des Patienten
2. Schaffung/Überprüfung eines großlumigen peripher-venösen Zuganges (in LA), Infusion (z.B. 1.000 ml Sterofundin®)
3. Überprüfung von Narkosegerät und Notfallausrüstung
4. Vorbereitung des Spinal-Sets samt Zubehör
5. Lagerung des Patienten entweder in (Links-)Seitenlage oder im Sitzen (Assistenzpersonal!)
6. Etablierung des Monitorings (EKG, NIBP, $pSaO_2$)
7. Markierung der Cristae iliacae und der Punktionsstelle
8. sorgfältige Hautdesinfektion nach Unterschieben einer sterilen Vorlage
9. Anbringung der Klebefolie (Öffnung sollte auf Höhe $L_{2/3}$ u. $L_{3/4}$ liegen)
10. Lokalanästhesie mit 3-5 ml Mepivacain 1 %, anschließend Einbringen des Introducers
11. Einführen und vorsichtiges Vorschieben der mit Mandrin armierten Spinalnadel, evtl. unter leichten Drehbewegungen
12. Identifikation des Spinalraumes anhand des Widerstandsverlustes nach Duraperforation
13. Entfernen des Mandrins und Überprüfung des freien Abflusses klaren Liquors in *zwei* Ebenen, ggf. Liquoraspiration
14. langsame Injektion des Lokalanästhetikums
15. anschließend umgehendes Entfernen der Kanüle, ohne den Wirkeintritt abzuwarten
16. steriles Abkleben der Punktionsstelle, z.B. mit Cutiplast®
17. Protokollierung (u.a. Liquorabfluß, Parästhesien, Blutung, Probleme)

Unruhige, jedoch schmerzfreie Patienten können nach Fixation der Spinalanästhesie und nach Ausschluß einer Hypoxie leicht sediert werden, z.B. Erwachsene mit 2,5 mg Midazolam i.v.

1.4 Indikationen

Die Spinalanästhesie kann eingesetzt werden, wenn der Patient wach bleiben soll oder möchte, und zwar bei Eingriffen, die in Rücken- oder Seitenlage an der unteren Extremität vorgenommen werden, bei Operationen im Unter- oder Mittelbauch sowie bei Sectio caesarea. Im Einzelfall kann eine Spinalanästhesie bei Patienten mit bestimmten Begleiterkrankungen bzw. -umständen von Vorteil sein.

Eingriffslokalisation

- Hüft- und Oberschenkelchirurgie
- Eingriffe am Fuß, Unterschenkel und Knie
- transurethrale Prostataresektion
- Eingriffe im Unter- bis Mittelbauch (z.B. Inguinalhernie)
- Gefäßeingriffe an der unteren Extremität und im Beckenbereich
- Amputationen (präemptive Analgesie und Reduktion von Phantomschmerzen)
- Sectio caesarea

Begleiterkrankungen

- respiratorische Erkrankungen
- metabolisch-endokrine Erkrankungen (z.B. schwer einstellbarer Diab. mellitus)
- kardiovaskuläre Erkrankungen
- zerebrale Arteriosklerose
- Prädisposition zur malignen Hyperthermie
- erhöhtes Aspirationsrisiko
- Intubationshindernisse (z.B. kranio-faziale Mißbildungen, Trachealstenosen)

1.5 Kontraindikationen für rückenmarknahe Anästhesien

absolut
- Gerinnungsstörungen (Thrombozyten < 100.000/µl, Quick < 50 %, PTT > 40 sec, TZ > 20 sec)
- therapeutische Antikoagulation*
- hypovolämischer Schock
- manifeste Herzinsuffizienz, exzessiver Hypertonus, instabile Angina pectoris
- höhergradige Aortenstenose oder Mitralstenose
- Hirndruckerhöhung bzw. unklare Hirndruckverhältnisse (z.B. SHT, intrakranielle Tumoren)
- Rückenmarkstumoren (Gefahr der Massenverschiebung bei Änderung der Liquordruckverhältnisse)
- extrem unphysiologische Operationslagerungen (z.B. extreme Kopftieflage, Bauchlage)
- Infektion im Bereich der Punktionsstelle
- nachgewiesene Allergie gegen verwendete Lokalanästhetika (auf Säureamide extrem selten!)
- Ablehnung des Verfahrens durch den Patienten

relativ
- neurologische Erkrankungen (z.B. Querschnitt, multiple Sklerose, Syringomyelie)**
- Bandscheibenprolaps**
- Sepsis (Gefahr der intrathekalen Keimeinschleppung bei blutiger Punktion und möglicher Meningitis)
- erhebliche anatomische Deformierungen im Bereich der Punktionsstelle
- Kinder, unkooperative Patienten

*: Nicht als Kontraindikationen gelten: "low-dose"-Heparin und "low-dose"-ASS (≤ 100 mg /d); s. Abschn. 5
**: mehr aus forensischen und psychologischen Gründen, denn aus medizinischen (Dokumentation des Ausgangsbefundes!)

Merke:

Vor Durchführung einer **rückenmarknahen Regionalanästhesie** sollte unbedingt eine **Gerinnungsanalyse** (Quick, PTT, TZ, Thrombozytenzahl) erfolgen!

1.6 Nebenwirkungen und Komplikationen

1.6.1 Kreislaufinsuffizienz

Besonders bei hoher Spinalanästhesie kann die begleitende ausgedehnte Blockade präganglionärer Sympathikusfasern ("Sympathikolyse") zu ausgeprägter arterieller und venöser *Vasodilatation* und *Bradykardie* (Blockade der Nn. accelerantes, Th1-4) führen. Hierdurch sinken das HZV und der arterielle Blutdruck. Eine gleichzeitige Hypovolämie oder Exsikkose begünstigt dabei die Entwicklung einer Kreislaufdekompensation erheblich.

Therapie

- Vasopressoren (z.B. Akrinor®: 0,5-1,0 ml), ggf. repetitiv; b. Bed. zusätzlich Atropin (0,5 mg)
- zügige Volumengabe (z.B. 1.000 ml Hydroxyethylstärke 200/6 %)
- evtl. fraktioniert Noradrenalin/Adrenalin 1 : 10.000 (100 µg/ml)
- additiv O_2-Insufflation bis hin zur Beatmung mit 100 % O_2

1.6.2 Ateminsuffizienz

Eine Dyspnoe entsteht zunächst durch Ausfall der Bauchmuskulatur und damit der exspiratorischen Atemhilfsmuskulatur sowie der Interkostalmuskulatur (-> unmögliche Seufzeratmung). Eine Ateminsuffizienz wird dagegen meist erst bei bei Anästhesieniveaus höher als Th4, und dann am häufigsten durch eine *Minderperfusion des Atemzentrums* als Folge einer Kreislaufinsuffizienz (s.o.) verursacht. Die Hemmung der Zwerchfellatmung infolge einer Phrenikusparese tritt erst bei einer Lähmung der Segmente C3-5 ein und ist dementsprechend selten.

Therapie

- zunächst O_2-Insufflation unter pulsoxymetrischer Kontrolle
- bei zunehmender Hypoxie Intubation und Beatmung (cave: zusätzl. Blutdruckabfall durch Narkose)

1.6.3 Postspinaler Kopfschmerz

Ein nach Spinalanästhesie auftretender Kopfschmerz (Häufigkeit 1-10 %) kann folgende Ursachen haben:

- mechanisch
  - Liquorverlust -> zerebrale Vasodilatation und Erhöhung des intrakraniellen Blutvolumens, wodurch der Druck im Liquorraum konstant gehalten wird, aber Gefäßdehnungsschmerzen entstehen können
- chemisch-entzündlich
  - Bildung von Mediatoren am Punktionsort, die mit dem Liquor nach kranial transportiert werden und zu nervaler Reizung führen sollen

Beim postspinalen (postpunktionellen) Kopfschmerz (PSK) handelt es sich um einen lageabhängigen, *orthostatischen* Kopfschmerz, der frontal (N. trigeminus), okzipital (N. glossopharyngeus, N. vagus) oder nuchal (C_{1-3}) auftreten kann. Jüngere Patienten sind häufiger betroffen als ältere (Altersgipfel zwischen 3. und 5. Lebensdekade). Außerdem treten postspinale Kopfschmerzen eher bei Frauen, und hier vor allem während der Schwangerschaft oder im Wochenbett, als bei Männern auf. Prädisponierend wirken anscheinend auch Migräne in der Anamnese sowie gesteigerte Vasomotorenreaktionen (z.B. auf Kälte).

Die PSK-Rate ist im besonderen von dem Kanülendurchmesser und dem Kanülenschliff der verwendeten Spinalnadel abhängig. Je dünner die Nadel gewählt wird, d.h., je kleiner die Duraperforation ist, desto geringer ist das Risiko. Durch die Verwendung rotationssymmetrisch geschliffener, sog. *atraumatischer* Spinalnadeln nach *Sprotte* wird das Punktionstrauma im Bereich der Dura minimiert, was sich in einer sehr niedrigen PSK-Häufigkeit von z.T. unter 1 % niederschlägt.

Prophylaxe und Therapie

Um die Rate postspinaler Kopfschmerzen so gering wie möglich zu halten, sollten für die "single-shot"-Spinalanästhesie generell nur atraumatische Kanülen (Sprotte®-Schliff) mit einem Durchmesser von *G24*, in besonderen Fällen, wie z.B. bei Migräne in der Anamnese, von G27 gewählt werden. Nur bei Katheterverfahren (s. Abschn. 1.7) oder im Einzelfall bei alten Patienten mit schwierigen Punktionsverhältnissen sollte eine G22-Nadel benutzt werden.

Die noch oft zur Prophylaxe postspinaler Kopfschmerzen geübte Praxis, Patienten nach einer Spinalanästhesie für mindestens 24 Stunden zu immobilisieren und die Flüssigkeitszufuhr zu steigern, muß nach Ergebnissen größerer Studien als nicht erfolgreich angesehen werden. Es können folgende **Empfehlungen** zusammengefaßt werden:

- Bettruhe nur bis zum vollständigen Abklingen der Spinalanästhesie
- danach Frühmobilisation möglich, wenn keine operativen Kontraindikationen bestehen
- keine Flachlagerung erforderlich
- keine prophylaktische Erhöhung der Flüssigkeitszufuhr

Erst bei Auftreten von Kopfschmerzen soll Bettruhe eingehalten (Flachlagerung zur Verminderung der Liquorleckage) und die tägliche Flüssigkeitsaufnahme auf über 3 l beim Erwachsenen gesteigert werden (Erhöhung der Liquorproduktion). Zusätzlich können Nicht-Opioid-Analgetika zur symptomatischen Behandlung verabreicht werden.

Bei **persistierenden postspinalen Kopfschmerzen** gelten als Verfahren der Wahl:

- epidurale Injektion von NaCl 0,9 %
  - 4 x 20-30 (max. 50) ml/d
  - Sofortwirkung (Druckerhöhung im Epiduralraum führt zur Liquorverschiebung nach kranial, hierdurch Kompression zerebraler Gefäße und Abnahme bzw. Sistieren der Dehnungsschmerzen)
- ggf. autologer epiduraler "blood patch"
  - 1-2 x 10 ml nach Auftreten der Kopfschmerzen
  - Sofortwirkung und vor allem Spätwirkung ("Verklebung", "Bindung" von Mediatoren ?)

Komplikationen des "blood patch" (sehr selten)

- epiduraler Abszeß
- adhäsive Arachnoiditis
- Obliteration des Epiduralraums

1.6.4 Neurologische Folgen und Schäden

- postoperative Blasenentleerungsstörungen durch Blockade sakraler Parasympathikusfasern (reversibel, aber mit bis zu 50 % sehr häufig, ggf. einmalige Blasenkatheterisierung erforderlich)
- Rückenschmerzen durch Überdehnung des Bandapparates infolge der Muskelrelaxierung (gleich häufig wie nach Allgemeinanästhesien, z.T. bis zu 40 %)
- direkte Schädigung des Rückenmarks bzw. der Spinalnervenwurzeln durch die Spinalnadel (bei Punktionshöhe tiefer als $L_{2/3}$ sehr selten)
- neurologische Ausfälle (Paraplegie) durch Hämatomkompression bei Verletzung von Epiduralgefäßen (-> chirurgische Dekompression erforderlich; Häufigkeit ca. 1 : 200.000)
- entzündliche Veränderungen (z.B. epiduraler Abszeß, adhäsive Arachnoiditis)

Notabene:

Irreversible neurologische Schäden nach RM-nahen Regionalanästhesien sind insgesamt extrem selten!

1.7 Kontinuierliche Spinalanästhesie (CSA)

Bei allen für eine Spinalanästhesie in Frage kommenden Operationen mit voraussichtlichen Operationszeiten von über 120 min kann - besonders bei Risikopatienten - die Anlage eines Spinalkatheters (SPK) sinnvoll sein.

Vorteile des SPK:

- zügiger Wirkungseintritt
- durch fraktioniertes Aufspritzen geringere Gefahr des Blutdruckabfalles
- Anästhesiezeit durch Repetitionsdosen quasi unbegrenzt verlängerbar

Durchführung einer kontinuierlichen Spinalanästhesie

1. streng sterile Kautelen (Händedesinfektion, sterile Handschuhe, steriles Lochtuch, großzügige Hautdesinfektion)
2. Überprüfung in vitro, ob sich der Katheter durch die Spinalnadel schieben läßt!
3. Lokalanästhesie der Haut (üblicherweise im Bereich L3/4)
4. Einführen des Introducers (max. 2 cm)
5. Einbringen einer G22-Sprotte®-Spinalnadel in den Subarachnoidalraum (SAR, ca. 5-10 cm vom Hautniveau)
   Bei *langsamer* Punktion ist das Erreichen des SAR durch Überwinden eines Widerstandes genau zu spüren, dann sollte die Nadel noch ca. 1-2 mm vorgeschoben werden, weil der Katheter die Sprotte®-Nadel etwas proximal der Spitze verläßt. Bei zu weitem Vorschieben kann das Einführen des SPK unmöglich werden, weil der Katheter beim Verlassen der Nadel gegen die Vorderwand des SAR stößt. Bei richtiger Punktion tropft klarer Liquor ab.
6. Arretierung des Introducers am Ansatz der Spinalnadel
7. Einführen eines G28-Teflon-Katheters durch die (grüne) Einführhilfe und Nadel in den SAR
   Dabei wird das Ende mit den (blauen) Markierungen zuerst eingeführt (dicke Markierung = 10 cm). Beim Verlassen der Nadel ist ein leichter Ruck spürbar; dann sollte der Katheter noch ca. 3 cm weiter vorgeschoben werden, da bei tieferen Lagen mit Dislokationen und folglich schlechterer Analgesieausbreitung bzw. -intensität zu rechnen ist.
8. gemeinsames Entfernen von Nadel und Introducer (hierbei den Katheter nicht "nachstopfen")
9. nach sicherer Fixierung des Katheters Aufschrauben des Konnektors und eines Injektions-/Infusionsfilters
10. Aspiration von Liquor (dieses dauert ca. 30-40 sec, da der Katheter extrem dünn ist!)
11. nach Auffüllen des Filters je nach gewünschter Analgesiehöhe (Th12 bis Th8) *primäre* Injektion von 1,5-2,0 ml Lokalanästhetikum in den SPK (beim Erwachsenen)
    Als Lokalanästhetika sollten nur isobare Lösungen verwendet werden (z.B. Bupivacain 0,5 % oder Mepivacain 2 %), da bei hyperbaren Lösungen eine Neurotoxizität nicht sicher auszuschließen ist.

1.8 Intrathekale Applikation von Clonidin

Bei Durchführung einer "single-shot"-Spinalanästhesie kann zur Wirkdauerverlängerung zusätzlich zum Lokalanästhetikum Clonidin intrathekal verabreicht werden. Bei einer Dosierung von **0,5 µg/kg KG** Clonidin ist in Kombination mit der üblichen Bupivacaindosis in etwa eine Verdoppelung der Wirkzeit ohne nennenswerte Nebenwirkungen zu erwarten.

2 Epiduralanästhesie

Unter der Epiduralanästhesie (Syn.: Periduralanästhesie) versteht man je nach Indikation die Blockade thorakaler, lumbaler und/oder sakraler Segmente durch Einbringen eines Lokalanästhetikums in den Epiduralraum, entweder als "single-shot", bevorzugt aber in Kathetertechnik. Hauptwirkort des Lokalanästhetikums sind die *Wurzeln der Spinalnerven*, die allerdings erst nach Diffusion durch die Dura erreicht werden. Aus diesem Grund tritt die Wirkung einer Epiduralanästhesie i. Vgl. zur Spinalanästhesie verzögert ein (ca. 20-30 min). Außerdem werden deutlich höhere Dosen Lokalanästhetikum benötigt, da das Anästhetikum z.T. über die Foramina intervertebralia abfließt (-> *paravertebrale* Nervenblockade) oder über die epiduralen Venenplexus absorbiert wird (-> *systemische* Wirkungen).

2.1 Anästhesieausdehnung und -qualität

Folgende Faktoren beeinflussen die Anästhesieausdehnung:

- Menge und Volumen des Lokalanästhetikums
- Injektionsort und -geschwindigkeit
- Größe, Gewicht und Alter des Patienten
- Schwangerschaft
- Arteriosklerose
- Lagerung des Patienten (kontrovers)

Die Ausdehnung der Blockade nimmt mit der gewählten Menge, dem Injektionsvolumen und der Injektionsgeschwindigkeit des Lokalanästhetikums zu. Erwachsene benötigen unter Berücksichtigung der Punktionshöhe ca. 1,0-1,5 ml Lokalanästhetikum pro zu anästhesierendem Segment (Tab. 45). Bei älteren Patienten mit Verkleinerung der Intervertebralräume und abnehmender Resorptionsfähigkeit der venösen Plexus muß die Dosis des Anästhetikums pro Segment auf ca. 0,5-1,0 ml reduziert werden, um eine zu weite Ausbreitung der Anästhesie zu verhindern. Das gleiche gilt für Adipöse und Schwangere, bei denen der epidurale Verteilungsraum, bedingt durch den erhöhten intraabdominellen Druck und Verdikkung der venösen Plexus, eingeengt ist. Die Arteriosklerose führt zur Verminderung der Gefäßpermeabilität, so daß weniger Lokalanästhetikum systemisch resorbiert wird und dementsprechend mehr für die Diffusion an die Wirkorte zur Verfügung steht.

Tabelle 45: Altersabhängiger Lokalanästhetikabedarf bei Epiduralanästhesie

Alter (in Jahren)	**Dosisbedarf** (ml pro Segment)
20	1,5
30	1,4
40	1,3
50	1,15
60	1,0
70	0,9
80	0,7

Die in der Tabelle angegebenen Dosierungen müssen bei Adipositas, Schwangerschaft oder Arteriosklerose um ca. 25 % reduziert werden.

Differenzierte Blockade

Mit der Epiduralanästhesie läßt sich eine differenzierte *qualitative* Nervenblockade erreichen. Die Qualität der Anästhesie ist hierbei wesentlich von der *Konzentration des Lokalanästhetikums* im Bereich der zu blockierenden Segmente sowie von der *Dicke der Nervenwurzeln* abhängig. Mit niedrigen Konzentrationen kann die Wirkung auf die sympathischen Nervenfasern beschränkt werden, mittlere führen zusätzlich zur sensorischen Blockade, und erst hohe blockieren auch die motorischen Faseranteile (Tab. 46). Die Segmente L5 und S1 zeichnen sich durch besonders dicke Nervenwurzeln aus, die nicht immer hinreichend ausgeschaltet werden können.

Tabelle 46: Lokalanästhetikadosierungen zur Epiduralanästhesie

Medikament	**Wirkeintritt** (min)	**Latenzzeit** (min)	**max. Wirkdauer** (min)	**Repetition** (min)	**Blockadequalität**	**max. Dosis** (mg)
Mepivacain 2 %	5	20	≈ 90	≈ 60	komplett	300
Bupivacain	5-10	20-30	150-240	90-120		150
- 0,1 %					sympathisch*	
- 0.25 %					+ sensorisch	
- 0,5 %					+ motorisch	
Ropivacain	5-10	20-30	150-240	90-120		250
- 0,2 (0,1) %					sympathisch*	
- 0.75 %					+ sensorisch	
- 1 %					+ motorisch	

*: in Kombination mit epiduralem Sufentanil *analgetisch* wirksam (s.u.)
Latenzzeit: Dauer bis zum Erreichen der maximalen Wirkung
Repetition: Nachinjektion der *halben* Initialdosis wegen einsetzender Wirkungsrückbildung

Sufentanil

Durch epidurale Kombination von Sufentanil mit einem Lokalanästhetikum können Menge und Konzentration des Lokalanästhetikums reduziert werden (-> geringere Sympathikolyse und systemische Toxizität). Der Wirkeintritt wird beschleunigt, die Wirkdauer verlängert und die Analgesiequalität verbessert. Infolge der ausgeprägten Lipophilie von Sufentanil und dementsprechend geringen kranialen Ausbreitung im Liquor muß bei Dosierungen bis zu 0,5 µg/kg KG epidural kaum mit einer signifikanten Atemdepression gerechnet werden. Sufentanil wird dem Lokalanästhetikum in Konzentrationen von 0,5-1,0 µg pro ml LA beigemischt. Als *Nebenwirkungen* können Pruritus, Übelkeit und Erbrechen sowie Urinretention auftreten.

2.2 Vorbereitung

Vorbereitung und Überwachung des Patienten entsprechen dem Vorgehen, wie bei der Spinalanästhesie (s.o.) beschrieben.

Vorbereitungs-Sets

Epiduralanästhesie-Set (steril verpackt)

- Epiduralnadel und -katheter
- Introducer
- Unterlage, Abdecktuch und transparente Loch-Klebefolie, Pflaster
- Materialien zur Hautdesinfektion
- Injektions- und Lokalanästhesiezubehör
- Zubehör zur Durchführung der Lokalanästhesie, Punktion u. Katheteranlage

Medikamenten-Set

- Mepivacain 1 % zur LA
- Bupivacain (0,25 % oder 0,5 %) oder Ropivacain (0,2 %, 0,75 % oder 1 %)
- ggf. NaCl 0,9 % zur Verdünnung

Epiduralnadel und -katheter

Als Epiduralnadel wird von vielen Anästhesisten mittlerweile die sog. Sprotte®-Spezialnadel der herkömmlichen Tuohy-Nadel wegen geringerer Komplikationen nach versehentlicher Duraperforation vorgezogen (s.u.). Hierbei handelt es sich um eine für die epidurale Kathetertechnik weiterentwickelte Sprotte®-Nadel, die ähnlich einer Stopfnadel *atraumatisch* geformt ist und i.d.R. als *G18*-Version zum Einsatz kommt. Darüber hinaus finden noch G19,5- oder G20-Nadeln in speziellen Fällen Anwendung. Die entsprechenden Kathetermaße betragen G20 im Normalfall bzw. G23 oder G24, wobei alle eingesetzten Katheter nur über eine *endständige* Öffnung mit ebenfalls atraumatischer Spitze verfügen. Der eingebrachte Mandrin erhöht die Steifigkeit des Katheters und erleichtert damit das Einführen, des Katheters und das Entfernen der Punktionskanüle. Der Mandrin endet ca. 1 cm vor dem distalen Katheterende.

Überwachung des Patienten (wie bei Spinalanästhesie; s.o)

2.3 Durchführung

Folgendes **Ablaufschema** bei der Epiduralanästhesie hat sich bewährt:

1. mündliche/schriftliche Aufklärung des Patienten
2. Schaffung/Überprüfung eines peripher-venösen Zuganges (in LA), Infusion (z.B. 500 ml Sterofundin®)
3. Bereitstellung und Überprüfung der Notfallausrüstung (Beatmungsgerät etc.)
4. Vorbereitung des Epidural-Sets samt Zubehör
5. Lagerung des Patienten entweder in (Links-)Seitenlage oder im Sitzen (Assistenzpersonal!)
6. Etablierung des Monitorings (EKG, NIBP, $pSaO_2$)
7. Markierung der Cristae iliacae und der Punktionsstelle
8. Hautdesinfektion nach Unterschieben einer sterilen Vorlage
9. Anbringung der Loch-Klebefolie (Öffnung auf Höhe des Punktionsortes)
10. Lokalanästhesie mit 3-5 ml Mepivacain 1 %, anschließend kleine Hautinzision
11. Einführen der Epiduralnadel bzw. zunächst des Introducers zwischen den Dornfortsätzen (zumeist L3/4 oder L2/3) ca. 1-2 cm tief, Entfernen des Mandrins, Aufsetzen einer mit NaCl 0,9 % gefüllten 10-ml-Spritze
12. vorsichtiges weiteres Vorschieben und Identifikation des Epiduralraumes mittels "loss-of-resistance"-Technik (s.u.)
13. falls erforderlich Drehen der Nadel mit der Öffnung nach kranial
14. Arretierung des Introducers am Ansatz der Epiduralnadel
15. Einführen des Katheters ca. 3 cm tief in den Epiduralraum (Lagekorrekturen sind bei Verwendung einer Sprotte®-Nadel *ohne* Gefahr der Katheterabscherung möglich, hierfür aber unbedingt vorher den Introducer arretieren!)
16. Überprüfung der Gängigkeit des Mandrins, anschließend Entfernen der Kanüle, ohne den Katheter "nachzustopfen" (Abknickgefahr!), dann des Mandrins und Konnektion des Luer-Spannadapters (Abb. 22)
17. Gabe einer Testdosis von 2-3 ml Bupivacain 0,5 % über den Katheter (+Adren.)
18. steriles Abkleben der Punktionsstelle, z.B. mit Cutiplast®, und Katheterfixierung, z.B. mit Fixomull®
19. nach Ausschluß einer intrathekalen Fehlapplikation langsame, fraktionierte Gabe der Wirkdosis
19. Protokollierung (u.a. Punktions- u. Kathetertiefe, Parästhesien, Blutung, Duraperforation, Probleme)

"loss-of-resistance"-Methode: Für das tiefere Vordringen der Epiduralnadel wird der Plastikmandrin (Verhinderung einer Einschleppung von "ausgestanzten" Gewebezylindern) entfernt und auf das Nadelende eine Spritze mit leicht gleitendem Kolben, mit 10 ml Kochsalz gefüllt, aufgesetzt. Während bei weiterem Vorschieben der Nadel zur Vermeidung von ruckartigen Bewegungen die führende Hand am Rücken abgestützt wird, wird mit der anderen Hand ein leichter, kontinuierlicher Druck auf den Spritzenkolben ausgeübt. Nach Punktion des Lig. flavum kommt es zum Eintritt der Kanülenspitze in den Epiduralraum, was durch einen plötzlichen Widerstandsverlust am Spritzenkolben angezeigt wird.

Abbildung 22: Verbindung zwischen "Spannadapter" und Katheter

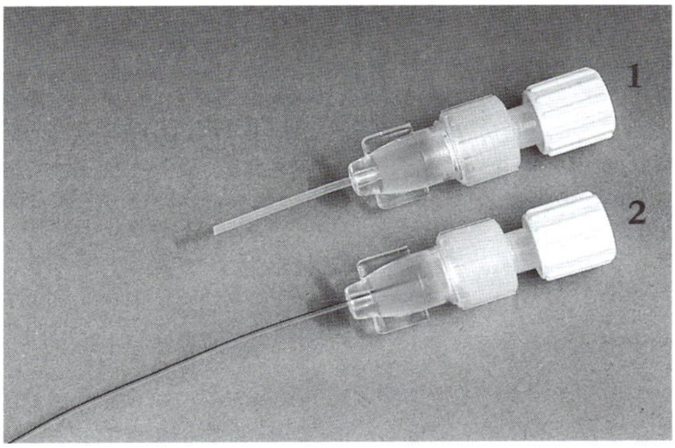

1. Plastikstift aus dem Spannadapter entfernen
2. steriles Katheterende in den Spannadapter einführen und Konnektion durch Drehen der Stellschraube im Uhrzeigersinn

Hinweis:

Die Konnektion des Spannadapters mit dem Katheter ist optimal, wenn beim Anspritzen mit der NaCl-Spritze eine Leckage am Adapterkonus gerade eben vermieden wird!

Aspirationskontrolle und Testdosis

Bei der "single-shot"-Technik ebenso wie bei der Kathetermethode muß vor Applikation einer größeren Lokalanästhetikamenge eine Fehllage der Kanülen- bzw. der Katheterspitze ausgeschlossen werden. Die *Aspirationskontrolle* soll eine subarachnoidale (Aspiration von Liquor) oder intravasale (Aspiration von Blut) Fehllage erkennen lassen. Die Gabe einer *Testdosis* von z.B. 2-3 ml Bupivacain 0,5 % dient dem Erkennen bzw. Ausschließen einer subarachnoidalen Lage. Das schnelle Eintreten einer ausgedehnteren Analgesie und ein signifikanter Blutdruckabfall weisen dabei auf eine solche Fehllage hin. Zur Testung einer intravasalen Lage kommt die Verwendung von 0,1-0,2 ml Adrenalin 1 : 10.000 unter Beobachtung des Kreislaufeffektes in Frage. Bei intravasaler Lage wird innerhalb weniger Sekunden ein Herzfrequenzanstieg zu verzeichnen sein. Falls auf eine intravasale Testung mit Adrenalin verzichtet wird, darf die Vollwirkdosis nur *fraktioniert* appliziert werden.

Merke:

1. Eine *negative* Aspirationskontrolle schließt eine intrathekale oder intravasale Fehllage der Epiduralnadel bzw. des Katheters nicht aus!
2. Sowohl vor dem ersten als auch vor jedem weiteren Aufspritzen eines Epiduralkatheters müssen subarachnoidale und intravasale Fehllage ausgeschlossen werden (mögliche Dislokation der Katheterspitze!).
3. Allein die Testdosis von 2-3 ml Bupivacain 0,5 % kann bei intrathekaler Injektion im Einzelfall eine hohe Spinalanästhesie hervorrufen.
4. Es sollen nur Katheter mit *einer* endständig angebrachten Öffnung verwendet werden. Mehrlumige Katheter erhöhen das Risiko von *partiellen* Fehlapplikationen.

Für die **Praxis** der Katheterepiduralanästhesie kann folgende Vorgehensweise empfohlen werden:

- nach *negativer* Aspirationskontrolle Gabe einer Testdosis von 2-3 ml Bupivacain 0,5 % oder Ropivacain 0,75 % über den Katheter zum Erkennen einer intrathekalen Fehllage
- anschließend fraktionierte Applikation der errechneten Gesamtdosis zum frühzeitigen Erkennen einer intravasalen Fehllage (z.B. in 5-ml-Schritten und Abständen von wenigen Minuten)

Nur bei Durchführung einer **Epiduralanalgesie** mit Anwendung von **maximal 10 ml Bupivacain 0,1 % oder Ropivacain 0,1 %** ist keine vorherige Gabe einer Testdosis erforderlich! Hier ist die Gesamtmenge zu gering, um systemisch-toxische Nebenwirkungen bei intravasaler Fehlapplikation hervorzurufen. Eine versehentliche intrathekale Injektion führt zu einer Spinalanalgesie mit ähnlich hohem Blockadeniveau wie bei der Epiduralanalgesie, nicht aber zu einer totalen Spinalanästhesie (s.o.).

2.4 Indikationen

Die Indikationen zur Epiduralanästhesie entsprechen denen für die Spinalanästhesie angeführten (s.o.). Darüber hinaus ergeben sich für die **Katheterepiduralanästhesie** folgende weitere Indikationen:

- langdauernde operative Eingriffe (repetitive Gabe des Lokalanästhetikums)
- Geburtserleichterung (ggf. Sectio caesarea)
- Kombination mit einer Allgemeinanästhesie
- postoperative Schmerztherapie
- chronische Schmerztherapie
- gezielte segmentale Blockaden (thorakal), z.B. bei Rippenserienfrakturen

2.5 Kontraindikationen

Die Kontraindikationen stimmen ebenfalls mit denen für die Spinalanästhesie überein (s.o.).

2.6 Nebenwirkungen und Komplikationen

Die wichtigste Nebenwirkung ist die akzidentelle **Duraperforation** mit einer Häufigkeit von 0,15-1,5 %. Die postpunktionelle Kopfschmerzrate (PSK) beträgt hierbei nach Literaturangaben bis zu 85 % (bei Benutzung einer Tuohy-Nadel), wohingegen im eigenen Patientengut durch den Einsatz besagter Sprotte®-Spezialnadel die PSK-Rate auf deutlich unter 10 % reduziert werden konnte.

Da der Epiduralraum von kranial nach kaudal an Breite zunimmt, ist die Gefahr einer unbeabsichtigten Duraperforation bei lumbalem Zugang geringer. Hier beträgt der Dura-Ligamentum-flavum-Abstand beim Erwachsenen ca. 6 mm. Bei sagittaler Punktion des Epiduralraumes ist zu beachten, daß die Dornfortsätze, zwischen denen punktiert wird, im Lumbalbereich annähernd horizontal übereinander liegen. Im Thorakalbereich dagegen, speziell zwischen Th5 und Th9 dachziegelartig schräg nach kaudal verlaufen.

Komplikationen der Epiduralanästhesie

- Penetration des Epiduralkatheters nach *subarachnoidal* oder *intravasal* (epiduraler Venenplexus)
  - Im *ersten* Fall kann durch Injektion größerer Volumina eines Lokalanästhetikums eine hohe oder sogar "totale" Spinalanästhesie mit schwerer Kreislaufdepression, Atemlähmung, tonisch-klonischen Krämpfen und zerebraler Hypoxie resultieren (-> sofortige Intubation, Beatmung und Schocktherapie!).
  - Im *zweiten* Fall besteht die Gefahr einer systemischen LA-Intoxikation.
- hohe Epiduralanästhesie
- allergische (Kreislauf-)Reaktionen

  Echte Allergien auf Amid-Lokalanästhetika sind extrem selten. Zumeist handelt es sich um allergische Reaktionen auf antimikrobielle Zusätze wie Methylparaben (enthalten in LA-Lösungen in *Flaschenzubereitung* für die Mehrfachanwendung, nicht in Ampullen!)
- Katheterabriß (i.d.R. ohne Folgen)
- postpunktionelle Kopfschmerzen nach akzidenteller Duraperforation
- neurologische Komplikationen wie bei der Spinalanästhesie (s.o.), zusätzlich Krampfanfälle bei systemischer LA-Intoxikation

3 Kombinierte Spinal-/Epiduralanästhesie (CSE)

Die CSE soll die Vorteile einer einzeitigen Spinalanästhesie mit denen einer kontinuierlichen Katheterepiduralanästhesie vereinen. Diese liegen zum einen in einem schnellen Anschlag der Anästhesie durch die Subarachnoidalblockade, zum anderen in der Möglichkeit der Nachblockade unzureichend anästhesierter Segmente und der Anästhesieverlängerung durch epidurale Titration von Lokalanästhetikum. Außerdem kann eine postoperative Analgesie via Katheter durchgeführt werden.

Durchführung

Die Punktion des Epiduralraumes erfolgt in typischer Weise mit einer G18-Epiduralnadel, die eine zusätzliche Rinne für das anschließende Einführen der Spinalnadel hat. Da das Verfahren gerade bei jüngeren Patienten zur Anwendung kommt, sollte hier eine dünnlumige, atraumatische Kanüle (z.B. Sprotte®-Nadel G24) verwendet werden. Auf eine *mediane* Punktionstechnik muß geachtet werden, da ansonsten die durch die Epiduralnadel eingeführte Spinalnadel tangential am Spinalraum vorbeigeleitet werden kann. Nach Erreichen des "loss of resistance" wird der Katheter ca. 3 cm in den Epiduralraum eingeführt und die übliche Testdosis an LA zum Ausschluß einer subarachnoidalen Position des Katheters injiziert.

Danach erfolgt die Punktion des Subarachnoidalraums mit der Spinalnadel, die in einer separaten Rinne der Epiduralnadel geführt wird und den Katheter somit nicht verletzen kann. Nach Abfluß von klarem Liquor durch die Spinalnadel wird eine im Vergleich zur "single-shot"-Spinalanästhesie etwas reduzierte LA-Dosis (2-3 ml Bupivacain 0,5 % isobar) injiziert. Bei Bedarf kann über den Epiduralkatheter eine Supplementierung der Analgesie durch weitere, ebenfalls reduzierte LA-Dosen (5-8 ml) erfolgen.

Indikationen

Indikationen für die CSE sind **längerdauernde Eingriffe (> 120 min) bei jüngeren Patienten** mit unauffälliger Anatomie der Wirbelsäule, z.B. in der Traumatologie und Orthopädie. In der Geburtshilfe wird die CSE zur Geburtserleichterung sowie bei Sectio caesarea eingesetzt. Die Vorteile liegen bei diesen Patienten in der raschen Beseitigung von Schmerzen aufgrund von Geburtswehen oder Frakturen, wobei in der Geburtshilfe z.B. subarachnoidale Injektionen von 5-10 µg Sufentanil oder äquivalenten Dosen anderer Opioide eine hervorragende Analgesie innerhalb von wenigen Minuten bewirken.

Nachteile und Risiken

Durch schräges Einführen der Epiduralnadel kann die Punktion des Spinalraumes unmöglich sein. Prinzipiell ist die Durchführung der CSE technisch schwieriger und damit zeitaufwendiger als eine Spinalanästhesie mit oder ohne Katheter und hat sich bei älteren Patienten mit Veränderungen der Wirbelsäule weniger bewährt als z.B. die kontinuierliche Spinalanästhesie.

Die Risiken der CSE sind ergeben sich grundsätzlich aus den Risiken der Spinal- und Epiduralanästhesie. Ein spezifisches Risiko der CSE ist die **akzidentelle Positionierung des Katheters im Subarachnoidalraum** und die **Diffusion epidural applizierter Pharmaka durch die Perforationsstelle der Dura**. Durch Einführen des Katheters *vor* der Spinalpunktion kann allerdings eine Fehllage im Subarachnoidalraum vermieden werden. Es sind jedoch Kasuistiken veröffentlicht, bei denen hohe Spinalblockaden und Atemstillstände nach problemloser Durchführung der CSE aufgetreten sind, die mit einer verzögerten, aber vermehrten Diffusion von LA oder Opioiden durch das Duraleck erklärt werden.

4 Kaudalanästhesie

Wird für die postoperative Schmerztherapie vor allem eine Blockade der sakralen und tiefen lumbalen Segmente benötigt (z.B. Umstellungsosteotomien des Oberschenkels oder Klumpfußoperationen), so ist *bei Kindern und Säuglingen* in Verbindung mit einer Allgemeinanästhesie die Durchführung einer epiduralen Anästhesie über den sakralen Zugangsweg zu erwägen (Kaudalanästhesie, als "single-dose"- oder Katheterverfahren). Hierdurch kann die Narkose deutlich flacher gehalten werden.

Durchführung

Die Anlage des Kaudalkatheters erfolgt *in Narkose* am auf die Seite gelagerten Patienten unter Beugung der Beine. Nach besonders ausgiebiger Hautdesinfektion (Rima ani!) ertastet man die Cornua sacralia, die die Öffnung des Hiatus sacralis markieren. Hier liegt der Einstichsort. Es wird mit einer G18-Kurzschliffkanüle (30°) von kaudal nach kranial in einem Winkel von 60° zur Haut punktiert (z.B. Plexus-Katheter-Set, Contiplex®). Nach Penetration der Membrana sacralis (deutlicher Widerstand!) erreicht man den Epiduralraum in einer Tiefe von ca. 5-10 mm. Nach weiteren ca. 5 mm trifft man dann auf Knochenkontakt (Os sacrum). Nach leichtem Zurückziehen wird die Nadel dann auf ca. 10° zum Hautniveau abgesenkt und noch ca. 1 cm weiter vorgeschoben. Nach Entfernung der Nadel werden durch die Kunststoffkanüle 2 ml Luft als Bolus appliziert. Bei subkutaner Fehllage ist ein Hautemphysem tastbar. Bei epiduraler Lage wird der 0,85 mm dünne Katheter durch die Kanüle ca. 2 cm weit in den Kaudalraum vorgeschoben. Durch Aspirationskontrolle muß eine intrathekale bzw. intravasale Fehllage überprüft werden. Nach Entfernen auch der Kunststoffkanüle wird der Katheter steril fixiert und ein mit Lokalanästhetikum entlüfteter Bakterienfilter am Katheterende befestigt.

Faustformel für initiale Lokalanästhetikadosis:

0,1 ml Bupivacain 0,5 % isobar pro zu blockierendem Segment und Lebensjahr

Diese errechnete Dosis wird nicht auf einmal, sondern nur *fraktioniert* verabreicht, um gravierende Komplikationen bei intrathekaler oder intravasaler Katheterfehllage zu vermeiden! Repetitionsdosen werden mit ca. 50 % der Primärdosis veranschlagt (bei Bupivacain nach ca. 2 Stunden). Für die postoperative Analgesie sind i.d.R. gleiche Volumina von Bupivacain 0,25 % ausreichend.

Komplikationen

- totale Spinalanästhesie
- systemische Lokalanästhetikaintoxikation
- Rektumperforation bei ventralem Vorschieben der Kanüle
- arterielle Hypotension und Bradykardie bei ausgeprägter aufsteigender Sympathikolyse
- postoperative Blasenfunktionsstörungen
- Katheterabriß

5 Blutgerinnung und rückenmarknahe Regionalanästhesien

Vor Durchführung rückenmarknaher Regionalanästhesien sind folgende **Gerinnungswerte** zu fordern:

- partielle Thromboplastinzeit (PTT): normal
- Thromboplastinzeit nach *Quick*: > 50 %
- Thrombinzeit (TZ): normal
- Thrombozytenzahl: ≥ 100.000/µl
- ggf. Blutungszeit: < 5 min

Merke:

Bei **Blutgerinnungsstörungen** oder unter **Antikoagulanzientherapie** dürfen zur Vermeidung verfahrensbedingter spinaler/epiduraler Hämatome keine rückenmarknahen Leitungsanästhesien vorgenommen werden! Als Ausnahmen gelten nur die:

- "low-dose"-Heparinisierung (≤ 200 IE UFH* pro kg KG u. die) sowie die
- "low-dose"-ASS-Gabe (≤ 100 mg Acetylsalicylsäure pro die) (Tab. 47).

**: UFH = unfraktionierte Heparine*

"low-dose"-Heparinisierung

Hierbei ist zu beachten, daß die subkutane Injektion unfraktionierter Heparine mindestens *vier* und niedermolekularer Heparine *zwölf* Stunden zurückliegen sollte, um sicherzustellen, daß die maximalen Plasmaspiegel bereits wieder deutlich abgefallen sind. Dieses zeitliche Intervall gilt sowohl

- vor Durchführung rückenmarknaher Regionalanästhesien als auch vor Entfernung entsprechender Katheter.

Eine Heparinisierung (UFH) nach rückenmarknahen Blockadetechniken bzw. nach Katheterentfernung kann bereits nach *einer* Stunde erfolgen bzw. wieder aufgenommen werden. Dies soll nach den bisherigen Untersuchungsergebnissen auch für die intraoperative Heparingabe, z.B. im Rahmen von gefäßchirurgischen Operationen, gelten, wenn die Spinal-/Epiduralpunktion zuvor *atraumatisch und unblutig* gewesen ist. Da eine verbindliche Aussage hierzu jedoch aufgrund zu geringer Patientenzahlen z. Zt. noch nicht möglich ist, muß eine sorgfältige individuelle Nutzen-Risiko-Analyse erfolgen.

Merke:

> Bei **blutiger Spinal-/Epiduralpunktion** und intraoperativ erforderlicher Heparinisierung muß zwingend die Möglichkeit bestehen, den operativen Eingriff um mindestens *zwölf* Stunden zu verschieben!

Acetylsalicylsäure (ASS)

ASS-haltige Präparate sollten wegen der *irreversiblen* Hemmung der Thrombozytenaggregation mindestens *drei* Tage zuvor abgesetzt werden. Bei allen anderen nichtsteroidalen Säureantiphlogistika ist es jedoch i.d.R. ausreichend, die morgendliche Gabe am Operationstag wegzulassen.

Unter ASS-Therapie in einer Dosis von ≤ 100 mg/d sind "single-shot"-Spinalanästhesien zulässig, nicht aber Epiduralanästhesien oder Katheterverfahren. In den ersten zwei postoperativen Tagen sind dann allerdings engmaschige neurologische Kontrollen erforderlich, um rückenmarknahe Hämatome frühzeitig erkennen zu können.

Kombination von Heparin und Acetylsalicylsäure

Bei der Kombination verschiedener Antikoagulanzien erscheint Vorsicht geboten, da hierbei das Blutungsrisiko noch nicht abschließend beurteilt werden kann.

Tabelle 47: Empfohlene Zeitintervalle zwischen Antikoagulanziengabe und rückenmarknahen Punktionen bzw. Entfernen rückenmarknaher Katheter (mod. nach *Gogarten*)

	vor Punktion/Katheterentfernung	*nach* Punktion/Katheterentfernung
UFH (low dose)	4 h	1 h
UFH (high dose)	4 h	1-2 h
NMH (low dose)	12 h	4 h
ASS > 100 mg/d	72 h	unmittelbar anschließend
ASS ≤ 100 mg/d	s. Text	unmittelbar anschließend
NSAID	24 h	unmittelbar anschließend
Vit.-K-Ant.	mehrere Tage	unmittelbar anschließend

UFH = unfraktionierte Heparine, NMH = niedermolekulare Heparine, ASS = Acetylsalicylsäure, NSAID = nichtsteroidale Säureantiphlogistika, Vit.-K-Ant. = Vitamin-K-Antagonisten

Zusammenfassung:

Bei Anwendung antikoagulatorisch wirkender Substanzen sollte jeweils in einer individuellen Nutzen-Risiko-Analyse der Vorteil einer rückenmarknahen Analgesietechnik gegenüber der möglicherweise erhöhten Blutungsneigung abgewogen werden. Hierbei gilt die Verabreichung von "low-dose"-Acetylsalicylsäure (1,0-1,5 mg/kg KG) nicht als kontraindiziert. Bei der Thromboseprophylaxe mit unfraktioniertem "low-dose"-Heparin sollte aus Sicherheitsgründen ein zeitlicher Abstand von mindestens 4 Stunden zum rückenmarknahen Anästhesieverfahren eingehalten werden. Wird fraktioniertes, niedermolekulares Heparin eingesetzt, sollten rückenmarknahe Manipulationen einschließlich des Entfernens des Epiduralkatheters frühestens 12 Stunden nach der Gabe erfolgen!

10 Periphere Nervenblockaden

1 Einführung

Nach Entdeckung der analgetischen Wirkung von Kokain wurde dieses nach zunächst topischer Applikation am Auge schon bald auch zur Injektion an periphere Nerven benutzt. Periphere Nervenblockaden (PNB) ermöglichten so bereits Ende des vergangenen Jahrhunderts schmerzfreie Operationen. Durch Weiterentwicklungen sowohl der Lokalanästhetika als auch der Blockadetechniken nehmen periphere Leitungsanästhesien heutzutage einen festen Platz im anästhesiologischen Repertoire ein, nicht nur im Rahmen chirurgischer Eingriffe, sondern auch zunehmend zur Behandlung chronischer Schmerzzustände. In besonderem Maße können zumeist Risiko- und geriatrische Patienten von diesen Verfahren profitieren. Darüber hinaus sind einige der vorgestellten Methoden auch vorteilhaft im ambulanten Bereich einsetzbar.

Periphere Nervenblockaden

Vorteile •	**Nachteile**
• selektive Analgesie bei erhaltenem Bewußtsein	• längere Einleitungszeiten
• postop. länger anhaltende Analgesie	• unterschiedliche Erfolgsquoten
• Vitalfunktionen i.d.R. nicht beeinträchtigt	
• erhaltene Schutzreflexe der Atemwege	
• ökonomisch	
- kürzere Ausleitungszeiten	
- kürzere OP-Wechselzeiten	
- kürzere Verweildauer der Patienten im Aufwachraum	
• umweltfreundlich	

2 Vorbereitung des Patienten

Bei der Prämedikationsvisite muß neben Anamnese und klinischer Untersuchung auch

- die für die PNB vorgesehene Punktionsstelle inspiziert und die
- Durchführbarkeit der erforderlichen Lagerung abgeklärt werden.

Für *interskalenäre oder infraklavikuläre Plexusblockaden* sind zudem die üblichen globalen *Gerinnungsparameter inkl. Thrombozytenzahl* zu bestimmen, für die Normalwerte zu fordern sind. Außerdem muß vor deren Durchführung bei klinischem Verdacht auf eine Phrenikusparese oder Relaxatio diaphragmae eine *Röntgenthoraxaufnahme* angefertigt werden.

Unter kritischer Würdigung der möglichen Anästhesieverfahren wird dem Patienten die in Frage kommende PNB mit ihren Vorteilen und Risiken aufgezeigt. Des weiteren wird er über den Ablauf des Verfahrens, besonders über den Einsatz und die Wirkungsweise des Nervenstimulators, informiert.

Ziel einer anxiolytischen Prämedikation im Rahmen einer PNB ist der wache, kooperative und angstfreie Patient, was mit der oralen Gabe von Midazolam ca. eine Stunde präoperativ in den meisten Fällen zu erreichen ist. Falls nötig kann später eine Augmentation mit Midazolam intravenös erfolgen. Ein positiver Nebeneffekt ist die Anhebung der Krampfschwelle durch das Benzodiazepin. Bei schmerzhaften Verletzungen kann zur Prämedikation die zusätzliche Gabe von Opioiden indiziert sein.

Wahleingriffe erfordern das Einhalten der üblichen präoperativen Nahrungskarenzzeiten, um bei Versagen der PNB jederzeit eine Allgemeinanästhesie durchführen zu können.

3 Grundsätzliches

3.1 Allgemeine Indikationen und Kontraindikationen

Die **Indikationen** zur PNB ergeben sich:	Als **absolute Kontraindikationen** gelten:
• aus der Lage des Operationsgebietes und	• Infektionen im Punktionsgebiet,
• der Operationsdauer sowie	• Allergien gegen die verwendeten Pharmaka,
• dem Gesundheitszustand,	• Blutgerinnungsstörungen bei *bestimmten* Blockadeverfahren (z.B. infraklavikuläre Plexusblockade, Ischiadikusblockade)
• der Einwilligung und	• und die Ablehnung des Verfahrens durch den Patienten.
• der Kooperation des Patienten.	

Vorbestehende neurologische Ausfälle im zu anästhesierenden Gebiet gelten als *relative* Kontraindikationen. Sie bedürfen einer sorgfältigen Befunderhebung und müssen *vor* einer Nervenblockade unbedingt dokumentiert werden.

Merke:

Wenn eine Blutstillung durch digitale Kompression (zu tief gelegene Gefäßstrukturen) nicht möglich ist, müssen unbedingt physiologische Gerinnungsverhältnisse vorliegen!

3.2 Vorbereitung der Nervenblockade

Auch periphere Nervenblockaden erfordern einen **vollständig ausgerüsteten Anästhesiearbeitsplatz**. Aus Sicherheitsgründen muß stets ein

- i.v. Zugang vorhanden sein sowie ein
- minimales Monitoring mit EKG und nichtinvasiver Blutdruckmessung durchgeführt werden.

Die Möglichkeit zur endotrachealen Intubation und Beatmung muß unmittelbar gegeben sein.

Patientenlagerung und Markierung der Leitpunkte

Für die erfolgreiche Durchführung einer PNB ist die optimale Lagerung des Patienten von entscheidender Bedeutung. Durch Erfassung und Markierung der anatomischen Leitpunkte wird das Aufsuchen der korrekten Punktionsstelle wesentlich erleichtert bzw. überhaupt erst ermöglicht.

Sterile Kautelen

Zu jeder PNB gehört die Einhaltung hygienischer Vorsichtsmaßnahmen:

- Säuberung der Punktionsstelle, anschließend Hautdesinfektion (Mindesteinwirkzeit: 1 min!)
- "hygienische Händedesinfektion" und Tragen steriler Handschuhe
- Abdecken der Punktionsstelle mit einem sterilen Lochtuch (zumindest bei Kathetertechniken)
- Verwendung steriler Kanülen

3.3 Kanülen

Zur Minimierung des Risikos von Nervenläsionen werden nur rotationssymmetrisch geschliffene Kanülen (sog. *atraumatische* Kanülen) eingesetzt. Bei Blockaden von Nerven mit einer Faszienscheide gelingt es oftmals, das Penetrieren dieser bindegewebigen Hülle an einem *Widerstandsverlust ("Klick-*

Phänomen") zu spüren. Außer bei der axillären Plexusblockade sollen Kanülen mit *isoliertem* Schaft verwendet werden, um die Lage der Nerven mittels Nervenstimulators (s.u.) eindeutig identifizieren zu können. Die Kanülenlänge ist hierbei abhängig von der Lagetiefe der zu blockierenden Nerven (s.u.).

"Immobile Kanüle"

Üblicherweise sollten für eine PNB *alle* Kanülen - also auch ohne Verwendung eines Nervenstimulators - mit einer *flexiblen Schlauchzuleitung* versehen werden. Mit dieser Technik der "immobilen Kanüle" wird ein versehentliches Verändern der Kanülenposition minimiert, so daß die PNB mit größtmöglichem Erfolg durchgeführt werden kann. Außerdem wird hierdurch die Gefahr traumatischer Nervenläsionen herabgesetzt. Zur Injektion des Lokalanästhetikums wird eine zweite Person benötigt.

Unipolare Stimulationskanüle

Zur Nervenstimulation werden spezielle Kanülen mit einem teflonüberzogenen, elektrisch isolierten Schaft benötigt, bei denen nur die Spitze leitfähig sein darf. Außerdem müssen sie neben der flexiblen Zuspritzleitung über ein entsprechendes Kabel zur elektrischen Stimulation verfügen.

Überblick über die verwendeten Kanülentypen

Oberflächliche Blockaden	Tiefe Blockaden
• Kanülenlänge 2,5-4 cm	• Kanülenlänge 5-12 cm (12 cm für Ischiadikusblockaden)
• intra-/subkutane Lokalanästhesie	• Stimulationskanülen

Stimulationskanüle für kontinuierliche (Plexus-)Anästhesien

Hierbei handelt es sich um eine stumpf geschliffene Teflonkanüle mit einem speziellen Stahlmandrin (z.B. "Büttner®-Nadel": G18, 51 mm lang; Fa. Pajunk), der an das Stimulationsgerät angeschlossen und nach korrekter Positionierung am Nerven entfernt wird (s. Abschn. 4). Anschließend kann der Katheter über die Kunststoffkanüle eingeführt werden.

3.4 Ausbreitung der Blockade

Nach Anlage einer PNB muß deren Ausbreitung überprüft werden. Dazu werden die Hautinnervationsgebiete der blockierten Nerven entweder durch Testen der Temperaturempfindung oder durch die "pin-prick"-Methode mittels nicht penetrierender spitzer Nadel (z.B. Sicherheitsnadel) untersucht. Die Freigabe des Patienten zur Operation erfolgt erst, wenn die notwendige Anästhesie im Operationsgebiet gewährleistet erscheint.

3.5 Sedierung und Augmentation ("balancierte Regionalanästhesie")

Falls eine Sedierung für erforderlich gehalten oder vom Patienten gewünscht wird, empfiehlt sich die i.v. Gabe von Midazolam (Titration, z.B. in 1-mg-Schritten bei Erwachsenen). Die Anwendung von **Sedativa** ist allerdings **nicht zweckmäßig bei inkompletter Analgesie**!

Eine in umschriebenen Bezirken unvollständige Analgesie kann z.B. durch zusätzliche fraktionierte Gabe eines Opioids i.v. (z.B. Fentanyl: bei Erwachsenen 0,05-0,1 mg initial, Titration in 0,05-mg-Schritten bis zur Gesamtdosis von max. 0,2 mg) supplementiert und damit oftmals noch vervollständigt werden. Hierbei dürfen aber wegen der Verstärkung der atemdepressorischen Opioideffekte keine Benzodiazepine zusätzlich verabfolgt werden oder worden sein! Sind ganze Innervationsgebiete der zu blockierenden Nerven nicht betäubt, muß entweder eine Nachblockade erfolgen oder zusätzlich eine Allgemeinanästhesie durchgeführt werden. Grundsätzlich soll die Schwelle zur Durchführung einer Allgemeinanästhesie bei inkompletter Nervenblockade aus Gründen des Patientenkomforts niedrig angesetzt werden!

Möglichkeiten zum differentialtherapeutischen Vorgehen bei inkompletter Nervenblockade:

Analgesielücke im OP-Gebiet	->	lokales Umspritzen durch Operateur
fehlende Blockade *eines* Nerven	->	proximale Blockade oder selektive distale Blockade
im OP-Verlauf nachlassende Analgesie	->	frühzeitige Nachblockade, ggf. Allgemeinanästhesie
unzureichende Analgesie für Tourniquet	->	Supplementierung durch Opioide i.v. (s.o.)

Merke:

Eine Nachblockade in einem teilanästhesierten Gebiet ist <u>nur</u> unter Verwendung einer atraumatischen Kanüle erlaubt!

4 Elektrische Nervenstimulation

Die Elektrostimulation peripherer Nerven im Rahmen von Leitungsanästhesien dient nicht nur deren eindeutiger Identifizierung, sondern auch zur **Verhinderung mechanischer Nervenläsionen**, da mit dieser Methode beim Aufsuchen eines Nerven i.d.R. ein direkter Kontakt der Kanülenspitze mit dem Nerven vermieden wird. Mittels Stimulation kann die Injektionskanüle so nah wie möglich an die zu blockierenden Nerven herangebracht werden - d.h. exakt *perineural* positioniert werden - und so die Blockadequalität bzw. Erfolgsrate deutlich gesteigert werden.

Merke:

Das **Auslösen von mechanischen Parästhesien** zur Durchführung peripherer Nervenblockaden geht mit einer erhöhten Rate postanästhetischer Dysästhesien bzw. Neuralgien und damit dem Risiko potentieller Nervenverletzungen einher und muß deshalb heutzutage als **obsolet** gelten!

Vorteile der peripheren Nervenstimulation

- objektive Beurteilbarkeit der Position der Kanülenspitze
- höhere Sicherheit
  - keine absichtliche Auslösung von Parästhesien
  - mechanische Nervenläsionen sowie Verletzung benachbarter Strukturen bei tiefen Blockaden deutlich unwahrscheinlicher
- auch bei unkooperativen Patienten sowie unter Allgemeinanästhesie durchführbar
- Erhöhung der Erfolgsquote

Merke:

Die Verwendung von **Nervenstimulatoren** wird mittlerweile von zahlreichen Autoren als **obligat** angesehen:

- bei allen *tiefen* Blockadetechniken und
- wenn die Nerven nicht in lockerem Bindegewebe verlaufen und nicht der Kanülenspitze ausweichen können.

Funktionsprinzip des Nervenstimulators

Mit dem Nervenstimulator wird ein Rechteckstromimpuls generiert, der an gemischten peripheren Nerven typische Reizantworten auslöst. Entsprechend der Impulsbreite (= Reizdauer) können unterschiedliche Nervenfasertypen stimuliert werden (Tab. 48). Die **Reizdauer** sollte bei der Nervenstimulation **0,1 msec** betragen, um nur motorische Fasern zu stimulieren und keine Schmerzsensationen auszulösen. Durch die kurze Impulsbreite und ein enges Reizstromfeld an der Kanülenspitze steigt die notwendige Impulsamplitude (= Stromstärke) mit der Entfernung zum Nerven stark an und ermöglicht so eine eindeutige Diskriminierung. Die unipolare **Stimulationskanüle** muß immer **am negativen Pol** (Kathode) angeschlossen werden, weil sonst infolge initialer Hyperpolarisation der Nervenzellmembran höhere Stromstärken benötigt werden. Die Stromstärke muß stufenlos regelbar und die abgegebene Stromstärke meßbar sein. Die **Stimulationsfrequenz** beträgt **2 Hz**. Dadurch wird die Strecke, die die Reizkanülenspitze zwischen zwei Impulsen zurücklegt, möglichst kurz gehalten. Die technischen Anforderungen erfüllt z. Zt. am besten das Stimulationsgerät "HNS-11" der Fa. Braun (Abb. 23). Nach Näherung der Kanülenspitze an die efferenten Nervenanteile werden synchron zur Stimulationsfrequenz **rhythmische Muskelkontraktionen** ausgelöst. Ein größtmöglicher Kontakt zum aufgesuchten Nerven ist dann erreicht, wenn bei geringster Stromstärke (**≤ 0,3 mA**) noch Kontraktionen induziert werden. Der Nervenstimulator wird von einer Assistenzperson bedient, die auch die Lokalanästhetika einspritzt.

Tabelle 48: Chronaxie und Funktion verschiedener Nervenfasertypen

Nervenfaser		Chronaxie (µs)	Funktion
A	α	50-100	Motorik, Propriozeption
	δ	150	Schmerz, Temperatur
C		400	u.a. Schmerz, Temperatur

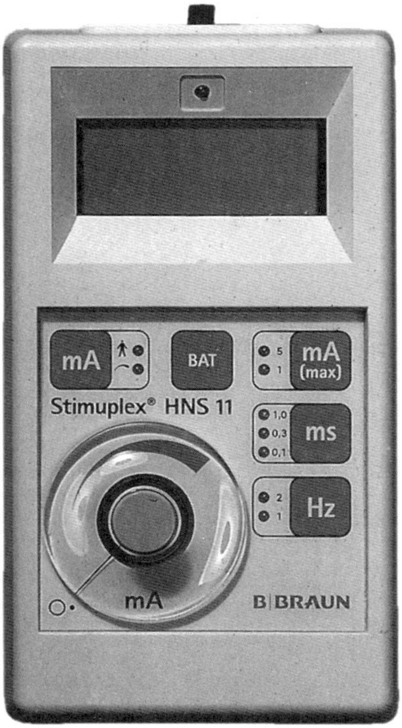

Abbildung 23: Nervenstimulator "HNS-11" der Fa. B. Braun mit variabel einstellbarer Stromstärke, Impulsdauer und Stimulationsfrequenz

Praktische Handhabung des Nervenstimulators:

1. Überprüfen der Funktionsbereitschaft des Gerätes und der Hautelektrode, deren Gel nicht eingetrocknet sein darf
2. Lagerung des Patienten, "Hautquaddelung" und Infiltration des Stichkanals mit LA
3. richtiges Anbringen der Elektroden: KATHODE (Minuspol) - Kanüle, ANODE (Pluspol) - Haut
4. Einschalten des Gerätes und Einstellen der Funktionsbereiche:
   - Impulsamplitude: initial 1 mA, Impulsdauer: 0,1 msec, Impulsfrequenz: 2 Hz -
5. Vorschieben der Stimulationskanüle in Richtung auf den gesuchten Nerven
6. bei Auftreten von Muskelzuckungen Reduktion der Stromstärke, bis diese gerade noch sichtbar sind
7. weiteres Vorschieben der Kanüle bis zum Wiederauftreten stärkerer Muskelzuckungen
8. "Optimierung" der Kanülenposition: Reizstromschwelle ≤ 0,3 mA
9. Gabe einer Testdosis zur Sicherstellung der korrekten Position der Kanüle zum Nerven u. zum Ausschluß einer intravasalen Fehllage
10. anschließend Verabreichen der zuvor kalkulierten LA-Dosis, wobei jeweils nach Gabe von 5 ml LA ein Aspirationstest erfolgen sollte

Notabene:

Nervenstimulatoren können theoretisch bei **Schrittmacherpatienten** zu Beeinträchtigungen der SM-Funktion führen. In der Praxis scheint dieses aber bei *aggregat-* und *kabelfernem* Einsatz des Stimulators wegen der nur minimalen Stromstärken nicht relevant zu werden (s. auch Kap. 29, S. 562).

5 Verwendete Pharmaka

5.1 Lokalanästhetika (LA)

Bei den peripheren Nervenblockaden kommen i.d.R. **Amid-Lokalanästhetika** mit *mittellanger* (Prilocain, Mepivacain) oder *langer* Wirkdauer (Bupivacain, Ropivacain) zum Einsatz, wobei in Anbetracht der benötigten erheblichen Mengen diejenigen mit der größtmöglichen Potenz und Sicherheitsbreite bevorzugt werden sollten.

Mit dem mittellang wirkenden **Prilocain** steht ein Lokalanästhetikum mit kurzer Anschlagzeit und sehr guter Blockade sensibler wie motorischer Fasern zur Verfügung. Prilocain hat überdies die größte therapeutische Breite aller Lokalanästhetika! Als Nebenwirkung kann allerdings bei Dosen von mehr als 10 mg/kg KG eine relevante *Methämoglobinämie* von größer 10 % auftreten, die durch den Metaboliten o-Toluidin verursacht wird. Maximale Plasmaspiegel sind dabei erst nach ca. *vier* Stunden zu verzeichnen, eine Lippenzyanose ist aber bereits bei einem MetHb-Gehalt des Blutes von ca. 4-5 % zu beobachten. Durch Toluidinblau (3 mg/kg KG i.v.) oder Methylenblau (1 mg/kg KG i.v., cave: Blutdruckabfall!, deshalb langsam über 10-20 min) als Antidot kann Methämoglobin wieder in Hämoglobin umgewandelt werden. Patienten mit ausgeprägter Anämie (Hb < 10 g%), einer klinisch bedeutsamen Behinderung des pulmonalen Gasaustausches, einer fortgeschrittenen KHK oder einem Glucose-6-Phosphat-Dehydrogenase-Mangel sind durch *höhere* Prilocaindosen gefährdet. In diesem Zusammenhang muß bedacht werden, daß MetHb von den klinisch gebräuchlichen Pulsoxymetern nicht miterfaßt wird! Prilocain darf wegen mangelhafter Ausbildung MetHb-reduzierender Enzyme nicht während der ersten drei Lebensmonate und ebenfalls nicht zur geburtshilflichen Regionalanästhesie verwendet werden.

Zur Verlängerung der Blockadedauer bietet sich das langwirksame **Bupivacain** oder **Ropivacain** an. Durch ihren fast identischen pK-Wert (Bupivacain/Ropivacain 8,1 - Prilocain 7,9) können sie gut mit Prilocain kombiniert werden, wodurch die Vorteile der niedrigen Toxizität von Prilocain mit der langen Wirkdauer von Bupivacain oder Ropivacain vereint werden. Hierbei soll Ropivacain geringer kardiotoxisch als Bupivacain sein.

Zwischen dem **pK-Wert** und der Konzentration an freier LA-Base besteht eine umgekehrt proportionale Beziehung. Je niedriger der pK-Wert ist, um so höher ist der Anteil an freier Base und um so leichter wird infolgedessen das Nervengewebe penetriert. Der pK-Wert der gebräuchlichen Lokalanästhetika befindet sich zwischen 7,6 und 8,9. Deshalb liegt bei physiologischem pH-Wert der Hauptteil der Lokalanästhetika im Gewebe in ionisierter Form vor, die die Unterbrechung der Impulsübertragung an der Nervenzelle bewirkt.

Neuere Untersuchungen zeigen, daß bei peripheren Nervenblockaden die empfohlenen Grenzdosen für einzelne Lokalanästhetika höher als bisher üblich angesetzt werden können (Tab. 49 u. 50).

Tabelle 49: Übersicht gebräuchlicher Lokalanästhetika

Generikum	Handelsname	Mol.-Gew.	pK (25°C)	Prot.-Bdg. (%)	max. Dosis (mg)	Wirkdauer (min)	Plasma-HWZ (h)	Anwendung
Prilocain	Xylonest	220	7,9	55	600	60-180	1,6	Infiltration, epidural
Mepivacain	Scandicain Meaverin	246	7,6	78	400 (500*)	60-180	1,9	Infiltration, periphere Nerven, spinal, epidural
Ropivacain	Naropin	274	8,1	95	250	120-500	1,8	Infiltration, periphere Nerven, epidural
Bupivacain	Carbostesin Bupivacain-Woelm	288	8,1	96	150	120-600	2,7	Infiltration, periphere Nerven, spinal, epidural

* *mit* Adrenalin. Das Molekulargewicht (Mol.-Gew. in Dalton) ist für die LA-Base angegeben. Die *maximal empfohlene* Dosis ist die LA-Menge, bei der keine toxischen Nebenwirkungen zu erwarten sind. Sie ist bezogen auf einen 70 kg schweren, gesunden Patienten. Bei Anwendung im Bereich *gut durchbluteter* Gewebe (z.B. Schleimhäute) gilt ca. die *Hälfte* der angegebenen Mengen als Höchstdosis.

Tabelle 50: Empfohlene LA-Dosierungen für einzelne periphere Nervenblockaden

Blockadetyp	OP-Zeit < 3 h	OP-Zeit > 3 h u. < 5 h
Axilläre Plexusblockade ("single shot")	40-60 ml Prilocain 1 %	+ 20 ml Bupivacain 0,5 %
Vertikal-infraklavikuläre Plexusblockade (VIP)	30-50 ml Prilocain 1 %	+ 20 ml Bupivacain 0,5 %
Interskalenäre Plexusblockade	40 ml Prilocain 1 %	+ 20 ml Bupivacain 0,5 %
"3-in-1-Block"	30-40 ml Prilocain 1 %	+ 20 ml Bupivacain 0,375 %
N. ischiadicus	20 ml Prilocain 1,5 %	+ 10 ml Bupivacain 0,5 %
N. musculocutaneus	5 ml Prilocain 0,5 %	5 ml Bupivacain 0,25 %
N. intercostobrachialis	5 ml Prilocain 0,5 %	5 ml Bupivacain 0,5 %
***Merke:** Jeweils 20 ml Bupivacain 0,5 % ersetzen 20 ml Prilocain 1 %!*		

5.2 Opioide - Clonidin

Der klinische Nutzen zusätzlicher Verwendung von Opioden oder Clonidin im Rahmen peripherer Leitungsanästhesien läßt sich derzeit noch nicht sicher abschätzen. Bis zum Vorliegen entsprechender weiterer Untersuchungen können deshalb noch keine grundsätzlichen Empfehlungen hierzu ausgesprochen werden.

5.3 Zusatz von Vasokonstriktoren

Als Vasokonstriktorzusätze zu Lokalanästhetika sind **Adrenalin** (Suprarenin® 1 : 200.000) oder **Ornipressin** (POR 8®) gebräuchlich. Sie werden vor allem bei der Infiltrationsanästhesie des Operationsgebietes vom Operateur eingesetzt und dienen hierbei zur Reduktion der Durchblutung und damit besseren Übersicht.

In der Anästhesie versucht man, durch den Vasokonstriktorzusatz die Abdiffusion der Lokalanästhetika aus dem Gewebe in die Gefäße und damit auch deren systemische Resorption zu verringern. Zielvorstellungen sind die Reduktion zentralnervöser und kardiovaskulärer LA-Nebenwirkungen sowie eine Verlängerung der Blockadedauer.

Da bei den peripheren Nervenblockaden die Lokalanästhetika in nur gering vaskularisierte (bradytrophe) Gebiete injiziert werden und mit Prilocain ein Medikament mit hoher kardiovaskulärer Sicherheit zur Verfügung steht, kann und sollte unseres Erachtens auf den Zusatz von Vasokonstriktoren grundsätzlich verzichtet werden. Eine Verlängerung der Wirkdauer ist außerdem durch die Kombination mit Bupivacain sicherer zu erreichen. Durch die Vermeidung einer Konstriktion der Vasa nervorum wird das potentielle Risiko einer **Nervenschädigung** infolge Ischämie ausgeschaltet.

Kontraindikationen für den Zusatz von Vasopressoren

- koronare Herzkrankheit
- Mikroangiopathien (z.B. bei Diabetes mellitus)
- arterielle Hypertonie
- Hyperthyreose
- PNB in Endstromgebieten (z.B. Akren)
- Behandlung mit trizyklischen Antidepressiva (Adrenalin)

5.4 Nebenwirkungen der Lokalanästhetika

Nebenwirkungen von Lokalanästhetika können sich vor allem als *toxische* Reaktionen am zentralen Nervensystem und kardiovaskulären System sowie als *allergische* Reaktionen manifestieren. Der Ausprägungsgrad und die Schwere der toxischen Reaktionen werden hierbei von der Anflutung, d.h. von der Geschwindigkeit des Konzentrationsanstieges im Plasma, bestimmt. Eine intravenöse Injektion eines Lokalanästhetikums birgt somit ein größeres Risiko für Nebenwirkungen als z.B. nur eine Gewebeinfiltration mit der gleichen Dosis.

5.4.1 Zentralnervöse Reaktionen

Toxische Nebenwirkungen äußern sich zunächst durch das Auftreten von zentralnervösen Reaktionen. Typische Zeichen sind dabei: Unruhe, Schwindel, Nausea, Erbrechen, Euphorie, Sehstörungen, Muskelzittern, Angst. Auf Befragen gibt der Patient frühzeitig an:

- ein Taubheitsgefühl der Zunge und der perioralen Region (pathognomonisches Zeichen!).

Weiter steigende Plasmaspiegel können dann in

- generalisierte Krampfanfälle,
- Koma und
- zentralen Atemstillstand

einmünden. Die Krämpfe sind Folge einer Blockierung inhibitorischer Neurone im Bereich des Kortex,, die zu einer subkortikalen Enthemmung führt.

Merke:

> Lokalanästhetika wirken *in niedriger Dosis antikonvulsiv*, so daß ihre Anwendung bei Krampfleiden nicht kontraindiziert ist, wenn die Grenzdosen eingehalten werden!

Zur **Behandlung** von toxisch bedingten zerebralen Krampfanfällen werden neben der Sauerstoffzufuhr (zur Vermeidung hypoxischer Hirnzellschäden, kein Einfluß auf die Krampfschwelle!)

- Benzodiazepine (z.B. Diazepam, Midazolam)

eingesetzt. Zur Prophylaxe zentralnervöser Reaktionen muß bei der Anwendung von Lokalanästhetika und der Planung von regionalen Anästhesieverfahren die zur Erreichung des therapeutischen Effektes notwendige Gesamtmenge an Lokalanästhetika individuell abgeschätzt werden!

Cave:

Barbiturate (z.B. Thiopental, Methohexital) sollen wegen ihrer kardiodepressiven Wirkung nicht zur Therapie LA-bedingter Krampfanfälle eingesetzt werden!

5.4.2 Hämodynamische Reaktionen

Kardiovaskuläre Nebenwirkungen von Lokalanästhetika treten bei zwei- bis siebenmal höheren Plasmakonzentrationen als zentralnervöse Reaktionen auf. Sie äußern sich durch:

- Blutdruckabfall (durch Verringerung der myokardialen Kontraktionskraft und Vasodilatation),
- Bradykardie,
- Verlängerung der AV-Überleitungszeit und
- Arrhythmien inkl. "re-entry"-Tachykardien.

Die **Therapie** besteht in:

- Sauerstoffzufuhr über eine Maske,
- Flüssigkeitssubstitution und ggf. in der
- i.v. Injektion kardiovaskulär wirksamer Medikamente (z.B. Atropin, Noradrenalin, Adrenalin).

Schwere kardiovaskuläre Reaktionen müssen nach den Regeln der kardiopulmonalen Wiederbelebung behandelt werden.

Cave:

Bupivacain hat unter den Lokalanästhetika aufgrund der längsten Rezeptorbindung die **stärkste Kardiotoxizität**. Eine Überdosierung bzw. intravasale Fehlinjektion kann vor allem bei Patienten mit ausgeprägter *Hypoproteinämie* (GE < 5 g%) wegen erhöhter Konzentrationen des freien, d.h. nicht proteingebundenen Plasmaanteiles, deletäre Folgen haben und muß deshalb unbedingt vermieden werden!

5.4.3 Allergische Reaktionen

Allergische Reaktionen sind für Amid-Lokalanästhetika *extrem selten* zu erwarten. Im Einzelfall reichen sie von Hauterscheinungen (z.B. Urtikaria, Pruritus, Erythem) bis hin zum Vollbild des anaphylaktischen Schocks mit Kreislaufstillstand.

Zu beachten ist aber, daß LA-Lösungen in Flaschenzubereitung zur Mehrfachanwendung antimikrobielle Zusätze wie **Methylparaben** enthalten. Diese Substanz hat ein hohes Sensibilisierungspotential und darf bei Patienten mit sog. Paragruppen-Allergien (Anamnese, Allergiepaß) nicht verwendet werden!

Die **Voraussetzungen zur Beherrschung von Nebenwirkungen** sind:

1. Anlage eines venösen Zuganges vor Gabe von Lokalanästhetika
2. Vorhalten eines funktionsfähigen Narkoseapparates
3. Intubationsmöglichkeit
4. EKG-Überwachung und Vorhandensein eines Defibrillators
5. Bereithalten von Notfallmedikamenten

Merke:

Die **ständige klinische Beobachtung des Patienten** muß **bei allen Regionalanästhesien** zur Beurteilung seines Zustandes, des Analgesiegrades sowie zur Erkennung eventueller Nebenwirkungen sichergestellt werden!

6 Blockaden des Plexus brachialis

Um sämtliche **Operationen im Schulter-Arm-Bereich** in Regionalanästhesie durchführen zu können, genügen insgesamt *drei* verschiedene Blockadetechniken des **Plexus brachialis**. Hierbei wird der Plexus brachialis in seinem Verlauf auf unterschiedlichen Höhen anästhesiert. Im einzelnen handelt es sich um die

- axilläre,
- vertikal-infraklavikuläre (VIP) und die
- interskalenäre Blockade.

Diese Verfahren werden nachfolgend eingehend erläutert. Tabelle 51 gibt eine allgemeine Übersicht über die operativen Indikationen dieser Blockadetypen.

Wegen höherer Komplikationsraten (Pneumothorax in 1-10 %!) gelten heutzutage als *obsolet*:

- die supraklavikulären Methoden, z.B. nach *Kulenkampff* oder perivaskulär nach *Winnie.*

Cave:

Supra- und *infraklavikuläre* Plexusanästhesien dürfen bei *ambulanten* Patienten wegen möglicher Verursachung eines Pneumothorax nicht durchgeführt werden!

Tabelle 51: Operationsbereiche bei unterschiedlichem Blockadeort des Plexus brachialis

Operationen im Bereich	axillär	VIP	interskalenär
Unterarm/Hand	•	(•)	
Ellbogen	•	•	
Oberarm		•	
Schulter		(•)	•
Klavikula			•

6.1 Axilläre Plexusblockade

Die Blockade des Plexus brachialis über den axillären Zugangsweg ist die technisch einfachste, risikoärmste und deshalb am meisten verbreitete Methode.

Anatomie

In der Achselhöhle befindet sich lateral des M. coracobrachialis die sog. Gefäß-Nerven-Scheide. Sie beinhaltet neben der i.d.R. gut zu tastenden A. axillaris auch die V. axillaris sowie den N. medianus, radialis und ulnaris. Der **N. musculocutaneus** verläuft auf dieser Höhe meist schon außerhalb im M. coracobrachialis und ist somit gesondert zu blockieren. Auch der **N. intercostobrachialis**, der aus dem ersten Interkostalnerven hervorgeht und separat subkutan verläuft, wird durch die axilläre Plexusblockade nicht miterfaßt und muß deshalb gesondert ausgeschaltet werden. Die Versorgungsgebiete der einzelnen Nerven sind der Tabelle 52 und Abbildung 24 zu entnehmen.

Tabelle 52: Sensible und motorische Versorgungsgebiete einzelner Nerven der oberen Extremität

Nerv	Leitmuskeln	Hautareal
N. medianus	Mm. flex. digitorum	vol. Unterarm, palm. Hand, D1-4 palm.
N. radialis	Mm. extens. carporum	dors. Unterarm, D1-3 dors.
N. ulnaris	M. adductor pollicis	uln. Unterarm, D3-5 dors., D4-5 palm.
M. musculocutaneus	M. coracobrachialis	rad. Unterarm, Tabatière
N. intercostobrachialis	----------	med. Oberarm

Abbildung 24: Innervation der oberen Extremität (anterior und posterior)

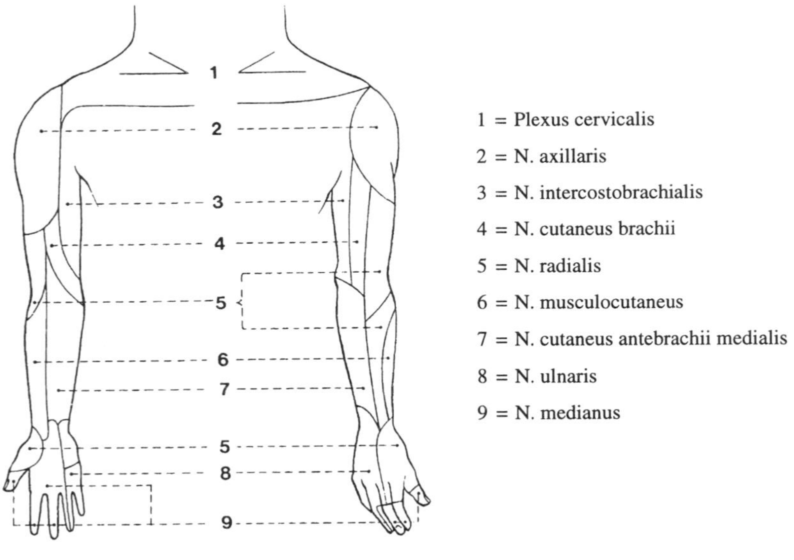

Technik

Zur axillären Plexusblockade wird der Arm im Ellbogen 90° gebeugt und in der Schulter rechtwinklig ausgelagert. Die Hand liegt ungefähr auf Kopfhöhe des Patienten. In der Achselhöhle ist nun die **A. axillaris** als Leitstruktur gut zu tasten (Abb. 25). Nach Rasur und Hautdesinfektion erfolgen die Lokalanästhesie der Punktionsstelle mittels Hautquaddel und das Vorstanzen der Haut mit einer scharfen Kanüle. Nach endgültiger Desinfektion wird die Gefäß-Nerven-Scheide i.d.R. mit einer 25 mm langen, atraumatischen, immobilen Kanüle punktiert. Die Verwendung eines Nervenstimulators ist *nicht* obligat.

Abbildung 25: Axillärer Zugang zum Plexus brachialis

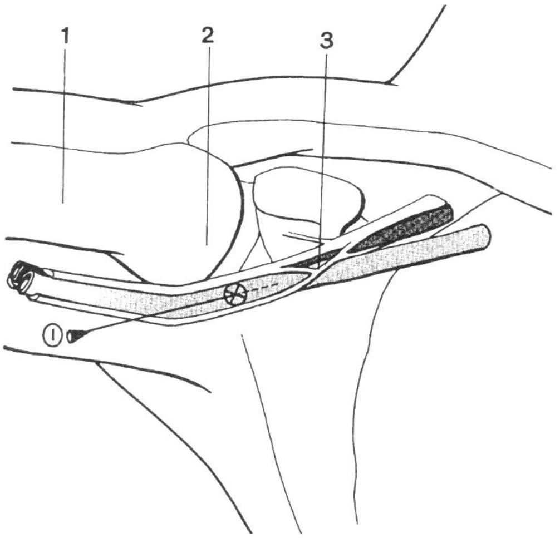

I Injektionsstelle

1 Humerus

2 Humeruskopf

3 Gefäß-Nerven-Scheide

Methode *mit* Nervenstimulator

Hierbei wird die A. axillaris möglichst weit kranial in ihrem Verlauf mit Zeige- und Mittelfinger der linken Hand getastet und die Kanüle zwischen den Fingerkuppen 45° zur Haut nach kranial auf den Oberrand der Arterie geführt. Die Penetration der Gefäß-Nerven-Scheide ist i.d.R. als deutlicher "Klick" zu spüren. Das Auslösen von Kontraktionen der Fingerbeuger zeigt die unmittelbare Nähe zum N. medianus an. Durch vorsichtiges weiteres Vorschieben der Kanüle wird die Lage zum Nerven optimiert (Reizstromstärke von weniger als 0,4 mA!). Ausbreitung und Intensität der Blockade hängen direkt von der Volumen- und Wirkstoffmenge des Lokalanästhetikums ab. Bei der Injektion wird nach Aspiration zunächst nur eine Testdosis von 2 ml appliziert. Sie muß sich leicht einspritzen lassen. Hoher Kraftaufwand und Injektionsschmerzen können auf eine intraneurale Lage hinweisen. Die Kanüle muß dann etwas zurückgezogen und neu optimiert werden. Bei korrekter Lage erlischt die Muskelkontraktion unmittelbar nach Gabe der Testdosis. Kehrt sie innerhalb von ca. 20 Sekunden nicht zurück, wird das LA fraktioniert in 5-ml-Schritten unter digitaler Kompression der Gefäß-Nerven-Scheide distal der Kanüle injiziert. Die Kompression dient hierbei der besseren zentripetalen Ausbreitung des LA. Durch anschließende leichte Massage der Punktionsstelle kann die Verteilung des LA nach kranial weiter verbessert werden. Danach wird die Punktionsstelle mit sterilem Pflaster abgeklebt und der Arm angelagert.

Merke:

Auch ein in zwei Ebenen negativer **Aspirationstest** schließt eine intravasale Kanülenfehllage nicht mit letzter Sicherheit aus!

Methode *ohne* Nervenstimulator

Bei dieser Technik erfolgt die Punktion der Gefäß-Nerven-Scheide einige Zentimeter weiter distal. Nach Penetration der Faszie wird die Kanüle losgelassen, die dann pulssynchron oszillieren sollte. Das LA wird nun nach vorherigem Aspirationstest jeweils zur Hälfte ober- und unterhalb der A. brachialis ebenfalls fraktioniert appliziert.

Merke:

Pulssynchrone Bewegungen der Punktionskanüle sind **nicht beweisend für eine intrafasziale Kanülenlage**. Sie können auch auftreten, wenn die Kanüle außerhalb auf der Gefäß-Nerven-Scheide liegt.

Innerhalb von ca. 20 Minuten breitet sich die Nervenblockade aus. Zur Blockade des meist nicht miterfaßten **N. musculocutaneus** werden zusätzlich etwa 5 ml LA in den M. coracobrachialis injiziert. Er ist als etwa fingerdicker Muskel oberhalb der A. axillaris gut zu tasten. Zur Toleranz der Blutsperre muß außerdem der **N. intercostobrachialis** durch eine subkutane Infiltration der unteren Axilla mit ebenfalls 5 ml LA betäubt werden ("Feldblock" oder "Ringwall").

Dosierung: s. Tab. 50

Indikationen

- chirurgische Eingriffe an Hand, Unterarm und Ellenbogen

Neben Unfall- und plastischer Chirurgie bietet sich die axilläre Plexusblockade auch für die Gefäßchirurgie bei erheblich kardiovaskulär vorerkrankten Patienten als schonendes Anästhesieverfahren an. Außerdem bietet hierbei die verfahrenstypische Sympathikolyse den Vorteil einer besseren Durchblutung, nicht zuletzt im Bereich der Anastomosen.

Komplikationen (selten bis sehr selten)

- akzidentelle intravasale Injektion des LA
  - V. axillaris
  - A. axillaris
- Punktion der A. axillaris mit Hämatombildung und der Gefahr von Nervendruckschäden
- unbeabsichtigte intraneurale Injektion mit langfristiger Funktionsstörung im Versorgungsbereich peripherer Nerven

Spezielle Kontraindikationen

- Vorschädigungen des Plexus brachialis
- distale Lymphangitis
- vorangegangene Mastektomie mit axillärer Lymphadenektomie auf der zu blockierenden Seite

Cave:

> **Fehlinjektionen in die A. axillaris** können - vor allem bei höherem Stempeldruck - zum *retrograden* Einströmen von LA in die A. vertebralis führen und schon bei geringen Mengen **massive zentralnervöse Nebenwirkungen** auslösen!

6.2 Vertikal-infraklavikuläre Plexusblockade (VIP)

Die VIP wurde erst vor wenigen Jahren von der Abteilung für Anästhesiologie des Rehabilitationskrankenhauses Ulm inauguriert. Sie verbindet die Einfachheit der Handhabung durch einen anatomisch klar definierten Punktionsort mit der optimalen Blockade des Plexus brachialis an einem proximalen Angriffspunkt und einer kurzen Anschlagzeit. Im Gegensatz zu den traditionellen supraklavikulären Techniken ist diese Methode mit einer erheblich geringeren Komplikationsrate verbunden. So kann bei korrekter Durchführung ein Pneumothorax nahezu sicher vermieden werden.

Anatomie

Als knöcherne Leitpunkte dienen die **Fossa jugularis** und der **ventrale Akromionfortsatz**. Die Einstichstelle liegt infraklavikulär genau auf halber Strecke dazwischen (Abb. 26). Computertomographische Bilder zeigen, daß sich der *Punktionsort deutlich lateral der Pleurakuppel* befindet und so ein Pneumothorax vermieden werden kann, wenn die Stichrichtung exakt lotrecht gehalten wird (Abb. 27). Auch die V. subclavia und die A. subclavia liegen medial des Plexus. In einer durchschnittlichen Tiefe von *3,3 cm* unterhalb der Haut trifft man auf die drei Faszikel des Plexus. Der **N. musculocutaneus** ist hier noch nicht abgezweigt und wird deshalb bei einer erfolgreichen Blockade ebenso sicher mitbetäubt wie der **N. axillaris**.

Technik

Der Anästhesist steht auf der zu blockierenden Seite. Die Punktion erfolgt **immer mit Nervenstimulator**. Der Patient liegt auf dem Rücken, der zu blockierende Arm ist angelagert. Mit einem Faserstift werden die beiden Leitpunkte markiert und zu einer Linie verbunden. Dabei ist unbedingt darauf zu achten, daß der ventrale Akromionfortsatz - und nicht das medial liegende Akromioklavikulargelenk - als Leitpunkt erfaßt wird. Der Abstand der Punkte wird mit einem flexiblen Lineal ausgemessen. Die *Streckenhälfte* markiert den Punktionsort. Er befindet sich direkt an der Klavikulaunterkante. Nach der Hautdesinfektion erfolgt eine Lokalanästhesie der Haut, des Stichkanals und des Klavikulaperiosts. Die Haut wird mit einer scharfen Kanüle vorgestanzt. Nach Abdecken mit einem Lochtuch und endgültiger Desinfektion erfolgt die Punktion mit einer ca. 80 mm langen, atraumatischen Stimulationskanüle. So kann die **streng lotrechte Punktionsrichtung** am besten überprüft werden. Zeige- und Mittelfinger der Tasthand liegen beidseits des Stichkanals, wobei auf der medialen Seite die zweite Rippe gefühlt werden kann. In einer Tiefe von ca. 3 cm können mit dem Nervenstimulator Muskelzuckungen ausgelöst werden. Für eine sichere Blockade ist eine motorische Antwort distal des Ellbogengelenks mit einer Reizstromstärke von weniger als 0,4 mA zu fordern. Nach negativer Aspirationsprobe und einer Testdosis von 2 ml LA müssen die Muskelzuckung sofort aufhören. Dann erfolgt die weitere Gabe des LA unter Aspirationskontrolle in oben beschriebener Weise.

Abbildung 26: Infraklavikulärer Zugang zum Plexus brachialis

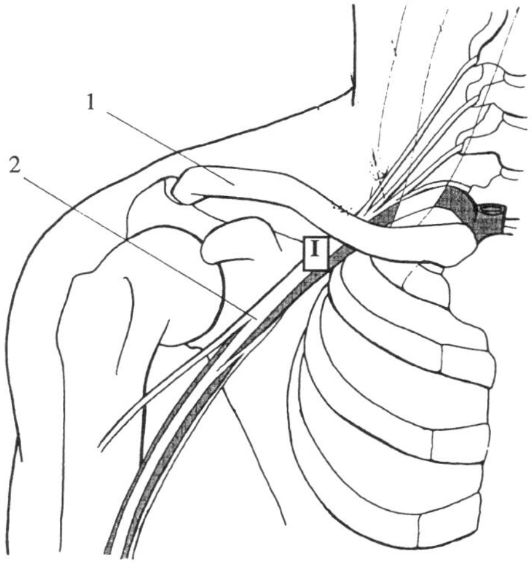

I Injektionsstelle

1 Clavicula

2 Nervenstränge

Dosierung: s. Tab. 50

Indikationen

- alle Operationen *distal* der Schulter

Schultereingriffe selbst sind wegen der *fehlenden* Ausschaltung des **N. suprascapularis** i.d.R. nicht möglich. Die VIP bietet sich aber an, wenn Verletzungen bestehen, die eine Lagerung des betreffenden Armes zur axillären Plexusblockade unmöglich machen. Ein weiterer Vorteil ergibt sich aus der sicheren

Mitblockade des **N. musculocutaneus**. Hierdurch empfiehlt sich die Anwendung dieses Verfahren besonders für Operationen im Bereich der *radialen* Unterarmseite. Auch für Shuntanlagen bei terminal niereninsuffizienten Patienten in diesem Bereich ist die VIP deshalb besser geeignet als die axilläre Plexusblockade.

Komplikationen

- Gefäßpunktionen (ca. 10 %)
  - Hämatome
  - Fehlinjektionen mit systemtoxischen Nebenwirkungen der LA
- Horner-Syndrom (5-10 %)
- Hämato-, Pneumothorax
- Nervenläsionen

Spezielle Kontraindikationen

- kontralaterale Phrenikusparese
- schwere Lungenfunktionsstörungen
- pathologische Gerinnungswerte

Abbildung 27: CT-Schnitt von der Durchführung der VIP-Technik

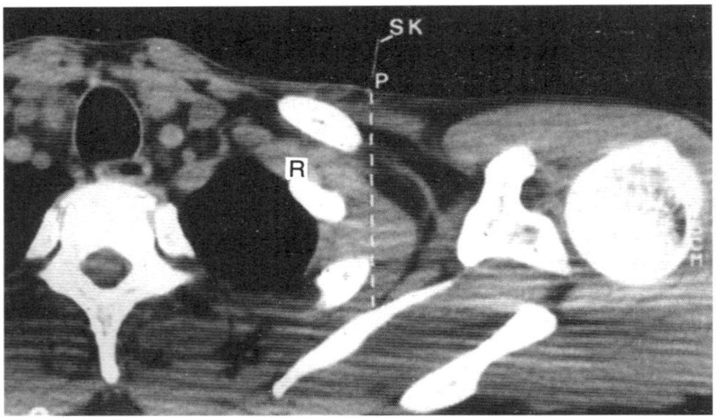

Die Abbildung zeigt die liegende Stimulationskanüle *(SK)*, die seitlich an der Pleurakuppel vorbei eingeführt wurde. Einen *relativen* Schutz vor einer Pleurapunktion würde die erste Rippe *(R)* bieten.

P Punktionsort

6.3 Interskalenäre Plexusblockade

Der interskalenäre Zugangsweg ermöglicht die am weitesten *proximale* Blockade des Plexus brachialis. Die enge Lage zu potentiell gefährdeten Strukturen erfordert hierbei aber eine exakte anatomische Orientierung und korrekte Durchführung der Punktion.

Anatomie

Bei der interskalenären Plexusblockade werden die Nerven, die sich aus den Wurzeln C5-8 und Th1 bilden, unmittelbar nach ihrer Vereinigung zu den Trunci sup., med. und inf. auf Höhe des 6. Halswirbels blockiert. Sie sind hier von den Interskalenusmuskeln eingescheidet. In unmittelbarer Nähe liegen die A. vertebralis und der Spinalkanal. Der N. phrenicus liegt auf dem M. scalenus ant. und der N. recurrens in einer Rinne zwischen Trachea und Ösophagus.

Technik

Als Zugang dient der Spalt zwischen M. scalenus ant. und med. (*hintere* Skalenuslücke; Abb. 28). Dazu wird der Kopf des Patienten nicht zu stark auf die Gegenseite gedreht. Der Anästhesist steht auf der zu blockierenden Seite und tastet mit der kaudal liegenden Hand. Zur besseren Abgrenzung des lateralen Randes des M. sternocleidomastoideus kann der Kopf des Patienten kurz leicht angehoben werden. Wenn die tastenden Finger in die hinter diesem Muskel liegende Lücke gleiten, liegt an den Fingerkuppen der M. scalenus ant. an. Rollen die Fingerkuppen auf dem Muskel, so ist die sich nach kaudal verbreiternde hintere Skalenuslücke zu tasten. Häufig ist am Boden dieser Lücke auch die A. subclavia gut zu fühlen. Medial spürt man als festen Widerstand den Querfortsatz des 6. Halswirbels. Als Leitpunkt für die Einstichhöhe dient der Ringknorpel, der auf Höhe des 6. Halswirbels liegt.

Um das Risiko der akzidentellen Punktion der A. vertebralis und des Spinalkanals zu minimieren, muß die **Stichrichtung der Kanüle stets nach kaudal, medial und dorsal** gerichtet sein. Dieses Verfahren erfordert immer die Anwendung eines Nervenstimulators.

Nach Hautdesinfektion und Lokalanästhesie sowie Stanzung der Haut am Punktionsort erfolgt die Punktion mit einer 40 mm langen, atraumatischen Stimulationskanüle. Die Skalenuslücke wird mit Zeige- und Mittelfinger der kaudalseitigen Hand so fixiert, daß zwischen den beiden Fingern die Punktionsstelle etwa 1 cm freibleibt. So kann die Kanüle bei korrekter Lage optimal durch "Verblocken" beider Hände fixiert werden. Nach Penetration der intermuskulären Faszie können in 1,5-2,5 cm Tiefe Muskelzuckungen ausgelöst werden. Um eine erfolgreiche Blockade zu gewährleisten, sind Kontraktionen distal der Schulter bei einer Reizstromstärke von weniger als 0,4 mA erforderlich. Zur Optimierung der Lage wird die Kanüle zurückgezogen und mit leicht veränderter Richtung neu vorgeschoben. Die Grundausrichtung muß hierzu beibehalten werden. Nach Fixierung der Kanüle an der Injektionsstelle erfolgt die **sorgfältige Aspiration in zwei Ebenen**. Nach Testdosis von 2 ml LA müssen die Muskelkontraktionen unmittelbar sistieren. Treten keine Zeichen einer zervikalen Spinalanästhesie auf, erfolgt die weitere Injektion des LA in 5-ml-Schritten unter intermittierender Aspirationskontrolle und unter Beobachtung des Patienten hinsichtlich neurologischer Veränderungen. Um die Ausbreitung auch auf den distalen Anteil des Plexus zu fördern, wird die Nervenscheide kranial der Punktionsstelle leicht digital komprimiert.

Abbildung 28: Interskalenärer Zugang zum Plexus brachialis

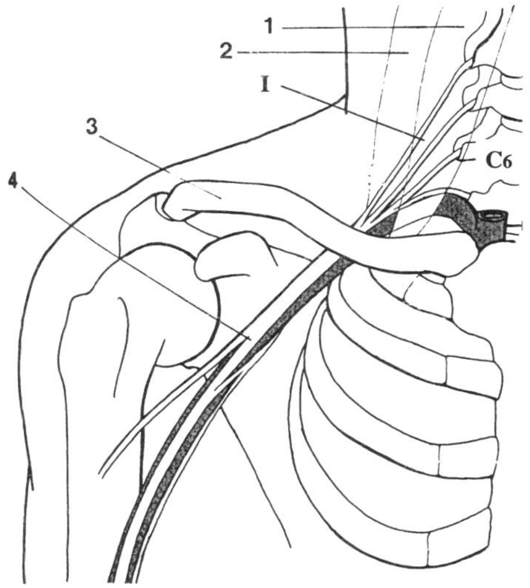

I Injektionsstelle

1 M. sternocleidomastoideus

2 M. scalenus medius

3 Clavicula

4 Nervenstränge

C6 6. HWK

Dosierung: s. Tab. 50

Bei den in Tabelle 50 angegebenen Dosierungen wird der **Plexus cervicalis superficialis** (sensible Versorgung von Hals und Klavikularegion) regelmäßig mitblockiert. Zur kompletten motorischen Blockade der Schulter kann zusätzlich der **N. accessorius** durch eine flächenförmige Injektion von 5 ml LA zwischen oberem und mittlerem Drittel des lateralen M. sternocleidomastoideus ausgeschaltet werden.

Indikationen

- chirurgische Eingriffe: Schulter-Oberarm-Klavikula-Bereich (Ausnahme: Oberarminnenseite)
- Reposition: Schultergelenksluxation
- Schmerztherapie: Schmerzen im Schulter-Arm-Bereich (z.B. Arthrose, reflexdystrophisches Syndrom, Gefäßerkrankungen, postop. Schultermobilisierung)

Während die Nervenwurzeln C5-8 über den interskalenären Zugang sicher anästhesiert werden können, gelingt dieses nicht regelhaft bei den tieferen Wurzeln C8 und Th1, aus denen u.a. der **N. ulnaris** hervorgeht, so daß Operationen an der Ober- und Unterarminnenseite zumeist nicht möglich sind. Da Teile der Muskulatur der Rotatorenmanschette nicht miterfaßt werden, kann bei großen Schulteroperationen zur vollständigen Relaxierung die zusätzliche Blockade des **N. accessorius** oder die Kombination mit einer Intubationsnarkose notwendig sein.

Nebenwirkungen, Komplikationen und spezielle Kontraindikationen (Tab. 53)

Aufgrund der Nähe zum *N. phrenicus* (C4-Wurzel) kommt es sehr häufig (bis zu 80 %!) zu einer Mitblockade mit entsprechender Parese und Zwerchfellhochstand. Eine unilaterale Phrenikusparese ist bei pulmonal gesunden Patienten ohne klinischen Belang. Bei bekannter kontralateraler Phrenikusparese sowie deutlich eingeschränkter pulmonaler Leistungsfähigkeit darf allerdings keine Interskalenusblockade durchgeführt werden. Über die Hälfte aller Patienten entwickeln infolge akzidenteller Stellatumblockade ein passageres *Horner-Syndrom*. Bei Patienten mit Kopfverletzungen und der Notwendigkeit von Pupillenkontrollen ist dieses entsprechend zu berücksichtigen. In ca. 10-15 % der Fälle wird auch der *N. recurrens* mitanästhesiert. Dementsprechend kommt es zur Heiserkeit. Die kontralaterale Rekurrensparese ist eine *absolute* Kontraindikation für die Interskalenusblockade (Gefahr des kompletten Glottisverschlusses bei beidseitiger Rekurrensparese!).

Bei Asthmatikern ist vereinzelt das Auftreten eines *Bronchospasmus* als Folge der Sympathikusblockade beschrieben worden. Entsprechende Vorsicht ist bei solchen Patienten angezeigt. Unbedingt vermieden werden muß eine Injektion in die *A. vertebralis*, da schon kleinste Mengen LA (1-2 ml!) unmittelbar schwerste toxische zerebrale Reaktionen hervorrufen können (Krampfanfälle, Bewußtseinsverlust, Atemlähmung). Die versehentliche Injektion in den *Spinal- oder Epiduralraum* führt zur hohen spinalen oder epiduralen Anästhesie. Bei zu weit kaudaler Punktion ist die Möglichkeit einer akzidentellen Pleurapunktion mit Ausbildung eines *Pneumothorax* möglich.

Der Patient muß auch über diese nur in den seltensten Fällen klinisch relevanten Nebenwirkungen vorab aufgeklärt werden.

Tabelle 53: Interskalenäre Plexusblockade. Zusammenfassung von Nebenwirkungen, Komplikationen und Kontraindikationen

Nebenwirkungen	Komplikationen	Kontraindikationen
Horner-Syndrom	Pneumothorax	kontralateraler Pneumothorax
Phrenikusparese	Spinalanästhesie	kontralaterale Phrenikusparese
Rekurrensparese	Epiduralanästhesie	kontralaterale Rekurrensparese
Vagusblockade	Gefäßinjektion	schwere Lungenfunktionsstörungen
	Hämatombildung	
	Bronchospasmus	

Merke:

Postoperativ muß nach einer **infraklavikulären oder interskalenären Plexusblockade** grundsätzlich ein verfahrensbedingter **Pneumothorax** ausgeschlossen werden! Diese Verfahren dürfen **nicht bei ambulanten Patienten** angewendet werden!

7 Periphere Nervenblockaden der unteren Extremität

Wie die obere Extremität ist auch die untere durch einen Nervenplexus versorgt. Mit der Kombination aus einer Ischiadikus- und einer "3-in-1"-Blockade kann das Versorgungsgebiet des *gesamten* Plexus lumbosacralis und damit die untere Extremität distal des Leistenbandes sicher anästhesiert werden.

Indikationen

- gesamte Chirurgie der unteren Extremität *distal* des Leistenbandes

7.1 Ischiadikusblockaden

Der N. ischiadicus entsteht aus den ventralen Ästen des Plexus sacralis. Er tritt durch das Foramen infrapiriforme in die Glutäalregion aus, wo sich der rein sensible N. cutaneus femoris post. meist schon abspaltet, und kommt unter der Faszie des M. glutaeus maximus zu liegen. Sensibel versorgen die beiden Nerven die Oberschenkelrückseite, die laterale Unterschenkelseite, das hintere und äußere Sprunggelenk und den Fuß. Motorisch werden vor allem die Streckmuskeln von Unterschenkel, Sprunggelenk, Fuß und Zehen versorgt. Leitmuskel bei der Nervenstimulation ist der M. gastrocnemius.

Zur **Definition des Einstichortes** dienen gut tastbare und immobile Leitpunkte. Für die nachfolgend beschriebenen hinteren Zugangswege sind das:

- die Spina iliaca posterior superior,
- der Trochanter major,
- der Hiatus canalis sacralis und
- das Tuber ischiadicum.

Der dorsolaterale Zugang nach *Winnie* (Abb. 29)

Über diesen Zugangsweg wird der für einen Oberschenkel-Tourniquet mitzubetäubende **N. cutaneus femoris posterior** ebenfalls erreicht. Der Patient wird auf die kontralaterale Seite gelagert. Das zu blockierende Bein wird in der Hüfte etwa 45° und im Knie etwa 90° gebeugt, so daß die Ferse auf dem unten liegenden Knie zu liegen kommt. Das Knie wird mit einer Lagerungshilfe unterpolstert, um eine Adduktion und Innenrotation des Femurs zu verhindern. Die Leitpunkte **Spina iliaca post. sup. und Hiatus canalis sacralis** werden markiert und mit dem dritten Leitpunkt, dem **Trochanter major**, mit einer Linie verbunden. Dann wird die Trochanter-Spina-Linie halbiert und mit der Senkrechten die zweite Linie gekreuzt. Der Schnittpunkt markiert die Einstichstelle. Die Punktion erfolgt unter sterilen Kautelen mit einer immobilen, 100 bis 150 mm langen, atraumatischen Kanüle. Die Kanüle wird nach vorheriger tiefer Lokalanästhesie senkrecht zur Haut unter Nervenstimulation vorgeschoben. Die Stromstärke beträgt 0,6-1,0 mA und wird bei sichtbaren Muskelzuckungen reduziert. In 5-8 cm Tiefe wird der N. ischiadicus erreicht. Die Kontraktionen des Wadenmuskels zeigen die korrekte Lage der Kanülenspitze an. Bei Knochenkontakt merkt man sich die Einstichtiefe, um nicht akzidentell durch das For. piriforme in das kleine Becken zugelangen. Zur Richtungskorrektur muß die Kanüle immer bis zur Haut zurückgezogen werden. Bei korrekter Kanülenlage sollte die Muskelantwort noch bei Stromstärken von weniger als 0,4 mA sichtbar sein. Die Injektion von 2 ml LA als Testdosis muß zu einem sofortigen Sistieren der motorischen Antwort führen. Unmöglichkeit der Injektion oder starke Injektionsschmerzen können durch eine intraneurale Lage bedingt sein. Die Kanüle wird dann etwas zurückgezogen und neu positioniert.

Die Injektion erfolgt unter regelmäßigen Aspirationskontrollen und sollte ohne großen Widerstand gelingen.

Abbildung 29: Ischiadikusblockade nach *Winnie*

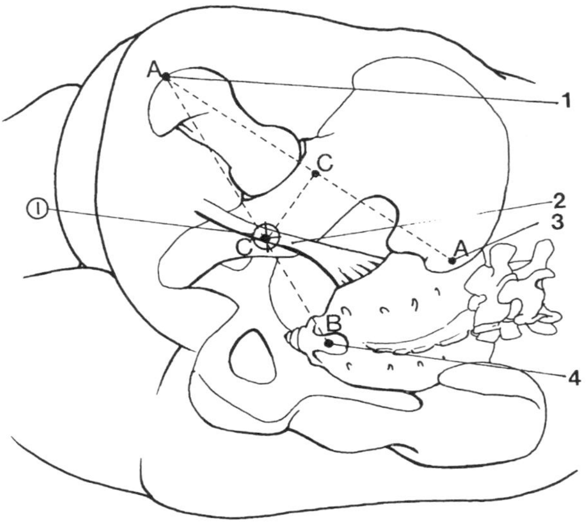

I	Injektionsstelle
1	Trochanter major
2	N. ischiadicus
3	Spina iliaca post. sup.
4	Hiatus sacralis
A-A	Linie zwischen Spina iliaca post. sup. u. Trochanter major
A-B	Linie zwischen Hiatus sacralis u. Trochanter major
C-C	Linie senkrecht vom Mittelpunkt von *A-A* auf *A-B*

Die Blockade nach *Raj*

Bei diesem Zugang bleibt der Patient auf dem Rücken liegen. Ein weiterer Helfer hält das zu blockierende Bein, das in Hüfte und Knie rechtwinklig gebeugt ist. Der Oberschenkel wird etwa 10° abduziert. Aufgrund der distaleren Punktion wird der N. cutaneus femoris post. manchmal nicht mitbetäubt. Der Nerv liegt hier oberflächlicher, was bei adipösen Patienten von Vorteil ist. Als Leitpunkte dienen der **Trochanter major** und das **Tuber ischiadicum**. Die Verbindungslinie muß bei korrekter Identifikation der Leitpunkte von innen nach außen ansteigen. Durch Halbieren derselben wird der Einstichpunkt definiert. Hier ist deutlich eine Muskellücke zu tasten. Die Stichrichtung erfolgt senkrecht zur Haut und parallel zum Tisch. Nach Desinfektion und Lokalanästhesie wird der Nerv mit der Stimulationskanüle in 4-6 cm erreicht. Optimieren der Kanülenspitze und Injektion erfolgen wie oben beschrieben.

Dosierung: s. Tab. 50

Indikation der isolierten Ischiadikusblockaden

- Operationen am Fuß *ohne* Blutsperre

7.2 "3-in-1-Blockade" (Abb. 30)

Bei der "3-in-1-Blockade" wird über einen inguinalen paravaskulären Zugang der **Plexus lumbalis** anästhesiert. Er entspringt aus den ventralen Ästen der Spinalnerven Th12 bis L4 und verläuft in einer Faszienloge zwischen dem M. psoas major und dem M. iliacus. Distal des Leistenbandes liegt der N. femoralis in einer eigenen Gewebescheide lateral der A. femoralis. Über diese Scheide gelangt das Lokalanästhetikum *zentripetal* zum Plexus lumbalis. Die Ausbreitung ist damit volumenabhängig. Motorisch versorgt der Plexus lumbalis die Bauchmuskulatur, die Adduktoren und die Kniestrecker, sensibel die unteren Abschnitte der Bauchwand, den vorderen und seitlichen Oberschenkel sowie den vorderen und inneren Unterschenkel und den Innenknöchel. Leitmuskel für die Nervenstimulation ist der M. quadriceps femoris. Mit der "3-in-1-Blockade" wird nur eine **Anästhesie distal des Leistenbandes** erzielt.

Technik

Der Patient wird auf dem Rücken gelagert. Der Anästhesist steht auf der kontralateralen Seite des zu blockierenden Beines. Durch Lagerungshilfen wird eine Außenrotation verhindert. Mit einem Faserstift wird das Leistenband markiert. Distal davon wird mit der gestreckten Hand durch flaches Auflegen die A. femoralis mit Zeige- und Ringfinger palpiert. Der Mittelfinger kommt so direkt auf der Loge des N. femoralis zu liegen und muß diese bei der Injektion nach distal komprimieren. Nach Desinfektion, Lokalanästhesie und Vorstanzen der Haut erfolgt die Punktion mit einer 40 mm langen, atraumatischen Stimulationskanüle etwa 45° zur Haut nach kranial. Kontraktionen des M. quadriceps bei Stimulationsreizen < 0,4 mA zeigen die richtige Position der Kanülenspitze an. Nach Aspiration und Testdosis von 2 ml LA muß die motorische Antwort sofort aufhören. Nach ca. 20 Sekunden erfolgt die Injektion des weiteren LA unter wiederholter Aspirationskontrolle. Die sichere Fixierung der Kanüle und die **Kompression der Nervenscheide nach distal** sind hierbei wichtige Grundlagen für den Blockadeerfolg.

Abbildung 30: "3-in-1-Blockade"

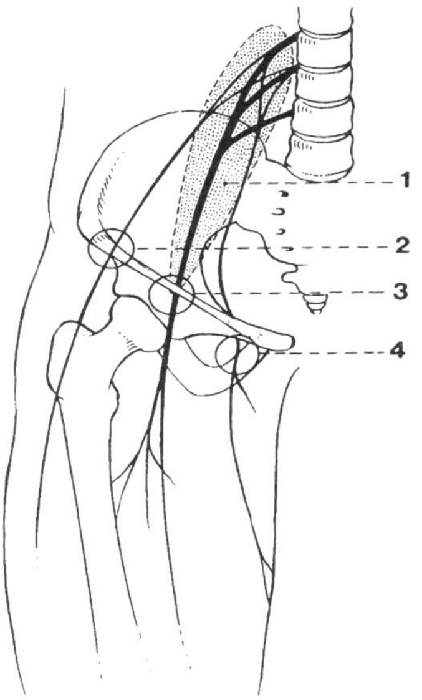

1 Plexus lumbalis

2 N. cut. fem. lat.

3 N. femoralis

4 N. obturatorius

Das Lokalanästhetikum fließt *bei distaler Kompression* nach kranial und erfaßt so den gesamten Plexus lumbalis.

Dosierung: s. Tab. 50

8 Kontinuierliche Blockadetechniken

Kontinuierliche regionalanästhesiologische Verfahren mittels Kathetertechnik ermöglichen die

- Weiterführung der operativen Anästhesie bei langdauernden Eingriffen (z.B. in der Replantationschirurgie) sowie die
- Fortführung der Analgesie in der postoperativen Phase.

Durch letztere wird die Durchführbarkeit ggf. notwendiger Übungsbehandlungen erreicht bzw. erleichtert. Die neben der Analgesie erzielte **Sympathikolyse** induziert eine Vasodilatation im Operationsgebiet und dient damit der Durchblutungsverbesserung in kritisch perfundierten Arealen. Auch scheint die Gefahr von Vasospasmen im Bereich von Gefäßanastomosen vermindert zu sein.

Technik

Die Katheteranlage erfolgt unter den oben beschriebenen sterilen Kautelen ebenfalls mit Hilfe eines Nervenstimulators. Hierzu werden *spezielle Stimulationskanülen* benötigt (s. Abschn. 3.3.). Die hierüber eingebrachten Katheter bestehen aus Teflon (z.B. Fa. Pajunk). Die Verwendung eines Bakterienfilters am proximalen Katheterende ist als obligat anzusehen.

Obere Extremität

An der oberen Extremität wird zur Anlage eines Plexuskatheters i.d.R. der **axilläre Zugang** benutzt. Eine spezielle Teflonkanüle mit stumpfem Stahlmandrin wird in typischer Weise in die Gefäß-Nerven-Scheide des Plexus axillaris unter Aufsuchen des N. medianus mittels Elektrostimulation eingebracht. Dazu wird nach Penetration der Gefäß-Nerven-Scheide die Lage der Kanülenspitze zum N. medianus hin optimiert und dann der Stahlmandrin ca. 0,5 cm zurückgezogen. Jetzt erfolgt das Absenken der Plexuskanüle, die dann axial in die Gefäß-Nerven-Scheide in toto vorgeschoben wird. Dieses muß *ohne Widerstand* möglich sein. Der distal der Punktionsstelle liegende Finger dient hierbei als Hypomochlion. Der Stahlmandrin verhindert beim Vorschieben ein Abknicken der Teflonkanüle. Bei exakter Lage muß nun nach erneutem vorsichtigen Vorschieben des Stahlmandrins wiederum der N. medianus stimulierbar sein. Anschließend wird der Stahlmandrin entfernt.

Als Zuleitung für die erste Medikamentengabe wird nun eine 70 cm lange, vorher entlüftete Heidelberger Verlängerung an die verbliebene Teflonkanüle angeschlossen. Nach Aspirationskontrolle erfolgt die fraktionierte Gabe von 30-40 ml Prilocain 1 %. Eine "Testdosierung" zur Überprüfung der perineuralen Lage ist hier nicht möglich, sie sollte aber zum Ausschluß einer intravasalen Lage dennoch durchgeführt werden. Anschließend wird der Plexuskatheter über die Kanüle vorsichtig und ohne Widerstand in die Gefäß-Nerven-Scheide eingeführt. Er kann oftmals 10-15 cm tief eingebracht werden und ermöglicht so auch die Miterfassung des **N. axillaris** und des **N. musculocutaneus**! Über den Katheter wird nun der Rest der primär veranschlagten Lokalanästhetikamenge appliziert. Die Fixierung des Katheters erfolgt mit zwei etwa 1 cm voneinander entfernten Nähten, wodurch ein Knicken verhindert wird.

Zur Erhaltung der operativen Anästhesie wird die Gabe von 30 ml 0,375%igem Bupivacain ca. alle 3 Stunden empfohlen. Zur postoperativen Analgesie können mit einer Spritzenpumpe 0,75-1,0 ml einer 0,25%igen Bupivacainlösung pro 10 kg KG und Stunde appliziert werden.

Untere Extremität

An der unteren Extremität wird die Kathetertechnik besonders zur kontinuierlichen "3-in-1-Blockade" eingesetzt. Das Vorgehen entspricht dem Vorgenannten. Die Hauptindikation besteht hier in der Schmerztherapie nach großen Knieoperationen, auch zur Ermöglichung der erforderlichen Übungsbehandlungen.

Nachsorge

Die Schmerztherapie mittels Katheter erfordert immer eine Betreuung durch hierfür speziell geschultes Personal. Nur so kann die Analgesie den Patientenbedürfnissen und den ergotherapeutisch erforderlichen Maßnahmen individuell angepaßt werden. Katheter und Einstichstelle müssen regelmäßig, d.h. täglich kontrolliert werden.

11 Operationslagerung

1 Lagerungsformen

Der Begriff "Operationslagerung" beschreibt allgemein eine bestimmte Körperposition des Patienten, die dem Operateur den optimalen Zugang zu den zu operierenden Strukturen ermöglicht. Hierdurch wird zwar das operative Vorgehen erleichtert und der Ablauf beschleunigt, andererseits können aber im besonderen kardiorespiratorische Parameter z.T. erheblich verändert werden und letztlich auch irreversible Schäden an anatomischen Strukturen, bevorzugt an peripheren Nerven, entstehen. Von daher ist es wichtig, die anatomischen und physiologischen Besonderheiten der einzelnen Lagerungstechniken zu kennen und zu berücksichtigen.

Für die meisten abdominellen Operationen ist, ebenso wie für die Einleitung einer Allgemeinanästhesie, die **Rückenlage** das Standardverfahren; für viele Eingriffe (z.B. Gynäkologie, Neurochirurgie, Orthopädie, Urologie) sind jedoch Modifikationen bzw. andere Lagerungen erforderlich. Zu den häufiger durchgeführten besonderen Lagerungen zählen die *Steinschnittlagerung* in der Gynäkologie, Urologie und Proktologie sowie die *Bauchlagerung* in der Orthopädie und Neurochirurgie. Deutlich seltener sind dagegen die *Flankenlagerung* in der Urologie und die *sitzende Position* in der Neurochirurgie.

Merke:

1. Die **endgültige** Lagerung der Patienten für die Operation sollte aus medizinischen und medikolegalen Gründen immer im Beisein des Operateurs bzw. eines seiner Assistenten und unter dessen Federführung vorgenommen werden.
2. Da intraoperativ die Lagerung ggf. verändert werden muß, ist eine ausreichende **Fixierung** der Patienten erforderlich.
3. Lagerungsmaßnahmen sowie deren Veränderung und intermittierende Überprüfung müssen im Anästhesieprotokoll **dokumentiert** werden.

Rückenlage

Die *horizontale* bzw. flache Rückenlagerung ist als Standard für die meisten operativen Eingriffe ausreichend. Geringfügige Modifikationen bestehen in einer leichten Kopftieflage um 10-20° ("Trendelenburg-Position"), diskreten seitlichen Neigung des Operationstisches oder geringfügigen Oberkörperaufrichtung sowie durch Auslagerung eines, selten beider Arme. Bei der Armauslagerung ist vor allem der *Plexus brachialis* gefährdet, weshalb eine Abduktion um mehr als 90° und eine Außenrotation ebenso wie eine Drehung des Kopfes zur kontralateralen Seite vermieden werden müssen. Am besten wird der Kopf in der sog. Neutralstellung gelagert, wobei diese Position durch Unterlegen eines weichen Gummiringes oder durch speziell geformte Schaumstoffkissen abgesichert werden sollte. Der *N. ulnaris* kann bei seitlicher Anlagerung in seinem Sulkus lädiert werden, wenn der Ellbogen einer harten Unterlage ungepolstert aufliegt.

Bauchlage

Die Bauchlagerung ist vor allem bei Eingriffen im Bereich der *Wirbelsäule* erforderlich (Modifikation: "Hockerstellung" für *lumbale* Bandscheibenoperationen). Neben dem Schutz des Pl. brachialis gilt hier besonderes Augenmerk dem Kopf des Patienten. Da für Eingriffe in Bauchlage typischerweise eine Allgemeinanästhesie durchgeführt wird und hierbei Lid- und Sekretionsreflex ausgeschaltet sind, müssen die *Augen* zur Verhütung von Hornhauterosionen - wie generell üblich - mit Augensalbe versehen, darüber hinaus aber auch mit dünnem Papierpflaster zugeklebt werden. Ein Druck auf die Bulbi muß ebenfalls unbedingt vermieden werden, da hierdurch die retinale Durchblutung bis hin zur Thrombosierung der A. centralis retinae kritisch vermindert werden kann (-> irreversible Erblindung). Bei nasaler Intubation muß durch Fixierung mit einer oralen Mullbinde verhindert werden, daß die Zunge aus dem Mund austreten kann. Andernfalls droht eine hydrostatisch bedingte Größenzunahme der Zunge, die solche Ausmaße annehmen kann, daß nach Extubation erhebliche Atmungsbehinderungen verursacht würden und so eine primäre Extubation verhindert wird. Von besonderer Bedeutung ist auch eine "freie" Lagerung von Kehlkopf und Abdomen, letzteres, um einerseits uneingeschränkte Zwerchfellexkursionen zu gewährleisten und andererseits den venösen Rückfluß ("Kavakompression") nicht zu behindern.

Seitenlage

Die Seitenlagerung wird oftmals für Eingriffe im *Thorax- und Nierenbereich* angewandt. Hierbei häufen sich die Gefahrenmomente:

- Verschlechterung der zerebralen Blutversorgung (Aa. vertebrales; Abflußbehinderung über die Jugularvenen) oder Kompression von Spinalnerven in den Foramina intervertebralia durch Abknickung oder Hyperextension der Halswirbelsäule,
- Druckschäden im Bereich der unteren Extremitäten, da die Wirbelsäule in ihrem gesamten Verlauf torquiert und gebeugt wird,
- Druckschäden der Armplexus.

Der Pl. brachialis des unten liegenden Arms kann verletzt werden, wenn der Körper auf die Achsel drückt, und muß deshalb vollständig entlastet werden, z.B. durch ein zusammengerolltes Tuch, das unter diese Thoraxseite gelegt wird. Überdies muß der Kopf für eine achsengerechte Position der Halswirbelsäule auf einem Kissen gelagert werden. Für den oberen Arm, der meistens "aufgehängt" wird, droht durch Zug bzw. Kompression ebenfalls eine Plexusschädigung.

Eine spezielle Form der Seitenlagerung ist die sog. **Flankenlagerung** bzw. **seitliche Taschenmesserposition**, die bei einigen Eingriffen an der *Niere* angewandt wird. Hierbei wird der Patient zunächst auf die Seite gelegt und anschließend Kopf- und Fußende des Operationstisches so weit abgesenkt, daß die Flanke des Patienten am höchsten zu liegen kommt.

Steinschnittlage

Die Steinschnittlagerung ist wie die Flankenlagerung und die sitzende Position eine *extreme* Lagerungsvariante, was die kardiorespiratorischen Auswirkungen angeht (s.u.). Sie wird zudem oftmals mit einer leichten Kopftieflage kombiniert. Neben den Kautelen, die für die Rückenlage zu beachten sind, ist hier besonders für den Schutz des *N. peroneus* Sorge zu tragen, der im Bereich des Fibulaköpfchens Gefahr läuft, komprimiert zu werden.

Wie Untersuchungen bei Narkosen mit Larynxmasken anhand einer speziellen Indikatormethode gezeigt haben, führt die Steinschnitt-Lagerung per se nicht zu einem erhöhtem **Regurgitationsrisiko**, während dieses jedoch bei alleiniger oder zusätzlicher Kopftieflagerung der Fall ist.

Deshalb gilt:

Bei **kombinierter Steinschnitt-/Trendelenburg-Lagerung** wird im Rahmen einer Allgemeinanästhesie grundsätzlich eine **endotracheale Intubation** vorgenommen. Maskennarkosen, einschließlich Larynxmasken, gelten als kontraindiziert. Zusätzlich wird hier zur Ableitung des Magensaftes immer eine **Magensonde** eingelegt.

Sitzende Position

Die sitzende Position ist nur für bestimmte *intrakranielle* Operationen notwendig. Neben einer möglichen Schädigung der Nn. ischiadici in den Foramina ischiadica sind es vor allem zwei Faktoren, die diese Lage risikoreich machen:

- ein *HZV- und Blutdruckabfall* durch Verminderung des venösen Rückstromes,
- die Gefahr einer *Luftembolie*, da das Operationsgebiet deutlich über dem Herzniveau liegt und damit der Druck in den intrakraniellen Venen und Durasinus negativ wird.

Bei akzidenteller Eröffnung dieser Gefäße kann es dann zur Ansaugung von Luft kommen (Einzelheiten s. Kap. 22, S. 402 f.). Die Beine sollten mit elastischen Binden gewickelt werden, um hier eine venöse Blutansammlung zu minimieren und damit auch die Gefahr von Thrombosen zu reduzieren. Sie sollten so hoch wie möglich gelagert werden, um den venösen Rückfluß soweit als möglich zu erhalten. Die intraoperative Überwachung umfaßt außer den Standardmaßnahmen (inkl. Kapnometrie/-graphie!) immer die invasive Messung des arteriellen und zentral-venösen Druckes sowie die präkordiale Doppler-Sonographie oder transösophageale Echokardiographie, mit Hilfe derer man am besten in der Lage ist, auch kleinste intravasale Luftmengen zu detektieren.

2 Physiologische Veränderungen

Durch die beschriebenen Lagerungsmaßnahmen werden Veränderungen induziert, die vornehmlich das *Herz-Kreislauf-System* und die *Lunge* betreffen (Tab. 54).

Herz und Kreislauf

Im Vordergrund stehen die Veränderungen *des venösen Rückstromes*. Beim Absenken der Beine unter Herzniveau (z.B. sitzende Position, Flankenlagerung) wird der venöse Blutfluß aus den abhängigen Körperpartien zum Herzen vermindert, was i.d.R. zum Abfall des Herzzeitvolumens und arteriellen Blutdruckes führt. Werden die Beine dagegen über Herzniveau angehoben (z.B. Steinschnitt-, Kopftieflagerung), wird der venöse Rückfluß deutlich gesteigert, wodurch bei herzinsuffizienten Patienten eine myokardiale Volumenüberlastung ausgelöst werden kann. Bei Kopftieflagerung wird zudem der hirnvenöse Blutabfluß behindert.

Merke:

Die **Rückverlagerung der Beine** aus der Steinschnitt-Lagerung muß beim anästhesierten Patienten **langsam** erfolgen, um das Risiko eines Kreislaufkollapses zu vermindern! Dieses gilt vor allem bei einer Sympathikusblockade im Rahmen rückenmarknaher Regionalanästhesien.

Lunge

Je nach Körperlage verringern sich die *funktionelle Residualkapazität* (FRC) und die *thorakale Compliance*, und zwar durch eine Verschiebung des Zwerchfelles nach kranial. Außerdem kommt es zu Veränderungen des *Ventilations-/Perfusionsverhältnisses* in den Lungen. Am ungünstigsten wirkt sich in diesem Sinne die Kopftieflagerung, besonders in Kombination mit einer Steinschnittlage, aus. Kommen weitere Faktoren hinzu - wie etwa Adipositas oder ein Kapnoperitoneum im Rahmen laparoskopischer Eingriffe, die selbst zu einer Zunahme des intraabdominellen Druckes und damit zur zusätzlichen Abnahme der FRC führen - können sich vermehrt Mikroatelektasen (bevorzugt in den unten liegenden Lungenabschnitten) und infolgedessen eine *arterielle Hypoxie* und Hyperkapnie auch stärkeren Ausmaßes entwickeln. Diese Störungen können bei beatmeten Patienten durch Anwendung großer Atemzugvolumina, langsame inspiratorische Gasflüsse sowie durch Einsatz von PEEP weitgehend kompensiert werden. Durch die Verminderung der Compliance müssen allerdings *höhere Beatmungsdrücke* in Kauf genommen werden. Bei den Lagerungsmaßnahmen, besonders im Zusammenhang mit der Bauchlage, muß darauf geachtet werden, eine abdominelle Kompression zu verhindern, um die Zwerchfellbewegungen nicht zu beeinträchtigen.

Tabelle 54: Physiologische Veränderungen

	FRC/Compliance	**Venöser Rückstrom**	**Besonderheiten**
Rücken-/Seitenlage	↓	± 0	
Kopftieflage	↓↓	↑	Behinderung des hirnvenösen Abflusses, Erhöhung des intragastralen Druckes und damit erhöhtes Aspirationsrisiko, Gefahr der Tubusdislokation nach endobronchial
Bauchlage	(↓)	± 0	Gefahr der Kavakompression
Steinschnittlage	↓	↑	
Sitzende Position	(↓)	↓↓	Gefahr der Luftembolie

FRC = funktionelle Residualkapazität; Compliance = thorakale Compliance

3 Nervenschäden

Durch die Lagerungsmaßnahmen können infolge unter Narkose generell fehlender und bei Regionalanästhesien lokal ausgeschalteter Schutzreflexe anatomische Strukturen geschädigt werden, vereinzelt auch bei sorgfältigem Vorgehen. In erster Linie handelt es sich hierbei:

- um Nervenläsionen,
- seltener um Gewebenekrosen oder
- ein Kompartment-Syndrom.

Nerven können in ihrem peripheren Verlauf geschädigt werden, besonders wenn sie knöchernen Strukturen direkt aufliegen und im Rahmen unsachgemäßer Lagerung *Kompression* auf diesen Bereich ausgeübt wird (z.B. N. ulnaris, N. peroneus, N. facialis). Ein anderer Mechanismus ist der Zug an Nerven oder Nervengeflechten mit anschließender *Überdehnung* bis hin zum Wurzelausriß, z.B. Plexusläsion bei Herunterfallen einer oberen Extremität oder bei permanenter Zugbelastung.

Pathogenese

Die beschriebenen Mechanismen induzieren eine *Ischämie der Vasa nervorum*, die je nach Ausprägung den Funktions- und Strukturstoffwechsel der Nervenzellen beeinträchtigen. Besteht die Ischämie über einen längeren Zeitraum, kommt es zu Nekrosen in den betroffenen Nerven. Bei Nervendehnung können Rupturen kleinerer Nervengefäße entstehen, aus denen sich ein Hämatom entwickelt. Durch Kompression kann dieses Hämatom dann zur neuronalen Ischämie führen.

Besonderheiten unter Anästhesie

Bei allen Methoden der *Schmerzausschaltung* - sowohl bei allgemein- als auch bei regionalanästhesiologischen Verfahren - können Patienten für sie unangenehme und schmerzhafte Positionen einzelner Körperpartien nicht mehr wahrnehmen. Durch Einsatz von *Muskelrelaxanzien* wird zusätzlich der Muskeltonus reduziert, was die Toleranz unphysiologischer Positionen noch weiter erhöht. Bei nicht anästhesierten Patienten kommt es bereits nach wenigen Minuten zu schmerzhaften Sensationen, wenn z.B. der Arm um mehr als 90° abduziert ist, häufig ist dabei auch der Radialispuls nicht mehr palpabel. Schon 30-40 Minuten in einer entsprechenden Lage können ausreichen, um eine Nervenschädigung zu bewirken.

Prädispositionen

Unter den Faktoren, die eine Nervenschädigung begünstigen, finden sich angeborene Anomalien sowie erworbene Erkrankungen. Während bei ersteren die sog. **Engpaßsyndrome** dominieren, z.B.:

- Hypertrophie des M. scalenus anterior und medius,
- Existenz einer Halsrippe,
- anomaler Ursprung des Pl. brachialis,

handelt es sich bei letzteren vornehmlich um primäre oder sekundäre **Störungen der Mikrozirkulation**. Neben den präexistenten Mikroangiopathien (z.B. bei Diabetes mellitus) können aber auch im Verlauf einer Operation eintretende kardiozirkulatorische Homöostaseveränderungen wie:

- Schockzustände (z.B. bei massiven Blutungen),
- Gerinnungsstörungen im Sinne einer disseminierten intravasalen Koagulation oder
- eine vasokonstriktorisch wirkende Hypothermie

zur Reduktion des Blutflusses in den Vasa nervorum führen. Daneben sind Patienten mit einer **Kachexie** wegen des Fehlens subkutaner Fettpolster besonders gefährdet, druckbedingte Nervenschäden zu erleiden.

Schweregrade

Periphere Nervenverletzungen werden nach *Seddon* in drei Schweregrade eingeteilt:

- Neurapraxie,
- Axonotmesis und
- Neurotmesis (Tab. 55).

Während es sich bei der Neurapraxie nur um eine funktionelle Schädigung mit vollständiger Rückbildungstendenz von Sensibilitätsstörungen und ggf. leichten Paresen innerhalb weniger Tage handelt, finden sich bei der Axonotmesis und vor allem bei der Neurotmesis strukturelle Läsionen. Bei der Axonotmesis bleiben die bindegewebigen Nervenhüllstrukturen (Epi-, Peri-, Endoneurium) als Leitschiene für die Regeneration erhalten. Bei der Neurotmesis hingegen sind sämtliche Nervenanteile betroffen, so daß eine komplette Regeneration i.d.R. nicht möglich ist. Hierzu ist eine neurochirurgische Intervention mit Reanastomosierung der Nervenenden erforderlich.

Tabelle 55: Seddon-Klassifikation

	Neurapraxie	**Axonotmesis**	**Neurotmesis**
Schädigungsform	Commotio nervi ohne Kontinuitätsunterbrechung	lokale Zerstörung von Axonen und Markscheiden	totale oder subtotale Nervendurchtrennung
Ursachen	Prellung, Druck, Ödem, Hämatom	Quetschung	Schnittverletzung, schwerste Quetschung
EMG	keine Denervierungszeichen	passagere Denervierung	nach 1-2 Wochen typische Denervierungspotentiale
NLG	leicht vermindert	erheblich vermindert oder Aufhebung der Nervenleitung	keine Nervenleitung
Therapie	konservativ	konservativ	operativ (Nervennaht)
Regeneration	rasch und vollständig	protrahiert, aber i.d.R. vollständig	ohne Operation unvollständig

EMG = Elektromyogramm; NLG = Nervenleitungsgeschwindigkeit

Prävention und Therapie von Nervenschäden

Durch Vermeidung unphysiologischer Lagerungen, weiche Unterpolsterung von Auflagepunkten im Bereich nervenführender Knochenstrukturen und nicht strangulierende Fixation von Extremitäten lassen sich Nervenschäden in den allermeisten Fällen, zumindest bei Fehlen risikoerhöhender Faktoren, verhindern. Bei eingetretenem Nervenschaden ist eine fachneurologische Begutachtung zur exakten Diagnosestellung und Einleitung der entsprechenden therapeutischen Maßnahmen erforderlich. Bei kompletter Kontinuitätsunterbrechung eines Nerven ist immer eine neurochirurgisch-operative Behandlung anzustreben.

4 Mediko-legale Aspekte (s. Kap. 13, S. 241 f.)

12 Postoperative Versorgung

1 **Aufwachraum** (AWR)

Die unmittelbar postoperative Phase ist für den Patienten besonders kritisch, da i.d.R. die körpereigenen Regulations- und Kompensationsmechanismen infolge von operativem Trauma und anästhesiebedingten Nachwirkungen noch nicht vollständig wiederhergestellt sind. In dieser Phase ist eine sorgfältige und lückenlose Überwachung der *Vitalfunktionen* geboten, um Komplikationen zu vermeiden bzw. sofort therapieren zu können. Hierzu hat sich als Organisationseinheit der "Aufwachraum" bewährt, der in seiner heutigen Form die Überwachung und Therapie mit den Möglichkeiten der modernen Intensivmedizin gewährleisten soll.

Übergabe des Patienten

Zu Beginn des Aufenthaltes im Aufwachraum muß eine korrekte Übergabe des Patienten erfolgen, und zwar durch den zuvor betreuenden Anästhesisten an die Pflegekraft, die den Patienten bis zu dessen Entlassung aus dem Aufwachraum weiter versorgt. Hierbei ist die Weitergabe folgender **Informationen** essentiell:

- Name und Alter des Patienten
- durchgeführte Operation und Anästhesie
- aufgetretene Komplikationen
- aktuelle Vitalparameter
- Vorerkrankungen
- Risiken (z.B. Nichtnüchternheit)
- Anzahl und Art der Katheter, Drainagen und Sonden
- Verlust und Ersatz von Körperflüssigkeiten und Blut
- Verordnungen zur Schmerztherapie
- spezielle Anordnungen
  - besondere Überwachungsparameter
  - Untersuchungen (z.B. Laborwerte, Röntgen)
  - Medikamente (z.B. Heparin, Antibiotika)
  - Bluttransfusion

Allgemeine Maßnahmen

- Lagerung (i.d.R. leichte Oberkörperaufrichtung), abhängig von:
  - kardiopulmonaler Funktion
  - durchgeführtem Eingriff (Anweisung des Operateurs)
- Sauerstoffapplikation (regelhaft nach Allgemeinanästhesien)
- Kontrolle der Vitalfunktionen (s. Abschn. 2)
- Fortführung der Infusionstherapie (Ausnahme: Kurzeingriffe)
- Medikamentenapplikation, insbesondere zur Schmerztherapie bzw. -prophylaxe
- Bluttransfusion
- Ableitung von Drainagen, Blasenkatheter, Magensonde
- Bilanzierung
- Wärmeapplikation, besonders nach größeren und längerdauernden Eingriffen
- Dokumentation (Aufwachraumprotokoll)

Spezielle Maßnahmen

- ZVD-Messung
- invasive Blutdruckmessung
- Pulmonaliskatheter
- Nachbeatmung

2 Monitoring

Grundsätzlich unterscheidet sich die Überwachung des postoperativen Patienten nicht von der intraoperativen Vorgehensweise (s. Kap. 3, S. 36 f.). Das Ausmaß des Monitorings richtet sich ebenfalls nach den Vorerkrankungen und dem Alter des Patienten, der Art und Dauer des operativen Eingriffes, dem anästhesiologischen Verfahren und etwaigen Komplikationen.

Postoperative Überwachungsmaßnahmen

klinisch:	**apparativ**:	**laborchemisch**:
<u>Bewußtsein</u> Pupillenreaktion (intrakranielle Eingriffe) <u>Atmung</u> Puls - gefäßchirurgischen Eingriffe - Operationen von Extremitätenfrakturen <u>Hautfarbe/-temperatur</u> Sensibilität - Regionalanästhesien - Eingriffe am ZNS - gefäßchirurgischen Eingriffe - Operationen von Extremitätenfrakturen Motorik/Muskelkraft - Muskelrelaxanzien - Regionalanästhesien - Eingriffe am ZNS <u>Blasenfüllung/Spontanurin</u> <u>Blut-/Sekretverluste</u> über Drainagen u. Verbände	<u>EKG</u> ST-Streckenanalyse <u>arterieller Blutdruck</u> zentraler Venendruck <u>Pulsoxymetrie</u> Kapnometrie/-graphie - obligat bei Nachbeatmung Körpertemperatur Diurese Röntgenthorax	Hb/Hkt BZ Na^+, K^+, (Ca^{++}) SvO_2 arterielle Blutgase Blutgerinnung

obligate Minimalüberwachung unterstrichen

Kapnometrie

Die Messung der endexspiratorischen CO_2-Konzentration am nichtintubierten Patienten ist zwar prinzipiell auch über (halboffene) Gesichtsmasken oder O_2-Insufflationskatheter möglich, bietet aber nur eine eingeschränkte Meßgenauigkeit (Nebenluft). Sie kann dennoch bei Risikopatienten sinnvoll sein, um z.B. bei schwerer COPD die Sauerstofftherapie zu optimieren, ohne daß es hierbei zu einer weiteren CO_2-Retention kommt.

Röntgenthorax

Eine Röntgenaufnahme des Thorax ist bei Verdacht auf pulmonale und/oder kardiale Komplikationen indiziert. Auf diese Weise können z.B. Atelektasen, Pneumothorax, Pleuraerguß oder Lungenödem objektiviert werden. Sie dient außerdem der Lagekontrolle eines zentralen Venenkatheters oder Pulmonaliskatheters. Sie ist verzichtbar, falls der ZVK mittels intraatrialer EKG-Ableitung korrekt plaziert wurde, es sei denn, es wurden die A. subclavia oder tiefe Halsvenen punktiert. Hierbei besteht die Gefahr einer Pleuraverletzung, so daß immer ein Pneumothorax ausgeschlossen werden muß.

3 Komplikationen

3.1 Respirationstrakt

Im Mittelpunkt des Spektrums postoperativer Komplikationen im Aufwachraum stehen die Störungen der Atmung, die unbehandelt rasch zu einer **respiratorischen Insuffizienz** führen können.

Respiratorische Komplikationen

- Atemwegsobstruktion
  - Tonusverlust der Zungenschlundmuskulatur
  - chirurgischer Eingriff, z.B.:
    - Ödem oder Blutung nach Karotis- und Halsoperationen
    - Rekurrensparese nach Strumektomie
  - Laryngospasmus
  - Larynxödem
  - Bronchospasmus, bes. in der Narkoseausleitungsphase bei prädisponierten Patienten:
    - Asthma bronchiale
    - starke Raucher mit chronischer Bronchitis
- Hypoventilation
  - zentrale Atemlähmung
  - periphere Atemlähmung
- Atelektasen
  - Thorax-/Oberbaucheingriffe
  - chronische Lungenerkrankungen
  - erhebliches Übergewicht
- pulmonale Aspiration
- Pneumo-/Hämatothorax
  - Thoraxoperationen, Strumektomien, Eingriffe am Zwerchfell, Nierenoperationen
  - laparoskopische Chirurgie (Kapnothorax)
  - zentralvenöse Punktionen
- Lungenödem
- Lungenembolie
- gesteigerter Sauerstoffbedarf
  - Muskelzittern
  - Fieber

Laryngospasmus

Beim Laryngospasmus handelt es sich um einen akuten Verschluß des Kehlkopfes durch einen anhaltenden Spasmus der supraglottischen quergestreiften Kehlkopfmuskulatur. Er kann durch Stimulation bzw. Irritation des Larynx, z.B. während der Narkoseausleitung, entstehen. Auslöser sind Manipulationen im Bereich der oberen Atemwege oder Sekret- bzw. Blutansammlungen. Er tritt deutlich häufiger bei Säuglingen und Kleinkindern als bei Erwachsenen auf. Wenn der Laryngospasmus nicht durch alleinige Maskenbeatmung mit reinem Sauerstoff beherrscht werden kann, ist die zusätzliche Gabe kleiner Dosen von Succinylcholin (ca. 0,2 mg/kg KG i.v.) erforderlich.

Larynxödem

Beim Larynxödem handelt es sich um eine ödematöse Schwellung der Glottis und/oder der subglottischen Region. Neben entzündlichen und allergischen Ursachen spielen in der Anästhesie vor allem instrumentelle Manipulationen im Bereich des Larynx die größte Rolle (z.B. traumatische Intubation). Während sich ein Laryngospasmus unmittelbar im Anschluß an die zugrundeliegende Stimulation entwickelt, tritt ein Larynxödem erst mit einer gewissen Verzögerung in Erscheinung (z.T. bis zu 24 h!).

Ein Larynxödem kann zumeist durch Glukokortikoide (z.B. 250 mg Prednisolon [Solu-Decortin H®] i.v.) und Inhalation einer vernebelten Micronephrin®-Lösung (razemisches Adrenalin) therapiert werden. Erst in schweren Fällen, d.h. bei ausgeprägtem Ödem und erheblicher Dyspnoe etc., wird eine künstliche Atemwegssicherung erforderlich. Falls hierzu eine herkömmliche endotracheale Intubation mit einem dünnen Tubus (z.B. ID 6,0 mm) nicht möglich sein sollte, muß umgehend eine Konio- bzw. Tracheotomie vorgenommen werden (s. Kap. 20, S. 363).

Hypoventilation

Ein Überhang an Narkotika kann direkt zur Hemmung des Atemzentrums (*zentrale Atemlähmung*) führen und so eine Hypoventilation bewirken. Neben **Opioiden** kommen auch **volatile Anästhetika** als Ursache in Betracht. Die besondere Gefahr liegt hierbei darin, daß ansteigende Blut-CO_2-Partialdrücke keine adäquate Ventilationssteigerung nach sich ziehen. Dadurch wird verhindert, daß der Patient das subjektive Gefühl der Dyspnoe entwickelt. Mit steigendem arteriellem CO_2-Gehalt entwickelt sich schließlich eine "CO_2-Narkose" ($PaCO_2$ > 70 mmHg), die unbemerkt im Atemstillstand und "silent death" enden kann.

Nachwirkende **Muskelrelaxanzien** können durch fortbestehende neuromuskuläre Blockade eine *periphere Atemlähmung* verursachen. Komplikationen des operativen Eingriffes, wie z.B. eine Phrenikusparese, oder Systemerkrankungen der Skelettmuskulatur, wie z.B. die Myasthenia gravis, sind ebenfalls in der Lage, postoperativ die Atmungsfunktion erheblich zu beeinträchtigen.

3.2 Herz-Kreislauf-System

Hypoxämie, Hyperkapnie, Schmerzen, Unterkühlung, Harnverhalt sowie Störungen des Blut- und Plasmavolumens bewirken eine erhöhte Aktivität des sympathischen Nervensystems. Hieraus können sich in der unmittelbar postoperativen Phase kardiovaskuläre Komplikationen wie arterielle *Hyper- und Hypotension*, kardiale *Arrhythmien* und gegebenenfalls *Herzinsuffizienz*, *Myokardinfarkt* und *Herz-Kreislauf-Stillstand* entwickeln. Am stärksten gefährdet sind Patienten mit kardiozirkulatorischen Vorerkrankungen. Bei ihnen ist neben der Prävention ein subtiles und erweitertes Monitoring dringend angezeigt, um bei eingetretenen Komplikationen unverzüglich und angemessen therapieren zu können.

Herz-Kreislauf-Komplikationen

- arterielle Hypertension
  - Hypoxämie
  - Hyperkapnie
  - Schmerzen
  - Hypothermie
  - Harnverhalt
  - Hypervolämie
- Herzrhythmusstörungen
  - Elektrolytimbalancen, bes. Hypokaliämie
  - Hypoxämie
  - Hyperkapnie
  - metabolische Azidose oder Alkalose
  - Digitalisintoxikation
  - Myokardischämie
- Myokardinfarkt
- arterielle Hypotension
  - Hypovolämie
  - Nachblutung
  - Herzinsuffizienz
  - Perikardtamponade
    - Thorax-/Oberbaucheingriffe
    - ZVK-Anlage
  - Sepsis (z.B. nach Abszeßsanierung)
  - Nebennierenrindeninsuffizienz
    - chronische Glukokortikoidmedikation
    - nach Hypophysektomien, Nephrektomien, Adrenalektomien
- Lungenembolie (im AWR selten)
  - Hypotension
  - Arrhythmien
- Herz-Kreislauf-Stillstand

3.3 Zentrales Nervensystem (ZNS)

Zerebrale Komplikationen

- verzögertes Erwachen
  - Narkoseüberhang
  - exzessive Hyperventilation
  - Hypoglykämie
  - Addison-Krise
- Agitiertheit
  - Schmerzen
  - Hypoxämie
  - Harnverhalt (z.B. Blasenkatheterobstruktion)
  - Dehydratation (besonders bei älteren Patienten)
  - Hyponatriämie (z.B. TUR-Syndrom)
  - Delir (Medikamenten- oder Alkoholentzug)
  - thyreotoxische Krise
- zentral-anticholinerges Syndrom (s. Kap. 8, S. 173 f.)
- hirnorganische Schädigungen

Verzögertes Erwachen

Ein verzögertes Erwachen aus der Narkose ist am häufigsten durch einen *Narkoseüberhang* verursacht. Diese Patienten müssen postoperativ oftmals nachbeatmet werden. Wenn Opioide oder Benzodiazepine als Auslöser in Frage kommen, ist prinzipiell eine medikamentöse Antagonisierung möglich. Beachtet werden muß hierbei allerdings, daß es zu überschießenden Kreislaufreaktionen mit Tachykardie und Blutdruckanstieg kommen kann. Außerdem sind "rebound"-Phänomene möglich, wenn aufgrund unterschiedlicher Halbwertszeiten die Wirkung des Antagonisten früher nachläßt als die des Agonisten.

Eine exzessive intraoperative *Hyperventilation* kann durch eine respiratorische Alkalose zur zerebralen Vasokonstriktion und Ischämie und damit auch zur Vigilanzminderung führen. Darüber hinaus kommt es zur Entleerung der CO_2-Speicher mit anschließender Verminderung bzw. Aufhebung des Atemantriebs.

Merke:

Postoperative Erregungszustände werden häufig durch *Schmerzen* verursacht. Dennoch muß immer und als erstes eine **Hypoxämie** ausgeschlossen werden!

3.4 Hypo- und Hyperthermie

Störungen der Wärmehomöostase treten nahezu regelhaft nach langdauernden, thorakalen oder abdominellen Operationen auf. Wärmeverluste entstehen z.B. intraoperativ infolge Flüssigkeitsverdunstung über großen Wundflächen, besonders bei niedriger Umgebungstemperatur. Aggravierend wirkt die in Narkose aufgehobene Thermoregulation. Der konsekutive Abfall der Körpertemperatur bewirkt postoperativ deutliche **Hypothermiereaktionen** mit Muskelzittern ("postoperative shivering", POS). Hierbei können Grundumsatz und Sauerstoffverbrauch bis auf das Vierfache ansteigen, wodurch vor allem Patienten mit kardiovaskulären Vorerkrankungen gefährdet werden. *Pethidin* (Dolantin®) ist in subanalgetischer Dosierung (12,5-25 mg i.v.) in der Lage, das Kältezittern aufzuheben, zumindest aber abzuschwächen. Dieses gilt gleichermaßen für den zentralen α_2-Rezeptorantagonisten *Clonidin* (z.B. Catapresan®; fraktioniert 75-150 µg i.v.). Neben der pharmakologischen Therapie sollten die Patienten mittels Wärmedecken von außen wiedererwärmt werden. Für Risikopatienten gilt, daß sie bis zum Erreichen der Normaltemperatur analgosediert und nachbeatmet werden müssen.

Neuere Untersuchungen lassen vermuten, daß der Wirkungsmechanismus von Pethidin hinsichtlich der Verminderung des POS ebenso wie bei Clonidin möglicherweise in einer Stimulation zentraler α_2-Rezeptoren liegt. Es hat sich zeigen lassen, daß die μ-agonistische Wirkung alleine nicht ausreicht, um POS wirksam zu unterdrücken. So ist z.B. das stark μ-agonistisch wirkende Sufentanil nicht zur Therapie des POS geeignet.

Eine postoperative **Hyperthermie** beruht meistens auf einer harmlosen Sollwertverstellung der Körpertemperatur durch Narkose und Operation. Sie kann aber auch Ausdruck einer Septikämie oder in seltenen Fällen gar einer (abortiven) malignen Hyperthermie sein.

3.5 Muskelzittern

Postoperatives Muskelzittern kann, wie oben beschrieben, als Reaktion auf intraoperative Wärmeverluste auftreten. Es kann aber auch bei *normothermen* Patienten, und hier besonders nach Inhalationsanästhesien, beobachtet werden. Der genaue Entstehungsmechanismus ist hierfür z. Zt. noch nicht bekannt. Vorstellbar ist eine unterschiedlich schnelle Abflutung des Anästhetikums aus kortikalen und subkortikalen Regionen. In diesen Fällen kann ebenso die Anwendung von *Clonidin* oder *Pethidin* erfolgreich sein.

3.6 Übelkeit und Erbrechen (s. Kap. 6, S. 105 ff.)

3.7 Spezielle chirurgische Aspekte

Chirurgische Komplikationen

- Nachblutungen
- Spannungspneumothorax
  - Oberbauch-, Nieren-, thorakale Operationen
  - laparoskopische Eingriffe
- Kompressionsphänome bis hin zum Kompartment-Syndrom
  - Frakturversorgungen mit Gipsanlage
- Gefäßverschlüsse nach desobliterierenden Eingriffen
  - venös: => Stauungssymptomatik
  - arteriell: => Ischämiesymptomatik

Nachblutungen

Bei Nachblutungen sind nicht nur die Menge und Geschwindigkeit des Blutverlustes wichtig, sondern auch die Lokalisation der Blutung. So kann z.B. nach einer Strumaresektion schon eine geringe Nachblutung durch die mechanische Kompression der Trachea und die hieraus resultierende Hypoxie deletäre Folgen haben. Nachblutungen sind nicht immer am Blutfluß über die Drainagen erkennbar, da diese verstopfen oder dislozieren können.

4 Schmerztherapie

Schmerzen sind nur dann physiologisch sinnvoll, wenn sie auf eine bislang unerkannte Organschädigung bzw. -dysfunktion hinweisen. Diese Warnfunktion erfüllt der postoperative Wundschmerz gemeinhin nicht. Er ist alleinig Folge des chirurgischen Traumas und der damit einhergehenden Erregung von Schmerzrezeptoren im Operationsgebiet. Potentiell gefährlich für den Organismus werden Schmerzen durch **Stimulierung des sympathischen Nervensystems** und der damit einhergehenden Steigerung von Herzfrequenz sowie links- und rechtsventrikulärer Nachlast (Abb. 31). Hieraus kann sich bei disponierten Patienten eine akute Links- und/oder Rechtsherzdekompensation entwickeln. Der Sauerstoffverbrauch des Gesamtorganismus nimmt zu, und zwar in einer Situation, in der er als Folge des Postaggressionsstoffwechsels sowieso schon unphysiologisch gesteigert ist. Zusätzlich können Schmerzen zu einer Schonatmung mit Bildung von Mikroatelektasen führen und damit den pulmonalen Gasaustausch im Sinne einer Hypoventilation beeinflussen.

Die **Intensität** des postoperativen Wundschmerzes ist allgemein um so größer, je ausgedehnter die operative Gewebeverletzung und damit die Erregung von Schmerzrezeptoren ist. Thorax- und Oberbaucheingriffe gehen mit besonders ausgeprägten Schmerzen einher. Psychische Faktoren modulieren das subjektive Schmerzerlebnis, indem sie die Schmerzempfindung entweder herauf- oder herabsetzen können. Auch das Anästhesieverfahren spielt eine Rolle. Nach Inhalationsanästhesien ist der postoperative Wundschmerz ausgeprägter als z.B. nach intravenösen Anästhesieverfahren mit noch anhaltender Opioidwirkung. Die Schmerzintensität nimmt naturgemäß mit zunehmendem zeitlichen Abstand zur Operation ab.

Abbildung 31: Postoperativer Wundschmerz

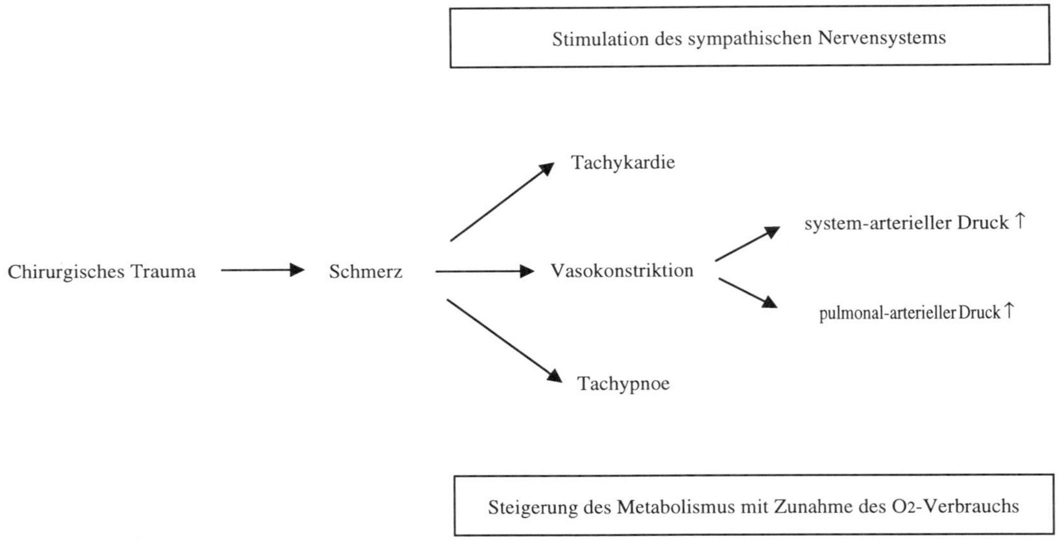

Die Indikation zu einer symptomatischen **postoperativen Schmerztherapie** ergibt sich dann, wenn kausal zu behandelnde Ursachen ausgeschlossen werden können. Folgende Verfahren stehen zu diesem Zweck zur Verfügung und sind Bestandteile eines *multimodalen* Konzeptes:

- i.v. Applikation von Opioiden
- i.v. oder rektale Gabe von Nicht-Opioid-Analgetika
- PCA-Technik
- Injektion von Lokalanästhetika über Regionalanästhesiekatheter

4.1 Opioide

Systemisch werden am häufigsten Opioide als die am stärksten wirksamen Analgetika eingesetzt. In erster Linie sollten rein agonistisch wirkende Substanzen mit mittellanger Wirkdauer, wie z.B. *Piritramid* (Dipidolor®) in einer Dosierung von 0,1 mg/kg KG i.v., Verwendung finden. Die sedierende Komponente ist hierbei i.d.R. durchaus nicht unerwünscht. Auch Kindern sollten Opioide in der postoperativen Phase zur Herbeiführung einer adäquaten Analgesie (Titration!) nicht vorenthalten werden, zumal bei nicht ausreichender Wirksamkeit von Nicht-Opioid-Analgetika.

Merke:

Bei i.v. Gabe von Piritramid dauert es ca. 5 min bis zum Wirkeintritt und 15-20 min bis zum Erreichen der Maximalwirkung!

4.2 Nicht-Opioid-Analgetika

Nicht-Opioid-Analgetika haben im Vergleich zu Opioiden den Vorteil fehlender Atemdepression. Für den postoperativen Einsatz bei *leichten und mittleren Schmerzzuständen* stehen zur Verfügung:

- nichtsteroidale Säureantiphlogistika (NSAID)
  - Acetylsalicylsäure (ASS - Aspisol®): 10-20 mg/kg KG i.v.
  - Diclofenac (Voltaren®): 0,5 mg/kg KG i.v.*
- Anilin-Derivate
  - Paracetamol (ben-u-ron®): 10-20 mg/kg Kg rektal bei Kindern
- Pyrazol-Derivate
  - Metamizol (Novalgin®): 10-20 mg/kg KG i.v.

*: als Injektionspräparat in der BRD nur für den i.m. Einsatz zugelassen

Die Einzeldosen der erwähnten Substanzen dürfen maximal 3-4 x pro die appliziert werden.

Indikationen für Nicht-Opioid-Analgetika

- nach muskulo-skelettalen Eingriffen
- nach Eingriffen an der Körperoberfläche
- nach laparoskopischen Eingriffen (-> Metamizol)
- nach Eingriffen am Gastrointestinal- oder Urogenitaltrakt (kolikartige Schmerzen -> Metamizol)
- nach ambulanten Eingriffen (Vermeidung einer Atemdepression durch Opioide)
- geriatrische Patienten (Vigilanzerhaltung)
- "wind-up"-Phänomen (-> NSAID; "wind-up" s. S. 229)

4.2.1 Nichtsteroidale Säureantiphlogistika

Nichtsteroidale Säureantiphlogistika (NSAID) bewirken über eine Hemmung der Cyclooxygenase die Reduktion der Prostaglandinsynthese im Wundgebiet und somit analgetisch-antiphlogistische Wirkungen. Sie sind deshalb besonders effektiv bei Schmerzen, die nach ausgedehnten Gewebetraumen oder Knochenoperationen eintreten. Wegen der *Thrombozytenaggregationshemmung* und einer damit möglicherweise einhergehenden gesteigerten Blutungsneigung im Operationsgebiet ist die Indikation in der unmittelbar postoperativen Phase mit Bedacht zu stellen. Das gilt in besonderem Maße für die *Acetylsalicylsäure*, die - i. Ggs zu den übrigen NSAID - die Cyclooxygenase *irreversibel* hemmt. Thrombozyten sind als fragmentierte, kernlose Zellen nicht in in der Lage, Cyclooxygenase nachzubilden, was zu einem Ausfall der Thromboxansynthese über die gesamte Lebensdauer der betroffenen Thrombozyten und demzufolge zu einer prolongierten Aggregationsbeeinträchtigung führt. Die anderen NSAID dagegen bewirken nur eine reversible Hemmung der Cyclooxygenase und somit auch der Thrombozytenaggregation, in Abhängigkeit von ihrer Verweilzeit im Organismus.

Nebenwirkungen von NSAID

- Übelkeit und Erbrechen
- okkulte gastro-intestinale Blutungen
- Magen- und Duodenalulzera
- Thrombozytenaggregationshemmung (irreversibel bei ASS!, reversibel bei allen anderen)
- Verminderung der Nierendurchblutung (cave: Hypovolämie, vorbestehende Nierenschädigung, gleichzeitige Gabe potentiell nephrotoxischer Pharmaka, z.B. einige Antibiotika, oder von Schleifendiuretika)
- Bronchokonstriktion (vor allem bei "intrinsischem" Asthma bronchiale)
- Lyell-Syndrom

Bei Kindern vor der Pubertät sind nach *ASS*-Gabe im Zusammenhang mit Varizellen- und Influenzainfektionen Fälle von *akutem Leberversagen* (Reye-Syndrom, hohe Letalität!) beschrieben worden.

Deshalb gilt:

Bei Kindern bis zum 12. Lebensjahr ist Acetylsalicylsäure bei viralen Infekten kontraindiziert!

4.2.2 Anilin-Derivate

Anilin-Derivate üben nur eine relativ schwache analgetische Wirkung aus, die über eine zentrale Supprimierung der Prostaglandinsynthese zustande kommen soll. Sie sind ebenfalls nicht antiphlogistisch wirksam, beeinflussen aber auch nicht die Blutgerinnung. Aniline wirken in höherer Dosis *leberschädigend* bis hin zur akuten Lebernekrose. Aus diesem Grund darf eine Tagesgesamtdosis von 60 mg Paracetamol pro kg KG bei Erwachsenen und 100 mg/kg KG bei Kindern nicht überschritten werden. Als *Kontraindikation* sind *Leberparenchymerkrankungen* zu beachten. Von Nachteil ist weiterhin die fehlende intravenöse Zuführmöglichkeit.

4.2.3 Pyrazol-Derivate

Bei Pyrazol-Derivaten sind die Mechanismen, die zur Analgesie führen, nach wie vor nicht geklärt Diskutiert wird eine Aktivierung deszendierender schmerzhemmender Bahnen im Hirnstamm und Rückenmark. Sicher ist aber, daß eine antiphlogistische Wirkung fehlt. Der analgetische Effekt ist jedoch deutlich stärker ausgeprägt als bei ASS bzw. NSAID, so daß auch viszerale Schmerzen gut therapierbar sind. Aufgrund ihrer zusätzlichen spasmolytischen Wirkung sind Pyrazolone besonders bei kolikartigen Schmerzen indiziert. Bei rascher Injektion von Metamizol kann ein Blutdruckabfall infolge *direkter* Vasodilatation auftreten. Schwerwiegende kardiovaskuläre Störungen bis zum *Kreislaufzusammenbruch* sind dagegen Ausdruck einer anaphylaktischen Reaktion. Wiederholt wurde über schwere *Agranulozytosen* berichtet (Inzidenz ca. 5 : 1 Mio.). Deshalb muß von einem unkritischen Gebrauch abgeraten werden.

Merke:

Zur Vermeidung eines Blutdruckabfalles sollte Metamizol als Kurzinfusion (z.B. in 250 ml NaCl 0,9%) über 10-15 min zugeführt werden!

4.3 Praxis

Prophylaktische Analgesie ("pre-emptive analgesia")

Die intraoperative Verwendung höherer Dosierungen von Opioiden dient dazu, bereits einen Teil der postoperativ erforderlich werdenden Analgesie vorwegzunehmen. Durch die hiermit induzierte "Basisanalgesie" läßt sich in der Tat der postoperative Analgetikabedarf deutlich reduzieren. Besonders erfolgreich ist in diesem Sinne auch die Anwendung regionalanästhesiologischer Verfahren, die z.B. sehr effektiv Schmerzengramme und damit die Rate von Phantomschmerzen nach Amputationen verringern können. Aus schmerzphysiologischen Untersuchungen ist bekannt, daß sich Schmerzen gewissermaßen durch eine positive Rückkopplung selbst verstärken können (NMDA-Rezeptor-vermitteltes "wind-up"-Phänomen: reversible Hyperalgesie durch Hypersensibilisierung im Bereich der peripheren Nozizeptoren und auf spinaler Ebene [Hinterhornzellen]), so daß es sinnvoll und einfacher erscheint, Schmerzen durch eine ausreichende vorzeitige nozizeptive Blockade zu verhindern als sie zu behandeln. In diesem Sinne wirksam ist auch die präventive Gabe von *Metamizol* bereits kurz vor der Narkoseausleitung, die allerdings wegen der möglichen Nebenwirkungen nicht routinemäßig und unkritisch praktiziert werden sollte.

Balancierte Analgesie

Postoperativ bietet sich eine Kombination von *Nicht-Opioid-Analgetika mit Opioiden* dann an, wenn mit einer Substanzgruppe alleine keine hinreichende Schmerzfreiheit erzielt werden kann. Dies gilt vor allem für knochenbedingte Schmerzen, bei denen mit Opioiden nicht immer eine komplette Analgesie herbeizuführen ist. Die Kombination sollte bei Bedarf frühzeitig erwogen werden, und nicht erst nach dem Einsatz bereits größerer Mengen an Opioden, um so eine opioidinduzierte Atemdepression zu vermeiden.

Patienten-kontrollierte Analgesie (PCA)

Die "patienten-kontrollierte Analgesie" erfolgt mittels pumpengesteuerter, programmierbarer Applikation analgetisch wirksamer Substanzen. Sie kann *systemisch-intravenös* (Opioide) oder über Regionalanästhesiekatheter (z.B. Lokalanästhetika *epidural* [PCEA] oder *subarachnoidal*) angewendet werden. Neben einer voreingestellten kontinuierlichen *Basisanalgesie* sind zusätzlich durch den Patienten abrufbare *Bolusgaben* möglich. Hierbei muß sichergestellt sein, daß bestimmte ärztlich vorzugebende Höchstmengen nicht überschritten werden können (Sperrintervall für die Bolusapplikation sowie 4-Stunden-Maximaldosis). Als **Vorteile** können reklamiert werden:

- relative Unabhängigkeit des Patienten von Schwester und Arzt bei Analgetikabedarf
- individuelle bedarfsadaptierte Dosierung der Schmerzmittel
- bei richtiger Handhabung hohe Sicherheit des Verfahrens hinsichtlich potentieller Atemdepression

In Tabelle 56 sind beispielhaft zwei Dosierungsregime für eine postoperative PCA aufgeführt, mit denen erwachsene Patienten in ca. 95 % der Fälle gut zurechtkommen. Bei i.v. Applikation werden hierzu 3 Ampullen Dipidolor® (45 mg Piritramid) zusammen mit 27 ml isotoner Kochsalzlösung aufgezogen, bei subarachnoidaler Applikation über einen Spinalkatheter 30 ml 0,125%iges Bupivacain (Carbostesin®).

Tabelle 56: Dosierungsregime für PCA-Technik

	Piritramid i.v.	**Bupivacain intrathekal**	**Bupivacain epidural**
Dosierung pro ml	1,5 mg	1,25 mg	1,25 mg (evtl. + 0,5 µg Sufentanil*)
primärer Bolus	0-5 ml (0-7,5 mg)	0-4 ml (0-5 mg)	fraktioniert 8-10 ml (10-12,5 mg)
kontinuierlich	0,66 ml/h (1 mg/h)	0,5 ml/h (0,625 mg/h)	4 ml/h (5 mg)
Patienten-Bolus	1 ml (1,5 mg)	1 ml (1,25 mg)	4 ml/h (5 mg)
Sperrintervall	15 min	30 min	30 min
4-Std.-Max.-Dosis	10 ml (15 mg)	5 ml (6,25 mg)	20 ml (25 mg)

*: Bei Kombination mit Sufentanil muß die Möglichkeit einer späten Atemdepression bedacht werden (Überwachung!).

Praktische Empfehlungen zur postoperativen Schmerztherapie:

1. wann immer möglich: "pre-emptive analgesia"
2. postoperative Analgesie abhängig von Schmerzcharakter und Kontraindikationen mit Nicht-Opioid-Analgetika oder Opioiden
3. frühzeitige Kombination von Nicht-Opioid-Analgetika mit Opioiden
4. postoperativ keine Opioide bei ambulanten Patienten
5. postoperativ *primär* keine Opioide bei geriatrischen Patienten
6. Bei Kindern, die Paracetamol erhalten sollen, sollte es bei kurzen Eingriffen zur Narkoseeinleitung, bei längeren Operationen in der Ausleitungsphase verabreicht werden.

5 Patientenverlegung

Über die Verlegung des Patienten aus dem Aufwachraum entscheidet ausdrücklich der zuständige Anästhesist nach *persönlicher* Inaugenscheinnahme. Der frischoperierte Patient verbleibt postanästhetisch so lange im Aufwachraum, bis er wieder im Vollbesitz seiner Schutzreflexe ist und keine unmittelbaren Komplikationen von seiten der Atmung, des Kreislaufs und der Operation zu erwarten sind. Erst dann darf er auf eine allgemeine Krankenstation verlegt werden.

Verlegungskriterien für die Allgemeinstation

- suffiziente Spontanatmung (ohne Atemwegshilfen)
- stabiler Gasaustausch (ohne O_2-Insufflation)
- stabile Herz-Kreislauf-Funktion
- klares Bewußtsein
- vollständig wiederhergestellte Schutzreflexe
- kein Kältezittern, möglichst Normothermie
- abklingende bzw. abgeklungene Nervenblockade nach Regionalanästhesien (rückenmarknah: sensible Blockade < Th_{12})
- keine wesentlichen Nachblutungen oder sonstigen operativen Komplikationen

Die Entscheidung über die **Entlassung nach Hause** im Rahmen ambulanter Operationen wird gemeinsam von Operateur und Anästhesist getroffen. Als Kriterium gilt i.d.R. die Wiedererlangung der sog. Straßenfähigkeit, d.h., der Patient muß in der Lage sein, sich geistig-motorisch koordiniert mit einer Begleitperson nach Hause begeben zu können. Dem Patienten werden schriftliche Verhaltensregeln für die folgenden 24 Stunden sowie eine Telefonnummer für den Notfall mitgegeben.

Entlassungskriterien nach ambulanten Operationen

Zusätzlich zu den Verlegungskriterien für die Allgemeinstation gelten:

- vollständige Orientiertheit (zu Person, Ort und Zeit)
- möglichst Wiedererlangung der Gehfähigkeit
- keine oder nur minimale orthostatische Beschwerden (Schwindel)
- keine oder nur minimale Übelkeit
- keine Nachblutungen
- Schmerzfreiheit bzw. Schmerzen mit Nicht-Opioid-Analgetika (oral/rektal) kontrollierbar
- orale Flüssigkeitsaufnahme wird vertragen*
- spontanes Wasserlassen muß möglich sein*

**: umstritten*

Instabile Vitalfunktionen, erhebliche Begleiterkrankungen oder Verletzungen sowie ausgedehnte, langwierige Eingriffe machen eine Überwachung bzw. Therapie auf einer **Intensivstation** erforderlich

Verlegungskriterien für die Intensivstation

- instabile Atmung (z.B. Nachbeatmung, Thoraxtrauma)
- instabile Herz-Kreislauf-Funktion (z.B. Katecholaminpflichtigkeit)
- komatöser Zustand (z.B. bei Schädel-Hirn-Trauma)
- beeinträchtigte Schutzreflexe (z.B. nach Eingriffen am Hirnstamm)
- erhebliche Unterkühlung
- intraoperative Maligne-Hyperthermie-Krise
- Z. n. Massivtransfusion
- ausgedehnte bzw. sehr langdauernde Eingriffe (z.B. Ösophagektomie, Whipple-OP, LTX)
- größere intrakranielle Eingriffe (z.B. Angiome, Aneurysmata, Tumoren)
- Polytrauma
- schwere Begleiterkrankungen (z.B. Herzinfarkt innerhalb von 6 Monaten präoperativ, instabile Angina pectoris, schwere COPD, instabiler Diabetes mellitus, Myasthenia gravis, Peritonitis)

13 Mediko-legale Aspekte in der Anästhesiologie

1 Anästhesieeinwilligung

Jeder **körperliche Eingriff** bedarf zur Erlangung der Rechtmäßigkeit folgender Voraussetzungen:

- medizinisch begründete Indikation
- umfassende, sachgemäße Aufklärung des Patienten
- Einwilligung des Patienten (Schriftform wünschenswert zur Beweissicherung)
- sachgerechte, sorgfältige und schonende Ausführung

1.1 Selbstbestimmungsrecht des Patienten

Da unerlaubte invasive medizinische Maßnahmen den strafrechtlichen Tatbestand der Körperverletzung erfüllen, ist vor deren Durchführung die **Einwilligung** des Patienten zwingend erforderlich. Die Rechtsordnung der Bundesrepublik Deutschland hebt hierbei ganz besonders auf das verfassungsrechtlich garantierte Selbstbestimmungsrecht des Patienten ab. Das bedeutet, daß das Spannungsfeld:

"Salus aegroti suprema lex! - Voluntas aegroti suprema lex!"

im Zweifelsfall zugunsten letzterem entschieden ist und der Arzt die frei bekundete Willensäußerung zu respektieren hat, auch wenn im Einzelfall diese mit seiner berufsethischen Auffassung nicht im Einklang stehen mag (keine alleinige "Therapieautorität" seitens des Arztes).

Die Anästhesieeinwilligung hat grundsätzlich nur dann rechtswirksamen Charakter, wenn der Patient zuvor hinreichend und in angemessener Form über

- Art und Inhalt der geplanten Maßnahmen informiert wurde und deren
- Wesen, Bedeutung und Tragweite

in ihren Grundzügen erkennen konnte. Dieses setzt eine Aufklärung über

- methodentypische Risiken sowie
- Vor- und Nachteile alternativ in Betracht kommender Verfahren

voraus.

Art und Umfang der Aufklärung sind abhängig:

- von Dringlichkeit und Risiko des Eingriffes sowie
- vom Bildungs- und Wissensstand des Patienten.

Es gilt also:

Je weniger dringlich und risikoreich ärztliche Maßnahmen sind, um so umfangreicher und nachhaltiger ist der Patient aufzuklären!

1.2 Einwilligungsfähigkeit und Aufklärungsart

Die Einwilligung in ärztliche Maßnahmen ist *keine* rechtsgeschäftliche Willenserklärung und erfordert deshalb - i. Ggs. z.B. zum Abschluß eines Behandlungsvertrages - nicht die volle Geschäftsfähigkeit des Patienten, sondern nur seine **natürliche Einsichts- und Willensfähigkeit**, die vor Durchführung der Anästhesieaufklärung zu überprüfen ist. Ist sie gegeben, gilt das Selbstbestimmungsprinzip. Fehlt sie hingegen, muß entweder die Einwilligung eines legitimierten Vertreters eingeholt oder eine richterliche Verfügung beim Vormundschaftsgericht erwirkt werden. In einer Notfallsituation allerdings kann der Arzt nach dem Prinzip der "Geschäftsführung ohne Auftrag" verfahren (s. Abschn. 4).

Ein Aufklärungsverzicht seitens des Patienten ist möglich (exakte Dokumentation erforderlich), im anderen Extremfall kann er auch eine Totalaufklärung sämtlicher Risiken einfordern. Normalerweise findet die sog. Stufenaufklärung nach *Weißauer* Anwendung, d.h., nach Ansprechen der üblichen Risiken entscheidet der Patient, welche Bereiche vertieft werden sollen. In der Rechtsprechung findet man auch den Begriff des "wissenden Patienten". Hiermit sind solche Patienten gemeint, die über medizinische Vorkenntnisse verfügen oder sich einer ähnlichen Behandlung schon einmal unterzogen haben. Bei diesen kann die Aufklärung deutlich abgekürzt werden, wenn sich der aufklärende Arzt vom Kenntnisstand des Patienten überzeugt hat. Dieser Sachverhalt wird im Einwilligungsprotokoll festgehalten und vom Patienten gegengezeichnet.

Ein sog. therapeutisches Privileg zur Nichtaufklärung, z.B. aus psychologischen Gründen, wird von der deutschen Rechtsprechung generell nicht anerkannt und kann schon gar nicht für die anästhesiologische Aufklärung beansprucht werden.

1.3 Anästhesiologisches Aufklärungsgespräch

Das anästhesiologische Aufklärungsgespräch umfaßt im einzelnen:

- Darstellung des Ablaufes des für den Eingriff vorgesehenen Anästhesieverfahrens sowie der prä- und postoperativen Maßnahmen (Nahrungs- und Nikotinkarenz, Prämedikation, Nachbeatmung, Intensivhandlung etc.)
- Erläuterung alternativer Verfahren, falls solche in Betracht kommen, und deren Vor- und Nachteile
- Auswahl des geeigneten Verfahrens unter Beachtung von etwaigen Kontraindikationen und größtmöglicher Berücksichtigung der Patientenwünsche
- Erklärung der **typischen Risiken** des ausgewählten Verfahrens *unabhängig* von deren Komplikationsrate (atypische Risiken müssen nur dann erläutert werden, wenn sie nach einem BGH-Urteil entsprechenden Statistiken zufolge in einer Häufigkeit von > 1 : 1000 zu erwarten sind)
- Aufklärung über **generelle Risiken** nur, wenn sie im Einzelfall nicht als bekannt vorausgesetzt werden können

Herausragende zivilrechtliche Bedeutung hat die ärztliche **Dokumentation** (-> Beweissicherung). Bei mangelhafter oder fehlender Dokumentation kommt es im Zivilverfahren zur sog. *Beweislastumkehr* (s. Abschn. 10). Es empfiehlt sich deshalb nachdrücklich, als Anästhesist die vom "Berufsverband Deutscher Anästhesisten" (BDA) befürworteten Anamnese- und Aufklärungsbögen (-> DIOmed-Verlag) - mit zusätzlichen handschriftlichen Ergänzungsvermerken zum Aufklärungsgespräch - zu verwenden.

Für die Aufklärung ergeben sich **Besonderheiten**:

1. wenn der Patient **nicht einwilligungsfähig** ist:
   - bei Erfordernis einer notfallmedizinischen Versorgung

     Bei *Bewußtlosigkeit oder Bewußtseinsstörung* handelt der betreuende Arzt grundsätzlich immer unter dem Aspekt der "Geschäftsführung ohne Auftrag", d.h., er wird seine Hilfeleistung nach dem mutmaßlichen Willen des Patienten zu dessem Besten ausführen.
   - bei aufschiebbaren Eingriffen

     Besteht eine *Geisteskrankheit* oder *Unmündigkeit*, so muß die Einwilligung des gesetzlichen Vertreters (gerichtlich bestellter Betreuer oder persönlich Bevollmächtigter; s.u.) eingeholt werden. Handelt es sich aber um einen das Leben des Patienten gefährdenden Eingriff, muß überdies die Zustimmung des Vormundschaftsgerichtes eingeholt werden (§ 1904 BGB).

     Bei neu aufgetretener, akut zur Einwilligungsunfähigkeit führender *geistiger Verwirrung* muß eine richterliche Verfügung erwirkt werden.

     Steht der Patient unter dem Einfluß die Geschäftsfähigkeit beeinträchtigender *Pharmaka* (Sedativa, Alkohol etc.) muß bis zum Abklingen derer Wirkung abgewartet werden.

     Erhebliche *Schmerzen* müssen vor dem Einwilligungsgespräch durch nicht die Einwilligungsfähigkeit vermindernde Analgetika beseitigt werden.

     Bei Patienten, die der *deutschen Sprache nicht mächtig* sind, muß das Einwilligungsgespräch im Beisein eines Dolmetschers erfolgen, der durch Unterschrift die richtige Übersetzung bestätigt.

     Bei *Blinden* muß zur korrekten Dokumentation der Einwilligungserklärung eine Person ihres Vertrauens anwesend sein.

2. wenn es sich um **Minderjährige** handelt:
   - Bei Kindern unter 14 Jahren sollten *beide* Eltern einem geplanten Eingriff zustimmen. Im einzelnen gilt für:
     - kleine Routineeingriffe: Einwilligung eines Elternteils ausreichend
     - mittlere u. große Eingriffe: Einwilligung beider Eltern erforderlich
     - dringliche Eingriffe: Einwilligung eines Elternteils ausreichend

     Bei mittleren und großen Eingriffen kann eine Elternteil den anderen zur Entscheidung ermächtigen. Jedoch muß sich der Arzt bei *mittleren* Eingriffen vergewissern, daß eine solche Ermächtigung besteht (glaubhafte Versicherung), bei *großen, risikoreichen* Eingriffen davon überzeugen (z.B. persönliche Nachfrage).
   - Bei Verweigerung der elterlichen Zustimmung in einen *lebensrettenden Eingriff* liegt nach allgemeiner Auffassung ein "Sorgerechtsmißbrauch" vor. Zur Umgehung der elterlichen Verfügungsgewalt kann dann umgehend eine richterliche Genehmigung eingeholt werden. Wenn dazu keine Zeit verbleibt, handelt der Arzt wiederum unter dem Gesichtspunkt der "Geschäftsführung ohne Auftrag" (s.u.).
   - Jugendliche ab dem vollendeten 14. Lebensjahr können ggf. *selbst* rechtswirksam in einen Eingriff einwilligen, wenn sie dessen Bedeutung und Tragweite als Voraussetzung für ihre Willensbildung voll erfassen können.

Merke:

> Bei fehlender Einsichts- und Willensfähigkeit des Patienten dürfen **Angehörige** den Patienten nur dann vertreten, wenn sie dazu legitimiert sind (als gerichtlich bestellter Betreuer, als durch den Patienten Bevollmächtigte (s.u.) oder als Eltern minderjähriger Kinder).

Aufklärungszeitpunkt bei geplanten Eingriffen

Der Zeitpunkt des Aufklärungsgespräches muß so gewählt werden, daß dem Patienten genügend Zeit verbleibt, die für seine Einwilligungserklärung relevanten Faktoren in Ruhe abwägen zu können. In der Regel ist deshalb bei geplanten Eingriffen davon auszugehen, daß das Gespräch **spätestens am Vorabend der Operation** stattfinden muß. Ausnahmen können für ambulante Patienten gelten. Hier ist eine Aufklärung auch noch am Operationstage statthaft, wenn gewährleistet ist, daß keine risikoerhöhenden Begleiterkrankungen vorliegen und der Patient sein Einverständnis in freier Selbstbestimmung erteilen kann (s. auch Kap. 34, S. 605). Eine Aufklärung auf dem Operationstisch unmittelbar vor Beginn der anästhesiologischen bzw. operativen Maßnahmen erfüllt diese Voraussetzung nicht!

2 Maßnahmen vor Anästhesiebeginn

Vor jeder Anästhesiedurchführung hat sich der Anästhesist zweifelsfrei von der **Identität des Patienten** zu überzeugen. Weiterhin hat er durch Befragen des Patienten zu kontrollieren, ob offenkundige Diskrepanzen zwischen Diagnose und geplanter Operation bestehen. Er ist ferner verpflichtet, die vorliegenden Krankenpapiere auf Vollständigkeit der anästhesierelevanten Befunde sowie das Vorhandensein der Einwilligungserklärung und anhand derer das ausgewählte Anästhesieverfahren zu überprüfen. Wertgegenstände wie Uhren, Ringe usw. sowie evtl. noch nicht entfernte Zahnprothesen sind unmittelbar nach Übernahme des Patienten in die Operationsabteilung an das Pflegepersonal der betreffenden Station gegen namentliche Quittierung auf dem Anästhesieprotokoll zurückzugeben.

In den Verantwortungsbereich des zuständigen Anästhesisten fällt darüber hinaus die *persönliche* Überprüfung der Funktionsfähigkeit der am Patienten eingesetzten medizinischen Apparaturen (Narkose- und Überwachungsgeräte etc.) sowie die Kontrolle der pflegerischerseits durchgeführten Vorbereitung der Anästhesie bzw. des Anästhesiearbeitsplatzes.

3 Anästhesiologische Patientenüberwachung

Es gilt der allgemeinverbindliche Grundsatz, daß ein anästhesierter Patient *niemals* - auch nicht kurzfristig - unbeaufsichtigt bleiben darf. Überwachungslücken müssen immer vermieden werden, denn absolute Priorität vor allen anderen Erwägungen, im speziellen ökonomisch-organisatorische Aspekte, haben Schutz und Sicherheit des Patienten! Die Patientenüberwachung ist dabei in erster Linie Aufgabe eines Anästhesisten. Eine Anästhesieüberwachung durch Anästhesiepflegepersonal ist nur zulässig, wenn ein Anästhesist sich in unmittelbarer Nähe (Rufweite!) aufhält und erforderlichenfalls unverzüglich zur Verfügung steht. Dagegen ist bei kritischen Patienten (z.B. akute Atem- oder Kreislaufstörung) bzw. in kritischen Operationsphasen immer die *persönliche* Anwesenheit des Anästhesisten erforderlich. Die Gabe von Medikamenten, Blutersatzmitteln und Blut- bzw. Blutprodukten bedarf in *jedem* Einzelfall der ärztlichen Anordnung und darf nur geschultem und erfahrenem Pflegepersonal übertragen werden. Die Ein- und Ausleitung einer Narkose hat nur durch einen Anästhesisten zu erfolgen.

Vor Beginn *jeder* Anästhesie ist eine geeignete apparative Überwachung am Patienten zu installieren. Als unverzichtbare **Basismaßnahmen des hämodynamisch-respiratorischen Monitoring** gelten:

- die kontinuierliche EKG-Ableitung,
- die zumindest nicht-invasive Ermittlung des arteriellen Blutdruckes in kurzen, angemessenen Zeitabständen (intraoperativ bei stabilem Kreislauf alle 5 min) sowie
- die Pulsoxymetrie

vor, während und nach einer Anästhesie. Vor der Anästhesieeinleitung sind die entsprechenden **Ausgangswerte** zu erheben und im Anästhesieprotokoll festzuhalten! In der unmittelbar postanästhetischen Phase muß bis zur Verlegungsfähigkeit der Patienten für eine allgemeine Krankenstation ebenfalls eine angemessene, lückenlose Überwachung sichergestellt sein, z.B. in einem Aufwachraum oder auf einer Intensivstation.

4 Notfallbehandlung

Wird bei einem nicht geschäftsfähigen Patienten eine notfallmedizinische Behandlung erforderlich, sieht die Rechtsordnung der Bundesrepublik Deutschland für den behandelnden Arzt eine sog. Garantenstellung vor, d.h., dieser handelt nach dem Prinzip der **"Geschäftsführung ohne Auftrag"**.

Definition

"Geschäftsführung ohne Auftrag" bedeutet, ärztliche Hilfe nach dem mutmaßlichen Patientenwillen bzw. -interesse bei unaufschiebbarer Behandlungsnotwendigkeit und nicht erkennbarer Einsichts- und Einwilligungsfähigkeit zu leisten.

Nicht geschäftsfähige Patienten sind:

- Bewußtlose
- Geisteskranke
- Minderjährige (ohne erreichbare Sorgeberechtigte)

Bei erkennbarer Einsichts- und Einwilligungsfähigkeit hingegen ist immer der Wille des Patienten zu respektieren. Eine Ausnahme besteht nur beim *Suizid*, der von unserem Rechtssystem mißbilligt wird, allerdings ohne Androhung von Strafverfolgung.

5 Patiententestament, Vorsorgevollmacht und Betreuungsverfügung

Die Instrumentarien "Patiententestament, Vorsorgevollmacht und Betreuungsverfügung" verfolgen allesamt denselben Zweck. Sie dienen dazu, daß die Interessen eines Patienten im Falle seiner Einwilligungsunfähigkeit möglichst weitgehend unter Berücksichtigung seiner Wünsche und Vorstellungen vertreten werden. Sie erleichtern in einer solchen Situation die Eruierung des mutmaßlichen Patientenwillens in erheblichem Maße. Nachfolgend werden die Unterschiede im einzelnen erläutert.

Betreuungsverfügung: Bestellung eines oder mehrerer Betreuer durch das Vormundschaftsgericht nach eingehender Prüfung auf Antrag des Betroffenen (auch bei dessen Geschäftsunfähigkeit möglich) oder von Amts wegen und Festlegung des Aufgabenbereichs; zeitaufwendiges, mit Kosten verbundenes Verfahren; bei kurzfristigem Entscheidungsbedarf nicht geeignet (hier kann das Vormundschaftsgericht allerdings auch unmittelbar - ggf. sogar telefonisch - entscheiden!)

Vorsorgevollmacht: Erteilung durch den Betroffenen in formloser Schriftform im Zustand voller Entscheidungsfähigkeit; einfache, kostengünstige und jederzeit praktikable Lösung (Formblätter z.B. vom DIOmed-Verlag erhältlich)

Patiententestament: vorsorgliche, schriftliche Willensbekundung des Patienten, mit der er am ehesten von seinem Selbstbestimmungsrecht Gebrauch macht; *bindende* Verfügung für Betreuer, Bevollmächtigte und behandelnde Ärzte

Eine *Kombination* von Patiententestament und Vorsorgevollmacht kann sinnvoll sein zur Klärung von Interpretationsproblemen oder bei Zweifelsfragen, die sich aus dem Patiententestament ergeben können.

Merke:

Bei **Risikoeingriffen** ist die Einwilligung eines Bevollmächtigten oder Betreuers - außer in Eilfällen - nicht ausreichend. Sie bedürfen *zusätzlich* der Genehmigung durch das **Vormundschaftsgericht**!

6 Bluttransfusion

6.1 Aufklärung

Nach den zuletzt 2000 fortgeschriebenen "Richtlinien zur Hämotherapie", herausgegeben vom Wissenschaftlichen Beirat der Bundesärztekammer und dem Paul-Ehrlich-Institut, muß ein Patient vor allen operativen Eingriffen, die mit einer mindestens 10%igen Wahrscheinlichkeit einer homologen Transfusion einhergehen, eingehend darüber aufgeklärt werden. Die *primäre* Aufklärungspflicht obliegt hierbei dem Operateur. Aus der Tatsache, daß der Anästhesist intra- und postoperativ die Indikation zur Bluttransfusion stellt, ergibt sich für ihn allerdings die Notwendigkeit, während des Prämedikationsgespräches zu prüfen, ob der Patient bereits über eine bei ihm in Frage kommende Transfusion und deren typische Risiken aufgeklärt wurde. Falls nicht geschehen, ist die Aufklärung vom Anästhesisten nachzuholen.

6.2 Durchführung

Vor jeder Transfusion von Blutkomponenten (Erythrozyten, Thrombozyten, Plasma [FFP]) hat eine

- Testung des Empfängers im AB0-System *unmittelbar vor* Transfusion unter Verantwortung des transfundierenden Arztes

zu erfolgen (sog. AB0-Identitätstest bzw. "bedside"-Test), wobei das Ergebnis zu dokumentieren ist (z.B. Anästhesieprotokoll, Krankenakte). Die *einzige* Ausnahme besteht bei Verwendung von Erythrozytenkonzentraten der Blutgruppe "0/Rh neg." in einer akut lebensbedrohlichen Notfallsituation.

Da Blutkonserven Arzneimittel im Sinne des Arzneimittelgesetzes (AMG) sind, bedürfen sie keiner zusätzlichen Testung durch den Transfusionsverantwortlichen; hier garantiert der Hersteller für den Inhalt ("Produkthaftung"; Ausnahme s. Abschn. 6.3).

Merke:

Die Einleitung einer Bluttransfusion muß *immer* durch einen Arzt erfolgen! Die weitere Überwachung kann an entsprechend qualifiziertes Pflegepersonal delegiert werden, wobei der Arzt jederzeit verfügbar sein muß, um bei auftretenden Komplikationen umgehend intervenieren zu können.

Zu weiteren Einzelheiten siehe Kapitel 4, S. 79 ff.

6.3 Autologe Transfusion

Entsprechend den Richtlinien muß vor planbaren chirurgischen Eingriffen bei einer Transfusionswahrscheinlichkeit von ebenfalls mindestens 10 % frühestmöglich die Durchführbarkeit einer autologen Transfusion geprüft werden. Kommt diese medizinisch ernsthaft in Betracht, ist der Patient über das bzw. die vorgesehenen Verfahren aufzuklären (präoperative Eigenblutspende, präoperative isovolämische Hämodilution [IHD], maschinelle Autotransfusion [MAT]). Aufklärungspflicht und Organisation fallen hierbei wiederum *primär* dem Operateur zu.

Es empfiehlt sich aber *nachdrücklich*, daß die in der Hand des Anästhesisten liegenden Verfahren wie IHD und MAT von ihm nochmals gesondert während der Prämedikationsvisite angesprochen werden. Wird der Patient vor elektiven Eingriffen erst im Rahmen des Prämedikationsgespräches vom Anästhesisten über die Möglichkeit einer präoperativen Eigenblutspende in Kenntnis gesetzt, und nimmt der Patient diese Möglichkeit für sich in Anspruch, so muß die Operation nach Rücksprache mit dem Operateur dementsprechend verschoben werden (ca. 4-6 Wochen).

Die Herstellung und Lagerung von Eigenblutkonserven und/oder -komponenten bedarf nicht der Erlaubniserteilung nach § 13 AMG - sie ist nach § 67 lediglich anzeigepflichtig - falls die Retransfusion durch denselben Arzt oder auch - nach Auffassung von *Weißauer* - durch einen Kollegen derselben Fachabteilung vorgenommen wird. Dieses gilt auch für die unmittelbar präoperative Eigenblutspende sowie die intraoperative Erythrozytenseparation mittels Cell-saver mit anschließender intra- oder direkt postoperativer Retransfusion. Hierbei entfällt auch die Anzeigepflicht. In all den vorgenannten Fällen ist nach § 10 AMG neben der hinreichenden Kennzeichnung der Konserven (Beschriftung als Eigenblut mit vollem Namen, Geburtsdatum und Blutgruppe des Patienten, Identifikationsnummer) zur eindeutigen Identifizierbarkeit über die Empfängertestung hinaus auch ein *"bedside"-Test des Konserveninhaltes* immer dann zwingend erforderlich, wenn keine umgehende Retransfusion durch den das Blut entnehmenden Arzt erfolgt.

Zu den *Methoden der autologen Transfusion* siehe Kapitel 4, S. 88 f.

6.4 Verhaltensregeln bei Transfusionsverweigerern (z.B. Zeugen Jehovas)

Nach *Weißauer* (1992) lassen sich 3 Fallgruppen bilden:

1. Auf Eingriffe, bei denen eine Bluttransfusion *zwingend* erforderlich ist, muß der Arzt verzichten: sie sind beim Zeugen Jehovas *kontraindiziert.*

2. Ist der Eingriff *vital indiziert und dringend* und ist trotz Verweigerung der Bluttransfusion eine *positive Nutzen-Risiko-Bilanz* gegeben, so ist der Eingriff mit der Einwilligung des über das erhöhte Risiko voll informierten Patienten durchzuführen, wenn anderweitige ärztliche Hilfe nicht erreichbar ist (allgemeine Hilfeleistungspflicht des Arztes in Notfällen nach § 323c StGB und bei übernommener Behandlung aus seiner "Garantenstellung").

   Bietet nur eine *sofortige* Operation die Chance einer Lebensrettung, ist sie auch dann durchzuführen, wenn eine hohe Wahrscheinlichkeit einer erforderlich werdenden Bluttransfusion besteht.

   Die Entscheidung, ob eine (notfallmäßige) Operation trotz Verweigerung der Bluttransfusion indiziert ist, obliegt dem *Operateur*; der Anästhesist muß ihn auf die aus anästhesiologischer Sicht kontraindizierenden Faktoren hinweisen und an dem Eingriff mitwirken.

3. *Elektive* oder *planbare* Eingriffe mit einer positiven Nutzen-Risiko-Bilanz sind trotz Verweigerung der Bluttransfusion zulässig, der Arzt ist jedoch in seiner Entscheidung zur Durchführung bzw. Mitwirkung frei.

7 Organtransplantation

Im Juni 1997 wurde erstmalig für die Bundesrepublik Deutschland ein Transplantationsgesetz verabschiedet, das am 1.12.97 in Kraft getreten ist. Hierdurch erlangt die schon bislang praktizierte Regelung der sog. erweiterten Zustimmungslösung bei Organentnahmen am Toten verbindliche Gültigkeit (s.u.).

An dieser Stelle sollen kurz die im Rahmen von Organtransplantationen wichtigsten **straf- und zivilrechtlichen Gesichtspunkte** zusammengefaßt werden:

- ***Strafrecht***
  - *Organentnahme am Lebenden*
    - Einwilligung von Spender und Empfänger erforderlich
    - kein "übergesetzlicher Notstand" möglich
    - Entscheidung durch gutachterliche Kommission notwendig

Der Lebendspender muß mit dem Empfänger verwandt sein oder ihm in besonderer Verbundenheit sehr nahestehen. Nur bei paariger Organanlage darf ein Organ entnommen werden. Von solitären Organe dürfen nur Organsegmente transplantiert werden. Falls es sich um eine notfallmäßig indizierte Transplantation handelt und der Empfänger nicht einwilligungsfähig ist, kann der behandelnde Arzt das Prinzip der "Geschäftsführung ohne Auftrag" für sich reklamieren (s. Abschn. 4).

  - *Organentnahme beim Toten*
    - zweifelsfreie Hirntodbestimmung
    - Einwilligung des Verstorbenen zu Lebzeiten oder der Angehörigen im Sinne des Verstorbenen ("erweiterte Zustimmungslösung")
    - "übergesetzlicher Notstand", wenn sofortiges Handeln erforderlich!
    - Verbot des Organhandels (Strafandrohung für Verkäufer, Implanteur und Empfänger des Organs)

Medizinische und rechtliche Voraussetzung für die Organentnahme am Toten ist das eindeutig gesicherte (und dokumentierte) Vorliegen des Hirntodes entsprechend den Richtlinien des Wissenschaftlichen Beirates der Bundesärztekammer (Kriterien s. Kap. 39, S. 692). Rechtlich unproblematisch wird das weitere Vorgehen, wenn der Verstorbene zu seinen Lebzeiten einer Organentnahme zur Transplantation zugestimmt hat. Fehlt diese Einwilligung, sollen die gesetzlich nächsten Angehörigen nach dem mutmaßlichen Willen des Verstorbenen entscheiden, und nicht, ob sie selbst einer Organentnahme zustimmen. Eine Transplantation auch gegen den ausdrücklichen Willen der Angehörigen hat zwar keine strafrechtlichen Konsequenzen, sie sollte aber trotzdem vermieden werden. Unter Umständen können sich Folgen aus dem

- ***Zivilrecht***

ergeben. So sind Schadensersatzansprüche bei Organentnahme ohne Einwilligung denkbar, da Angehörigen ein Aneignungsrecht des Leichnams zugestanden wird.

Besteht ein sog. übergesetzlicher Notstand, kann nach unzweifelhafter Feststellung des Hirntodes die Organentnahme ohne weitere Schritte eingeleitet werden.

8 Interdisziplinäre Zusammenarbeit

Mittlerweile existieren zwischen dem Berufsverband Deutscher Anästhesisten (BDA) und sämtlichen Berufsverbänden der operativen Disziplinen schriftlich formulierte Vereinbarungen zur Regelung der interdisziplinären Zusammenarbeit und Kompetenzverteilung. Zur Vermeidung von Unstimmigkeiten und Kompetenzkonflikten zwischen Anästhesist und Ärzten der betreffenden Fächer gelten grundsätzlich:

- die **strikte "horizontale" Arbeitsteilung** und
- der **Vertrauensgrundsatz**.

Hieraus folgt, daß keine Weisungsrechte zwischen Anästhesist und Operateur und keine wechselseitigen Überwachungspflichten bestehen, da es sich um selbständige und rechtlich eigenverantwortliche Tätigkeiten handelt.

An dieser Stelle seien grob die **Obliegenheiten, Verantwortlichkeiten und Zuständigkeiten** von Operateur und Anästhesist skizziert:

Operateur

- Indikation und Zeitpunkt des Eingriffes sowie Art des operativen Vorgehens
- Operationslagerung (s.u.)
- Aufklärung über Bluttransfusion und Bereitstellung von Blut bzw. Blutprodukten (bei einer Transfusionswahrscheinlichkeit von ≥ 5 %)
- allgemeine Krankenstation und fachgebundene Intensivstation

Anästhesist

- Entscheidung über die Anästhesiefähigkeit* und Auswahl des Anästhesieverfahrens
- intraoperative Sicherstellung der Vitalfunktionen
- Lagerung der für Anästhesiezwecke benötigten Körperteile (s.u.)
- Indikation und Durchführung der intraoperativen Bluttransfusion
- Aufwachraum (Wiederherstellung der Vitalfunktionen, Überwachung, Lagerung, Schmerztherapie)

*: Die Prüfung der Anästhesiefähigkeit obliegt alleinig dem Anästhesisten, und nicht etwa den zu Voruntersuchungen oder weiterführenden Untersuchungen hinzugezogenen Fachkonsiliarien anderer Disziplinen (z.B. Internisten, Pädiater). Bestehen aus anästhesiologischer Sicht Zweifel hinsichtlich der Anästhesiefähigkeit, so hat der Anästhesist den Operateur darüber in Kenntnis zu setzen. Diesem obliegt dann, falls sich keine Einigung herbeiführen läßt, unter Abwägung der indizierenden und kontraindizierenden Faktoren die letztliche Entscheidung, ob und wann der Eingriff durchgeführt wird.

Es können grundsätzlich - durch **dokumentierte Absprache** - die Vereinbarungen in einzelnen Punkten, wie z.B. Zuständigkeiten im Aufwachraum, modifiziert werden, wenn hierdurch Arbeitsabläufe besser und effektiver strukturiert werden. Auch individuelle Absprachen in besonders gelagerten Einzelfällen sind möglich. Fehlt es an speziellen Abmachungen, gelten *subsidiär* die von den beteiligten Berufsverbänden getroffenen Vereinbarungen.

8.1 Patientenlagerung

Die Zuständigkeiten und Verantwortlichkeiten für die Patientenlagerung werden in einer speziellen Vereinbarung von 1986 zwischen dem Berufsverband Deutscher Anästhesisten und dem Berufsverband Deutscher Chirurgen im Grundsatz geregelt.

Zuständigkeitsbereich des **Anästhesisten**:

- präoperative Phase (Anästhesieeinleitung)
  - Gesamtlagerung!
- intraoperative Phase
  - Lagerung der Extremitäten, die für Meßzwecke im Rahmen der Anästhesieüberwachung und Applikation von Anästhetika, anderen Medikamenten und Infusionen benötigt werden
  - ansonsten Lagerung bzw. Lagerungskontrolle nur der Körperteile innerhalb seines Blickfeldes bzw. seiner unmittelbaren Zugänglichkeit
  - Kontrolle von Umlagerungsmaßnahmen bezüglich der Auswirkungen auf sein Fachgebiet
- Umlagerung vom Operationstisch ins Bett!
- Lagerung im Aufwachraum, wenn unter anästhesiologischer Aufsicht

Zuständigkeitsbereich des **Chirurgen**:

- Anfangslagerung zur Operation + intraoperative Lagerungskontrolle

  Der Anästhesist hat den Operateur auf aus der Sicht seines Fachgebietes risikoerhöhende bzw. *kontraindizierende* Faktoren hinzuweisen. Der Operateur darf sich darüber hinwegsetzen. In diesem Fall übernimmt er die volle ärztliche und rechtliche Verantwortung!

- intraoperative Umlagerung(en)

Essentiell ist die **Dokumentation der Lagerungsmaßnahmen** im:

- Operationsbericht
- Anästhesieprotokoll:
  - *stichwortartige* Angaben zur Lagerung und ggf. intraoperativen Umlagerung
  - *dezidiertes* Beschreiben bei nicht standardgemäßem Vorgehen
  - Vermerken von Lagerungskontrollen

8.2 Stand-by

Patienten mit erheblichen Begleiterkrankungen werden oftmals in Lokalanästhesie unter anästhesiologischem Stand-by operiert. Hierbei wird die Lokalanästhesie durch den operativen Kollegen vorgenommen, während der Anästhesist für die intraoperative Überwachung und Aufrechterhaltung der Vitalfunktionen verantwortlich ist. Die präoperative Vorbereitung entspricht derjenigen, die Patienten für eine Allgemeinanästhesie erhalten. Werden aus anästhesiologischer Sicht erforderliche Voruntersuchungen vom Operateur verweigert, ist der Anästhesist nicht verpflichtet, am Eingriff mitzuwirken. Eine anxiolytische Prämedikation steht ebenfalls im Ermessen des Anästhesisten. Das perioperative Monitoring umfaßt das EKG, die nicht-invasive Blutdruckmessung und die Pulsoxymetrie. Eine intravenöse Verweilkanüle ist bei allen Eingriffen obligat, eine Sauerstoffinsufflation wird bei Bedarf durchgeführt.

8.3 Postoperative Schmerztherapie

Unter moralischen wie auch juristischen Gesichtspunkten hat *jeder* Patient Anrecht auf eine ausreichende postoperative Schmerztherapie. Eine schuldhafte Verletzung dieser ärztlichen Verpflichtung kommt einem Behandlungsfehler gleich, der Schadensersatz- und Schmerzensgeldansprüche sowie strafrechtlichen Sanktionen wegen unterlassener Hilfeleistung oder Körperverletzung nach sich ziehen kann. Theoretisch kommt sogar in Einzelfällen eine Strafverfolgung wegen eines Tötungsdeliktes in Betracht, falls sich die Unterlassung schmerztherapeutischer Maßnahmen nachweislich lebensverkürzend auswirkt.

8.4 Patientenverlegung aus dem Aufwachraum

Über die *Verlegung* des Patienten aus dem Aufwachraum entscheidet ausdrücklich der zuständige Anästhesist nach persönlicher Inaugenscheinnahme. Der frischoperierte Patient verbleibt postanästhetisch so lange im Aufwachraum, bis er wieder im Vollbesitz seiner Schutzreflexe ist und keine unmittelbaren Komplikationen von seiten der Atmung, des Kreislaufs und der Operation zu erwarten sind. Erst dann darf er auf eine allgemeine Krankenstation verlegt werden. Instabile Vitalfunktionen, erhebliche Begleiterkrankungen oder Verletzungen sowie ausgedehnte, langwierige Eingriffe machen eine Überwachung bzw. Therapie auf einer Intensivstation erforderlich.

Die Entscheidung über die *Entlassung nach Hause* im Rahmen ambulanter Operationen wird gemeinsam von Operateur und Anästhesist getroffen. Als Kriterium gilt i.d.R. die Wiedererlangung der sog. Straßenfähigkeit, d.h., der Patient muß in der Lage sein, sich geistig-motorisch koordiniert mit einer Begleitperson nach Hause begeben zu können. Er erhält zudem schriftliche Verhaltensregeln für die folgenden 24 Stunden sowie eine Telefonnummer für den Notfall.

Verlegungs- und Entlassungskriterien siehe Kapitel 12, S. 230 f.

8.5 Anästhesiologische ZVK-Anlage als Konsiliarleistung

Handelt es sich bei der ZVK-Anlage um eine definitive, explizit formulierte Auftragsleistung, so hat der anfordernde Arzt - der auch die Eingriffsindikation stellt - die Verpflichtung, den Patienten über die Notwendigkeit des ZVK aufzuklären. Die spezielle, detaillierte Risikoaufklärung fällt in den Zuständigkeitsbereich des Anästhesisten. Die ZVK-Anlage muß adäquat dokumentiert werden, ebenso die korrekte Katheterposition, -funktion und -fixierung (s. Kap. 2, S. 27: "Konsilmaske"). Die anschließende (ordnungsgemäße) Verwendung des ZVK fällt dann in den Verantwortungsbereich des anfordernden Arztes.

9 Arzneimittel und ärztliche Therapiefreiheit

In der Anästhesie werden oftmals zugelassene Medikamente *nicht bestimmungsgemäß* angewendet. Diese Anwendung erstreckt sich auf

- den nicht zugelassenen Indikationsbereich,
- Applikationsmodus und
- Altersbereich (vor allem im frühen Kindesalter).

Der nicht bestimmungsgemäße Gebrauch von Arzneimitteln ist grundsätzlich *nur zulässig*, wenn es sich um

- einen sog. Heilversuch ("ärztliche Therapiefreiheit") im Einzelfall oder um
- eine klinische Arzneimittelprüfung

handelt. Formal bestimmt der Arzneimittelhersteller nach der Zulassungserteilung durch das Bundesinstitut für Arzneimittel und Medizinprodukte den Anwendungsbereich und haftet dementsprechend nur bei bestimmungsgemäßem Gebrauch ("Produkthaftung"). Außerhalb dessen trägt der Anwender das alleinige Haftungsrisiko bei einem Behandlungsfehler oder aus ärztlicher Eigenmacht. Die fehlende Zulassung verbietet allerdings nicht den Einsatz eines solchen Arzneimittels (Tab. 57).

Definition

> Bei einem **Heilversuch** handelt es sich um einen "innovative" Variante einer Standardbehandlung oder die erstmalige Anwendung einer neuen Methode. Der Heilversuch stellt auf den *konkreten* Einzelfall ab, i. Ggs. zu den *systematischen* Arzneimitteluntersuchungen.

Voraussetzungen für einen Heilversuch

- Aufklärung und Einwilligung des Patienten
- individuelle Nutzen-Risiko-Abwägung
- Prüfung der Behandlungsalternativen

Problemstellung in der klinischen Anästhesie

Im Bereich der Anästhesie ist das Hauptproblemfeld der Einsatz von für Erwachsene zugelassene Medikamente bei Kindern, besonders in den ersten Lebensjahren. Für dieses Lebensalter fehlt es zumeist an Alternativen, da hier für kaum eine Substanz die Zulassung besteht. Dieses ist aber nicht automatisch mit einem höheren Gefährdungspotential und schon gar nicht mit einer fehlenden Wirksamkeit der eingesetzten nicht zugelassenen Substanzen gleichzusetzen. In den überwiegenden Fällen wurde von den Herstellern einfach nur keine Zulassung beantragt, um aufwendigen klinischen Prüfungen in dieser Alterklasse aus dem Wege zu gehen bzw. das Haftungsrisiko bei einer in den meisten Fällen möglichen Übertragung der Ergebnisse aus dem Erwachsenenbereich auf das Kindesalter auszuschließen.

Aus Ermangelung an echten Alternativen (z.B. sind für Säuglinge als i.v. Analgetikum nur Pentazocin und als Narkosemittel nur die Inhalationsanästhetika und Ketamin [aber nicht S(+)-Ketamin!] zugelassen) ist man als Anästhesist nicht nur berechtigt, sondern sogar angehalten, in dieser Altersstufe nicht zugelassene, aber in der Erwachsenenanästhesie bewährte Medikamente zur sicheren Narkosedurchführung und Gewährleistung ausreichender intra- und postoperativer Analgesie anzuwenden. Hierdurch begründet sich die paradoxe Entwicklung, daß bei häufigem Einsatz von Pharmaka außerhalb des zugelassenen Altersbereichs empirische Erkenntnisse - auch auf internationaler Ebene - deren Anwendung gewissermaßen zum Standardverfahren geraten lassen.

Merke:

> Die fehlende Zulassung eines Medikamentes entbindet den Arzt bei Fehlen von Alternativen nicht von einer gebotenen Therapie (Urteil vom OLG-Köln vom 30.5.90, 27 U169/87)!

Trotzdem bleiben zwei **Probleme** bestehen:

1. der systematische nicht bestimmungsgemäße Einsatz derartiger Substanzen
2. die Art der Aufklärung des Patienten bzw. der Eltern

Was die Aufklärung angeht, wurde inzwischen ein *allgemeiner* Passus in die Informations- und Aufklärungsbögen eingefügt. Ob hiermit allerdings den juristischen Anforderungen an eine angemessene (individuelle) Aufklärung Genüge getan wird, ist z. Zt. Gegenstand noch kontroverser Diskussion.

Tabelle 57: Medikamente mit eingeschränkter Zulassung (Auswahl)

	Keine Zulassungen bestehen für:		
Substanz	**1. Lebensalter**	**2. Applikationsmodus**	**3. Indikation**
Hypnotika			
Methohexital	Früh-/Neugeborene		
Etomidat	< 6 Monate		
Propofol	< 3 Jahre	Nausea, Emesis	
Midazolam	< 4 Monate	rektal	Sedierung bei Kindern
Opioide			
Fentanyl	< 1 Jahr	epidural, spinal	
Alfentanil	< 1 Jahr	epidural, spinal	
Sufentanil	< 2 Jahre	epidural (außer peripartal), spinal	
Remifentanil	< 2 Jahre	epidural, spinal (Glycin)	
Piritramid	< 1 Jahr	spinal, epidural	
Muskelrelaxanzien			
Succinylcholin	keine Beschränkung		
Vecuronium	keine Beschränkung		Relax. bei Schwangeren
Rocuronium	Früh-/Neugeborene		"
Atracurium	Früh-/Neugeborene		"
cis-Atracurium	< 2 Jahre		"
Mivacurium	< 2 Monate		"
Lokalanästhetika			
Prilocain	< 4 Monate (MetHb)		LA bei Schwangeren (MetHb)
Ropivacain		spinal	
Nicht-Opioid-Analgetika			
Acetylsalicylsäure	keine Anwendung als Mittel der 1. Wahl bei Kindern mit fieberhaften Erkrankungen (Reye-S.)		
Diclofenac	< 1 Jahr	i.v.	
Paracetamol	keine Beschränkung bei rektaler Applikation		
Metamizol	< 3 Monate		
Clonidin		epidural, spinal	Analgesie, "shivering"

10 Arzthaftung

Haftungsrechtlich besteht eine seit Jahren zunehmende paradoxe Entwicklung von medizinischem Risiko für den Patienten und forensischem Risiko für den Anästhesisten, d.h., trotz ständig verbesserter anästhesiologischer Verfahren und Überwachungsmöglichkeiten ist die Zahl der Zivilprozesse gegen Anästhesisten im vergangenen Jahrzehnt sprunghaft angestiegen. Aus diesem Grunde sollen hier kurz die wesentlichen **zivil-, aber auch strafrechtlichen Aspekte ärztlicher bzw. anästhesiologischer Tätigkeit** dargestellt werden.

Straf- und zivilrechtlich haftet der Arzt *nicht* für den Erfolg seiner Behandlung, sondern nur für die

- fahrlässige Schädigung von Leib und Leben des Patienten ("Haftung wegen schuldhafter Behandlungsfehler" bei nicht sachgerechter Behandlung bzw. Außerachtlassung der gebotenen Sorgfaltspflichten im Rahmen anerkannter medizinischer Standards; hierzu Nachweis eines Kausalzusammenhangs erforderlich).

Merke:

> Der Arzt haftet nicht für **schicksalhaft eingetretene Komplikationen** und deren Folgeschäden bei indizierten und lege artis durchgeführtem medizinischen Maßnahmen, in die der Patient rechtswirksam eingewilligt hat!

10.1 Zivilrechtliche Aspekte

Das Zivilrecht stellt auf den "objektiven Schuldbegriff" ab, hier wird beim Vorwurf eines ärztlichen Behandlungsfehlers immer geprüft, ob eine Verletzung der **berufsüblichen Sorgfaltspflichten** vorlag. Haftungsansprüche des Patienten ergeben sich grundsätzlich aus dem Vertrag, der zwischen Patient und Krankenhausträger bzw. Arzt geschlossen wird ("Vertragshaftung"), oder aus der Durchführung unerlaubter Handlungen ("Haftung wegen schuldhafter ärztlicher Eigenmacht").

Definition

> Unter berufsspezifischer, "verkehrsüblicher" (= objektiver) **Sorgfalt** versteht man das Verhalten des gewissenhaften, durchschnittlich qualifizierten Arztes (Facharzt!) in der fiktiv gleichen Situation (gutachterliche Beurteilung aus der Sicht "ex ante", d.h., es gelten die medizinischen Standards zur Zeit der Behandlung des Patienten, also vor Eintritt des Schadens).

Eine **unerlaubte Handlung** liegt vor bei:

- Aufklärungsmängeln (2/3 aller Haftpflichtverfahren).

Beim Vorwurf mangelhafter ärztlicher Aufklärung kommt es zur "Beweislastumkehr", d.h., nicht der Patient (Kläger) muß nachweisen, daß er nicht ordnungsgemäß aufgeklärt wurde, sondern der Arzt muß glaubhaft machen, daß er ordnungsgemäß aufgeklärt hat. In diesem Zusammenhang kann gar nicht deutlich genug betont werden, wie wichtig eine entsprechende Dokumentation ist. Sie dient nicht nur dazu, die adäquate Aufklärung des Patienten nachzuweisen, sondern ist unentbehrliches Instrument, den Arzt im Klagefall vom Anschein fehlerhafter Behandlung freizumachen.

Schadensersatzpflicht besteht grundsätzlich nur für eingetretene aufklärungspflichtige Risiken. Der Patient muß bei Aufklärungsmängeln einen echten Gewissenskonflikt plausibel machen ("Nutzen-Risiko-Abwägung").

Kommt eine **fehlerhafte Behandlung aus Vertragshaftung** in Betracht, genügt zur Beweiserleichterung auf Seiten des Klägers der Anscheinsbeweis ("Prima-facie-Beweis"), d.h., es genügt der Anschein eines Kausalzusammenhanges zwischen ärztlicher Handlung und eingetretenem Schaden, wenn der Arzt nicht nachweisen kann , daß er die berufs- und fachspezifischen Sorgfaltsregeln eingehalten hat.

Zivilrechtlich haftet der Arzt auch für Dritte ("Erfüllungsgehilfen") und zwar dann, wenn er sich bei prinzipiell zulässiger Übertragung einzelner ärztlicher Aufgaben an nichtärztliche Personen (Pflegekräfte) nicht mit der gebotenen Sorgfalt von deren korrekter Durchführung überzeugt hat.

10.2 Strafrechtliche Aspekte

Das Strafrecht kennt i. Ggs. zum Zivilrecht nur den "subjektiven Schuldbegriff". Im Einzelfall wird die

- Individualschuld

des Beklagten unter Berücksichtigung seiner persönlichen Kenntnisse und Fähigkeiten geprüft. Sollte sich hierbei herausstellen, daß diesem eine ärztliche Tätigkeit übertragen wurde, die er aufgrund seines Kenntnisstandes hätte nicht durchführen dürfen, macht er sich eines *Übernahmeverschuldens* strafbar. während der die Organisationsverantwortung tragende Arzt wegen *Organisationsverschuldens* zur Rechenschaft gezogen werden kann.

Im Strafrecht gilt der Grundsatz

- "in dubio pro reo",

d.h. die Beweislast trägt alleinig der Kläger (keine Beweislastumkehr). Eine Haftung für Dritte kommt strafrechtlich nicht in Betracht.

11 Berufshaftpflichtversicherung

Jedem Anästhesisten - ob Angestellter oder Beamter - muß dringend nahegelegt werden, für seine Tätigkeit eine Berufshaftpflichtversicherung abzuschließen, wenn eine Versicherung seitens des Arbeitgebers bzw. Dienstherrn nicht besteht (i.d.R. in öffentlich-rechtlichen Krankenhäusern). Das bedeutet, daß der Krankenhausträger seine aus dem Vertrag mit dem Patienten bestehende Schadensersatzpflicht - außer bei leichter oder mittlerer Fahrlässigkeit - auf den ärztlichen Mitarbeiter abwälzen und ihn in Regreß nehmen kann, sollte diesem aufgrund *grober* Fahrlässigkeit ein Behandlungsfehler unterlaufen.

Für die ärztliche Tätigkeit ist es in einem solchen Falle ausreichend, eine Berufshaftpflichtversicherung abzuschließen, die die Regreßnahme des Arbeitgebers bei fehlerhafter ärztlicher Handlung aus grober Fahrlässigkeit abdeckt. Als *Mindestversicherungssumme* empfehlen sich 2 Mio. DM pauschal für Personenschäden, die bei Mitgliedschaft im BDA gegen eine verhältnismäßig geringe jährliche Zusatzprämie bis auf neuerdings 7 Mio. DM aufgestockt werden kann ("Exzedentenversicherung"). Die Aufstockung ist auf jeden Fall für alle Fachärzte - zumal bei aufsichtführender Tätigkeit - ratsam. Alternativ existiert seit kurzem für BDA-Mitglieder ein "Rahmenvertrag zur Berufshaftpflichtversicherung", der über Einzelvertragsabschlüsse eine differenzierte Absicherung des Haftpflichtrisikos zu günstigen Prämien ermöglicht (Deckungssumme 5 Mio. DM für Personenschäden). Letzteres empfiehlt sich besonders bei Abschluß von Neuverträgen. Bei BDA-Mitgliedschaft besteht zudem automatisch *Strafrechtschutz* über einen Gruppenvertrag.

Zu weiteren Einzelheiten der Berufshaftpflichtversicherung siehe auch:

Weißauer W, Weis E; AnästhIntensivmed 5 (39), 267-275, 1998

12 Leichenschauschein

Zu den ärztlichen Aufgaben und Pflichten gehört die Feststellung des Todes und die Ausstellung einer Bescheinigung zur Leichenschau. Eine Leichenschau "in eigener Sache" (z.B. Exitus in tabula) darf der Arzt ablehnen, nicht aber die bloße Todesfeststellung.

Der **Leichenschauschein** muß enthalten:

- Angaben zur Person
- den *exakten* Todeszeitpunkt (-> ggf. erb- und versicherungsrechtliche Relevanz)
- Todesursache (Darlegung der "Kausalkette")
- Todesart
  - natürlich (schicksalhaft)
  - nicht natürlich (z.B. Fremdeinwirkung, Suizid, Spättod als Unfallfolge)
  - nicht aufgeklärt (z.B. Exitus in tabula)

Merke:

Bei *nicht natürlicher oder nicht aufgeklärter* Todesart muß eine Meldung an die Staatsanwaltschaft oder Kriminalpolizei erfolgen. Sämtliche Zugänge (Endotrachealtubus, Katheter, Sonden etc.) müssen bis zum Abschluß der Ermittlungen bzw. bis zur endgültigen Feststellung der Todesart in der Leiche verbleiben ("Veränderungsverbot").

13 Standards, Leitlinien und Richtlinien

13.1 Begriffsbestimmungen und Intentionen

Standards, Leitlinien und Richtlinien gelten als Instrumente der ärztlichen *Qualitätssicherung*. Die Definitionen bzw. die Nomenklatur und die Anwendung der einzelnen Begrifflichkeiten ist allerdings national und international uneinheitlich. Im Rechtsgebiet der Bundesrepublik Deutschland haben nur die von der Bundesärztekammer (BÄK) bzw. einer ihrer Vertreterinstitutionen herausgegebenen Richtlinien einen rechtlich bindenden Charakter, nicht hingegen diejenigen von wissenschaftlichen Fachgesellschaften oder Dach- bzw. Berufsverbänden.

Definition ärztlicher Regeln (gemäß BÄK, mod. nach *Selbmann u. Heerklotz*)

Begriff	Berufsrechtliche Bedeutung
Memorandum	Information, Handreichung
Empfehlung/ Stellungnahme	Information, Handlungsvorschlag
Leitlinie	Standard, Norm (Ergebnis einer Konsensuskonferenz)
Richtlinie	*rechtsverbindliche* Regel der ärztlichen Kunst, Handlungsanweisung ("lege artis", "state of the art")

Die Begriffe **"Standards"** und **"Leitlinien"** werden im deutschsprachigen Raum oftmals synonym verwendet. Hierunter versteht man:

Kunstregeln für "Standardsituationen", deren Einhaltung vom durchschnittlich qualifizierten Arzt bzw. Facharzt erwarten werden kann

Standards reflektieren die sog. *"communis opinio doctorum"* und sollen - unter *geringstmöglicher* Einschränkung der ärztlichen Methodenfreiheit - zur:

- Verbesserung der Prozeß- und Ergebnisqualität,
- Steigerung der Wirtschaftlichkeit (Ressourcenschonung, gezielte Allokation vorhandener Mittel) u.
- Erhöhung der Rechtssicherheit für den Anwender

führen. In diesem Sinne sind auch die fachübergreifenden Vereinbarungen zwischen einzelnen Berufsverbänden zur Regelung interdisziplinärer Verantwortlichkeiten zu verstehen.

Bei den **Richtlinien** handelt es sich dagegen um strikte Handlungsanweisungen, die nur dann gerechtfertigt sind, wenn sich standardisierte Verfahren als eindeutig überlegen erwiesen haben bzw. bestimmte Vorsichtsmaßnahmen zur Wahrung der Patientensicherheit unerläßlich sind (z.B. "Richtlinien zur Gewinnung von Blut und Blutbestandteilen und zur Anwendung von Blutprodukten").

13.2 Leitlinien der DGAI

Die von der "Deutschen Gesellschaft für Anästhesiologie und Intensivmedizin" verfaßten Leitlinien entsprechen Empfehlungen und richten sich hierbei primär an die Mitglieder, Sie sind nicht rechtsverbindlich, da die DGAI ein privatrechtlicher Verein ist.

Die DGAI-Leitlinien werden im Verein mit dem "Berufsverband Deutscher Anästhesisten" auf der Grundlage wissenschaftlicher Evidenz als Substrat medizinischer Ergebnisforschung erarbeitet und sind damit substantieller Bestandteil des anästhesiologischen Qualitätsmanagements:

Ergebnisforschung -> wissenschaftliche Evidenz -> Qualitätsmanagement

Hieraus ergibt sich als **Konsequenz**, daß Abweichungen von solchen "offiziellen" Standards *begründungs-* und dem Patienten gegenüber *aufklärungspflichtig* sind.

Anästhesie in Fachgebieten und Spezialbereichen

14 Anästhesie in der Allgemein- und Gefäßchirurgie

1 Allgemeinchirurgische Eingriffe

Das allgemeinchirurgische Patientengut ist ausgesprochen *heterogen* hinsichtlich des Altersspektrums, des Allgemein- und Ernährungszustandes und zu erwartender Begleiterkrankungen. Patienten mit *malignen Tumoren* weisen diesbezüglich ein sehr hohes Risikopotential auf, zumal wenn im fortgeschrittenen Stadium komplikationsträchtige "radikale" Operationen erforderlich werden. Hier ist eine akribische präoperative Vorbereitung und überaus sorgfältige Planung des anästhesiologischen Vorgehens notwendig. Allgemeinchirurgische Eingriffe werden vornehmlich in Allgemeinanästhesie mit kompletter Muskelrelaxation durchgeführt. Besonders vor Abdominaloperationen muß in diesem Zusammenhang immer wieder die Frage nach einem *erhöhten Aspirationsrisiko* gestellt werden, auch wenn die zu fordernde Nahrungskarenzzeit eingehalten wird.

1.1 Ösophagus

Ösophagektomie

Hauptindikation: Ösophaguskarzinom (Erkrankungsgipfel im 5.-7. Dezennium; 90 % Plattenepithelkarzinom, 10 % Adenokarzinom; Lokalisation: überwiegend mittleres u. unteres Drittel, frühzeitiger Lymphknotenbefall)

Vorbereitung: ggf. präop. Radiatio oder neoadjuvante Chemotherapie; Lungenfunktionsanalyse

Besonderheiten:
1. reduzierter Allgemeinzustand der Patienten, häufig Kachexie, Nikotin- u. Alkoholabusus
2. Zweihöhleneingriff

OP-Verfahren: radikale subtotale Ösophagektomie mit Lymphadenektomie und Rekonstruktion der Speisepassage durch Magenhochzug (am häufigsten), Dünndarm- oder Koloninterponat (bei Vor-OP am Magen)

OP-Ablauf: zunächst Lymphknoten-PE (subkardial, zöliakal, zervikal), hierzu mediane Oberbauchlaparotomie und linksseitiger Halsschnitt, weiteres Vorgehen abhängig vom Schnellschnittergebnis:

1. *kuratives* Vorgehen bei Tumorfreiheit:

   Ösophagusresektion mit LK-Exstirpation über rechtslaterale *Thorakotomie* (5. ICR); Plazierung des Ösophagusersatzes entweder im alten Ösophagusbett (am häufigsten), retro- oder prästernal (subkutan); Anastomosierung mit dem proximalen Ösophagus entweder intrathorakal oder zervikal; Pleuradrainage rechts

2. *palliatives* Vorgehen:

   stumpfe Ösophagusdissektion u. -resektion *ohne* Thorakotomie, Magenhochzug durch das Ösophagusbett und kollare Anastomosierung

in beiden Fällen Anlage einer perkutanen jejunalen Ernährungssonde

OP-Dauer: 6-8 h

Lagerung: Rückenlage, Arme ausgelagert; Linksseitenlagerung bei Thorakotomie

Ausrüstung: 2-3 großlumige i.v. Zugänge, 3-Lumen-ZVK (nur *rechter* Hals bei kollarer Anastomosierung), kontinuierliche ZVD-Messung, arterieller Zugang, 5-Pol-EKG mit ST-Streckenanalyse, Doppellumen-Tubus bei Thorakotomie (s. Kap. 26, S. 482 ff.), Magensonde (cave: Tumorarrosion, -stenose!), Blasenkatheter, Temperatursonde, Auskühlungsschutz (WarmTouch®, Infusionswärmer etc.), Doltron-Transfusionspumpe

Blutkonserven: 6 EKs

Anästhesie: Intubationsnarkose mit balancierter Anästhesietechnik und kompl. Muskelrelaxation; bei geplanter Thorakotomie *primär* Doppellumen-Intubation (z.B. *linksführender* Bronchocath®), obligate bronchoskopische Lagekontrolle, Umintubation mit konventionellem Tubus vor Verlegung

Einleitung: Nicht-Nüchtern-Einleitung bei Stenosesymptomatik

Besonderheiten:
1. passagere Ein-Lungen-Beatmung (s. Kap. 26, S. 480 ff.)
2. intraoperative Umlagerung

Komplikationen:
1. Gasaustauschstörungen infolge Ein-Lungen-Beatmung
2. mechanisch bedingte Kreislaufdepression/Arrhythmien (Kavakompression, Manipulation am Herzen)
3. massive Blutungen

Nachbetreuung: Intensivstation (Nachbeatmung)

Ösophagusdivertikel

Definitionen:
1. Pulsationsdivertikel (*Zenkersches* Divertikel):

   Ausstülpung der Mukosa und Submukosa ("Pseudodivertikel") im Bereich des pharyngo-ösophagealen Überganges als Folge einer muskulären Wandschwäche, dyskinesiebedingte Enge der Pars cricopharyngea; häufiger als Traktionsdivertikel
2. Traktionsdivertikel:

   ösophageale Ausziehung, alle Wandschichten betreffend, durch Narbenzug infolge von chronischen Entzündungen in der näheren Umgebung (z.B. Tbc), bevorzugt im mittleren Drittel des Ösophagus

OP-Verfahren: kollare Freilegung des Divertikels von links mit nachfolgender Abtragung

Besonderheiten: fakultativ vor OP-Beginn Ösophagoskopie (s. Abschn. 1.10) und innere Ösophagusschienung mit speziellem, dickem Schlauch (nach Ansage des Operateurs)

OP-Dauer: 2-3 h

Lagerung: Rückenlage, linker Arm angelagert, Kopf nach rechts gedreht

Ausrüstung: 1-2 großlumige i.v. Zugänge, ggf. ZVK (nur *rechter* Hals); primär *keine* Magensonde (Perforationsgefahr!), erst intraoperativ nach Absprache mit dem Operateur; evtl. Blasenkatheter; Temperatursonde, Auskühlungsschutz (WarmTouch®, Infusionswärmer etc.)

Blutkonserven: i.d.R. keine, aber Blutgruppe und Antikörpersuchtest

Anästhesie: Intubationsnarkose mit balancierter Anästhesietechnik und kompl. Muskelrelaxation

Einleitung: Nicht-Nüchtern-Einleitung

Komplikationen: Ösophagusperforation, Blutungen

Nachbetreuung: Aufwachraum

Achalasie

Definition: fehlende Erschlaffung des Ösophagus-Kardia-Sphinkters durch Degeneration des submukösen vegetativen Nervengeflechts in diesem Bereich, infolgedessen Ausbildung eines (atonischen) Megaösophagus mit z.T. pergamentartiger Wandverdünnung

OP-Indikation: wiederholte, erfolglose pneumatische Dilatationsversuche

OP-Verfahren: *extramuköse Myotomie* im Sphinkterbereich (transabdominal oder transthorakal), i.d.R. zusätzlich Antirefluxoperation (*Semifundoplicatio*; s. Abschn. 1.9) wegen der in Folge häufig auftretenden sphinkteren Verschlußsstörung mit Regurgitation; neuerdings Bevorzugung der laparoskopischen, seltener auch thorakoskopischen OP-Technik

OP-Dauer: 2-3 h

Lagerung: Rückenlage, Arme ausgelagert

Ausrüstung:	1-2 großlumige i.v. Zugänge, ggf. ZVK bei endoskopischem Vorgehen; primär *keine* Magensonde (Perforationsgefahr!), erst intraoperativ nach Absprache mit dem Operateur; evtl. Blasenkatheter; Temperatursonde, Auskühlungsschutz (WarmTouch®, Infusionswärmer etc.)
Blutkonserven:	i.d.R. keine, aber Blutgruppe und Antikörpersuchtest
Anästhesie:	Intubationsnarkose mit balancierter Anästhesietechnik und kompl. Muskelrelaxation
Einleitung:	Nicht-Nüchtern-Einleitung
Komplikationen:	Ösophagusperforation
Nachbetreuung:	Aufwachraum

1.2 Magen

Gastrektomie

Hauptindikation:	Magenkarzinom (Erkrankungsgipfel im 5.-7. Dezennium, 90 % Adenokarzinom)
Besonderheiten:	häufig reduzierter Allgemein- u. Ernährungszustand der Patienten
OP-Verfahren:	1. Phase: radikale totale Magenresektion unter Mitnahme des großen u. kleinen Netzes sowie der regionalen Lymphknoten, evtl. auch Splenektomie (s. Abschn. 1.6) 2. Phase: Rekonstruktion durch Ersatzmagenbildung, meist durch End-zu-End-Ösophagojejunostomie (Y-Roux, 2 Anastomosen)
Besonderheiten:	bei Inoperabilität nur Gastroenterostomie zum Erhalt der Nahrungspassage oder Anlage einer Ernährungsfistel
OP-Dauer:	3-5 h
Lagerung:	Rückenlage, Arme ausgelagert
Ausrüstung:	2 großlumige i.v. Zugänge, ZVK (evtl. 3lumig), ggf. arterielle Kanüle, Magensonde, Blasenkatheter, Temperatursonde, Auskühlungsschutz (WarmTouch®, Infusionswärmer etc.)
Blutkonserven:	4 EKs
Anästhesie:	Intubationsnarkose mit balancierter Anästhesietechnik und kompl. Muskelrelaxation
Einleitung:	Nicht-Nüchtern-Einleitung bei Stenosesymptomatik
Komplikationen:	Eventerationsreaktion (s. Abschn. 1.14), Blutungen
Nachbetreuung:	Intensivstation

Magenteilresektionen

Indikationen:	Magen-/Duodenalulzera, Zollinger-Ellison-Syndrom, rezidivierende gastro-duodenale Erosionsblutungen
OP-Verfahren:	1. Billroth I: distale 2/3-Resektion des Magens mit End-zu-End-Gastroduodenostomie (nur bei ausreichender Mobilisierbarkeit des Duodenalstumpfes durchführbar) 2. Billroth II: distale 2/3 Resektion, ursprünglich mit End-zu-Seit-Gastrojejunostomie (*Braunsche* Fußpunktanastomose, retro- oder seltener antekolisch), alternativ mit End-zu-End-Gastrojejunostomie (Y-förmig nach *Roux*)

OP-Dauer:	3-4 h
Lagerung:	Rückenlage, Arme ausgelagert
Ausrüstung:	2 großlumige i.v. Zugänge, ZVK, ggf. arterielle Kanüle, Magensonde, Blasenkatheter, Temperatursonde, Auskühlungsschutz (WarmTouch®, Infusionswärmer etc.)
Blutkonserven:	4 EKs
Anästhesie:	Intubationsnarkose mit balancierter Anästhesietechnik und kompl. Muskelrelaxation
Einleitung:	Nicht-Nüchtern-Einleitung bei Regurgitations- oder Stenosesymptomatik
Komplikationen:	Eventerationsreaktion (s. Abschn. 1.14), Blutungen
Nachbetreuung:	Aufwachraum, ggf. Intensivstation

Gastroenterostomie (GE)

Indikationen:	Magenausgangsstenose bei inoperablen Magen-, Duodenal- oder Pankreastumoren
Besonderheiten:	häufig Tumorkachexie u. -anämie
OP-Verfahren:	palliative Umgehung des Magenausgangs mittels einer Seit-zu-Seit-Gastrojejunostomie (*Braunsche* Fußpunktanastomose)
OP-Dauer:	2-3 h
Lagerung:	Rückenlage, Arme ausgelagert
Ausrüstung:	2 großlumige i.v. Zugänge, ZVK, selten arterielle Kanüle, Magensonde, Blasenkatheter, Temperatursonde, Auskühlungsschutz (WarmTouch®, Infusionswärmer etc.)
Blutkonserven:	2-4 EKs
Anästhesie:	Intubationsnarkose mit balancierter Anästhesietechnik und kompl. Muskelrelaxation
Einleitung:	Nicht-Nüchtern-Einleitung
Nachbetreuung:	Aufwachraum

Selektive proximale Vagotomie (SPV)

Indikationen:	Magen-/Duodenalulzera, Zollinger-Ellison-Syndrom
OP-Verfahren:	1. offen: selektive vagale Denervierung des säurebildenden Magenfundus u. -korpus unter Erhalt der antralen und extragastralen Vagusäste, bei Pylorusstenose zusätzlich Pyloroplastik, SPV zuweilen kombiniert mit Antrektomie oder B-I-Resektion 2. laparoskopisch
OP-Dauer:	2-3 h
Lagerung:	Rückenlage, Arme ausgelagert
Ausrüstung:	2 großlumige i.v. Zugänge, ZVK, Magensonde, Blasenkatheter, Temperatursonde, Auskühlungsschutz (WarmTouch®, Infusionswärmer etc.)
Blutkonserven:	i.d.R. keine, aber Blutgruppe und Antikörpersuchtest; bei zusätzl. Resektion 2 EKs
Anästhesie:	Intubationsnarkose mit balancierter Anästhesietechnik und kompletter Muskelrelaxation
Einleitung:	Nicht-Nüchtern-Einleitung bei Regurgitations- oder Stenosesymptomatik
Komplikationen:	Eventerationsreaktion (s. Abschn. 1.14), Blutungen
Nachbetreuung:	Aufwachraum

Fundoplicatio (s. Abschn. 1.9)

1.3 Darm

Dünndarmteilresektion

Indikationen:
1. Dünndarmtumoren, z.T. endokrin aktiv (z.B. Karzinoid; s. Abschn. 1.7)
2. M. Crohn
3. Strangulationsileus oder Volvulus
4. Ischämie/Nekrose bei Mesenterialvenenthrombose/-embolie
5. Perforationen (iatrogen und traumatisch)

Besonderheiten:
1. Flüssigkeits-/Elektrolyt- u. Säure-/Basen-Verschiebungen (besonders Hypokaliämie) bei Ileussymptomatik
2. häufig Vorhofflimmern bei Mesenterialvenenembolie
3. oftmals Kortikoidvormedikation bei chronisch-entzündlichen Darmerkrankungen

OP-Verfahren: Laparotomie (längs oder quer) mit Resektion der betroffenen Areale, End-zu-End-Anastomosierung, ggf. zwei- oder auch dreizeitiges Vorgehen mit Anlage eines temporären Anus praeter

OP-Dauer: 2-3 h

Lagerung: Rückenlage, Arme ausgelagert

Ausrüstung: 2 großlumige i.v. Zugänge, ZVK, ggf. arterielle Kanüle (immer bei endokrin aktiven Tumoren!), Magensonde, Blasenkatheter, Temperatursonde, Auskühlungsschutz (WarmTouch®, Infusionswärmer etc.)

Blutkonserven: 4 EKs

Anästhesie: Intubationsnarkose mit balancierter Anästhesietechnik und kompl. Muskelrelaxation

Einleitung: Nicht-Nüchtern-Einleitung bei Akutindikation

Besonderheiten: ggf. perioperative Glukokortikoidsubstitution (nach Schema auf S. 651)

Komplikationen:
1. Kreislaufdepression
   - Eventerationsreaktion (s. Abschn. 1.14)
   - Septikämie/Toxinämie
   - vasoaktive Substanzen (z.B. Karzinoidsyndrom; s. Abschn. 1.7)
2. Peritonitis
3. Blutungen

Nachbetreuung: Aufwachraum, ggf. Intensivstation (z.B. bei Peritonitis)

Abdominelle Adhäsiolyse

Indikationen: Verwachsungsbauch nach mehrfachen Laparotomien oder rezidivierenden intraabdominellen Entzündungen, Bridenileus

Besonderheiten: Akutindikation bei Ileussymptomatik

OP-Verfahren:
1. offen:
   Laparotomie (längs oder quer) mit Abtragung der Verwachsungsstränge
2. laparoskopisch

OP-Dauer: je nach Befund

Lagerung: Rückenlage, Arme ausgelagert

Ausrüstung: 1-2 großlumige i.v. Zugänge, ggf. ZVK (immer bei Ileussymptomatik), Magensonde, Blasenkatheter, Temperatursonde, Auskühlungsschutz (WarmTouch®, Infusionswärmer etc.)

Blutkonserven:	4 EKs
Anästhesie:	Intubationsnarkose mit balancierter Anästhesietechnik und kompl. Muskelrelaxation
Einleitung:	Nicht-Nüchtern-Einleitung bei Ileus- oder Subileussymptomatik
Komplikationen:	Eventerationsreaktion (s. Abschn. 1.14), Blutungen, Darmperforationen
Nachbetreuung:	Aufwachraum

Hemikolektomie/Sigmaresektion/Transversumresektion

Indikationen:	1. Adenome, Papillome, Karzinome, Sarkome 2. Divertikulose/Divertikulitis 3. Colitis ulcerosa, M. Crohn (selten) 4. toxisches Megakolon (s. auch Abschn. 3) 5. Perforationen (iatrogen, traumatisch)
Vorbereitung:	orthograde Darmspülung (s. Abschn. 1.14) vor geplanter OP
Besonderheiten:	1. Flüssigkeits-/Elektrolyt- u. Säure-/Basen-Verschiebungen (besonders Hypokaliämie) durch Ileus oder Spülung 2. oftmals Kortikoidvormedikation bei chronisch-entzündlichen Darmerkrankungen
OP-Verfahren:	Laparotomie (längs), Resektion der betroffenen Areale unter Mitnahme des großen Netzes und der regionalen Lymphknoten, End-zu-End-Anastomosierung, ggf. zwei oder auch dreizeitiges Vorgehen mit Anlage eines temporären Anus praeter
OP-Dauer:	3-4 h
Lagerung:	Rückenlage, Arme ausgelagert, evtl. Steinschnittlagerung
Ausrüstung:	2 großlumige i.v. Zugänge, ZVK, ggf. arterielle Kanüle, Magensonde, Blasenkatheter, Temperatursonde, Auskühlungsschutz (WarmTouch®, Infusionswärmer etc.)
Blutkonserven:	4 EKs
Anästhesie:	Intubationsnarkose mit balancierter Anästhesietechnik und kompl. Muskelrelaxation
Einleitung:	Nicht-Nüchtern-Einleitung bei Perforationssymptomatik
Besonderheiten:	1. perioperative Antibiotikaprophylaxe (z.B. 2 g Spizef® + 500 mg Clont® im Rahmen der Narkoseeinleitung) 2. ggf. perioperative Glukokortikoidsubstitution (nach Schema auf S. 651)
Komplikationen:	Eventerationsreaktion (s. Abschn. 1.14), Blutungen, Darmperforationen
Nachbetreuung:	Aufwachraum

Subtotale Kolektomie

Indikationen:	1. fam. Adenomatosis, fam. Polyposis 2. Colitis ulcerosa, M. Crohn (sehr selten) 3. toxisches Megakolon (s. auch Abschn. 3)
Vorbereitung:	orthograde Darmspülung (s. Abschn. 1.14)
Besonderheiten:	1. Flüssigkeits-/Elektrolyt- u. Säure-/Basen-Verschiebungen (besonders Hypokaliämie) infolge Spülung 2. oftmals Kortikoidvormedikation bei chronisch-entzündlichen Darmerkrankungen
OP-Verfahren:	Laparotomie (längs), subtotale Kolonresektion unter Mitnahme der regionalen Lymphknoten, End-zu-End-Ileorektostomie mit Anlage eines passageren Ileostomas

OP-Dauer:	3-4 h
Lagerung:	Rückenlage, Arme ausgelagert, Steinschnittlagerung
Ausrüstung:	2 großlumige i.v. Zugänge, ZVK, ggf. arterielle Kanüle, Magensonde, Blasenkatheter, Temperatursonde, Auskühlungsschutz (WarmTouch®, Infusionswärmer etc.)
Blutkonserven:	4 EKs
Anästhesie:	Intubationsnarkose mit balancierter Anästhesietechnik und kompl. Muskelrelaxation
Besonderheiten:	1. perioperative Antibiotikaprophylaxe (z.B. 2 g Spizef® + 500 mg Clont® im Rahmen der Narkoseeinleitung) 2. ggf. perioperative Glukokortikoidsubstitution (nach Schema auf S. 651)
Komplikationen:	Eventerationsreaktion (s. Abschn. 1.14), Blutungen, Darmperforationen
Nachbetreuung:	Aufwachraum, ggf. Intensivstation

Anteriore Rektumresektion

Indikation:	*hohes*, oberhalb 5 cm ab ano sitzendes Rektumkarzinom (Erkrankungsgipfel im 5.-7. Dezennium, überwiegend Adenokarzinom)
Vorbereitung:	orthograde Darmspülung (s. Abschn. 1.14)
Besonderheiten:	Flüssigkeits-/Elektrolyt- u. Säure-/Basen-Verschiebungen (besonders Hypokaliämie) infolge Spülung
OP-Verfahren:	Laparotomie (längs), radikale *Kontinuitätsresektion* des Rektums (Erhaltung der Sphinkterfunktion) unter Mitnahme der regionalen Lymphknoten, evtl. Kolon-Pouch zur Reservoirbildung ("Neorektum")
OP-Dauer:	4-6 h
Lagerung:	Rückenlage, Arme ausgelagert, Steinschnittlagerung
Ausrüstung:	2 großlumige i.v. Zugänge, ZVK, arterielle Kanüle, Magensonde, Blasenkatheter, Temperatursonde, Auskühlungsschutz (WarmTouch®, Infusionswärmer etc.), Doltron-Transfusionspumpe
Blutkonserven:	4-6 EKs
Anästhesie:	Intubationsnarkose mit balancierter Anästhesietechnik und kompl. Muskelrelaxation
Besonderheiten:	perioperative Antibiotikaprophylaxe (z.B. 2 g Spizef® + 500 mg Clont® im Rahmen der Narkoseeinleitung)
Komplikationen:	1. Eventerationsreaktion (s. Abschn. 1.14) 2. massive Blutungen bei Tumormobilisation im kleinen Becken 3. Darmperforationen
Nachbetreuung:	i.d.R. Intensivstation

Rektumresektion

Indikation:	*tiefes*, unterhalb 5 cm ab ano sitzendes Rektumkarzinom
Vorbereitung:	orthograde Darmspülung (s. Abschn. 1.14)
Besonderheiten:	Flüssigkeits-/Elektrolyt- u. Säure-/Basen-Verschiebungen (besonders Hypokaliämie) infolge Spülung
OP-Verfahren:	radikale abdomino-perineale Rektumexstirpation nach *Miles* mit endständigem Anus praeter sigmoideus
OP-Dauer:	ca. 3 h
Lagerung:	Rückenlage, Arme ausgelagert, Steinschnittlagerung

Ausrüstung:	2 großlumige i.v. Zugänge, ZVK, arterielle Kanüle, Magensonde, Blasenkatheter, Temperatursonde, Auskühlungsschutz (WarmTouch®, Infusionswärmer etc.), Doltron-Transfusionspumpe
Blutkonserven:	4-6 EKs
Anästhesie:	Intubationsnarkose mit balancierter Anästhesietechnik und kompl. Muskelrelaxation
Besonderheiten:	perioperative Antibiotikaprophylaxe (z.B. 2 g Spizef® + 500 mg Clont® im Rahmen der Narkoseeinleitung)
Komplikationen:	1. Eventerationsreaktion (s. Abschn. 1.14) 2. massive Blutungen bei Tumormobilisation im kleinen Becken 3. Darmperforationen
Nachbetreuung:	i.d.R. Aufwachraum

1.4 Leber, Gallenblase und Gallenwege

Zur Pathophysiologie und Anästhesie bei *gestörter Leberfunktion* siehe Kapitel 35, S. 630 ff.

Leberteilresektionen

Indikationen:	1. hepatozelluläre Karzinome 2. cholangiozelluläre Karzinome (z.B. Klatskintumor) 3. isolierte Metastasen (bes. bei kolorektalen Karzinomen) 4. benigne Lebertumoren (Adenome, Hämangiome) 5. Echinokokkuszysten 6. Leberruptur (s. auch Abschn. 3)
Vorbereitung:	Einschätzung der Leberfunktion (Gerinnungsanalyse!)
Besonderheiten:	bei hepatozellulären Karzinomen oftmals begleitende Leberzirrhose
OP-Verfahren:	quere Oberbauchlaparotomie, dann je nach Befund: 1. Hemihepatektomie (Linksresektion - Rechtsresektion) oder 2. Segmentresektion oder 3. atypische oberflächliche Resektion
OP-Ablauf:	1. z.T. temporäres Abklemmen der A. hepatica/V. portae erforderlich 2. ggf. Rekonstruktion der Gallenwege durch: - Hepatiko-Choledochostomie mit T-Drainage - Hepatiko-Jejunostomie nach *Roux* (bilio-digestive Anastomose) - Jejunum-Interponat 3. evtl. Portimplantation in die A. hepatica zur adjuvanten Chemotherapie
OP-Dauer:	3-6 h
Lagerung:	Rückenlage, Arme ausgelagert (evtl. nach oben)
Ausrüstung:	2-3 großlumige i.v. Zugänge oder Shaldon-Katheter (2-/3lumig), ZVK (ggf. 3lumig), arterielle Kanüle, 5-Pol-EKG mit ST-Streckenanalyse, Magensonde (Vorsicht bei Ösophagusvarizen!), Blasenkatheter, Temperatursonde, Auskühlungsschutz (WarmTouch®, Infusionswärmer etc.), Cell-saver bei benignen Prozessen
Blutkonserven:	6 EKs

Anästhesie: Intubationsnarkose mit balancierter Anästhesietechnik und kompl. Muskelrelaxation

Einleitung: Nicht-Nüchtern-Einleitung bei großem raumfordernden Prozeß und/oder ausgeprägtem Aszites

Besonderheiten: tolerable, warme Ischämiezeit der Leber ca. 30 min bei Abklemmen der A. hepatica

Komplikationen:
1. massive Blutungen (bes. bei Hemihepatektomie)
2. Tumorembolie bei in die V. cava eingewachsenen Tumoren
3. Leberfunktionsstörungen in Abhängigkeit vom Ausmaß der Resektion
   - Gerinnungsstörungen, Hypoglykämie etc.

Nachbetreuung: Intensivstation (außer bei geringfügigen Resektionen)

Porto-systemischer Shunt*

Indikation: rezidivierende Ösophagusvarizenblutungen bei portaler Hypertension

Vorbereitung: Einschätzung der Leberfunktion und der Ausprägung von Ösophagusvarizen

OP-Verfahren: artifizielle Verbindung zwischen portalem und kavalem Kreislauf

OP-Dauer: abhängig vom OP-Situs

Lagerung: Rückenlage oder Linksseitenlage

Ausrüstung: 2-3 großlumige i.v. Zugänge oder Shaldon-Katheter (2-/3lumig), ZVK (ggf. 3lumig), arterielle Kanüle, möglichst *keine* Magensonde bei ausgeprägten Ösophagusvarizen!, Blasenkatheter, Temperatursonde, Auskühlungsschutz (WarmTouch®, Infusionswärmer etc.), Doltron-Transfusionspumpe, Cell-saver (nur Reservoir)

Blutkonserven: 4-6 EKs

Anästhesie: Intubationsnarkose mit balancierter Anästhesietechnik und kompletter Muskelrelaxation

Einleitung: Nicht-Nüchtern-Einleitung bei ausgeprägtem Aszites etc.

Komplikationen:
1. massive Blutungen
2. Gerinnungsstörungen
3. Gefahr der hepatischen Enzephalopathie infolge verminderter Leberdurchblutung und damit einhergehender verminderter Entgiftungsfunktion

Nachbetreuung: Intensivstation

*: Neuerdings wird zur Shunt-Anlage ein deutlich risikoärmeres, interventionelles Verfahren bevorzugt (**"transjugulärer intrahepatischer porto-kavaler Shunt = TIPS"**). Hierbei wird ohne anästhesistisches Zutun mittels einer in die Jugularvene eingeführten Spezialsonde eine Stent-Verbindung zwischen Portal- und Lebervene geschaffen.

Denver-Shunt (peritoneo-venöser Shunt)

Indikation: therapieresistenter Aszites

Vorbereitung: Einschätzung der Leberfunktion

OP-Verfahren: Aszitesableitung aus der Peritonealhöhle i. d. V. cava sup., meist perkut. über rechtsseitige V. jug. ex t.

OP-Dauer: ca. 2 h

Lagerung: Rückenlage, Arme ausgelagert

Ausrüstung: 1-2 großlumige i.v. Zugänge, ZVK (kontralaterale Halsseite), Magensonde (Vorsicht bei Ösophagusvarizen!), Blasenkatheter fakultativ

Blutkonserven: keine

Anästhesie: Intubationsnarkose mit balancierter Anästhesietechnik

Einleitung:	Nicht-Nüchtern-Einleitung
Komplikationen:	1. Hypervolämie bei erheblicher Aszitesdrainage 2. Hyperfibrinolyse, disseminierte intravasale Koagulation 3. septischer Schock bei infiziertem Aszites
Nachbetreuung:	Intensivstation

Cholezystektomie

Indikationen:	Cholezystitis, Cholezystolithiasis, Gallenblasenkarzinom, Gallenblasenpapillom
Vorbereitung:	zumeist präop. ERC zur Beurteilung der Durchgängigkeit des Ductus choledochus
OP-Verfahren:	1. offen: Rippenbogenrandschnitt rechts, Präparation und Herauslösung der Gallenblase aus dem Leberbett vom Gefäßpol ausgehend 2. laparoskopisch (mittlerweile Standardverfahren)
OP-Dauer:	1-2 h
Lagerung:	Rückenlage, Arme ausgelagert
Ausrüstung:	1-2 großlumige i.v. Zugänge, ggf. ZVK, Magensonde, evtl. Blasenkatheter, Temperatursonde
Blutkonserven:	2 EKs
Anästhesie:	Intubationsnarkose mit balancierter Anästhesietechnik und kompl. Muskelrelaxation
Einleitung:	Nicht-Nüchtern-Einleitung bei Adipositas, ggf. Wachintubation (bei erheblicher Adipositas)
Komplikationen:	Gallenblasenperforation, gallige Peritonitis, Blutungen (bes. bei Verletzung der A. cystica)
Nachbetreuung:	Aufwachraum

1.5 Pankreas

Operation nach *Whipple*

Indikationen:	Pankreaskopf-, Papillen-, Duodenumkarzinom
Besonderheiten:	Leberfunktionsstörungen bei cholestatischem Ikterus
OP-Verfahren:	1. Phase: quere Oberbauchlaparotomie, anschließend Cholezystektomie, dann *Duodenohemipankreatektomie* mit regionaler Lymphadenektomie 2. Phase: Rekonstruktion mittels hochgezogener Jejunumschlinge und - End-zu-End-Anastomosierung des Pankreasschwanzes, - End-zu-Seit-Choledochojejunostomie sowie - End-zu-Seit-Gastrojejunostomie nach *Billroth* (s. Abschn. 1.2) *alternativ* zum B II Erhaltung des Pylorus und End-zu-Seit-Duodenojejunostomie
OP-Dauer:	5-6 h
Lagerung:	Rückenlage, Arme ausgelagert

Ausrüstung:	2-3 großlumige i.v. Zugänge, ZVK (evtl. 3lumig), arterielle Kanüle, Magensonde, Blasenkatheter, Temperatursonde, Auskühlungsschutz (WarmTouch®, Infusionswärmer etc.), Doltron-Transfusionspumpe
Blutkonserven:	4-6 EKs
Anästhesie:	Intubationsnarkose mit balancierter Anästhesietechnik und kompl. Muskelrelaxation
Einleitung:	Nicht-Nüchtern-Einleitung bei Duodenalobstruktion
Komplikationen:	Eventerationsreaktion (s. Abschn. 1.14), massive Blutungen bei Verletzung großer Gefäße
Nachbetreuung:	Intensivstation

Pankreaslinksresektion

Indikation:	Pankreasschwanzkarzinom
OP-Verfahren:	quere Oberbauchlaparotomie, *Korpus-Schwanz-Splenopankreatektomie*, Rekonstruktion mittels End-zu-End-Pankreatikojejunostomie (Y-förmig nach *Roux*)
OP-Dauer:	ca. 4 h
Lagerung:	Rückenlage, Arme ausgelagert
Ausrüstung:	2-3 großlumige i.v. Zugänge, ZVK, arterielle Kanüle, Magensonde, Blasenkatheter, Temperatursonde, Auskühlungsschutz (WarmTouch®, Infusionswärmer etc.), Doltron-Transfusionspumpe
Blutkonserven:	4-6 EKs
Anästhesie:	Intubationsnarkose mit balancierter Anästhesietechnik und kompl. Muskelrelaxation
Einleitung:	Nicht-Nüchtern-Einleitung bei Duodenalobstruktion
Komplikationen:	Eventerationsreaktion (s. Abschn. 1.14), massive Blutungen bei Verletzung großer Gefäße
Nachbetreuung:	Aufwachraum, ggf. Intensivstation

Duodenumerhaltende Pankreaskopfresektion

Indikation:	therapieresistente chronische Pankreatitis
Besonderheiten:	Leberfunktionsstörungen bei cholestatischem Ikterus
OP-Verfahren:	1. Phase:
	quere Oberbauchlaparotomie, Cholezystektomie, dann Freipäparation, Durchtrennung und Resektion des Pankreaskopfes über der V. portae
	2. Phase:
	Rekonstruktion mittels End-zu-End-Pankreatikojejunostomie (Y-förmig nach *Roux*)
OP-Dauer:	ca. 4 h
Lagerung:	Rückenlage, Arme ausgelagert
Ausrüstung:	2-3 großlumige i.v. Zugänge, ZVK, arterielle Kanüle, Magensonde, Blasenkatheter, Temperatursonde, Auskühlungsschutz (WarmTouch®, Infusionswärmer etc.), Doltron-Transfusionspumpe, Cell-saver (nur Reservoir)
Blutkonserven:	4-6 EKs, präoperative Eigenblutspende, maschinelle Autotransfusion
Anästhesie:	Intubationsnarkose mit balancierter Anästhesietechnik und kompl. Muskelrelaxation
Einleitung:	Nicht-Nüchtern-Einleitung bei Duodenalobstruktion
Komplikationen:	Eventerationsreaktion (s. Abschn. 1.14), massive Blutungen bei Verletzung großer Gefäße oder aus dem entzündlich veränderten Pankreaskopf
Nachbetreuung:	Aufwachraum, ggf. Intensivstation

Pankreastransplantation (s. Kap. 39, S. 698 ff.)

1.6 Splenektomie

Indikationen:	1. idiopathische thrombozytopenische Purpura (M. Werlhof) 2. Hyperspleniesyndrom - Milzarterien-/Milzvenenthrombose - Lebererkrankungen mit portaler Hypertension 3. bestimmte Formen hämolytischer Anämien 4. Tumoren (bes. Lymphome, Hämangiome) 5. traumatische Milzruptur (s. auch Abschn. 3)
Besonderheiten:	1. M. Werlhof: ausgeprägte Thrombozytopenie, oftmals < 30.000/µl 2. Hyperspleniesyndrom: hämolytische Anämie, Thrombozytopenie 3. Milzarterienthrombose: eher Thrombozytose (fehlendes "pooling" von Thrombozyten infolge prälienalen Umgehungskreislaufs)
OP-Verfahren:	1. offen: Rippenbogenrandschnitt links, Präparation des Gefäßpols, Unterbindung der A. u. V. lienalis, Milzexstirpation 2. laparoskopisch
OP-Dauer:	1-2 h
Lagerung:	Rückenlage, Arme ausgelagert; Rechtsseitenlage bei laparoskopischem Vorgehen
Ausrüstung:	1-2 großlumige i.v. Zugänge, ggf. ZVK (cave: ausgeprägte Thrombozytopenie!), Magensonde
Blutkonserven:	4 EKs, 1 TKZ bei Thrombozytopenie
Anästhesie:	Intubationsnarkose mit balancierter Anästhesietechnik und kompl. Muskelrelaxation
Einleitung:	Nicht-Nüchtern-Einleitung bei erheblicher Raumforderung
Besonderheiten:	1. perioperative Antibiotikaprophylaxe (z.B. 5 g Baypen® oder 2 g Spizef®) und Pneumokokkenvakzinierung (auf Station) zur Verhinderung des sog. *"overwhelming post-splenectomy infection syndrome" (OPSI)* 2. TKZ-Gabe möglichst erst nach Ligatur der A. lienalis, um lienalen Thrombozytenabbau zu verhindern
Komplikationen:	Blutungen
Nachbetreuung:	Aufwachraum

1.7 Endokrin aktive Tumoren

Phäochromozytom (s. Kap. 35, S. 655 ff.)

Karzinoid

Definition:	vorwiegend im terminalen Ileum lokalisierte, spät metastasierende, von enterochromaffinen Zellen ausgehende endokrin aktive Tumoren (Altersgipfel 4.-5. Dezennium)
Besonderheiten:	ausgeprägtes "Karzinoidsyndrom" mit Freisetzung vasoaktiver Substanzen (Serotonin, Histamin, Kallikrein) in den großen Kreislauf erst bei Metastasierung (ca. 5 %), da die Leber nicht mehr in der Lage ist, diese Substanzen in ausreichendem Umfang zu inaktivieren
Karzinoidsyndrom:	1. Flush (initial nur Gesicht und Hals betroffen) 2. Bronchokonstriktion 3. supraventrikuläre Tachyarrhythmien, arterielle Hypotension (Bradykinin) 4. Hyperglykämie
Vorbereitung:	Bestimmung der 5-Hydroxyindolessigsäure im 24-h-Urin
OP-Verfahren:	Resektion des betroffenen Darmabschnittes mit regionaler Lymphadenektomie, End-zu-End-Anastomosierung
OP-Dauer:	2-3 h
Lagerung:	Rückenlage, Arme ausgelagert
Ausrüstung:	2 großlumige i.v. Zugänge, ZVK, arterielle Kanüle, Magensonde, Blasenkatheter, Temperatursonde, Auskühlungsschutz (WarmTouch®, Infusionswärmer etc.)
Blutkonserven:	4 EKs
Anästhesie:	Intubationsnarkose mit balancierter Anästhesietechnik und kompl. Muskelrelaxation
Einleitung:	Nicht-Nüchtern-Einleitung bei Störungen der Magen-Darm-Motorik
Besonderheiten:	1. Gabe von H_1- u. H_2-Antihistaminika per infusionem zur Narkoseeinleitung (z.B. Tavegil® u. Zantic®, jeweils 2 Amp. ad 500 ml Sterofundin®) zur Verhinderung bzw. Verminderung Histamin-vermittelter Wirkungen 2. ausreichende Volumenzufuhr vor Beginn der Tumorpräparation 3. Gabe von Octreotid (Sandostatin®), einem synthetischen Somatostatinanalogon, in einer Dosierung von je 50 µg i.v. und s.c. *unmittelbar vor* Tumorpräparation (HWZ nur wenige min!), hierdurch Hemmung der Freisetzung vasoaktiver Substanzen aus dem Tumor
Komplikationen:	intraoperatives Karzinoidsyndrom bei Tumormanipulationen (Therapie: 50-100 µg Octreotid i.v., und ggf. symptomatisch)
Nachbetreuung:	i.d.R. Intensivstation

1.8 Relaxatio diaphragmatica

Definition:	angeborener *extremer*, meist linksseitiger Zwerchfellhochstand (deutl. höher als bei Phrenikusparese)
Therapie:	Operation bei Ateminsuffizienz infolge Lungenkompression und Mediastinalverdrängung
OP-Verfahren:	i.d.R. *transthorakale* Zwerchfellfaltung, bei zu dünner Zwerchfellmembran Muskelplastik, ipsilaterale Pleuradrainage
OP-Dauer:	abhängig vom Procedere, i.d.R. mehrere Stunden

Lagerung:	Rückenlage
Ausrüstung:	2 großlumige i.v. Zugänge, ZVK, art. Zugang, Doppellumen-Tubus (s. Kap. 26, S. 482 ff.), Magensonde, Blasenkatheter, Temperatursonde, Auskühlungsschutz (WarmTouch®, Infusionswärmer etc.)
Blutkonserven:	4 EKs
Anästhesie:	Intubationsnarkose mit balancierter Anästhesietechnik und kompletter Muskelrelaxation; Doppellumen-Intubation (z.B. *linksführender* Bronchocath®), obligate bronchoskopische Lagekontrolle, Umintubation mit konventionellem Tubus bei erforderlicher Nachbeatmung
Besonderheiten:	passagere Ein-Lungen-Beatmung (s. Kap. 26, S. 480 ff.)
Komplikationen:	1. Gasaustauschstörungen infolge Ein-Lungen-Beatmung 2. massive Blutungen 3. Verletzung des N. phrenicus
Nachbetreuung:	i.d.R. Aufwachraum, ggf. Intensivstation (Nachbeatmung)

1.9 Laparoskopische Eingriffe

An dieser Stelle werden neben einer Übersicht über häufig laparoskopisch vorgenommene Eingriffe nur die Spezifitäten bei einigen speziellen Eingriffen erläutert. Zu den grundsätzlichen Erwägungen sowie den typischen Kapnoperitoneum-induzierten Komplikationen siehe Kapitel 15, S. 295 ff.

Cholezystektomie (s. Abschn. 1.4)

Fundoplicatio

Indikationen:	Refluxösophagitis III°, Hiatusgleithernie mit gastro-ösophagealem Reflux
OP-Verfahren:	Anschlingen des unteren Ösophagus samt Kardia, Bildung einer Fundusmanschette, Herstellung der Kardiakontinenz durch Fundoplikation
Besonderheiten:	innere Kardiaschienung mit speziellem, dickem Schlauch (nach Ansage des Operateurs)
OP-Dauer:	ca. 2 h
Lagerung:	Rückenlage, Arme ausgelagert, Beine gespreizt
Ausrüstung:	1-2 großlumige i.v. Zugänge, ggf. ZVK, Magensonde
Blutkonserven:	i.d.R. keine, aber Blutgruppe und Antikörpersuchtest
Anästhesie:	Intubationsnarkose mit balancierter Anästhesietechnik und kompl. Muskelrelaxation
Einleitung:	Nicht-Nüchtern-Einleitung
Komplikationen:	1. Blutungen 2. speziell bei laparoskopischem Vorgehen: - Weichteilemphysem, Mediastinalemphysem, Pneumo-/Kapnothorax - Magenverlagerung nach intrathorakal (durch erhöhten Intraabdominaldruck)
Nachbetreuung:	Aufwachraum

Selektive proximale Vagotomie (s. Abschn. 1.2)

"gastric banding"

Indikation:	diätresistente extreme Adipositas
Vorbereitung:	1. spätestens ab 50 % Übergewicht zurückhaltender Einsatz von Sedativa in der Prämedikation, *keine* Sedativa bei Schlaf-Apnoe-Syndrom!
	2. Lungenfunktionsanalyse bei Adipositas permagna
OP-Verfahren:	Gastroplastie mit einem anpaßbaren Silikonband, das den Magenfundus direkt unterhalb der Kardia umschlingt (in das Band ist ein zirkulärer Ballon integriert, der zur Änderung der Bandweite über ein subkutanes Port-System aufgeblasen werden kann)
OP-Dauer:	2-3 h
Lagerung:	Rücken, Arme ausgelagert, Beine gespreizt
Ausrüstung:	1 großlumiger i.v. Zugang, ggf. ZVK, Magensonde
Blutkonserven:	keine
Anästhesie:	Intubationsnarkose mit balancierter Anästhesietechnik und kompl. Muskelrelaxation
Einleitung:	Nicht-Nüchtern-Einleitung, ggf. Wachintubation
Besonderheiten:	Pathophysiologie der Adipositas permagna (s. Kap. 35, S. 661 f.)
Komplikationen:	Beatmungsprobleme b. massivem Abfall der thorak. Compliance (Kapnoperitoneum)
Nachbetreuung:	Aufwachraum, optional Intensivstation (z.B. Schlaf-Apnoe-Syndrom)

Splenektomie (s. Abschn. 1.6)

Appendektomie (s. Abschn. 1.11)

Herniotomie (s. Abschn. 1.11)

AP-Anlage (s. Abschn. 1.11)

Adhäsiolyse (s. Abschn. 1.3)

Explorative Laparoskopie

Indikationen:	z.B. Tumor- oder Abszeßsuche, akutes Abdomen
OP-Dauer:	abhängig vom weiteren operativen Vorgehen
Lagerung:	Rückenlage, Arme ausgelagert
Ausrüstung:	abhängig vom Allgemeinzustand und von Begleiterkrankungen des Patienten, mind.: 1 großlumiger i.v. Zugang, Magensonde
Blutkonserven:	dito
Anästhesie:	Intubationsnarkose mit balancierter Anästhesietechnik und kompl. Muskelrelaxation
Einleitung:	Nicht-Nüchtern-Einleitung bei Abszeßverdacht oder akutem Abdomen
Nachbetreuung:	abhängig vom operativen Procedere

1.10 Endoskopien

Ösophagoskopie

Indikationen:	Diagnostik, Fremdkörpersuche
OP-Dauer:	5-15 min
Lagerung:	Rückenlage
Ausrüstung:	1 i.v. Zugang, Spiraltubus
Blutkonserven:	keine
Anästhesie:	Intubationsnarkose mit balancierter Anästhesietechnik (z.B. Etomidat, Remifentanil, Succinylcholin)
Einleitung:	Nicht-Nüchtern-Einleitung bei Notfallindikation
Besonderheiten:	sichere Tubusfixierung in einem Mundwinkel
Komplikationen:	Tubusdislokation, Ösophagusperforation, Arrosionsblutung
Nachbetreuung:	Aufwachraum

Laserendoskopische Ösophagustumorabtragung

Indikation:	palliativ bei inoperablem, stenosierendem Tumor
OP-Dauer:	15-30 min
Lagerung:	Rückenlage
Ausrüstung:	1 großlumiger i.v. Zugang, Spiraltubus
Blutkonserven:	i.d.R. keine, aber Blutgruppe und Antikörpersuchtest
Anästhesie:	Intubationsnarkose mit balancierter Anästhesietechnik (z.B. Etomidat, Remifentanil, Succinylcholin)
Einleitung:	Nicht-Nüchtern-Einleitung
Besonderheiten:	sichere Tubusfixierung in einem Mundwinkel, Besonderheiten der *Laseranwendung* siehe Kapitel 20, S. 361 f.
Komplikationen:	Tubusdislokation, Ösophagusperforation, Blutung
Nachbetreuung:	Aufwachraum

Ösophagustubuseinlage

Indikation:	palliativ bei inoperablem stenosierenden Tumor
OP-Verfahren:	endoskopisch-kontrollierte Plazierung eines Silikontubus
OP-Dauer:	ca. 30 min
Lagerung:	Rückenlage
Ausrüstung:	1 großlumiger i.v. Zugang, Spiraltubus
Blutkonserven:	keine
Anästhesie:	Intubationsnarkose mit balancierter Anästhesietechnik (z.B. Etomidat, Remifentanil, Succinylcholin)
Einleitung:	Nicht-Nüchtern-Einleitung
Besonderheiten:	sichere Tubusfixierung in einem Mundwinkel
Komplikationen:	Tubusdislokation, Ösophagusperforation, Arrosionsblutung
Nachbetreuung:	Aufwachraum

Ösophagusvarizensklerosierung (s. Abschn. 3)

Gastroskopie

Indikationen:	Diagnostik, Polypenabtragung, Fremdkörpersuche
OP-Dauer:	ca. 5-30 min
Lagerung:	Rückenlage
Ausrüstung:	1 großlumiger i.v. Zugang, Spiraltubus
Blutkonserven:	keine
Anästhesie:	Intubationsnarkose mit balancierter Anästhesietechnik
Besonderheiten:	sichere Tubusfixierung in einem Mundwinkel
Komplikationen:	Tubusdislokation, Ösophagus-/Magenperforation, Arrosionsblutung
Nachbetreuung:	Aufwachraum

Kolo-/Rektoskopie

Indikationen:	Diagnostik, Polypen-, Adenomabtragung
OP-Dauer:	ca. 5-30 min
Lagerung:	Rückenlage, Steinschnittlagerung
Ausrüstung:	1 großlumiger i.v. Zugang, ggf. Magensonde
Blutkonserven:	keine
Anästhesie:	Intubationsnarkose mit balancierter Anästhesietechnik
Komplikationen:	Darmperforation, Arrosionsblutung
Nachbetreuung:	Aufwachraum

1.11 Kleinere allgemeinchirurgische Eingriffe

Appendektomie

Indikation:	meist Appendicitis acuta; Sonderformen: Altersapp., Schwangerschaftsapp.
Besonderheiten:	i.d.R. dringliche Indikation, Bild eines akuten Abdomens
OP-Verfahren:	1. offen: Wechselschnitt im rechten Unterbauch, Präparation und Abtragung der Appendix vermiformis, Exploration Meckelsches Divertikel (Häufigkeit ca. 1 %) 2. laparoskopisch (postop. vorteilhaft nur bei Adipositas)
OP-Dauer:	15-30 min (laparoskopisch bis 60 min)
Lagerung:	Rückenlage, Arme ausgelagert
Ausrüstung:	1 großlumiger i.v. Zugang, Magensonde
Blutkonserven:	keine
Anästhesie:	Intubationsnarkose mit balancierter Anästhesietechnik und kompl. Muskelrelaxation
Einleitung:	Nicht-Nüchtern-Einleitung
Komplikationen:	Perforation, Peritonitis
Nachbetreuung:	Aufwachraum

Hernien

Leistenhernie (*Inguinalhernie*)

Definition:	angeborener oder erworbener Vorfall von Anteilen der Baucheingeweide durch den Leistenkanal
OP-Indikationen:	rasche Größenzunahme, Gefahr der Inkarzeration; dringl. Indikation bei Inkarzeration
OP-Verfahren:	1. offen-extraperitoneal: Freilegung, Bruchsackeröffnung, Reposition des Inhalts, Abtragung des Bruchsackes an der Basis, plast. Raffung des Leistenrings, evtl. Einnähen eines Netzes 2. laparoskopisch (kein operativer Vorteil)
OP-Dauer:	30-60 min (laparoskopisch bis 100 min)
Lagerung:	Rückenlage, Arme ausgelagert
Ausrüstung:	1 großlumiger i.v. Zugang, Magensonde
Blutkonserven:	keine
Anästhesie:	Intubationsnarkose mit balancierter Anästhesietechnik und kompl. Muskelrelaxation; bei *offenem* Vorgehen Spinalanästhesie möglich, ggf. sogar Lokalanästhesie!
Einleitung:	Nicht-Nüchtern-Einleitung bei *inkarzerierter* Hernie
Komplikationen:	Blutungen (aus der "Corona mortis")
Nachbetreuung:	Aufwachraum

Epigastrische Hernie

Definition:	Vorfall von Baucheingeweideanteilen durch Faszienlücken in der Linea alba zwischen Xyphoid und Nabel
Therapie:	Herniotomie und Fasziennaht, evtl. Fasziendopplung
OP-Dauer:	30-60 min
Lagerung:	Rückenlage, Arme ausgelagert
Ausrüstung:	1 großlumiger i.v. Zugang, Magensonde
Blutkonserven:	keine
Anästhesie:	Intubationsnarkose mit balancierter Anästhesietechnik und kompl. Muskelrelaxation
Einleitung:	Nicht-Nüchtern-Einleitung bei *inkarzerierter* Hernie
Nachbetreuung:	Aufwachraum

Nabelhernie

Vorgehen wie bei epigastrischer Hernie

Schenkelhernie

Definition:	Vorfall von Baucheingeweideanteilen durch die Lacuna vasorum
Therapie:	Herniotomie und Fasziennaht, evtl. Fasziendopplung
OP-Dauer:	30-60 min
Lagerung:	Rückenlage, Arme ausgelagert
Ausrüstung:	1 großlumiger i.v. Zugang, Magensonde
Blutkonserven:	keine

Anästhesie:	Intubationsnarkose mit balancierter Anästhesietechnik und kompl. Muskelrelaxation, Spinalanästhesie möglich
Einleitung:	Nicht-Nüchtern-Einleitung bei *inkarzerierter* Hernie
Nachbetreuung:	Aufwachraum

Narbenhernie

Definition:	Fasziendehiszenz im Bereich einer OP-Narbe
Therapie:	Fasziendopplung, evtl. Einnähen eines Dakronnetzes
OP-Dauer:	30-60 min
Lagerung:	Rückenlage, Arme ausgelagert
Ausrüstung:	1 großlumiger i.v. Zugang, Magensonde
Blutkonserven:	keine
Anästhesie:	Intubationsnarkose mit balancierter Anästhesietechnik und kompl. Muskelrelaxation, Spinalanästhesie möglich in Abhängigkeit von der Lokalisation
Einleitung:	Nicht-Nüchtern-Einleitung bei *inkarzerierter* Hernie
Nachbetreuung:	Aufwachraum

Anus-praeter-(AP-)Anlage

Indikationen:	1. palliative Maßnahme bei inoperablen Malignomen 2. "Schutzstoma" bei Gefahr von Anastomoseninsuffizienzen
OP-Verfahren:	1. offen: mediane Laparotomie, endständiges, einläufiges Sigmoideo-, Descendens- oder Transversostoma (Operation nach *Hartmann*) 2. laparoskopisch
OP-Dauer:	60-90 min
Lagerung:	Rückenlage, Arme ausgelagert
Ausrüstung:	1 großlumiger i.v. Zugang, ggf. ZVK, Magensonde
Blutkonserven:	i.d.R. keine
Anästhesie:	Intubationsnarkose mit balancierter Anästhesietechnik und kompl. Muskelrelaxation
Einleitung:	Nicht-Nüchtern-Einleitung in Abhängigkeit von der Grunderkrankung
Nachbetreuung:	Aufwachraum

Innere Hämorrhoiden

Definition:	ausgeweitete und hypertrophierte Arterien und Venen des Corpus cavernosum recti
Therapie:	Hämorrhoidektomie ab Stadium II
OP-Dauer:	30-60 min
Lagerung:	Steinschnittlagerung, Arme ausgelagert
Ausrüstung:	1 großlumiger i.v. Zugang
Blutkonserven:	i.d.R. keine
Anästhesie:	Intubationsnarkose mit balanc. Anästhesietechnik oder Spinalanästhesie (Sattelblock)
Besonderheiten:	zuweilen Gewebeinfiltration mit Adrenalin-haltigen Lokalanästhetikalösungen

Komplikationen:	Blutungen, Darmperforation, Adrenalin-induzierte Kreislaufreaktionen (s. Kap. 20, S. 352)
Nachbetreuung:	Aufwachraum

Analfissur/-ulkus

OP-Verfahren:	Exzision, submuköse laterale Sphinkterotomie
OP-Dauer:	30 min
Lagerung:	Steinschnittlage, Arme ausgelagert
Ausrüstung:	1 i.v. Zugang
Blutkonserven:	keine
Anästhesie:	Masken-/Larynxmaskennarkose oder Spinalanästhesie (Sattelblock)
Komplikationen:	Laryngospasmus bei Sphinkterdehnung (nur in Narkose)
Nachbetreuung:	Aufwachraum

Periproktitischer Abszeß, Analfistel, Pilonidalsinus

OP-Verfahren:	Abszeßspaltung bzw. Fistelexzision, Einlage einer Lasche oder Tamponade
OP-Dauer:	15-30 min
Lagerung:	Steinschnittlagerung, Arme ausgelagert
Ausrüstung:	1 i.v. Zugang, Magensonde bei Nicht-Nüchternheit
Blutkonserven:	keine
Anästhesie:	bei Nüchternheit Masken-/Larynxmaskennarkose oder Spinalanästhesie (Sattelblock)
Nachbetreuung:	aus hygienischen Gründen nach Möglichkeit auf peripherer Station

Steißbeinfistel

OP-Verfahren:	Fistelexzision
OP-Dauer:	60-90 min
Lagerung:	Bauchlage, Arme ausgelagert
Ausrüstung:	1 i.v. Zugang, Spiraltubus, Ösophagusstethoskop, Magensonde
Blutkonserven:	keine
Anästhesie:	Intubationsnarkose mit balancierter Anästhesietechnik
Nachbetreuung:	Aufwachraum

Ösophagusbougierung

Indikation:	Strikturen durch Verätzung
OP-Verfahren:	Einführen von Bougierstäben in zunehmender Größe
OP-Dauer:	5-15 min
Lagerung:	Rückenlage
Ausrüstung:	1 i.v. Zugang, Spiraltubus
Blutkonserven:	keine
Anästhesie:	Intubationsnarkose mit balancierter Anästhesietechnik

Einleitung:	ggf. Nicht-Nüchtern-Einleitung
Besonderheiten:	sichere Tubusfixierung in einem Mundwinkel
Komplikationen:	Ösophagusperforation, Blutung
Nachbetreuung:	Aufwachraum

CAPD-Katheter (CAPD = chronische ambulante Peritonealdialyse)

Indikation:	Einbau: dialysepflichtige Niereninsuffizienz Ausbau: Z.n. Nierentransplantation, Katheterinfektion bzw. -fehlfunktion
Vorbereitung:	Abschätzung der Auswirkungen der Niereninsuffizienz, präoperative Dialyse (z.B. am Vortag), aktuelle Serumelektrolyte ($K^+ < 5{,}5$ mmol/l) u. BZ
OP-Verfahren:	"Minilaparotomie"
OP-Dauer:	30-40 min
Lagerung:	Rückenlage
Ausrüstung:	1 i.v. Zugang, Magensonde
Blutkonserven:	i.d.R. keine
Anästhesie:	Intubationsnarkose mit balancierter Anästhesietechnik und kompl. Muskelrelaxation
Besonderheiten:	Pathophysiologie der chronischen Niereninsuffizienz (s. Kap. 35, S. 633 ff.)
Nachbetreuung:	Aufwachraum

Port-Katheter/Hickman-Katheter

Indikationen:	Chemotherapie bei Malignomen, häufiger Transfusionsbedarf
Besonderheiten:	häufig Anämie, Thrombozytopenie
OP-Verfahren:	Inzision primär *rechts* pektoral (selten links), Einbringen des Portkatheters in die V. axillaris im Bereich des M. deltoideus, bei schlechten Gefäßverhältnissen in die V. jugularis interna, Untertunnelung der Haut
OP-Dauer:	ca. 30 min
Lagerung:	Rückenlage, Kopf überstreckt u. zur Gegenseite gedreht, ipsilateraler Arm angelagert
Ausrüstung:	1 i.v. Zugang, Magensonde
Blutkonserven:	abhängig vom Ausgangs-Hb-Wert
Anästhesie:	Intubationsnarkose mit balancierter Anästhesietechnik
Besonderheiten:	1. Beatmung mit PEEP (Vermeidung einer Luftembolie, Erleichterung des chirurgischen Vorgehens) 2. intraoperative Röntgenlagekontrolle des Portkatheters, postoperativ Anspülen des Systems mit heparinisierter Kochsalzlösung
Komplikationen:	Blutungen, Luftembolie
Nachbetreuung:	Aufwachraum

Amputationen (s. Abschn. 2.2)

1.12 Eingriffe an Schilddrüse und Nebenschilddrüse (s. auch Kap. 35, S. 652 ff.)

Thyreoidektomie

Indikationen:
1. eu-, hypo- oder hyperthyreote Vergrößerung der Schilddrüse
2. "kalter" Knoten
3. Schilddrüsenkarzinom

Vorbereitung:
1. Schilddrüsenhormonstatus (euthyreote Stoffwechsellage für OP erforderlich!)
2. Röntgenthorax, ggf. Tracheazielaufnahme zum Erkennen einer Tracheadeviation und -kompression
3. HNO-Konsil (Stimmbandbefund bei Heiserkeit, Stridor)
4. Lungenfunktionsanalyse (inkl. Flow-Volumen-Kurve) bei:
   - Stridor (soweit möglich)
   - Riesenstruma
   - retrosternaler Struma
   - V. a. Tracheomalazie
5. *keine* sedierende Prämedikation bei stridorösen Patienten!

OP-Verfahren: kollarer Querschnitt:
1. *subtotale* Thyreoidektomie bei Struma bzw. Adenom oder "kaltem" Knoten
2. *totale* Thyreoidektomie mit regionaler Lymphadenektomie bei Karzinom, ggf. Neck dissection (s. Abschn. 1.13)

Retrosternale, intrathorakale Strumen werden über eine *mediane Sternotomie* entfernt.

OP-Dauer: ca. 2-3 h

Lagerung: Rückenlage, Schulterrolle für Kopfüberstreckung, ein Arm angelagert

Ausrüstung: 1-2 großlumige i.v. Zugänge (mit Heidelberger Verlängerung), ggf. ZVK (V. basilica), alle Gefäßzugänge möglichst am ausgelagerten Arm!, Spiraltubus, Ösophagusstethoskop, Augenklappen zur Protektion der Bulbi, Magensonde; bei Neck dissection (s. Abschn. 1.13) zusätzlich Blasenkatheter, Temperatursonde

Blutkonserven: 2 EKs f. totale Thyreoidektomie, sonst keine, aber Blutgruppe u. Antikörpersuchtest

Anästhesie: Intubationsnarkose mit balancierter Anästhesietechnik und kompl. Muskelrelaxation

Einleitung:
1. fiberoptische Wachintubation bei stärkerer Tracheastenose, *immer* bei Stridor oder Gefahr des "mediastinal mass syndrome" (s. Kap. 26, S. 488 ff.)!
2. Tubusgröße: ID 7,0 bei Frauen, 7,5 bei Männern; dünnere Tuben bereithalten
3. achsengerechte Plazierung des Tubus, Tubuscuff distal der Stenose
4. sichere Tubusfixierung mit Pflaster

Besonderheiten:
1. Beatmung mit PEEP zur Vermeidung einer Luftembolie (unter ausreichender Volumensubstitution langsam bis auf ca. 7,5 cmH_2O steigern)
2. komplette Relaxation bei Tracheapräparation (Hustenreiz)
3. grobe Funktionskontrolle der Stimmbänder bei Extubation:
   - entweder Extubation in tiefer Narkose unter Spontanatmung und direkter laryngoskopischer Stimmbandinspektion oder
   - In-/Exspirationskontrolle (Stridor!) sowie Phonationsüberprüfung unmittelbar nach Extubation des wachen Patienten (unter Reintubationsbereitschaft!)
4. evtl. "Recurrens-Monitoring" mittels Ableitung motorisch-evozierter Potentiale (z.B. Karzinom)

Komplikationen:
1. "mediastinal mass syndrome" bei großer, retrosternaler Struma
2. exspiratorische Ventilstenose durch Aufsitzen der Tubusspitze auf der Trachealschleimhaut (-> giemende oder brummende Nebengeräusche im Exspirium, Anstieg des Beatmungsdruckes, DD: Cuffhernie!)
3. ein- oder beidseitige Rekurrensparese (bes. bei Karzinomresektionen, die über die dorsale Schilddrüsenkapsel hinausgehen, oder bei voroperierten Patienten)
4. Verletzung der Trachea mit Mediastinal- u. Weichteilemphysem/Pneumothorax
5. Verletzung der Pleura mit Pneumothorax
6. Blutungen (bes. bei Verletzung der A. carotis)
7. Luftembolie (bei Eröffnung großer Halsvenen; selten)
8. akzidentelle Entfernung der Epithelkörperchen (bes. bei Karzinomen) mit postoperativer Hypokalzämie
9. postoperatives Hämatom/Larynxödem

Nachbetreuung:
1. mind. 2 h im Aufwachraum, vor Verlegung Kontrolle des Lokalbefundes auf Ödem/Nachblutung!, ggf. Röntgenthoraxkontrolle, Kontrolle des Serumcalcium
2. bei Tracheomalazie oder beidseitiger Rekurrensparese immer Nachbeatmung auf Intensivstation

Parathyreoidektomie/Epithelkörperchenexstirpation

Indikationen:
1. Hyperplasie, Adenom oder Malignom der Nebenschilddrüse
2. sekundärer oder tertiärer Hyperparathyreoidismus (HPT), zumeist bei chronischer Niereninsuffizienz

Vorbereitung: Elektrolytkontrolle (Na^+, K^+, Ca^{2+}): $Ca^{2+} < 3{,}5$ mmol/l, $K^+ < 5{,}5$ mmol/l; bei Niereninsuffizienz Abschätzung deren Ausmaßes, präoperative Dialyse (z.B. am Vortag), ansonsten wie bei Thyreoidektomie

Besonderheiten: Hyperkalzämie mit kardiovaskulärer, gastro-intestinaler u. muskulärer Symptomatik

OP-Verfahren: kollarer Querschnitt:
1. *subtotale* Entfernung der Nebenschilddrüse bei Adenom, sek. oder tert. HPT
2. *totale* Entfernung der Nebenschilddrüse bei Karzinom

evtl. *Reimplantation* eines Epithelkörperchens in eine Loge des M. brachioradialis am Unterarm (hier *keine* Zugänge!)

OP-Dauer: 1-2 h

Lagerung: Rückenlage, Schulterrolle für Kopfüberstreckung, ein Arm angelagert

Ausrüstung: 1-2 großlumige i.v. Zugänge (mit Heidelberger Verlängerung), ggf. ZVK (V. basilica), alle Gefäßzugänge möglichst nicht am Implantationsarm und *niemals* am Shuntarm, sondern am ausgelagerten Arm!, Spiraltubus, Ösophagusstethoskop, Augenklappen zur Protektion der Bulbi, Magensonde

Blutkonserven: 2 EKs für totale Parathyreoidektomie, sonst keine, aber Blutgruppe und Antikörpersuchtest

Anästhesie: Intubationsnarkose mit balancierter Anästhesietechnik und kompl. Muskelrelaxation

Einleitung: Nicht-Nüchtern-Einleitung bei Regurgitationssymptomatik, ansonsten wie bei Thyreoidektomie

Besonderheiten:
1. Flüssigkeitszufuhr mit Calcium-freien Lösungen (z.B. NaCl 0,9 %, Nephro-Lac)
2. evtl. erhöhte Empfindlichkeit auf Muskelrelaxanzien
3. Vermeidung respiratorischer und metabolischer *Azidosen* (sonst weiterer Anstieg des ionisierten Serumcalcium), Hyperventilation dagegen senkt den ionisierten Anteil

4. Serumkalium hochnormal halten (Kalium antagonisiert die Calciumwirkung an der Zellmembran)
5. ggf. Pathophysiologie der chronischen Niereninsuffizienz (s. Kap. 35, S. 633 ff., ebenso Vorgehensweise)

ansonsten wie bei Thyreoidektomie

Komplikationen: wie bei Thyreoidektomie

Nachbetreuung: wie bei Thyreoidektomie (6stdl. Kontrolle des Serumcalcium)

1.13 **Neck dissection** (ND; s. auch Kap. 20, S. 357)

Indikation: zervikale Lymphknotenmetastasen z.B. eines Schilddrüsenkarzinoms

OP-Verfahren: Ausräumung der Halsweichteile inkl. Lymphknoten u. -gefäßen adjuvant zur Entfernung des Primärtumors:

1. radikal-kurativ:

V. jug. int./ext., M. sternocleidomastoideus, Fettgewebe, N. accessorius; Erhaltung der A. carotis u. des N. vagus

2. funktionell-palliativ:

Schonung von V. jug. int. u. Muskulatur *einseitiges* oder *beidseitiges* Vorgehen (Radikaloperationen nur einseitig, um den hirnvenösen Abfluß nicht zu gefährden!)

OP-Dauer: pro Seite ca. 1-2 h

Lagerung: Rückenlage, Kopf überstreckt und erhöht bzw. zur Gegenseite gedreht (einseitig), ipsilateraler Arm angelagert (notabene: max. nur ein Arm angelagert!)

Ausrüstung: 1-2 großlumige i.v. Zugänge (mit Heidelberger Verlängerung), ggf. ZVK (V. basilica), ggf. arterielle Kanüle, alle Gefäßzugänge möglichst am ausgelagerten Arm!, Spiraltubus, Ösophagusstethoskop mit Temperatursensor, Augenklappen zur Protektion der Bulbi, Magensonde, Blasenkatheter, Auskühlungsschutz (WarmTouch®, Infusionswärmer etc.)

Blutkonserven: pro Seite 2 EKs

Anästhesie: Intubationsnarkose mit balancierter Anästhesietechnik und kompl. Muskelrelaxation

Besonderheiten: abhängig vom Primärtumor (z.B. Larynxanatomie) und Begleiterkrankungen

Komplikationen:

1. Reflexbradykardien (Irritation des Karotissinus)
   -> prophylaktische Lidocainblockade durch den Operateur, ansonsten Unterbrechen des Stimulus, Atropin 0,5 mg i.v.
2. Blutungen (bes. bei Vorbestrahlungen)
3. Luftembolien (bei Eröffnung größerer Venen)
   -> prophylaktische Beatmung mit PEEP (ca. 7,5 cmH_2O)
4. Pneumothorax
5. postoperative Schwellungen über 48-72 h (-> selten Kompression der Atemwege, in erster Linie bei beidseitiger ND, dann Tubus belassen oder präventive Tracheotomie, wird intraoperativ von Anästhesist und Operateur gemeinsam in Abhängigkeit vom Lokalbefund entschieden)

Nachbetreuung:

1. mind. 2 h im Aufwachraum, vor Verlegung Kontrolle des Lokalbefundes auf Ödem/Nachblutung!, ggf. Röntgenthoraxkontrolle
2. bei erheblicher Schwellung oder Schwellungsgefahr Nachbeatmung auf Intensivstation

1.14 Besonderheiten und Probleme

1. Orthograde Darmspülung

Orthograde Darmspülungen werden zur Vorbereitung bei geplanten *darmeröffnenden* und *abdominellen gefäßchirurgischen* Eingriffen durchgeführt. Hierzu werden i.d.R. hyperosmolare Elektrolyt-Polysaccharid-Lösungen (z.B. nach *Golytely*) verwendet. Die Spülmenge beträgt bei Dickdarmeingriffen ca. 10 l, wobei hier das Ziel in der Reduktion der intestinalen Keimflora liegt. Bei Eingriffen am Dünndarm oder auch am Magen dient die Spülung nur der mechanischen Dickdarmentleerung, um so bessere Operationsbedingungen zu schaffen. Hierzu werden geringere Spülmengen von ca. 2 l benötigt.

In der Folge orthograder Spülungen kommt es in Abhängigkeit von Zusammensetzung und Menge der Spülflüssigkeit zu mehr oder minder ausgeprägten Veränderungen

- im (extrazellulären) Flüssigkeitshaushalt,
- der Serumelektrolyte (z.B. Hypokaliämie) sowie des
- Säure-Basen-Haushaltes.

Aus diesem Grund ist die aktuelle Kontrolle zumindest der Serumelektrolyte und des Blutzuckerspiegels am Operationstag unerläßlich.

2. Perioperative Antibiotikaprophylaxe

Angaben zur perioperativen Antibiotikaprophylaxe werden bei den einzelnen Eingriffen nur dann gemacht, wenn diese aus anästhesiologischer Sicht unerläßlich erscheint. In den anderen Fällen erfolgt eine Ansage durch den Operateur, der nach Ausschluß von Kontraindikationen entsprochen werden kann.

3. Nicht-Nüchtern-Einleitung (s. Kap. 7, S. 130 ff.)

4. Flüssigkeits-/Elektrolytsubstitution

Die Flüssigkeits-/Elektrolytsubstitution erfolgt grundsätzlich mit *isotonen Vollelektrolytlösungen* (Einzelheiten s. Kap. 4, S. 74 f.). Bei großen Eingriffen werden ca. 10 ml pro kg KG und Stunde erforderlich.

5. Eventerationsreaktion

Bei abdominellen Eingriffen können bei *Exploration des Abdomens* typische Kreislaufreaktionen auftreten. Diese sog. Eventerationsreaktion wird bei Darmmobilisationen oder -manipulationen beobachtet und als Folge der damit einhergehenden passageren Ischämie gedeutet.

Die **Symptomatik** umfaßt:

- Flush der Gesichtshaut
- periphere Vasodilatation mit Blutdruckabfall
- PaO_2- bzw. SaO_2-Abfall

Als verantwortlicher Mediator wird mehrheitlich das Prostacyclin angesehen. Einige Autoren beschreiben demgemäß eine erfolgreiche Prophylaxe mit Prostaglandinsynthesehemmern.

Die symptomatische **Therapie** besteht in:

- Volumenzufuhr sowie
- Gabe von Vasopressoren (z.B. Akrinor®).

6. Hypothermie

Die Möglichkeiten zum Erhalt der intraoperativen Wärmehomöostase sind ausführlich im Kapitel 3 (S. 65 ff.) dargelegt. An dieser Stelle soll nur nochmals betont werden, daß bei einer Auskühlung des Patienten auf eine Körperkerntemperatur von unter 35°C regelhaft eine *Nachbeatmung* bis zum Wiedererwärmen erforderlich wird. Kardiovaskuläre Risikopatienten sollten immer erst bei Normothermie extubiert werden.

7. Reflexbradykardie/Sympathikusstimulation

Bei abdominellen Eingriffen ist infolge vegetativer Stimulationen mit heftigen Kreislaufreaktionen zu rechnen. Der *Zug am Mesenterium* kann - besonders bei zu flacher Narkose - zu einer vagal-reflektorischen Bradykardie führen oder aber durch Stimulation afferenter Sympathikusfasern einen Anstieg von Herzfrequenz und Blutdruck auslösen. Ersteres kann durch Gabe von Atropin, letzteres durch Vertiefung der Narkose, z.B. mit einem volatilen Anästhetikum, therapiert werden.

8. Singultus

Zuweilen tritt besonders bei Oberbaucheingriffen durch *Manipulationen am N. phrenicus* ein hartnäckiger Singultus auf, der das chirurgische Vorgehen beeinträchtigen kann. Zu dessen Beseitigung kommen in Frage:

- Vertiefung der Narkose,
- Absaugen u. ggf. Lagekorrektur der Magensonde,
- Infiltration vagaler Nervenäste mit einem Lokalanästhetikum (durch den Operateur) oder
- (Nach-)Relaxierung (problematisch in der Endphase der OP).

Die z.T. empfohlene i.v. Gabe von Psyquil® (10 mg) oder Atosil® (25 mg) ist nur in den seltensten Fällen erfolgreich.

9. Laborkontrollen

Intraoperative Laborkontrollen wie die Analyse von

- Hb/Hkt,
- Serumelektrolyten (bes. Na^+, K^+, Ca^{2+}),
- Blutzucker,
- Blutgasen und Säure-Basen-Status,
- zentral- oder gemischt-venöser O_2-Sättigung sowie
- Blutgerinnung

sollten in Abhängigkeit von Grund- und Begleiterkrankungen der Patienten sowie des operativen Verlaufs erfolgen.

2 Gefäßchirurgische Eingriffe

Bei Patienten mit Gefäßerkrankungen handelt es sich sehr häufig um *multimorbide* ältere Menschen, was für die Planung des perioperativen Vorgehens entsprechend berücksichtigt werden muß. An **Begleiterkrankungen** dominieren:

- arterielle Hypertonie
- koronare Herzkrankheit
- Myokardinfarkt in der Vorgeschichte
- Herzinsuffizienz
- chronisch-obstruktive Lungenerkrankungen
- Diabetes mellitus
- Adipositas
- Störungen der Nierenfunktion

Für *periphere* Eingriffe können Regionalanästhesien von Vorteil sein, wenn Art und Ausprägung von Begleiterkrankungen sowie die besonderen intraoperativen Umstände (z.B. Heparinisierung, kardiale Auswirkungen beim Abklemmen von Gefäßen) berücksichtigt werden.

2.1 Abdominelles Aortenaneurysma (AAA)

Definition: umschriebene Dilatation der Aorta infolge einer angeborenen oder erworbenen Wandveränderung

Epidemiologie: Inzidenz 2-4 % (bei Hypertonikern bis 10 %), Altersgipfel zwischen 60 und 70 Jahren, m : w > 5 : 1

Ätiopathogenese: 1. heutzutage fast ausschließlich arteriosklerotisch

Eine schwere, ulzeröse Arteriosklerose führt zu Medialäsionen, in deren Folge Gefäßwandschwächen entstehen. Die elastischen Wandbestandteile werden durch Narbengewebe ersetzt, das auf die Dauer der arteriellen Druckwelle immer weniger Widerstand entgegensetzen kann, was zu einer allmählichen Gefäßlumenerweiterung mit gleichzeitiger Abnahme der Wanddicke führt.

2. selten entzündlich, angeboren

Einteilung: nach Form, Wandbeschaffenheit und Lokalisation

Lokalisation: > 90 % infrarenal

Klinik: 1. *unspezifische* Frühsymptome

2. Spätsymptome:

- anfallsartig auftretende Schmerzen, in den Rücken und/oder Oberschenkel ausstrahlend
- urologische Symptomatik durch Kompression der Ureteren
- manchmal pulsierender Tumor

Therapie: Operation

OP-Indikationen:

1. prophylaktisch-elektiv: bis zum 80. Lebensjahr bei einem Aneurysmadurchmesser > 4-5 cm und vertretbarem OP-Risiko
2. aufgeschoben dringlich: symptomatische Aneurysmen
3. Notfall: gedeckt oder frei rupturierte Aneurysmen (s. Abschn. 3)

Besonderheiten: i.d.R. generalisierte Arteriosklerose mit entsprechenden Organmanifestationen

Vorbereitung:

1. Abschätzung der kardiovaskulären Belastbarkeit (z.B. [Streß-]Echokardiographie),ggf. Koronarangiographie (z.B. bei Angina pectoris, Z. n. Myokardinfarkt)
2. ggf. neurolog. Konsil, z.B. mit Doppler-Sonographie der Halsgefäße, transkranieller Doppler-Sonographie, Erfassung der zerebro-vaskulären Reservekapazität

OP-Verfahren: Aneurysmaresektion und Ersatz durch Prothese

OP-Ablauf: 1. Phase (Präparation):

mediane Laparotomie, Mobilisierung des gesamten Darmes und Freilegung des Retroperitoneums, Präparation der Aorta und der großen Gefäße

2. Phase (Clamping):

proximales Abklemmen der Aorta abdominalis, möglichst *unterhalb* der Nierenarterien, distales Abklemmen entweder oberhalb der Aortenbifurkation (Rohrprothese) oder im Bereich der Iliakal- bzw. Femoralarterien (Y-Prothese)

(Ischämietoleranz von Rückenmark, Niere und Leber < 30 min, der unteren Extremitäten ca. 6 h; Dauer und Höhe des Abklemmens im Anästhesieprotokoll vermerken!)

3. Phase:

- Aneurysmaresektion, Einnähen einer *Rohr- oder Y-Prothese* in Inlay-Technik, dabei zuerst Fertigstellung der *oberen* Anastomose, die nach distalem Abklemmen der Prothese freigegeben wird (Dichtigkeitsprüfung)
- Dann wird die Prothese in das Gefäß eingesetzt und anschließend das vorhandene Aneurysmaendothel über der Prothese vernäht. Die A. mesenterica inf. kann hierbei fast immer abgesetzt werden Bei Beteiligung der Nierenarterien werden diese in die Prothese reinseriert.

Differentialindikation "Rohrprothese - Y-Prothese":

In ca. 20 % der Fälle setzt sich ein abdominelles Aortenaneurysma in die Iliakalarterien fort und muß mittels Y-Prothese aorto-biiliakal oder -bifemoral überbrückt werden. Eine Indikation für eine Y-Prothese ist auch bei einem Leriche-Syndrom infolge eines Aortenbifurkationsverschlusses gegeben. In diesem Fall wird das kraniale Ende der Prothese ventral auf die Aorta aufgenäht. Die hierdurch vereinfachte Nahttechnik führt zur Verkürzung der OP-Dauer.

4. Phase (Declamping/Reperfusion):

Freigabe der *unteren* Anastomose(n), bei Einbau einer Y-Prothese sequentiell

5. Phase:

Bauchverschluß

OP-Dauer: zwischen 3 u. 5 Stunden, je nachdem, ob eine Rohr- oder Y-Prothese eingesetzt wird

Lagerung: Rückenlage, Arme ausgelagert

Ausrüstung: 2-3 großlumige i.v. Zugänge oder Shaldon-Katheter (2-/3lumig), ZVK (ggf. 3lumig), kontinuierliche ZVD-Messung, arterieller Zugang, bei *eingeschränkter* Ventrikelfunktion zusätzlich Pulmonaliskatheter oder transösophageale Echokardiographie, 5-Pol-EKG mit ST-Streckenanalyse, Magensonde, Blasenkatheter, Temperatursonde, Auskühlungsschutz (WarmTouch®, Infusionswärmer etc.), Doltron-Transfusionspumpe, Cell-saver (nur Reservoir)

Medikamente:

1. Katecholamine (Noradrenalin/Adrenalin, jeweils 1 : 10 u. 1 : 100 verdünnt sowie zusätzlich im Perfusor [3 mg ad 50 ml NaCl 0,9 % o. G 5 %], Dopamin in "Nierendosis")
2. Nitroglycerin 1 : 10 u. 1 : 100 verdünnt sowie im Perfusor (50 mg ad 50 ml)

Blutkonserven: 8 EKs (im OP!)

Anästhesie: Intubationsnarkose mit balancierter Anästhesietechnik und kompl. Muskelrelaxation; *keine* rückenmarknahe Regionalanästhesie (eingeschränkte kardiovaskuläre Kompensation von Blutverlusten)

Einleitung: Medikamente dem Risikoprofil des Patienten entsprechend (z.B. Fentanyl/Midazolam/Etomidat)

Besonderheiten:

1. ausreichend tiefe Narkose für die endotracheale Intubation
   -> Vermeidung von Blutdruckspitzen, Husten und Pressen und damit einhergehender verstärkter Rupturgefahr
2. Vermeidung von Blutdruckschwankungen von > ± 20 % der Ausgangswerte
   -> Kontrolle des Blutdruckes in erster Linie mit volatilem Inhalationsanästhetikum (z.B. Isofluran)
3. *vor* dem Clamping:
   - restriktive Volumenzufuhr
   - Blutdruck im unteren Normbereich halten
   - evtl. Induktion einer *milden* Hypothermie (34-35°C) zur Erhöhung der Ischämietoleranz des Rückenmarks während der Abklemmphase durch Verzicht auf wärmeerhaltende Maßnahmen
3. Clamping:
   - Linksherzbelastung mit z.T. erheblichem arteriellen Blutdruckanstieg
   - Abnahme des venösen Rückstromes zum Herzen mit Verminderung des HZV
   - Ischämie der unteren Körperhälfte, u.a. mit metabolischer Azidose

   Hieraus ergeben sich an therapeutischen Konsequenzen:
   - Blutdruckanstiege mit Inhalationsanästhetikum, ggf. mit Nitroglycerin therapieren
   - ausreichend hoher Perfusionsdruck zur Steigerung der Kollateraldurchblutung besonders des Rückenmarks
   - ausreichende Volumenzufuhr *vor* dem Declamping (ZVD bzw. PCWP hochnormal!)
   - nach Möglichkeit Hyperventilation zum Azidoseausgleich (pH ≥ 7,2) bis auf einen minimalen $PaCO_2$ von ca. 30 mmHg (Kontraindikation: zerebro-vaskuläre u./o. koronare Insuffizienz!), Einsatz von Natriumhydrogencarbonat erst, wenn SB < 16 mmol/l
   - Calciumsubstitution entsprechend dem ionisierten Serumcalcium
4. Declamping (Reperfusion):
   - deutlicher Abfall des peripheren Gefäßwiderstandes und des systemarteriellen Blutdruckes, besonders bei Einbau einer Rohrprothese
   - Abnahme des venösen Rückstromes durch vermehrtes venöses "pooling"
   - Anstieg des pulmonalvaskulären Widerstandes durch Einschwemmung saurer Metaboliten
   - Anstieg des Serumkalium- u. -lactatspiegels

   Hieraus ergeben sich an therapeutischen Konsequenzen:
   - Beenden einer Vasodilatatortherapie rechtzeitig *vor* der Reperfusion
   - Reduktion der Konzentration des volatilen Anästhetikums
   - Hyperventilation kurzfristig bis auf einen $PaCO_2$ von 25-30 mmHg, ggf. Natriumhydrogencarbonat nach Säure-Basen-Status
   - ausreichende Volumenzufuhr während der Reperfusion
   - b. Bed. Noradrenalin/Adrenalin/Calcium

5. intraoperative Heparinisierung (ca. 50 IE/kg KG i.v. im Bolus, nach Ansage durch den Chirurgen)
6. evtl. perioperative Antibiotikaprophylaxe (z.B. 2 g Spizef®)

Komplikationen:
1. intraoperativ:
   - *massive* Blutungen (Aneurysmaruptur!)
   - Clamping-Phase: Linksherzdekompensation, Myokardischämie u. -infarkt
   - Declamping-Phase: massiver Blutdruckabfall
   - Eventerationsreaktion (s. Abschn. 1.14)
   - Verletzung benachbarter Organe
2. postoperativ:
   - Nachblutungen
   - akutes Nierenversagen/Leberversagen
   - Querschnittlähmung (Paraplegie)
   - Mesenterialinfarkt
   - Ischämie der unteren Extremitäten
   - Protheseninfektion

Nachbetreuung: Intensivstation (Nachbeatmung); Kontrolle der peripheren Pulse, der Sensibilität u. Motorik i. d. unteren Extremitäten sowie der Diurese, Kontrolle auf Nachblutungen

Überlebensrate: bei der *elektiven* Operation 95 %

2.2 Chronische arterielle Verschlußkrankheit (AVK)

Die arterielle Verschlußkrankheit entsteht fast immer auf dem Boden einer Arteriosklerose, die zumeist generalisiert ausgeprägt ist, so daß häufig auch andere Organe, wie z.B. Herz und Gehirn, betroffen sind.

Risikofaktoren für eine Arteriosklerose sind:

familiäre Disposition, Lebensalter, männliches Geschlecht, Fettstoffwechselstörungen, Rauchen, Hypertonus, Diabetes mellitus, Übergewicht, Bewegungsmangel, emotionaler Streß

Einteilung der AVK *nach Lokalisation*:

- Becken-Typ: Aorta abdominalis, A. iliaca int.
- Oberschenkel-Typ: A. femoralis profunda
- Unterschenkel-Typ: A. poplitea mit Trifurkation in A. tibialis ant., A. tibialis post., A. fibularis

Einteilung der AVK *nach Stadien* (nach *Fontaine*):

- Stadium 1: Stenosen/Verschlüsse ohne Beschwerden, distale Pulslosigkeit in den betroffenen Extremitäten
- Stadium 2a: Claudicatio intermittens (Gehstrecke > 100 m)
- Stadium 2b: Claudicatio intermittens (Gehstrecke < 100 m)
- Stadium 3: Ruheschmerzen/Nachtschmerzen
- Stadium 4: Nekrose/Gangrän/Sekundärinfektionen

Aorto-iliakale Verschlüsse können operativ durch eine **Endarteriektomie** oder durch einen **aorto-femoralen Bypass** behandelt werden.

Becken-TEA (Thrombendarteriektomie)

Indikationen:	1. AVK vom Becken-Typ (ab Stadium II) 2. akuter Verschluß (Rekanalisierung innerhalb 6-h-Frist!)
Besonderheiten:	i.d.R. generalisierte Arteriosklerose mit entsprechenden Organmanifestationen
Vorbereitung:	1. Abschätzung der kardiovaskulären Belastbarkeit (z.B. [Streß-]Echokardiographie), ggf. Koronarangiographie (z.B. bei Angina pectoris, Z. n. Myokardinfarkt) 2. Lokalisierung einer Emboliequelle (z.B. Thrombus bei flimmerndem linken oder rechten Vorhof, Vorhofmyxom, künstliche Herzklappen, Endokarditis, Aorta) z.B. mittels Echokardiographie 3. ggf. neurolog. Konsil, z.B. mit Doppler-Sonographie der Halsgefäße, transkranieller Doppler-Sonographie, Erfassung der zerebro-vaskulären Reservekapazität
OP-Verfahren:	1. Freilegung und Eröffnung zumeist beider Aa. femorales von den Leisten aus (selten nur einseitiges Vorgehen), Eingehen mit einem "Ringstripper" und Ausschälen des arteriosklerotischen Materials zwischen Intima und Media nach kranial 2. bei Nicht-Entfernbarkeit des arteriosklerotischen Materials Gefäßresektion mit anschließender Implantation einer Y-Prothese (s. Abschn. 2.1)
OP-Dauer:	3-4 h
Lagerung:	Rückenlage, Arme ausgelagert
Ausrüstung:	2-3 großlumige i.v. Zugänge oder Shaldon-Katheter (2-/3lumig), ZVK (ggf. 3lumig), kontinuierliche ZVD-Messung, arterieller Zugang, ggf. Pulmonaliskatheter oder transösophageale Echokardiographie, 5-Pol-EKG mit ST-Streckenanalyse, Magensonde, Blasenkatheter, Temperatursonde, Auskühlungsschutz (WarmTouch®, Infusionswärmer etc.), Doltron-Transfusionspumpe, Cell-saver (nur Reservoir)
Medikamente:	1. Katecholamine (Noradrenalin/Adrenalin, jeweils 1 : 10 u. 1 : 100 verdünnt) 2. Nitroglycerin 1 : 10 u. 1 : 100 verdünnt
Blutkonserven:	6 EKs (im OP!)
Anästhesie:	Intubationsnarkose mit balancierter Anästhesietechnik und kompl. Muskelrelaxation; *keine* rückenmarknahe Regionalanästhesie (eingeschränkte kardiovaskuläre Kompensation von Blutverlusten)
Einleitung:	1. Medikamente dem Risikoprofil des Patienten entsprechend (z.B. Fentanyl/Midazolam/Etomidat) 2. Nicht-Nüchtern-Einleitung bei Akutverschluß
Besonderheiten:	intraop. Heparinisierung (ca. 50 IE/kg KG i.v. im Bolus) nach Anastomosierung
Komplikationen:	massive Blutungen, z.B. bei Gefäßperforation
Nachbetreuung:	Aufwachraum, ggf. Intensivstation (z.B. bei großem Blutverlust oder Implantation einer Y-Prothese); Kontrolle der peripheren Pulse, Kontrolle auf Nachblutungen

Eingriffe an peripheren Gefäßen

Indikationen:	1. AVK vom Oberschenkel- oder Unterschenkel-Typ (ab Stadium II) 2. akuter Arterienverschluß (Rekanalisierung innerhalb 6-h-Frist)
Besonderheiten:	i.d.R. generalisierte Arteriosklerose mit entsprechenden Organmanifestationen
Vorbereitung:	1. Abschätzung der kardiovaskulären Belastbarkeit (z.B. [Streß-]Echokardiographie) 2. ggf. neurolog. Konsil, z.B. mit Doppler-Sonographie der Halsgefäße, transkranieller Doppler-Sonographie, Erfassung der zerebro-vaskulären Reservekapazität

OP-Verfahren:	1. iliaco-femoraler Bypass 2. femorale Profunda-Plastik 3. femoro-poplitealer oder femoro-kruraler Bypass 4. Thrombendarteriektomie/Embolektomie
OP-Dauer:	2-3 h
Lagerung:	Rückenlage, Arme ausgelagert
Ausrüstung:	1. 2 großlumige i.v. Zugänge, Magensonde (bei Allgemeinanästhesie), Auskühlungsschutz (WarmTouch®, Infusionswärmer etc.) 2. ZVK, art. Zugang, Blasenkatheter - jeweils abhängig vom Zustand des Patienten
Blutkonserven:	4 EKs
Anästhesie:	Intubationsnarkose mit balancierter Anästhesietechnik oder Katheterspinalanästhesie mit verbesserter peripherer Durchblutung
Besonderheiten:	intraop. Heparinisierung (ca. 50 IE/kg KG i.v. im Bolus) nach Anastomosierung
Komplikationen:	Blutungen
Nachbetreuung:	i.d.R. Aufwachraum; Kontrolle der peripheren Pulse, Kontrolle auf Nachblutungen

Lumbale Sympathektomie

Indikation:	AVK vom Becken-, Oberschenkel- oder Unterschenkel-Typ (bis Stadium III)
Besonderheiten:	i.d.R. generalisierte Arteriosklerose mit entsprechenden Organmanifestationen
Vorbereitung:	1. Abschätzung der kardiovaskulären Belastbarkeit (z.B. [Streß-]Echokardiographie) 2. ggf. neurologisches Konsil, z.B. mit Doppler-Sonographie der Halsgefäße, transkranieller Doppler-Sonographie, Erfassung der zerebro-vaskulären Reservekapazität
OP-Verfahren:	*transperitoneale* ein- oder beidseitige Resektion der Ganglien L1-3
OP-Dauer:	2-3 h
Lagerung:	Rückenlage, Arme ausgelagert
Ausrüstung:	2 großlumige i.v. Zugänge, ZVK, ggf. arterieller Zugang, Magensonde, Blasenkatheter, Temperatursonde, Auskühlungsschutz (WarmTouch®, Infusionswärmer etc.)
Blutkonserven:	4 EKs
Anästhesie:	Intubationsnarkose mit balancierter Anästhesietechnik und kompletter Muskelrelaxation
Komplikationen:	Blutungen, Eventerationsreaktion (s. Abschn. 1.14)
Nachbetreuung:	i.d.R. Aufwachraum

Amputationen der unteren Extremität

Indikation:	AVK Stadium 4 mit schwersten trophischen Störungen und nicht mehr zu verbessernder Durchblutung
Besonderheiten:	i.d.R. multimorbide Patienten
OP-Dauer:	30-60 min
Lagerung:	Rückenlage, Arme ausgelagert
Ausrüstung:	1 großlumiger i.v. Zugang, ggf. ZVK, Magensonde (bei Allgemeinanästhesie)
Blutkonserven:	2-4 EKs (bei Amputationen im Bereich Unterschenkel, Knie oder Oberschenkel)

Anästhesie:
1. nach Möglichkeit Regionalanästhesie (-> seltener Phantomschmerzen!) mit zusätzlicher Sedierung (z.B. mit Midazolam):
   - Spinalanästhesie
   - bei Vorfußamputation Poplitealblock möglich
2. ggf. Allgemeinanästhesie, z.B. mit Larynxmaske

Besonderheiten: *keine* Spinalanästhesie bei Sepsis (Gefahr der epiduralen Abszeßbildung) oder hochdosierter Heparinisierung!

Komplikationen: Blutungen, septische Einschwemmung (bei feuchter Gangrän)

Nachbetreuung: Aufwachraum

2.3 **Tiefe Bein-/Beckenvenenthrombose** (TBVT)

Ursachen

- Mangel an physiologischen Inhibitoren der Blutgerinnung (z.B. AT III, Protein C und S)
- Heparin-induzierte Thrombozytopenie Typ II
- Faktor-XII-Mangel
- Vorhandensein sog. Lupusinhibitoren
- verminderte fibrinolytische Aktivität
- venöse Blutzirkulationsstörungen
  - Immobilisation
  - Varikosis
  - Paresen der unteren Extremitäten
- erhöhte Blutviskosität (z.B. Polyglobulie)
- Adipositas permagna, Kachexie
- Gravidität, Puerperium
- Östrogentherapie
- paraneoplastisch
- (idiopathische) Thrombozytose

Thrombektomie

Indikation: TBVT, wenn Lysetherapie kontraindiziert ist oder erfolglos war, oder bei jungen Patienten

Besonderheiten: z.T. bereits abgelaufene kleinere Lungenembolien mit Rechtsherzbelastung, deshalb präoperative Echokardiographie

OP-Verfahren:
1. Eröffnung einer oder beider Vv. femorales auf Leistenhöhe
2. Einführen eines Fogarty-Katheters durch die nichtthrombosierte V. femoralis zur Blockade der V. cava inf. (wünschenswert)
3. Thrombenentfernung mittels durch die *thrombosierte* V. femoralis eingeführtem Fogarty-Katheter
4. bei Beinvenenthrombose intraoperatives "Auswickeln" der betroffenen Extremität zum Auspressen der hier lokalisierten Thromben
5. ggf. Anlage einer arterio-venösen Fistel in der Leistenregion zur Prävention erneuter Thrombosierung
6. vor OP-Ende Kontroll-Phlebographie

OP-Dauer:	ca. 2 h
Lagerung:	Rückenlage, beide Arme ausgelagert; Fußbrett zum Aufstellen des Patienten mittels OP-Tischbewegung (Kopfhochlage)
Ausrüstung:	2-3 großlumige i.v. Zugänge oder Shaldon-Katheter (2-/3lumig), ZVK, arterieller Zugang, Magensonde, Blasenkatheter, Temperatursonde, Auskühlungsschutz (WarmTouch®, Infusionswärmer), Doltron-Transfusionspumpe, Cell-saver (nur Reservoir)
Medikamente:	1. Katecholamine (Noradrenalin/Adrenalin, jeweils 1 : 10 u. 1 : 100 verdünnt) 2. Heparin 3. r-tPA ("recombinant tissue plasminogen activator", im OP-Kühlschrank zur eventuellen Lysetherapie bei Lungenembolie)
Blutkonserven:	4-6 EKs (im OP!)
Anästhesie:	Intubationsnarkose mit balancierter Anästhesietechnik und kompl. Muskelrelaxation
Besonderheiten:	1. ausreichende Volumensubstitution zum schrittweisen Aufsetzen des Patienten 2. Embolieprophylaxe in der Phase der Thrombektomie durch Verminderung des venösen Rückstromes zum Herzen: -> manuelles Blähen der Lunge mit hohem PEEP (ca. 10 cmH_2O) -> bei Extraktion endinspiratorischer Atemstillstand (FIO_2 1,0!) 3. zusätzl. zur Kapnometrie kontinuierliche ZVD-Messung (zur Emboliedetektion!) 4. frühzeitige Heparinisierung
Komplikationen:	1. Lungenembolie infolge Absprengens von Thrombusanteilen 2. massive Blutungen, vor allem in der Phase eines hohen PEEP 3. möglicher Blutdruckabfall bei Anlage einer av-Fistel infolge Erniedrigung des peripheren Gefäßwiderstandes
Nachbetreuung:	Aufwachraum, ggf. Intensivstation (z.B. nach massiven Blutungen oder intraoperativer Lungenembolie)

Therapie der intraoperativen Lungenembolie

- Beatmung mit reinem Sauerstoff ohne PEEP
- symptomatische Kreislauftherapie mit Katecholaminen
  - bevorzugt Noradrenalin zur Verbesserung der rechtsventrikulären Kontraktilität durch Steigerung des rechtskoronaren Perfusionsdruckes!
- ggf. Lysetherapie mit r-tPA (Alteplase [Actilyse®]; über ZVK!)
  - initial 50 mg als Bolus, ggf. Wiederholungsdosis nach 30 min, *kein* Heparin gleichzeitig

Kavaschirm-Implantation*

Indikationen:	1. rezidivierende Lungenembolien aus den Becken-/Beinvenen 2. Thrombose der V. cava inf.
Besonderheiten:	präoperative Echokardiographie zur Evaluierung einer Rechtsherzbelastung
OP-Verfahren:	mediane Laparotomie, anschließend: 1. Freipräparation der V. cava inf. und Abklemmen proximal des Thrombus 2. Thrombektomie mittels Fogarty-Katheter 3. Einlegen eines "Kimray-Greenfield-Filters" 4. Venennaht 5. Kava-Declamping

OP-Dauer: 2-3 h

Lagerung: Rückenlage, beide Arme ausgelagert

Ausrüstung: wie bei Thrombektomie

Medikamente: dito

Blutkonserven: 4-6 EKs (im OP!)

Anästhesie: Intubationsnarkose mit balancierter Anästhesietechnik und kompletter Muskelrelaxation

Besonderheiten:
1. ausreichende Volumensubstitution vor Abklemmen der V. cava, da hierdurch der venöse Rückstrom massiv reduziert wird
2. kontinuierliche ZVD-Messung (auch wegen d. Vorlaständerungen beim Clamping- u. Declamping)
3. frühzeitige Heparinisierung

Komplikationen:
1. HZV- und Blutdruckabfall nach dem Kava-Clamping
2. Lungenembolie, bes. bei der Kava-Präparation u. beim Declamping
3. massive Blutungen
4. Eventerationsreaktion (s. Abschn. 1.14)

Nachbetreuung: Aufwachraum, ggf. Intensivstation (z.B. nach massiven Blutungen oder intraop. Lungenembolie)

*: Das *isolierte* Einbringen eines Kavaschirms geschieht heutzutage interventionell-transfemoral ohne Narkose.

2.4 Varizenoperation

Indikation: Varizen der V. saphena magna und/oder parva

OP-Verfahren:
1. Exhärese der V. saphena magna und/oder parva nach *Babcock* mittels durchgezogener Sonde ("Varizen-Stripping")
2. Ligatur insuffizienter Vv. perforantes

OP-Dauer: 2-3 h

Lagerung: Rückenlage, Arme ausgelagert; manchmal Bauchlage

Ausrüstung: 2 großlumige i.v. Zugänge, ggf. ZVK, Magensonde (bei Allgemeinanästhesie), Blasenkatheter, Temperatursonde, Auskühlungsschutz (WarmTouch®, Infusionswärmer etc.)

Blutkonserven: 2 EKs

Anästhesie: Intubationsnarkose mit balancierter Anästhesietechnik (immer bei Bauchlage!) *oder* Katheterspinal- bzw. -epiduralanästhesie

Besonderheiten: stärkster Schmerzreiz beim Durchziehen der Sonde kurz vor OP-Ende

Komplikationen: Blutungen

Nachbetreuung: Aufwachraum

2.5 Arterio-venöse Shunts

Für die Anlage von Gefäßshunts zur Hämodialyse am Unter- oder Oberarm ist die **Plexusanästhesie**, möglichst als vertikal-infraklavikuläre Blockade (VIP; s. Kap. 10, S. 204 ff.) das Verfahren der Wahl, da hierunter bessere operative Ergebnisse zu verzeichnen sind als unter einer Allgemeinanästhesie (bessere Shuntperfusion, geringere Rate von Shuntthrombosierungen, seltener Gefäßspasmen).

Für **regionale Anästhesietechniken** gilt hierbei:

- physiologische Gerinnungsverhältnisse erforderlich (außer bei *axillärer* Plexusblockade)
- Dosisreduktion der Lokalanästhetika um ca. 25 % bei urämischen Patienten, da eine metabolische Azidose die toxische Wirkung der Lokalanästhetika erhöht
- Vorsicht bei Zusatz von Vasokonstriktoren, da beim azidotischen Patienten häufiger Herzrhythmusstörungen auftreten können

Shunt-Anlage

Indikation:	dialysepflichtige Niereninsuffizienz
Vorbereitung:	Abschätzung der Auswirkungen der Niereninsuffizienz, präoperative Dialyse (z.B. am Vortag), aktuelle Serumelektrolyte ($K^+ < 5{,}5$ mmol/l) u. BZ, Gerinnungsstatus
OP-Verfahren:	1. Cimino-Shunt (Fistel zwischen A. radialis und V. cephalica)
	2. Oberarmshunt
	3. Shuntrevision (z.B. Thrombektomie)
OP-Dauer:	1-2 h
Lagerung:	Rückenlage, Arme ausgelagert
Ausrüstung:	1 großlumiger i.v. Zugang, Magensonde (bei Allgemeinanästhesie)
Blutkonserven:	b. Bed. leukozytengefilterte Erythrozytenkonzentrate
Anästhesie:	1. nach Möglichkeit Plexusanästhesie
	2. ggf. Allgemeinanästhesie, z.B. mit Larynxmaske
Besonderheiten:	1. Pathophysiologie der chronischen Niereninsuffizienz (s. Kap. 35, S. 633 ff.)
	2. Volumenbelastung des linken Ventrikels infolge hoher Shuntdurchflußraten (ca. 0,5-1,0 l/min)
Komplikationen:	Blutungen
Nachbetreuung:	Aufwachraum

2.6 Karotisdesobliteration (s. Kap. 22, S. 395 f.)

3 Notfall- und dringliche Eingriffe

Ösophagusperforation

Ursachen:
1. spontane (postemetische) Ruptur (Boerhaave-Syndrom)
2. traumatisch (instrumentell, unfallbedingt)
3. ulzerative Prozesse

Therapie: dringliche Operation

Besonderheiten:
1. Boerhaave-Syndrom
   - häufig Alkoholabusus
   - oftmals zusätzlich Einrisse in der Kardiaschleimhaut mit z.T. ausgeprägter Blutungssymptomatik (Mallory-Weiß-Syndrom)
   - Mediastinal- u. Weichteilemphysem, häufig (linksseitiger) Pneumothorax
2. evtl. Zweihöhleneingriff

OP-Verfahren: *rechtslaterale* Thorakotomie mit Übernähung des Defekts und Einbringen einer Saug-Spül-Drainage in das Mediastinum, Anlage eines Pleuradrainage; bei nicht rechtzeitiger Intervention nur Drainage der Perforationsstelle, zervikale Ösophagostomie sowie Gastrostomie, definitive Versorgung erst später bei zusätzl. *Mallory-Weiß-Syndrom* Umstechungsligaturen nach Gastrotomie

OP-Dauer: abhängig vom operativen Procedere

Lagerung: Rückenlage, Arme ausgelagert, "Wechselkipplagerung" für die Thorakotomie rechts

Ausrüstung: 2-3 großlumige i.v. Zugänge, 3-Lumen-ZVK, <u>kontinuierliche</u> ZVD-Messung, arterieller Zugang, 5-Pol-EKG mit ST-Streckenanalyse, möglichst Doppellumen-Tubus (*linksführend*; s. Kap. 26, S. 482 f.), Magensonde möglichst erst intraoperativ unter chirurgischer Sicht, Blasenkatheter, Temperatursonde, Auskühlungsschutz (WarmTouch®, Infusionswärmer etc.)

Blutkonserven: 6 EKs

Anästhesie: Intubationsnarkose mit balancierter Anästhesietechnik und kompl. Muskelrelaxation; bei Doppellumen-Intubation obligate bronchoskopische Lagekontrolle, Umintubation mit konventionellem Tubus vor Verlegung; N_2O nur bei drainiertem Pneumothorax

Einleitung: Nicht-Nüchtern-Einleitung

Besonderheiten:
1. Rehydration, ggf. Transfusion vor bzw. im Rahmen der Narkoseeinleitung
2. perioperative Antibiotikaprophylaxe (z.B. 2 g Spizef® + 500 mg Clont® im Rahmen der Einleitung)
3. passagere Ein-Lungen-Beatmung (s. Kap. 26, S. 480 ff.)
4. ggf. intraoperative Umlagerung

Komplikationen:
1. Gasaustauschstörungen infolge Ein-Lungen-Beatmung
2. Kreislaufdepression
   - mechanisch bedingt (Kavakompression, Manipulation am Herzen)
   - blutungsbedingt
   - septisch-toxisch
3. Mediastinitis, Pleuraempyem

Nachbetreuung: Intensivstation (Nachbeatmung)

Trachea-/Bronchusperforation (s. Kap. 26, S. 503 f.)

Ösophagusvarizensklerosierung

Indikation:	dringlich bzw. Notfall bei blutenden Ösophagusvarizen
Vorbereitung:	aktuelles Labor inkl. Gerinnungsstatus, Blutgruppe, Kreuzblut
Besonderheiten:	evtl. hämorrhagischer Schock
OP-Verfahren:	1. endoskopische Lokalisierung der Blutungsquelle 2. entweder Varizenligatur mit Gummiband oder Verödung u. Sklerosierung, z.B. durch Um-/Unterspritzung mit Polidocanol (Aethoxysklerol®), hierdurch Induktion einer lokalen Entzündungsreaktion
OP-Dauer:	variabel
Lagerung:	Rückenlage
Ausrüstung:	1. initial 2-3 großlumige i.v. Zugänge, ggf. Shaldon-Katheter, Doltron-Transfusionspumpe, Magensonde 2. erst nach Stabilisierung ZVK (ggf. 3lumig), arterieller Zugang 3. Blasenkatheter
Blutkonserven:	6-10 EKs, ggf. ungekreuzt (bei bekannter Blutgruppe) oder 0/Rh neg., FFPs b. Bed.
Anästhesie:	Intubationsnarkose mit balancierter Anästhesietechnik
Einleitung:	Nicht-Nüchtern-Einleitung
Besonderheiten:	1. sichere Tubusfixierung in einem Mundwinkel 2. vorsichtige Dosierung der Anästhetika (Schocksymptomatik)
Komplikationen:	1. hämorrhagischer Schock, Verbrauchskoagulopathie 2. pulmonale Mikroembolisierungen infolge intravasaler Aethoxysklerolfehlinjektion 3. Ösophagusnekrosen, -perforation
Nachbetreuung:	Intensivstation (Nachbeatmung)

Akute gastro-intestinale Blutungen

Ursachen:	Fundusvarizen, Ulcus ventriculi o. duodeni, Tumoren
Therapie:	endoskopische Blutstillung (Umspritzung mit Adrenalin oder Thrombin); falls nicht möglich: dringliche bzw. notfallmäßige Operation
Vorbereitung:	aktuelles Labor inkl. Gerinnungsstatus, Blutgruppe, Kreuzblut
Besonderheiten:	evtl. hämorrhagischer Schock
OP-Verfahren:	Laparotomie, Umstechung, ggf. Ligatur zuführender Gefäße u. Resektion des betroffenen Magen-Darm-Abschnittes
OP-Dauer:	abhängig vom Procedere
Lagerung:	Rückenlage, Arme ausgelagert
Ausrüstung:	1. initial 2-3 großlumige i.v. Zugänge, ggf. Shaldon-Katheter, Doltron-Transfusionspumpe 2. erst nach Stabilisierung bzw. zur OP: ZVK (ggf. 3lumig), arterieller Zugang, Magensonde, Blasenkatheter, Temperatursonde, Auskühlungsschutz (WarmTouch®, Infusionswärmer etc.), evtl. Cell-saver
Blutkonserven:	6-10 EKs, ggf. ungekreuzt (bei bekannter Blutgruppe) oder 0/Rh neg., FFPs b. Bed.

Anästhesie: Intubationsnarkose mit balancierter Anästhesietechnik und kompl. Muskelrelaxation

Einleitung: Nicht-Nüchtern-Einleitung

Besonderheiten: vorsichtige Dosierung der Anästhetika (bes. bei Schocksymptomatik)

Komplikationen: hämorrhagischer Schock, Verbrauchskoagulopathie

Nachbetreuung: Intensivstation (Nachbeatmung)

Leberruptur/Milzruptur

Ursachen: traumatisch (instrumentell, unfallbedingt); Zysten-, Tumorperforation

Therapie: dringliche bzw. notfallmäßige Operation

Vorbereitung: aktuelles Labor inkl. Gerinnungsstatus, Blutgruppe, Kreuzblut

Besonderheiten: evtl. hämorrhagischer Schock

OP-Verfahren: Laparotomie, Übernähung, ggf. Leberteilresektion (s. Abschn. 1.4) oder Splenektomie (s. Abschn. 1.6)

OP-Dauer: abhängig vom Procedere

Lagerung: Rückenlage, Arme ausgelagert

Ausrüstung:
1. initial 2-3 großlumige i.v. Zugänge, ggf. Shaldon-Katheter, Doltron-Transfusionspumpe
2. Magensonde
3. erst nach Stabilisierung:

   ZVK (ggf. 3lumig), arterieller Zugang, Blasenkatheter, Temperatursonde, Auskühlungsschutz (WarmTouch®, Infusionswärmer etc.), evtl. Cell-saver

Blutkonserven: 6-10 EKs, ggf. ungekreuzt (bei bekannter Blutgruppe) oder 0/Rh neg., FFPs b. Bed.

Anästhesie: Intubationsnarkose mit balancierter Anästhesietechnik und kompl. Muskelrelaxation

Einleitung: Nicht-Nüchtern-Einleitung

Besonderheiten: vorsichtige Dosierung der Anästhetika (bes. bei Schocksymptomatik)

Komplikationen: hämorrhagischer Schock, Verbrauchskoagulopathie, Leberfunktionsstörungen

Nachbetreuung: Intensivstation (Nachbeatmung)

Zwerchfellruptur

Ursachen: traumatisch (instrumentell, unfallbedingt [> 90 % linksseitig])

Therapie: dringliche bzw. notfallmäßige Operation

Vorbereitung: aktuelles Labor inkl. Gerinnungsstatus, Blutgruppe, Kreuzblut

Besonderheiten: evtl. schwere Hypoxie bei Prolaps von Baucheingeweiden in die betroffene Thoraxhälfte (Sogeffekt durch negativen Pleuradruck!) und konsekutivem Lungenkollaps

OP-Verfahren: Laparotomie, Reposition vorgefallener Eingeweide, Resektion inkarzerierter Anteile, Zwerchfellnaht, ipsilaterale Pleuradrainage

OP-Dauer: abhängig vom Procedere, i.d.R. mehrere Stunden

Lagerung: Rückenlage, Arme ausgelagert

Ausrüstung:
1. initial 2 großlumige i.v. Zugänge
2. Magensonde (-> Entlastung des überfüllten Magens)
3. erst nach Stabilisierung:

   ZVK (ggf. 3lumig), arterieller Zugang, Blasenkatheter, Temperatursonde, Auskühlungsschutz (WarmTouch®, Infusionswärmer etc.), evtl. Cell-saver

Blutkonserven: 6-10 EKs, ggf. ungekreuzt (bei bekannter Blutgruppe) oder 0/Rh neg., FFPs b. Bed.

Anästhesie: Intubationsnarkose mit balancierter Anästhesietechnik und kompl. Muskelrelaxation; *kein* Stickoxydul!

Einleitung: Nicht-Nüchtern-Einleitung

Besonderheiten: FIO_2 zunächst 1,0

Komplikationen: hämorrhagischer Schock, Verbrauchskoagulopathie, Leberfunktionsstörungen

Nachbetreuung: Intensivstation (Nachbeatmung)

Ileus

Indikation: dringliche OP

Ursachen:

1. *mechanisch*: z.B. Briden, Tumoren
2. *paralytisch*: z.B. Magen-/Darmperforationen, toxisches Megakolon, Abszesse
3. Mischformen: z.B. Strangulation, Volvulus, inkarzerierte Leistenhernie

Pathophysiologie: Flüssigkeits-/Elektrolyt- u. Säure-/Basen-Verschiebungen (besonders Hypokaliämie) mit z.T. ausgeprägter Hypovolämie und Eiweißverlusten, Schwere der Symptomatik abhängig von der Höhe und Dauer des Darmverschlusses

OP-Verfahren: evtl. explorative Laparoskopie, ansonsten Laparotomie (längs oder quer), weiteres Vorgehen je nach Befund:

1. Adhäsiolyse (evtl. laparoskopisch)
2. manuelle Dekompression des überblähten Darmes nach oral, evtl. Einbringen einer speziellen Dünndarmsonde (z.B. Dennis-Sonde)
3. AP-Anlage (doppelläufiges Ileo- oder Kolostoma zur temporären Entlastung bei Ileus oder Darmperforationen oder endständiges Stoma als Palliation bei Tumoren)
4. Übernähung einer Perforation
5. Abszeßeröffnung und -drainage
6. Resektion von geschädigten Darmabschnitten
   - bei tox. Megakolon subtotale Kolektomie (2-3zeitiges Vorgehen)
7. 4-Quadranten-Drainage bei diffuser Peritonitis

OP-Dauer: abhängig vom operativen Procedere

Lagerung: Rückenlage, Arme ausgelagert

Ausrüstung: 2 großlumige i.v. Zugänge, ZVK, ggf. arterielle Kanüle, Magensonde, Blasenkatheter, Temperatursonde, Auskühlungsschutz (WarmTouch®, Infusionswärmer etc.)

Blutkonserven: 4 EKs

Anästhesie: Intubationsnarkose mit balancierter Anästhesietechnik und kompl. Muskelrelaxation; eher *kein* Stickoxydul bei Darmdistension

Einleitung: Nicht-Nüchtern-Einleitung

Besonderheiten:

1. möglichst Rehydration vor bzw. im Rahmen der Narkoseeinleitung
2. perioperative Antibiotikaprophylaxe bzw. Therapieeinleitung (z.B. 2 g Spizef® + 500 mg Clont® im Rahmen der Einleitung)
3. vor eventueller Extubation gründliches Absaugen des Magens
4. Extubation nur, wenn Patient völlig wach (Schutzreflexe!)

Komplikationen: 1. Kreislaufdepression
- Hypovolämie
- Eventerationsreaktion (s. Abschn. 1.14)
- Septikämie/Toxinämie

2. Blutungen
3. Peritonitis

Nachbetreuung: Aufwachraum, ggf. Intensivstation (immer bei diffuser Peritonitis)

Perforiertes Bauchaortenaneurysma - Traumatische Aortenruptur

Am häufigsten erfolgt die Ruptur in das *Retroperitoneum*, aber auch in die Bauchhöhle, selten in den Magen-Darm-Kanal oder in die V. cava inf. Man unterscheidet die *gedeckte* von der *freien* Perforation. Letztere geht regelhaft mit einem schweren hämorrhagischen Schock einher. Bei Blutungen in das Retroperitoneum tritt häufig eine Selbsttamponade auf und infolgedessen ein zweizeitiger Verlauf. Dies erklärt, warum bei dieser Form der Perforation z.T. auch noch nach 12-24 Stunden eine Operation möglich sein kann.

Ursachen: s. Abschn. 2.1

Therapie: notfallmäßige Operation, bei der *freien* Perforation unverzüglich!

Vorbereitung: aktuelles Labor inkl. Gerinnungsstatus, Blutgruppe, Kreuzblut

Besonderheiten: i.d.R. hämorrhagischer Schock, z.T mit beginnender Verbrauchskoagulopathie

OP-Verfahren: s. Abschn. 2.1

OP-Dauer: 3-5 h

Lagerung: Rückenlage, Arme ausgelagert

Ausrüstung:
1. initial 2-3 großlumige i.v. Zugänge *oder* Shaldon-Katheter (mögl. 3lumig), mögl. ZVK (ggf. 3lumig), arterieller Zugang,, Doltron-Transfusionspumpe, Cell-saver
2. erst nach Stabilisierung Magensonde Blasenkatheter, Temperatursonde, Wärmeschutz (WarmTouch®, Infusionswärmer etc.)

Medikamente:
1. Katecholamine (Noradrenalin/Adrenalin, jeweils 1 : 10 u. 1 : 100 verdünnt sowie zusätzlich im Perfusor [3 mg ad 50 ml NaCl 0,9 % o. G 5 %], Dopamin in "Nierendosis")
2. Nitroglycerin 1 : 10 u. 1 : 100 verdünnt sowie im Perfusor (50 mg ad 50 ml)

Blutkonserven: initial 10 EKs, ggf. ungekreuzt (bei bekannter Blutgruppe) oder 0/Rh neg., 10 FFPs, 1 TKz

Anästhesie: Intubationsnarkose mit balancierter Anästhesietechnik

Einleitung: Nicht-Nüchtern-Einleitung, allerdings Magensonde erst nachher!

Besonderheiten:
1. Primat: Legen großlumiger Gefäßzugänge und umgehende Volumenzufuhr!
2. Anstreben eines systolischen arteriellen Blutdruckes von ca. 80 mmHg bis zum Setzen der proximalen aortalen Klemme
3. möglichst Anlage der arteriellen Kanüle *vor* der Narkoseeinleitung
4. Intubation im OP-Saal, und zwar erst nach Hautdesinfektion und sterilem Abdekken des OP-Feldes!
5. Relaxierung möglichst nur mit Succinylcholin und nur zur Intubation, weil durch die Relaxierung der Muskeltonus der Bauchdecken verlorengeht und dadurch der Prozeß der Selbsttamponade der Blutung unterbrochen wird!
6. kontrollierte Beatmung ohne PEEP mit 100 % O_2 bis zur nachhaltigen hämodynamischen Stabilisierung

7. ZVK oder Shaldon-Katheter nach der Einleitung (cave: Fehlpunktion der A. carotis, wenn diese nicht tastbar ist!, dann ggf . eher Punktion der V. subclavia)
8. Isofluran zur Steuerung des arteriellen Blutdruckes
9. Anstreben eines Sinusrhythmus (Normokaliämie!)
10. kontinuierliche ZVD-Messung, um den ZVD als Trendparameter des intravasalen Volumenstatus nutzen zu können
11. AT-III-"Blindsubstitution" von ca. 2.000-3.000 IE zur Verhinderung bzw. Unterbrechung einer Verbrauchskoagulopathie

weiteres siehe Abschn. 2.1

Komplikationen: Verblutungsschock; ansonsten siehe Abschn. 2.1

Nachbetreuung: Intensivstation (Nachbeatmung); Kontrolle der peripheren Pulse, der Sensibilität u. Motorik i. d. unteren Extremitäten sowie der Diurese, Kontrolle auf Nachblutungen

Überlebensrate: beim *rupturierten* Aneurysma ca. 20 %

Akuter Arterienverschluß (s. Abschn. 2.2)

4 Eingriffe bei Intensivpatienten

Bei den Eingriffen, die an Intensivpatienten vorgenommen werden, handelt es sich im wesentlichen um:

- "second-look"-Laparotomien (z.B. Etappenlavage bei Anastomoseninsuffizienzen, Abszeßsuche)
- rekonstruktive Operationen nach Polytrauma
- Notfalleingriffe bei Blutungen oder Gefäßverschlüssen
- dringliche Eingriffe bei Ileus, intraabdominellen Organperforationen oder Abszessen

Von hervorragender Bedeutung ist die korrekte Übergabe sämtlicher **patientenrelevanter Informationen**, als da wären:

- Patientenidentität
- Aufnahme- u. Verlaufsdiagnosen
- Vor- bzw. Begleiterkrankungen (soweit möglich)
- aktueller Patientenstatus (bes. Kreislauf- u. Beatmungsstatus)
- laufende Medikation
- vorhandene Instrumentierung (Pleuradrainagen!)
- aktuelle Laborwerte (bes. Hb, Elektrolyte, BGA, Gerinnung)
- Blutgruppe, Vorhandensein von Blutkonserven

Im besonderen muß die **Patientenidentität** (Vor- u. Nachname, Geburtsdatum) immer zweifelsfrei sichergestellt sein!

Etappenlavage

Indikation: 4-Quadranten-Peritonitis

Vorbereitung: aktuelle Laborwerte

Besonderheiten: i.d.R. "Geschäftsführung ohne Auftrag" (s. Kap. 13, S. 237)

OP-Verfahren: intraabdominelle Exploration, Débridement (Entfernung von Fibrinbelegen, Lösung von Verklebungen im Bereich der Darmschlingen, Nekrosektomie), Abstrichentnahme aus den Wundgebieten zur mikrobiologischen Untersuchung, peritoneale Lavage mit ca. 5-10 l NaCl 0,9 % oder Chloramin®, Drainagenkorrektur bzw. -neuanlage zur Sekretableitung, temporärer Hautverschluß

Besonderheiten: Mitgabe der Abstriche und Sekrete auf die Intensivstation zum dortigen Versand!

OP-Dauer: 30-60 min

Lagerung: Rückenlage, Arme ausgelagert

Ausrüstung: Patient ist i.d.R. bereits komplett instrumentiert (1 Volumenzugang, 3-Lumen-ZVK, zuweilen Pulmonaliskatheter, arterielle Kanüle, Magensonde, Blasenkatheter), zusätzlich Temperatursonde, Auskühlungsschutz (WarmTouch®, Infusionswärmer etc.) nur bei Normo- oder Hypothermie

Blutkonserven: 4 EKs, ggf. FFP

Anästhesie: Intubationsnarkose mit balancierter Anästhesietechnik und kompl. Muskelrelaxation, eher *kein* Stickoxydul (Hemmung der Leukopoese bei Langzeitanwendung, Förderung der Darmdistension), TIVA bei SHT

Besonderheiten:

1. Aufrechterhaltung u. ggf. Anpassung einer differenzierten Beatmung
   - FIO_2, Atemzeitverhältnis, PEEP
   - initiale Beatmung immer mit <u>$FIO_2 = 1{,}0$</u> bis zur Überprüfung der Oxygenierung, z.B. via Pulsoxymetrie!
2. korrekte Ableitung eventuell vorhandener Pleuradraingen
3. oftmals Katecholaminpflichtigkeit
4. nicht selten intravasales Volumendefizit
5. häufig Fieber
6. nicht selten akutes Nierenversagen
7. alsbaldige Kontrolle von BGA, Hb, Serumelektrolyten und BZ (Tendenz zur *Hypoglykämie*, wenn zuvor Insulin zugeführt wurde)

Komplikationen: Blutung, septisch-toxische Kreislaufdepression

Nachbetreuung: Rückverlegung auf die Intensivstation

15 Anästhesie bei laparoskopischen Eingriffen

1 Einführung

Ursprünglich als rein diagnostisches Verfahren entwickelt, werden zunehmend mehr operative Eingriffe mittels der laparoskopischen Methode vorgenommen. Die laparoskopische Chirurgie hat seit Ende der achtziger Jahre einen enormen Aufschwung erfahren. Das zeigt sich u.a. daran, daß bei einigen Operationen wie der Cholezystektomie das konventionelle offene chirurgische Vorgehen mittlerweile durch diese neue, sog. *minimal-invasive* Technik völlig in den Hintergrund gedrängt worden ist (Tab. 58).

Tabelle 58: Überblick über laparoskopisch mögliche abdominalchirurgische Eingriffe (Auswahl)

- Cholezystektomie/Choledochusrevision (mittlerweile schon regelhaft)
- Appendektomie (vorteilhaft nur bei Adipositas)
- Herniotomie (komb. intra- u. extraperitoneales Vorgehen -> kein operativer Vorteil)
- Vagotomie
- Kardiopexie bzw. Fundoplicatio
- "gastric banding"
- Splenektomie
- Leberzystenresektion
- Lymphadenektomie
- Adrenalektomie
- kolorektale Resektionen
- Kolostomie
- Adhäsiolyse

Die laparoskopische Operationstechnik hat eine Verminderung des intra- und postoperativen Risikos zum Ziel. Als **Vorteile** i. Vgl. zu *offenen* Eingriffen werden im einzelnen reklamiert:

- bessere Visualisierung einzelner anatomischer Strukturen (Vergrößerungseffekt)
- verminderte Gewebetraumatisierung (z.B. geringerer Anstieg von CRP u. IL-6)
- Verminderung des postoperativen Wundschmerzes und damit auch des Analgetikaverbrauchs
- geringere postoperative Einschränkung der Lungenfunktion (i.d.R. bis max. 72 h)
- frühere postoperative Mobilisation
- raschere Nahrungsaufnahme durch raschere Normalisierung der gastro-intestinalen Funktion
- kürzere stationäre Behandlung
- schnellere Arbeitsfähigkeit
- kosmetischer Aspekt
- deutlich geringere Inzidenz von Inzisionshernien und intraabdominellen Verwachsungen (Adhäsionsileus)
- potentiell:
  - reduzierte Rate postoperativer Pneumonien u. nosokomialer Infektionen
  - weniger tiefe Beinvenenthrombosen

Allgemeine, z.T. relative **Kontraindikationen** für laparoskopische Eingriffe:

• dekompensierte Herzinsuffizienz, instabile Angina pectoris	• kompensierte Niereninsuffizienz
• lat. offenes For. ovale bzw. intrakardialer Rechts-Links-Shunt	• Blutgerinnungsstörungen
• Z. n. Myokardinfarkt in den ersten 3 Monaten	• portale Hypertension, Leberzirrhose (Child B u. C)
• Zustand vor und *unmittelbar* nach Herzoperationen	• Gravidität
• restrikt. u. obstrukt. Lungenerkrankungen ($FEV_1 <$ ca. 1.000 ml)	• Voroperationen mit ausgedehnten Adhäsionen
• erhöhter Hirndruck	• Hiatusgleithernie (*außer* bei Fundoplicatio)

2 Technische Voraussetzungen

Zur Visualisierung der anatomischen Strukturen wird bei Durchführung einer Laparoskopie (LSK) i.d.R. ein sog. **Kapnoperitoneum** (KP) erzeugt, d.h., die Bauchhöhle wird nach "Blindpunktion" über einen Trokar ("Verres-Nadel") mit CO_2 insuffliert. Zum Aufbau des KP werden durchschnittlich 3-5 l CO_2 benötigt. Zur Vermeidung akzidentell zu hoher intraabdomineller Drücke, die mit respiratorischen und hämodynamischen Beeinträchtigungen einhergehen können, wird geräteseitig eine Druckbegrenzung von maximal 15 mmHg vorgewählt. Zumeist sind bereits Drücke von 8-12 mmHg ausreichend.

Für die Verwendung von **CO_2** als Insufflationsgas sprechen folgende Gründe:

- hohe Blutlöslichkeit -> geringere Gefahr einer Gasembolie
- keine Explosibilität

Die meisten laparoskopischen Operationen werden in **Rückenlage** vorgenommen (Ausnahmen: Splenektomie in Rechtsseitenlage, Adrenalektomie in Links- oder Rechtsseitenlage), wobei zum Einführen des Trokars eine Trendelenburgposition und anschließend bei Oberbaucheingriffen eine Oberkörperhochlagerung benötigt wird.

3 Physiologische Veränderungen und pathophysiologische Besonderheiten

Die Laparoskopie führt zu bestimmten Kapnoperitoneum- und lagerungsabhängigen Veränderungen physiologischer Variablen. In erster Linie betreffen die Auswirkungen das kardiorespiratorische System. Funktionelle Beeinträchtigungen sind diesbezüglich vor allem bei Risikopatienten zu erwarten.

3.1 CO_2

Im Rahmen der CO_2-Insufflation kommt es durch Resorption über die Blutbahn zu einer vermehrten CO_2-Aufnahme im Körper. Am größten ist die intraoperative Resorption in den Phasen der Insufflation und Desufflation, während zwischendurch aufgrund der durch den erhöhten Intraabdominaldruck induzierten Kapillarkompression deutlich weniger CO_2 aufgenommen wird. Nach Ablassen des KP entweicht ca. die Hälfte des CO_2 nach außen, der Rest wird protrahiert im Verlaufe der ersten postoperativen Stunden resorbiert und muß durch Mehrventilation entfernt werden.

Resorbiertes CO_2 wird - bei unveränderter Ventilation - in den Körperkompartimenten gespeichert und demzufolge nur verzögert wieder eliminiert. Um eine Speicherung und damit ein Ansteigen des PCO_2-Wertes im Blut zu verhindern, sollte die Ventilation dem erhöhten CO_2-Anfall angepaßt werden.

Merke:

> Zur Eliminierung des aus dem Kapnoperitoneum resorbierten CO_2 muß - normalerweise - die **Ventilation um nicht mehr als 30-40 % gesteigert** werden. Werden höhere Atemminutenvolumina benötigt, muß an eine akut aufgetretene Komplikation (s.u.) oder vorbestehende Lungenerkrankung (Totraumvergrößerung) gedacht werden!

Zusammenfassung der perioperativen CO_2-Kinetik

- CO_2-Resorption ca. 50 %, davon:
  - intraoperativ 15-25 %
  - postoperativ 30-40 %
- 40-50 % entweichen bei Desufflation

Bei langdauernden Eingriffen oder Leckagen werden große Mengen an CO_2 benötigt, z.T. bis zu mehreren hundert Litern über die Gesamtdauer!

Merke:

> Zur adäquaten CO_2-Eliminierung und Vermeidung Hyperkapnie-induzierter Komplikationen (s.u.) sollten bei laparoskopischen Eingriffen mit Kapnoperitoneum *keine* allgemeinanästhesiologischen Spontanatmungsverfahren angewandt werden!

Differentialdiagnose der intraoperativen $PaCO_2$ -Zunahme

- vermehrte CO_2-Resorption
- protrahierte CO_2-Gasembolie
- Kapnothorax, CO_2-Weichteilemphysem (Vergrößerung der CO_2-Resorptionsfläche!)
- zu geringe Narkosetiefe
- vergrößerter Totraum

3.2 Atemmechanik und pulmonaler Gasaustausch

Infolge der Zunahme des intraabdominelles Druckes (IAP) kommt es zu einem:

> • deutlichen Abfall der thorakalen Compliance und der FRC •

Die funktionellen Auswirkungen auf die Oxygenierung bleiben - unter kontrollierter Beatmung - interessanterweise relativ gering. So steigt die $AaDO_2$ zwar geringfügig an, der PaO_2 bleibt jedoch nahezu unverändert. Ebenso wenig ändert sich der Totraumquotient (V_D/V_T), zumindest bei Patienten ohne pulmonale Vorerkrankungen. Der $PaCO_2$ steigt infolge der vermehrten CO_2-Resorption um ca. 10 mmHg an, wenn das Atemminutenvolumen nicht erhöht wird.

Merke:

> Auch aufgrund der als Folge der intraabdominellen Druckerhöhung beeinträchtigten Atemmechanik sollten bei laparoskopischen Operationen grundsätzlich *keine* Anästhesieverfahren mit erhaltener Spontanatmung zum Einsatz kommen. Das **Anästhesieverfahren der Wahl** ist die **Intubationsnarkose mit kontrollierter Beatmung** des Patienten!

Hierbei sind aus folgenden Gründen **höhere Beatmungsdrücke** zu verzeichnen:

- Abnahme der thorakalen Compliance
- Trendelenburgposition
- fehlerhafte Anpassung des AMV zur CO_2-Eliminierung

Merke:

1. Zur **Vermeidung überhöhter Beatmungsdrücke** (Spitzendruck > 30 cmH_2O) sollte das Atemminutenvolumen (AMV) durch **Steigerung der Frequenz** und nicht durch Erhöhung des Zugvolumens angepaßt werden. Ein PEEP sollte nicht *primär* angewendet werden. Statt dessen empfiehlt sich zur Verbesserung der Oxygenierung b. Bed. die Veränderung des Atemzeitverhältnisses zugunsten der Inspiration.
2. Bei **erheblicher Steigerung des $PaCO_2$ bzw. Erfordernis einer extremen AMV-Erhöhung** muß an eine protrahierte CO_2-Gasembolie, einen Kapnothorax oder ein CO_2-Weichteilemphysem gedacht und die Ursache ausgeschaltet werden.

3.3 Hämodynamische Auswirkungen des Kapnoperitoneums

Das Kapnoperitoneum führt generell zu einer Steigerung des intraabdominellen Druckes (IAP). Die Auswirkungen dieser Druckerhöhung auf die einzelnen hämodynamischen Größen sind mannigfaltig und abhängig sowohl von der Druckhöhe als auch vom kardiovaskulären Ausgangszustand des Patienten.

Nach Untersuchungen am Tier und z.T. auch am Menschen lassen sie sich folgendermaßen differenzieren:

1. Bei <u>niedrigem IAP</u> (< 20 mmHg) soll es zur intraperitonealen Kapillarkompression kommen und somit zur Erhöhung der kardialen Vorlast. Dieses führt bei Herzgesunden zur Steigerung des Herzzeitvolumens (HZV), während bei Herzinsuffizienten der abfallende Schenkel der Frank-Starling-Kurve erreicht werden kann, was gleichbedeutend mit einem HZV-Abfall ist.
2. Bei <u>hohem IAP</u> (> 20 mmHg) soll eine Verminderung der Blutflußgeschwindigkeit in der V. cava inf. im Vordergrund stehen, was zum Absinken des venösen Rückstromes und damit der Vorlast führt. Herzgesunde reagieren darauf mit einem HZV-Abfall, während bei Herzinsuffizienten eine HZV-Steigerung ausgelöst werden kann (ansteigender Schenkel der Frank-Starling-Kurve).
3. Die Erhöhung des IAP zieht grundsätzlich eine <u>Steigerung des intrathorakalen Druckes</u> nach sich. Hierdurch steigt der zentrale Venendruck (ZVD), und der transmurale rechtsventrikuläre Füllungsdruck fällt ab!
4. Die IAP-Steigerung führt auf der arteriellen Seite zur <u>Erhöhung des Gefäßwiderstandes</u> (SVR), z.T. durch Gefäßkompression, z.T. durch neurohumorale Mechanismen (s.u.). Das hierdurch induzierte Ansteigen der kardialen Nachlast bewirkt eine Blutdrucksteigerung, die nicht Ausdruck eines höheren Schlagvolumens ist!
5. Die **Herzfrequenz** bleibt außer beim Auftreten von vagalen Reaktionen i.d.R. unverändert.

Neurohumorale Mechanismen

Die IAP-Steigerung führt:

- zum Anstieg der zirkulierenden Katecholamine (Aggravation durch Hyperkapnie),
- zur Vermehrung der ADH-Sekretion (Erregung von intraabdominellen Druck- und Dehnungsrezeptoren) und
- zur Stimulation des Renin-Angiotensin-Aldosteron-Systems.

Hieraus folgt u.a. eine Zunahme der SVR.

Bei Patienten mit **koronarer Herzkrankheit** konnten mittels transösophagealer Echokardiographie (TEE) festgestellt werden:

- eine Zunahme des myokardialen O_2-Verbrauches
- eine Zunahme der myokardialen Wandspannung mit möglicher Abnahme der Koronardurchblutung

Bei laparoskopischen Eingriffen mit Kapnoperitoneum muß aus hämodynamischer Sicht **zusammenfassend** bedacht werden:

1. Der **ZVD** ist kein zuverlässiger Parameter zur Abschätzung der rechtsventrikulären Vorlast.
2. Der **system-arterielle Blutdruck** korreliert nicht ausreichend mit dem linksventrikulären Schlagvolumen.
3. **Hypovolämie** und gleichzeitige Beatmung mit **PEEP** (-> Verminderung des venösen Rückstromes) sollten vermieden werden.
4. Bei **kardiovaskulären Risikopatienten** (höhergradige Herzinsuffizienz, fortgeschrittene KHK etc.) muß im Einzelfall intraoperativ ein erweitertes hämodynamisches Monitoring mittels invasiver Blutdruckmessung, ggf. auch mit Pulmonaliskatheter oder TEE durchgeführt werden. Der **IAP** sollte bei diesen Patienten grundsätzlich **so niedrig wie möglich** gewählt werden, und extreme Lagerungen müssen von vornherein vermieden werden!

3.4 Pathophysiologische Veränderungen durch Kapnoperitoneum im Überblick

- Anstieg des PCO_2
- Anstieg des system-arteriellen Blutdruckes
- Anstieg des ZVD, aber Verminderung der transmuralen kardialen Füllungsdrücke
- Verminderung des hirnvenösen Blutabflusses und ggf. Zunahme des Hirndruckes
- Reduktion der mesenterialen Durchblutung
- Abnahme der Urinausscheidung

3.5 Auswirkungen der Lagerung

Die **Trendelenburgposition** führt zur

- Verstärkung der KP-induzierten respiratorischen Veränderungen und zur
- Vermehrung des venösen Rückstromes,

während die **Oberkörperhochlagerung** eine

- Abschwächung der respiratorischen Veränderungen sowie eine
- Verminderung des venösen Rückstromes

bewirkt.

4 Anästhesiologisches Vorgehen

4.1 Anästhesierelevante Begleiterkrankungen

- Adipositas (permagna)
- restriktive und obstruktive Lungenerkrankungen
- Herz-Kreislauf-Erkrankungen
  - arterieller Hypertonus
  - KHK
  - Herzinsuffizienz (ab NYHA III)
  - Herzrhythmusstörungen
  - ASD, VSD, latent offenes Foramen ovale

Während bei Adipositas oder vorbestehenden Lungenerkrankungen die KP- und lagerungsinduzierten Veränderungen der Lungenfunktion nur im Einzelfall kritische Ausmaße annehmen, sind Patienten mit Herz-Kreislauf-Erkrankungen generell stärker bedroht, und zwar durch die verfahrensassoziierten Auswirkungen auf die Hämodynamik.

Beim *Vorhof- oder Ventrikelseptumdefekt* (ASD bzw. VSD) kann bei Eintreten einer Gasembolie aufgrund der damit einhergehenden erhöhten rechtsatrialen Drücke ein vorbestehender Links-Rechts-Shunt in einen Rechts-Links-Shunt umgekehrt werden. Ebenso kann ein latent offenes *Foramen ovale* in dieser Situation wiedereröffnet werden (vgl. Kap. 22, S. 402 f.). In beiden Fällen entsteht hierdurch die Gefahr einer paradoxen Embolie.

Merke:

> Bei Herzvitien mit bestehendem oder potentiellem **Rechts-Links-Shunt** sind laparoskopische Eingriffe mit Kapno- bzw. Pneumoperitoneum *absolut* kontraindiziert! Gleiches gilt für Patienten mit **erhöhtem Hirndruck** oder verminderter intrakranieller Compliance (z.B. SHT), da bei diesen PCO_2-Anstiege vermieden werden müssen und der hirnvenöse Abfluß nicht behindert werden darf!

4.2 Instrumentierung und Monitoring

Der **"Standardpatient"** erhält:

- i.v. Zugang
- EKG, oszillometrische Blutdruckmessung
- Pulsoxymetrie, Kapnometrie/-graphie
- Überwachung der üblichen Beatmungsparameter
  - Beatmungsdruck, exspiratorisches Atemminutenvolumen
  - inspiratorische O_2-Konzentration, Narkosegase
- Cuffdruckmessung
- Magensonde
  - -> Verminderung der Regurgitations- bzw. Aspirationsgefahr
  - -> Reduktion der Perforationsgefahr von Eingeweiden bei Einführung des Trokars
  - -> bessere laparoskopische Übersicht
- Blasenkatheter (nach den üblichen anästhesiologischen Kriterien; s. Kap. 2, S. 34)
- Messung der Körpertemperatur bei längeren Eingriffen
- Relaxometrie (besonders wichtig bei Adipositas permagna zur Sicherstellung einer kompletten Restitution der neuromuskulären Funktion in der postoperativen Phase)

Bei **Risikopatienten** werden abgestuft zusätzlich erforderlich:
- ST-Streckenanalyse
- ZVK (ZVD u. SvO_2)
- arterieller Zugang und invasive Blutdruckmessung
- PA-Katheter, evtl. TEE
- evtl. präkordiale Doppler-Sonographie oder TEE zur Emboliedetektion

4.3 Anästhesieverfahren, Anästhetika und Narkosebeatmung

Das **Standard-Anästhesieverfahren** für laparoskopische Eingriffen mit Kapnoperitoneum ist, wie oben erwähnt, die **Intubationsnarkose mit kontrollierter Beatmung und Muskelrelaxation**, die als total intravenöse Anästhesie (TIVA), z.B. mit Propofol und Alfentanil oder Remifentanil, oder als balancierte Anästhesie durchgeführt werden kann.

Die Anwendung von **N_2O** wird in der Literatur kontrovers diskutiert. Mögliche Nachteile bestehen in
- der Verstärkung der Auswirkungen einer Gasembolie (Vergrößerung eines Luftembolus, verzögerte Auflösung eines CO_2-Embolus!)
- Bildung eines explosiblen Methan-Stickoxydul-Gasgemisches nach Darmläsion und Einströmen größerer Darmgasmengen in die Peritonealhöhle

Eine relevante Darmdistension durch N_2O konnte hingegen nicht beobachtet werden.

Zur **Muskelrelaxation** werden mittellang wirkende nicht-depolarisierende Relaxanzien eingesetzt. Hier empfiehlt sich erster Linie
- Atracurium, cis-Atracurium oder Mivacurium.

Merke:

Bei Anwendung von Muskelrelaxanzien ist zu beachten, daß eine **respiratorische Azidose**, z.B. bei postoperativer Hyperkapnie, die neuromuskuläre Blockade signifikant verlängern kann!

Praktische Hinweise zur **Narkosebeatmung**:
- IPPV ohne PEEP
- AZV initial 10 ml/kg KG bei Normalgewichtigen, bei Adipösen 7-8 ml/kg KG - bei zu hohen Beatmungsdrücken (s.u.) absenken
- AMV-Steuerung durch AF-Änderung entsprechend $PECO_2$
- I : E-Verhältnis: initial 1 : 1; bei problematischer Oxygenierung 2 : 1
- Spitzendruck < 30 cmH_2O

5 Komplikationen

5.1 Herzrhythmusstörungen

Besonders bei Patienten mit kardiovaskulären Begleiterkrankungen muß intraoperativ mit dem Auftreten von Herzrhythmusstörungen gerechnet werden. In erster Linie handelt es sich hierbei um:

- Sinusbradykardien
- ventrikuläre Extrasystolen bis hin zum Bigeminus

Mögliche **Ursachen** von Arrhythmien sind:

- Hypoxämie
- Hyperkapnie
- Halothan
- Insufflation des KP
- chirurgische Manipulationen

Hypoxämie und Hyperkapnie lassen sich durch entsprechendes Monitoring frühzeitig erkennen und sind somit vermeidbar. Halothan sollte in der Erwachsenenanästhesie grundsätzlich nicht mehr eingesetzt werden (s. Kap. 8, S. 146).

5.2 Gasembolie (vgl. Kap. 22, S. 402 f.: "Luftembolie")

Relevante Gasembolien werden in ca. 0,01 % der Fälle gesehen. Bei Patienten ohne kardiopulmonale Vorschädigung soll erst das akute Eindringen von ungefähr 1 l CO_2 in den Kreislauf letal sein. Zum frühzeitigen Erkennen einer Gasembolie dient die Kapnometrie bzw. -graphie, die deshalb bei diesen Eingriffen zwingend erforderlich ist. Zur Vermeidung einer paradoxen Embolie (in den großen Kreislauf), bei deren Auftreten schon kleinste Mengen deletäre Folgen haben können, müssen Patienten mit bekanntem Rechts-Links-Shunt von laparoskopischen Operationsverfahren, bei denen Gas in die Peritonealhöhle insuffliert wird, ausgenommen werden.

Als **Pathomechanismen** der Gasembolie werden diskutiert:

- direkte intravenöse Gasinjektion
- intraoperative Veneneröffnung

Am gefährlichsten ist die akzidentelle CO_2-Insufflation über die Verres-Nadel direkt in eine Vene zur initialen Anlage des Kapnoperitoneums ("Blindpunktion"; s.o.). Hierdurch können akut größere Gasmengen in den Kreislauf eingebracht werden. Durch eine Aspirationsprobe über die Verres-Nadel kann diese Komplikation aber i.d.R. verhindert werden.

Prädisponierende Faktoren

- Höhe des IAP (-> Drucklimitierung von 10-20 mmHg)
- CO_2-Menge
- N_2O (s.o.)

Prophylaxe

- IPPV
- PEEP sinnlos
- kein N_2O
- Monitoring zur Früherkennung ($PECO_2$)!

5.3 Tubusdislokation

Durch den erhöhten IAP kommt es zum Hochdrängen des Zwerchfells und demzufolge zu einer Verschiebung der Trachealbifurkation nach kranial. Ein zuvor grenzwertig tief eingeführter Endotrachealtubus kann hierdurch nach endobronchial abgleiten und so zur einseitigen Lungenbelüftung führen. Deshalb sollte der Tubus am besten unter Sicht eingeführt und nur so weit vorgeschoben werden, daß die proximale Begrenzung des Cuffs ca. 1-2 cm unterhalb der Stimmritze zu liegen kommt.

5.4 Regurgitation/Aspiration

Durch den gesteigerten IAP wird der intragastrale Druck erhöht und die Magenpassage beeinträchtigt, so daß Magensaft regurgitiert und schlimmstenfalls pulmonal aspiriert werden kann. Um solches zu vermeiden, muß eine Magensonde gelegt und der Tubuscuff ausreichend geblockt werden (Cuffdruckmessung!).

5.5 Weichteilemphysem

Weichteilemphyseme sind in einer Häufigkeit von ca. 2-3 % beschrieben. Sie bestehen aus dem Insufflationsgas und können mitunter erhebliche Ausmaße annehmen. Das in ihnen enthaltene Gas wird protrahiert systemisch resorbiert und anschließend pulmonal eliminiert. Wenn es sich um CO_2 handelt, wird in Abhängigkeit von der Größe der Resorptionsfläche der $PECO_2$ entsprechend ansteigen, und es werden infolgedessen deutlich erhöhte Atemminutenvolumina zur CO_2-Elimination benötigt.

5.6 Sehr seltene Komplikationen

Zu den sehr selten auftretenden Komplikationen gehören:

- Kapno-/Pneumothorax als Folge
  - chirurgischer Verletzung von Zwerchfell und Pleura (am häufigsten)
  - eines Barotraumas der Lungen
  - kongenitaler anomaler pleuro-peritonealer Verbindungen
  - eines Kapno-/Pneumomediastinums
- Kapno-/Pneumoperikard
- Amotio retinae
  - stauungsbedingt bei extremer Kopftieflage

5.7 Hypothermie

Werden große Mengen an CO_2 zur Insufflation der Bauchhöhle benötigt (z.B. lange Eingriffszeiten, Leckagen) und strömen diese mit Umgebungstemperatur ein, kann es zu einem ausgeprägteren Abfall der Körpertemperatur kommen. Bei laparoskopischen Eingriffen sollte deshalb die Körpertemperatur kontrolliert werden. Unabhängig von der Zeitdauer sollte grundsätzlich immer eine Heizmatte oder ein WarmTouch®-System benutzt werden.

5.8 Chirurgische Komplikationen

Chirurgische Komplikationen , die i.d.R. einer offenen Revision (Laparotomie) bedürfen, sind:

- (Nach-)Blutungen
- Perforation von Eingeweiden

5.9 Postoperative CO_2-Retention

Die in den ersten postoperativen Stunden stattfindende Resorption nicht unerheblicher Restmengen von CO_2 aus der Bauchhöhle (s.o.) in die systemische Zirkulation kann zur *Hyperkapnie* führen, wenn das CO_2 nicht durch eine adäquate Steigerung der Ventilation eliminiert werden kann. Aus diesem Grund muß eine Atemdepression, z.B. als Folge eines Narkoseüberhanges oder stärkeren intra- bzw. postoperativen Einsatzes von Opioiden, in dieser Phase verhindert werden.

5.10 Postoperative Übelkeit und Erbrechen (PONV)

In der Literatur finden sich zur Häufigkeit von PONV Zahlen von bis bis 50 %, wenn auf eine medikamentöse Prophylaxe verzichtet wird.

Als **Prädispositionen** werden genannt:

- weibliches Geschlecht
- der abdominelle Eingriff
- viszerale Schmerzen
- IAP-Erhöhung
- Anästhetika
  - volatile Inhalationsanästhetika
  - Opioide
  - N_2O (kontrovers)

Zur Emesisprophylaxe scheint die kombinierte Gabe von **H_1- und H_2-Antihistaminika** (z.B. Clemastin - Tavegil®, Ranitidin - Zantic® per infusionem) im Rahmen der Narkoseeinleitung sowie die Durchführung einer TIVA mit Propofol als Hypnotikum am erfolgversprechendsten zu sein (s. auch Kap. 6, S. 105 ff.).

6 Postoperative Schmerztherapie

Nach laparoskopischen Eingriffen ist der Analgetikabedarf signifikant niedriger als nach vergleichbaren konventionellen Operationen. In ca. 10 % der Fälle werden neben den typischerweise abdominell lokalisierten Schmerzen auch solche im Bereich der Schulter angegeben, die möglicherweise auf eine lokale Abkühlung des Peritoneums zurückzuführen sind und gut auf Nicht-Opioid-Analgetika ansprechen.

Zu Einzelheiten siehe Kapitel 12, S. 225 ff.

16 Anästhesie in der Urologie

1 Allgemeine Bemerkungen

Urologische Operationen werden oft im frühen Kindesalter oder bei älteren Patienten durchgeführt. Kinderanästhesiologische Besonderheiten oder Begleiterkrankungen des fortgeschrittenen Lebensalters sind hierbei entsprechend zu berücksichtigen. Wegen der häufig erforderlichen speziellen Lagerungen mit z.T. erheblichen Beeinträchtigungen des kardiopulmonalen Systems werden Allgemeinanästhesien bevorzugt und i.d.R. als Intubationsnarkosen durchgeführt. Rückenmarknahe Anästhesien werden hauptsächlich nur bei transurethralen Eingriffen vorgenommen.

Präoperative Einschätzung der Patienten

Die meisten urologischen Eingriffe sind planbar, so daß ausreichend Zeit für eine optimale Vorbereitung bleibt. Im Mittelpunkt der präoperativen Einschätzung des urologischen Patienten stehen dabei:

- pathologische kardiopulmonale Veränderungen
- Störungen der Nierenfunktion
- Erkrankungen der ableitenden Harnwege
- Veränderungen im Wasser-/Elektrolyt- und Säure-/Basen-Haushalt
- Gerinnungsstörungen (z.B. bei geplantem Einsatz rückenmarknaher Regionalanästhesien)

Kontrolle der Urinausscheidung

Die hierzu erforderliche Anlage eines Blasenkatheters (transurethral oder suprapubisch) erfolgt grundsätzlich durch einen Urologen. Die Kontrolle der Urinausscheidung mittels Blasenkatheter ist aber während Operationen an der Blase und Prostata sowie bei Eingriffen zur Schaffung künstlicher Harnableitungen nicht möglich. Falls notwendig, können hier im Einzelfall durch den Operateur sog. Ureterenkatheter eingelegt und extern abgeleitet werden.

Spezielle Lagerungen (Einzelheiten s. Kap. 11, S. 213 ff.)

- Trendelenburg-Lagerung
  - bei offenen Eingriffen an der Prostata und Harnblase
- Steinschnitt-Lagerung
  - bei endourologischen Eingriffen
- Nieren- oder "Taschenmesser"-Lagerung für:
  - lumbale (retroperitoneale) Nephrektomie
  - Nephrolithotomie
  - Nierenbeckenplastik

Diese Lagerungsformen beinhalten neben den *kardiopulmonalen* Auswirkungen auch ein erhöhtes Risiko von *Lagerungsschäden.*

2 Chronische Niereninsuffizienz (s. Kap. 35, S. 633 ff.)

3 Offene Eingriffe

3.1 Nierentransplantation (s. Kap. 39, S. 695 ff.)

3.2 Niere und ableitende Harnwege

Nephrektomie

Indikationen:	Nierentumoren, funktionslose Niere, Nierenzertrümmerung
OP-Verfahren:	*transperitoneale* oder *retroperitoneale* Entfernung der Niere
OP-Dauer:	1-2 h
Lagerung:	bei transperitonealem Zugang Rückenlage,bei retroperitonealem Zugang Nierenlagerung
Ausrüstung:	1 großlumiger i.v. Zugang, ggf. ZVK, Magensonde, Temperatursonde, Auskühlungsschutz (WarmTouch®, Infusionswärmer etc.)
Blutkonserven:	2 EKs
Anästhesie:	Intubationsnarkose mit balancierter Anästhesietechnik und kompl. Muskelrelaxation
Besonderheiten:	kardiorespiratorische Auswirkungen bei Nierenlagerung
Komplikationen:	1. massive Blutungen aus dem Nierengefäßstiel, der V. cava inf. oder Aorta
	2. Pneumothorax (bei instrumenteller Pleuraverletzung)
	3. Lungenembolie (Tumorfragmente, Luft)
Nachbetreuung:	Aufwachraum

Nierentumorenukleation

Indikation:	solitäre Nierentumoren
OP-Dauer:	2-3 h
Lagerung:	Nierenlagerung, selten Rückenlage für transperitonealen Zugang
Ausrüstung:	1-2 großlumige i.v. Zugänge, ggf. ZVK, Magensonde, Temperatursonde, Auskühlungsschutz (WarmTouch®, Infusionswärmer etc.)
Blutkonserven:	4 EKs
Anästhesie:	Intubationsnarkose mit balancierter Anästhesietechnik und kompl. Muskelrelaxation
Besonderheiten:	wie bei Nephrektomie
Komplikationen:	Blutungen, Pneumothorax
Nachbetreuung:	Aufwachraum

Nephroureterektomie

Indikation:	Urothelkarzinome
OP-Dauer:	2-3 h
Lagerung:	zuerst Nierenlagerung, später Umlagerung auf den Rücken
Ausrüstung:	1 großlumiger i.v. Zugang, ggf. ZVK, Magensonde, Temperatursonde, Auskühlungsschutz (WarmTouch®, Infusionswärmer etc.)
Blutkonserven:	2 EKs

Anästhesie: Intubationsnarkose mit balancierter Anästhesietechnik und kompl. Muskelrelaxation

Besonderheiten: wie bei Nephrektomie

Komplikationen: wie bei Nierentumorenukleation

Nachbetreuung: Aufwachraum

Perkutane Nephrolitholapaxie (PCN)

Indikation: größerer Nierenbecken(ausguß)stein

OP-Verfahren: offene Steinzertrümmerung und -absaugung unter kontinuierlicher Spülung, dabei mitunter Verwendung großer Mengen *isotoner* Spülflüssigkeit (10-15 l NaCl 0,9 %)

OP-Dauer: 2-4 h

Lagerung: Bauchlage

Ausrüstung: 1 großlumiger i.v. Zugang, ZVK!, Spiraltubus, Magensonde, Temperatursonde, Auskühlungsschutz (WarmTouch®, Infusionswärmer etc.)

Blutkonserven: keine

Anästhesie: Intubationsnarkose mit balancierter Anästhesietechnik

Komplikationen:
1. Hypervolämie (bei Einschwemmen größerer Mengen von Spülflüssigkeit, auch protrahiert möglich nach subkutaner Anreicherung)
2. Hypothermie
3. Pneumothorax, Nierenbecken- und Ureterperforation
4. retroperitoneale Einblutungen
5. selten: Verletzungen benachbarter Organe (Leber, Milz, Kolon, Aorta)
6. Bakteriämie, insbes. durch Manipulationen an infizierten Konkrementen

Nachbetreuung: Aufwachraum

Nephropyelolithotomie

Indikation: anderweitig nicht mögliche Sanierung von Nierenbeckenausgußsteinen

OP-Dauer: 3-4 h

Lagerung: Nierenlagerung

Ausrüstung: 1 großlumiger i.v. Zugang, ggf. ZVK, Magensonde, Temperatursonde, Auskühlungsschutz (WarmTouch®, Infusionswärmer etc.)

Blutkonserven: 2 EKs

Anästhesie: Intubationsnarkose mit balancierter Anästhesietechnik und kompl. Muskelrelaxation

Besonderheiten: kardiorespiratorische Auswirkungen bei Nierenlagerung

Komplikationen: Blutungen, Pneumothorax, Hypothermie

Nachbetreuung: Aufwachraum

Offene Steinsanierung

Indikation: großer Ausgußstein im Nierenbecken und Kelchsystem

OP-Dauer: 4-5 h

Lagerung: Nierenlagerung

Ausrüstung: 1 großlumiger i.v. Zugang, ZVK, ggf. arterieller Zugang, Magensonde, Temperatursonde, Auskühlungsschutz (WarmTouch®, Infusionswärmer etc.)

Blutkonserven:	6 EKs
Anästhesie:	Intubationsnarkose mit balancierter Anästhesietechnik und kompl. Muskelrelaxation
Besonderheiten:	wie bei Nephropyelolithotomie
Komplikationen:	wie bei Nephropyelolithotomie
Nachbetreuung:	Aufwachraum, anschließend "intermediate care"; ggf. Intensivstation

Nierenbeckenplastik

Indikation:	kongenitale Ureterabgangsstenose
Besonderheiten:	i.d.R. Kleinkinder
OP-Dauer:	2-3 h
Lagerung:	Nierenlagerung
Ausrüstung:	1-2 großlumige i.v. Zugänge, ggf. ZVK, Magensonde, Temperatursonde, Auskühlungsschutz (WarmTouch®, Infusionswärmer etc.)
Blutkonserven:	2 EKs
Anästhesie:	Intubationsnarkose mit balancierter Anästhesietechnik und kompl. Muskelrelaxation
Besonderheiten:	1. latexfreie Anästhesie erforderlich (s. Kap. 35, S. 668 f.)
	2. kardiorespiratorische Auswirkungen bei Nierenlagerung
Komplikationen:	Blutungen
Nachbetreuung:	Aufwachraum

Ureterneuimplantation

Indikationen:	Ureterstenosen, vesiko-ureteraler Reflux
Besonderheiten:	i.d.R. Kleinkinder
OP-Verfahren:	submuköse Verlagerung des Harnleiters , ggf. mit Neoanastomose
OP-Dauer:	ca. 2 h
Lagerung:	Rückenlage
Ausrüstung:	1-2 großlumige i.v. Zugänge, ggf. ZVK, Magensonde, Temperatursonde, Auskühlungsschutz (WarmTouch®, Infusionswärmer etc.)
Blutkonserven:	2 EKs
Anästhesie:	Intubationsnarkose mit balancierter Anästhesietechnik und kompl. Muskelrelaxation
Besonderheiten:	latexfreie Anästhesie erforderlich (s. Kap. 35, S. 668 f.)
Komplikationen:	Blutungen
Nachbetreuung:	Aufwachraum

Künstliche Harnableitung

Indikationen: neurogene, entzündliche oder tumorbedingte Blasenentleerungsstörungen, kongenitale Fehlbildungen, Schrumpfblase

OP-Verfahren:
1. Inkontinente Ableitungen:

   Einpflanzung des Harnleiters in ein *ausgeschaltetes* Darmsegment (Ileum-Conduit ["Bricker-Blase"] oder seltener Kolon-Conduit)

2. Kontinente Ableitungen:
   - Implantation eines oder beider Harnleiter in das Sigma unter Bildung eines antirefluxiven submukösen Tunnels (Ureterosigmoideostomie nach *Coffey*)
   - Sigma-Rektum-Pouch zur Refluxverhinderung mit ebenfalls gemeinsamer Entleerung von Stuhl und Urin über den Anus
   - weitere Verfahren siehe bei "radikaler Zystektomie"

OP-Dauer: 3-6 h

Lagerung: Rückenlage

Ausrüstung: 2 großlumige i.v. Zugänge, ZVK, ggf. arterieller Zugang, Magensonde, Temperatursonde, Auskühlungsschutz (WarmTouch®, Infusionswärmer etc.)

Blutkonserven: 4 EKs

Anästhesie: Intubationsnarkose mit balancierter Anästhesietechnik und kompl. Muskelrelaxation

Besonderheiten: perioperative Antibiotikaprophylaxe

Komplikationen: Blutungen, Hypothermie, hyperchlorämische Azidose bei NH_4CL-Resorption aus dem Urin

Nachbetreuung: Aufwachraum, anschließend "intermediate care"

3.3 Blase, Prostata und Harnröhre

Radikale Zystektomie

Indikation: maligne, infiltrierende Blasentumoren

OP-Verfahren: Techniken zum Ersatz des unteren Harntraktes:
1. ileozökale Ersatzblase mit kontinentem Hautstoma in der Nabelgrube
2. rektosigmoidealer Pouch (s. bei "Künstliche Harnableitung")
3. intestinaler Blasenersatz mit Urethraanschluß, am häufigsten als "Ileum-Neoblase"

OP-Dauer: 6-7 h

Lagerung: Rückenlage, *rechter* Arm angelagert (nicht zur Instrumentierung benutzen!)

Ausrüstung: 2 großlumige i.v. Zugänge, ZVK, arterieller Zugang, Magensonde, Temperatursonde, Auskühlungsschutz (WarmTouch®, Infusionswärmer etc.)

Blutkonserven: 4 EKs

Anästhesie: Intubationsnarkose mit balancierter Anästhesietechnik und kompl. Muskelrelaxation

Besonderheiten:
1. perioperative Antibiotikaprophylaxe
2. nur eingeschränkte Kontrolle der intraoperativen Urinausscheidung (s.o.)

Komplikationen: massive Blutungen, Hypothermie, hyperchlorämische Azidose bei NH_4CL-Resorption aus dem Urin

Nachbetreuung: Aufwachraum, anschließend "intermediate care"; ggf. Intensivstation (z.B. Nachbeatmung)

Operation nach *Burch*

Indikation:	Streßinkontinenzblase bei Deszensus im Bereich des Beckenbodens
Besonderheiten:	zumeist hohes Alter der Patientinnen
OP-Verfahren:	abdominale Kolpossuspension (urethro-vaginale Fixation am *Cooperschen* Ligament)
OP-Dauer:	ca. 1 h
Lagerung:	Steinschnittlage + geringe Kopftieflage
Ausrüstung:	1 großlumiger i.v. Zugang, Magensonde
Blutkonserven:	i.d.R. keine, aber immer Blutgruppenbestimmung und Antikörpersuchtest
Anästhesie:	Intubationsnarkose mit balancierter Anästhesietechnik und kompletter Muskelrelaxation, Spinalanästhesie möglich
Besonderheiten:	kardiorespiratorische Auswirkungen der Lagerung
Komplikationen:	Blasenperforation, selten Blutungen; hohe Spinalanästhesie
Nachbetreuung:	Aufwachraum

Plastische Rekonstruktion bei Blasenekstrophie

Indikation:	kongenitale Fehlbildung
Besonderheiten:	i.d.R. Kleinkinder
OP-Verfahren:	Rekonstruktion der Harnableitung, am häufigsten durch Sigma-Rektum-Pouch
OP-Dauer:	6-8 h
Lagerung:	Rückenlage
Ausrüstung:	2 großlumige i.v. Zugänge, ZVK, Magensonde, Temperatursonde, Auskühlungsschutz (WarmTouch®, Infusionswärmer etc.)
Blutkonserven:	4 EKs
Anästhesie:	Intubationsnarkose mit balancierter Anästhesietechnik und kompl. Muskelrelaxation
Besonderheiten:	1. latexfreie Anästhesie erforderlich (s. Kap. 35, S. 668 f.)
	2. perioperative Antibiotikaprophylaxe
Komplikationen:	Blutungen, Hypothermie
Nachbetreuung:	Aufwachraum, anschließend "intermediate care"; ggf. Intensivstation (z.B. Nachbeatmung)

Radikale (retropubische) Prostatektomie

Indikation:	maligne Prostatatumoren
OP-Dauer:	3-4 h
Lagerung:	Rückenlage, *linker* Arm angelagert (nicht zur Instrumentierung benutzen!)
Ausrüstung:	2 großlumige i.v. Zugänge, ZVK (evtl. 3lumig), arterieller Zugang, Magensonde, Temperatursonde, Auskühlungsschutz (WarmTouch®, Infusionswärmer etc.)
Blutkonserven:	4 EKs
Anästhesie:	Intubationsnarkose mit balancierter Anästhesietechnik und kompl. Muskelrelaxation
Besonderheiten:	1. perioperative Antibiotikaprophylaxe
	2. nur eingeschränkte Kontrolle der intraoperativen Urinausscheidung (s.o.)
Komplikationen:	Blutungen, Hypothermie
Nachbetreuung:	Aufwachraum, anschließend "intermediate care"

Transvesikale (suprapubische) Prostatektomie

Indikation:	großes Prostataadenom (Gewicht > 100 g)
OP-Verfahren:	transvesikale Adenomentfernung über suprapubischen Zugang
OP-Dauer:	1-2 h
Lagerung:	Rückenlage
Ausrüstung:	1 großlumiger i.v. Zugang, ggf. ZVK, Magensonde, Temperatursonde, Auskühlungsschutz (WarmTouch®, Infusionswärmer etc.)
Blutkonserven:	2 EKs
Anästhesie:	Intubationsnarkose mit balancierter Anästhesietechnik und kompletter Muskelrelaxation, Spinalanästhesie möglich
Komplikationen:	Blutungen; hohe Spinalanästhesie
Nachbetreuung:	Aufwachraum

Plastische Rekonstruktion bei Epispadie

Indikation:	kongenitale Fehlbildung
Besonderheiten:	i.d.R. Schulkinder
OP-Verfahren:	Wiederherstellung der Harnröhre und Kontinenz
OP-Dauer:	2-3 h
Lagerung:	Rückenlage
Ausrüstung:	2 großlumige i.v. Zugänge, ZVK, Magensonde, Temperatursonde, Auskühlungsschutz (WarmTouch®, Infusionswärmer etc.)
Blutkonserven:	2 EKs
Anästhesie:	Intubationsnarkose mit balancierter Anästhesietechnik
Besonderheiten:	1. latexfreie Anästhesie erforderlich (s. Kap. 35, S. 668 f.)
	2. perioperative Antibiotikaprophylaxe
	3. Peniswurzelblock zur postoperativen Analgesie vor Ausleitung
Komplikationen:	Blutungen
Nachbetreuung:	Aufwachraum, anschließend "intermediate care

3.4 **Retroperitoneale Lymphadenektomie** (LAD)

Indikation:	metastasierende Malignome des Urogenitaltraktes
Besonderheiten:	meist junge, ansonsten gesunde Männer
OP-Dauer:	3-4 h
Lagerung:	Rückenlage
Ausrüstung:	2 großlumige i.v. Zugänge, ZVK, arterieller Zugang, Magensonde, Temperatursonde, Auskühlungsschutz (WarmTouch®, Infusionswärmer etc.)
Blutkonserven:	2 EKs
Anästhesie:	Intubationsnarkose mit balancierter Anästhesietechnik und kompl. Muskelrelaxation
Komplikationen:	massive Blutung bei Tumorexstirpation, Hypothermie
Nachbetreuung:	Aufwachraum, anschließend "intermediate care"

3.5 Kleinere Eingriffe an Penis/Skrotum/Hoden/Samenstrang/Harnröhre

Anästhesie: Intubationsnarkose oder Larynxmaske mit balancierter Anästhesietechnik oder Spinalanästhesie

Ausrüstung: 1 großlumiger i.v. Zugang

Lagerung: Rückenlage

Besonderheiten: keine

Nachbetreuung: Aufwachraum

Varikozele

OP-Indikation: abnorme Erweiterung u. krampfaderartige Schlängelung der Venen des Samenstrangs mit Überwärmung des Hodens (-> Fertilitätsstörungen)

OP-Verfahren: Ligatur bzw. Resektion der Vv. testiculares über einen Leistenschnitt (alternativ: Varizensklerosierung mit Polidocanol [Aethoxysklerol®])

OP-Dauer: ca. 30 min

Lagerung: Rückenlage

Ausrüstung: 1 großlumiger i.v. Zugang

Anästhesie: Intubationsnarkose mit balancierter Anästhesietechnik, Spinalanästhesie möglich

Nachbetreuung: Aufwachraum

Hodentorsion

OP-Indikation: *dringlich* innerhalb einer 6-h-Frist, wenn manuelles Redressement nicht gelingt

OP-Verfahren: offenes Redressement mit anschließender beidseitiger Orchidopexie, Orchiektomie bei Hodennekrose erforderlich

OP-Dauer: ca. 1 h

Lagerung: Rückenlage

Ausrüstung: 1 großlumiger i.v. Zugang, Magensonde

Anästhesie: Intubationsnarkose mit balancierter Anästhesietechnik, Spinalanästhesie möglich

Einleitung: Nicht-Nüchtern-Einleitung

Nachbetreuung: Aufwachraum

4 Transurethrale Eingriffe

4.1 Transurethrale Prostataresektion (TUR-P)

Indikation: Blasenhalsobstruktion bei Prostatahypertrophie bzw. -adenom (Gewicht < 100 g)

Besonderheiten: oftmals alte Patienten mit kardiopulmonalen Vorerkrankungen

OP-Verfahren: video-assistierte Elektroresektion von Prostatagewebe unter kontinuierlicher Spülung über das Resektoskop, hierbei mitunter Verwendung großer Mengen *hypotoner*, elektrolytfreier, elektrisch nichtleitender Spüllösungen (z.B. Purisole®, enthält 27 g Sorbit und 5,4 g Mannit ad 1 l), Spülung entweder unter Hoch- oder Niederdruck (Niederdruckbedingungen werden durch Verwendung eines Rückflußresektoskopes oder Anlage einer suprapubischen Blasenfistel bzw. durch einen Trokar erreicht)

OP-Dauer: Die Resektionszeit sollte, um ein TUR-Syndrom (s.u.) zu vermeiden, nicht mehr als eine Stunde betragen. Ein geübter Operateur schafft dabei mindestens 1 g Resektionsgewicht pro Minute.

Lagerung:	Steinschnittlage
Ausrüstung:	1 großlumiger i.v. Zugang
Blutkonserven:	2 EKs
Anästhesie:	*primär* Spinalanästhesie (Analgesieniveau bis mindestens Th10), *alternativ* Intubationsnarkose oder Larynxmaske mit balancierter Anästhesietechnik
Besonderheiten:	Bewegungen des Patienten, z.B. Husten und Pressen, müssen wegen der Gefahr der Perforation mit dem Resektoskop unbedingt vermieden werden!
Komplikationen:	TUR-Syndrom (s.u.), Blutung (s.u.), Perforation der Prostatakapsel (s.u.), Hypothermie (s.u.); hohe Spinalanästhesie
Nachbetreuung:	Aufwachraum; postoperative Dauerspülung über transurethralen Katheter für 24-48 h

4.2 **Transurethrale Blasentumorresektion** (TUR-B)

Indikationen:	benigne Blasentumoren, -papillome etc.
Besonderheiten:	oftmals alte Patienten mit kardiopulmonalen Vorerkrankungen; sonst wie bei TUR-P
Komplikationen:	TUR-Syndrom (s.u.), Blutung (s.u.), Blasenperforation (s.u.), Hypothermie (s.u.); hohe Spinalanästhesie

4.3 TUR-Komplikationen

4.3.1 **Transurethrales Resektionssyndrom** (TUR-Syndrom, Einschwemmsyndrom)

Der Begriff beschreibt einen neurologisch-kardiovaskulären Symptomenkomplex, der auf der Grundlage einer *hypotonen Hyperhydratation* entsteht. Eine hypotone Hyperhydratation kann sich bei transurethralen Elektroresektionen infolge übermäßiger Einschwemmung hypoosmolarer Spülflüssigkeit in den Systemkreislauf über operativ eröffnete Venen und/oder Flüssigkeitsresorption über die Blasenschleimhaut entwickeln. Sie kann unbehandelt zu einem Hirn- und Lungenödem führen. Mit einem TUR-Syndrom muß nach Literaturgaben in einer Häufigkeit von 2 bis 10 % gerechnet werden..

Mechanismen

- direkte Flüssigkeitseinschwemmung in die Venen des Plexus prostaticus
- protrahierte extravasale Flüssigkeitsresorption

Begünstigende Faktoren

- Resektionszeit (> 60 min)
- Druck der Spülflüssigkeit (> 60 cm)
- großes Adenom
- Patientenalter bzw. Vorerkrankungen
- Einschwemmrate (Volumen pro Zeit)

Gefahren

- Hirnödem durch intrazelluläre Hyperhydratation (Na^+ < 120 mmol/l)
- Lungenödem bei Linksherzdekompensation

  intravasale Hämolyse

  -> disseminierte intravasale Gerinnung (Gewebethrombokinase aus zerstörten Erythrozyten)

  -> akutes Nierenversagen ("freies" Hämoglobin)

Symptome

- Unruhe, Verwirrtheit, Bewußtseinstrübung
- Krampfanfälle
- Hypertension -> Hypotension
- Tachykardie -> Bradykardie
- Abfall der $pSaO_2$
- gestaute Halsvenen

Differentialdiagnose

- zentral-anticholinerges Syndrom

Laborchemische Befunde

- Verdünnungs-Hyponatriämie
  - leicht: $Na^+ = 125\text{-}135$ mmol/l
  - mittel: $Na^+ = 120\text{-}125$ mmol/l
  - schwer: $Na^+ < 120$ mmol/l
- Plasmahypoosmolalität

Therapie

- möglichst rasche Beendigung des Eingriffes
- erweitertes hämodynamisches Monitoring (ZVK zur ZVD-Messung; ggf. invasiver Blutdruck)
- Diuresesteigung mit Schleifendiuretika unter häufiger Elektrolytkontrolle
- ggf. *langsamer* Ausgleich der Hyponatriämie durch hypertone NaCl-Lsg. nach folgender Formel:
  - zu substituierendes Natrium (in mmol) = $[Na^+_{Soll} - Na^+_{Ist}] \cdot kg/KG \cdot 0{,}2$
- bei Lungenödem zusätzlich:
  - Senkung der Vorlast mit Nitraten
  - Inotropiesteigerung mit Dopamin/Dobutamin
- frühzeitige Intubation und Beatmung bei respiratorischer Insuffizienz
- bei Gerinnungsstörungen zunächst Substitution des Inhibitorpotentials (AT III > 70 %)
- Urinalkalisierung mit Natriumhydrogencarbonat zur Verhinderung des Nierenversagens
- Intensivüberwachung

Cave:

> Eine zu rasche Normalisierung des Serumnatriumwertes birgt die Gefahr eines osmotischen Dysäquilibriums mit Entwicklung einer **pontinen Myelinolyse** (s. Kap. 39, S. 715). Deshalb soll das Serumnatrium um nicht mehr als 1,0-1,5 mmol/l pro Stunde angehoben werden.

Prophylaxe

Die klinischen Zeichen des TUR-Syndroms wie Unruhe und Verwirrtheit sind nur beim wachen Patienten zu erkennen. Aus diesem Grund werden *Spinalanästhesien* bevorzugt, auf eine stärkere Sedierung sollte hierbei verzichtet werden. Eine übermäßige Volumensubstitution zur Kompensation der sympathikolytisch bedingten relativen Hypovolämie sollte ebenfalls vermieden werden, b. Bed. ist die Applikation von Vasopressoren vorzuziehen. Die Resektionszeit muß auf *maximal* eine Stunde begrenzt werden. Der Operateur ist ggf. darauf hinzuweisen. Nach jeder TUR, im Zweifel auch schon intraoperativ, sollten folgende Laborwerte erhoben werden:

- Hb, Na^+, K^+, globale Gerinnungsparameter (inkl. Thrombozyten)

Einige Autoren empfehlen zudem einen sog. *Alkoholeinschwemmtest*, insbesondere bei Allgemeinanästhesien. Hierbei wird Äthanol der Spülflüssigkeit zugegeben und der Alkoholgehalt der Ausatemluft bestimmt, um so Aufschluß über die Einschwemmenge zu erhalten.

4.3.2 Blasenperforation

Sowohl bei der Resektion selbst, als auch durch Überladung der Blase mit Spülflüssigkeit kann es zur Perforation der Blase kommen. In der urologischen Literatur wird diesbezüglich eine Inzidenz von ca. 1 % angegeben. Bei Symptomen, die auf eine Blasenperforation hindeuten, ist eine umgehende Rücksprache mit dem Urologen essentiell, damit dieser die Indikation zur notfallmäßigen, offenen Revision stellen kann, die dann in Intubationsnarkose vorgenommen wird!

Mechanismus der Blasenperforation

- direkte Reizung der bds. lateral der Blase verlaufenden Nn. obturatorii
  -> dadurch <u>Kontraktion der Mm. adductores</u>
  -> mögliche Perforation der Blasenwand durch das Resektoskop
- Überfüllung der Blase mit Spülflüssigkeit

Symptome

- Übelkeit, Erbrechen
- bei häufigerer, *extraperitonealer* Perforation: suprapubische/periumbilikale Schmerzen
- bei seltenerer, *intraperitonealer* Perforation: diffuse abdominelle Schmerzen (-> "bretthartes Abdomen"), evtl. mit Ausstrahlung in die Schulter
- Kreislaufreaktionen bis hin zur Schocksymptomatik

Prophylaxe der muskulären Kontraktion (bei lateralem Tumorsitz)

- komplette Muskelrelaxierung im Rahmen einer Allgemeinanästhesie
- Supplementierung einer Regionalanästhesie durch zusätzliche *einseitige* Blockade des N. obturatorius (Erfordernis im Einzelfall durch Absprache mit dem Operateur klären):
  - "3-in-1"-Block (nach Durchführung rückenmarknaher Anästhesie *nur* mit Nervenstimulator!)
  - (Obturatoriusblock)

4.3.3 Blutung und Verbrauchskoagulopathie

Die Abschätzung des *Blutverlustes* während und nach transurethralen Eingriffen ist extrem schwierig, da sich austretendes Blut mit der Spülflüssigkeit vermischt und dementsprechend nicht quantifiziert werden kann. Korrelationen des Blutverlustes mit der Resektionszeit (2-5 ml/min) und dem Resektionsgewicht des Adenoms (20-50 ml/g) sind beschrieben, aber für den Einzelfall unzureichend. Blutdruckabfall, Tachykardie und Unruhe des Patienten sind erst späte und unspezifische Zeichen (DD: z.B. TUR-Syndrom). Aus diesen Gründen sollen im Zweifelsfall bereits intraoperativ der Hb-Wert sowie das Serumnatrium, ggf. auch mehrfach, kontrolliert werden.

Prostatagewebe enthält sowohl reichlich Plasminogenaktivator, als auch Thromboplastine. Die Entstehung einer *primären Hyperfibrinolyse* wird deshalb häufig diskutiert, jedoch selten klinisch evident bzw. relevant. Eine antifibrinolytische Prophylaxe wird demzufolge nicht für sinnvoll erachtet.

4.3.4 Hypothermie

Die Anwendung größerer Mengen bei Raumtemperatur gelagerter Spülflüssigkeit während transurethraler Eingriffe kann mit erheblichen Wärmeverlusten einhergehen. Deshalb sind die üblichen Maßnahmen zur Wärmeerhaltung durchzuführen (s. Kap. 3, S. 65 ff.).

5 Extrakorporale Stoßwellenlithotrypsie (ESWL)

Die Behandlung der Urolithiasis mittels extrakorporaler Stoßwellenlithotrypsie kann bei den mittlerweile verfügbaren Lithotryptortypen i.d.R. mit einer systemischen Analgesie und zusätzlicher Sedierung durchgeführt werden.

ESWL-Prinzip

Grundsätzlich werden bei der ESWL hochenergetische Schallwellen im Körper des Patienten zur Steinzertrümmerung fokussiert. Der Patient wird - unter Röntgen- oder Ultraschallkontrolle zur Steinlokalisation - so positioniert, daß der zu behandelnde Stein in dem Punkt der höchsten Energiedichte zu liegen kommt. Anschließend wird der Stein durch repetitive Applikation der Stoßwellen desintegriert. Die hierbei entstehenden Fragmente können dann auf natürlichem Wege abgehen.

Es existieren z. Zt. drei unterschiedliche technische Möglichkeiten zur **Erzeugung der Stoßwellen**:

- durch Funkenstreckenentladung
- durch piezokeramische Elemente
- durch elektromagnetische Entladung

Funkenstreckenentladung

Erzeugung von Druckwellen im Fokus eines Halb-Ellipsoids durch die Zündung eines elektrischen Funkens unter Wasser

-> Positionierung des zu zerstörenden Konkrementes im zweiten Fokus (hier: Konzentrierung der Stoßwellenenergie)

-> Synchronisierung des Stoßwellenaustrittes mit dem QRS-Signal (R-Zacken-Triggerung, Vermeidung der vulnerablen Phase), wodurch ESWL-induzierte *Herzrhythmusstörungen* vermieden werden sollen

In der Regel werden während einer "Sitzung" 2.000-3.000 Stoßwellenimpulse appliziert.

Indikationen zur ESWL

- Nierenbeckensteine
- Kelchsteine
- Harnleitersteine
- Ausgußsteine (mit Einschränkungen)

Absolute verfahrensbedingte Kontraindikationen

- Gerinnungsstörungen
- Einnahme von Thrombozytenaggregationshemmern
- Schwangerschaft

Verfahrensbedingte Komplikationen

- Stoßwellen-induzierte Herzrhythmusstörungen (bei R-Zacken-Triggerung *keine* Kontraindikation für künstliche Herzschrittmacher oder implantierte automatische Defibrillatoren)
- Stoßwellen-induzierte Lungenkontusion

Lagerung des Patienten

- zumeist Rückenlage
- Bauchlage nur bei Konkrementen im Bereich des *mittleren* Ureters

Das **Schmerzerleben** während der ESWL ist abhängig:

- vom präoperativen Sedierungsgrad
- von der Dauer der ESWL (i.d.R. ca. 30-45 min)
- von Größe und Anatomie der Durchtrittszone für die Stoßwellen (schlanke Patienten -> höherer Analgetikabedarf!)
- von der Energiedichte, vom Frequenzspektrum und von der Gesamtstoßwellenenergie

Konzepte zur Analgo-Sedierung bei ESWL

1. **Boluskonzept**
   - 2,5 mg DHBP® i.v. + 3,75-7,5 mg Piritramid (Dipidolor®) i.v. mindestens 15 min vor Beginn der Prozedur
   - dann 1-2 mg Dormicum® i.v. ca. 5 min vor Beginn der ESWL

   Bei nicht ausreichender Analgesie kann Fentanyl, titriert in 0,05-mg-Inkrementen i.v., zusätzlich appliziert werden.

2. **Perfusorkonzepte**
   - 2,5 mg DHBP® i.v.
   - Propofol (Disoprivan®): Perfusor mit 1%iger Lösung
initial 10-20 mg i.v., danach 1 mg/kg/h (entspricht: KG ÷ 10 = ml/h) - plus -
   - Alfentanil (Rapifen®): Perfusor mit 25 mg ad 50 ml NaCl 0,9 %
initial 1,0 mg i.v., danach 50 µg/kg/h (entspricht: KG ÷ 10 = ml/h) - oder -
   - Remifentanil (Ultiva®): Perfusor mit 1,5 mg ad 50 ml NaCl 0,9 %
initial 0,05 mg i.v., danach 3 µg/kg/h (entspricht: KG ÷ 10 = ml/h)

Standard-Monitoring und weiteres Vorgehen

- EKG und nichtinvasive, mindestens 5minütliche Blutdruckmessung
- Pulsoxymetrie:

  Grundsätzlich sollen nach Erhebung der $pSaO_2$ unter Außenluft 6 l O_2, z.B. via Insufflationsgesichtsmaske oder Nasensonde, appliziert werden.
- Bei Obstruktion der oberen Atemwege (z.B. bei zu starkem Sedierungseffekt) soll ein Wendl-Tubus benutzt werden, der immer am Patienten bereitliegen muß (ggf. Esmarchscher Handgriff).
- Bei opioidinduzierter Atemdepression wird der Patient ggf. energisch angesprochen. Weiterführende Maßnahmen sind auch hier die Einführung eines Wendl-Tubus (Stimulation der Atemtätigkeit und Freihalten der oberen Atemwege) sowie die Durchführung des Esmarchschen Handgriffes. Bei Erfolglosigkeit dieser Maßnahmen muß eine Beatmung des Patienten über Maske und ggf. eine fraktionierte pharmakologische Antagonisierung mit Naloxon (Narcanti®) und/oder Flumazenil (Anexate®) erfolgen.

Bei der ESWL sind **hohe Harnflußraten** erwünscht, um den Abgang der zertrümmerten Konkremente zu erleichtern. Nach einer ausreichenden Volumenzufuhr (z.B. 500-1.000 ml Sterofundin®) kann zu diesem Zweck - nach Absprache mit dem Urologen - Furosemid (Lasix®) in geringer Dosis (10-20 mg i.v.) verabreicht werden. Diuretika dürfen aber nicht appliziert werden, bevor eine zur Lokalisierung der Konkremente geplante Gabe von intravenösen Kontrastmitteln erfolgt ist, da sie die KM-Ausscheidung beschleunigen und so die röntgenologische Darstellung der Steine behindern können.

"push and smash"

Beim "push and smash" werden Konkremente aus dem Bereich des *oberen* Ureters in das Nierenbecken zystoskopisch via Schlinge hochgeschoben, um hier anschließend von extern lithotrypsiert zu werden. Auch hierfür ist i.d.R. eine Analgo-Sedierung ausreichend.

Doppel-J-Katheter

Hierbei handelt es um einen speziellen Ureterenkatheter, der zur inneren Urinableitung, entweder präventiv im Rahmen einer ESWL größerer Steine oder bei Harnleiterstenosen, zystoskopisch eingebracht wird. Dieser Eingriff bedarf zuweilen ebenfalls einer Analgo-Sedierung.

Nephrostomie

Eine Nierenfistelung (Katheteranlage in das Nierenbecken und Ableitung nach außen) wird zur Verhinderung bzw. symptomatischen Entlastung einer Hydronephrose bei postrenaler Obstruktion vorgenommen. Sie erfolgt in Bauchlage, wobei eine Analgo-Sedierung im Normalfall ausreichend ist.

6 Uretero-Renoskopie (URS)

Konkremente, die einer externen Lithotrypsie aufgrund ihrer Lage, Zahl oder Größe nicht zugänglich sind, können endoskopisch extrahiert oder endourologisch unter Sicht zertrümmert werden ("intrakorporale Lithotrypsie"). Die URS wird außerdem zur Behandlung von Harnleitertumoren und -strikturen eingesetzt. Die Eingriffe dauern i.d.R. nicht länger als eine Stunde. Sie werden in balancierter Allgemeinanästhesie durchgeführt, wobei nach Möglichkeit, d.h., wenn keine Kontraindikationen bestehen, eine Larynxmaske angewendet werden sollte. Zur "Relaxierung" des Ureters und damit zur Erleichterung des urologischen Vorgehens kann Butyl-Scopolamin (Buscopan®) verabreicht werden (Dosis: 10-20 mg i.v., die b. Bed. gesteigert werden kann; Nebenwirkung: Tachykardie). Ein zentral-anticholinerges Syndrom (s. Kap. 8, S. 173 f.) muß bei Butyl-Scopolamin nicht befürchtet werden, da die Substanz als quartäres Amin nicht die Blut-Hirn-Schranke passiert. Die Gefahr bei der URS liegt in der iatrogenen Ureterverletzung bis hin zur Perforation, was dann ein offenes Vorgehen via Laparotomie erforderlich macht. Aus diesem Grund müssen Pressen und Bewegungen des Patienten durch adäquate Narkosetiefe verhindert werden. Eine Muskelrelaxierung ist aber i.d.R. nicht erforderlich .

7 Postoperative Überwachung und Schmerztherapie

Die postoperative Nachsorge erfolgt, wenn keine Intensivtherapie erforderlich ist, im urologischen Aufwachraum, der unter anästhesiologischer Leitung steht. Anschließend werden die Patienten entweder auf die periphere Station verlegt oder in eine "Intermediate-care-Einheit", die urologisch geführt und anästhesiologisch-konsiliarisch betreut wird, übernommen.

Die Schmerztherapie im Aufwachraum erfolgt nach den ausführlich in Kapitel 12 (S. 225 ff.) dargelegten Gesichtspunkten und Grundsätzen.

17 Anästhesie in der Unfallchirurgie

1 Allgemeine Bemerkungen

Das unfallchirurgische Krankengut umfaßt Patienten aller Altersgruppen. Im hohen Lebensalter ergeben sich spezifische Probleme für die anästhesiologische Versorgung sowohl durch die physiologische Altersinvolution als auch durch die oftmals zusätzlich vorhandene Multimorbidität (Einzelheiten s. Kap. 38, S. 683 ff.). Die Problematik wird noch dadurch akzentuiert, daß diese Patienten möglichst bald nach dem Unfall - meistens am darauffolgenden Tag - operativ versorgt werden sollen, um Komplikationen durch Immobilisierung vorzubeugen. Für eine optimale Vorbereitung auf die Operation, z.B. durch eine internistische Therapie, bleibt so i.a. keine ausreichende Zeit.

2 Mediale Schenkelhalsfrakturen (SHF)

Vorbereitung: möglichst keine sedierende Prämedikation bei geriatrischen Patienten (oftmals paradoxe Wirkung), ggf. Analgesie zur Umlagerung beim Einschleusen

Besonderheiten: reduzierter Allgemeinzustand bei geriatrischen Patienten, häufig Exsikkose und Herzinsuffizienz

OP-Verfahren: Versorgung mit (zementierter) totaler Endoprothese (TEP)

OP-Ablauf:
1. Entfernen des Hüftkopfes
2. Ausfräsen der Hüftpfanne
3. Einzementieren der Prothesenpfanne
4. Vorbereitung des Markraumes ("Raspeln")
5. Einsetzen der Probeprothese und Reposition
6. Einzementieren des Schaftes und Reposition

OP-Dauer: 1-2 h

Lagerung: Rücken- oder Seitenlage (hierbei ein Arm am "Narkosebügel" fixiert)

Ausrüstung: 1-2 großlumige i.v. Zugänge (möglichst an dem der verletzten Seite gegenüberliegenden Arm), ZVK, ggf. arterielle Kanüle (z.B. absolute Arrhythmie), Magensonde bei ITN, Blasenkatheter, Temperatursonde, Auskühlungsschutz (WarmTouch®, Infusionswärmer etc.)

Bei zu erwartender größerer intraoperativer Blutung wird primär nur ein Reservoir (z.B. "Vacufix®-System": Modell "ATU", Fa. Braun) benutzt (bei unerwartet starker Blutung auch intraoperativer Aufbau schnell möglich). Das hierüber abgesaugte Blut kann dann anschließend problemlos mit einem Cell-saver aufbereitet werden.

Besonderheiten: Direkt nach Plazierung des ZVK sollten neben der Messung des *Ausgangs-ZVD* aus einer *zentral-venösen Blutprobe* folgende Werte bestimmt werden:

- Blutgase (BGA), Hb/Hkt, Serumnatrium/-kalium u. Blutzucker.

Hierbei kann der Hb-Gehalt aufgrund von Nachblutung und inzwischen erfolgter Rehydrierung oft deutlich unter dem Vortagswert liegen. Eine streß- und traumainduzierte Hypokaliämie ist ebenfalls häufig. Noch vor Operationsbeginn sollte dann eine zumindest partielle Korrektur dieser Werte erfolgen.

Blutkonserven: 4 EKs

Anästhesie: Es kommen prinzipiell sowohl Allgemein- als auch rückenmarknahe Anästhesieverfahren in Betracht. Bei Hüft-TEPs wird aber vorzugsweise eine **Intubationsnarkose** (ITN) angewendet, da hierdurch im Falle einer ausgeprägten Kreislaufdepression nach Palacos®-Gabe (s.u.) die beste Ventilationskontrolle sowie die Möglichkeit zur sofortigen, maximalen Oxygenierung besteht.

Rückenmarknahe Anästhesie: Zur Durchführung einer Spinal- oder Epiduralanästhesie wird der Patient entweder auf die unverletzte Seite gelagert oder aufgesetzt. Hierbei sollte ein Helfer das betroffene Bein zur Schmerzlinderung extendieren! Bei heftigen Schmerzen kann vor der Umlagerung die Anlage eines "3-in-1-Blockes" hilfreich sein, was das Regionalanästhesieverfahren aber insgesamt sehr aufwendig macht. Diese Vorgehensweise empfiehlt sich wegen der damit verbundenen hohen Gesamtdosen an Lokalanästhetika zudem nicht vor einer Epiduralanästhesie. Die Epiduralanästhesie ist insofern auch nicht ideal, als eine motorische Blockade nicht immer komplett erreicht wird und dadurch intraoperativ die wiederholten chirurgischen Repositionsmanöver erschwert werden.

Einleitung: Vor Anästhesiebeginn ist unbedingt eine **Normovolämie** anzustreben (zumal bei exsikkierten und/oder herzinsuffizienten Patienten), was eine *vorsichtige* Rehydrierung mit isotonischen Vollelektrolytlösungen erforderlich macht. Bei ausgeprägter Hypovolämie sollten kolloidale Volumenersatzmittel (z.B. HAES-steril® 6 %) zum Ausgleich des intravasalen Volumendefizites bevorzugt werden. Hierbei ist zu berücksichtigen, daß durch den Volumenausgleich eine Hämodilution (Hb-/Hkt-Abfall!) verursacht wird.

Besonderheiten: komplette Muskelrelaxation für Repositionsmanöver erforderlich

Komplikationen: Beim Einzementieren der Pfanne und noch weitaus stärker beim Einzementieren des Schaftes besteht die Möglichkeit heftigster **Kreislaufdepressionen** (Blutdruckabfall, Tachy-, selten Bradykardie, Arrhythmien, $PECO_2$-Abfall) als Folge einer Embolisierung von:

- Partikeln (Thromben, Knochenzement),
- Fett (aus dem Knochenmark) oder
- Luft

in die Lungenstrombahn (DD: anaphylaktische bzw. anaphylaktoide Reaktion auf das Palacos®-Lösungsmittel). Durch prophylaktische Gabe von H_1- und H_2-Rezeptorantagonisten (z.B. Clemastin - Tavegil® u. Ranitidin - Zantic®, jeweils 2 Amp. ad 500 ml Sterofundin®) kann das Auftreten kardiovaskulärer histaminvermittelter Reaktionen deutlich vermindert werden.

In diesen Phasen gilt:

- Blutdruckmessung im Minutenabstand
- möglichst kontinuierliche ZVD-Messung
- Beobachtung der endexspiratorischen CO_2-Konzentration!

Weiterhin sollte, um eventuelle Luftembolien nicht zu verstärken, vor dem Einbringen des Schaftes N_2O abgestellt und mit 100 % O_2 beatmet werden. Bei den Repositionen des Hüftgelenks wird z.T. erheblich am Patienten gezogen, wobei die Gefahr einer **Tubusdislokation** und von Lagerungsschäden besteht. Bei der Präparation des Markraumes können größere **Blutungen** entstehen.

Ausleitung: prophylaktische Analgesie mit z.B. 1,5-2,5 g Metamizol p.inf. (keine Beeinträchtigung der Vigilanz, Vermeidung überschießendender hypertensiver Reaktionen)

Nachbetreuung: Aufwachraum (minimal 2 h, Laborkontrollen), ggf. anschließend "intermediate care"

Auch im AWR besteht noch das Risiko von Kreislaufdepressionen, ebenfalls häufig durch Embolien ausgelöst. Differentialdiagnostisch müssen Nachblutungen erwogen werden, die neben der Kreislauftherapie (kolloidaler Volumenersatz, ggf. Bluttransfusion) auch das Anlegen eines Druckverbandes durch den Chirurgen notwendig machen können.

3 Per-/subtrochantäre Femurfrakturen

Vorbereitung: wie bei SHF

Besonderheiten: wie bei SHF

OP-Verfahren: 1. pertrochantär: Versorgung mit DHS ("dynamic hip screw") oder Winkelplatte
2. subtrochantär: Markraumnagelung (z.B. Verriegelungs- oder γ-Nagel)

OP-Ablauf: wiederholte Repositionsmanöver, intermittierende Röntgendurchleuchtung

OP-Dauer: ca. 1 h

Lagerung: Rückenlage, Extensionstisch (nur Flachlagerung möglich!)

Ausrüstung: wie bei SHF

Besonderheiten: wie bei SHF

Blutkonserven: 2-4 EKs

Anästhesie: Es kommen Allgemein- als auch rückenmarknahe Anästhesieverfahren zur Anwendung. Eine Epiduralanästhesie ist dabei durchaus möglich, da der Patient auf einem Extensionstisch gelagert wird und eine komplette Relaxierung der Hüftmuskulatur nicht unbedingt erforderlich ist.

Einleitung: wie bei SHF

Ausleitung: wie bei SHF

Komplikationen: bei Markraumnagelung Blutungen nach dem Aufbohren des Markraumes (hier evtl. Cell-saver-Reservoir) und Fettembolien

Nachbetreuung: Aufwachraum (minimal 2 h, Laborkontrollen), ggf. anschließend "intermediate care"

4 Verletzungen im Beckenbereich

OP-Indikationen:	1. Rupturen von Symphyse und Ileosakralgelenk 2. Azetabulumfrakturen 3. andere dislozierte Frakturen
Besonderheiten:	1. präoperativer Blutverlust (z.T. bis zu mehreren Litern!) 2 evtl. Subileussymptomatik bei retroperitonealem Hämatom
OP-Verfahren:	Schrauben- oder Plattenosteosynthesen
OP-Dauer:	variabel (bis zu mehreren Stunden)
Lagerung:	variabel (abhängig von OP und Zugangsweg), evtl. intraoperative Umlagerung
Ausrüstung:	2-3 großlumige i.v. Zugänge (alternativ Shaldon-Katheter), ZVK, arterielle Kanüle, Magensonde, Blasenkatheter, Temperatursonde, Auskühlungsschutz (WarmTouch®, Infusionswärmer etc.), Cell-saver
Blutkonserven:	4 EKs (im OP)
Anästhesie:	Intubationsnarkose mit balancierter Anästhesietechnik und kompl. Muskelrelaxation
Einleitung:	evtl. Nicht-Nüchtern-Einleitung
Komplikationen:	1. stärkere Blutungen aus Beckengefäßen 2. Verletzung von Blase, Urethra, Darm und Nerven
Nachbetreuung:	Aufwachraum, anschließend "intermediate care"; ggf. Intensivstation

5 Eingriffe an der Wirbelsäule

Pathophysiologische Grundlagen der *Rückenmarksläsion* siehe Kapitel 35, S. 645 f.

Indikationen:	Frakturen oder Tumoren der Wirbelsäule (HWS, BWS, LWS)
Vorbereitung:	Ist geplant, den Patienten während der Operation zur Prüfung der Motorik aufwachen zu lassen (selten), muß dieses Vorgehen während der Prämedikationsvisite mit ihm besprochen werden. Die Indikation für eine sedierende Prämedikation ist bei Patienten mit bereits peripher-motorisch gestörter Atmung kritisch zu stellen. Auch kann eine vorbestehende arterielle Hypotonie verstärkt werden. Eventuell vorhandene Schmerzen müssen adäquat behandelt werden.
Besonderheiten:	Bei Patienten nach WS-Trauma oder mit RM-komprimierenden Tumoren besteht das Risiko einer (zusätzlichen) Schädigung des Rückenmarks durch falsche Lagerung oder **Umlagerung** (z.B. vom Bett oder von der Trage auf den OP-Tisch). Bei Frakturen oder Instabilitäten durch Tumoren müssen mindestens sechs Personen an der Umlagerung beteiligt sein (immer auch ein Chirurg!), um Bewegungen und Belastungen auf ein Minimum zu begrenzen. Der Einsatz von Hilfsmitteln (z.B. "Schaufeltrage") ist sinnvoll. Eine evtl. vorhandene Extension ("Crutchfield-Klemme") muß von einem weiteren Helfer exakt in der Körperlängsachse unter Spannung gehalten werden.
OP-Verfahren:	ventrale, dorsale oder laterale Spondylodesen (WS-Versteifung)
OP-Ablauf:	1. Ausräumung von verletztem bzw. tumorösem Gewebe 2. bei Frakturen Defektauffüllung mit Spongiosa (aus dem Beckenkamm), bei Tumoren Ersatz durch speziellen "Wirbelkörperplatzhalter" 3. Stabilisierung durch Platten- bzw. Schraubenosteosynthese oder Fixateur interne 4. Pleuradrainage bei *ventralen* BWS-Operationen

Besonderheiten: 1. intermittierende Röntgendurchleuchtung

2. ggf. intraoperativer Aufwachtest zur Überprüfung der Motorik, z.B. nach Reposition

OP-Dauer: variabel (mehrere Stunden)

Lagerung: Rücken-, Bauch- oder (Rechts-)Seitenlage

Ausrüstung: 2 großlumige i.v. Zugänge, ZVK, arterielle Kanüle, Magensonde, Blasenkatheter, Temperatursonde, Auskühlungsschutz (WarmTouch®, Infusionswärmer etc.), Cellsaver (bei malignen Tumoren nur, wenn das Retransfusat bestrahlt wird!), Relaxometrie

Besonderheiten: evtl. Doppellumen-Tubus für Ein-Lungen-Beatmung bei ventraler (transthorakaler) BWS-Spondylodese; Spiraltubus, Ösophagusstethoskop und Augenschutz bei Bauchlage oder HWS-Eingriffen

Blutkonserven: 4 EKs; bei Tumoroperationen 8-10 EKs u. b. Bed. FFPs (bei Autotransfusion mit Bestrahlung 4 EKs)

Anästhesie: Intubationsnarkose mit balancierter Anästhesietechnik und kompl. Muskelrelaxation (s. auch Kap. 35, S. 646), bei geplantem intraoperativem Aufwachtest TIVA mit Propofol und Remifentanil vorteilhaft

Medikamente: 1. **kein Succinylcholin** bei spinaler Verletzung (exzessive Kaliumfreisetzung mögl.!)

2. möglichst auch kein Stickoxydul, da es den O_2-Verbrauch und die Durchblutung des ZNS steigern kann

3. evtl. hochdosiert Glukokortikoide zur Reduktion des neuronalen Traumas (s. Kap. 35, S. 646 f.)

Intubation: bei instabiler HWS - außer in Notfallsituationen - fiberendoskopisch!

Standard ist hier die endoskopische Wachintubation unter milder Sedierung mit Oberflächenanästhesie der Schleimhäute (evtl. transkrikoidaler Block). Bei nicht kooperationsfähigen Patienten wird erst nach Narkoseinduktion endoskopisch intubiert, möglichst unter erhaltener Spontanatmung, evtl. mit Adapter via Gesichtsmaske. Dabei ist zu beachten, daß auch die Maskenbeatmung nur mit größter Vorsicht - also absolut ohne Kopfbewegungen - durchgeführt werden darf.

Nur im äußersten Notfall (z.B. ausgefallene Spontanatmung und unmögliche Maskenbeatmung) kann eine Intubation auch unter direkter Laryngoskopie versucht werden. Hierbei dürfen ebenfalls keine Kopfbewegungen auftreten (ein Helfer fixiert den extendierten Kopf!). Ist allerdings die Intubation so nicht möglich, muß unverzüglich eine Koniotomie erfolgen.

Bei *HWS-Eingriffen* mit intraoperativer Röntgendurchleuchtung stören herkömmliche Spiraltuben den Strahlengang. Seit kurzem steht deshalb ein neuer Tubus zur Verfügung, dessen proximale Hälfte aus PVC und dessen distale aus mit Spiraldraht verstärktem Gummi besteht (RAE-Flex® nasal, Fa. Mallinckrodt). Hiermit kann eine extraorale Abknickung verhindert werden, ohne die Durchleuchtungsqualität zu beeinträchtigen.

Besonderheiten: evtl. Ein-Lungen-Beatmung (s. Kap. 26, S. 480 ff.)

Komplikationen: 1. stärkere **Blutungen** (bes. bei Tumoroperationen)

2. Hyper- oder Hypotension, Tachy- oder Bradykardie durch autonome Regulationsstörungen (s. Kap. 35, S. 646)

3. Hypothermie (aufgehobene Thermoregulation durch Narkose und bei RM-Läsion)

4. bei ventralen *BWS*-Operationen Traumatisierung der Lunge (z.B. Atelektase)

5. bei ventralen *LWS*-Operationen Pneumothorax

6. bei *HWS*-Operationen in seltenen Fällen:
   - Perforation der Trachea und/oder des Ösophagus
   - Verletzungen des N. recurrens

Nachbetreuung: Aufwachraum, anschließend "intermediate care"; ggf. Intensivstation

Postoperativ besteht das Risiko einer sich evtl. schleichend entwickelnden **spinalen Funktionsstörung**, meist durch Ödembildung im Operationsgebiet. Das Ödem kann sich auch deutlich nach kranial ausdehnen, es muß also nach *zervikalen* Eingriffen eine Überwachung insbesondere der Hirnstammfunktionen (Schlucken, Husten, zentraler Atemantrieb) erfolgen, und zwar prolongiert, da sich ein Ödem noch bis zu 72 Stunden postoperativ entwickeln kann

6 Blutsperre/Blutleere

Eingriffe an den distalen Extremitäten werden oft in einer sog. Blutsperre (BS) bzw. Blutleere (BL) vorgenommen. Eine pneumatische Manschette wird hierzu nach kurzer Hochlagerung der entsprechenden Extremität auf ca. 300 mmHg am Oberschenkel bzw. 200 mmHg am Oberarm aufgeblasen (alternativ: 200 bzw. 100 mmHg oberhalb des systolischen Blutdruckes). Eine (komplette) Blutleere kann durch "Auswickeln" der hochgelagerten Extremität mittels einer Gummibinde erreicht werden. Da BS bzw. BL zur Vermeidung ischämischer Schäden (v.a. Nervenläsionen!) nicht länger als zwei Stunden angelegt bleiben sollen, sollte der Operateur nach ca. 60, 90 und 120 Minuten informiert werden. Die Anfangs- und Endzeit einer BS/BL ist exakt im Anästhesieprotokoll zu dokumentieren, ebenso die Informierung des Operateurs zu den entsprechenden Zeitpunkten.

Komplikationen

Reaktiv tritt nach Öffnen der BS eine Hyperämie des betroffenen Gebietes auf. Bei kreislaufinstabilen Patienten kann es durch den scheinbaren Volumenverlust bzw. akut verminderten peripheren Gefäßwiderstand zu einem therapiebedürftigen **Blutdruckabfall** kommen. Differentialdiagnostisch muß auch eine Lungenembolie infolge Thrombusablösung bei unerkannter tiefer Beinvenenthrombose (z.B. Traumapatienten) gedacht werden. Sie ist allerdings in diesem Zusammenhang eher selten.

Je länger eine BS bestehen bleibt, um so eher ist nach dem Öffnen auch mit der Einschwemmung von u.a. H^+- und K^+-Ionen zu rechnen. Die Erhöhung der extrazellulären Kaliumkonzentration kann in seltenen Fällen zu **Herzrhythmusstörungen** und EKG-Veränderungen führen. Als Folge der Bicarbonat-Pufferung der H^+-Ionen kommt es zu einem sprunghaften Anstieg der endexspiratorischen CO_2-Konzentration. Soll der $PECO_2$ konstant gehalten werden, muß das Atemminutenvolumen nach Öffnen der BS für ca. 5 Minuten dementsprechend erhöht werden. Da die BS meistens gegen Ende der Operation geöffnet wird, kann man sich ggf. aber auch - bei nicht mehr relaxierten Patienten - einen erhöhten CO_2-Partialdruck zur Einleitung der Spontanatmung zunutze machen.

Bei Patienten mit arteriellen Durchblutungsstörungen und/oder Polyneuropathien (z.B. Diabetes mellitus, chronischer Alkoholabusus) kann es trotz eingehaltener 2-Stunden-Grenze zu **Läsionen peripherer Nerven** kommen. Im weiteren postoperativen Verlauf können zudem trophische Störungen der Haut auftreten.

18 Anästhesie in der Orthopädie

1 Allgemeine Bemerkungen

Das orthopädische Patientengut umfaßt alle Altersgruppen. Viele Korrekturoperationen werden mittlerweile zunehmend auch bereits im frühen Kindesalter durchgeführt. Hier sieht man sich als Anästhesist z.T. mit seltenen Syndromen und sich daraus ergebenden speziellen Problemstellungen konfrontiert. Ein nicht unerheblicher Teil der Eingriffe entfällt auf alte und sehr alte Patienten mit entsprechender Häufung von chronischen Erkrankungen. Orthopädische Eingriffe sind allerdings i.d.R. planbar, so daß ausreichend Zeit für eine optimale Vorbereitung vorhanden ist und ein individuelles perioperatives Konzept bei Problempatienten ermöglicht wird. Bei vielen Eingriffen kommen alternativ eine Allgemein- oder Regionalanästhesie in Betracht. Bei der Festlegung des Verfahrens sollen deshalb das spezifische Für und Wider des Einzelfalles abgewogen werden.

2 Besonderheiten der präoperativen Vorbereitung

2.1 Anästhesiologisches Konsil

Bei Patienten mit *erheblichen* Begleiterkrankungen ist vor einer geplanten Operation eine anästhesiologisch-konsiliarische Begutachtung sinnvoll, um zu klären:

- welche besonderen risikoerhöhenden Faktoren bestehen,
- ob zusätzliche apparative Untersuchungsbefunde erforderlich sind (z.B. spezielle Laboruntersuchungen, arterielle Blutgasanalyse, Lungenfunktionsprüfung, Echokardiographie u.a.),
- ob präoperativ weitere fachkonsiliarische Untersuchungen zwingend notwendig sind (z.B. internistisches Konsil bei Herz-Kreislauf-Erkrankungen, neurologisches Konsil bei neurologisch-muskulären Erkrankungen, pädiatrisches Konsil bei Kindern mit speziellen Syndromen [ggf. auch Abklärung einer MH-Disposition]).

Hiernach ist das **perioperative Vorgehen** im Einzelfall festzulegen, wie:

- spezielle vorbereitende Maßnahmen (z.B. parenterale Infusionsbehandlung, Atemtraining),
- das Anästhesieverfahren,
- ein erweitertes Monitoring sowie
- die postoperative Überwachung (Aufwachraum, "intermediate-care"-Einheit, Intensivstation).

2.2 Präoperative Visite

Bei der präoperativen Visite muß neben den üblichen Gesichtspunkten einigen orthopädischen Besonderheiten Rechnung getragen werden. Hierzu gehört die Abklärung folgender Fragen:

1) Welcher operative Zugangsweg ist geplant und welche *Lagerung* dementsprechend erforderlich (besonders bei Becken- oder Wirbelsäulenoperationen)?
2) Bestehen Gelenkveränderungen, Kontrakturen o.ä., die die Lagerung erschweren bzw. das Risiko von *Lagerungskomplikationen* erhöhen (z.B. chronische Polyarthritis, Arthrosen)?
3) Besteht bei Extremitätenoperationen die Erfordernis einer *Blutsperre bzw. Blutleere*?
4) Soll bei Eingriffen an der Wirbelsäule ein *intraoperativer Aufwachtest* durchgeführt werden (-> Aufklärung des Patienten)?
5) Ergeben sich besondere Aspekte aus möglicherweise bereits früher durchgeführten Operationen und Anästhesien (-> Einsehen der entsprechenden Akten und Protokollen)?

Einschätzung der Patienten

Bei immobilisierten Patienten ist besonders kritisch auf den Allgemeinzustand zu achten. Mögliche broncho-pulmonale Infekte oder Zeichen der Herzinsuffizienz dürfen hierbei nicht übersehen werden. Skelettanomalien und eingeschränkte Mobilität gehen nicht selten mit Adipositas, restriktiven Ventilationsstörungen sowie arteriellen und venösen Durchblutungsstörungen einher. Bei Patienten mit chronischen Schmerzen ist nach den Folgen eines möglichen Analgetika- und Alkoholabusus oder einer Glukokortikoiddauermedikation zu suchen (Leber- u. Nierenschädigung, Nebennierenrindeninsuffizienz, Osteoporose etc.).

Auswahl des Anästhesieverfahrens

Nach Prüfung der individuellen Risikofaktoren und Abwägen der Vor- und Nachteile wird die Entscheidung getroffen, ob eine Allgemein- oder Regionalanästhesie durchgeführt werden soll. **Regionalanästhesiologische Verfahren** (Spinal-, Epidural- oder Kaudalanästhesie; s. Kap. 9, S. 175 ff.), besonders in Kathetertechnik, sind zu bevorzugen, wenn sichergestellt werden kann, daß postoperative Nachinjektionen über den Katheter sowie eine adäquate Patientenüberwachung durch qualifiziertes Personal erfolgen. Auch kombinierte Allgemein-/Regionalanästhesiemethoden sind möglich.

Regionalanästhesie

Bei geplantem Regionalanästhesieverfahren muß eine Inspektion und Palpation des *Punktionbereiches* erfolgen (z.B. LWS, Axilla usw.), um Infektionen in diesem Bereich ausschließen oder mögliche schwierige Punktionen schon zum Zeitpunkt der präoperativen Visite erkennen zu können. Die *Lagerungsfähigkeit* des Patienten (Sitzen, Seitenlage re. o. li. etc.) muß erhoben und dokumentiert werden. Außerdem müssen Gerinnungsstörungen für den Einsatz rückenmarknaher Anästhesietechniken ausgeschlossen werden.

Intubationsverhältnisse

Mit *erschwerten* Bedingungen für eine konventionelle endotracheale Intubation muß gerechnet werden, wenn:

- Syndrome mit anatomischen Veränderungen der Kopf-Hals-Region (z.B. Pierre-Robin-Syndrom),
- Erkrankungen oder Anomalien der HWS oder der Kiefergelenke (z.B. Ankylosen bei chronischer Polyarthritis) vorliegen oder
- eine Crutchfield-Extension zur HWS-Stabilisierung angebracht ist.

Hier ist eine *fiberendoskopische Wachintubation* in Betracht zu ziehen und der Patient entsprechend aufzuklären (s. Kap. 7, S. 124 f.).

Autologe Bluttransfusion

Bei allen Operationen, die mit einer mehr als 10%igen Wahrscheinlichkeit einer Fremdbluttransfusion einhergehen (jeweils nach hauseigener Statistik), ist der Patient vom Orthopäden zum frühestmöglichen Zeitpunkt über alle Möglichkeiten der *fremdblutsparenden* Maßnahmen aufzuklären (präoperative Eigenblutspende, präoperative isovolämische Hämodilution [IHD], maschinelle Autotransfusion [MAT]; Einzelheiten s. Kap. 4, S. 88 f. u. Kap. 13, S. 239). Es empfiehlt sich aber *nachdrücklich*, daß die in der Hand des Anästhesisten liegenden Verfahren wie IHD und MAT von diesem nochmals gesondert während der Prämedikationsvisite angesprochen werden. Gleiches gilt für die Aufklärung über eine Eigen- bzw. Fremdbluttransfusion und deren spezifische Risiken. Wird der Patient vor elektiven Eingriffen erst im Rahmen des Prämedikationsgespräches vom Anästhesisten über die Möglichkeit einer präoperativen Eigenblutspende in Kenntnis gesetzt und nimmt der Patient diese Möglichkeit für sich in Anspruch, so muß die Operation dementsprechend verschoben werden (ca. 4-6 Wochen).

3 Spezielle Eingriffe

Die orthopädischen Operationen können nach anästhesiologischen Gesichtspunkten in kleine, mittlere und große Eingriffe eingeteilt werden:

- **kleine Eingriffe**
  - Repositionen
  - Arthroskopie/-tomie
  - Osteotomie am Fuß-/Sprunggelenk
  - Mobilisation oder Débrisement des Schultergelenks
  - Materialentfernungen (ME)
- **mittlere Eingriffe**
  - Umstellungsosteotomien im Hüftbereich
    - OP nach *Salter*
    - IVDO (intraartikuläre Varisierungs-Derotations-Osteotomie)
  - Klumpfußkorrektur
  - lumbale Bandscheibenoperationen
  - Endoprothetik der Hüfte (TEP, HEP)
  - Endoprothetik des Knies (Schlittenprothese, Rotationsendoprothese)
- **große Eingriffe**
  - Laminektomie bei Spinalstenose
  - Wirbelsäulenstabilisierung bei Spondylitis oder Tumoren
  - Wirbelsäulenkorrektur bei Skoliose (z.B. OP nach *Harrington*)
  - TEP-Wechsel
  - Femurteil- oder -komplettersatz
  - Beckenteilersatz
  - Os-sacrum-Teilresektion

3.1 Repositionen/Arthroskopie u. -tomie/Osteotomie am Fuß-/Sprunggelenk/ME

OP-Dauer: 5-10 min bei geschlossenen Repositionen; ansonsten bis zu 2 h

Lagerung: Rückenlage

Ausrüstung: 1 großlumiger i.v. Zugang

Blutkonserven: keine

Anästhesie: Kleinere Eingriffe an der unteren Extremität in Rücken- oder Seitenlage werden bevorzugt in "single-shot"-*Spinalanästhesie* durchgeführt. Bei einer Allgemeinanästhesie ist die Beatmung über eine *Larynxmaske* ausreichend, wenn keine Kontraindikationen vorliegen. Eine Muskelrelaxierung ist für den Eingriff i.d.R. nicht erforderlich (Ausnahme: Repositionen). Bewährt hat sich außerdem eine (totale) intravenöse Anästhesie mit Propofol (Disoprivan®) und Alfentanil (Rapifen®). Insbesondere das Opioid Alfentanil mit seiner sehr schnellen Wirksamkeit gewährleistet ausreichende Analgesie zu Beginn der Operation und ist für diese kurzen Eingriffe ausreichend steuerbar. Für Kurzeingriffe, die nur mit geringen postoperativen Schmerzen einhergehen, steht auch das noch kürzer wirksame Remifentanil (Ultiva®) zur Verfügung.

Besonderheiten: evtl. Blutsperre oder Blutleere (außer bei Repositionen)

Komplikationen: Bei **Arthroskopien** im Rahmen eines akuten traumatischen Hämarthros besteht die Gefahr einer *Luftembolie*, wenn das Gelenk zur besseren Visualisierung mit Luft insuffliert wird. In der Literatur wird von einzelnen Fällen berichtet, in denen es trotz Blutsperre zur massiven Lungenembolie gekommen ist. Aus diesem Grund wird heutzutage empfohlen, auf die intraartikuläre Luftinsufflation zu verzichten und statt dessen nur isotone Flüssigkeit zu verwenden.

Nachbetreuung: Aufwachraum

3.2 Mobilisation oder Débrisement des Schultergelenks

OP-Verfahren:	1. Mobilisation: geschlossenes Durchbewegen 2. Débrisement: operative Freilegung und Lösung von Verwachsungen der Sehnen
OP-Dauer:	5-90 min
Lagerung:	Rückenlage; sitzende Position für Débrisement
Ausrüstung:	1 großlumiger i.v. Zugang
Blutkonserven:	keine
Anästhesie:	1. für Mobilisation: Maskennarkose (z.B. Propofol + Remifentanil) mit kompletter Muskelrelaxation (ggf. Succinylcholin) 2. für Débrisement: Intubationsnarkose mit balanc. Anästhesietechnik u. kompl. Muskelrelaxation, *alternativ* Plexusanästhesie (interskalenär oder vertikal-infraklavikulär, vorteilh. für postop. Krankengymnastik)
Komplikationen:	bei sitzend. Position Blutdruckabfall (cave: Hypovolämie!), extr. selten Luftembolien
Nachbetreuung:	Aufwachraum

3.3 Umstellungsosteotomien im Hüftbereich

Indikationen:	Hüftdysplasien, M. Perthes, Syndromerkrankungen, spastische Paresen o.ä; am häufigsten bei Kindern
Besonderheiten:	Beteiligung anderer Organe bei Syndromerkrankungen
OP-Verfahren:	1. Operation nach *Salter* bei M. Perthes 2. IVDO (intraartikuläre Varisierungs-Derotations-Osteotomie)
OP-Dauer:	2-3 h
Lagerung:	Rückenlage; häufige intraoperative Umlagerungen bei IVDO (z.T. Bauchlagerung)
Ausrüstung:	2 großlumige i.v. Zugänge, evtl. ZVK, evtl. Spiraltubus bei IVDO, Magensonde, Blasenkatheter, Temperatursonde, Auskühlungsschutz (Heizmatte bei Kindern, Infusionswärmer etc.)
Blutkonserven:	2 EKs für IVDO, 3 EKs für "Salter"-OP
Anästhesie:	Intubationsnarkose mit balancierter Anästhesietechnik und kompl. Muskelrelaxation, zusätzlich Kaudal- oder Epiduralkatheter (auch für die postoperative Analgesie)
Besonderheiten:	1. kein Succinylcholin bei Syndromerkrankungen, spastische Paresen etc. 2. aufwendige Gipsanlage in Narkose
Komplikationen:	Blutungen
Nachbetreuung:	Aufwachraum, anschließend "intermediate care"

3.4 Klumpfußoperation

OP-Dauer:	45-60 min (pro Seite)
Lagerung:	i.d.R. Rückenlage
Ausrüstung:	1 großlumiger i.v. Zugang,, Magensonde, Blasenkatheter, Temperatursonde, Auskühlungsschutz (Heizmatte bei Kindern, Infusionswärmer etc.)
Blutkonserven:	keine
Anästhesie:	Intubationsnarkose mit balancierter Anästhesietechnik, zusätzl. Kaudal- oder Epiduralkatheter (auch für die postoperative Analgesie); bei Erwachsenen Spinalanästhesie
Nachbetreuung:	Aufwachraum

3.5 Lumbale Bandscheibenoperationen

Indikation:	Bandscheibenvorfall
OP-Verfahren:	Nukleotomie
OP-Dauer:	45-120 min
Lagerung:	"Hockerstellung", Arme nach oben ausgelagert (Halterung)
Ausrüstung:	1-2 großlumige i.v. Zugänge, Spiraltubus, Ösophagusstethoskop, Magensonde, Temperatursonde, Auskühlungsschutz (WarmTouch®, Infusionswärmer etc.)
Blutkonserven:	i.d.R. keine, aber Blutgruppenbestimmung und Antikörpersuchtest
Anästhesie:	Intubationsnarkose mit balancierter Anästhesietechnik und kompl. Muskelrelaxation
Besonderheiten:	aufwendige Lagerung
Komplikationen:	selten Blutungen (Rezidiv-/Mehretagenoperationen)
Nachbetreuung:	Aufwachraum

3.6 Endoprothetik der Hüfte (vgl. Kap. 17, S. 323 f.)

Indikation:	Coxarthrose
Vorbereitung:	möglichst Eigenblutspende (2-4 EKs)
Besonderheiten:	häufig alte Patienten mit Begleiterkrankungen
OP-Verfahren:	TEP (kompletter Ersatz von Hüftkopf u. -pfanne) oder HEP (nur Hüftkopfersatz) mit oder ohne Knochenzement (Palacos®)
OP-Dauer:	1-3 h
Lagerung:	Rücken- oder Seitenlage
Ausrüstung:	2 großlumige i.v. Zugänge, ZVK, evtl. arterielle Kanüle, Magensonde bei ITN, Blasenkatheter, Temperatursonde, Auskühlungsschutz (WarmTouch®, Infusionswärmer etc.), Cell-saver
Blutkonserven:	2-4 EKs, wenn möglich auch präoperative Hämodilution
Anästhesie:	Intubationsnarkose mit balancierter Anästhesietechnik und kompl. Muskelrelaxation, *alternativ* Spinal(katheter)anästhesie (auch für die postoperative Analgesie)
Komplikationen:	1. Embolisierung von Knochenzement, Markrauminhalt oder Luft in die Lunge
	2. Blutungen, vor allem aus dem Markraum
Nachbetreuung:	Aufwachraum, anschließend "intermediate care"

3.7 Endoprothetik des Knies

Indikation:	Gonarthrose
Vorbereitung:	möglichst Eigenblutspende (2 EKs)
Besonderheiten:	häufig alte Patienten mit Begleiterkrankungen
OP-Verfahren:	z.B. Schlitten- oder Rotationsendoprothese mit oder ohne Knochenzement
OP-Dauer:	2-3 h
Lagerung:	Rückenlage
Ausrüstung:	2 großlumige i.v. Zugänge, ZVK, evtl. arterielle Kanüle, Magensonde bei ITN, Blasenkatheter, Temperatursonde, Auskühlungsschutz (WarmTouch®, Infusionswärmer etc.), Cell-saver (zunächst nur Reservoir)
Blutkonserven:	2 EKs, wenn möglich auch präoperative Hämodilution

Anästhesie: Intubationsnarkose mit balancierter Anästhesietechnik und kompl. Muskelrelaxation, *alternativ* Spinal(katheter)anästhesie (auch für die postoperative Analgesie)

Besonderheiten: i.d.R. Blutsperre (BS) oder Blutleere (BL)

Komplikationen:
1. Einströmen von Stoffwechselprodukten (K^+-, H^+-Ionen) nach Öffnen der BS/BL (s. auch Kap. 17, S. 328)
2. Blutungen nach Öffnen der BS/BL

Nachbetreuung: Aufwachraum, anschließend "intermediate care"

3.8 Laminektomie bei Spinalstenose

Besonderheiten: häufig alte Patienten mit Begleiterkrankungen, evtl. auch (beginnendes) Querschnittsyndrom

OP-Verfahren: Dekompression des Spinalkanals durch Entfernung der Wirbelbögen (*Laminektomie*) entsprechend der Ausdehnung der Spinalstenose

OP-Dauer: ca. 2-5 h

Lagerung: Bauchlage (HWS), "Hockerstellung" (BWS/LWS)

Ausrüstung: 2 großlumige i.v. Zugänge, ZVK, arterielle Kanüle, Spiraltubus, Ösophagusstethoskop, Augenklappen bei Bauchlage, Magensonde, Blasenkatheter, Temperatursonde, Auskühlungsschutz (Warm-Touch®, Infusionswärmer etc.), Cell-saver, Relaxometrie

Blutkonserven: 4-6 EKs, wenn möglich auch präoperative Hämodilution; FFPs b. Bed.

Anästhesie: Intubationsnarkose mit balancierter Anästhesietechnik und kompl. Muskelrelaxation (Besonderheiten bei Querschnittsymptomatik s. Kap. 35, S. 645 ff.)

Einleitung: evtl. fiberendoskopische Intubation im Wachzustand bei Pat. mit HWS-Spinalstenose

Komplikationen:
1. Nach Freilegung des Durasackes können kurzfristig erhebliche **Blutverluste** (bis zu 500 ml/min!) eintreten. Die Blutungen können häufig nicht komplett gestillt werden, da sonst Durchblutungsstörungen des Rückenmarks drohen.
2. Hypothermie
3. postoperativ intraspinales Ödem

Nachbetreuung: Aufwachraum, anschließend "intermediate care"

3.9 Spondylitisoperationen (vgl. Kap. 17, S. 326 ff.)

Besonderheiten: Patienten mit einer Spondylitis (zumeist bakterieller Genese) sind häufig schwer krank, da sie einen septischen Herd aufweisen, der nicht selten Begleitinfektionen unterhält (Pneumonie, Harnwegsinfekte, evtl. auch Endokarditis).

OP-Verfahren: ventrale, dorsale oder laterale Spondylodesen (HWS, BWS, LWS)

OP-Ablauf:
1. Entfernung von Eiterherden, Wirbelbögen und der kleinen Wirbelgelenke
2. Defektauffüllung mit Spongiosa (aus dem Beckenkamm)
3. WS-Versteifung, z.B. durch Stahlstäbe
4. Pleuradrainage bei *ventralen* BWS-Operationen

OP-Dauer: 2-8 h

Lagerung: Rücken-, Bauch- oder (Rechts-)Seitenlage

Ausrüstung: 2-3 großlumige i.v. Zugänge (alternativ Shaldon-Katheter), ZVK, arterielle Kanüle, Magensonde, Blasenkatheter, Temperatursonde, Auskühlungsschutz (WarmTouch®, Infusionswärmer etc.), Relaxometrie; kein Cell-saver bei bakterieller Kontamination des OP-Gebietes!

Besonderheiten: evtl. Doppellumen-Tubus für Ein-Lungen-Beatmung bei ventraler (transthorakaler) BWS-Spondylodese; Spiraltubus, Ösophagusstethoskop und Augenschutz bei Bauchlage oder HWS-Eingriffen

Blutkonserven: 6-8 EKs, wenn möglich präoperative Hämodilution; FFPs b. Bed.

Anästhesie: Intubationsnarkose mit balancierter Anästhesietechnik und kompl. Muskelrelaxation (Besonderheiten bei Querschnittsymptomatik s. Kap. 35, S. 645 ff.)

Einleitung: fiberendoskopische Intubation im Wachzustand bei Patienten mit instabiler HWS

Besonderheiten:
1. evtl. Ein-Lungen-Beatmung (s. Kap. 26, S. 480 ff.)
2. evtl. Antibiotikatherapie (erst nach Materialentnahme zur mikrobiologischen Untersuchung)

Komplikationen:
1. erhebliche Blutungen während der gesamten Operation möglich (entzündliches Gewebe), kurzfristig bis zu 500 ml/min!, häufig keine komplette Blutstillung (Durchblutungsstörungen des Rückenmarks)
2. Hypothermie
3. bei ventralen *BWS*-Operationen Traumatisierung der Lunge (z.B. Atelektase)
4. bei ventralen *LWS*-Operationen Pneumothorax
5. postoperativ intraspinales Ödem

Nachbetreuung: Aufwachraum, anschließend "intermediate care"; ggf. Intensivstation

3.10 Wirbelsäulenkorrektur bei Skoliose

Indikation: ab Skoliosewinkeln von 60°

Vorbereitung: Lungenfunktionsanalyse (inkl. art. BGA); möglichst Eigenblutspende (4-6 EKs)

Besonderheiten: Patienten mit Skoliosen leiden oftmals an Begleiterkrankungen (z.B. muskuläre Erkrankungen, spezielle Syndrome) und weisen bei entsprechenden Skoliosewinkeln (> 60°) z.T. erhebliche *kardiorespiratorische* Einschränkungen auf. Die Vitalkapazität dieser Patienten kann dramatisch reduziert sein (< 50 % des Sollwertes)!

OP-Verfahren: Aufrichtung der Wirbelsäule und Stabilisierung (z.B. mit Harrington-Stäben) von ventral (transthorakal oder transabdominal), dorsal oder lateral

OP-Ablauf:
1. Spongiosaentnahme aus dem Beckenkamm zur Deckung knöcherner Defekte
2. ggf. intraoperativer Aufwachtest zur Überprüfung der Motorik

OP-Dauer: 4-8 h

Lagerung: Rücken-, Bauch- oder (Rechts-)Seitenlage

Ausrüstung: 2-3 großlumige i.v. Zugänge (alternativ Shaldon-Katheter), ZVK, arterielle Kanüle, Magensonde, Blasenkatheter, Temperatursonde, Auskühlungsschutz (WarmTouch®, Infusionswärmer etc.), Cell-saver, Relaxometrie

Besonderheiten: evtl. Doppellumen-Tubus für Ein-Lungen-Beatmung bei ventraler (transthorakaler) BWS-Spondylodese; Spiraltubus, Ösophagusstethoskop und Augenschutz bei Bauchlage

Blutkonserven: 4-6 EKs, wenn möglich präoperative Hämodilution

Anästhesie: Intubationsnarkose mit balanc. Anästhesietechnik u. kompl. Muskelrelaxation, bei geplantem intraop. Aufwachtest TIVA mit Propofol u. Remifentanil vorteilhaft

Besonderheiten: evtl. Ein-Lungen-Beatmung (s. Kap. 26, S. 480 ff.)

Komplikationen:
1. Blutungen (z.B. permanente Sickerblutung)
2. Pneumothorax

Nachbetreuung: Aufwachraum, anschließend "intermediate care"; ggf. Intensivstation

3.11 Hüft- oder Knie-TEP-Wechsel

Indikation:	Prothesenlockerung
Vorbereitung:	möglichst Eigenblutspende (bis zu 6 EKs)
Besonderheiten:	häufig alte Patienten mit Begleiterkrankungen
OP-Verfahren:	kompletter oder isolierter Wechsel von Prothesenpfanne und -schaft
OP-Dauer:	3-6 h (kürzer nur bei isoliertem Pfannenwechsel)
Lagerung:	Rücken- oder Seitenlage
Ausrüstung:	3 großlumige i.v. Zugänge (alternativ Shaldon-Katheter), ZVK, evtl. arterielle Kanüle, Magensonde bei ITN, Blasenkatheter, Temperatursonde, Auskühlungsschutz (WarmTouch®, Infusionswärmer etc.), Cell-saver
Blutkonserven:	Hüfte: 6 EKs (2 EKs bei isoliertem Pfannenwechsel), Knie: 4 EKs; wenn möglich präoperative Hämodilution
Anästhesie:	Intubationsnarkose mit balancierter Anästhesietechnik und kompl. Muskelrelaxation, *alternativ* Spinalkatheteranästhesie (bei langer OP-Dauer als alleiniges Verfahren problematisch, besonders in Seitenlage)
Komplikationen:	1. Embolisierung von Knochenzement, Markrauminhalt oder Luft in die Lunge
	2. Blutungen, bes. aus dem Markraum und bei Entfernung "alten" Knochenzementes
Nachbetreuung:	Aufwachraum, anschließend "intermediate care"; ggf. Intensivstation

3.12 Femurersatz/Beckenteilersatz/Os-sacrum-Teilresektion

Indikation:	i.d.R. Destruktionen durch Tumoren oder Tumormetastasen
Besonderheiten:	häufig deutlich reduzierter Allgemeinzustand, Tumoranämie, Begleiterkrankungen
OP-Verfahren:	1. Ausräumung von verletztem bzw. tumorösem Gewebe
	2. Defektauffüllung mit Spongiosa (aus dem Beckenkamm)
	3. osteosynthetische Stabilisierung
OP-Dauer:	4-8 h (z.T. auch deutlich länger)
Lagerung:	variabel (abhängig von OP und Zugangsweg), evtl. intraoperative Umlagerung
Ausrüstung:	3 großlumige i.v. Zugänge (alternativ Shaldon-Katheter), ZVK, arterielle Kanüle, Magensonde, Blasenkatheter, Temperatursonde, Auskühlungsschutz (WarmTouch®, Infusionswärmer etc.), Cell-saver (bei malignen Tumoren nur, wenn das Retransfusat bestrahlt wird!)
Blutkonserven:	8-10 EKs, FFPs b. Bed., evtl. auch Thrombozyten- u. Gerinnungsfaktorenkonzentrate
Anästhesie:	Intubationsnarkose mit balancierter Anästhesietechnik und kompl. Muskelrelaxation, *adjuvant* Spinal- oder Epiduralkatheteranästhesie (auch für die postoperative Analgesie)
Besonderheiten:	i.d.R. erhöhter Analgetikabedarf (Vormedikation)
Komplikationen:	1. exzessive Blutverluste, insbesondere bei Metastasen maligner Tumoren (z.B. Hypernephrom) oder großen Weichteilresektionen (in Einzelfällen bis zu 50 EKs!)
	2. Fettembolien
Nachbetreuung:	Aufwachraum, anschließend "intermediate care"; ggf. Intensivstation

4 Spezielle anästhesiologische Probleme

Besondere anästhesiologische Probleme bei orthopädischen Operationen sind im einzelnen:

- hoher Analgesiebedarf
- große perioperative Blutverluste
- intraoperative Lungenembolie
- Palliativoperation Schwerstkranker
- häufige Bauchlagerungen
- intraoperativer Aufwachtest
- perioperative Hypothermie
- Gipsanlage
- Blutsperre/Blutleere (s. Kap. 17, S. 328)

Hoher Analgesiebedarf

Operationen am Knochensystem führen zu ausgeprägten Schmerzreizen. Deshalb sollte eine Regionalanästhesie bevorzugt werden. Bei Verwendung eines Spinal-, Epidural- oder Kaudalkatheters kann zudem vorteilhaft intraoperativ Lokalanästhetikum nachinjiziert und postoperativ der Katheter zur Schmerztherapie benutzt werden (s. Kap. 12, S. 229). Bei einer Allgemeinanästhesie sollten Opioide - insbesondere zur Anästhesieeinleitung - hochdosiert verabreicht werden. Hier empfiehlt sich außerdem die Applikation von Nicht-Opioid-Analgetika zur prophylaktischen Analgesie im Rahmen der Narkoseausleitung.

Große perioperative Blutverluste

Da degenerative, entzündliche und tumoröse knöcherne Veränderungen zumeist von einer intensiven Kapillarisierung begleitet sind, muß bei den entsprechenden Operationen mit größeren Blutverlusten gerechnet werden. Die Gabe von Fremdblut sollte hierbei aber unter Einsatz aller fremdblutsparenden Maßnahmen vermieden bzw. so gering wie möglich gehalten werden. Die Transfusion jeder Fremdblutkonserve birgt u.a. die Gefahr der Übertragung des Hepatitis-C- (1 : 100.000) und Hepatitis-B-Virus (1 : 200.000) sowie seltener des HI-Virus (1 : 1,5 Mio.). Bei Patienten mit Malignomen verschlechtert sich die 5-Jahres-Überlebensrate mit jeder transfundierten, unbestrahlten Fremdblutkonserve. Dieses wird auf die Immunsuppression, bedingt durch transfundierte Spenderlymphozyten, zurückgeführt.

Zur *autologen Transfusion* siehe Kapitel 4, S. 88 f. u. Kapitel 13, S. 239.

Kontrollierte Hypotension

Die kontrollierte Hypotension kann zur Verminderung operativer Blutverluste und damit ebenfalls zur Einsparung von Fremdbluttransfusionen eingesetzt werden. Einzelheiten des Verfahrens sind in Kapitel 6 (S. 110) beschrieben.

Intraoperative Lungenembolie

Bei Operationen an langen Röhrenknochen kann durch Kürettage Knochenmarkmaterial in eröffnete Gefäße eingeschwemmt und in die Lungenstrombahn embolisiert werden ("Fettembolie"). Außerdem besteht die Möglichkeit von Luftembolien bei Eröffnung von gelenknahen sinusoidalen Knochengefäßen. Das Einbringen zementierter Endoprothesen (vor allem bei Hüft-TEP) birgt zusätzlich die Gefahr einer Embolisierung von Fremdmaterial. Die anästhesiologische Vorgehensweise muß darauf entsprechend abgestellt werden (s. Kap. 17, S. 323 ff.).

Palliativoperation Schwerstkranker

Nicht selten werden in der Orthopädie Malignompatienten mit Skelettmetastasen palliativ operiert (z.B. bei Mamma- oder Prostatakarzinom, Hypernephrom, Plasmozytom). Bei Wirbelmetastasen sollen durch eine Operation entweder ein Querschnittsyndrom beseitigt bzw. verhindert oder durch eine Tumorreduktion die Lebensqualität der Patienten verbessert und Schmerzen reduziert werden. Diese Patienten befinden sich oftmals durch ihre konsumierende Erkrankung in einem (sehr) schlechten Allgemeinzustand, haben einen deutlich erhöhten Analgetikabedarf (Vormedikation) und bedürfen postoperativ intensiver anästhesiologischer Betreuung.

Bauchlagerung/Hockerstellung

Operationen an der Wirbelsäule, der Achillessehne oder den Bandscheiben werden i.d.R. in Bauchlagerung bzw. "Hockerstellung" durchgeführt. Die Patienten sollten hierzu eine Intubationsnarkose unter Verwendung eines Spiraltubus erhalten. Dieser muß besonders sorgfältig fixiert werden, weil eine intraoperative Tubusdislokation deletäre Folgen haben kann (Reintubation in Bauchlagerung i.d.R. nicht möglich!). Zusätzlich werden ein Ösophagusstethoskop (zur besseren Auskultation der Lungen bei intraoperativen Beatmungsproblemen), eine Magensonde und bei längerdauernden Wirbelsäuleneingriffen ein Blasenkatheter gelegt. Vor Umlagerung des Patienten muß eine eventuelle Hypovolämie korrigiert, und sämtliche Gefäßzugänge müssen sicher "abgestöpselt" werden. Alle großen Gelenke müssen in Bauchlage gut unterpolstert werden. Augen, Kehlkopf, Bauch und Genitalien müssen druckfrei gelagert sein. Prädilektionsstellen für Nervenschädigungen (Plexus brachialis, N. radialis am Oberarm, N. peroneus am Fibulaköpfchen, N. ulnaris in der Ulnarisrinne usw.) müssen sorgfältig auf Druckfreiheit überprüft werden. Die Patienten werden zur Prophylaxe postoperativer Atelektasen mit einem PEEP von 5 cmH_2O beatmet. Noch effektiver ist zu diesem Zweck eine intermittierende manuelle Lungenblähung, die insbesondere unbedingt auch kurz vor der Extubation durchgeführt werden sollte (s. Kap. 7, S. 136). Die Narkoseausleitung erfolgt erst nach Zurücklagerung auf den Rücken.

Intraoperativer Aufwachtest

Während Operationen zur Stabilisierung der Wirbelsäule müssen die Patienten zuweilen vor dem Wundverschluß kurz aufwachen, um Lähmungen im Bereich der unteren Extremitäten als Folge von Durchblutungsstörungen des Rückenmarks (Kompression durch das eingebrachte Material) erkennen bzw. ausschließen zu können. Bei ihnen kann vorteilhaft eine TIVA mit Propofol und Alfentanil oder neuerdings auch Remifentanil durchgeführt werden. Perfusoren mit Propofol und Alfentanil müssen rechtzeitig (ca. 15 min) vor dem Aufwachtest abgestellt werden. Die Zufuhr von Remifentanil muß nicht unbedingt unterbrochen werden, hier ist i.d.R. eine Dosisreduktion ausreichend.

Perioperative Hypothermie (s. auch Kap. 3, S. 65 ff.)

Durch Flüssigkeitsverdunstung über großen operativen Wundflächen und im Rahmen langer Operationen sind orthopädische Patienten ganz besonders disponiert, eine Hypothermie zu entwickeln. Zur Auskühlung tragen auch nicht unerheblich konvektive Wärmeverluste durch Klimaanlagen, besonders bei hohen Raumluftumwälzraten, bei. Ein Absinken der Körperkerntemperatur verlängert nicht nur die Aufwachphase, sondern kann vor allem bei kardialen Risikopatienten über die Zunahme des myokardialen Sauerstoffverbrauches in dieser Phase zu bedrohlichen Komplikationen führen.

Zur Verhinderung bzw. Verminderung der Auskühlung dienen folgende Maßnahmen:

- Einhüllen des Patienten in (warme) Tücher oder Aluminiumfolie (bes. Säuglinge)
- Aufheizen des Einleitungs- und Ausleitungsraumes, z.B. mittels einer Wärmelampe
- Vorwärmen aller Infusionen und Transfusionen auf 39°C
- Verwenden einer Heizmatte oder -decke
- "low"- bzw. "minimal-flow"-Beatmung

Gipsanlage

Zur Fixierung des Operationsergebnisses wird nach bestimmten Eingriffen (Osteosynthese, Bandnaht bzw. -plastik) eine Gipsanlage vorgenommen. Patienten, bei denen eine Allgemeinanästhesie durchgeführt wurde, sollten in dieser Phase noch nicht aufwachen, um störende Bewegungen zu vermeiden. Narkoseausleitung und Extubation sollten deshalb zur Sicherheit erst nach Aushärten des Gipses erfolgen.

5 Postoperative Überwachung und Schmerztherapie

Während die meisten Patienten nach angemessener Überwachungszeit am Operationstag aus der anästhesiologischen Obhut auf die periphere Station zurückverlegt werden können, wird nach großen Eingriffen oder bei Risikopatienten, wenn keine intensivtherapeutische Betreuung erforderlich ist, zumindest eine prolongierte Überwachung durchgeführt ("intermediate care"). Diese Patienten verbleiben z.B. über Nacht im Orthopädieaufwachraum und werden zuvor vom verantwortlichen Anästhesisten im Rahmen einer gemeinsamen Visite an den diensthabenden Orthopäden übergeben.

Zur postoperativen *Schmerztherapie* siehe Kapitel 12, S. 225 ff.

19 Anästhesie in der Mund-Kiefer-Gesichts-Chirurgie

1 Einführung

Die besondere anästhesiologische Problematik in der MKG-Chirurgie besteht in der Nähe des operativen Arbeitsgebietes zu dem vom Anästhesisten zu sichernden Atemweg. Während der Operation ist der Kopf des Patienten nicht zugänglich, z.T. auch nicht sichtbar. Außerdem ist häufig die Funktion oder Anatomie des Mundes, der Nase, der Kiefer oder Kiefergelenke, des Naso-Oro-Hypopharynx oder der Glottis pathologisch verändert.

2 Besonderheiten der präoperativen Vorbereitung

Das Hauptaugenmerk gilt den oberen Atemwegen und eventuellen Intubationshindernissen. Auf eine sedierende Prämedikation sollte bei Patienten mit obstruierenden Veränderungen in diesem Bereich verzichtet werden. Patienten mit Schluckstörungen erhalten die Prämedikation entweder über eine bereits liegende Magensonde oder subkutan. Als Alternative bieten sich Substanzen mit sublingualer Resorption an (z.B. Lorazepam als Tavor® Expidet 2,5 mg). Die Indikation zur i.v. Gabe von Atropin oder Glycopyrronium (Robinul®) zur Antisalivation im Rahmen der Narkoseeinleitung ist bei allen Operationen mit Mund-Pharynx-Beteiligung großzügig zu stellen.

3 Anästhesieverfahren

3.1 Allgemeinanästhesie

Die Allgemeinanästhesie mit endotrachealer **Intubation** des Patienten ist das Standardverfahren bei den meisten MKG-chirurgischen Eingriffen. In Abhängigkeit von der Eingriffslokalisation wird die Intubation oro- oder nasotracheal, in seltenen Fällen auch primär über ein Tracheostoma vorgenommen:

Indikationen für **orotracheale** Intubation:	Indikationen für **nasotracheale** Intubation (s. auch Kap. 7, S. 123):
• Eingriffe an Nase, Oberlippe, am Oberkiefer, Mittelgesicht und Gaumen • schwere Mittelgesichtsfrakturen • fronto-basale Liquorfisteln • nasale Intubationshindernisse	• Eingriffe am Unterkiefer, Mundboden, an Zunge und Unterlippe • Eingriffe zur Verbesserung bzw. mit Kontrolle der Okklusion • Unterkieferfrakturen • Eingriffe mit intermaxillärer Verdrahtung • Zahnsanierung, besonders mit Okklusionsprüfung • orale Intubationshindernisse • Neck dissection

Hierbei muß berücksichtigt werden, daß es es sowohl bei der Intubation bzw. dem Intubationsversuch als auch intraoperativ durch akzidentelle Tubusverlegung oder -dislokation zu **Atemwegsproblemen** kommen kann. Bei den MKG-Patienten ist daher die Präoxygenierung *vor* Narkoseinduktion mit besonderer Sorgfalt durchzuführen (3-5 min, wenn möglich mit dicht aufsitzender Gesichtsmaske; Einzelheiten s. Kap. 7, S. 128 f.)!. In besonderen Fällen, z.B. wenn auch Schwierigkeiten bei der Maskenbeatmung zu erwarten sind, ist von vornherein eine fiberendoskopische Intubation angezeigt (s. Kap. 7, S. 124 ff.). Als Endotrachealtuben werden entweder speziell für die orale oder nasale Passage vorgeformte PVC-Tuben (z.B. RAE®-Tuben, Fa. Mallinckrodt) oder Spiraltuben (z.B. für die fiberendoskopische Intubation) verwendet. Sie sollten b. Bed. auch bei Kindern geblockt werden (bei PVC-Tuben ab ID 3,0 mm, bei Spiraltuben ab ID 3,5 mm möglich). Tubus und Tubusverbindungen müssen sicher fixiert (Verklebung!) und so plaziert werden, daß sie den Operateur in seiner Arbeit möglichst nicht behindern. Meist wird deshalb zwischen Tubus und Y-Stück ein flexibler Spiralschlauch ("Gänsegurgel") interponiert, der allerdings zur Vergrößerung des anatomischen Totraumes führt (-> Erhöhung des Atemzugvolumens). Bei längerdauernden Eingriffen wird eine Beatmung mit einem PEEP von ca. 5 cmH_2O angestrebt. Die typischen Problemstellungen werden bei den einzelnen Operationen detailliert erläutert.

Die bei endoluminalen Tumoroperationen zur postoperativen enteralen Ernährung benötigte **Magensonde** muß zur Vermeidung einer akzidentellen Tumorarrosion unter Sicht eingelegt werden (ggf. auch intraoperativ durch den Operateur).

Um bei intraoralen oder endopharyngealen Eingriffen eine pharyngeale Blutansammlung und damit die Gefahr von pulmonaler und gastraler Blutaspiration zu verhindern bzw. zu vermindern, wird nach der Intubation - auch bei geblockten Tuben - eine **Rachentamponade** eingelegt. Hierbei darf nicht vergessen werden, diese vor der Extubation wieder zu entfernen! Die Tamponade wird i.d.R. durch den Chirurgen eingebracht und auch wieder herausgenommen. Zur Erinnerung, daß eine Tamponade liegt, sollte eine Markierung, z.B am Narkosegerät, angebracht werden.

Besondere Sorgfalt gilt auch dem **Schutz der Augen**. Neben der Verwendung von Augensalbe werden die Augenlider verklebt (z.B. mit Papierpflaster).

Die **Extubation** sollte bei Eingriffen im Bereich der oberen Luftwege grundsätzlich erst dann vorgenommen werden, wenn die Patienten wach sind und über voll wiederhergestellte Schutzreflexe verfügen. Zuvor müssen Mundhöhle und Rachen sorgfältig von Schleim und Blut gesäubert werden.

Postoperativ ist für der Überwachung in Abhängigkeit von der Art und Lokalisation des Eingriffes ein mögliches Auftreten von **Nachblutungen** und stärkerer **Schwellungen** zu berücksichtigen. Im Zweifelsfall ist es dann ratsam, den Tubus vorübergehend zu belassen. Bei Patienten mit **intermaxillärer Verdrahtung** muß immer eine Drahtschere am Patientenbett griffbereit liegen, um im Notfall die Verdrahtung z.B. für eine Reintubation sofort lösen zu können.

3.2 Lokalanästhesie

Zahnärztliche Eingriffe werden zumeist in alleiniger Lokalanästhesie vorgenommen, aber auch bei vielen anderen MKG-Eingriffen werden zusätzlich zur Allgemeinanästhesie Lokalanästhetika (LA) topisch appliziert (vgl. Kap. 20, S. 352 f.). Die verwendeten LA-Lösungen enthalten zur Erzeugung einer relativen Blutleere im Operationsgebiet i.d.R. vasokonstriktorisch wirksame Zusätze wie Adrenalin in einer Konzentration von 1 : 100.000 bis 1 : 200.000 (zu möglichen Nebenwirkungen s. auch Kap. 20, S. 352). Als Lokalanästhetikum wird wegen seiner guten Knochengängigkeit vornehmlich Articain (Ultracain®) eingesetzt, und zwar in 4%iger Zubereitung.

Bei **Articain** handelt es sich um

- ein lipophiles LA vom Säureamid-Typ, das neben
- einer niedrigen Toxizität
- eine schnelle Anflutung und lang anhaltende Wirkung (mehrere Stunden) zeigt.

Die Maximaldosen betragen 3 mg/kg KG *ohne* und 7 mg/kg KG *mit* Adrenalinzusatz.

4 Tumorchirurgie

4.1 Tumoren im Mund-, Zungen-, Pharynx- und Larynxbereich

Die zeitlich und materiell aufwendigsten Eingriffe im MKG-Bereich sind die Tumoroperationen.

Vorbereitung:	möglichst exakte Erfassung des Lokalbefundes (z.B. Röntgen- und CT-Befund)
Besonderheiten:	sehr häufig alkohol- und/oder nikotinabhängige Patienten mit entsprechenden Herz-, Gefäß-, Lungen- und Leberveränderungen
OP-Verfahren:	1. "einfache" Tumorresektion, Neck dissection etc.
	2. Defektdeckung durch plastische Rekonstruktion (Hautlappen, Myokutanlappen, Beckenkammspongiosa, Knochenstücke etc.)
OP-Dauer:	sehr variabel, z.T. bis zu 10 h, in Einzelfällen noch länger

Lagerung: Rückenlage; ggf. intraop. Umlagerung (z.B. "Skapula-Lappen")

Ausrüstung: 2-3 großlumige i.v. Zugänge, ZVK (Kubital- u. Femoralvenen bevorzugen!), arterielle Kanüle, Magensonde, Blasenkatheter, Temperatursonde, Auskühlungsschutz (WarmTouch®, Infusionswärmer etc.)

Besonderheiten:
1. Vor der Einleitung muß geklärt sein, ob nur eine Tumorresektion geplant oder auch eine plastische Rekonstruktion vorgesehen ist. Bei einer Rekonstruktion, evtl. mit mikrochirurgischen Gefäßanastomosen, dürfen auf gar keinen Fall Gefäßpunktionen in diesem Bereich vorgenommen werden! Auch bei Entnahme von Fibulaknochenstücken darf an diesem Bein keine periphere Venenpunktion erfolgen.
2. Der Einsatz eines Cell-saver verbietet sich bei Eingriffen mit intraoraler bzw. pharyngealer Beteiligung (Keimkontamination!). Bei extraoralen Eingriffen kann er hingegen auch bei malignen Tumoren verwendet werden, allerdings nur, wenn das Retransfusat bestrahlt wird.

Blutkonserven: 4-8 EKs, ggf. auch FFPs

Anästhesie: Intubationsnarkose mit balancierter Anästhesietechnik oder TIVA und kompletter Muskelrelaxation

Einleitung: Mit **Intubationsschwierigkeiten** muß u.a. gerechnet werden bei:
- Kiefer- oder zervikalen Bewegungseinschränkungen
- Fixation von Zunge und Mundboden
- enoraler oder endopharyngealer Raumforderung (Sichtbehinderung)
- vorbestrahlten Patienten (Narbenzug)
- voroperierten Patienten

Hier ist grundsätzlich die **fiberendoskopische Wachintubation** in Erwägung zu ziehen. Sie erfolgt unter Schleimhaut-Sprühanästhesie oder mit transkrikoidalem Block, ggf. auch unter *leichter* Sedierung (z.B. Midazolam 0,5-1,0 mg fraktioniert i.v.). Wenn Unklarheit darüber besteht, ob eine Maskenbeatmung durchführbar sein wird, darf nur eine Wachintubation durchgeführt werden! In diesen Fällen sollte immer auch die Möglichkeit der sofortigen perkutanen Koniotomie (durch den Anästhesisten), ggf. auch Tracheotomie (durch den Chirurgen) bestehen.Während der Intubation kann es zu Sichtproblemen durch exzessive Schleimbildung (deshalb bei allen zu erwartenden schwierigen Intubationen Atropin in adäquater Dosis i.v. vorweg) oder Blutungen kommen, die schon bei leichter Berührung eines Tumors entstehen können.

Ausleitung: i.d.R. *keine* primäre Extubation (z.B. Ödemkompression, Nachblutung)

Besonderheiten:
1. Um den Atemweg postoperativ zu sichern, wird häufig eine **Tracheotomie** durchgeführt. Im anderen Fall wird der Patient intubiert auf die Wach- oder Intensivstation verlegt. Extubiert wird erst, wenn keine relevante Schwellung aufgetreten ist (-> "Probelaryngoskopie"), i.d.R. frühestens nach 24 Stunden unter Reintubations- und Tracheotomiebereitschaft!
2. evtl. Antibiotikaprophylaxe (z.B. 2 g Cefotaxim - Claforan®) und Ödemprävention mit Glukokortikoiden (z.B. 1 g Methylprednisolon - Urbason®)
3. Bei rekonstruierenden Eingriffen wird zur Vermeidung von Thrombosierungen im Anastomosenbereich vor dem Abklemmen der Gefäße eine "low-dose"-Heparinisierung eingeleitet (z.B. 1.000 IE Heparin i.v. als Bolus und anschließend 200 IE/kg KG über 24 h im Perfusor).

Komplikationen: Blutungen

Nachbetreuung: i.d.R. Wach- oder Intensivstation (Nachbeatmung)

Zur **Verbesserung der Perfusion** (Makro- und Mikrozirkulation) mikrovaskulärer Lappentransplantate werden folgende Maßnahmen durchgeführt oder in Betracht gezogen:

- Optimierung der O_2-Transportkapazität
  - Normo- bis leichte Hypervolämie
  - Hkt 30-35 %
  - PaO_2 ca. 100 mmHg
  - $SvO_2 > 70$ %
- Normotonie (MAP 80-100 mmHg) *ohne* Einsatz von Vasokonstriktoren
- Normothermie
- Hochlagerung des Operationsgebietes, um den venösen Abfluß zu verbessern
- *mikrozirkulationsverbessernde* kolloidale Volumenersatzmittel, wie z.B. HAES®-steril 6 %
- ggf. Nifedipin (Adalat®)

4.2 Hämangiome

Vorbereitung:	möglichst exakte Erfassung von Lage und Ausmaß des Tumors
Besonderheiten:	1. vor allem Kinder und Jugendliche 2. mögl. Kreislaufbelastung durch arterio-venöse Shunts bei großen Hämangiomen
OP-Verfahren:	Resektion des Hämangioms oder Embolisation mit Fibrinkleber oder Kombination beider Maßnahmen oder Kryotherapie
Besonderheiten:	Beim Einspritzen von Fibrinkleber kann es zur anaphylaktisch-anaphylaktoiden Reaktion oder bei Verschleppung des Materials zu einer **Lungenembolie** kommen. Um hierbei schnell reagieren zu können, ist neben der obligaten Kapnographie eine arterielle Druckmessung sinnvoll, auch wenn der Eingriff nur kurze Zeit dauert.
OP-Dauer:	bei alleiniger Embolisation < 1 h
Lagerung:	Rückenlage
Ausrüstung:	2 großlumige i.v. Zugänge, evtl. ZVK, evtl. arterielle Kanüle, Magensonde; bei *längeren* Eingriffen zusätzlich Blasenkatheter, Temperatursonde, Auskühlungsschutz (WarmTouch®, Infusionswärmer etc.)
Blutkonserven:	bei Resektionen 2-4 EKs
Anästhesie:	Intubationsnarkose mit balancierter Anästhesietechnik oder TIVA und kompletter Muskelrelaxation
Einleitung:	Es sollte eine i.v. Einleitung bevorzugt werden, um Blutungen durch Aufpressen der Maske zu vermeiden. Laryngoskopie und Intubation müssen ebenfalls mit großer Vorsicht vorgenommen werden.
Nachbetreuung:	Postoperativ tritt oft eine erhebliche *Schwellung* auf. Je nach Lage des Operationsgebietes kann dadurch eine mechanisch bedingte *Ateminsuffizienz* eintreten. Außerdem ist eine verzögerte Freisetzung von thrombotischem Material denkbar (bisher allerdings noch nicht beschrieben). Demgemäß ist eine prolongierte Überwachung im Aufwachraum über mindestens 2-3 Stunden angezeigt.

5 Kieferumstellungsosteotomien

Indikationen:	Kieferfehlstellungen, am häufigsten Progenie (UK-Vorverlagerung)
Vorbereitung:	1. Beachtung anatomischer Besonderheiten, z.B. extrem nach hinten verlagertes Kinn (Retrogenie), die zu Intubationsschwierigkeiten führen können. Eine fiberendoskopische Intubation muß dennoch nur selten erwogen werden. 2. möglichst Eigenblutspende, zumindest für Oberkieferosteotomien (2-4 EKs)
Besonderheiten:	keine, da i.d.R. junge, gesunde Erwachsene
OP-Ablauf:	Knochenspaltung bzw. -resektion, anschließend Schrauben- oder Miniplattenosteosynthese, ggf. mit Beckenkammspongiosa; oftmals intermaxilläre Verdrahtung
OP-Dauer:	2-3 h für Unterkieferosteotomien, 3-5 h für Oberkieferosteotomien
Lagerung:	Rückenlage
Ausrüstung:	2 großlumige i.v. Zugänge, Magensonde, Blasenkatheter, Temperatursonde, Auskühlungsschutz (WarmTouch®, Infusionswärmer etc.); bei *Oberkieferosteotomien* zusätzlich ZVK und arterielle Kanüle bei kontrollierter Hypotension (s. Kap. 6, S. 110)
Blutkonserven:	2-4 EKs, bei *Oberkieferosteotomien* wenn möglich auch präoperative Hämodilution
Anästhesie:	Intubationsnarkose mit balancierter Anästhesietechnik oder TIVA und kompletter Muskelrelaxation
Intubation:	Um dem Operateur ein möglichst freies Arbeitsgebiet zu verschaffen, wird **nasotracheal** intubiert. Die Fixation des Tubus muß absolut ohne Zug oder Spannung auf die Nase erfolgen, weil durch Verziehungen schlechtere Operationsergebnisse entstehen können.
Besonderheiten:	1. Die Narkoseführung muß darauf ausgelegt sein, postoperatives **"shivering", Übelkeit und Erbrechen** zu vermeiden. Durch Zusammenpressen der Zähne beim "shivering" kann die Osteosynthese belastet und das Operationsergebnis so beeinträchtigt werden. Erbrechen kann bei intermaxillärer Draht- oder Gummifixation zur pulmonalen Aspiration führen. Um die Gefahr des "shivering" zu verhindern bzw. zu vermindern, kann neben angemessener Dosierung von Opioiden intraoperativ auch 150-300 µg Clonidin i.v. verabreicht werden. Eine hierdurch möglicherweise verlängerte Aufwachphase ist bei der Narkoseausleitung entsprechend zu berücksichtigen. Zur Antiemesis sollten Substanzen wie Droperidol (DHBP, 1,25-2,5 mg i.v.) und H_1-Antihistaminika wie Dimenhydrinat (Vomex A®, 62 mg i.v.) prophylaktisch eingesetzt werden. 2. evtl. Antibiotikaprophylaxe (z.B. 2 g Cefotaxim - Claforan®) und Ödemprävention mit Glukokortikoiden (z.B. 1 g Methylprednisolon - Urbason®)
Komplikationen:	Blutung und Nachblutung, postoperative Schwellung
Nachbetreuung:	Aufwachraum (griffbereite Drahtschere bei intermaxillärer Verdrahtung)

6 Gesichtstraumata

Die operativ zu versorgenden Gesichtstraumata umfassen Unterkiefer-, Oberkiefer-, Nasenbein-, Jochbein-, Orbita- und andere Gesichtsschädelfrakturen, Skalpierungsverletzungen sowie Weichteilschnitt- oder Tierbißwunden. Die Mittelgesichtsfrakturen werden hierbei nach dem Schema von *LeFort* in drei Typen eingeteilt:

LeFort I: transversale Fraktur im Bereich des unteren Oberkiefers mit Beteiligung von Kieferhöhlen, Nasenboden, hartem Gaumen und Alveolarfortsätzen; evtl. frei bewegliches palatinales Oberkiefersegment;

=> i.d.R. keine Schwierigkeit bei der Sicherung der Atemwege und der nasalen Intubation

LeFort II: zusätzlich Beteiligung von Orbitaboden und Rhinobasis, evtl. auch der Schädelbasis

LeFort III: vollständiger Abriß des Mittelgesichtes von der Schädelbasis mit Beteiligung der Orbitae und der naso-ethmoidalen Region; geschwollene Augenlider, häufig stärkere Blutungen aus der Nase, Doppelbilder, Geruchsstörungen und in ca. 25 % Liquorfisteln. Das *gesamte* Mittelgesicht ist mobil und kann nach hinten verschoben werden.

=> notabene: mögliche Verlegung der Atemwege und schwierige Intubation!

OP-Vorbereitung:
1. sorgfältige Inspektion und Einschätzung der Atemwege (z.B. mechanische Kieferklemme, mobiles Segment, Blutungen)
2. Erhebung des Zahnstatus (otfmals gelockerte, z.T. auch "aspirierte" Zähne!)
3. Einschätzung der präoperativen Blutverluste (z.B. starke Blutungen bei Weichteilverletzungen am Schädel)
4. Suche nach Begleitverletzungen: SHT, HWS-Beteiligung
5. Beurteilung des Aspirationsrisikos: Bei Operationen in der Akutphase muß bei Frakturen mit Anschluß an die Mund-Rachen-Höhle ein Verschlucken von Blut in den Magen vermutet werden, so daß eine Nicht-Nüchtern-Einleitung geboten ist.

OP-Verfahren: Reposition, anschließend Miniplattenosteosynthese, i.d.R. intermax. Verdrahtung

OP-Dauer: 1-6 h

Lagerung: Rückenlage

Ausrüstung: 2-3 großlumige i.v. Zugänge, ZVK und arterielle Kanüle in Abhängigkeit vom Verletzungsausmaß, Magensonde (cave: Via falsa!), Blasenkatheter, Temperatursonde, Auskühlungsschutz (WarmTouch®, Infusionswärmer etc.), intrakranielle Drucksonde bei schwerem SHT

Blutkonserven: 4-6 EKs

Anästhesie: Intubationsnarkose mit balancierter Anästhesietechnik oder TIVA und kompletter Muskelrelaxation (Vermeidung intrakranieller Drucksteigerungen bei SHT)

Einleitung: Bei folgenden Indikationen wird grundsätzlich eine **Wachintubation** vorgenommen:
- intraorale Blutung (Aspirationsgefahr!)
- lockere Schneidezähne (Fiberendoskop!)
- HWS-Verletzungen (Fiberendoskop!)
- mutmaßlich unmögliche Maskenbeatmung (Fiberendoskop!)
- zu erwartende Intubationsschwierigkeiten aus anderen Gründen

Durch Sichtbehinderung infolge von Blutungen wird die fiberendoskopische Intubation erschwert, z.T. auch unmöglich. Hier empfiehlt sich die konventionelle Laryngoskopie. Bei schweren Mittelgesichtstraumata darf der Tubus nicht nasal eingeführt werden (z.B. mobiles Segment, Nasen-Liquor-Fistel). Kommt eine orale Intubation wegen gleichzeitig bestehender Kieferklemme nicht in Betracht, muß unter Lokalanästhesie primär tracheotomiert werden.

Ausleitung:
1. Extubation nur im Wachzustand bei voll wiederhergestellten Schutzreflexen
2. *keine* primäre Extubation bei schweren Mittelgesichtsfrakturen (-> Nachbeatmung auf Wach- oder Intensivstation)

Besonderheiten:
1. Vermeidung von postop. "shivering", Übelkeit und Erbrechen (s. Abschn. 5)
2. evtl. Antibiotikaprophylaxe (z.B. 2 g Cefotaxim - Claforan®), besonders bei Bißverletzungen, und Ödemprävention mit Glukokortikoiden (z.B. 1 g Methylprednisolon - Urbason®)

Komplikationen: Blutung und Nachblutung, postoperative Schwellung

Nachbetreuung: abhängig vom Verletzungsmuster

7 Spaltenchirurgie

Operative Versorgungen von Lippen-, Kiefer- und Gaumen-(LKG-)Spalten werden schon sehr früh, d.h. im Alter von einigen Wochen des Kindes, begonnen. Später evtl. notwendige Korrekturen sind operativ und anästhesiologisch weniger aufwendig und damit i.d.R. unproblematisch.

Es werden nach Häufigkeit folgende **Spaltformen** unterschieden:

- Lippen-Kiefer-Gaumenspalten (mit ca. 50 % am häufigsten)
- isolierte Gaumenspalten (ca. 30 %)
- Lippen-Kieferspalten und isolierte Lippenspalten (zusammen ca. 20 %)

Die Spaltbildungen treten bevorzugt *einseitig* auf (überwiegend links). Sie können mit weiteren **Fehlbildungen** (z.B. Pierre-Robin-Syndrom, Trisomie 21) assoziiert sein:

Pierre-Robin-Syndrom	**Trisomie 21** (M. Down)
• Gaumenspalte • Mikrogenie, Retrogenie ("fliehendes Kinn") • Glossoptose (evtl. Verwachsung des Zungenkörpers mit dem Mundboden) • Atemstörungen durch mechanische Verlegung der Atemwege • evtl. zusätzliche Herzfehler	• Makroglossie • hyperplastische Tonsillen u. vergrößerte Adenoide -> mechanische Atemstörungen • häufig subklinische Hypothyreose -> erhöhte Empfindlichkeit auf Anästhetika • nicht selten subglottische Stenosen • zuweilen Instabilitäten im Atlantoaxialgelenk • häufig zusätzliche Herzfehler wie Ventrikelseptumdefekt (Besonderheiten s. Kap. 30, S. 578 f.)

Vorbereitung: exakte Einschätzung der anatomischen Veränderungen. Auch wenn keine zusätzliche Mißbildungen, wie z.B. Pierre-Robin-Syndrom oder Trisomie 21, vorliegen, können sich *Intubationsprobleme* durch einen nach vorn verlagerten ("herausgedrehten") Oberkiefer ergeben, besonders bei doppelseitigen Spalten.

Besonderheiten:
1. häufig *chronische Erkältungskrankheiten*. Die damit einhergehende Hyperreagibilität der Atemwege prädisponiert in stärkerem Maße zu Laryngo- oder Bronchospasmus im Rahmen einer Narkose. Der Eingriff sollte deshalb - wenn irgend möglich - im infektfreien Intervall stattfinden. Ausschlußkriterium ist in jedem Fall eine floride Bronchitis mit Fieber und eitrigem Auswurf!
2. bei geplanter i.v. Einleitung präoperativ EMLA®-Pflaster

OP-Verfahren: ein- oder mehrzeitiger plastischer Verschluß:
- bei einseitiger Spalte Lippen- und Kieferverschluß im Alter von 4-6 Monaten, bei doppelseitiger Spalte Verschluß der anderen Seite ca. 6 Wochen später
- Verschluß des harten und weichen Gaumens im Alter von 2-3 Jahren
- Velopharyngoplastik im Alter von 5-6 Jahren

OP-Dauer: 2-3 h bei ausgedehnten Korrekturen

Lagerung: Rückenlage

Ausrüstung: 1 i.v. Zugang (zweiter, großlumiger Zugang bei ausgedehnten Korrekturoperationen, da mit Blutungen zu rechnen ist), präkordiales Stethoskop, Magensonde, Temperatursonde, Auskühlungsschutz (Heizmatte, Aluminiumfolie, Infusionswärmer etc.)

Blutkonserven: i.d.R. keine; für ausgedehnte Korrekturen aber Blutgruppe und Antikörpersuchtest

Anästhesie: Intubationsnarkose mit balancierter Anästhesietechnik oder TIVA und kompletter Muskelrelaxation

Einleitung: Die Einleitung erfolgt i.d.R. in üblicher Weise i.v. oder per inhalationem. Bei erheblichen anatomischen Deformitäten muß mit *Schwierigkeiten der Maskenbeatmung* gerechnet werden. Hier sollte die i.v. Kanüle schon vor der Inhalationseinleitung plaziert werden. In besonders ausgeprägten Fällen von z.B. Pierre-Robin-Syndrom sollte von vornherein eine fiberendoskopische Intubation (nach inhalativer Einleitung) geplant werden. Hierzu ist bei Säuglingen ein spezielles, dünnlumiges Fiberendoskop erforderlich.

Ausleitung: Extubation erst bei vollständiger Wachheit!

Nach der Extubation können durch die veränderten Luftwege Atmungsprobleme auftreten. Es kann dann *vorsichtig* ein Wendl-Tubus gelegt werden. Wenn das keine Verbesserung bringt, muß frühzeitig eine Reintubation erwogen werden.

Besonderheiten: evtl. antibiotische Prophylaxe

Komplikationen:

1. Tubusdislokation
   - beim Kieferabdruck vor der Operation
   - intraoperativ durch den Mundsperrer oder chirurgische Manipulationen
2. Blutungen bei ausgedehnten Korrekturen

Nachbetreuung: Aufwachraum (Analgesie routinemäßig mit Paracetamol-Supp., dosiert nach Körpergewicht bzw. Lebensalter, *vor* der Narkoseausleitung; häufig zusätzlich Piritramid i.v. [titrativ] erforderlich)

8 Abszeßchirurgie

Einen erheblichen Teil der Notfallversorgung mit anästhesiologischer Beteiligung macht im MKG-Bereich die Drainage von Abszessen aus. Diese Abszesse sind im wesentlichen sub-/perimandibulär, para- oder retropharyngeal lokalisiert.

OP-Indikation: dringlich (6-h-Frist kann zumeist abgewartet werden)

Vorbereitung: Eruierung von evtl. Intubationsproblemen

Eine Einschränkung der Mundöffnung durch *Kieferklemme* ist häufig schmerzbedingt (reflektorisch) und läßt somit unter Narkose und Relaxierung nach. Wenn allerdings seit Tagen Schmerzen und Mundöffnungsprobleme bestehen, kann die Klemme bereits mechanisch fixiert sein.

OP-Verfahren: Abszeßeröffnung und -drainage, Spülung, Einbringen einer Lasche

OP-Dauer: 10-15 min

Lagerung: Rückenlage

Ausrüstung: 1 i.v. Zugang, Magensonde

Blutkonserven: 4 EKs

Anästhesie: Intubationsnarkose mit balancierter Anästhesietechnik

Einleitung:

1. Nicht-Nüchtern-Einleitung (auch außerhalb der 6-h-Frist): als Hypnotikum Etomidat oder Propofol, als Opioid Remifentanil, Muskelrelaxierung mit *Succinylcholin* bei fehlenden Kontraindikationen

   Dieses Konzept gewährleistet bei unmöglicher Laryngoskopie eine schnelle Wiederkehr der Spontanatmung (dann fiberendoskopische Intubation des wachen Patienten) und läßt einen Narkoseüberhang nach dem zumeist kurzen Eingriff vermeiden.

2. fiberendoskopische Intubation bei *fixierter* Kieferklemme bzw. in Zweifelsfällen

Auch bei ausgedehnten submandibulären oder peritonsillären Abszessen sollte von vornherein *behutsam* fiberendoskopisch intubiert werden, da bei der konventionellen Laryngoskopie der Abszeß leicht akzidentell eröffnet und bei schwallartiger Eiterentleerung eine Intubation unmöglich werden kann. Außerdem besteht in einer solchen Situation ein hohes Aspirationsrisiko.

Ausleitung: Extubation nur im Wachzustand bei voll wiederhergestellten Schutzreflexen

Besonderheiten: Fortführung bzw. Einleitung einer Antibiotikatherapie

Komplikationen: pulmonale Aspiration von Blut, Eiter oder Zähnen

Nachbetreuung: Postoperativ sind die Patienten meist unproblematisch, nach erfolgreicher Abszeßdrainage geht die Schwellung schnell zurück. Nach kurzen Eingriffen kann der Patient bei gutem Allgemeinzustand und völlig restituierter Vigilanz im Anschluß an eine ca. 30minütige anästhesiologische Überwachung auf die Station zurückverlegt und dort z.B. von einer Sitzwache für weitere 1-2 Stunden betreut werden.

9 Zahnsanierungen

Zahnsanierungen erfolgen üblicherweise in Lokalanästhesie. Nur bei kleinen Kindern und behinderten Erwachsenen wird wie auch bei Wunsch des Patienten eine Allgemeinanästhesie mit endotrachealer, zumeist nasaler Intubation durchgeführt. Außer bei Fokussanierungen vor Herzoperationen sind i.d.R. keine besonderen Probleme zu warten.

10 Tracheotomie und Koniotomie (s. Kap. 20, S. 362 f.)

20 Anästhesie in der Hals-Nasen-Ohren-Chirurgie

1 Allgemeine Bemerkungen

In der HNO-Chirurgie bestehen aufgrund der Nähe des Operationsgebietes zu den Atemwegen vom Grundsatz her ähnliche anästhesiologische Besonderheiten wie in der MKG-Chirurgie (s. dazu Kap. 19, S. 342 ff.). Eingriffe, die nicht in Lokalanästhesie vorgenommen werden, benötigen i.d.R. eine **Intubationsnarkose**. Aufgrund der hohen Innervationsdichte der Schleimhäute müssen bei chirurgischen Manipulationen in diesen Bereichen tiefe Narkosen zur Suppression vegetativer Reflexe durchgeführt werden. Eine Hypersalivationsprophylaxe mit Atropin oder Glycopyrronium (Robinul®) i.v. zur Narkoseeinleitung empfiehlt sich bei allen transoralen Endoskopien bzw. endoskopischen Eingriffen. Da Patienten nach Mittel- und Innenohreingriffen sowie nach Mastoidektomien vermehrt zu postoperativer Übelkeit und Erbrechen (PONV) neigen, sollte eine TIVA (Propofol!) bevorzugt werden oder bei balancierter Anästhesie eine prophylaktische Antiemetikagabe erfolgen.

2 Besonderheiten der präoperativen Vorbereitung

Von besonderer Wichtigkeit ist die Beurteilung der oberen Atemwege. Auch im HNO-Bereich muß immer wieder mit Intubationsschwierigkeiten gerechnet werden, die in aller Regel jedoch bereits präoperativ erkannt werden können (s. auch Kap. 7, S. 119 f.). Dieses gilt im speziellen für Kehlkopferkrankungen, z.B. im Rahmen mikrolaryngoskopischer Eingriffe. Hier muß dem Anästhesisten auch der aktuelle HNO-ärztliche Spiegelbefund bekannt sein. Die Prämedikation erfolgt nach den in Kapitel 19 (S. 342) dargelegten Kriterien

3 Spezielle Medikamente

Zur **Blutungsverminderung** und damit besseren Übersicht im Operationsgebiet werden vom Operateur bei mikrochirurgischen Eingriffen gerne Vasokonstringenzien lokal injiziert bzw. topisch appliziert (besonders bei Eingriffen an Ohr und Nase). Hierbei handelt es sich entweder um Zusätze von Adrenalin oder Vasopressin-Analoga, z.B. Ornipressin (POR 8®), zu Lokalanästhetikalösungen oder um indirekte Sympathikomimetika wie Naphazolin (Privin®). Die topische Anwendung von Vasokonstriktoren in Endstromgebieten (Akren: z.B. äußeres Ohr, äußere Nase) ist jedoch wegen der möglichen Auslösung ischämischer Nekrosen kontraindiziert.

Indikationen

- Ohroperationen, Mastoidektomie, Parotidektomie, Nasenseptumkorrektur u.a.

Adrenalin wird in Konzentrationen von 1 : 200.000 bis 1 : 100.000 angewandt. Als systemische *Nebenwirkungen* können bei Überdosierung tachykarde Rhythmusstörungen, krisenhafte Blutdruckanstiege und Koronarischämien auftreten. In diesem Zusammenhang ist zu berücksichtigen, daß sämtliche volatilen Inhalationsanästhetika - besonders aber Halothan - das Herz gegenüber den Wirkungen von Adrenalin sensibilisieren. Zur Infiltration sollte deshalb bei Erwachsenen die Einzeldosis 0,1 mg (z.B. 10 ml der Lösung 1 : 100.000) und die kumulative Stundendosis 0,3 mg nicht überschreiten. Bei disponierten Patienten (z.B. Hypertonie, KHK, Mikroangiopathien, Hyperthyreose) sollte generell auf die Anwendung von Adrenalin verzichtet werden.

Naphazolin (Privin®) wird bei Erwachsenen in 0,1%iger Lösung eingesetzt (1 ml = 1 mg). Hiervon sollten nicht mehr als 2 ml auf einmal verwendet werden. Bei Kindern unter 12 Jahren müssen höher verdünnte Lösungen benutzt werden (6-12 Jahre: 0,05 %; < 6 Jahre: 0,025 %). Die systemischen *Nebenwirkungen* bei Dosisüberschreitung bestehen in Blutdruckanstieg und Bradykardie sowie zerebraler Stimulation (amphetaminartige Wirkung), aber auch Depression (zentraler α_2-Agonismus).

Ornipressin (POR 8®) ist ein Vasopressin-Analogon, hat aber keine antidiuretische Wirkung mehr. Auch soll es nicht zur Koronarkonstriktion führen. Mit peripherer Vasokonstriktion (-> Blutdruckanstieg) muß allerdings gerechnet werden, so daß sich die Anwendung bei kardiovaskulären Risikopatienten verbietet. Die Höchstdosis beträgt beim Erwachsenen 2,5 IE (= 0,5 ml der unverdünnten Lösung).

4 Instrumentierung und Monitoring

Für die meisten in Intubationsnarkose durchgeführten HNO-Eingriffe ist eine periphere Venenverweilkanüle ausreichend. Eine Rachentamponade wird eingelegt, wenn das Abfließen von Blut, Sekret und Eiter entlang des Tubus in die Trachea oder in den Magen verhindert werden soll. Diese muß unbedingt *vor* der Extubation wieder entfernt werden! Des weiteren erhalten die Patienten Augensalbe, und die Augenlider werden mit Papierpflaster verklebt. Ausnahme hierfür sind Eingriffe, bei denen intraoperativ die Okulomotoriusfunktion durch den Operateur kontrolliert werden muß (z.B. Siebbeinausräumung), oder endonasale Eingriffe, bei denen die Orbitahöhle perforiert werden kann.

Zum hämodynamischen und respiratorischen **Standard-Monitoring** gehören:

- EKG
- nicht-invasive Blutdruckmessung
- Pulsoxymetrie
- Kapnometrie
- Überwachung d. typischen Beatmungsparameter (FIO_2, Beatmungsdruck, $AMV_{exsp.}$, Narkosegase)

Bei blutreichen Operationen oder kardiovaskulären Risikopatienten wird eine invasive Blutdruckmessung vorgenommen und zusätzlich ein ZVK (ZVD- u. SvO_2-Messung) angelegt. Eingriffe mit größeren Blutverlusten verlangen außerdem die Anlage einer zweiten, großlumigen Venenverweilkanüle. Die Verwendung eines Pulmonaliskatheters bleibt speziellen Indikationen vorbehalten (umfangreiche Eingriffe bei Patienten mit erheblichen kardiovaskulären Begleiterkrankungen).

Die Kontrolle der Urinausscheidung und der Körpertemperatur wird vor allem bei längeren (> 2 h) und ausgedehnten Eingriffen notwendig (bei Eingriffen ohne größere Volumenverschiebungen erst ab 4 h OP-Dauer). Bei Kindern im 1. Lebensjahr hingegen sollten intraoperativ grundsätzlich die Temperatur gemessen und eine Wärmematte benutzt werden, ebenso wie bei längeren bzw. umfangreichen Operationen. Bei Säuglingen und Kleinkindern wird zur respiratorischen Überwachung zusätzlich ein präkordiales Stethoskop verwendet.

Patienten, die nach Tumorresektionen postoperativ nicht schlucken können, erhalten im Rahmen der Narkoseeinleitung eine Magensonde für die enterale Ernährung. Diese wird immer dann unter Sicht eingelegt, wenn die Gefahr einer Tumorarrosion bei unkontrolliertem Vorschieben besteht, im Zweifelsfall also auch durch den Operateur.

5 Spezielle Eingriffe

5.1 Ohr/Mastoid

Äußeres Ohr

- Otoplastik (keine anästhesiologischen Besonderheiten)

Mittelohr

1. Parazentese des Trommelfells oder Einlage von Paukenröhrchen zum Sekretabfluß bei Otitis media
2. Cholesteatom (entzündlich oder idiopathisch bedingte chron. Osteomyelitis der Gehörknöchelchen), Zweizeitige Therapie: 1. chirurgische Ausräumung (z.T. radikal), 2. plastischer Ersatz
3. Tympanoplastik (TPL) bei (einfachen) Trommelfelldefekten
4. Stapesplastik bei Otosklerose

Bei Operationen am Mittelohr kann es bei beeinträchtigter Funktion der Tuba Eustachii durch Verwendung von **Stickoxydul** aufgrund der Stickstoffinterferenz zu unerwünschten Über- oder Unterdruckerscheinungen kommen (-> z.B. Dislozierung des Transplantates bei Trommelfelldefekten). In solch seltenen Fällen muß die N_2O-Zufuhr umgehend beendet werden. Eingriffe, bei denen das Trommelfell durch Parazentese oder Drainageröhrchen eröffnet wird, sind, was die Anwendung von N_2O angeht, unproblematisch. Letztere können bei Kleinkindern auch in Maskeninhalationsnarkose vorgenommen werden.

Wenn intraoperativ der **N. facialis** durch Stimulation identifiziert werden muß (z.B. bei Cholesteatomsanierung, Mastoidektomie oder "konservativer" Parotidektomie) darf in dieser Phase keine komplette Muskelrelaxierung bestehen (also nur Intubationsdosis eines nicht-depolarisierenden Relaxans). Hier sollte eine opioidsupplementierte Inhalationsanästhesie durchgeführt werden. Eine Nachrelaxierung sollte - falls erforderlich - nur mit kurz bis mittellang wirkenden nicht-depolarisierende Relaxanzien, z.B. Mivacurium, und unter Monitoring der neuromuskulären Funktion (Relaxometrie) erfolgen.

Darüber hinaus muß bei Mittelohroperationen auch eine lokale Vasopressoranwendung beachtet werden. Besonders die mikrochirurgischen Eingriffe wie Tympano- oder Stapesplastik erfordern ein möglichst **blutarmes Operationsgebiet**. Hierbei mag eine TIVA neben der PONV-Prophylaxe auch unter diesem Aspekt von Vorteil sein, zumindest aber sollte auf die hochdosierte Anwendung vasodilatatorisch und damit potentiell durchblutungsfördernd wirkender Inhalationsanästhetika verzichtet werden.

Innenohr

1. Kochleaimplantation bei Innenohrtaubheit
2. Labyrinthektomie (Eröffnung u. Eiterausräumung bei fortgeschrittener Labyrinthitis)

Besonderheiten: lokale Vasopressorapplikation, bei Kochleaimplantationen (lange OP-Zeiten von ca. 3-4 h) möglichst blutarmes OP-Feld wie bei Mittelohroperationen; Antiemesis

Mastoidektomie

Operation: Ausräumung des Eiterherdes bei Mastoiditis oder Entlastung des Innenohres bei beginnender Labyrinthitis

Besonderheiten: lokale Vasopressorapplikation, Bereitstellung von Blutkonserven nur bei Kindern; Antiemesis

5.2 Nase

1. Rhinoplastik
2. Septumkorrektur/-plastik (SPL)
3. Polypektomie
4. Muschelkappung (MK)/Konchotomie
5. Laterale Rhinotomie (bei Tumoren, besonders Fibromen)

Anästhesie: orale Intubation (bei 1-4 Larynxmaske möglich); Extubation des *wachen* Patienten (Husten- und Schluckreflexe!) erst nach kompletter Blutstillung, nach der Extubation Beatmung mit fest aufsitzender Gesichtsmaske vermeiden!, wegen austamponierter Nase postoperativ nur Mundatmung möglich

Besonderheiten: 1. z.T. lokale Vasopressorapplikation auch bei endonasalen Eingriffen

2. für *laterale Rhinotomie* Bereitstellung von Blutkonserven erforderlich

3. cave: juvenile Angiofibrome (präoperative Embolisation erforderlich, ansonsten chirurgisch nicht stillbare Blutung möglich)!

5.3 Nasennebenhöhlen (NNH)

- endonasale Operationen an Kieferhöhle, Stirnhöhle, Keilbeinhöhle, Siebbeinzellen

OP-Verfahren: Ausräumung der Schleimhaut in der Nebenhöhle und Herstellen einer dauerhaften, breiten Verbindung zwischen Neben- und Nasenhöhle

OP nach *Caldwell/Luc*: Radikaloperation der Kieferhöhle

Anästhesie: wie 5.2

Besonderheiten: oftmals Patienten mit allergischer Disposition

Komplikationen: 1. selten größerer intraoperativer Blutverlust

2. sehr selten Perforation, z.B. der Orbitahöhle oder des Neurokraniums

5.4 Enorale Eingriffe

Tonsillektomie (TE)

Indikationen: chronische Tonsillitiden, rezidivierende Anginen oder Peritonsillarabszesse

OP-Verfahren: am *reklinierten* Kopf halbscharfes Herauspräparieren der Tonsillen aus ihrem Bett, Abschnüren mit einer Schlinge, Blutstillung mittels Elektrokoagulation, ggf. Umstechungsnähte

Anästhesie: 1. TE bei kooperativen Patienten auch in Lokalanästhesie möglich (selten)

2. ansonsten orale Intubation mit *vorgekrümmtem* Tubus (z.B. RAE®, Fa. Mallinckrodt), der mittig abgeleitet wird

3. Intubation entweder in *tiefer* Inhalationsanästhesie (z.B. Kinder) oder nach Muskelrelaxierung mit Mivacurium; notabene: hyperplastische Gaumenmandeln als Intubationshindernis!

4. Extubation erst nach kompletter Blutstillung (zuvor sorgfältige pharyngeale Inspektion und vorsichtiges orales Absaugen) und bei voll wiederhergestellten Schutzreflexen

Besonderheiten: ggf. intraoperativ topische Privin®-Applikation bei stärkerer Blutung!

Komplikationen: 1. Tubusdislokation (nach endobronchial oder -pharyngeal) oder Tubuskompression bzw. -abknickung durch speziellen HNO-Mundspatel ("Boyle-Davis-Spatel"), der zum maximalen Offenhalten des Mundes eingeführt wird

2. Blutungen

3. Herzrhythmusstörungen durch Pharynx- oder Larynxstimulation

4. Laryngospasmus nach der Extubation

Aufwachraum: prolongierte Überwachungsphase (i.d.R. ca. 2 h) wegen der erhöhten Gefahr von Nachblutungen (s. Abschn. 6.2) und Verlegung der oberen Atemwege

Adenotomie (AT)

Indikation: symptomatische Rachenmandelhyperplasie

OP-Verfahren: am *reklinierten* Kopf Abtragen der Rachenmandel mit einem Ringmesser

Anästhesie:
1. orale Intubation, mittige Ableitung des Tubus
2. Intubation in *tiefer* Inhalationsanästhesie oder nach Muskelrelaxierung, wegen der Kürze des Eingriffes mit Succinylcholin (bei fehlenden Kontraindikationen!)
3. Extubation erst nach kompletter Blutstillung (zuvor sorgfältige pharyngeale Inspektion und *transnasales* Absaugen des hinteren Pharynx zur Entfernung lockeren Adenoidgewebes) und bei voll wiederhergestellten Schutzreflexen

Besonderheiten: ggf. intraoperativ topische Privin®-Applikation bei stärkerer Blutung!

Komplikationen: wie bei TE

Uvulopalatopharyngoplastik (UPPP)

Indikation: Elimination von schnarchbedingter Obstruktion der oberen Atemwege bei *Schlaf-Apnoe-Syndrom* (in ca. 10 % der Fälle Adipositas permagna!; Einzelheiten zum anästhesiologischen Vorgehen bei *Adipositas permagna* s. Kap. 35, S. 661 f.)

Schlaf-Apnoe-S.: periphere, obere Atemwegsobstruktion mit zentraler Atemregulationsstörung
- Verminderung des Muskeltonus infolge Schlaf, Sedierung oder Narkose führt zum Zurücksinken des weichen Gaumens und der Zunge sowie zum Kollaps der seitlichen Pharynxwände während der *Inspiration*.
- Die hierdurch induzierte Apnoe bewirkt einen $PaCO_2$-Anstieg, der aber i. Ggs. zum Gesunden vom Atemzentrum des Schlaf-Apnoikers wegen pathologischer Verminderung der CO_2-Empfindlichkeit nicht adäquat beantwortet werden kann. Ein Weckreiz entsteht deshalb oftmals erst bei Entwicklung einer *arteriellen Hypoxie*.
- Als Folge gehäufter Apnoeepisoden während des Schlafs entwickeln sich allmählich *kardiovaskuläre Begleiterkrankungen* wie arterielle Hypertonie, Herzrhythmusstörungen, in fortgeschrittenen Fällen KHK und Cor pulmonale!

Vorbereitung: bei Adipositas permagna Lungenfunktionsanalyse

Besonderheiten: *keine* sedierende Prämedikation (sonst droht *komplette* Atemwegsobstruktion)!

Operation: Resektion überschüssiger Velum- und Uvulaschleimhaut; oft Kombination mit TE

Anästhesie:
1. orale oder nasale Intubation (oral: Spiraltubus ID 7,0 mm)
2. häufiger schwierige Intubationsverhältnisse (Wachintubation bei Adip. permagna)
3. balancierte Anästhesie, wobei *Opioide* zurückhaltend und zur Vermeidung eines Überhanges möglichst nur im Rahmen der Narkoseeinleitung verwendet werden sollen (Ausnahme: Remifentanil)

Nachbetreuung: möglichst für 24 h Intensivüberwachung, postoperative Analgesie mit Nicht-Opioid-Analgetika

5.5 Tumoren

1. Parotidektomie
2. Neck dissection
3. Radikaloperationen bei Zungengrund- u. Mundbodenkarzinomen
4. Laryngektomie
5. Lappenplastik
6. Obere Ösophagektomie

Parotidektomie

Bei der Parotidektomie werden *radikale* (bei Malignomen) von *konservativen* (bei benignen Parotistumoren, meist pleomorphe Adenome), d.h. den N. facialis schonende Eingriffe unterschieden. Bei letzteren ist unbedingt zu beachten, daß zur intraoperativen Identifizierung des Nerven in dieser Phase keine Muskelrelaxierung bestehen darf (s. Abschn. 5.1). Ansonsten bestehen keine anästhesiologischen Besonderheiten. Die routinemäßige Bereitstellung von Blutkonserven ist auch bei radikalen Parotidektomien nicht erforderlich.

Neck dissection (ND; s. auch Kap. 14, S. 275)

Operation: Ausräumung der Halsweichteile bei Malignomen im Kopf-Hals-Bereich mit lymphogener zervikaler Metastasierung

Bei *funktioneller* ND wird die V. jug. interna erhalten, wohingegen sie bei *radikaler* Ausräumung zusammen mit dem Primärtumor entfernt wird. Eine radikale ND darf, um den hirnvenösen Abfluß nicht zu gefährden, nur einseitig durchgeführt werden!

Besonderheiten und Komplikationen bei Neck dissection

- nasotracheale Intubation mit speziell vorgeformtem Tubus (RAE®, Fa. Mallinckrodt)
- erweitertes Monitoring (s.u.)
- größere Blutverluste, besonders bei vorbestrahlten Patienten (-> primär 2 EKs pro Seite bestellen)
- Reflexbradykardien (Irritation des Karotissinus) -> ggf. (prophylaktische) Lidocainblockade durch den Operateur, ansonsten Unterbrechen des Stimulus, Atropin 0,5 mg i.v.
- Luftembolien (bei Eröffnung größerer Venen) -> prophylakt. Beatmung mit PEEP (5-7,5 cmH_2O)
- Pneumothorax (postop. Röntgenthorax)
- postoperative Schwellungen über 48-72 h (-> selten Kompression der Atemwege, in erster Linie bei beidseitiger ND, dann Tubus belassen oder präventive Tracheotomie, wird intraoperativ von Anästhesist und Operateur gemeinsam in Abhängigkeit vom Lokalbefund entschieden, bei radikaler ND postoperative Nachbeatmung; Intensivüberwachung)

Zungengrund-/Mundboden- und Larynxkarzinome

Die Patienten sind häufig *nikotin- und/oder alkoholabhängig*, so daß in der präoperativen Vorbereitung auf chronisch-obstruktive Lungen- und kardiovaskuläre Begleiterkrankungen geachtet werden muß. Ebenfalls muß mit einer Atmungsbehinderung durch den Tumor oder als Bestrahlungsfolge und demzufolge mit **Intubationsschwierigkeiten** gerechnet werden. In diesem Zusammenhang sollte immer der präoperative HNO-Befund der indirekten Kehlkopfspiegelung beachtet werden. Es ist jedoch zu bedenken, daß die Durchführbarkeit einer indirekten Laryngoskopie *keine* Rückschlüsse auf die Intubierbarkeit des Patienten unter direkter Sicht zuläßt! Bei ausgeprägter Obstruktion der oberen Atemwege (Stridor!) sollte vor dem Eingriff eine Tracheotomie am wachen, nicht sedierten Patienten vorgenommen werden! Ansonsten werden die Patienten nasotracheal intubiert.

Im Rahmen einer Radikaloperation muß intra- und postoperativ ein **erweitertes Monitoring** durchgeführt werden. Hierzu gehören:

- ZVD (ZVK *primär* über Kubitalvene, ansonsten Femoralvene!)
- invasiver arterieller Druck
- Urinausscheidung
- Körpertemperatur
- Blutgase (inkl. SvO_2), Hb/Hkt, Serumelektrolyte, BZ

Bei erheblichen kardialen Vorerkrankungen sollte ggf. darüber hinaus ein Pulmonaliskatheter - ebenfalls über die Kubital- bzw. Femoralvene - eingeführt werden. Eine ausreichende Anzahl von *Fremdblutkon-*

serven (primär 4-6 Einheiten) ist vorzuhalten. Zum zeitgerechten Volumenersatz werden mindestens zwei großlumige Venenverweilkanülen benötigt.

Zur Aufrechterhaltung der intraoperativen **Wärmehomöostase** dienen folgende Maßnahmen:

- Wärmematte oder Heizdecke
- Infusions- bzw. Transfusionswärmer
- "low"- bzw. "minimal-flow"-Beatmungstechnik

Die Patienten werden grundsätzlich im Rahmen des Eingriffes **tracheotomiert** und postoperativ zur Nachbeatmung auf eine Intensivstation verlegt.

Laryngektomie

Indikation: Larynxkarzinom

OP-Verfahren: Absetzen des Kehlkopfes vom Hypopharynx und von der oberen Trachea, Vernähung des Tracheastumpfes mit der Haut (permanentes Tracheostoma mit muko-kutaner Anastomosierung für den Langzeitgebrauch), anschließend radikale Entfernung des Kehlkopfes, i.d.R. mit Neck dissection beidseits

Blutkonserven: 4 EKs

Vor Beginn der eigentlichen Operation - auf jeden Fall aber vor Durchtrennung der Trachea - wird das Tracheostoma angelegt, über welches ein sog. Laryngektomie-Spiraltubus (z.B. Laryngoflex®, Fa. Mallinckrodt) eingeführt wird. Dieser Tubus kann aufgrund seiner Krümmung bequem nach kaudal abgeleitet und fixiert werden. Um eine endobronchiale Fehllage sofort erkennen zu können, muß unmittelbar nach Einführen des Tubus eine Auskultationskontrolle beider Lungen erfolgen. Nach Beendigung des Eingriffes wird er durch eine Trachealkanüle gleicher Größe ersetzt.

Die Magensonde wird zur Vermeidung einer akzidentellen Tumorarrosion unter Sicht gelegt, entweder durch den Anästhesisten im Rahmen der Narkoseeinleitung oder ggf. durch den Operateur.

Lappenplastik

Bei Durchführung mikrovaskulärer Lappenplastiken im Rahmen radikaler Tumorentfernungen gelten neben den bisherigen Darlegungen die in Kapitel 19 (S. 343 ff.) ausführlich beschriebenen Grundsätze. Die Instrumentierung (Venenkanülen, ZVK, Arterie) erfolgt bei diesen Patienten am linken Arm, wenn rechtsseitig der Lappen entnommen wird, bzw. umgekehrt.

Obere Ösophagektomie (Vorgehen s. Kap. 14, S. 252 f.)

Bei den seltenen Karzinomen des oberen Ösophagus wird nach Ösophagektomie zur Wiederherstellung der Kontinuität ein Stück Darm interponiert und reanastomosiert. Hierbei handelt es sich um sehr aufwendige, langdauernde Eingriffe. Diese Patienten werden postoperativ primär auf einer Intensivstation überwacht.

5.6 Eingriffe an der Trachea (s. Kap. 26, S. 495)

5.7 Endoskopien

1. Ohr, Nasen-Rachen-Raum, NNH, Ösophagoskopie
2. Mikrolaryngoskopie
3. Tracheo- und Bronchoskopie

5.7.1 **Mikrolaryngoskopie** (ML)

Mikrolaryngoskopien werden zumeist in Allgemeinanästhesie vorgenommen. Als Standard-Narkoseverfahren kann eine **TIVA** mit Propofol und Remifentanil angesehen werden. Hierdurch läßt sich neben guter Steuerbarkeit der Narkosetiefe eine i.d.R. ausreichende hämodynamische Stabilität erreichen. Um die Sicht für den Untersucher möglichst wenig zu behindern, wird ein *dünnlumiger* Endotrachealtubus gewählt (ID ca. 5,0 mm bei Erwachsenen). Auf diese Art lassen sich über 90 % der Eingriffe bewerkstelligen. Wenn ein völlig freies Sichtfeld ohne störenden Tubus benötigt wird (z.B. bei ausgedehnteren endolaryngealen Eingriffen, besonders im Bereich der hinteren Kommissur), wird unter Verwendung spezieller HNO-Laryngoskoprohre ("Stützautoskop" nach *Kleinsasser*) im Nebenschluß eine sog. *Jet-Ventilation* (s.u.) durchgeführt.

Zur Muskelrelaxierung kann in beiden Fällen unter Beachtung der Kontraindikationen **Succinylcholin**, ggf. auch repetitiv, eingesetzt werden, da es sich i.d.R. um nur kurzdauernde Eingriffe handelt. Ein sog. Dualblock nach Succinylcholin muß bei einer kumulativen Dosis von $\leq$ 5 mg/kg KG und normalen Plasmaspiegeln der Pseudocholinesterase nicht befürchtet werden. Zur Vermeidung, zumindest aber Mitigierung Succinylcholin-induzierter Bradykardien empfiehlt sich in diesen Fällen grundsätzlich die vorherige Gabe von Atropin 0,01 mg/kg KG i.v. Bei Kontraindikationen für Succinylcholin kann statt dessen Mivacurium eingesetzt werden.

Hypertensive Kreislaufreaktionen bei den vorwiegend älteren oder alkoholabhängigen Patienten sollten bei adäquater Narkosetiefe durch schnell wirkende Antihypertensiva, z.B. Urapidil (Ebrantil®), kupiert werden. Bei Alkoholabhängigkeit kann eine adjuvante perorale Prämedikation mit Clonidin (z.B. Catapresan®) die sympatho-adrenerge Stimulation deutlich vermindern (s. Kap. 1, S. 13).

Da es sich um Patienten mit i.d.R. chronisch-entzündlichen oder tumorösen Veränderungen des Kehlkopfes handelt, muß präoperativ immer auf die Zeichen der partiellen **Obstruktion der oberen Atemwege** geachtet werden. Grundsätzlich sollte dann der Operateur bei Narkosebeginn anwesend sein! Bei schwerer Obstruktion mit <u>Stridor</u> empfiehlt sich vor der ML eine Tracheotomie in Lokalanästhesie (s. Abschn. 5.9.2).

Vorgehensweise <u>mit</u> Intubation:

1.	i.v. Hypnotikum + Opioid		
2.	Maskenbeatmung möglich	->	Relaxierung mit Succinylcholin u. Intubation
3.	Maskenbeatmung <u>nicht</u> möglich	->	Intubation <u>ohne</u> Relaxierung unter erhaltener Spontanatmung in Inhalationsanästhesie oder im Wachzustand

Bei extrem schwieriger Intubation ist im Anschluß an die ML eine Tracheotomie zu erwägen!

Vorgehensweise <u>ohne</u> Intubation:

1.	i.v. Hypnotikum + Opioid		
2.	Maskenbeatmung möglich	->	Relaxierung mit Succinylcholin u. Einführen des Stützlaryngoskops, Jet-Ventilation
3.	Maskenbeatmung <u>nicht</u> möglich	->	probatorische Laryngoskopie, bei unmöglich erscheinender Intubation Patienten aufwachen lassen und vor ML in Lokalanästhesie tracheotomieren

5.7.2 **Jet-Ventilation**

Bei der Jet-Ventilation handelt es sich um eine maschinelle Beatmungsform, mittels derer Atemgas unter hohem Druck in die Trachea insuffliert werden kann. Zur Druckgenerierung und Gasverdichtung benötigt man einen sog. Jet-Ventilator. Das Druckgas wird über eine Injektorkanüle zugeführt, die in dem dafür vorgesehenen Speziallaryngoskop seitlich befestigt wird, so daß eine Beatmung des allgemeinanästhesierten Patienten ohne störenden Endotrachealtubus möglich ist. Die Abstrahlöffnung der Injektorkanüle kommt bei diesem Verfahren *supraglottisch* zu liegen. Das an dieser Stelle austretende Gas wird mit hohem Druck in die Trachea gepreßt. Hierdurch entsteht ein Sog, so daß zusätzlich Umgebungsluft

(Raumluft) mitgerissen wird (Venturi-Effekt, "entrainment"). Dieses führt dazu, daß auch bei Verwendung von reinem Sauerstoff als Injektionsgas die FIO_2 immer kleiner als 1,0 bleibt, aber nicht exakt zu ermitteln ist. Die Oxygenierung ist für gewöhnlich kein Problem, bisweilen aber die ausreichende CO_2-Elimination. Zur Ruhigstellung des Untersuchungs- bzw. Operationsgebietes können bei Bedarf kurze Apnoephasen zwischengeschaltet werden, bei denen allerdings die pulsoxymetrische O_2-Sättigung nicht unter 90 % abfallen sollte.

Grundeinstellung des Jet-Ventilators (in der HNO-Klinik)

- Gasmischereinstellung 100 % O_2 (Reduktion bei Laseranwendung; s.u.)
- maschineller Arbeitsdruck 1,5 bar (-> bei korrektem Kanülensitz auf 2 bar erhöhen)
- Jet-Frequenz 20/min
- Inspirationszeit 30 %

Monitoring

- Beobachtung der Thoraxexkursionen (anhand derer Anpassung des Arbeitsdruckes)
- Pulsoxymetrie (unverzichtbar!)
- transkutane CO_2-Messung ($PtcCO_2$)

Atemwegsdrücke und inspiratorische O_2-Konzentration können bei der Jet-Ventilation nicht überwacht werden! Die trachealen Drücke sollen jedoch nach einschlägigen Untersuchungen bei korrekter Ausrichtung des Jet-Strahles (s.u.) 10 cmH_2O i.d.R. nicht überschreiten. Die **Pulsoxymetrie** ist unabdingbar, weil bei mikrolaryngealen Eingriffen intermittierende Apnoephasen benötigt werden, in denen eine O_2-Entsättigung des Blutes sofort erkennbar sein muß.

Gefahren

Durch die Jet-Ventilation können im Einzelfall bedrohlich **hohe Atemwegsdrücke** entstehen. Dieses betrifft nicht nur die Inspirationsphase, sondern auch die Exspiration, da mit zunehmender Jet-Frequenz und/oder Inspirationszeit die Ausatmungszeit abnimmt, so daß dann infolge des Staudruckes ein sog. Auto-PEEP (auch intrinsischer PEEP genannt) entsteht.

Zur Vermeidung eines Barotraumas der Lunge (z.B. Pneumothorax, auch beidseits beschrieben!) sollten bei Jet-Ventilation folgende Vorsichtsmaßnahmen getroffen bzw. eingehalten werden:

- Ausrichtung des Jet-Strahles exakt in der zentralen Längsachse der Trachea
- ungehinderte Exspiration, d.h. vollständig geöffnete Stimmritze (-> Relaxierung!)

Kontraindikationen

- Atemwegsstenose größer als 80-90 % (-> Stridor!)
- Blutungen im Bereich der oberen Atemwege
- Status asthmaticus
- mittel- bis schwergradige COPD
- einseitige Lungenerkrankung
- Adipositas permagna
- erhebliche Einschränkung der Lungenfunktion

Auch gilt es zu beachten, daß *Luft in den Magen insuffliert* werden kann, die dann über eine Magensonde abgesaugt werden muß. Bei Tumorbiopsien besteht zudem die Möglichkeit, daß *tumoröses Material transtracheal* verschleppt wird. Ebenso kann natürlich auch *Blut tracheo-bronchial aspiriert* werden. Grundsätzlich muß bei Jet-Beatmung mit Frequenzen < 60/min davon ausgegangen werden, daß bei Regurgitation von Mageninhalt *kein Aspirationsschutz* besteht. Erst bei Anwendung höherer Frequenzen entsteht in der Exspiration durch den Staudruck ein nach außen gerichteter Gasstrom, der die Aspirationsgefahr vermindert bis verhindert. Zu berücksichtigen ist weiterhin die fehlende Anfeuchtung des Atemgases und die damit einhergehende Gefahr stärkerer *Austrocknung der Schleimhäute* bei längerer Anwendung der Jet-Beatmung.

5.7.3 Tracheo- und Bronchoskopie

Tracheo- und Bronchoskopien mit *starren* Systemen bedürfen i.d.R. einer Allgemeinanästhesie und erfordern dann eine manuelle Beatmung des Patienten via Bronchoskop im Nebenanschluß. Hierzu wird die Narkose - nach ausgiebiger Präoxygenierung! - mit einem kurzwirksamen Hypnotikum (plus Opioid, z.B. Remifentanil) i.v. eingeleitet und aufrechterhalten. Bei Säuglingen und Kleinkindern kann die Narkose bei noch nicht liegendem i.v. Zugang auch inhalativ via Maske induziert werden, wobei jedoch auf Stickoxydul verzichtet und statt dessen nur reiner Sauerstoff und das volatile Anästhetikum zugeführt werden sollten. Nach anschließender Maskenbeatmung wird der Patient mit Succinylcholin relaxiert. Dann erfolgt die Einführung des Bronchoskops durch den HNO-Arzt, und die Beatmung wird mit 100 % O_2 durchgeführt. Eine CO_2-Retention ist dabei i.d.R. nicht vermeidbar. Die Überprüfung der Oxygenierung mittels Pulsoxymetrie ist unerläßlich! Die Ventilation wird anhand der Thoraxexkursionen kontrolliert, ggf. auch durch transkutane Messung des PCO_2-Wertes. Inhalationsanästhetika dürfen wegen der Raumluftkontamination bei der Beatmung über starre Endoskope nicht angewendet werden.

5.8 Endolaryngeale und -tracheale Laserchirurgie

Die Laserbehandlung dient vorwiegend der Entfernung von benignen Gewebewucherungen, z.B. Papillome, Granulome, Polypen und Hyperkeratosen, aber auch des isolierten, streng einseitigen Stimmbandkarzinoms (*"Laser-Chordektomie"*). Das Prinzip besteht in einer relativ punktgenauen thermischen Zerstörung pathologischen Gewebes, so daß das unmittelbar benachbarte gesunde Gewebe kaum in Mitleidenschaft gezogen wird. Vorteilhaft ist die sich hieraus ergebende nur begrenzte Entzündungsreaktion mit allenfalls geringen postoperativen Schmerzen.

Intubationsnarkose

Bei Durchführung einer Intubationsnarkose wird der Tubus mit einer speziellen, metallisierten **Schutzfolie** umwickelt, da native Kunststoff- oder Gummituben bei Auftreffen eines Laserstrahls zerstört bzw. entflammt werden können. Voraussetzung für die sichere Anwendung ist die sorgfältige Ummantelung des Tubus mit der Folie. Außerdem muß das proximale Folienende in ausreichendem Abstand oberhalb des Larynxeinganges zu liegen kommen. Zu berücksichtigen ist ferner, daß infolge der Umwicklung der Außendurchmesser des Tubus um ca. 2 mm zunimmt.

Alternativ können spezielle, sog. **Laser-Tuben aus Edelstahl** (z.B. Laser-Flex® (Fa. Mallinckrodt), ID 4,5 mm, flexibel, PVC-Spitze, keine Längenmarkierung!, sehr teuer!) verwendet werden. Der Laser-Flex®-Metalltubus hat eine mattierte Oberfläche, die gewährleisten soll, daß der Laserstrahl beim Auftreffen diffus reflektiert bzw. zerstreut wird. Er hat zur Sicherheit eine doppelkammerige Cuffmanschette (aus PVC!), die mit Kochsalzlösung geblockt wird. Hierdurch soll einerseits sichergestellt werden, daß beim Entflammen eines Cuffs der Brand sofort gelöscht werden kann und andererseits durch den zweiten Cuff die Trachealabdichtung weiter aufrechterhalten wird. Von Nachteil sind jedoch die relativ geringe Wärmekapazität und -leitfähigkeit des Laser-Flex®-Tubus, so daß z.B. bei starken lokalen Aufheizungen die endoluminal verlaufenden Cuffzuleitungen verpuffen oder entflammen können. Neben der dann fehlenden Trachealabdichtung können toxische Pyrolyseprodukte freigesetzt werden und in die tieferen Atemwege vordringen. Die geringe Wärmekapazität schränkt auch die unmittelbare Laserresistenz dieses Tubus ein.

Jet-Beatmung

Falls der Endotrachealtubus den Eingriff behindert, kann auch - wie oben dargelegt - alternativ eine Jet-Beatmung durchgeführt werden.

Folgende **Sicherheitsmaßnahmen** müssen zum Schutze des Patienten und Personals ergriffen werden:

- lasersichere Brillen fürs Personal
- kochsalzgetränkter Augenverband für den Patienten
- benachbartes Gewebe durch feuchte Gaze schützen
- intravenöse Allgemeinanästhesie mit *kompletter* Muskelrelaxierung
- möglichst Beatmung mit Raumluft (max. 40 % O_2, sonst Brandgefahr!, besondes bei Jet-Beatmung)
- *kein* N_2O (unterhält Verbrennungsvorgänge)
- *keine* volatilen Anästhetika (potentiell toxische Pyrolyseprodukte

Gefahren der Laserbehandlung

- Schleimhautläsionen des benachbarten Gewebes
- Perforationen mit:
  - Pneumomediastinum, Pneumothorax
  - tracheo-ösophagealer Fistel
- Tubusbrand
- Knallgasexplosion
- lokales Ödem

Maßnahmen beim Tubusbrand

- sofortige Unterbrechung des Eingriffs
- Löschen des Brandes durch Instillation von Kochsalzlösung
- Extubation
- Beatmung mit 100 % O_2, zunächst über Maske, nach Reintubation über großlumigen Tubus
- anschließend inhalative Applikation von Glukokortikoiden (z.B. Beclomethason-Spray [Sanasthmax®]), bei schwerer Schädigung zusätzlich bis zu 1 g Methylprednisolon i.v.
- flexible Bronchoskopie
- bei ausgeprägter Schleimhautschädigung Tubus belassen, Beatmung mit PEEP (5-10 cmH_2O), Intensivbehandlung mit täglichen bronchoskopischen Kontrollen
- keine ungezielte Antibiotikabehandlung

Im Anschluß an laryngeale Lasereingriffe ist in Einzelfällen mit einem *Glottis- oder subglottischen Ödem* zu rechnen. Diese Patienten erhalten nach Rücksprache mit dem Operateur deshalb bereits intraoperativ z.B. 250 mg Methylprednisolon i.v. zur Prophylaxe und müssen postoperativ verlängert im Aufwachraum (ca. 2 h) hinsichtlich der Entwicklung eines Stridors überwacht werden. Hierbei ist die Verwendung einer Pulsoxymetrie obligat!

5.9 Tracheotomie und Koniotomie

5.9.1 Geplante Tracheotomie

Eine geplante Tracheotomie erfolgt am besten in **Intubationsnarkose**. Der Hals des Patienten muß dabei zur Erleichterung des operativen Vorgehens maximal überstreckt werden (-> Schulterrolle!). Um zu verhindern, daß der Cuff des Endotrachealtubus durch die Inzision in die Trachea zerstört wird, muß er weiter distal plaziert werden (-> sorgfältige Auskultationskontrolle zum Erkennen bzw. Vermeiden einer einseitigen Lungenbelüftung!). Die Beatmung sollte zur Sicherheit schon vor der Tracheaeröffnung mit 100 % Sauerstoff durchgeführt werden.

Nach Präparation des Stomas wird der Tubus nunmehr *geblockt* (zur Vermeidung von tracheo-bronchialer Blut- und Sekretaspiration) und vorsichtig bis auf Kehlkopfniveau dicht oberhalb des Stomas zurückgezogen, keineswegs aber in dieser Phase bereits entfernt, so daß er bei Kanülierungsschwierigkeiten unverzüglich erneut vorgeschoben und die Beatmung fortgesetzt werden kann. Erst nachdem sichergestellt ist, daß die Beatmung über die eingeführte Trachealkanüle korrekt möglich ist (Kapnographie, Auskultation), wird er komplett unter Absaugung des sub- und supraglottischen Sekretes entfernt.

Nach Beendigung des Eingriffes wird ein Röntgenthoraxbild angefertigt, um die Kanülenlage zu kontrollieren und mögliche Komplikationen wie einen Pneumothorax erkennen zu zu können. Bei ausreichender Spontanatmung kann der Patient anschließend aus dem Aufwachraum mit korrekt liegender Trachealkanüle verlegt werden.

5.9.2 Notfalltracheotomie

Eine Notfalltracheotomie wird durchgeführt, wenn eine akute komplette mechanische *Verlegung der oberen Atemwege* durch Ödem, Trauma, Fremdkörper, Tumoren, Infektionen oder Verbrennungen droht und eine endotracheale Intubation nicht möglich erscheint. Patienten mit hochgradigen Einengungen der oberen Atemwege haben i.d.R. einen *Stridor* und dürfen auf gar keinen Fall medikamentös sediert werden, auch wenn sie ängstlich, tachypnoisch, tachykard und hyperton sind! Sie sind vital auf den maximalen Einsatz sämtlicher Atemmuskeln angewiesen, um das Atemwegshindernis in der Inspiration überwinden zu können.

Merke:

> Eine suffiziente Maskenbeatmung ist bei *stridorösen* Patienten i.d.R. nicht möglich!

Diese Patienten erhalten deshalb in Oberkörperhochlage Sauerstoff über eine dichtsitzende Gesichtsmaske (pulsoxymetrische Kontrolle) und werden nur in **Lokalanästhesie** entweder notfallmäßig fiberendoskopisch intubiert oder durch den Chirurgen unter anästhesiologischem Stand-by tracheotomiert.

Merke:

> Notfalltracheotomie nur unter Lokalanästhesie am *nicht sedierten* Patienten!

5.9.3 Notfallkoniotomie

Falls keine ausreichende Zeit zur Tracheotomie verbleibt, muß umgehend eine Notfallkoniotomie vorgenommen werden, die rascher zu bewerkstelligen ist. Hierzu kann ein *Spezialset* eingesetzt werden. Man geht folgendermaßen vor:

- Längsinzision der Haut zwischen Schild- und Ringknorpel
- Punktion der Membrana cricothyreoidea
- Einführen eines Seldinger-Drahtes durch die Kanüle in die Trachea
- kurzes Aufbougieren
- Einführen eine speziellen gekrümmten Kunststoffkanüle über den Draht (ID 4,0 mm)

Über die Koniotomiekanüle kann bei vorhandener Spontanatmung Sauerstoff insuffliert werden oder aber bei Apnoe über einen Adapter überbrückend eine manuelle Beatmung, z.B. mit Ambu®-Beutel, durchgeführt werden. Sodann steht genügend Zeit für die definitive Versorgung mittels Tracheotomie zur Verfügung.

5.10 **Frühe akustisch-evozierte Potentiale** (FAEPs/BERA)

Die Ableitung der elektrischen Antworten auf evozierte auditive Signale können zur Objektivierung von Innenohrschwerhörigkeit und zur Lokalisierung des Hördefektes benutzt werden. Die Ableitpunkte umfassen den Bereich der Signalgenerierung (Kochlea) und frühen Weiterleitung in den aufsteigenden akustischen Bahnen. Bei Kindern und unkooperativen Patienten ist zur Durchführung dieses Verfahrens (Dauer ca. 1 h) eine Sedierung, zuweilen auch eine Intubationsnarkose notwendig, wobei die gängigen Anästhetika die Diagnostik nicht zu beeinflussen scheinen.

6 Notfall- und dringliche Eingriffe

1. Massive Epistaxis
2. Blutung nach Tonsillektomie
3. Peritonsillar- und Retropharyngealabszeß
4. Fremdkörperaspiration
5. Notfalltracheotomie/-koniotomie (s. Abschn. 5.9)

6.1 Massive Epistaxis

Bei ansonsten nicht beherrschbarem Nasenbluten (Notfallmaßnahme: Nasen-Rachen-Tamponade nach *Bellocq*) muß die A. maxillaris oder A. ethmoidalis operativ unterbunden werden. Bei der hierzu erforderlichen Intubationsnarkose sind vor allem zwei Umstände zu berücksichtigen:

- Nichtnüchternheit wegen größerer verschluckter Blutmengen
- Anämie und Hypovolämie

Nach Ausgleich des intravasalen Volumendefizites mit kolloidalen Lösungen (z.B. HAES-steril® 6 %) wird eine "crash"-Einleitung oder eine Wachintubation unter Anwendung von Anästhetika und Muskelrelaxanzien mit nur kurzer Wirkdauer (z.B. Etomidat, Remifentanil, Succinylcholin) durchgeführt. Zuvor muß der Magen beim wachen Patienten von Blut leergesaugt werden. Vor dem Eingriff sollte Kreuzblut für 2-4 Konserven abgenommen und parallel der Hb-Gehalt bestimmt werden. Wenn intraoperativ eine vorher gelegte hintere Nasentamponade entfernt wird, muß akut mit einer heftigeren Blutung gerechnet werden.

6.2 Blutung nach Tonsillektomie

Die TE-Nachblutung äußert sich zumeist als kontinuierliche Sickerblutung. Sie wird erkennbar am anhaltenden Ausspucken von hellrotem Blut. Verdächtig ist vor allem das ständige Schlucken des Patienten nach TE. Kreislaufveränderungen im Sinne einer Hypovolämie sind kein frühes Zeichen und sollten nicht zur Indikationsstellung der operativen Revision abgewartet werden. Das Ausmaß der Blutung wird oft unterschätzt, da i.d.R. größere Blutmengen verschluckt werden, die dann schwallartig erbrochen werden können. Für die Narkosevorbereitung und -einleitung gelten daher um so mehr die in Abschn. 6.1 dargelegten Prinzipien.

6.3 Peritonsillar- und Retro-/Parapharyngealabszeß

Bei großen Abszessen besteht insbesondere die Gefahr, daß sie durchbrechen und große Eitermengen die Atemwege verlegen. Aus diesem Grunde kann zunächst eine Verkleinerung mittels Nadelaspiration unter Sedierung vorgenommen werden. Die Abszeßspaltung selbst erfolgt in Intubationsnarkose. Eine mitunter vorhandene schmerzbedingte *Kieferklemme* löst sich für gewöhnlich in Narkose, erst dann darf die Relaxierung mit Succinylcholin erfolgen. Die Intubation muß behutsam mit einen dünnen Tubus durchgeführt werden. Die Indikation zur fiberendoskopischen Intubation sollte hierbei eher großzügig gestellt werden, z.B. bei allen Patienten mit Progredienz der Kieferklemme.

6.4 Fremdkörperaspiration

Bei Verdacht auf tracheo-bronchiale Fremdkörperaspiration (am häufigsten im Kindesalter) wird in Narkose eine *starre* Bronchoskopie durchgeführt (s. Abschn. 5.7.3). Im Rahmen dieser kann der Fremdkörper i.d.R. instrumentell entfernt werden. Präoperativ bestehen oft Dyspnoe, Tachypnoe, inspiratorische Thoraxeinziehungen, Husten und Heiserkeit. Häufig sind die Patienten nicht nüchtern, so daß vor Narkosebeginn eine i.v. Kanüle angelegt und der Magen via Sonde entleert werden sollte. Ebenfalls vor Narkoseeinleitung muß eine Tracheotomiebereitschaft durch den HNO-Chirurgen sichergestellt sein. Die Überwachung der Oxygenierung mittels Pulsoxymetrie ist obligat. Für den Eingriff selbst ist eine optimale Muskelrelaxierung erforderlich.

Praktisches Vorgehen:

- bei *mäßig- bis mittelgradiger* Obstruktion:

  Inhalationseinleitung in Oberkörperhochlagerung, bei ausreichender Narkosetiefe Zufuhr von 100 % O_2 unter Spontanatmung, Relaxierung mit Succinylcholin, Einführung des Bronchoskops nach Möglichkeit ohne vorherige Maskenbeatmung, Beatmung mit 100 % O_2 via Bronchoskop, Narkose i.v. fortführen, Bronchoskop nach Fremdkörperextraktion unmittelbar nach Wiedereinsetzen der Spontanatmung entfernen

- bei *schwerer* Obstruktion (Stridor!):

  Laryngoskopie in Lokalanästhesie und erst bei Sicherstellung der Einführbarkeit des Bronchoskops Narkose i.v. einleiten, weiteres Vorgehen wie oben

7 Postoperative Überwachung und Schmerztherapie

Neben den üblichen Maßnahmen zur Überwachung der Vitalparameter ist im HNO-Bereich den Atemwegen nach den entsprechenden Eingriffen besondere Aufmerksamkeit zu schenken. Jeder Patient erhält im Aufwachraum eine Sauerstoffinsufflation (z.B. Nasensonde bzw. Maske bei Erwachsenen, Insufflationstrichter bei Kindern). Postoperativ auftretende Übelkeit kann z.B. mit Droperidol oder Metoclopramid behandelt werden. Schmerzen werden nach den allgemeinen anästhesiologischen Grundsätzen mit Opioiden und/oder Nicht-Opioid-Analgetika therapiert (s. Kap. 12, S. 225 ff.). Kinder sollten vor kleinen Eingriffen bereits nach der Narkoseeinleitung Paracetamol als Suppositorium in altersentsprechender Dosierung erhalten; so erreicht man i.d.R. mit dem Operationsende analgetisch ausreichend wirksame Plasmaspiegel.

21 Anästhesie in der Ophthalmochirurgie

1 Allgemeine Bemerkungen

Das **operative Krankengut** in der Augenklinik setzt sich im wesentlichen aus drei Gruppen zusammen:

- Kinder mit angeborenen Beeinträchtigungen der Sehfunktion oder Augenmuskelfehlstellungen (Strabismus)
- alte Patienten mit erworbenen Veränderungen der Sehfunktion
- Patienten mit perforierenden Verletzungen des Sehapparates

In der Ophthalmochirurgie können grundsätzlich nahezu alle Eingriffe in Lokalanästhesie (Retrobulbäranästhesie), ggf. mit anästhesiologischem Stand-by, durchgeführt werden. Trotzdem bietet in bestimmten Fällen eine Allgemeinanästhesie Vorteile.

Indikationen für eine Allgemeinanästhesie

- Wunsch des Patienten und des Operateurs
- Patienten mit eingeschränkter Kooperationsfähigkeit oder emotionaler Instabilität
- Kinder
- langdauernde Eingriffe, bei denen eine völlige Immobilität des Operationsgebietes erforderlich ist
- "letztes" Auge (wegen Gefahr der Erblindung des anderen Auges durch Ischämie der A. centralis retinae im Rahmen einer Retrobulbäranästhesie, Häufigkeit ca. 1 : 5.000)
- therapiepflichtige Begleiterkrankungen (z.B. kardiovaskuläre Erkrankungen, COPD), bei denen die Allgemeinanästhesie eine bessere Streßabschirmung bzw. Immobilisierung gewährleistet
- Patienten, die schlecht auf dem Rücken liegen können (M. Bechterew, Kyphoskoliose etc.)
- Unfallpatienten

Die Zusammenarbeit zwischen Anästhesisten und operativen Ophthalmologen wird mittlerweile durch eine eigene **Empfehlung der Fachverbände** geregelt (genauer Wortlaut z.B. in *Anästh Intensivmed 6 [39], 309-312, 1998*). Hiernach ist - anders als in den sonstigen interdisziplinären Vereinbarungen - Einvernehmen über das Betäubungsverfahren zwischen den Beteiligten erforderlich, es sei denn, der Eingriff findet ohne Beteiligung des Anästhesisten in Lokalanästhesie durch den Operateur und damit in dessen alleiniger Verantwortung, also auch hinsichtlich der Überwachung und Aufrechterhaltung der Vitalfunktionen, statt.

2 Pathophysiologische Besonderheiten

2.1 **Okulo-kardialer Reflex** (OCR)

Der okulo-kardiale Reflex kann durch Zug an den äußeren Augenmuskeln, Bulbusdruck oder andere Manipulationen am Auge ausgelöst werden. Die Afferenzen verlaufen über den N. trigeminus, die Efferenzen vom Hirnstamm aus über den N. vagus. Die häufigste Herzrhythmusstörung ist hierbei die **Sinusbradykardie** mit möglicherweise nachfolgendem Sinusknotenstillstand. Seltener treten Bigeminus, Knotenrhythmen oder AV-Blockierungen auf. Begünstigende Faktoren eines okulo-kardialen Reflexes sind: Hypoxie, Hyperkapnie, (zu) flache Narkose und erhöhter Vagotonus. Bislang ist kein Fallbericht über einen tödlichen Ausgang nach okulo-kardialem Reflex bekannt

Das Reflexgeschehen sistiert nach Unterbrechung des auslösenden Stimulus (deshalb sofortige Bitte an den Operateur, die Manipulationen an den okularen Strukturen zu unterbrechen). Dieses ist die Therapie der Wahl! Tritt bei erneuten Manipulationen der Reflex wieder auf, ist die i.v. Injektion eines Vagolytikums zu empfehlen (z.B. Atropin). Eine intramuskuläre Injektion von Atropin im Zusammenhang mit der Prämedikation ist *ohne* präventive Wirkung. Eine prophylaktische i.v. Verabreichung von Atropin zu Operationsbeginn ist ebenfalls nicht sinnvoll, da der okulo-kardiale Reflex nicht bei allen Patienten auftritt.

2.2 Kontrolle des intraokularen Druckes (IOP)

Der intraokulare Druck ist definiert als der **Druck, den der Inhalt des Bulbus auf die korneo-sklerale Hülle ausübt.** Er ist somit eine Funktion von Innendruck und äußerem Gegendruck. Dabei wird der Innendruck durch die Komponenten Kammerwasser und chorioidales Blutvolumen als *dynamischen* Größen sowie durch das Glaskörpervolumen und den osmotischen Druckgradienten als vorwiegend *statischen* Größen beeinflußt. Unter physiologischen Bedingungen ist der Flüssigkeitswechsel im Auge der entscheidende Faktor und der intraokulare Druck als Resultat der fortwährenden Neubildung und des ständigen Abflusses von Kammerwasser anzusehen. Bei vermehrter Produktion bzw. Erschwerung des Abflusses oder einer Kombination aus beiden Faktoren steigt der Augeninnendruck an.

Am *geschlossenen* Auge beträgt der Druck im Augeninneren normalerweise **zwischen 10 und 22 mmHg** (im Mittel 15 mmHg) und ist vom Lebensalter (im Alter höher als in der Jugend) und von der Tageszeit (morgens höher als abends) abhängig. Die zirkadianen Schwankungen liegen physiologischerweise nie höher als 4 mmHg. Glaukomverdacht besteht bei Druckwerten zwischen 22 und 26 mmHg; ein wiederholt gemessener Augeninnendruck von über 26 mmHg ist immer pathologisch.

Das **Glaukom** (grüner Star) führt, bedingt durch den pathologisch erhöhten Augeninnendruck, zu einer Reduktion des okularen Perfusionsdruckes und damit zu Durchblutungsstörungen im Sehnerven mit möglicher permanenter Schädigung. Der *okulare Perfusionsdruck* ergibt sich aus dem mittleren arteriellen Blutdruck und dem Augeninnendruck (OPP = MAP - IOP). Als Folge eines verminderten Perfusionsdruckes entstehen Ischämie, Funktionsausfälle und schließlich atrophische Veränderungen. Chronische Erhöhung des Augeninnendruckes kann zu irreversiblen Papillenschädigungen oder Hornhauttrübung führen, ein zu geringer Augeninnendruck eine Netzhautablösung oder Glaskörpereinblutung bewirken.

Anästhesiologisch-operative Relevanz

Wird die **Augenvorderkammer** intraoperativ oder traumatisch (perforierende Verletzung) **eröffnet**, fällt der Augeninnendruck auf Null ab, so daß es zur Zunahme der Durchblutung und des Blutvolumens in der Chorioidea kommt. Die druckpassive Erhöhung des Hinterkammervolumens am offenen Auge (Zunahme der "Vis a tergo" = Kraft, die von hinten kommt; wörtlich: vom Rücken) bewirkt in leichteren Fällen nur eine Vorwölbung der hinteren Linsenkapsel, sichtbar anhand einer Verkleinerung oder Aufhebung des Iris-Korneal-Winkels. Bei stärkerer Volumenzunahme ist ein Irisprolaps oder ein Glaskörperverlust möglich, im Extremfall eine Gefäßzerreißung mit expulsiver Blutung (-> Amaurose). Hieraus ergibt sich die besondere Bedeutung, die die Kenntnis der nachfolgend im einzelnen beschriebenen Regulationsmechanismen des intraokularen Druckes für den Anästhesisten hat.

Der **Augeninnendruck** bzw die Vis a tergo wird durch zahlreiche Faktoren in der perioperativen Phase beeinflußt:

- arterieller Blutdruck
- zentraler Venendruck
- Atmung, Beatmung
- Hyper-/Hypokapnie; Hypoxämie
- Anästhetika und Muskelrelaxanzien
- Laryngoskopie, Intubation und Extubation
- äußerer Druck auf das Auge

Arterieller Blutdruck

Während die *retinale* Durchblutung über einen weiten Bereich des okularen Perfusionsdruckes bzw. des arteriellen Mitteldruckes, vergleichbar der Autoregulation der Hirndurchblutung, durch selbstregulierende Mechanismen unter physiologischen Bedingungen konstant gehalten wird, muß dieses für die *chorioideale* Durchblutung eher bezweifelt werden.

Die **chorioideale Durchblutung** macht ungefähr 85 % der gesamten Blutversorgung des Auges aus und übertrifft damit die retinale Durchblutung um etwa das 20fache. Chorioideale Durchblutung und chorioideales Blutvolumen scheinen sich in direkter Abhängigkeit vom okularen *Perfusionsdruck* zu ändern. Da aber das chorioideale Blutvolumen (i. Ggs. zum retinalen) eine wesentliche Determinante des IOP ist, führen Blutdruckänderungen zu gleichgerichteten IOP-Veränderungen. Die chorioideale Durchblutung unterliegt zwar keiner Autoregulation, wird aber aufgrund einer sympathischen Innervation der Chorioideagefäße durch *vegetative Impulse* moduliert. So führt eine Steigerung des Sympathikotonus zu einer chorioidealen Vasokonstriktion und deutlichen Flußabnahme, während eine Verminderung der sympathischen Aktivität in umgekehrter Richtung wirksam ist. Dieses ließe sich in gewisser Weise als Schutzmechanismus gegenüber Hyper- und Hypoperfusion interpretieren. So wird in Streßsituationen (z.B. zu flache Narkose) der Einfluß einer Blutdrucksteigerung auf den IOP durch die Zunahme der Sympathikusaktivität abgemildert.

Merke:

1. Der IOP ist durch Blutdruckveränderungen zu beeinflussen!
2. Abrupte und krisenhafte Blutdruckanstiege müssen bei intraokularen Eingriffen, perforierenden Augenverletzungen und Glaukompatienten unbedingt vermieden werden.
3. Eine kontrollierte Hypotension führt zu einer Abnahme des IOP, birgt allerdings die Gefahr einer okularen Minderperfusion.
4. Eine Blutdrucksenkung durch Vasodilatatoren mit direkter Wirkung auf die Chorioideagefäße kann über eine Zunahme des Blutvolumens zu einem "paradoxen" Anstieg des IOP führen.

Zentraler Venendruck (ZVD)

Durch einen Anstieg des ZVD kann der IOP erheblich gesteigert werden, da das venöse Blutvolumen im Auge vermehrt wird. Faktoren, die den ZVD steigern, sind: Husten, Pressen, Würgen, Erbrechen, Atemanhalten, hohe Beatmungsdrücke, Überwässerung, Rechtsherzinsuffizienz, Trendelenburg-Lagerung.

Atmung/Beatmung

Eine Überdruckbeatmung, besonders mit zusätzlichem positivem endexspiratorischem Druck (PEEP), erhöht den intrathorakalen Druck sowie den ZVD und läßt somit den IOP ansteigen. Wenn es vertretbar erscheint, sollte deswegen bei intraokularen Eingriffen ohne PEEP beatmet werden.

Hyper-/Hypokapnie und Hypoxämie

Hyperkapnie steigert, Hypokapnie senkt den Augeninnendruck. Die kontrollierte Hyperventilation ($PaCO_2 \approx 30$ mmHg) ist ein effektives Mittel, um den Augeninnendruck zu vermindern. Hypoxämie dagegen führt über eine Zunahme des uvealen Blutvolumens zu einer Steigerung des IOP.

Anästhetika

Alle volatilen Inhalationsanästhetika senken wie auch Barbiturate, Propofol, Etomidat, Benzodiazepine und Neuroleptika dosisabhängig den IOP. Ketamin hingegen führt zu einer Steigerung des Augeninnendruckes, und zwar kompressionsbedingt durch Zunahme des Tonus der äußeren Augenmuskeln und durch Kreislaufstimulation mit der möglichen Folge einer okularen Perfusionszunahme. Stickoxydul und Opioide sollen keine Veränderungen bewirken.

Muskelrelaxanzien

Nicht-depolarisierende Muskelrelaxanzien wie Vecuronium, Rocuronium, Atracurium etc. vermindern den IOP durch Relaxierung der äußeren Augenmuskeln sowie durch Senkung der Beatmungsdrücke. Depolarisierende Muskelrelaxanzien wie Succinylcholin erhöhen dagegen v.a. bei zügiger Injektion den IOP, möglicherweise durch die initiale Kontraktion der quergestreiften Augenmuskulatur. Inwieweit die Vorinjektion eines nicht-depolarisierenden Muskelrelaxans diesen Effekt aufheben kann, ist umstritten. Bei erhöhtem Augeninnendruck oder perforierenden Verletzungen des Auges sollte Succinylcholin nicht eingesetzt werden. Dennoch existiert keine Publikation, in der bei Anwendung von Succinylcholin in diesem Zusammenhang ein Verlust von Bulbusinhalt beschrieben wurde.

Atropin

Atropin steigert bei *systemischer* Gabe nicht den Augeninnendruck und kann daher bei Bedarf in den üblichen Dosen gefahrlos zugeführt werden. Bei *topischer* Applikation hingegen führt es infolge der Erschlaffung des M. sphincter pupillae (-> Pupillendilatation) und des M. ciliaris (-> Akkomodationslähmung) zur Verengung des Schlemmschen Kanals und damit zur Behinderung des Kammerwasserabflusses. Die Folge ist eine Erhöhung des IOP bei disponierten Patienten (z.B. Glaukom).

Laryngoskopie, Intubation und Extubation

Laryngoskopie und Intubation können bei zu *flacher* Narkose den Augeninnendruck deutlich erhöhen. Husten und Pressen während der Intubation verstärken den Druckanstieg nochmals. Durch eine ausreichend tiefe Narkose und ggf, systemische Gabe von Lidocain kann der Druckanstieg verhindert bzw. vermindert werden.

Die Extubation sollte bei fehlenden Kontraindikationen (z.B. Nichtnüchternheit) nach allen intraokularen Eingriffen in tiefer Narkose unter Spontanatmung des Patienten erfolgen, um ebenfalls Husten und Pressen zu vermeiden. Um den Hustenreiz in dieser Phase adäquat zu unterdrücken, sollte bei diesen Eingriffen die Narkose prinzipiell ausreichend mit Opioiden supplementiert werden. Die alleinige Anwendung inhalativer Anästhetika ist nicht sinnvoll! Bei nur mäßigem Husten und Pressen in der Ausleitungsphase dürfte allerdings bei den heutzutage verwendeten Nahtmaterialien und -techniken keine Gefahr einer das operative Ergebnis in Frage stellenden Nahtdehiszenz bestehen.

Cave:

> Starkes Husten und Pressen sowie Erbrechen nach intraokularen Eingriffen kann zu Irisprolaps, intraokularen Blutungen und Wunddehiszens führen und muß deshalb unbedingt vermeiden werden!

Äußerer Druck auf das Auge

Mechanischer Druck auf das Auge durch die Atemmaske oder durch die Hände des Anästhesisten muß unbedingt vermieden werden, da er ebenfalls zu einem Anstieg des intraokularen Druckes führt.

3 Spezielle Medikamente

Acetazolamid (Diamox®) kann bei operativer Erfordernis i.v. eingesetzt werden, um den intraokularen Druck zu senken (Indikationsstellung durch den Ophthalmologen). Über eine Hemmung der Carboanhydrase wird die Kammerwasserproduktion vermindert. Die Dosierung beträgt max. 500 mg. Als *Nebenwirkung* kann eine alkalische Diurese mit Natrium- und Kaliumverlusten auftreten (-> Hypokaliämie u. metabolische Azidose!).

Mannitol wirkt über den Aufbau eines osmotischen Gefälles ebenfalls intraokular drucksenkend. Es kann b. Bed. (s.o.) in einer Dosierung von 1 g/kg KG über 15-30 Minuten i.v. zugeführt werden.

4 Besonderheiten der präoperativen Vorbereitung

Die präoperativen Vorbereitungen erfolgen nach den üblichen Standards. Labor, EKG und Röntgenthorax sollen, wenn benötigt, zur Prämedikationsvisite vorliegen. Die Notwendigkeit zusätzlicher Untersuchungen, wie z.B. Lungenfunktionsanalyse oder Echokardiographie, ergibt sich in der Ophthalmochirurgie nicht aus dem durchzuführenden operativen Eingriff, sondern aus den Vorerkrankungen des Patienten. Hierüber muß im Einzelfall entschieden werden. Für Patienten, die in Retrobulbäranästhesie mit anästhesiologischem Stand-by operiert werden sollen, gelten grundsätzlich dieselben Vorbereitungskriterien wie für eine Allgemeinanästhesie.

5 Instrumentierung und Monitoring

In der Regel ist eine intravenöse Verweilkanüle (nach Möglichkeit mindestens G18) ausreichend, da es während des operativen Eingriffes nicht zu Volumenverschiebungen kommt. Bei Eingriffen, die unter Allgemeinanästhesie vorgenommen werden, wird eine orotracheale Intubation mit speziellen, gekrümmten Tuben (z.B. RAE®, Fa. Mallinckrodt) durchgeführt, um den Atemweg optimal zu sichern. Daneben sind eine sorgfältige Fixierung des Tubus sowie Verklebung der Verbindung zwischen Tubus und Beatmungsschläuchen besonders wichtig. Neben dem *Standard-Monitoring* (EKG, nicht-invasiver Blutdruck Pulsoxymetrie, endexspiratorische CO_2-Konzentration, inspiratorische O_2-Konzentration, Beatmungsdruck, exspiratorisches Atemminutenvolumen,, Narkosegase) bleiben Blasenkatheter, zentraler Venenkatheter, Pulmonaliskatheter und invasive arterielle Druckmessung patientenbedingten, speziellen Indikationen vorbehalten. Patienten mit respiratorischen Begleiterkrankungen können zusätzlich mit einem präkordialem Stethoskop oder Ösophagusstethoskop überwacht werden. Diese Vorgehensweise empfiehlt sich auch bei Säuglingen und Kleinkindern. Bei Säuglingen sowie bei längeren Eingriffen gehört die rektale Temperaturmessung zum Standard. Eine Magensonde sollte entsprechend den üblichen Kriterien (s. Kap. 2, S. 33) in das dem zu operierendem Auge gegenüberliegende Nasenloch eingeführt werden.

6 Spezielle Eingriffe

6.1 Exenteratio, Enucleatio, Evisceratio orbitae

Bei der *Exenteration* wird der gesamte Orbitainhalt entfernt; dieses ist häufig bei Tumoren erforderlich. Die *Enukleation* bedeutet die vollständige Entfernung des Bulbus, wobei die Adnexe in der Orbita verbleiben. Nach Durchtrennung der Bindehaut und der vier geraden Augenmuskeln wird der N. opticus durchschnitten. Nach Einsetzen einer Augenprothese wird die Bindehaut wieder zusammengenäht. Bei der *Eviszeration* wird nur der Bulbusinhalt ohne Sklera herausgenommen. Operationsbedingte anästhesiologische Besonderheiten ergeben sich nicht.

6.2 Lidchirurgie

Indikationen für Eingriffe am Augenlid sind Verletzungen, Tumoren und die Ptosis. Häufig sind plastische Deckungen erforderlich, woraus sich lange Operationszeiten ergeben, die eine Allgemeinanästhesie sinnvoll erscheinen lassen. Auch hier bestehen operationsbedingt keine anästhesiologischen Besonderheiten.

6.3 Tränenwege und Tränendrüse

Tränenwegsstenosen

Angeborene Stenosen finden sich am Übergang von Tränennasengang zum unteren Nasengang (*Hasner*-Membran). Normalerweise öffnet sich die Membran spontan am Ende der Schwangerschaft oder in den ersten 6-12 Lebensmonaten. Bei persistierender Membran fällt den Eltern nach einigen Lebenswochen Tränenträufeln (Epiphora) auf. Treten bis zum Ende des ersten Lebensjahres keine Entzündungen auf, kann abgewartet werden. Ansonsten werden nach Ablauf des ersten Lebensjahres eine Sondierung des Tränenpünktchens und eine Überdruckspülung in Narkose erforderlich.

Operationsbedingte anästhesiologische Besonderheiten: Patienten zwischen 10 und 14 Monaten alt; i.d.R. sehr kurzer Eingriff (1-5 min); ausreichende Narkosetiefe notwendig, da die Sondierung schmerzhaft sein kann. Allgemeinanästhesie mit endotrachealer Intubation, Einleitung am besten per inhalationem, immer i.v. Zugang! Der Eingriff kann bei fehlenden Kontraindikationen (dieses ist der Normalfall) ambulant ausgeführt werden.

Merke:

> Für eine Tränenwegssondierung in Allgemeinanästhesie soll generell eine **endotracheale Intubation** durchgeführt werden, um die pulmonale Aspiration von Schleim- und Eiterpfröpfchen sowie Spülflüssigkeit (Fluorescein) sicher zu vermeiden!

Chronische Dakryozystitis

Hierbei handelt es sich um eine chronische Entzündung des Tränensackes infolge einer infrasakkalen Stenose. Als häufigste Erreger finden sich: Staphylokokken, Pneumokokken, Pseudomonaden und Anaerobier. Bei Persistenz von Stenose, Epiphora und Entzündungszeichen ist eine **Dakryozystorhinostomie** (Operation nach *Toti*) angezeigt. Dabei wird ein neuer Tränenwegsabfluß geschaffen oder der Tränenweg geschient. Operationsbedingte anästhesiologische Besonderheiten finden sich keine.

6.4 Keratoplastik

Keratoplastiken werden zu *kurativen* oder *optischen*, nur das Sehvermögen steigernden Zwecken vorgenommen. Die Hornhäute werden hierzu mit einem kreisrunden Trepan aus einer Leichenhornhaut herausgeschnitten und unter dem Operationsmikroskop in die Empfängerhornhaut mit feinstem Nahtmaterial eingenäht, nachdem dort zuvor ein gleich großes Hornhautstück entfernt wurde. Indikationen für eine optische Keratoplastik sind Keratokonus und dichte Hornhautnarben nach Entzündungen, Verletzungen und Degenerationen. Kurative Keratoplastiken (Keratoplastik à chaud) werden bei Hornhautulzerationen und -einschmelzungen durchgeführt. Keratoplastiken sind *semidringliche* Operationen, da die Hornhäute nicht unbegrenzt lange haltbar sind (max. 4 Wochen in der Konservierungslösung, nur noch bis zu 12 Stunden nach Entnahme aus der Lösung), und dauern ca. 1-2 Stunden. Nach der Operation werden lokal und systemisch Glukokortikoide und evtl. auch systemisch Immunsuppressiva zur Unterdrückung einer Abstoßungsreaktion gegeben. Eine Erhöhung der Vis a tergo muß im Rahmen der Anästhesie unbedingt vermieden werden!

6.5 Kataraktchirurgie

Die Katarakt (grauer Star) ist eine Trübung der Augenlinse, die *angeboren* oder *erworben* vorkommen kann. Angeborene Katarakte sind häufig mit anderen Mißbildungen vergesellschaftet (z.B. Trisomie 21), können mit unterschiedlicher Expressivität vererbt werden oder Folge einer exogenen Fruchtschädigung in utero innerhalb der ersten drei Monate sein (z.B. Röntgenstrahlung, Röteln, Varizellen). Erworbene Katarakte können bei systemischen Erkrankungen wie Diabetes mellitus oder Neurodermitis auftreten, nach Verletzungen beobachtet werden oder medikamenteninduziert sein, wie z.B. die Steroid-Katarakt.

Werden angeborene Katarakte frühzeitig operiert. sind die funktionellen Ergebnisse gut, vorausgesetzt Netzhaut und Sehnerv sind intakt. Am häufigsten erfolgt eine **extrakapsuläre Kataraktextraktion** und postoperativ ein Ausgleich mit Starbrille oder weichen Kontaktlinsen. Erworbene Katarakte werden ebenfalls extrakapsulär extrahiert und durch eine künstliche Linse ersetzt.

Operationsbedingte anästhesiologische Besonderheiten:

Die Operationszeit ist kurz (30-45 min). Die Operation kann in drei Phasen eingeteilt werden:

1. Eröffnung der Bindehaut und des Bulbus
2. Eröffnung der vorderen Linsenkapsel, Entfernung des getrübten Linsenkerns, Implantation einer Kunststofflinse
3. Iridektomie und Naht

Wie bei allen intraokularen Eingriffen entsteht bei der Eröffnung des Bulbus durch die Differenz zwischen Bulbusinnendruck und atmosphärischem Umgebungsdruck ein Druckgefälle nach außen. Ist dieses sehr hoch, kann die Iris in den Wundspalt gedrängt werden (Irisprolaps) und es zum Glaskörperverlust kommen. Die Hauptgefahr besteht aber in der Ruptur von Chorioideagefäßen mit der Folge einer *expulsiven Blutung*, was fast immer zum Verlust des Auges führt. Bei Operationsbeginn muß deshalb der Augeninnendruck niedrig sein. Hierzu werden eine tiefe Narkose mit vollständiger Muskelrelaxierung und eine kontrollierte Hyperventilation durchgeführt. Blutdruckspitzen müssen unbedingt vermieden werden; das Blutdruckniveau sollte im Bereich der unteren autoregulatorischen Schwelle gehalten werden. Der Kopf wird zur Verbesserung des okular-venösen Abflusses erhöht gelagert.

6.6 Glaukomoperation

Zur dauerhaften Entlastung eines Glaukoms wird eine Fistel zischen Augenvorderkammer und Episkleralraum angelegt (Goniotrepanation), durch die das Kammerwasser subkonjunktival abfließen und von der Bindehaut resorbiert werden kann.

Operationsbedingte anästhesiologische Besonderheiten: Operationsdauer ca. 60-90 Minuten. Ein IOP-Anstieg muß unter allen Umständen vermieden werden. Während des gesamten Eingriffes ist deshalb auf eine ausreichende Narkosetiefe mit kompletter Muskelrelaxierung zu achten. Succinylcholin und Ketamin sollen nicht verwendet werden. Die Extubation sollte möglichst in tiefer Narkose erfolgen.

6.7 Blockexzision der Iris (seltener Eingriff)

Die Blockexzision wird bei Iristumoren durchgeführt. Eine kontrollierte Hypotension erleichtert in bestimmten Phasen das operative Vorgehen. Sie darf allerdings nur unter strikter Beachtung der Kontraindikationen eingesetzt werden (zur Vorgehensweise s. Kap. 6, S. 110).

Operationsbedingte anästhesiologische Besonderheiten: langdauernde Operation (ca. 3 h). Bei Durchführung einer kontrollierten Hypotension sind ZVD- und invasive Blutdruckmessung sowie Kontrolle der Urinausscheidung zwingend erforderlich!

6.8 Vitrektomie

Die Vitrektomie ist die operative Entfernung des erkrankten Glaskörpers mit anschließendem Ersatz durch Ringerlösung, hochgereinigtes Silikonöl oder Gas. Indikationen hierfür sind schwere entzündliche Glaskörperveränderungen, Glaskörpereinblutungen und vitro-retinale Proliferationen.

Der betroffene Glaskörperanteil wird stumpf abpräpariert, abgeschnitten und abgesaugt. Oft ist zusätzlich eine Cerclage erforderlich (s. Abschn. 6.9), um die abgehobene Netzhaut wieder anzulegen. Nachdem vitro-retinale Proliferation entfernt und mittels "Kryo" oder Laser verödet worden sind, muß oft ein Gas (SF6 = Schwefelhexafluorid) oder Silikonöl in das Auge eingebracht werden, um die Netzhaut von innen her anzudrücken. Wenn Netzhautlöcher vorliegen, werden sie mittels Endodiathermie verschlossen. Bei einer epiretinalen Gliose (prämakuläre Membran aus Gliazellen der Netzhaut; idiopathisch oder sekundär nach Netzhauterkrankungen) wird die prämakuläre Membran abpräpariert ("membrane peeling").

Operationsbedingte anästhesiologische Besonderheiten: Operationsdauer ca. 1-2 Stunden. Da eine vollständige Immobilisierung des Operationsfeldes erforderlich ist, wird der Eingriff i.d.R. in Allgemeinanästhesie durchgeführt. Da **Stickoxydul** in hohem Maße in mit Schwefelhexafluorid gefüllte Gasräume diffundiert, muß die N2O-Zufuhr ca. 20 Minuten vor Einsatz von SF6 beendet werden. Ansonsten würde es beim Einbringen des Gases zu einer unkontrollierten Ausdehnung und nach Beendigung der N2O-Zufuhr zur Verkleinerung des gasgefüllten Raumes kommen, was den Operationserfolg zunichte machen könnte.

6.9 Netzhautchirurgie

Als **Amotio oder Ablatio retinae** (Netzhautablösung) wird eine durch verschiedene Ursachen auslösbare Abhebung der neurosensorischen Netzhaut von dem daruntergelegenen Pigmentepithel bezeichnet. Ursachen können z.B. sein: Kurzsichtigkeit, stumpfe oder perforierende Traumata, diabetische Retinopathie, Frügeborenen-Retinopathie, proliferative Vitreoretinopathie.

Durch eine auf die Sklera aufgenähte **Silikonplombe** oder zirkulär um den Bulbus gelegte **Silikoncerclage** wird eine Tamponade der Öffnungsstelle erreicht, die den Bulbus hier eindellt und so das Pigmentepithel und die Aderhaut der abgehobenen Netzhaut wieder einander annähert.

Operationsbedingte anästhesiologische Besonderheiten: Operationsdauer ca. 1-2 Stunden, i.d.R. Allgemeinanästhesie zur vollständigen Immobilisierung des Operationsfeldes erforderlich.

6.10 Perforierende Augenverletzungen

Perforierende Augenverletzungen müssen *dringlich* operativ versorgt werden. Sie können isoliert oder aber in Kombination mit anderen Verletzungen des Gesichtsschädels und des Neurokraniums auftreten. Die Reihenfolge der Versorgung ergibt sich aus den extraokularen Verletzungen und muß interdisziplinär entschieden werden.

Bei *isolierten* perforierenden Bulbusverletzungen kann die bei Erwachsenen übliche sechsstündige Frist zwischen letzter Nahrungsaufnahme und Narkoseeinleitung i.d.R. eingehalten werden. Jedoch sollte man eher die Frist zwischen letzter Nahrungsaufnahme und Trauma berücksichtigen, da Trauma, Aufregung und Streß zur Verlangsamung der gastro-intestinalen Transitzeit führen, und so jeden traumatisierten Patienten als potentiell nicht nüchtern betrachten.

Operationsbedingte anästhesiologische Besonderheiten: Aus den vorangegangenen Ausführungen ergibt sich, daß die Narkoseeinleitung als Nicht-Nüchtern-Einleitung ("rapid sequence induction"; s. Kap. 7, S. 130 f.) unter Verzicht auf Succinylcholin durchgeführt werden sollte (alternativ z.B. Rocuronium 0,6 mg/kg KG bei zu erwartender Operationsdauer von mehr als 30-45 min). Bei der Präoxygenierung darf das verletzte Auge nicht berührt werden. Das intraokulare Volumen darf bei der Narkoseeinleitung nicht ansteigen, um eine weitere Schädigung des Auges zu verhindern. Deswegen ist auf eine ausreichende Narkosetiefe bei Laryngoskopie und Intubation zu achten. **Stickoxydul** sollte wegen seiner Eigenschaft, in luftgefüllte Hohlräume zu diffundieren, nicht angewendet werden.

6.11 Strabismuskorrektur

Die meisten Patienten, die zu einer Strabismuskorrektur anstehen, sind gesunde Kinder und Jugendliche im Alter zwischen 3 und 17 Jahren. Einigen Literaturberichten zufolge soll die Inzidenz der malignen Hyperthermie bei Strabismus möglicherweise geringfügig erhöht sein.

Operationsbedingte anästhesiologische Besonderheiten: Da nach Strabismusoperationen häufiger Übelkeit und Erbrechen auftreten, hat sich eine intravenöse Anästhesie mit **Propofol** und Opioid mit oder ohne Zugabe von Stickoxydul bewährt. Zudem sollte immer eine Magensonde gelegt werden. Zur Muskelrelaxierung sollte nach Möglichkeit kein Succinylcholin eingesetzt und statt dessen ein nichtdepolarisierendes Relaxans wie Mivacurium oder cis-Atracurium bevorzugt werden. Der okulo-kardiale Reflex tritt häufiger auf als bei anderen ophthalmochirurgischen Eingriffen.

6.12 Augenuntersuchungen im Kindesalter

Die Indikationen für eine Augenuntersuchung im Kindesalter umfassen das gesamte Spektrum der Augenheilkunde. Wegen der eingeschränkten oder nicht vorhandenen Kooperationsbereitschaft ist in dieser Altersgruppe oftmals eine Allgemeinanästhesie oder (Analgo-)Sedierung erforderlich. Gesunde Kinder können unter Einhaltung der Nüchternheitsgrenze *ambulant* anästhesiert werden. Da die Untersuchungen nicht schmerzhaft sind, bedarf es keiner speziellen Analgesie. Narkosen können per inhalationem oder ggf. auch intravenös durchgeführt werden. Ein i.v. Zugang sollte immer angelegt werden. Zwei Stunden nach Anästhesieende kann die orale Flüssigkeitszufuhr wiederaufgenommen werden, nach 4-6 Stunden können die Kinder i.d.R. entlassen werden.

Tonometrie

Tonometrische Untersuchungen werden auf Wunsch einiger Ophthalmologen in Analgo-Sedierung mit Midazolam (übliche Rektaldosis) und Ketamin (initial 1 mg/kg KG i.v.) vorgenommen. Auf augeninnendrucksenkende Anästhetika wird bewußt verzichtet, um falsch niedrige Meßwerte sicher zu vermeiden. Unter Ketamin kommt es allerdings mitunter zu Faszikulationen der Augenmuskeln (Nystagmus, Blepharospasmus), die den Untersuchungsgang behindern können.

6.13 **Elektroretinogramm** (ERG)

Das Elektroretinogramm stellt die über Elektroden abgeleitete Summe der elektrischen Antworten der Netzhaut auf einen kurzen Lichtblitz dar. Die Untersuchung erfolgt in einem vollständig abgedunkelten Raum und dauert ca. 15-30 Minuten. Während der Applikation des Lichtblitzes dürfen sich keine Wechselstrom-betriebenen Geräte am Netz befinden (EKG, Pulsoxymeter und Blutdruckmessung über Akku-betriebenen Monitor). Die Narkose sollte als Inhalationsnarkose durchgeführt werden, da Inhalationsanästhetika die Netzhautpotentiale nicht bzw. nur am geringsten beeinflussen. Die Untersuchung ist nicht schmerzhaft.

7 **Stand-by** (s. auch Kap. 13, S. 242)

Patienten, die relevante Begleiterkrankungen aufweisen und in Retrobulbäranästhesie operiert werden sollen oder möchten, werden zunehmend häufiger zum anästhesiologischen Stand-by vorgestellt. Hierbei wird die Retrobulbäranästhesie durch den Augenarzt durchgeführt; **dem Anästhesisten obliegt die intraoperative Überwachung und Aufrechterhaltung der Vitalfunktionen**. Die häufigsten Indikationen sind kardiovaskuläre oder respiratorische Störungen. Die präoperative Vorbereitung entspricht - wie bereits oben dargelegt - derjenigen, die für eine Allgemeinanästhesie erforderlich ist. Eine anxiolytische Prämedikation steht im Ermessen des Anästhesisten. Das perioperative Monitoring umfaßt das EKG, die nicht-invasive Blutdruckmessung und die Pulsoxymetrie. Eine intravenöse Verweilkanüle ist ebenso wie eine Sauerstoffinsufflation bei allen Eingriffen obligat. Das Stand-by kann und soll nicht dazu dienen, eine unzureichende Retrobulbäranästhesie zu supplementieren oder zu ersetzen! Sofern keine potentiell atemdepressorisch wirksamen Medikamente gegeben wurden und keine Komplikationen zu erwarten sind, kann der Patient unmittelbar nach dem Eingriff auf die periphere Station zurückverlegt werden.

8 Postoperative Überwachung und Schmerztherapie

Nach der Extubation erhält jeder Patient im Aufwachraum eine Sauerstoffinsufflation (Nasensonde bei Erwachsenen, Insufflationstrichter bei Kindern). Die Überwachung der Vitalparameter ist obligat. Postoperativ auftretende Übelkeit kann z.B. mit Droperidol oder Metoclopramid i.v. behandelt werden.

Postoperative Schmerzzustände sind selten und können bei fehlender Kontraindikation mit Nicht-Opioid-Analgetika wie Acetylsalicylsäure bzw. deren Derivaten therapiert werden. Kinder sollten nach der Narkoseeinleitung Paracetamol als Suppositorium in altersgerechter Dosierung erhalten; so erreicht man i.d.R. mit dem Operationsende ausreichend analgetisch wirksame Plasmaspiegel.

22 Anästhesie in der Neurochirurgie und Neuroradiologie

1 Einführung

In der Neurochirurgie werden Operationen am zentralen und peripheren Nervensystem vorgenommen. Die wesentlichen anästhesiologischen Besonderheiten stellen sich hier bei intrakraniellen Eingriffen. Entscheidendes Ziel der Anästhesieführung ist die **Aufrechterhaltung der zerebralen Homöostase.** Zu diesem Zweck dient vorrangig der Erhalt der zellulären Oxygenierung und Substratversorgung. Die Kenntnis der physiologischen Grundlagen von Hirndurchblutung, -stoffwechsel und -druck sowie die mit den einzelnen Erkrankungen einhergehenden pathophysiologischen und pharmakologischen Besonderheiten bildet die Voraussetzung für die sichere Beherrschung der Neuroanästhesie. Um den Umfang dieses Kapitels nicht zu sprengen, können diese Gebiete hier allerdings primär nur unter ihren praxisrelevanten Bezügen abgehandelt werden. Weitere Einzelheiten müssen in den entsprechenden Lehrbüchern nachgelesen werden.

2 Physiologische und pathophysiologische Besonderheiten

Die maßgebliche Stellgröße der zerebralen Oxygenierung ist die **Hirndurchblutung** (CBF). Die Hirndurchblutung ist abhängig vom

- zerebralen Perfusionsdruck (CPP; s.u.) und
- zerebralen Gefäßwiderstand (CVR).

Unter physiologischen Bedingungen existieren zwei **Regulationsmechanismen** der zerebralen Perfusion (Abb. 33, S. 380):

- zerebrovaskuläre Autoregulation
- CO_2-Reaktivität der Hirngefäße

2.1 Zerebrovaskuläre Autoregulation

In einem Bereich des zerebralen Perfusionsdruckes von 50-150 mmHg wird der CBF durch regulative Veränderungen der zerebralen Gefäßweite konstant gehalten. Der **zerebrale Perfusionsdruck** (CPP) ist abhängig vom:

- arteriellen Mitteldruck (MAP)
- intrakraniellen Druck (ICP) und
- zentralen Venendruck (ZVD), wenn ZVD > ICP.

Der **CPP** errechnet sich aus der Beziehung:

$$CPP = MAP - ICP$$

Eine Zunahme des CPP führt normalerweise nur zu einer kurzfristigen entsprechenden Steigerung des CBF. Durch myogene autoregulative Vorgänge, die möglicherweise NO-vermittelt sind, kommt es bei passiver Dehnung der größeren arteriellen Hirngefäße (als Folge der CPP-Erhöhung) innerhalb von 1-2 Minuten zu einer zerebralen Vasokonstriktion ("Bayliss-Effekt"), wodurch eine länger andauernde CBF-Zunahme vermieden wird. Umgekehrt erfolgt bei Abfall des CPP eine Vasodilatation, die eine Abnahme des CBF verhindert. Erst bei Über- oder Unterschreiten der autoregulatorischen Grenzen wird die zerebrale Durchblutung unmittelbar vom Perfusionsdruck abhängig.

Grundsätzlich gilt folgendes:

Veränderungen des **CPP** innerhalb des Autoregulationsbereiches führen unter physiologischen Bedingungen zu direkt proportionalen Änderungen des zerebralen Gefäßwiderstandes (CVR) und damit zur Konstanterhaltung des CBF!

Teleologisch dient die zerebrovaskuläre Autoregulation also:

- der Ischämieverhinderung, wenn der CPP abfällt, und
- der Ödemverhinderung, wenn der CPP ansteigt.

Zerebrale Ischämie

Als **kritische Grenzwerte des CPP**, unterhalb derer eine zerebrale Ischämie zu erwarten ist, gelten:

- ca. 40 mmHg bei Gesunden
- 60-70 mmHg bei pathologischer intrakranieller Hämodynamik (z.B. ICP-Steigerung, zerebrovaskuläre Insuffizienz)

Beeinträchtigung der zerebrovaskulären Autoregulation

Die zerebrovaskuläre Autoregulation ist äußerst anfällig gegenüber Veränderungen des physiologischen Milieus. Durch **Störgrößen** wie:

- zerebrale Ischämie,
- arterielle Hypoxie,
- Hyperkapnie,
- Hirntrauma,
- zerebral vasoaktive Pharmaka

werden die Regulationsvorgänge beeinträchtigt bzw. aufgehoben. Das bedeutet, daß unter solchen Bedingungen die Hirndurchblutung *druckpassiv* erfolgt, also entsprechend den Änderungen des zerebralen Perfusiondruckes.

Bei **chronischer arterieller Hypertonie** ist die Autoregulationskurve nach rechts verschoben, so daß einerseits höhere Perfusionsdrücke zur Verhinderung einer zerebralen Ischämie erforderlich sind, andererseits aber höhere Blutdruckwerte toleriert werden, ohne daß es hyperämiebedingt zum Hirnödem kommt.

2.2 CO_2-Reaktivität der Hirngefäße

Veränderungen des arteriellen PCO_2-Wertes führen zu gleichgerichteten Änderungen der zerebralen Perfusion. Eine Zunahme des $PaCO_2$ von 20 bis 80 mmHg bewirkt hierbei eine annähernd lineare Steigerung des CBF, während eine Abnahme den entsprechend umgekehrten Effekt zeigt. Die Veränderung des CBF beträgt bei Änderung des $PaCO_2$ um 1 mmHg ungefähr 1-2 ml pro 100 g Hirngewebe und Minute.

Heutzutage wird folgender zugrundeliegender Mechanismus unterstellt. Die H^+-Ionen-Konzentration in der Extrazellularflüssigkeit (ECF) bzw. Gefäßmuskulatur beeinflußt über eine Veränderung der Membranpermeabilität für bestimmte Ionen den Aktivitätszustand der glatten Gefäßmuskelzelle. Eine Azidose geht mit einer Vasodilatation, eine Alkalose mit einer Vasokonstriktion einher. Bei vollständiger aerober Glykolyse entstehen als Endprodukte CO_2 und H_2O. Die dadurch induzierte Zunahme der H^+-Ionen-Konzentration reguliert in oben beschriebener Weise den zerebralen Vasomotorentonus. Auf diese Weise kann der CBF dem jeweiligen zellmetabolischen Bedarf zügig angepaßt werden. Da vor allem die kleinen Widerstandsarterien und Arteriolen am stärksten auf wechselnde CO_2-Blutspannungen mit Durchmesseränderungen reagieren, werden zudem regionale Durchblutungsanpassungen ermöglicht.

Da CO_2 als Gas Membranen i. Ggs. zu Hydrogencarbonat frei permeiert, führen auch Veränderungen des arteriellen CO_2-Partialdruckes - unabhängig vom zerebralen Metabolismus - zur Zu- oder Abnahme der extrazellulären H^+-Ionen-Konzentration. Für die anästhesiologische Praxis bedeutet dieses, daß durch iatrogene Änderungen ventilatorischer Größen zielgerichtet Einfluß auf die Hirndurchblutung bzw. das zerebrale Blutvolumen und damit auf den Hirndruck (s.u.) genommen werden kann.

Merke:

Veränderungen des **$PaCO_2$** beeinflussen über umgekehrt proportionale Änderungen des zerebralen Gefäßwiderstandes (CVR) die Hirndurchblutung!

Bei **kontrollierter Hyperventilation** wird durch die allmählich einsetzende Abnahme der Hydrogencarbonatkonzentration im Liquor und in der ECF der pH-Wert wieder abgesenkt und damit der CBF - trotz fortgesetzter Hyperventilation - auf das Ausgangsniveau zurück angehoben. Diese Adaptation ist nach ca. 24 Stunden komplett!

Die zerebrovaskuläre CO_2-Reaktivität ist weniger störanfällig als die o.g. Autoregulation. Sie wird eingeschränkt bzw. aufgehoben durch eine:

- zerebrale metabolische Azidose (z.B. als Folge hypoxisch-ischämischer Zustände)
- arterielle Hypotension (MAP < 50 mmHg)

Die Ausprägung der CO_2-Antwort scheint generell vom Ausgangstonus der Hirngefäße abhängig zu sein. So konnte gezeigt werden, daß die CO_2-Reagibilität unter zerebral vasokonstriktorischen intravenösen Anästhetika vermindert ist, während sie durch volatile Anästhetika, die zur Dilatation der Hirngefäße führen, verstärkt wird.

Physiologische Bedeutung

Durch die CO_2-Regulation der Hirngefäße werden Hirndurchblutung und metabolische Aktivität des Gehirns eng aufeinander abgestimmt (s.o.). Eine Zunahme des Hirnstoffwechsels bewirkt zur erforderlichen Deckung des gesteigerten O_2-und Substratbedarfs eine entsprechende Steigerung der zerebralen Perfusion und umgekehrt.

Anästhesiologische Relevanz

Jede Art von Zellhypoxie, bedingt beispielsweise durch primär vaskuläre Erkrankungen, Hirntumoren, entzündliche Läsionen oder traumatische Ereignisse, führt über eine zunehmende Lactatazidose in den betroffenen Organbezirken zunächst zu einer Verminderung und letztlich zu einer kompletten Aufhebung der CO_2-gesteuerten Gefäßreagibilität mit dem Ergebnis einer maximalen Vasoparalyse. Da es sich in solchen Fällen vielfach um **fokal-hypoxische bzw. inkomplett-ischämische** Veränderungen handelt, kann man sich die in intakten Gefäßprovinzen erhaltene CO_2-Reaktivität für die anästhesiologische Praxis zunutze machen. So soll z.B. die kontrollierte Hyperventilation bei pathologisch erhöhtem Hirndruck die Durchblutung in minderperfundierten Arealen verbessern ("inverse steal-effect" oder "Robin-Hood-Phänomen"). Um diesen Effekt zu gewährleisten, muß jedoch in den "gesunden" Stromgebieten die CO_2-Reaktivität der Hirngefäße unbedingt erhalten bleiben.

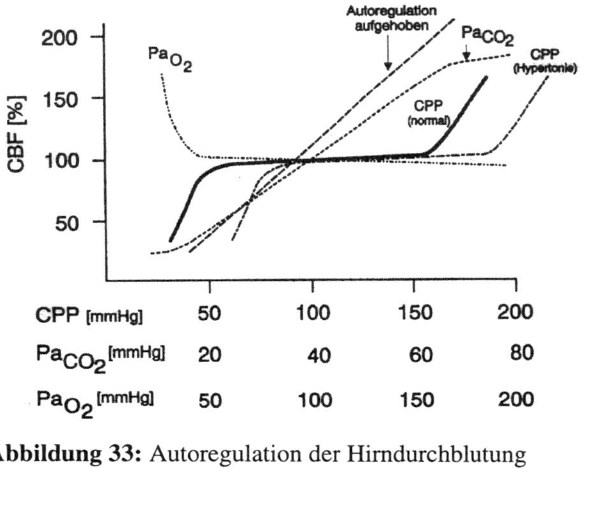

Abbildung 33: Autoregulation der Hirndurchblutung

2.3 Intrakranieller Druck (ICP)

Der intrakranielle Druck wird im wesentlichen durch die Volumina der sich im knöchernen Schädel befindenden Flüssigkeitskompartimente bestimmt:

- zerebrales Blutvolumen (CBV)
- Liquor (CSF)
- Extrazellularflüssigkeit (ECF)

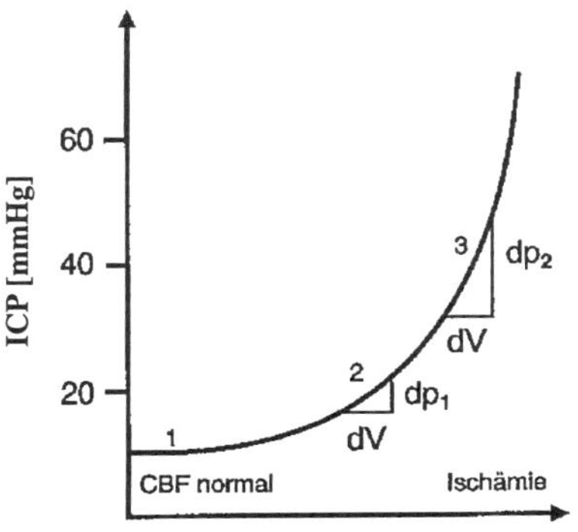

Der ICP beträgt physiologischerweise 0-15 mmHg. Eine Zunahme des CBF führt zur Erhöhung des **zerebralen Blutvolumens** (CBV). Da das Gehirn in dem Schädel, einem halbgeschlossenen, nicht expansiblen Raum, eingebettet ist, bewirkt eine CBV-Zunahme - nach Erschöpfen der physiologischen Kompensationsmechanismen - eine Steigerung des ICP (Abb. 34). Nur länger anhaltende erhöhte, nicht spontan in den Normbereich zurückehrende ICP-Werte gelten als pathologisch. Bei Werten über 20-25 mmHg sollte hierbei therapeutisch interveniert werden.

Abbildung 34: Intrakranielle Druck-Volumen-Beziehung (inkrementelle Volumenzunahmen bewirken je nach Ausgangslage des ICP unterschiedlich starke ICP-Anstiege: *1* normaler CBF und ICP; *2* noch ausreichender CBF bei gering ansteigenden ICP-Werten; *3* bedingt durch den starken ICP-Anstieg kritisch erniedrigter CBF, so daß eine inkomplette oder komplette Ischämie resultiert

Intrakranielle Druckänderungen infolge von Volumenänderungen werden als Druck-Volumen-Beziehung neuerdings mit dem Begriff der **Elastance** und nicht mehr mit der Compliance erfaßt, da nur der Druck meßtechnisch erfaßt werden kann (zur *ICP-Messung* s. Kap. 3, S. 70 f.).

Merke:

> Intrakranielle Elastance: $E = dP / dV$

Normale und erhöhte ICP-Werte

- 0-15 mmHg: normal
- 15-30 mmHg: leicht erhöht
- 30-50 mmHg: stark erhöht
- > 50 mmHg: akute Einklemmungsgefahr!

Auswirkungen einer pathologischen ICP-Steigerung

- Abnahme des zerebralen Perfusiondruckes
- zerebrale Ischämie (global - regional)
- Herniation von Hirnanteilen
  - obere Einklemmung: Temporallappen im Tentoriumschlitz (-> Kompression d. N. oculomotorius)
  - untere Einklemmung: Kleinhirntonsillen im Foramen magnum (-> Hirnstammkompression!)

Klinische **Zeichen der Einklemmung** sind:

- Bewußtlosigkeit u. Erlöschen der Schmerzreaktionen => drastische Reduktion des Narkosemittelbedarfs
- maximale Miosis oder Mydriasis (Kompression des N. oculomotorius)
- Streckstellung der Extremitäten (beim nichtrelaxierten Patienten)
- Zusammenbruch der Atem- und Herz-Kreislauf-Tätigkeit (Bradykardie, Hypertonie => Asystolie)

Differentialdiagnostisch muß ein **akutes Mittelhirn- oder Bulbärhirnsyndrom** bei *primärer* Hirnstammschädigung erwogen werden.

Folgende Zustände, die mit einer **ICP-Erhöhung** einhergehen können, sind klinisch bedeutsam und bis auf die intrakraniellen Raumforderungen allesamt durch das anästhesiologische Regime beeinflußbar:

- Hyperkapnie
- Hypoxämie
- Blutdruckanstieg
  - über die obere Autoregulationsschwelle
  - bei gestörter Autoregulation
- Anstieg des ZVD (Verminderung des hirnvenösen Blutabflusses)
  - Husten und Pressen
  - Trendelenburg-Lagerung
  - erhöhter intrathorakaler oder -abdomineller Druck
  - PEEP-Beatmung
- Hyperthermie
- zu flache Narkose
- iatrogene Hyperhydratation
- raumfordernde intrakranielle Prozesse
  - Tumoren
  - Blutungen
  - Abszesse
  - Störungen der Liquorzirkulation
  - Hirnödem

2.4 Hirnödem

Das Hirnödem ist definiert als pathologische **Zunahme des intrazellulären und/oder extrazellulären Wassergehalts des Gehirns**, die bei entsprechender Ausprägung zu klinischen Symptomen führt. Als Hauptursachen eines Hirnödems gelten Ischämie, Trauma, Hirntumoren, Infektionen und die hypertensive Krise. Folgende **Formen** des Hirnödems können unterschieden werden:

1. **vasogenes Hirnödem**:
   bedingt durch Störungen der Blut-Hirn-Schranke, gekennzeichnet durch Zunahme des extrazellulären Wassergehalts
   z.B.: Trauma, Tumoren, Infektionen, hypertensive Krise

2. **ischämisches Hirnödem**:
   bedingt durch hypoxisch-ischämische Zellschädigung, *primär* gekennzeichnet durch abnorme Zunahme des intrazellulären Wassergehalts, bei sekundärer Störung der Blut-Hirn-Schranke schließlich auch des extrazellulären Wassergehalts
   z.B.: ischämischer Insult bzw. Hirninfarkt

3. **postischämisches Hirnödem** (= Reperfusionsödem)

4. **zytotoxisches Hirnödem**:
   oftmals synonym für ischämisches Ödem verwendet, strenggenommen handelt es sich aber um ein intrazelluläres Ödem durch Einwirken toxischer Substanzen

5. **osmotisches Hirnödem**:
   entsteht bei intakter Blut-Hirn-Schranke, wenn die Osmolarität des Plasmas geringer als die des Hirngewebes ist; gekennzeichnet durch Zunahme des intrazellulären Wassergehalts
   z.B.: exzessive Zufuhr hypoosmolarer Infusionen, Schwarz-Bartter-Syndrom (SIADH), Pseudotumor cerebri, Dysäquilibriumsyndrom (z.B. zu schnelle Senkung des Plasmaharnstoffs durch Hämodialyse oder der Plasmaglucose durch Insulintherapie)

6. **mechanisch bedingte Ödeme** (Kompressionsödem oder Okklusionsödem):
   bedingt durch Unterbrechung der zerebralen Liquor(ab)flusses, gekennzeichnet durch Zunahme des extrazellulären Wassergehalts
   z.B.: intrakranielle Massenzunahme, Verschiebung oder Herniation von Hirnanteilen, Hydrozephalus occlusus

Auswirkungen des Hirnödems. Durch die Ausbreitung der Ödemflüssigkeit im Gewebe werden die regionale Durchblutung wegen des erhöhten Druckes im Gewebe und der Zellstoffwechsel vermindert. Außerdem wird die zerebrovaskuläre Autoregulation in den ischämischen Arealen beeinträchtigt, so daß die Durchblutung hier nur noch druckpassiv erfolgt. Bei kritischer ICP-Zunahme besteht die Gefahr der Einklemmung von Hirnanteilen mit lebensbedrohlicher Kompression des Hirnstamms (s.o.).

Circulus vitiosus bei Hirnödem

Hirnödem -> ICP ↑ -> Autoregulation ↓

Zerebraler Perfusiondruck bei Hirnödem und erhöhtem ICP

Ein Abfall des zerebralen Perfusionsdruckes (durch Abfall des MAP oder Anstieg des ICP) führt zu einer autoregulatorischen Dilatation der Hirngefäße in den ödemfernen Regionen (in den geschädigten Gebieten dagegen ist die Autoregulation vermindert bis aufgehoben!). Infolgedessen nimmt das zerebrale Blutvolumen zu, und damit auch der ICP. Der ICP-Anstieg wiederum führt zu einer weiteren CPP-Abnahme und hierdurch zu weiterer Vasodilatation, bis schließlich die zerebrale Durchblutung bei maximaler Vasodilatation und höchsten ICP-Werten sistiert. Umgekehrt bewirkt eine Zunahme des CPP (Anstieg des MAP oder Abfall des ICP) eine zerebralen Vasokonstriktion mit Abnahme des zerebralen Blutvolumens und des ICP, und zwar so lange, bis eine maximale Vasokonstriktion und der niedrigstmögliche ICP erreicht sind.

Nach dieser Theorie wird zur Behandlung des erhöhten ICP ein **hoher zerebraler Perfusionsdruck von über 60-70 mmHg** angestrebt, um eine autoregulatorische zerebrale Vasokonstriktion mit Abnahme des zerebralen Blutvolumens und des ICP hervorzurufen. Dieses Vorgehen setzt aber eine eine zumindest partiell intakte Autoregulation der Hirndurchblutung voraus.

3 Pharmakologie

An dieser Stelle werden nur die speziellen Anästhetikawirkungen auf das ZNS, d.h. die **Auswirkungen der Anästhetika auf die Homöostase** zwischen zerebralem Sauerstoffverbrauch ($CMRO_2$), Hirndurchblutung und intrakraniellem Druck, besprochen. (Tab. 59). Anästhetika können die zerebrale Durchblutung entweder durch *direkte* Wirkung auf die Hirngefäße oder *indirekt* durch Beeinflussung des Hirnstoffwechsels und/oder der Atemfunktion verändern. Eine Kontraktion von zerebralen Gefäßen führt zu einer Ab-, eine Dilatation zu einer Zunahme der Hirndurchblutung. Veränderungen des ICP durch Anästhetika entstehen ausschließlich *sekundär* als Folge ihrer Wirkungen auf den CBF, die Liquorproduktion und/ oder -resorption.

Barbiturate, Etomidat und Propofol

Barbiturate, Etomidat und Propofol reduzieren dosisabhängig den zerebralen Funktionsstoffwechsel. Da die physiologische Kopplung zwischen CBF und $CMRO_2$ erhalten bleibt, kommt es infolge der **Stoffwechseldepression** proportional zu einer sekundären zerebralen Vasokonstriktion und damit zur **Hirndurchblutungsabnahme**. Die Maximalwirkung manifestiert sich anhand eines isoelektrischen EEGs (ca. 50%ige Senkung der $CMRO_2$, bezogen auf die Ruhewerte - unmittelbare Vorstufe des isoelektrischen EEGs ist das "burst-suppression"-Muster). Da die Reduktion des CBF mit einer Verminderung des CBV einhergeht, kann diese Wirkung zur Verringerung eines erhöhten ICP therapeutisch ausgenutzt werden. In diesem Zusammenhang muß allerdings eine arterielle Hypotension vermieden werden, damit der CPP nicht abfällt. Das betrifft vor allem das Propofol aufgrund seiner direkten peripher vasodilatierenden Wirkung.

Ketamin

Ketamin bzw. S(+)-Ketamin ist ein potenter direkter und indirekter zerebraler Vasodilatator, welcher unabhängig von Veränderungen des arteriellen Blutdruckes zu signifikanten CBF-Anstiegen führen kann.

Hierbei bleibt die CMRO2 global unverändert, während aufgrund der dissoziativen ZNS-Wirkung von Ketamin der O2-Verbrauch in subkortikalen Regionen ansteigen kann. Eine Reihe von Studien zeigen ICP-Erhöhungen bei Patienten mit intrakraniellen und ohne intrakranielle Läsionen. Trotz Aufrechterhaltung eines normalen bis erhöhten arteriellen Blutdruckes kann der CPP erniedrigt werden. Der durch Ketamin induzierte ICP-Anstieg kann durch zusätzliche Gabe von z.B. Thiopental mitigiert werden. Neuere Studien haben gezeigt, daß analgetisch wirksames "low-dose"-Ketamin (0,5 mg/kg KG i.v.) dann nicht zur ICP-Zunahme führt, wenn die Patienten zuvor hyperventiliert werden. Experimentelle Erkenntnisse, die Ketamin als Hemmstoff des zellulären Ca^{2+}-Einstromes über einen NMDA-Rezeptorantagonismus ausweisen und einen "ischämieprotektiven Effekt" unterstellen, können noch nicht abschließend bezüglich ihrer klinischen Relevanz bewertet werden. Insgesamt muß jedoch von einer Verschlechterung einer intrakraniellen Hypertension durch Ketamin ausgegangen werden

Tabelle 59: Einflüsse von Anästhetika, Hypnotika und Sedativa auf die zerebrale Homöostase

Substanz	$CMRO_2$	burst suppression	CBF	ICP	Autoregulation	CO_2-Regulation
Barbiturate	↓↓	ca. 5 mg(kg KG	↓↓	↓↓	↔	↓
Etomidat	↓↓	0,2-0,3 mg(kg KG	↓↓	↓↓	↔	↓
Propofol	↓↓	ca. 2 mg(kg KG	↓↓	↓↓	↔	↓
Opioide	↔/↓	ø	↔/↓	↔/↓	↔	↔
Benzodiazepine	↓	ø	↓	↓		
Neuroleptika	↔	ø	↔	↔		
Ketamin > 1 mg/kg	↔	ø	↑	↑	↓	
N_2O	↑	ø	↑	↑	↓	↔
Halothan	↓	ø	↑↑	↑↑	↓	↑
Enfluran	↓	ø	↑	↑	↓	↑
Isofluran	↓↓	1,5-2,0 MAC	↔/↑	↔/↑	↔/↓	↑
Sevofluran	↓↓	1,5-2,0 MAC	↔/(↑)	↔/(↑)	↔/↓	↑
α_2-Agonisten	↔	ø	↓	↓	↔	↔

↓↓ starke Abnahme, ↓ Abnahme, ↑↑ starke Zunahme, ↑ Zunahme, ↔ unverändert

Inhalationsanästhetika

Stickoxydul (Lachgas, N2O)

Stickoxydul **erhöht** den **Hirnstoffwechsel** und konsekutiv **Hirndurchblutung und Hirndruck**. Bei Patienten mit gesteigerter intrakranieller Elastance kann der ICP deutlich ansteigen. Die Substanz sollte daher nicht eingesetzt werden bei:

- bei Patienten mit ZNS-Erkrankungen und gestörter zerebraler O2-Bilanz
- bei SHT
- Operationen in (halb)sitzender Position (Spannungspneumenzephalus, Luftembolie)

Volatile Inhalationsanästhetika

Volatile Inhalationsanästhetika führen zu einer dosisabhängigen **"Entkopplung" von CBF und CMRO2**. Der CBF nimmt infolge einer direkten zerebralen Vasodilatation dieser Substanzen bei gleichzeitiger Abnahme des zerebralen Sauerstoffverbrauches zu. Bei Patienten mit gesteigerter intrakranieller Elastance können sich unter Anwendung volatiler Anästhetika bedrohliche ICP-Anstiege entwickeln.

Isofluran

Die zerebral vasodilatierenden Eigenschaften von Isofluran sind deutlich geringer als die von Halothan und Enfluran, und dementsprechend geringer ausgeprägt sind auch die Beeinflussungen von CBF, CBV und ICP. Die Wirkungen von Isofluran lassen sich folgendermaßen zusammenfassen:

1. An *Hirngesunden* führt es in Konzentrationen bis zu 1 MAC weder zu einer Steigerung des CBF noch zu einer Abschwächung der zerebrovaskulären Autoregulation.
2. Die CO_2-Reaktivität der Hirngefäße bleibt erhalten.
3. Eine endexspiratorische Konzentration von 1,5-2,0 MAC führt zur maximalen Suppression des funktionellen Hirnstoffwechsels, korrespondierend mit einem isoelektrischen EEG.

Unter entsprechender Anästhesieführung mit Aufrechterhaltung des CPP und kontrollierter Hyperventilation scheint dem Einsatz von Isofluran in Konzentrationen von $\leq$ 1 MAC auch bei Patienten mit Zunahme der intrakraniellen Elastance nichts entgegenzusprechen. Bei dekompensierter intrakranieller Hypertension oder schwerem Schädel-Hirn-Trauma mit Verlust der zerebrovaskulären Autoregulation und Schädigung der Blut-Hirn-Schranke sollte Isofluran hingegen nicht verwendet werden.

Sevofluran

Die bisherigen klinischen Erfahrungen mit Sevofluran sind recht positiv. Untersuchungen haben zeigen können, daß Sevofluran bis zu einer Konzentration von 1 MAC die zerebrovaskuläre Autoregulation und CO_2-Regulation intakt läßt, wobei der CBF-Anstieg und CVR-Abfall deutlich geringer ausfallen als unter Isofluran (Ergebnisse allerdings an Hirngesunden erhoben). Ein "burst-suppression"-EEG wird ebenfalls bei einer MAC von ca. 1,5-2,0 induziert. Unter Sevofluran konnte ebenso wie unter Isofluran keine epileptiforme Aktivität nachgewiesen werden.

Weitere Vorteile, die für den neuroanästhesiologischen Einsatz von Sevofluran sprechen sind:

- nur gering ausgeprägte negative Inotropie
- deutlich geringere Vasodilatation als unter Isofluran
- keine Auslösung eines "coronary-steal"-Phänomens (auch nicht unter experiment. Bedingungen)
- Katecholamin-sensibilisierende und arrhythmogene Effekte noch geringer als bei Isofluran

Aufgrund des angenehmen Geruchs und der Tatsache, daß Sevofluran keine Schleimhaut- und Atemwegsirritationen hervorruft, kann es zur Narkoseeinleitung auch bei Kindern mit gesteigerter intrakranieller Elastance verwendet werden.

Opioide

Opioide wie Remifentanil, Alfentanil, Fentanyl und Sufentanil führen in höherer Dosierung zur $CMRO_2$- und CBF-Abnahme, die jedoch i. Vgl. zu den diesbezüglichen Effekten von Barbituraten, Etomidat und Propofol deutlich geringer ausfällt. Die CBF-Regulationsmechanismen bleiben unter Opioiden erhalten. Unter *Fentanyl* konnten bei konstantem $PaCO_2$ keine größeren Beeinflussungen des ICP beobachtet werden. Wenn Opioide in Verbindung mit anderen Anästhetika angewendet werden, muß jedoch, um eine CPP-Erniedrigung zu vermeiden, darauf geachtet werden, daß der arterielle Blutdruck nicht abfällt. Nach Gabe von *Sufentanil* wurden experimentell und auch klinisch ICP-Erhöhungen gemessen. Der Mechanismus hierfür ist nicht eindeutig geklärt. Neuere Studien weisen jedoch darauf hin, daß bei Vermeidung einer arteriellen Hypotension Sufentanil keinen ICP-Anstieg bewirkt. Eine postoperative Atemdepression infolge eines Opioidüberhanges kann allerdings zu einer ausgeprägten, hyperkapnisch induzierten CBF-Zunahme und demzufolge bei gesteigerter intrakranieller Elastance zur bedrohlichen ICP-Erhöhung führen.

Muskelrelaxanzien

Muskelrelaxanzien üben selbst keine Wirkungen auf das zerebrale Gefäßsystem aus. Sie können aber durch Beeinflussung des Skelettmuskeltonus, des vegetativen Nervensystems oder unspezifische Histaminliberation die Hirndurchblutung verändern.

Succinylcholin

Succinylcholin wurde aufgrund gesteigerter muskulär ausgelöster afferenter neuronaler Aktivität sowohl experimentell als auch klinisch mit einer zerebralen Stimulation und **erhöhten ICP-Werten** in Verbindung gebracht. Die ICP-steigernden Effekte können allerdings durch Gabe von nicht-depolarisierenden Muskelrelaxanzien (subrelaxierende Dosierung) vermindert bis aufgehoben werden. Für eine schnelle Intubation im Rahmen von respiratorischen Notfällen oder bei Patienten mit vollem Magen ("crash"-Einleitung) kann es deshalb unter Beachtung der Kontraindikationen verwendet werden. Eine **absolute Kontraindikation** besteht allerdings wegen der Gefahr einer exzessiven Hyperkaliämie **bei allen hemi-, para- oder tetraplegischen Patienten** (s. auch Kap. 8, S. 165 f.).

Lidocain

Lidocain kann zur **Unterdrückung intubationsbedingter sympathikotoner Reaktionen** ca. 90 Sekunden vor der Intubation in einer Dosierung von 1,0-1,5 mg/kg KG i.v. verabreicht werden. Dieses Vorgehen empfiehlt sich insbesondere bei akuten intrakraniellen Blutungen.

Vasoaktive Pharmaka

Pharmaka, die den Gefäßtonus verändern (z.B. Nitroglycerin, Calciumantagonisten), können den CBF *direkt* und/oder *indirekt* beeinflussen. Um eine direkte Wirkung am zerebralen Gefäßsystem auszuüben, müssen sie in der Lage sein, die Blut-Hirn-Schranke zu durchdringen. Davon unabhängig können sie bei eingeschränkter bzw. aufgehobener zerebrovaskulärer Autoregulation den dann perfusionsdruckabhängigen CBF indirekt verändern, indem sie den arteriellen Mitteldruck erhöhen oder erniedrigen.

Diuretika

Diuretika wirken über eine **Verminderung des intrakraniellen Volumens** hirndrucksenkend.

Osmodiuretika, die die Blut-Hirn-Schranke nicht oder nur langsam überwinden, bewirken einen osmotischen Gradienten, entlang dessen Wasser aus dem extravaskulären Raum in die Blutgefäße eintritt, so daß das Hirnvolumen verkleinert wird. Diese Wirkung entsteht jedoch nur in Gefäßbezirken mit intakter Architektur der Blut-Hirn-Schranke. Zusätzlich werden über die induzierte Diurese das Gesamtblutvolumen und folglich auch das CBV reduziert. Die ICP-Effekte sind jedoch nicht immer vorhersagbar, da hyperosmolare Lösungen den zerebralen Gefäßwiderstand herabsetzen und so transiente CBV- und ICP-Anstiege hervorrufen können. Zudem dringen sie bei gestörter Blut-Hirn-Schranke in das Hirngewebe ein, so daß bei einer Akkumulation der osmotische Druck im Gewebe ansteigt und Wasser aus dem Plasma in das Gewebe übertritt. Über diesen Mechanismus erklärt man sich sog. *"rebound"-Phänomene des ICP* nach Anwendung von Osmodiuretika. Als Osmodiuretika kann **Mannitol** in Dosen von **0,25-0,5 g/kg KG** als 20 %ige Lösung verabreicht werden. Mannitol wirkt innerhalb von 10-15 Minuten. Hierdurch kann eine 2-3 Stunden anhaltende ICP-Senkung erreicht werden.

Schleifendiuretika wie Furosemid oder Etacrynsäure führen über eine Verminderung des zirkulierenden Blutvolumens und der Liquorproduktion zur ICP-Reduktion. Diese Wirkungen treten jedoch nicht so schnell ein wie die nach Gabe von Osmodiuretika. Darüber hinaus wird bei Verwendung von Schleifendiuretika die *Plasmaviskosität* in nicht unerheblichem Maße *erhöht*, woraus eine verschlechterte Mikrozirkulation resultiert, die die Perfusion in ischämischen Hirnarealen weiter einschränkt. Schleifendiuretika sollten deshalb zur akuten Kontrolle des ICP nicht mehr verwendet werden.

4 Allgemeine Neuroanästhesie

4.1 Präoperative Vorbereitung

Grundvoraussetzung für jeden neurochirurgischen Eingriff ist neben der üblichen Vorbereitung die präoperative Überprüfung des **neurologischen Status**, der i.d.R. bereits zuvor vom Neurochirurgen oder Neurologen erhoben worden sein sollte. Besondere Beachtung muß dem Bewußtseinsgrad, einem etwaig erhöhten intrakraniellen Druck und dem Ausmaß fokaler neurologischer Defizite geschenkt werden. Darüber hinaus hat sich der Anästhesist anhand von vorliegenden **Untersuchungsbefunden** einen Überblick über morphologische Veränderungen und raumfordernde Effekte (z.B. CCT, MRI) und vor Gefäßeingriffen über die intrakraniellen Durchblutungsverhältnisse (z.B. Doppler-Sonographie, Angiographie) zu verschaffen. Außerdem muß Klarheit bestehen, welche **Lagerung** für den Eingriff erforderlich ist.

Im einzelnen sind folgende weitere **Besonderheiten** zu beachten:

- perioperative Weiterführung einer
  - antikonvulsiven Medikation (Wirkverkürzung von Steroidrelaxanzien!)
  - Glukokortikoidtherapie
  - antihypertensiven und antianginösen Therapie
- Normalisierung von Wasser-, Säure-/Basen- und Elektrolythaushalt vor Narkoseeinleitung

Die Fortführung einer antikonvulsiven Therapie ist sehr wichtig, da in Narkose "Krampfäquivalente" auftreten können, die mit erhöhtem zerebralen Sauerstoffverbrauch einhergehen. Wache und ängstliche Patienten können am Vorabend und am Morgen der Operation auf der Station eine anxiolytisch wirksame **Prämedikation** (z.B. Midazolam p.o.) erhalten. Lethargische und bewußtseinsgetrübte Patienten sollten allerdings präoperativ zur Vermeidung einer Hypoxie keine atemdepressorisch wirksamen Medikamente erhalten.

4.2 Allgemeine Hinweise

Für Intubationsnarkosen (Ausnahmen siehe bei den jeweiligen Eingriffen) gelten folgende Hinweise:

1. für Operationen in Bauchlage EKG-Elektroden von vornherein auf den Rücken kleben
2. i.v. Zugänge (inkl. ZVK) und arterielle Kanüle nach Möglichkeit auf der dem Anästhesisten am OP-Tisch zugewandten Seite
3. Intubation mit Spiraltuben, möglichst unter Sicht und ohne Führungsstab; exakte Tubuspositionierung erforderlich, da eine spätere Korrektur unmöglich ist (-> von der Tubusspitze ausgehend soll die obere schwarze Markierung auf Höhe der Stimmritze zu liegen kommen)
4. sichere Tubusfixierung mit Gazerolle und Pflaster (z.B. Fixomull®)
5. Ösophagusstethoskop, z.B. mit *integrierter* Temperatursonde (Positionierung so, daß Atemgeräusch und Herztöne optimal auskultiert werden können)
6. Magensonde bei Bauchlage, Kindern und andersartiger Regurgitationsgefahr
7. Augensalbe und -pflaster bzw. -klappen (die Augen werden ggf. mit Papierpflaster zugezogen)
8. Verwendung von Pulsoxymetrie und Kapnographie
9. intrakranielle Eingriffe *immer* mit ZVK (bei Punktion von Halsvenen V. jug. ext. bevorzugen)

Merke:

> Eine **Fehlpunktion der A. carotis** soll unbedingt vermieden werden, da bei Erkrankungen mit gestörter intrakranieller Hämodynamik - besonders bei ein- oder beidseitiger Karotisstenose - die zerebrale Perfusion unter Umständen kompressions- bzw. hämatombedingt kritisch vermindert werden kann!

10. Indikation zur *invasiven* Blutdruckmessung:
    - intra- u. extrakranielle Gefäßeingriffe (Aneurysmata, Angiome, Karotischirurgie)
    - (halb)sitzende Position (hierbei Nullabgleich auf Höhe des Foramen Monroi bzw. der Schädelbasis zur Kalkulation des CPP [s.u.]!)
    - infratentorielle Eingriffe
    - gefäßreiche Tumoren
    - kardiovaskuläre und pulmonale Vorerkrankungen des Patienten

Merke:

1. Der auf dem Referenzniveau der Schädelbasis gemessene MAP entspricht bei eröffneter Dura dem CPP, da unter diesen Bedingungen der ICP = 0 ist!
2. Bei in (halb)sitzender Position operierten Patienten mit kardiovaskulären Begleiterkrankungen ist eine zweite arterielle Druckmessung mit Nullreferenzniveau auf Vorhofhöhe zur groben Abschätzung z.B. der kardialen Nachlast sinnvoll!

11. am kontralateralen Arm der arteriellen Kanüle zur Sicherheit immer Blutdruckmanschette anlegen (Verwendung nur bei Ausfall der invasiven Messung erforderlich)
12. Blasenkatheter bei zu erwartender OP-Dauer > 2-3 h
13. Messung der Körpertemperatur bei allen intrakraniellen Eingriffen
14. bei intrakraniellen Eingriffen Relaxometrie mittels elektrischer Stimulation des N. ulnaris (TOF = "train of four"; s. Kap. 3, S. 68 f.)
15. *spezielle* Medikamente (nach Rücksprache mit dem Operateur):
    - Glukokortikoide (z.B. Fortecortin®, initial 40 mg i.v.) zur Ödemprophylaxe bei vielen intrakraniellen Eingriffen, vor allem bei Entfernung von Tumoren
    - ggf. hochdosierte Urbason®-Therapie (Dosierungsschema s. Abschn. 5.9) bei Patienten mit einer Raumforderung (meist Tumoren, seltener Blutungen) im Bereich des Rückenmarks
    - Prophylaxe von Krampfanfällen mit z.B. Phenytoin (Phenhydan®; initial 3 x 250 mg/d i.v. bzw. p.inf., Erhaltungsdosis 3 x 125 mg/d) nur bei *supratentoriellen* Eingriffen
    - perioperative Antibiotikaprophylaxe z.B. mit Spizef® 2 g i.v. (bei Allergie z.B. Bactrim®)
    - hormonelle Substitutionstherapie bei Patienten mit partieller oder kompletter Hypophyseninsuffizienz (bei Hypophysenoperationen aber *vorher* unbedingt Rücksprache mit dem Operateur zur Vermeidung einer Interferenz mit den perioperativen Hormonspiegelbestimmungen!)

4.3 Operationslagerung (s. auch Kap. 11, S. 213 ff.)

Die Lagerung des Patienten bei intrakraniellen Operationen muß den die speziellen pathophysiologischen Aspekten der zerebralen Durchblutung Rechnung tragen. So wird in jedem Fall der Kopf erhöht positioniert, um den hirnvenösen Abfluß zu verbessern und damit den intrakraniellen Druck abzusenken. Hierdurch wird zudem die Blutungstendenz im Operationsgebiet vermindert, so daß eine bessere Übersicht für den Neurochirurgen zustande kommt, was besonders für mikrochirurgischen Eingriffen nützlich ist. Der Kopf wird zur vollständigen Ruhigstellung mittels besonderer Halterungssysteme fixiert.

In Abhängigkeit von der Operationslokalisation ergeben sich folgende **Indikationen** für die einzelnen Lagerungsarten:

Rückenlage:	- supratentorielle Eingriffe, d.h. Eingriffe im Bereich der vorderen u. mittleren Schädelgrube; - Operationen an der Halswirbelsäule, wenn ein ventraler Zugang erforderlich ist
Bauchlage:	- die meisten infratentoriellen Eingriffe, d.h. Eingriffe im Bereich der hinteren Schädelgrube (Kleinhirn und Hirnstamm) - Operationen am Rückenmark und an der Wirbelsäule mit dorsalem Zugang - Operationen im Bereich der Lendenwirbelsäule (Hockerstellung bzw. Knie-Ellenbogen-Lage)
Seitenlage:	- alternativ zur Bauchlage bei infratentoriellen Eingriffen
Sitzende Position:	- Operationen an mesenzephalen und dienzephalen Strukturen (z.B. Pinealistumoren) - (alternativ zur Bauchlage bei infratentoriellen Eingriffen)

Sitzende Position

Aus neurochirurgischer Sicht ist die sitzende Position nur bei *mesenzephalen und dienzephalen* Eingriffen zwingend erforderlich, obwohl sie manchenorts auch noch bei Eingriffen in der hinteren Schädelgrube statt der Bauch- oder Seitenlagerung bevorzugt angewendet wird. Die Vorteile aus operativer Sicht wie reduzierte Blutungsneigung im Operationsgebiet und bessere Zugangsmöglichkeit zu den Hirnstrukturen liegen zwar auf der Hand; bezüglich der Vitalfunktionen ist diese Lagerungsform jedoch am komplikationsträchtigsten. Dieses gilt vornehmlich für das kardiovaskuläre System.

Die sitzende Position führt bei in Narkose eingeschränkter bis aufgehobener orthostatischer Regulation zu deutlicher Verminderung des venösen Rückstromes mit konsekutivem *Abfall des Schlag- bzw. Herzzeitvolumens und des system-arteriellen Blutdruckes.* Hierdurch kann es besonders bei verminderter zerebrovaskulärer Autoregulation zum kritischen Abfall der Hirndurchblutung kommen. Zur Prophylaxe sollte deshalb diese Lagerung nur schrittweise unter kontinuierlicher Blutdruck- und Herzfrequenzüberwachung nach Auffüllen des intravasalen Volumens und nach Bandagieren der Beine zur Verringerung des venösen "pooling" durchgeführt werden. Aus demselben Grund empfiehlt es sich, die Beine so hoch wie möglich zu lagern. Der arterielle Mitteldruck muß intraoperativ zur Aufrechterhaltung eines adäquaten zerebralen Perfusionsdruckes ausreichend hoch sein. Gegebenenfalls ist hierzu der Einsatz von Vasokonstriktoren erforderlich. Um für einen ungestörten hirnvenösen Abfluß zu sorgen, sollte extreme Beugung der Halswirbelsäule vermieden werden.

Zusätzlich besteht intraoperativ noch die Möglichkeit einer lebensbedrohlichen *Luftembolie* (s. Abschn. 8). Wegen der Gefahr des lagerungsbedingten Blutdruckabfalles und der Luftembolie sollte die sitzende Position möglichst vermieden werden. Das gilt um so mehr für Patienten mit vorbestehendem erhöhtem kardiovaskulärem Risiko.

4.4 Anästhesie

Die **Narkoseeinleitung** bei Patienten mit gesteigerter intrakranieller Elastance, erhöhtem Hirndruck oder Aneurysmaruptur sollte unter Beachtung folgender Besonderheiten ablaufen:

1. ausgiebige Präoxygenierung über Maske mit 100 % O_2
2. vor Laryngoskopie und Intubation Herbeiführung eines tiefen Narkosestadiums durch ausreichende Dosen von ICP-senkenden Anästhetika und Opioiden, ggf. zusätzlich Lidocain 1,0-1,5 mg/kg KG i.v.
3. bei "crash"-Einleitung Relaxierung mit Succinylcholin nach Präkurarisierung möglich (s.o.), ggf. Rocuronium (Esmeron®; 0,9-1,2 mg/kg KG); ansonsten immer Verwendung nicht-depolarisierender Relaxanzien (bei intrakraniellen Eingriffen mit Nachbeatmung auch Pancuronium)
4. zügige Intubation unter Vermeidung einer längeren Apnoephase (cave: hyperkapniebedingte ICP-Steigerung!)

Flüssigkeitsersatz

Bei einer präoperativ durchgeführten Flüssigkeitsrestriktion (z.B. zur Hirnödembehandlung) muß zur Vermeidung von Blutdruckabfällen *vor* der Narkoseeinleitung das intravasale Volumen aufgefüllt werden. Hierzu sollten keine glucosehaltigen Lösungen verwendet werden, da Glucose ein Hirnödem und über eine erhöhte Lactatproduktion einen ischämischen Zellschaden vergrößern kann. Sie dienen nur zur Korrektur von Hypoglykämien. Reine Glucoselösungen niedriger Konzentration (5 %) sind besonders problematisch, da nach Verstoffwechselung der Glucose freies Wasser im intrakraniellen Flüssigkeitskompartiment verbleibt und hierdurch ein Hirnödem verstärkt wird. Deshalb sollten isoosmolare Vollelektrolytlösungen, wie z.B. Sterofundin®, bevorzugt werden. Zur zügigen Volumensubstitution können kolloidale mittelmolekulare Volumenersatzmittel (z.B. HAES®-steril 6 %) eingesetzt werden.

Zur **Senkung des intrakraniellen Druckes** vor Kraniotomie können verschiedene Medikamente bzw. Techniken angewandt werden:

- kontrollierte Hyperventilation (s.u.)
- hämodynamische Stabilisierung (s.u.)
- Flüssigkeitsrestriktion
- Gabe von Osmodiuretika und Glukokortikoiden (s.o.)

Schmerzhafte bzw. reizintensive Operationsphasen, in denen ein *tiefes* Narkosestadium vorhanden sein muß, sind:

- Einspannen des Kopfes in die spezielle Klemmhalterung
- Hautschnitt
- Trepanation
- Manipulationen am Hirnstamm
- Stimulation des N. trigeminus

Narkoseaufrechterhaltung

Nach **Duraeröffnung** ist wegen der fehlenden sensiblen Innervierung des Gehirns i.d.R. mit keinen größeren Schmerzereignissen zu rechnen und die Anästhesie kann dementsprechend flacher gehalten werden (Ausnahme: operative Eingriffe in der Nähe des Ganglion Gasseri oder einiger Hirnnerven). Zur Verhinderung von unwillkürlichen Muskelbewegungen (Husten, Kopfbewegungen) mit negativen Auswirkungen auf den intrakraniellen Druck wird neben einer ausreichenden Narkosetiefe eine **komplette Muskelrelaxation** mit nicht-depolarisierenden Relaxanzien **unter relaxometrischer Kontrolle** angestrebt.

Die Wahl der zur Narkoseaufrechterhaltung eingesetzten **Anästhetika** richtet sich nach den individuellen pathophysiologischen Gegebenheiten:

Intrakranielle Elastance	Einsetzbare Anästhetika
normal	alle Anästhetika (bis auf N_2O in [halb]sitzender Position)
gesteigert	Verzicht auf Ketamin, N_2O und volatile Anästhetika bis auf Isofluran oder Sevofluran (≤ 1 MAC)
intrakranielle Hypertension	immer $CMRO_2$-Senkung durch Gabe von i.v. Anästhetika (Barbiturate, Etomidat, Propofol, Benzodiazepine, Opioide) anstreben, kein Isofluran/Sevofluran!

Ventilation

Nach der Intubation wird die maschinelle Beatmung für die meisten intrakraniellen Eingriffe auf einen **$PaCO_2$ von ca. 32-34 mmHg** eingestellt. Die kontrollierte Hyperventilation dient dabei der:

- akuten ICP-Senkung -> Verhinderung der Herniation von Hirnanteilen bei Duraeröffnung
- Verminderung des Hirnvolumens -> geringere chirurgische Traumatisierung
- Reduktion der Blutungsneigung -> bessere Übersicht im OP-Gebiet

Bei einer $PaCO_2$-Änderung von 1 mmHg ändert sich der CBF um ca. 4 %. Die Hyperventilation ist jedoch nur bei erhaltener CO_2-Reaktivität effektiv, so daß Bereiche mit Vasoparalyse (z.B. bei Ischämie, Trauma, Tumor, Infektion) nur indirekt über eine Blutumverteilung aus nicht geschädigten Hirngebieten profitieren können.

Unter **PEEP-Beatmung** sind nur dann ICP-Steigerungen zu erwarten, wenn der PEEP den zentral-venösen Druck übersteigt und so den venösen Abfluß aus dem Gehirn behindert. Ein evtl. vermindertes Herzzeitvolumen führt außerdem zu einem reduzierten zerebralen O_2-Angebot. Falls eine Beatmung mit PEEP zur Gewährleistung einer ausreichenden Oxygenierung notwendig ist, sollte mittels eines geeigneten hämodynamischen Monitoring (z.B. Kavakatheter, invasive Blutdruckmessung, u.U. PA-Katheter) die Herzleistung fortlaufend überwacht werden. PEEP-Werte bis zu 10 cmH_2O können bei entsprechendem Volumenstatus und entsprechender Lagerungstechnik (Oberkörperhochlagerung) ohne signifikante ICP-Steigerungen oder CPP-Abfälle angewandt werden. Bei Eingriffen in (halb)sitzender Position wird grundsätzlich eine Beatmung mit PEEP zur Verminderung der Luftemboliegefahr durchgeführt (langsame Steigerung zur Kreislaufadaptation bis auf Werte um 10 cmH_2O; s. Abschn. 8).

Intrakranielle Hämodynamik

Weitere Ziele der Narkoseführung sind die **Aufrechterhaltung eines adäquaten zerebralen Perfusionsdruckes** und die Stabilisierung der intrakraniellen Hämodynamik zur Vermeidung von Ischämien, Blutungen und Herniation von Hirnanteilen. Ausgeprägte Blutdruckabfälle führen über eine CPP-Verminderung besonders in schon vorgeschädigten Bereichen zur Ischämie und sollten durch Volumensubstitution und Katecholamine behandelt werden. Auf der anderen Seite kann bei eingeschränkter Autoregulation und Störung der Blut-Hirn-Schranke durch eine arterielle Hypertension ein zerebrales Ödem verstärkt oder eine intrakranielle Blutung oder Herniation induziert werden. Zur Behandlung hypertensiver Krisen bietet sich der Einsatz von α-Rezeptorantagonisten (z.B Urapidil - Ebrantil®) an, ggf. in Kombination mit ß-Antagonisten (z.B. Esmolol - Brevibloc®, Metoprolol - Beloc®/Lopresor®), die zu einer Reduktion des arteriellen Blutdruckes mit nur geringgradigen Veränderungen des CBF führen.

Kontrollierte Hypothermie (s. auch Kap. 3, S. 65 ff.)

Neuere Untersuchungen haben ergeben, daß schon eine geringe Absenkung der Hirntemperatur auf Werte von ca. 34°C bei Eingriffen am zentralen Nervensystem (Gehirn und Rückenmark) einen effektiven **Schutz gegenüber ischämisch bedingten neuronalen Schädigungen** gewährleisten kann. Im Gegensatz zu Pharmaka, deren Wirkung auf den neuronalen Funktionsstoffwechsel beschränkt ist, wird durch eine Hypothermie ein weitergehender protektiver Effekt ausgeübt (Reduktion des Strukturstoffwechsels, Verminderung exzitatorischer Neurotransmitter wie Glutamat und Aspartat, Hemmung der Membranlipidperoxydation). Zur Erzielung einer effektiven Temperatursenkung um ca. 2-3°C unterhalb der physiologischen Körpertemperatur müssen bis auf den Verzicht des Ausgleiches intraoperativer Wärmeverluste in aller Regel keine darüber hinausgehenden, aktiven Maßnahmen getroffen werden.

Narkoseausleitung

Die Narkoseeinleitung muß so sanft wie möglich erfolgen. Husten, Pressen und stärkere Körperbewegungen können infolge von ZVD-Anstiegen ebenso wie eine arterielle Hypertension intrakranielle Blutungen und ein Hirnödem provozieren. Bei stabilen Kreislaufverhältnissen kann zur Prävention einer Hypertonie Urapidil fraktioniert i.v. eingesetzt werden.

Merke:

> Husten, Pressen und stärkere Körperbewegungen sowie arterielle Hypertension müssen bei der Narkoseausleitung *unbedingt* vermieden werden!

Bei Fortbestehen eines Hirnödems über das Operationsende hinaus wird der Patient nicht extubiert und die Narkose unter mäßiger Hyperventilation weitergeführt. Ansonsten sollten alle neurochirurgischen Patienten nach Beendigung des Eingriffs, ggf. nach Rücksprache mit dem Operateur, hinsichtlich Bewußtseinslage und neurologischer Ausfälle überprüfbar sein! Danach wird entschieden, ob unmittelbar die Extubation erfolgen kann.

Eine **Extubation** wird nicht vorgenommen:

- bei inadäquater Bewußtseinslage
- bei Behinderung der Atemwege
- nach intraoperativen Manipulationen an vitalen Hirnstammstrukturen
  (eingeschränkte Schutzreflexe der oberen Atemwege, zentrale Störungen der Atmung)

5 Spezielle Neuroanästhesie

Man unterscheidet osteoplastische von osteoklastischen **Kraniotomien**. Bei *osteoplastischen* Trepanationen wird der zu Beginn der Operation entfernte Knochendeckel am Ende wiedereingesetzt, bei *osteoklastischen* später durch eine Plastik ersetzt.

5.1 Supratentorielle Tumoren

Klassifikation: maligne und benigne Gliome, Meningeome

Pathophysiologie: Erhöhung von intrakranieller Elastance und ICP aufgrund raumfordernder Effekte mit Massenverschiebung und/oder Kompression liquorableitender Wege

OP-Dauer: sehr variabel (2-6 h)

Lagerung: i.d.R. Rückenlage, selten Seitenlage; Anästhesist am Fußende

Ausrüstung: 2 großlumige i.v. Zugänge, ZVK, ggf. arterielle Kanüle, Blasenkatheter, Temperatursonde; lange Beatmungsschläuche

Blutkonserven: 2-4 EKs

Anästhesie: Intubationsnarkose mit balanc. Anästhesietechnik u. kompl. Muskelrelaxation (Supplementierung mit Isofluran oder Sevofluran mögl., max. 1 MAC endexsp. nach Eröffnung der Dura (ICP = 0) unter mäßiger *Hypokapnie*); kontr. Hyperventilation

Einleitung: tiefe Narkose mit ICP-senkenden Anästhetika

Besonderheiten: Vermeidung von Blutdruckanstiegen und -abfällen

Komplikationen:
1. äußere oder innere Herniation von Hirnanteilen nach Duraeröffnung
2. Blutungen bei stark vaskularisierten Tumoren (z.B. bei Meningeomen), Ummauerung von größeren Gefäßen oder Tumorinfiltration der hirnvenösen Sinus

5.2 Transsphenoidale Hypophysenoperationen

Indikationen:
1. endokrin *aktive* Adenome (z.B. bei Akromegalie*, M. Cushing)
2. endokrin *inaktive* Tumoren
   - chromophobes Adenom, Kraniopharyngeom, Meningeom

Notfall: Sehstörungen durch Kompression des Chiasma opticum

OP-Dauer: 2-4 h

Lagerung: Rückenlage; Anästhesist am Fußende

Ausrüstung: 1 großlumiger i.v. Zugang, ZVK, Blasenkatheter, Temperatursonde, lange Beatmungsschläuche

Blutkonserven: 2 EKs

Anästhesie: Intubationsnarkose mit balancierter Anästhesietechnik (Isofluran oder Sevofluran) und kompletter Muskelrelaxation; Normoventilation

Besonderheiten:
1. Rachentamponade zur Vermeidung der Blutingestion in Trachea und Magen
2. intermittierende intraoperative Hormonspiegelbestimmungen bei endokrin aktiven Tumoren, um beurteilen zu können, ob der Tumor in toto exstirpiert wurde

Komplikationen:
1. intra- oder postoperativer Diabetes insipidus
   -> Flüssigkeitssubstitution mit Halbelektrolytlösungen, Gabe von Minirin®
2. SIADH ("syndrome of inappropriate secretion of ADH"; selten) mit vermehrter ADH-Ausschüttung und *hypotoner* Hyperhydratation
   -> Flüssigkeitsrestriktion, evtl. Furosemid und Natriumsubstitution

3. arterielle Hypotension bei Addison-Krise (Hormonsubstitution nur nach Absprache mit dem Operateur)
4. selten Blutungen

*: **Akromegale Patienten** sollten i.d.R. im Wachzustand *transoral* fiberendoskopisch intubiert werden (s. hierzu Kap. 7, S. 124 f.). Bei nur mäßiger Ausprägung der akromegalen Veränderungen kommt eine direkte laryngoskopische Inspektion (Spatelgröße #4 o. 5) unter Analgo-Sedierung und Lokalanästhesie in Frage, um zu klären, ob eine konventionelle Intubation möglich ist. Wenn ja, kann nach ausreichender Präoxygenierung in Narkose intubiert werden, andernfalls erfolgt auch hier die Intubation fiberendoskopisch, was im Zweifelsfall immer bevorzugt werden sollte! Die Extubation darf nur am völlig wachen Patienten vorgenommen werden, da aufgrund der Makroglossie ansonsten mit erheblicher Behinderung der Spontanatmung zu rechnen ist.

5.3 Zerebrale Gefäßerkrankungen

Aneurysmata

Definition: umschriebene sack- oder spindelförmige Erweiterungen von Hirngefäßen, bevorzugt an Bifurkationen und Gefäßabgängen im Bereich der A. communicans ant. und A. cerebri med., seltener der intrakraniellen A. carotis interna und sehr selten der A. basilaris (ursächlich anlagebedingte Gefäßwandschwäche oder arteriosklerotische Wandschädigung); Rupturen führen zur Subarachnoidalblutung (SAB), evtl. auch zur intraventrikulären und intraparenchymatösen Einblutung

Pathophysiologie: bei SAB zerebrovaskuläre Autoregulation und CO_2-Reaktivität gestört, Neigung zur zentralen Hyperthermie, Hyperkoagulabilität, vermehrt kardiale Arrhythmien, respiratorische Insuffizienz bis hin zum neurogenen Lungenödem möglich

OP-Indikationen:
1. vor der ersten Ruptur *präventiv*
2. nach der ersten Ruptur Frühoperation innerhalb der ersten 72 Stunden zur:
   - Risikominimierung einer Zweitblutung
   - Prävention von Vasospasmen

   Die Frühoperation ist wegen der meist vorhandenen Hirnschwellung und des frischen Blutes im Subarachnoidalraum technisch schwierig und aufwendig (Traumatisierungsgefahr!).
3. Spätoperation nach Beendigung der Vasospasmusphase (selten)

Notfall: umgehende operative Versorgung bei blutungsbedingter intrakranieller Raumforderung (hierbei möglichst auch Clippen nicht rupturierter Aneurysmen)

OP-Vorbereitung: "Triple-*H*-Therapie": *H*ypervolämie, *H*ypertonie, *H*ämodilution

Operation:
1. Dissektion, evtl. unter temporärer Abklemmung zuführender Gefäße, und anschließendes Clippen des Aneurysmas
2. bei großen Aneurysmata evtl. dauerhaftes Ausschalten des zuführenden Gefäßes erforderlich (wegen Gefahr der zerebralen Infarzierung erst probatorisch unter Messung des Gewebe-PO_2 und Doppler-sonographischer Kontrolle!)
3. intraoperative Lavage der basalen Zisternen zur Eliminierung der Blutkoagel (hierdurch neben Verhinderung bzw. Beseitigung von Liquorzirkulationsstörungen auch Prävention von Vasospasmen)

OP-Dauer: sehr variabel (2-6 h)

Lagerung: Rückenlage; Anästhesist am Fußende

Ausrüstung: 2-3 großlumige i.v. Zugänge, ZVK, arterielle Kanüle (evtl. vor der Einleitung), Blasenkatheter, Temperatursonde, Transfusionsgerät u. Blutwärmer fertig vorbereitet, Cell-saver mit ATU-Sets für beide OP-Sauger, lange Beatmungsschläuche

Blutkonserven: 4-6 EKs (im OP!)

Medikamente: Urapidil, Noradrenalin-Perfusor (3 ml NA ad 50 ml NaCl 0,9 %), Notfallmedikamente (NA 1 : 10 u. 1 : 100)

Anästhesie: Intubationsnarkose, je nach intrakranieller Elastance als TIVA oder balancierte Anästhesie (Isofluran oder Sevofluran) mit kompletter Muskelrelaxation (bei akuter SAB immer TIVA); kontrollierte, milde Hyperventilation nur bei erhöhtem ICP oder Hirnödem

Einleitung: tiefe Narkose mit ICP-senkenden Anästhetika, ggf. Lidocain i.v.

Besonderheiten:

1. Vermeidung von Blutdruckabfällen und ausgeprägten Blutdruckanstiegen
2. Normovolämie
3. ca. 5 min *vor* dem Gefäßabklemmen (wird vom Operateur angekündigt) Beatmung mit 100 % O_2, Vertiefung der Narkose z.B. mit Thiopental (4-5 mg/kg KG), um den zerebralen Sauerstoffverbrauch zu reduzieren; Ansage und Protokollierung der Abklemmzeit, die möglichst 5 min nicht überschreiten sollte
4. bei Basilarisaneurysmata nach Möglichkeit interventionell-radiologische Therapie; bei Operation *kein* Abklemmen möglich, deshalb kontrollierte Hypotension in der Clipping-Phase (MAP minimal 50 mmHg) nach Rücksprache mit dem Operateur
5. neuerdings: milde Hypothermie zur "Zerebroprotektion" anstreben (s.o.)
6. zerebrale Vasospasmen

   in ca. 70 % der Fälle vom 2./3.-14. Tag nach Blutung (Maximum 6.-8. Tag; zur Prophylaxe bzw. Therapie *in Einzelfällen* Nimodipin [Nimotop®: Calciumantagonist] als Dauerinfusion)

   Nebenwirkungen von Nimodipin:

   - Senkung des total peripheren Widerstandes -> Blutdruckabfall
   - intrapulmonaler Rechts-Links-Shunt -> Abfall des PaO_2

Die routinemäßige *Nimodipinprophylaxe* wurde mittlerweile wegen nachgewiesener Erfolglosigkeit *wieder verlassen.*

Komplikationen: massive Blutung bei Aneurysmaruptur oder Sinusverletzung

Angiome

Definition: kongenitale arterio-venöse Malformationen (AVM), zumeist supratentoriell und oberflächlich gelegen; sie bestehen aus einem plexiformen Nidus, der aus einer oder mehreren Arterien gespeist und von einer oder mehreren Venen drainiert wird, Kapillaren fehlen charakteristischerweise vollständig

OP-Indikationen:

1. subarachnoidale oder intrazerebrale Blutungen
2. fokale zerebrale Ischämie aufgrund arterio-venöser Kurzschlüsse oder Raumforderung
3. zerebrale Krampfanfälle

auch nach vollständiger Embolisierung (s.u.) In-toto-Exstirpation wegen Neubildungsfähigkeit erforderlich

OP-Dauer: sehr variabel (2-8 h)

Anästhesie etc.: wie bei zerebralen Aneurysmen

Besonderheiten: ggf. präop. isovolämische Hämodilution (IHD)

Komplikation: massive Blutung bei Angiomruptur

Karotisdesobliteration (Thrombendarteriektomie; CEA)

Indikation: nicht dilatierbare, hämodynamisch wirksame Stenose der A. carotis interna (z.B. prophylaktisch nach TIA oder PRIND)

Zur *zerebrovaskulären Insuffizienz* siehe Kapitel 35, S. 639 ff.

Vorbereitung:
1. apparative Untersuchungen, z.B.:
   - Doppler-Sonographie der Halsgefäße
   - transkranielle Doppler-Sonographie (TCD) zur Erfassung der zerebrovaskulären Reservekapazität
   - zerebrale Angiographie
2. internistische Abklärung kardiovaskulärer Begleiterkrankungen

Besonderheiten: häufig zusätzliche Risikofaktoren, wie KHK, COPD, Diabetes mellitus, hohes Alter

Prämedikation: bei vorangegangenen oder bestehenden Bewußtseinsstörungen *keine* Sedativa!

OP-Verfahren: lateraler Halsschnitt, Freipräparation der A. carotis, Thrombendarteriektomie und Einnähen eines Kunststoffpatches (seltener autologer Venenpatch)

OP-Ablauf:
1. *vor* dem Abklemmen der Arterie Gabe von 30-50 IE Heparin/kg KG i.v. (Ansage durch den Operateur)
2. zumeist Anlage eines temporären Shunts zwischen A. carotis comm. und int. zur Aufrechterhaltung des zerebralen Blutflusses auf der operierten Seite
3. *vor* Karotisabklemmung:
   - Hyperoxygenierung (FIO_2 1,0)
   - max. Senkung der zerebralen O_2-Verbrauchs, z.B. durch Thiopental 4-5 mg/kg (cave: Blutdruckabfall!)
   - Anheben des MAP auf ≥ 100 mmHg bzw. > 10-20 % der Ausgangswerte
4. Ansage und Protokollieren der Abklemmzeit; ggf. TCD-Monitoring zum Erkennen von Hirnischämien bzw. -embolien

OP-Dauer: 90-120 min

Lagerung: Rückenlage, Reklination und Drehen des Kopfes zur Gegenseite; Anästhesist am Fußende

Ausrüstung: 1 großlumiger i.v. Zugang; ZVK nach Möglichkeit von peripher, z.B. über V. basilica, niemals am Hals auf der OP-Seite!, auch *kontralaterale* Karotispunktion unbedingt vermeiden, da meist auch hier eine Stenose besteht und im ungünstigen Fall Plaques abgelöst werden können bzw. bei länger dauernder Kompression die zerebrale Blutversorgung kritisch eingeschränkt werden kann; arterielle Kanüle; Blasenkatheter; lange Beatmungsschläuche

Blutkonserven: 2 EKs

Medikamente: Noradrenalin-Perfusor (3 ml NA ad 50 ml NaCl 0,9 %) + NA 1 : 100 verdünnt

Anästhesie: Intubationsnarkose mit balancierter Anästhesietechnik (Isofluran oder Sevofluran max. 1 MAC endexsp.) und kompletter Muskelrelaxation

Einleitung:
1. Anästhetika langsam nach Wirkung applizieren
2. *kein* Succinylcholin bei Patienten mit Paresen!
3. ausreichend tiefe Narkose für endotracheale Intubation

Besonderheiten:
1. arteriellen Mitteldruck auf Ausgangsniveau halten, Hypotension vermeiden!
2. Normoventilation (*keine* Hyperventilation wegen Gefahr d. zerebralen Ischämie!)
3. Normovolämie
4. Verbesserung der Hämorheologie (z.B. HAES®-steril 6 %)

5. Hb-Gehalt nicht unter 10-12 g/dl bzw. Hkt nicht unter 30 %
6. bes. Isofluran nicht höher als 1 MAC endexsp. (cave: "steal"-Phänomene!)
7. Extubation ohne Husten und Pressen (ansonsten Gefahr der Nahtinsuffizienz mit Hämatombildung im OP-Bereich)
8. (grobe) neurologische Kontrolle unmittelbar postoperativ

Komplikationen:
1. massive Blutungen bei Abklemmproblemen
2. Hirninfarkt, ausgelöst durch Ischämien oder Embolien
3. Bradykardie bei Präparation des Sinus caroticus (-> Infiltrationsanästhesie durch den Operateur)
4. Nervenverletzungen (N. recurrens, N. hypoglossus)
5. postoperativ
   - "Rekanalisationshypotonie" (durch Blutdruckgegenregulation über den Sinus caroticus nach Reperfusion)
   - Nachblutungen mit Kompression und Verlagerung der großen Atemwege -> umgehende operative Revision erforderlich, ggf. Wachintubation

Externa-Interna-Anastomose (EIA)

Operation: extra-/intrakranieller Gefäßbypass zwischen den Kreisläufen der A. carotis interna und externa, z.B. transkranielle Anastomosierung eines Astes der A. temporalis superficialis mit einem kortikalen Ast der A. cerebri media

Indikation: Verschluß oder hochgradige Stenose intrakranieller Anteile der A. carotis interna

OP-Dauer: 2-3 h

Lagerung: Rückenlage; Anästhesist am Fußende

Ausrüstung: wie bei Desobliteration; arterielle Kanüle aber nicht in jedem Fall erforderlich, Blasenkatheter

Blutkonserven: 2 EKs

Anästhesie: Intubationsnarkose mit balancierter Anästhesietechnik (Isofluran oder Sevofluran) und kompletter Muskelrelaxation; Normoventilation, Normotonie u. Normovolämie!

Besonderheiten: wie bei Desobliteration (s.o.)

Komplikation: Hirninfarkt

5.4 Eingriffe in (halb)sitzender Position

Hauptindikation: Pinealistumoren

Nebenindikation: Kleinhirnbrückenwinkeltumoren, Akustikusneurinome, Trigeminusdekompression

OP-Dauer: 2-4 h

Lagerung: (halb)sitzende Position; Anästhesist am Fußende

Ausrüstung: 2 großlumige i.v. Zugänge, davon einer im Entsorgungsgebiet der V. cava. inf.; arterielle Kanüle (Druckmessung s. Abschn. 4.2); Blasenkatheter; Temperatursonde; kurze Beatmungsschläuche

Besonderheiten:
1. Doppellumen-ZVK:

   Der Doppellumen-ZVK (8,5 Fr, 25 cm lang, 2 G13-Lumina) wird für den Eingriff mit der *distalen* Öffnung exakt im rechten Vorhof plaziert (z.B. mittels Alphacard®-System). Der *Vorhofschenkel* dient zur Luftaspiration im Falle einer Embolie, das *proximale* Lumen zur kontinuierlichen ZVD-Messung. Postoperativ wird der Katheter, sobald kein Revisionseingriff mehr zu erwarten ist (i.d.R. nach 12-24 h), so weit zurückgezogen, daß die Spitze in der V. cava sup. zu liegen kommt.

2. präkordiale Doppler-Sonde zur Luftemboliedetektion
3. Wickelung der Beine mit elastischen Binden zur Verminderung des venösen "pooling" und zur Thromboseprophylaxe

Blutkonserven: bei Pinealistumoren i.d.R. keine, aber Blutgruppenbestimmung u. Antikörpersuchtest

Medikamente: Noradrenalin-Perfusor (3 ml NA ad 50 ml NaCl 0,9 %), Notfallmedikamente (Noradrenalin/Adrenalin, jeweils 1 : 10 und 1 : 100)

Anästhesie: Intubationsnarkose als TIVA, z.B. mit Methohexital (3.000 mg ad 500 ml NaCl 0,9 %) oder Propofol plus Alfentanil; kein N_2O!; komplette Muskelrelaxation (Ausnahme: Ableitung motorisch-evozierter Potentiale!); Beatmung mit PEEP (wenn möglich, langsam bis auf ca. 10 cmH_2O steigern), um den venösen Druck im Operationsgebiet zu erhöhen; Normoventilation

Besonderheiten:
1. Volumenvorgabe zur Steigerung des ZVD (Schema für Erwachsene):
   - auf peripherer Station: 12 h präoperativ 1.000 ml Sterofundin®, am OP-Morgen z.B. 500 ml HAES®-steril 6 %
   - bei Narkoseeinleitung: mind. weitere 500 ml HAES®-steril 6 %
2. zur Vermeidung von Blutdruckabfällen (halb)sitzende Lagerung nur langsam unter fortlaufender Kreislaufkontrolle herbeiführen (als Null-Referenzpunkt dient das Kopf- und nicht - wie sonst üblich - das Herzniveau; evtl. *zweiter* Druckdom mit Nullabgleich auf Herzhöhe [s. Abschn. 4.2])
3. nach Abschluß der Lagerung Anlage der präkordialen Doppler-Sonde *rechts* parasternal entsprechend der besten Signalqualität (zur Geräuschsimulation einer Luftembolie Bolusapplikation von 10 ml NaCl 0,9 % über den distalen ZVK-Schenkel [-> "Mühlradgeräusch"])

Komplikation: Luftembolie (s. Abschn. 8)

5.5 **Infratentorielle Eingriffe** (Vorgehen s. Abschn. 5.4)

Indikationen:
1. hauptsächlich Tumoren in der hinteren Schädelgrube (z.B. Akustikusneurinome, Kleinhirnbrückenwinkeltumoren [KHBW], Meningeome)
2. Trigeminusdekompression (s. Abschn. 5.7)
3. Basilarisaneurysmata (s. Abschn. 5.3)

OP-Dauer: 2-4 h

Lagerung: (halb)sitzende Position außer bei Basilarisaneurysmata (Bauchlage); Anästhesist am Fußende

Blutkonserven: 2-4 EKs; bei KHBW oder Trigeminusdekompression i.d.R. keine, aber Blutgruppenbestimmung und Antikörpersuchtest

Besonderheiten:
1. keine Sofortextubation wegen der Gefahr von Funktionsbeeinträchtigungen der kaudalen Hirnnerven IX, X und XII mit Abschwächung der pharyngealen, laryngealen und trachealen Schutzreflexe
2. bei Akustikusneurinom intraoperative Ableitung:
   - akustisch-evozierter Potentiale (AEP)
   - motorisch-evozierter Potentiale (MEP) des N. facialis (*keine* Muskelrelaxation!)

Komplikationen:
1. äußere oder innere Herniation von Hirnanteilen nach Duraeröffnung
2. Blutungen bei stark vaskularisierten Tumoren (z.B. bei Meningeomen), Ummauerung von größeren Gefäßen und Tumorinfiltration der hirnvenösen Sinus
3. Kreislaufsensationen durch Manipulation am Hirnstamm (Bradykardie und Hypotension, Tachykardie und Hypertension)

5.6 Shunt-Anlage

Indikation: Liquorableitung bei Hydrozephalus

Operation: ventrikulo-peritonealer (häufig) oder ventrikulo-(rechts)atrialer Shunt (selten)

OP-Dauer: 1-2 h

Lagerung: Rückenlage; Anästhesist am Fußende

Ausrüstung: vorher klären, auf welcher Seite der Shunt angelegt wird bzw. bei Revisionen, wo der Shunt liegt; obere EKG-Elektroden nicht auf den Thorax, sondern rechts und links auf die Arme kleben; Gefäßzugänge je nach Vorerkrankung des Patienten, dabei ZVK auf der *kontralateralen* Seite des Shunts plazieren (gilt auch für Armvenenkatheter, wenn ein ventrikulo-atrialer Shunt geplant ist); lange Beatmungsschläuche

Anästhesie: Intubationsnarkose, je nach intrakranieller Elastance als TIVA oder balancierte Anästhesie (mit Isofluran bzw. Sevofluran); bei Eröffnung und Verschluß des Peritoneums auf ausreichende Relaxierung achten

Bei *erhöhtem* ICP ist folgendes operative Vorgehen wünschenswert:

- zunächst Entlastung mit Bohrloch unter i.v. Anästhesie
- dann Fortführung der Narkose als balancierte Anästhesie möglich

Besonderheiten: Die korrekte Position eines Drainagekatheters im rechten Vorhof läßt sich mit Hilfe einer intraatrialen EKG-Ableitung unmittelbar überprüfen (z.B. Alphacard®-System; dafür vorübergehendes Ausschalten Diathermie!)

5.7 Trigeminusneuralgie

Therapieverfahren: 1. perkutane Thermokoagulation des Ganglion Gasseri

2. mikrovaskuläre Dekompression der Trigeminuswurzel nach *Jannetta*

Indikation: medikamentös therapieresistente idiopathische Trigeminusneuralgie

Thermokoagulation des Ganglion Gasseri

Vorgehen: selektive Ausschaltung der schmerzleitenden Fasern bevorzugt des *mittleren* und *unteren* Astes des N. trigeminus durch elektrischen Strom

OP-Dauer: ca. 15 min

Lagerung: Rückenlage; Anästhesist am Fußende

Ausrüstung: 1 peripherer i.v. Zugang; Monitoring (EKG, NIBP, Pulsoxymetrie); O_2-Insufflationskatheter im kontralateralen Nasenloch (Abstand Nasenflügel - Ohrläppchen = Einführlänge), 2 l O_2-Flow

Anästhesie: Methohexital bolusweise i.v. (Initialdosis 1 mg/kg KG; Repetitionsdosis 1/3-1/2) oder Propofol/Remifentanil

Besonderheiten: 1. Die Patienten müssen zur Reizschwellenmessung zwischendurch aufwachen.

2. Da Manipulationen am N. trigeminus zu massiven Blutdruckanstiegen führen können, kann der Einsatz von schnell und kurz wirkenden Vasodilatatoren erforderlich werden (z.B. Nitroglycerin 1 : 100 i.v.).

Trigeminusdekompression nach *Jannetta* (Vorgehen s. Abschn. 5.4)

Vorgehen: operative Lösung von pathologischen Gefäßkontakten im Bereich der Trigeminuswurzel (hintere Schädelgrube)

OP-Dauer: 2-3 h

Lagerung: (halb)sitzende Position; Anästhesist am Fußende

Blutkonserven: i.d.R. keine, aber Blutgruppenbestimmung und Antikörpersuchtest

5.8 Stereotaktische Eingriffe

Indikationen: 1. Biopsie von intrazerebralen Strukturen unklarer Genese (z.B. Tumoren)

2. gezielte Ausschaltung pathologischen Hirngewebes durch Hitze, Kälte, chemische Substanzen oder durch Exzision (z.B. bei epileptogenem Fokus)

OP-Dauer: 45-60 min

Lagerung: Rückenlage; Anästhesist am Fußende

Ausrüstung: 1 peripherer i.v. Zugang; lange Einmalschläuche

Anästhesie: Intubationsnarkose, bei intrakranieller Raumforderung als TIVA, sonst balancierte Anästhesie (mit Isofluran oder Sevofluran); zuweilen nur Stand-by erforderlich; Epilepsie-Chirurgie möglichst in Lokalanästhesie und ggf. milder Sedierung, um eine anästhetikabedingte Suppression des Fokus zu vermeiden

Ablauf: nach Anlegen eines Bohrloches und Befestigen des Stereotaxierahmens *kranielle Computertomographie* zur Lokalisierung des Prozesses u. gezielten Probenentnahme

5.9 Wirbelsäule und Rückenmark

Bei den wirbelsäulennahen Eingriffen dominieren Bandscheibenoperationen an der HWS und LWS sowie die Entfernung intraspinaler bzw. intramedullärer Tumoren und von Abszessen. Diese Eingriffe werden in Intubationsnarkose unter kontrollierter Beatmung vorgenommen. Bei einigen Tumoren wie Meningeomen und Knochenmetastasen muß mit gelegentlich größeren Blutverlusten gerechnet werden.

Für Operationen intramedullärer Tumoren können nach Maßgabe des Operateurs intraoperativ hochdosiert *Glukokortikoide* angewendet werden (z.B. Urbason® initial 30 mg/kg KG i.v. u. anschließend 5,4 mg/kg/h; analog zum Schema bei spinalem Trauma nach *Bracken* et al.). Ob damit das neurologische Outcome verbessert wird, ist allerdings nicht belegt.

Diskusoperationen

HWS (ventrale Fusion nach Cloward)

OP-Dauer: 1,5-3 h

Lagerung: Rückenlage, Arme beidseits am Körper angelegt; Anästhesist seitlich am Fußende

Ausrüstung: 1 großlumiger i.v. Zugang, nicht auf dem Handrücken, sondern nach Möglichkeit am Unterarm mit Heidelberger Verlängerung und 3-Wegehahn, evtl zweiter i.v. Zugang am Fuß; ZVK je nach Umfang der OP und Vorerkrankungen des Patienten nur über V. basilica oder cephalica; oraler Tubus, der über das Gesicht des Patienten kopfwärts abgeleitet und speziell fixiert wird; ggf. Blasenkatheter; lange Beatmungsschläuche

Blutkonserven: i.d.R. keine, aber Blutgruppenbestimmung und Antikörpersuchtest

Anästhesie: balancierte Anästhesie mit kompletter Muskelrelaxation

Einleitung: Lagerung des Kopfes zur Intubation nur am wachen Patienten, um mögliche neurologische Beeinträchtigungen registrieren zu können

LWS/BWS

OP-Dauer: 30-90 min

Lagerung: Bauchlage (Thorax- u. Beckenrolle), beide Arme nach kranial ausgelagert; Anästhesist am Kopfende

Besonderheiten: 1. Plexus axillaris und N. ulnaris müssen frei liegen

2. Vorsicht an Kopf und Hals:

- keine Hyperextension der HWS
- die Augen dürfen nicht aufliegen

3. Vermeidung abdomineller Kompression (ansonsten Einschränkung der Zwerchfellexkursionen mit hohen Beatmungsdrücken; Kavakompression mit verstärkter venöser Blutung im OP-Gebiet und Blutdruckabfall)

Ausrüstung: 1 großlumiger i.v. Zugang; kurze Beatmungsschläuche

Blutkonserven: i.d.R. keine, aber Blutgruppenbestimmung und Antikörpersuchtest

Anästhesie: balancierte Anästhesie mit kompletter Muskelrelaxation

Tumoren

Lokalisation: Medulla oblongata, zervikales oder thorakales Rückenmark

OP-Verfahren: Tumorexstirpation oftmals mit Hilfe eines Lasers

OP-Dauer: 2-4 h

Lagerung: Bauchlage, beide Arme angelagert; Anästhesist seitlich am Patienten

Ausrüstung: 2 großlumige i.v. Zugänge; ZVK und arterielle Kanüle nach den üblichen Kriterien; Blasenkatheter; bei Tumoren im Bereich der Medulla oblongata und evtl. postoperativ zu erwartenden Schluckstörungen primär *nasale* Intubation mit Spiraltubus (ggf. Einführhilfe), der verklebt wird; zusätzlich Gazerolle in den Mund, um zu verhindern, daß die Zunge vorfällt und ödematös wird; bei geplantem Lasereinsatz kein Beatmungsfilter, um so die Thoraxexkursionen zu verringern; Relaxometrie (TOF = 0 während des Lasereinsatzes!); lange Beatmungsschläuche

Blutkonserven: 2-4 EKs

Medikamente: evtl. Urbason®-Schema

Anästhesie:
1. balancierte Anästhesie mit kompletter Muskelrelaxation
2. TIVA bei Ableitung evozierter Potentiale (z.B. Propofol + Remifentanil)
3. *keine* Relaxierung bei Ableitung von MEPs!

Besonderheiten:
1. präoperative isovolämische Hämodilution bei fehlenden Kontraindikationen
2. intraoperativ nach Rücksprache mit dem Operateur bei Laseranwendung evtl. Beatmung mit höheren Atemfrequenzen und niedrigeren Zugvolumina
3. ggf. intraoperativ neurophysiologisches Monitoring durch Ableitung evozierter Potentiale: somatosensorisch (SEP) oder motorisch (MEP)

5.10 Kranio-zephales "advancement"

Indikation: kranio-faziale Dysostosen

OP-Verfahren: Schädelosteotomie, die bereits im *Säuglingsalter* vorgenommen werden muß, um ein zerebrales Minderwachstum infolge frühzeitiger Synostose der Schädelnähte und dann fehlender Schädelausdehnung, zu verhindern

OP-Dauer: 4-6 h

Lagerung: i.d.R. Rückenlage; Anästhesist am Fußende

Ausrüstung: 2 großlumige i.v. Zugänge, möglichst 3-Lumen-Katheter u. kontinuierliche ZVD-Messung (der ZVD spiegelt den Volumenstatus am besten wider), möglichst arterielle Kanüle; oraler Tubus; keinen tubusnahen Beatmungsfilter benutzen (Totraum!); dünnes Ösophagusstethoskop; präkordiale Doppler-Sonde; Blasenkatheter; Temperatursonde; Raumtemperatur auf 28-30° erhöhen, Wärmematte, Wärmestrahler zur Einleitung, Kinder in Alufolie einwickeln; Transfusionsgerät u. Blutwärmer fertig vorbereitet; "Ulmer System"

Blutkonserven: 2-3 EKs (im OP)

Anästhesie: Intubationsnarkose mit balancierter Anästhesietechnik u. kompl. Muskelrelaxation

Einleitung: Maske (Sevofluran) oder i.v.

Besonderheiten:
1. bisweilen erschwerte Intubation
2. größere Blutverluste bereits zu OP-Beginn, da eine Blutstillung am Knochen schwierig ist; häufige Hb-, Hkt-, BZ- u. BGA-Kontrollen
3. manchmal erhöhter ICP (bes. bei multiplen Stenosen)
4. postoperativ Kinderintensivstation (Nachbeatmung)

Komplikationen: Sinusverletzung mit massiven Blutverlusten oder Luftembolie

5.11 Meningomyelozele und Meningozele

Definition: anlagemäßiger Neuralrohrdefekt mit Spaltbildung im Rückenmarkskanal mit äußerer Vorwölbung von Markanteilen *samt* Häuten bei der Meningomyelozele, bei der Meningozele nur der Arachnoidea, jeweils ohne Hautbedeckung; neurologische Funktionsstörungen;

OP-Indikation: wegen erheblicher Infektionsgefahr für das ZNS innerhalb der *ersten* Lebenstage

OP-Verfahren: Reposition des Rückenmarks und der Nervenwurzeln in den Spinalkanal, Verschluß des Spaltes in den Rückenmarkshäuten, dem Wirbelkanal und der Haut

OP-Dauer: 2-3 h

Lagerung: Bauchlage; Anästhesist am Kopfende

Ausrüstung: 2 großlumige i.v. Zugänge; oraler oder nasaler Tubus; <u>keinen</u> tubusnahen Beatmungsfilter benutzen (Totraum!); Blasenkatheter; Temperatursonde; Raumtemperatur auf 28-30° erhöhen, Wärmematte, Wärmestrahler zur Einleitung; Transfusionsgerät u. Blutwärmer fertig vorbereitet; "Ulmer System"

Blutkonserven: 2 EKs (im OP)

Anästhesie: Intubationsnarkose mit balancierter Anästhesietechnik (Sevofluran) und kompletter Muskelrelaxation

Besonderheiten:
1. präoperativ steriles Abdecken des Wundbereiches
2. Lagerungsschwierigkeiten im Rahmen der Narkoseeinleitung, bei Meningomyelozele evtl. Intubation in Seitenlage
3. Flüssigkeits- und Wärmeverluste durch Verdunstung über dem OP-Gebiet
4. postoperativ Kinderintensivstation (Nachbeatmung)

Komplikation: Blutungen

6 Stand-by

Indikation: Ventrikeldrainage (Bohrloch) in Lokalanästhesie

OP-Dauer: ca. 30 min

Lagerung: Rückenlage; Anästhesist am Fußende

Ausrüstung: 1 peripherer i.v. Zugang, übliches Monitoring (EKG, NIBP, Pulsoxymetrie), O_2-Insufflationsmaske (Ansatz für Handbeatmungsbeutel am Narkosegerät verschließen)

Medikamente: *milde* Sedierung mit Midazolam oder Propofol <u>nur</u> bei klarem Bewußtsein

7 Notfall- und dringliche Eingriffe

Indikationen:

1. Ventrikeldrainage bei akuter ICP-Erhöhung
2. Hämatomausräumung bei akuter intrakranieller Blutung
3. Frühoperation nach Aneurysmaruptur
4. intrakranielle Tumoren mit drohender Einklemmung
5. Hypophysentumor mit Sehstörung durch Chiasma-Kompression
6. raumfordernde Prozesse im Bereich der Wirbelsäule oder akuter Diskusprolaps mit beginnenden Lähmungserscheinungen

8 Luftembolie

Eine intraoperative Luftembolie kann sich als *Lungenembolie* oder bei offenem Foramen ovale als *paradoxe* Embolie (im großen Kreislauf) manifestieren. Voraussetzung hierzu bilden die Eröffnung nicht kollabierter Venen bzw. von Durasinus sowie ein subatmosphärischer Druck in diesen Gefäßen (Operation in (halb)sitzender Position; s. Abschn. 5.4). Das Auftreten einer Luftembolie wird dementsprechend durch Hypovolämie mit niedrigem zentralen Venendruck begünstigt.

Symptome der Lungenembolie

- Tachykardie oder Tachyarrhythmie, selten primäre Bradykardie (prinzipiell alle Formen von Herzrhythmusstörungen möglich)
- arterielle Hypotonie
- Anstieg des ZVD
- plötzlicher Abfall des $PECO_2$
- Abfall der $pSaO_2$

Monitoring

- endexspiratorische Bestimmung der CO_2-Konzentration (als Kapnographie):
  - Detektion ab 0,1-1,0 ml Luft/kg KG, DD des plötzlichen $PECO_2$-Abfalles: akute Verminderung des HZV aus anderer Ursache, z.B. durch Hirnstammischämie
- präkordiale Doppler-Sonde, plaziert über dem 4. oder 5. ICR rechts parasternal:
  - Detektion ab 0,01 ml Luft/kg KG

Prophylaxe

- PEEP-Beatmung (kontrovers)

Zum sicheren Erreichen positiver Drücke in den Hirnvenen sind exzessive PEEP-Niveaus > 20 cmH_2O erforderlich, die kardiovaskulär über längere Zeit nicht toleriert werden. Außerdem besteht die Gefahr, daß bei Patienten mit unerkanntem, latent offenem Foramen ovale infolge einer interatrialen Druckumkehr die Ausbildung einer paradoxen Luftembolie begünstigt wird.

- strikte Vermeidung einer intraop. Hypovolämie (Anheben des ZVD i. d. oberen Normbereich)
- kein N_2O (s. Kap. 8, S. 143 f.)!

Therapie

- Beatmung mit FIO2 1,0
- umgehendes Unterbrechen des weiteren Lufteintrittes durch den Neurochirurgen
- ggf. Absenken des Operationsgebietes unter Herzniveau
- Absaugen von Luft über den Vorhofschenkels eines dicklumigen ZVKs (s. Abschn. 5.4)
- Druckinfusion über die im Abflußgebiet der V. cava inf. (VCI) liegende Venenkanüle (hierdurch Erhöhung der Blutflußgeschwindigkeit in der VCI und damit Verminderung des Lufteintrittes bzw. -transportes im Bereich der V. cava sup.)
- ggf. Noradrenalin zur Erhöhung des rechtskoronaren Perfusionsdruckes (hierdurch Verbesserung der Koronarperfusion im Bereich des rechten Ventrikels)

9 Neuroradiologische Untersuchungen und Interventionen

Die Neuroradiologie rückt mehr und mehr in das Blickfeld des Interesses, nicht nur wegen verbesserter diagnostischer Methoden, sondern auch in Anbetracht zunehmender interventioneller therapeutischer Möglichkeiten, die das operative Spektrum erweitern, aber auch zu manchen operativen Indikationen in Konkurrenz treten bzw. sie verdrängen.

9.1 Grundsätzliches

Neuroradiologische Eingriffe sind prinzipiell in *Sedierung* oder *Allgemeinanästhesie* möglich. Für eine Sedierung sprechen die Beurteilbarkeit des Bewußtseins und das unmittelbare Erkennen neurologischer Veränderungen. Allerdings müssen hierzu die Ansprechbarkeit und Kooperation des Patienten erhalten bleiben. Eine tiefe Sedierung mit Hypoventilation und hyperkapniebedingter Zunahme des Hirndruckes muß unbedingt vermieden werden. Bei sehr langen Prozeduren, bei Kindern oder unkooperativen Patienten empfiehlt sich die Allgemeinanästhesie, die nach den allgemeinen neuroanästhesiologischen Grundsätze durchgeführt wird. Die Anästhetika sollten hierbei auch unter dem Gesichtspunkt einer möglichst schnellen postoperativen Funktionskontrolle ausgewählt und eingesetzt werden..

Bei neuroradiologischen Katheteruntersuchungen erfolgt eine intermittierende und kontinuierliche Heparinspülung. Deswegen sollte immer die *Gesamtheparindosis* im Anästhesieprotokoll vermerkt werden. Bei Säuglingen, Kleinkindern und Kindern sollte zudem die Menge der *Kochsalzspüllösung* und des verabreichten Kontrastmittels protokolliert werden. Teilweise handelt es sich in Relation zum Körpergewicht bei letzterem um exorbitant große Mengen.

9.2 Zerebrale Angiographie

Eine zerebrale Angiographie erfolgt i.d.R. mittels eines über eine Femoralarterie eingebrachten Katheters. Normalerweise ist hierfür eine Lokalanästhesie ausreichend. Eine Allgemeinanästhesie wird nur bei bei unruhigen bzw. unkooperativen Patienten sowie bei Kindern nach den üblichen Kriterien durchgeführt.

9.3 Endovaskuläre Embolisation

Durchführung: Verschluß zerebraler Gefäße mit Fremdmaterial, wie z.B. Ethibloc®, Histoacryl®, Fibrinkleber oder Coils (s.u.)

Indikationen:

1. zerebrale Aneurysmata, zerebrale und spinale Angiome

   Ziel: Reduktion von Shuntvolumina u. Blutungskomplikationen, Obliteration, z.T. als OP-Vorbereitung

2. Durafisteln (pathologische Verbindungen zwischen Arterien und Sinus)
3. stark vaskularisierte Hirntumoren (hier als OP-Vorbereitung, um das intraoperative Blutungsrisiko zu reduzieren)

Bei Embolisationen mit *direkt anschließender* Operation (selten) werden die Patienten zunächst im OP-Trakt anästhesiert und komplett instrumentiert:

Ausrüstung: 2 großlumige i.v. Zugänge, ZVK, arterielle Kanüle, Blasenkatheter, Temperatursonde, evtl. IHD; lange Beatmungsschläuche; Transport-Oxylog®

Anästhesie: Intubationsnarkose mit balancierter Anästhesietechnik; für den Transport auf ausreichende Narkosetiefe und Relaxierung achten!

Komplikationen:
1. Überempfindlichkeitsreaktionen auf das Kontrastmittel, die sofort, aber auch verzögert apparent werden können
2. Lungenembolie durch Verschleppen zur Embolisierung verwendeter Materialien (abhg. von Strömungsverhältnissen, Größe der Mißbildung u. Lage des Katheters)
3. regionale Hirnschwellung nach Embolisierung, z.B. infolge von intrakranieller Blutumverteilung
4. Embolisation von Trägergefäßen -> Hirninfarkt
5. Embolisation venöser Gefäße -> Abflußbehinderung, Stauungsödem, Blutung
6. intrakranielle Blutung nach Gefäßperforation

9.4 Aneurysma-Coiling

Durchführung: transluminales Einbringen vom "weichen" Coils (i.e. Platindrahtspiralen) durch einen Führungskatheter, diese werden elektrolytisch abgelöst und sind damit exakt plazierbar, hierdurch Verschluß des Aneurysmahalses unter Schonung der Trägerarterie

Voraussetzung: Aneurysmahals deutlich schmaler als der Aneurysmadom

Dauer: 2-4 h

Indikationen:
1. Aneurysmata, die einem operativen Eingriff nicht zugänglich sind
2. Aneurysmata im hinteren Hirnkreislauf
3. mittlerweile zunehmend auch *alternativ* zum operativen Verfahren in der Frühphase, z.B. bei starker Hinschwellung oder schlechtem klinischen Zustand (SAB IV° u. V° nach *Hunt & Hess*)

Ausrüstung: 1 großlumiger i.v. Zugang, ggf. ZVK, Blasenkatheter; lange Beatmungsschläuche

Einleitung: s. Abschn. 5.3

Anästhesie: Intubationsnarkose mit balancierter Anästhesietechnik

Besonderheiten:
1. meist sehr lange Eingriffszeiten (<u>cave</u>: Hypothermie!), Extubation nur bei Normothermie (sonst Patienten intubiert und beatmet auf die Intensivstation verlegen)
2. bei "Serienaufnahmen" mit Hochgeschwindigkeitskamera kurzer Atemstillstand erwünscht (-> Beatmung abstellen und Überdruckventil öffnen)

Ergebnisse: z. Zt. ca. 80%ige Verschlußrate, nicht selten aber Rekanalisierung initial nur inkomplett verschlossener Aneurysmata

Komplikationen: wie bei 9.3; postop. Thrombosierungen distaler Hirngefäße (-> Antikoagulation)

9.5 Lysetherapie

Durchführung: pharmakologische Wiedereröffnung thrombotisch oder embolisch verschlossener zerebraler Gefäßabschnitte über Angiographiekatheter (z.B. mit Actilyse® - r-tPA = "recombinant tissue plasminogen activator")

Dauer: 1-2 h

Indikation: akute intrakranielle thromboembolische Gefäßverschlüsse

Ausrüstung: 1 großlumiger i.v. Zugang, ggf. ZVK, Blasenkatheter; lange Beatmungsschläuche

Anästhesie: Intubationsnarkose mit balancierter Anästhesietechnik

Komplikationen: sekundäre hämorrhagische Infarzierung im reperfundierten Gewebe

9.6 Karotisdilatation (PTCA = perkutane transluminale Karotisangioplastie)

Durchführung: intraluminales Aufdehnen mittels Ballonkatheter, ggf. zusätzliche Stent-Implantation

Dauer: 1-2 h

Indikation: extrakranielle Karotisstenosen bei:

- symptomatischen Patienten mit mehr als 70%igem Stenosegrad
- asymptomatischen Patienten mit mehr als 80%igem Stenosegrad

Vorteile:

1. am wachen Patienten durchführbar (-> neurologische Kontrolle)
2. unmittelbare angiographische Erfolgskontrolle
3. bei Eintritt eines embolisch bedingten neurologisches Defizites umgehende Lysetherapie möglich

Ausrüstung: 1 peripherer i.v. Zugang; ggf. ZVK (V. basilica oder cephalica); übliches Monitoring (EKG, NIBP, Pulsoxymetrie); O_2-Insufflation via Maske; lange Einmalschläuche

Besonderheiten:

1. Intubationsbereitschaft
2. transthorakaler Herzschrittmacher in Bereitschaft, Schrittmacherelektroden aber nicht aufkleben (sehr teuer!), Patienten vorher im Bereich der zu plazierenden Elektroden rasieren und die "schwarze" EKG-Elektrode auf den Bauch kleben (interferiert sonst mit den SM-Elektroden)

Medikamente: 2 mg Atropin, Orciprenalin 1 : 10, Noradrenalin u. Adrenalin je 1 : 10 u. 1 : 100

Anästhesie: nur *milde* Sedierung mit Midazolam (jederzeitige neurologische Überprüfbarkeit!)

Komplikationen:

1. durch Irritation des Karotissinus Auslösung von Bradykardien bis hin zur Asystolie möglich (deshalb die Herzfrequenz zuvor durch fraktionierte Gabe von Atropin [max. 2-3 mg], ggf. auch Orciprenalin auf Werte um 100/min anheben; bei Asystolie ist häufig ein sofort durchgeführter präkordialer Faustschlag erfolgreich; Maßnahmen der kardiopulmonalen Reanimation mit Intubation und transthorakaler Schrittmacherstimulation nur sehr selten erforderlich
2. prolongierte Blutdruckabfälle nach Rekanalisierung (s. Abschn. 5.3)
3. fokales neurologisches Defizit (z.B. durch Embolie oder Blutung)

10 Postoperative Überwachung

Nach intrakraniellen Operationen oder neuroradiologischen Interventionen werden die Patienten grundsätzlich zunächst auf einer Intensivstation, zumeist der Neurochirurgischen oder Neurologischen Klinik, überwacht bzw. weiterbehandelt. Bei peripheren neurochirurgischen Eingriffen erfolgt die postoperative Überwachung nach den allgemeingültigen Kriterien im Aufwachraum. Diese Patienten können i.d.R. nach angemessener Überwachungszeit auf die periphere Station zurückverlegt werden.

23 Anästhesie in der Gynäkologie

1 Allgemeine Bemerkungen

Abgesehen von wenigen Besonderheiten sind bei gynäkologischen Eingriffen die gleichen Gesichtspunkte für eine adäquate Anästhesievorbereitung und -durchführung zu berücksichtigen, wie sie auch für die anderen operativen Bereiche Gültigkeit haben.

Präoperative Einschätzung der Patientinnen

Zumeist handelt es sich bei gynäkologischen Patientinnen um gesunde Frauen jüngeren und mittleren Alters. Als **Risikofaktoren** sind hier zu beachten:

- Adipositas (simplex bis permagna) sowie
- Anämien bei Menstruationsstörungen, Abortus incompletus oder extrauteriner Gravidität (ggf. mit Schocksymptomatik bei Tubarruptur).

Bei höherem Lebensalter sind die typischen Begleiterkrankungen zu erwarten (s. Kap. 38, S. 683 ff.).

Spezielle Lagerungen (Einzelheiten s. Kap. 11, S. 213 ff.)

Häufige Lagerungen bei vaginalen, aber auch abdominellen Eingriffen sind die

- Steinschnitt-Lagerung (SSL), z.B. für:

Abrasion, Konisation, Interruptio, Hysteroskopie, intravaginale bzw. -uterine Strahlentherapie, Abszeßspaltung im Bereich der äußeren Genitalien, Laservaporisation, Follikelpunktion, Narkoseuntersuchung der inneren Geschlechtsorgane, letztere häufig in Kombination mit diagnostischen oder auch operativen Endoskopien sowie die

- Trendelenburg-Lagerung (Kopftieflage), z.B. für:

Laparotomien, Laparoskopien, Pelviskopien, Hysteroskopien, vaginale Eingriffe

Hierbei müssen die spezifischen **Auswirkungen** besonders auf die Kreislauf- und Atmungsphysiologie Berücksichtigung finden, die am ausgeprägtesten bei der nicht selten erforderlichen Kombination von Steinschnitt- und Trendelenburg-Lagerung in Erscheinung treten.

Da intraoperativ die Position z.T. mehrfach und extrem verändert werden muß, ist besonders auf eine optimale Lagerung und Fixierung der Patientinnen zu achten. Dieses ist im Anästhesieprotokoll zu vermerken.

Besonderheiten

Das chirurgische Instrumentieren "über dem Kopf" der Patientinnen ist nicht akzeptabel und bei *keinem* Eingriff aus operationstechnischen Gründen wirklich notwendig. Lediglich bei Eingriffen im Bereich der Mamma oder Axilla bzw. Halsregion zur PE (selten!) ist der freie Zugang zum Kopf der Patientin eingeschränkt. Hierbei ist neben einer effektiven und sicheren Fixierung des Endotrachealtubus bzw. der Larynxmaske auch auf einen adäquaten Augenschutz (z.B. mit Klebeverband) zu achten. Alternativ kann für diese Eingriffe eine spiraldrahtverstärkte Larynxmaske (keine Gefahr der Abknickens!) unter Beachtung der üblichen Kontraindikationen verwendet werden.

Instrumentierung und Monitoring

Für *kleinere* und *mittlere* gynäkologische Eingriffe bei Patientinnen ohne besondere Risikofaktoren sind i.d.R. eine periphere Venenverweilkanüle (G18 oder größer) und das Standard-Monitoring ausreichend.

2 Spezielle Medikamente

Oxytocin

Auch für nicht-geburtshilfliche Eingriffe am Uterus ist z.T. die Gabe von Oxytocin (Orasthin® oder Syntocinon®) erforderlich. Oxytocin führt über eine direkte Stimulierung der glatten Muskelzellen des Myometriums zur *Uteruskontraktion*, wobei das Myometrium um so empfindlicher auf Oxytocin reagiert, je höher der Östrogenplasmaspiegel ist (am empfindlichsten also zum Geburtstermin). Die Applikation erfolgt i.v. im Bolus (3 IE) und/oder als Dauerinfusion (10 IE z.B. in 500 ml Sterofundin®). Die Halbwertszeit beträgt ca. 5 Minuten. An Nebenwirkungen muß bei Überdosierung mit z.T erheblichen Blutdruckveränderungen (*Hypotonien* durch vasodilatierende Eigenschaft von Oxytocin mit nachfolgenden hypertensiven Phasen) gerechnet werden.

Vasokonstriktiva (s. auch Kap. 20, S. 352 f.)

Kommen z.B. im Rahmen einer Konisation durch den Operateur vasokonstringierende Substanzen wie Adrenalin oder Vasopressin bzw. dessen Derivate intraoperativ zur topischen Anwendung, so ist auf mögliche kardiozirkulatorische Reaktionen und Wechselwirkungen mit volatilen Anästhetika zu achten. Vasopressin-Analoga wie Ornipressin (POR 8®) sollten wegen ihrer langen Halbwertszeiten nicht mehr benutzt werden. Zur topischen Applikation eignet sich aufgrund der deutlich kürzeren Wirkung und der bekannten "Indikator-Eigenschaft" (Herzfrequenzsteigerung bei systemischer Absorption) vor allem Adrenalin, das i.d.R. in einer 1 : 200.000 verdünnten Lösung (1 ml enthält 0,005 mg Adrenalin = 0,5 mg ad 100 ml NaCl 0,9 %) eingesetzt wird. Hierbei sind die typischen Kontraindikation zu beachten.

3 Anästhesieverfahren

Vornehmlich werden für gynäkologische Operationen Allgemeinanästhesien durchgeführt, Regionalanästhesien kommen nur für vaginale Eingriffe in Betracht.

Allgemeinanästhesie

Diagnostische und therapeutische **Kurzeingriffe** können unter Beachtung der Kontraindikationen zumeist in Larynxmaskennarkose vorgenommen werden. Die Narkoseeinleitung erfolgt hierbei i.d.R. mit Propofol und der zusätzlichen Gabe eines kurzwirksamen Opioids (z.B. Remifentanil - Ultiva®). Zur Aufrechterhaltung der Anästhesie können inhalative oder intravenöse Anästhetika eingesetzt werden. Bei Eingriffen wie Abrasion oder Konisation ist zu beachten, daß durch die hierbei erforderliche Zervixdehnung Vagusreflexe ausgelöst werden können, wodurch bei nicht ausreichend tiefer Narkose neben einer Bradykardie Husten, ein Laryngo- oder auch Bronchospasmus eintreten können.

Mittlere und große sowie laparoskopische Eingriffe erfolgen nahezu ausnahmslos in balancierter Allgemeinanästhesie an intubierten Patientinnen. Die Narkose wird hierbei meist mit Thiopental (Trapanal®) und Fentanyl bzw. Sufentanil (Sufenta® mite) eingeleitet. Zur Muskelrelaxation werden i.d.R. mittellang wirkende nicht-depolarisierende Relaxanzien, wie z.B. cis-Atracurium (Nimbex®), eingesetzt. Nur in speziellen Fällen, z.B. bei erhöhtem Aspirationsrisiko (Nichtnüchternheit, Adipositas permagna etc.), wird unter den üblichen Kautelen im Rahmen einer "crash"-Einleitung dem Succinylcholin (Präkurarisierung mit cis-Atracurium) der Vorzug gegeben.

Kontrollierte Beatmung

Bei kontrollierter Beatmung der Patientinnen sollte eine Reduktion des Frischgasflusses angestrebt werden. Eine "low-flow"-Anästhesie (Gasfluß ca. 1 l/min) ist dabei in den meisten Fällen unproblematisch durchführbar, während eine "minimal-flow"-Anästhesie nur mit speziell dafür geeigneten Narkosegeräten (z.B. PhysioFlex®, Cicero® EM) und entsprechendem Monitoring von ausreichend erfahrenen Anästhesisten angewendet werden darf.

Regionalanästhesie

Regionalanästhesiologische Techniken kommen bis auf die vom Gynäkologen selbst durchgeführten Infiltrationsanästhesien bei Mamma-PEs oder Parazervikalblockaden zur Follikelpunktion nur sehr selten zur Anwendung. Rückenmarknahe Verfahren sind zwar prinzipiell z.B. für vaginale Uterusexstirpationen oder plastische Eingriffe geeignet, ebenso wie Abrasionen oder strahlentherapeutische Eingriffe sich in Spinalanästhesie mit Sattelblocktechnik vornehmen lassen, von deren Anwendung ist jedoch i.d.R. abzuraten, da vielfach intraoperativ eine z.T. extreme Kopftieflagerung erforderlich ist und diese gerade von Risikopatientinnen subjektiv wie objektiv zumeist schlecht toleriert wird.

4 Spezielle Eingriffe

Die gynäkologischen Operationen können nach anästhesiologischen Gesichtspunkten in *kleine*, *mittlere*, *große* und *endoskopische* Eingriffe eingeteilt werden:

- **kleine Eingriffe**
  - Abrasio uteri
  - Konisation
  - Interruptio graviditatis
  - isolierte Mamma-PE
  - Follikelpunktion (FP)
  - Sterilisation
  - Abszeßinzision
  - intravaginale/-uterine Strahlentherapie ("afterloading")
  - Narkoseuntersuchung der inneren Genitalien
- **mittlere Eingriffe**
  - Ablatio mammae, ggf. mit axillärer lympho-nodulärer Exstirpation (LNE)
  - radikale Vulvektomie *ohne* LNE
  - Scheidenplastik
  - Beckenbodenplastik
- **große Eingriffe**
  - Mammareduktions- oder -augmentationsplastik
  - Hysterektomie (HE, vaginal/abdominal)
  - Ovarialkystom-Exstirpation
  - radikale Vulvektomie *mit* inguinaler LNE
- **Endoskopien**
  - Laparoskopie/Pelviskopie
  - Hysteroskopie

Diese Eingriffe werden nachfolgend im einzelnen erläutert. Hierzu ist anzumerken, daß ein abweichendes Vorgehen z.B. durch erweitertes intraoperatives Monitoring oder intensivierte postoperative Überwachung bei Risikopatientinnen im Einzelfall erwogen werden muß.

Zu den **häufigsten gynäkologischen Eingriffen** zählen:

- Abrasion, Hysterektomie
- Mamma-PE, Ablatio mammae
- Follikelpunktion
- diagnostische Laparoskopie/Pelviskopie
- plastische Eingriffe
- intravaginale bzw. -uterine Strahlentherapie

4.1 Kleine Eingriffe

Abrasion (Kürettage)

Definition: Ausschabung der Gebärmutter, d.h. Abtragen der Schleimhaut, aus diagnostischen (z.B. Tumorverdacht) oder therapeutischen Gründen (z.B. Abortus incompletus, Interruptio)

Anästhesie: Larynxmaske (LMA), ggf. ITN; N_2O-supplementierte i.v. Anästhesie, ggf. + Isofluran; 1 venöser Zugang

Konisation

Definition: kegelförmiges Ausschneiden der Portio uteri mit anschließender Korpusabrasion aus diagnostischen (z.B. bei Tumorverdacht) und therapeutischen Gründen (z.B. bei Carcinoma in situ)

Anästhesie: wie bei Abrasion

Interruptio graviditatis

Ein Schwangerschaftsabbruch oder auch eine Nachkürettage kann in Abhängigkeit von der SSW, Wunsch der Patientin und Rücksprache mit dem Operateur bzw. Geburtshelfer in Allgemein- oder rückenmarknaher Regionalanästhesie erfolgen, wobei aus psychologischen Gründen zumeist die Allgemeinanästhesie vorgezogen wird. Bei einer Interruptio besteht ethischerseits nur bei *medizinischer Indikation* mit gleichzeitiger vitaler Gefährdung der Mutter eine Teilnahmepflicht für den Anästhesisten und dessen Assistenzpersonal!

Anästhesie: wie bei Abrasion

Isolierte Mamma-PE

Nach Tastbefund, radiologischer Markierung mittels Draht oder unter sonographischer Kontrolle werden verdächtige Mammabezirke gezielt für die histologische Untersuchung punktiert. In einfachen Fällen gelingt dieses in Lokalanästhesie durch den Operateur, bei Mehrfachpunktionen wird zumeist eine Allgemeinanästhesie (wie bei Abrasion) vorgezogen.

Follikelpunktion

Zur Gewinnung befruchtungsfähiger Eizellen können für eine In-vitro-Fertilisation (IVF) Ovarialfollikel transvaginal punktiert werden. Dieser Eingriff erfolgt i.d.R. in Lokalanästhesie durch den Gynäkologen, nur in seltenen Fällen wird bei Wunsch der Patientin eine Allgemeinanästhesie (wie bei Abrasion) durchgeführt.

Sterilisation

Zur Sterilisation wird eine Elektrokoagulation mit anschließender Durchtrennung beider Tuben durchgeführt. Dieser Eingriff wird mittlerweile in erster Linie *laparoskopisch* durchgeführt (s. Abschn. 4.4), lediglich im Rahmen einer Sectio caesarea über eine Laparotomie.

Abszeßinzision

keine Besonderheiten, Anästhesie wie bei Abrasion

Intravaginale bzw. -uterine Strahlentherapie ("afterloading")

Zur (neo)adjuvanten Strahlentherapie bei Korpus- oder Zervixkarzinomen wird radioaktives Material (zumeist Iridium) transvaginal in den Uterus eingebracht. Unter Anwendung ionisierender Strahlen können aus volatilen Anästhetika hochtoxische Substanzen entstehen (z.B. Dichlorhexafluorbuten aus Halothan). Enfluran und Isofluran gelten diesbezüglich zwar als unproblematisch, dennoch wird häufig für diese Eingriffe eine *N_2O-supplementierte intravenöse Larynxmaskennarkose* mit Propofol (Disoprivan®) oder Methohexital (Brevimytal®) sowie einem Opioid vorgezogen. In seltenen Fällen (z.B. COPD, Adipositas permagna) wird eine Spinalanästhesie in Sattelblocktechnik durchgeführt.

Narkoseuntersuchung der inneren Genitalien

Indikationen: geistig Behinderte; Kinder; bei HE zur Entscheidung, ob vaginales oder abdominelles operatives Vorgehen

An die Narkoseuntersuchung schließen sich demgemäß oftmals zur weiteren Diagnostik endoskopische oder z.T. auch operativ-therapeutische Verfahren an (s.u.).

Anästhesie: je nach zu erwartendem Folgeeingriff

4.2 Mittlere Eingriffe

Ablatio mammae, ggf. mit axillärer lympho-nodulärer Exstirpation (LNE)

Indikation: Mammakarzinom

OP-Ablauf: OP-Ausdehnung bei Karzinomen vom histologischen Schnellschnittergebnis abhängig

OP-Dauer: 1-2 h

Lagerung: Rückenlage, evtl. Augenschutz!

Ausrüstung: 1 großlumiger i.v. Zugang, Magensonde, Temperatursonde

Blutkonserven: i.d.R. keine, aber Blutgruppenbestimmung und Antikörpersuchtest

Anästhesie: ITN (ggf. Spiral-LMA), balanciert, auch TIVA mögl.

Besonderheiten:

1. Bei Mamma-Eingriffen mit geplanter oder möglicher axillärer LNE ist der venöse Zugang grundsätzlich am *kontralateralen* Arm anzulegen, da es im Rahmen der Lymphknotenausräumung zur Verletzung der axillären Gefäße kommen kann. Hierbei können erhebliche *Blutungen* auftreten, die eine gesicherte Zufuhr von Medikamenten oder Volumen über einen ipsilateralen Zugang unmöglich machen. Durch die Resektion der Lymphbahnen wird darüber hinaus der Lymphabfluß gestört, so daß an diesem Arm Traumatisierungen, Injektionen und Infusionen vermieden werden müssen, um keine *Lymphödeme* zu provozieren. Dieses gilt vor allem auch dann, wenn schon ein solcher Eingriff stattgefunden hat.
2. Wenn bereits eine axilläre LNE auf der einen Seite durchgeführt wurde und nun auch für die Gegenseite vorgesehen ist, wird nach Möglichkeit zunächst ein i.v. Zugang *am Fuß* geschaffen. Alternativ kann auch eine dünnlumige Kanüle - für die ausschließliche Verwendung zur Narkoseeinleitung! - am Arm der OP-Seite plaziert werden. Nach der Einleitung wird dann eine großlumige Schleuse (z.B. G13) mit Ventil in eine V. jug. ext. gelegt, über die ggf. auch ein ZVK eingebracht werden kann.
3. Bei arteriellen Punktionen und bei der Blutdruckmessung mit Manschette ist entsprechend vorzugehen.

Komplikationen: Blutungen bei LNE

Nachbetreuung: i.d.R. AWR

Radikale Vulvektomie

Indikation: Vulvakarzinom

OP-Verfahren: Vulvektomie mit oder ohne inguinale LNE, evtl. auch plastische Deckung

OP-Dauer: ca. 1 h ohne LNE, bis 3 h mit LNE

Lagerung: Steinschnitt-Lagerung + geringe Kopftieflage

Ausrüstung: 2 großlumige i.v. Zugänge, ZVK, ggf. arterielle Kanüle, Magensonde, Temperatursonde, Blasenkatheter durch Gynäkologen, WarmTouch®

Blutkonserven: keine EKs ohne LNE, 4 EKs mit LNE und/oder plastischer Deckung

Anästhesie: ITN, balanciert, auch TIVA mögl.

Besonderheiten: zumeist hohes Alter der Patientinnen

Komplikationen: Blutungen bei Gefäßverletzungen im Rahmen der LNE

Nachbetreuung: i.d.R. AWR

Beckenbodenplastik

Indikationen:

vordere Plastik:	Descensus vaginae anterior mit Zystozele (Einstülpung des Harnblasenbodens in die vordere Vaginalwand) und Blasenentleerungsstörung
hintere Plastik:	Descensus vaginae posterior mit Rektozele und Defäkationsstörung
Sakropexie:	Descensus vaginae
OP-Verfahren:	Beseitigung der Zysto- bzw. Rektozele durch Raffung der Scheidenwände, Abtragung überschüssiger Scheidenanteile, Verstärkung des Beckenbodens durch Raffung des pararektalen Gewebes
OP-Dauer:	1-2 h
Lagerung:	Steinschnitt-Lagerung + geringe Kopftieflage
Ausrüstung:	1-2 großlumige i.v. Zugänge, Magensonde, Blasenkatheter durch Gynäkologen
Blutkonserven:	keine
Anästhesie:	ITN, balanciert, auch TIVA mögl.
Besonderheiten:	suprapubischer Blasenkatheter zum OP-Ende (durch Gynäkologen)
Komplikationen:	Blasenperforation, Darmperforation (-> Antibiotikatherapie)
Nachbetreuung:	i.d.R. AWR

Inkontinenzoperation

Indikation:	Streßinkontinenzblase bei Deszensus im Bereich des Beckenbodens
OP-Verfahren:	abdominale Kolpossuspension nach *Marshall-Marchetti* (vesiko-urethral) oder nach *Burch* (urethro-vaginale Fixation am Cooperschen Ligament)
OP-Dauer:	ca. 1 h
Lagerung:	Steinschnitt-Lagerung + geringe Kopftieflage
Ausrüstung:	1-2 großlumige i.v. Zugänge, Magensonde, Blasenkatheter durch Gynäkologen (wird postop. belassen)
Blutkonserven:	i.d.R. keine, aber Blutgruppenbestimmung und Antikörpersuchtest
Anästhesie:	ITN, balanciert, auch TIVA mögl.
Besonderheiten:	zumeist hohes Alter der Patientinnen
Komplikationen:	Blasenperforation, selten Blutungen
Nachbetreuung:	i.d.R. AWR

4.3 Große Eingriffe

Große Eingriffe wie die erweiterte Hysterektomie, die retroperitoneale lympho-noduläre Exstirpation sowie die radikale Vulvektomie mit LNE beinhalten einerseits operationsbedingte Besonderheiten wie Lagerung, größerer Volumenumsatz, Auskühlung und lange Operationsdauer, andererseits liegen relativ häufig patientenspezifische Probleme vor. Hierzu zählen der hohe Prozentsatz an übergewichtigen Patientinnen und ihr z.T. hohes Alter mit den damit verbundenen eingeschränkten Organreserven bzw. Begleiterkrankungen, ein evtl. veränderter Hormonstatus, das erhöhte Thromboserisiko sowie Erkrankungen des Gelenkapparates, die eine optimale Lagerung erschweren bzw. unmöglich machen.

Mammareduktions- oder -augmentationsplastik

OP-Dauer:	3-6 h
Lagerung:	halbsitzende Position
Ausrüstung:	2 großlumige i.v. Zugänge, ZVK, Heidelberger Verlängerungen bei Zugängen im Bereich der oberen Körperhälfte, Magensonde, Temperatursonde, Blasenkatheter, WarmTouch®, Blutwärmer
Blutkonserven:	wenn möglich Eigenblutspende und isovolämische Hämodilution, ansonsten 2-4 EKs
Anästhesie:	ITN, balanciert ohne N_2O, auch TIVA mögl.
Besonderheiten:	1. immer Kapnographie, Pulsoxymetrie und kontinuierliche ZVD-Messung wegen Luftemboliegefahr 2. ausreichende intravasale Volumenzufuhr vor dem Aufsetzen der Patientin 3. Beine wickeln (Verminderung des venösen "pooling" und Thromboseprophylaxe 4. Auskühlungsschutz: OP-Kittel, der im Bereich der unteren Körperhälfte angebracht wird (modifizierter WarmTouch®)
Komplikationen:	1. arterielle Hypotonie wegen sitzender Position 2. Blutungen 3. Luftembolie (Einzelheiten s. Kap. 22, S. 402 f.)
Nachbetreuung:	i.d.R. AWR

Vaginale Hysterektomie

Indikationen:	Uterus myomatosus, Endometriosis uteri, Descensus uteri
OP-Ablauf:	Präparation der Zervixschleimhaut, Durchtrennung des Lig. supravaginale, Eröffnung der peritonealen Umschlagsfalte zervikal und rektal, Abpräparation des Uterus bis zu den Abgängen der Adnexe, Absetzen des Adnexbündels bds., Entfernung des Uterus, "Peritonealisierung", Verschluß des Douglasschen Raumes, evtl. Enterozelenprophylaxe - manchmal zusätzliche Scheidenplastik
OP-Dauer:	1-2 h
Lagerung:	kombinierte Steinschnitt-/Kopftieflage
Ausrüstung:	2 großlumige i.v. Zugänge, ggf. ZVK, Magensonde, Temperatursonde, Blasenkatheter durch Gynäkologen, WarmTouch®
Blutkonserven:	i.d.R. keine, aber Blutgruppenbestimmung und Antikörpersuchtest
Anästhesie:	ITN, balanciert, auch TIVA mögl. - ggf. Regionalanästhesie
Besonderheiten:	perioperative Antibiotikaprophylaxe
Komplikationen:	massive Blutungen aus Aa. und/oder Vv. ovaricae, die ein laparotomisches Vorgehen erforderlich machen können
Nachbetreuung:	i.d.R. AWR

Laparotomien

Das Spektrum reicht von der *einfachen Uterusexstirpation* bis hin zur *radikalen Tumorchirurgie* mit Hysterektomie, Ovarektomie, Adnexektomie und retroperitonealer Lymphknotendissektion sowie der chirurgischen Mitversorgung von Nachbarorganen wie Harnblase, Ureteren oder Darmanteilen. Wie bei vaginalen Eingriffen kann es auch hier zu iatrogenen Verletzungen von Blase, Ureteren oder Darm kommen, in seltenen Fällen auch der Milz und Leber. Daher ist u.a. besonderes Augenmerk auf die **Urinausscheidung** zu richten. Ein Sistieren der Diurese oder eine Hämaturie ist dem Operateur unverzüglich mitzuteilen.

Bei **septischen Prozessen** kann es zu einer disseminierten intravasalen Gerinnung (DIC) bzw. einer **Verbrauchskoagulopathie** kommen. Diese macht eine rasche und bedarfsgerechte Substitution von Gerinnungsinhibitoren (AT III) und -faktoren und/oder Thrombozyten erforderlich. Gerade bei Revisionseingriffen oder ausgedehnten Tumorbefunden ist der Operationsverlauf nicht exakt vorhersehbar, was eine vorausschauende Planung des anästhesiologischen Konzeptes erforderlich macht. Das Monitoring muß hier ggf. bis einschließlich eines Pulmonaliskatheters ausgedehnt werden. Das Einbringen eines ZVKs ist häufig auch zur postoperativen Diagnostik oder Therapie sinnvoll und notwendig (z.B. ZVD-Messung, parenterale Ernährung).

Abdominale Hysterektomie

Indikationen:	großer Uterus myomatosus, Korpus- und Zervixkarzinome
OP-Ablauf:	quere Unterbauchlaparotomie, Eröffnung des Peritoneums, Abpräparation der Blase, Absetzen der uterinen Gefäße, Hysterektomie i.d.R. unter Belassung der Ovarien, Eröffnung des Douglasschen Raumes, Verschluß des Scheidenwandrandes, hohe "Peritonealisierung" zur Enterozelenprophylaxe
OP-Dauer:	ca. 2 h
Lagerung:	Steinschnitt-Lagerung + zeitweise geringe Kopftieflage
Ausrüstung:	2 großlumige i.v. Zugänge, ggf. ZVK, Magensonde, Temperatursonde, Blasenkatheter durch Gynäkologen, WarmTouch®
Blutkonserven:	2 EKs
Anästhesie:	ITN, balanciert, auch TIVA mögl.
Komplikationen:	1. Blasenperforation, Darmperforation (-> Antibiotikatherapie)
	2. akzidentelle Unterbindung der Ureteren (Sistieren der Diurese!) Bei einem Sistieren der Diurese ist umgehend der Operateur zu unterrichten (cave: "blind" Volumen oder Diuretika!).
Nachbetreuung:	i.d.R. AWR

Erweiterte Hysterektomie (früher OP nach *Wertheim*)

Indikationen:	Korpus- und Zervixkarzinome, disseminierte Ovarialkarzinome
OP-Verfahren:	radikale HE, ggf. Adnexektomie bds., ggf. pelvine und/oder retroperitoneale LNE, bei peritonealer Aussaat Peritonektomie, b. Bed. Resektion mitbetroffener Darmabschnitte; bei disseminiertem Tumorbefall bzw. Konglomerattumor evtl. vorzeitige Beendigung der Operation
OP-Dauer:	4-5 h
Lagerung:	Rückenlage
Ausrüstung:	2 großlumige i.v. Zugänge, ZVK, arterielle Kanüle, Magensonde, Temperatursonde, Blasenkatheter durch Gynäkologen, WarmTouch®, Blutwärmer
Blutkonserven:	4 EKs
Anästhesie:	ITN, balanciert, auch TIVA mögl.; evtl. lumbaler PDK für postop. Schmerztherapie
Besonderheiten:	1. präoperativ: zuweilen Aszites (bei größerer Ausprägung -> "Ileuseinleitung")
	2. intraoperativ: großer Volumenumsatz, Auskühlung
Komplikationen:	1. massive Blutungen aus Aa. ovaricae, Aa. uterinae, Aa. iliacae, V. cava, Aorta -> ggf. passageres Abklemmen der V. cava oder Aorta erforderlich
	2. Tumorembolie bei Mobilisation, Luftembolie bei Verletzung der V. cava
	3. Verletzung/Perforation von Nachbarorganen, insbesondere Ureteren
Intensivstation:	bei jüngeren Patientinnen ohne Risikofaktoren nicht erforderlich, sonst ja

Radikale Vulvektomie mit LNE (s. Abschn. 4.2)

4.4 Endoskopien

Laparoskopie/Pelviskopie (Einzelheiten s. Kap. 15, S. 295 ff.)

Eine Laparoskopie wird zu diagnostischen und operativen Zwecken durchgeführt, wobei die Eingriffsdauer zwischen 20 Minuten (z.B. Chromolaparoskopie oder Sterilisation) und mehreren Stunden betragen kann. Das hierzu erforderliche Kapnoperitoneum und die z.T. extreme Kopftieflagerung können - vor allem bei Risikopatientinnen - erhebliche Beeinträchtigungen der kardiorespiratorischen Funktion sowie des Säure-Basen-Haushaltes nach sich ziehen. Auf ein regionalanästhesiologisches Verfahren sollte daher verzichtet und eine **Intubationsnarkose** mit kontrollierter Beatmung und Muskelrelaxierung vorgenommen werden. Der intraabdominelle Druck sollte so niedrig wie möglich gehalten werden und grundsätzlich 15 mmHg nicht überschreiten (apparative Druckbegrenzung!), wobei für Risikopatientinnen niedrigere Werte anzustreben sind. Das Einbringen einer Magensonde ist in diesem Zusammenhang obligat. Der Magen sollte noch vor Operationsbeginn "leergesaugt" werden, um das Risiko einer akzidentellen gastralen Verletzung im Rahmen der "Blindpunktion" mittels Verres-Nadel (zur CO_2-Insufflation) zu minimieren. Um Harnblasenverletzungen zu vermeiden, wird ebenfalls zuvor ein Blasenkatheter (vom Gynäkologen) gelegt.

Das **Monitoring** des $PECO_2$ bzw. der $FECO_2$ und der $pSaO_2$ gilt als Standard und muß ggf. bei vermuteten Diskrepanzen durch intermittierende arterielle Blutgasanalysen ergänzt werden. Die Beatmungsparameter sind aufgrund des erhöhten intraabdominellen Druckes und der nicht unerheblichen CO_2-Resorption entsprechend anzupassen, um z.B. Hyperkarbie, Barotrauma oder Minderbelüftung der Lungen zu vermeiden. In Abhängigkeit vom Umfang des Eingriffes und von patientenspezifischen Faktoren (z.B. KHK, Vitium cordis) ist über die Standardüberwachung hinaus ggf. ein erweitertes invasives Monitoring inklusive Pulmonaliskatheter zu etablieren bzw. im Einzelfall dem Operateur von einem laparoskopischen Eingriff insgesamt abzuraten.

Bei akzidenteller Verletzung abdomineller oder iliakaler Gefäße können **massive Blutungen** ausgelöst werden, die dann eine notfallmäßige Laparotomie erforderlich machen. Der Operationsverlauf und das Kreislaufverhalten sind daher gewissenhaft zu überwachen. In seltenen Fällen kann es zu einem **Pneumo- bzw. Kapnothorax** kommen, an den bei Beatmungsproblemen (Anstieg des Beatmungsdruckes) und hämodynamischer Beeinträchtigung (Blutdruckabfall, ZVD-Anstieg) gedacht werden muß. Im Falle eines Spannungspneumothorax ist die sofortige Entlastung angezeigt. Das Einbringen eines Tiegel-Ventils bringt hierbei nur einen kurzfristigen Erfolg, effektiver ist die Anlage einer Drainage nach *Monaldi* oder *Bülau*.

Indikationen

- Überprüfung der Tubendurchgängigkeit (Chromolaparoskopie), evtl auch Rekanalisierung
- V.a. extrauterine Gravidität
- "second look"
- Sterilisation
- Punktion und Abtragung von Ovarialzysten
- Abtragung einzelner Uterusmyomknoten
- Ovarektomie
- laparoskopisch assistierte vaginale HE (LAVH)

Hysteroskopie

Die Hysteroskopie erfolgt zu diagnostischen Zwecken, z.B. im Rahmen einer Abrasion, oder zur Abtragung von Polypen, Verwachsungen oder Fehlbildungen. Im Gegensatz zur Laparoskopie wird bei der Hysteroskopie auf eine Gasinsufflation verzichtet, da in diesem Zusammenhang in der Literatur wiederholt von massiven Gasembolien, z.T. mit letalem Ausgang, berichtet wurde. Statt dessen wird zur Visualisierung der uterinen Strukturen - wie bei transurethralen Resektionen - eine *nichtstromleitende* Flüssigkeit (z.B. Purisole®) über das Endoskop instilliert (vgl. Kap. 16, S. 315).

OP-Dauer: diagnostisch nur wenige Minuten, therapeutisch 30-60 min

Lagerung: kombinierte Steinschnitt-/Kopftieflage

Ausrüstung: 1 großlumiger i.v. Zugang

Blutkonserven: keine

Anästhesie:
1. diagnostisch: ITN; N_2O-supplementierte i.v. Anästhesie, ggf. + Isofluran
2. therapeutisch: primär *Spinalanästhesie* (zum frühzeitigen Erkennen von Bewußtseinssstörungen bei Auftreten einer hypotonen Hyperhydratation)

Besonderheiten: siehe Laparoskopie

Komplikationen:
1. *hypotone Hyperhydratation* (wie bei TUR-Syndrom; s. Kap. 16, S. 316 ff.)
2. Uterusperforation

Nachbetreuung: i.d.R. AWR

5 Notfall- und dringliche Eingriffe

Extrauteringravidität (EU)

Bei V.a. EU wird i.d.R. zunächst mittels ß-HCG-Bestimmung abgeklärt, ob eine Schwangerschaft vorliegt. Durch die Anwendung bildgebender Verfahren wie Sonographie kann die Diagnose einer EU heutzutage zumeist relativ frühzeitig gestellt werden. Patientinnen im *hämorrhagischen Schock* nach Tubarruptur mit entsprechendem massiven intraabdominellen Blutverlust sind deshalb die absolute Ausnahme. Dennoch ist auch intraoperativ die Möglichkeit einer Tubarruptur gegeben.

OP-Verfahren: Laparoskopie, ggf. Ausschälung und Entfernung; *primäre* Laparotomie nur bei Blutung oder im Notfall

OP-Dauer: wenn unkompliziert ca. 30 min

Lagerung: Steinschnittlagerung, evtl. leichte Kopftieflage

Ausrüstung: 2 großlumige i.v. Zugänge - bei hämorrhagischem Schock ZVK u. arterielle Kanüle - Magensonde, Blasenkatheter durch Gynäkologen, ggf. WarmTouch® u. Blutwärmer

Blutkonserven: 4 EKs, wenn Blutgruppe bekannt: ggf. ungekreuzt; sonst O/Rh neg.

Anästhesie: ITN, balanciert, auch TIVA mögl.

Einleitung: im Notfall oder ab Mitte des 2. Trimenons "Ileuseinleitung"

Besonderheiten: cave: Akzentuierung einer Hypovolämie durch Kapnoperitoneum (-> *kein* PEEP)!

Komplikationen: massive Blutung aus ovariellen Gefäßen bei Tubarruptur

Intensivstation: bei hämorrhagischem Schock

Akutes Abdomen (s. Kap. 14, S. 291 f.)

- Stieldrehung von Ovarialzysten oder subserösen Myomknoten
- Ileus

6 Postoperative Überwachung und Schmerztherapie

Im Regelfall findet die postoperative Überwachung der Patientinnen im Aufwachraum statt. Ergibt sich jedoch aufgrund des Eingriffsumfanges oder aufgrund von Begleiterkrankungen die Notwendigkeit zur erweiterten Überwachung bzw. Therapie, werden die Patientinnen auf eine Intensivstation verlegt.

Postoperative Analgesie (Einzelheiten s. Kap. 12, S. 225 ff.)

Die Schmerztherapie erfolgt grundsätzlich nach individuellem Bedarf und kann an das WHO-Konzept (Stufenschema für tumorbedingte Schmerzen) angelehnt werden:

- <u>nach kleineren Eingriffen</u>:

  zunächst Nicht-Opioid-Analgetika wie NSAID (z.B. Paracetamol als Suppositorium) und/oder Metamizol (Novalgin®) i.v. bzw. p.inf.
- <u>nach mittleren Eingriffen und bei stärkeren Schmerzen</u>:

  intermittierende Gabe von Piritramid (Dipidolor®) in 3,75- bis 7,5-mg-Inkrementen i.v.
- <u>nach großen Eingriffen und bei stärksten Schmerzen</u>:

  Kombination Nicht-Opioid-Analgetika und Opioiden (z.B. Metamizol + Piritramid)
- <u>nach großen abdominellen Eingriffen</u> (ausgedehnte Tumorchirurgie, LNE etc.):

  Analgesie mit Lokalanästhetika wie Bupivacain (Carbostesin® 0,25 %) und Sufentanil über einen präoperativ lumbal eingebrachten Epiduralkatheter - oder - kontinuierliche i.v. Gabe von Piritramid mittels PCA-Pumpe

Antiemetika

Adjuvant kommen im Bedarfsfall - bei entsprechender Anamnese auch prophylaktisch - antiemetische Substanzen zum Einsatz. Dies geschieht ebenfalls in Form eines Stufenkonzeptes:

- primär mit Dimenhydrinat (Vomex®, z.B. 150 mg rektal)
- evtl. kombiniert mit Droperidol (DHBP®, 1,25 mg i.v.)
- in Einzelfällen zusätzlich mit einem 5-HT_3-Rezeptorantagonisten wie Tropisetron (Navoban®, z.B. 2 mg ad 100 ml NaCl 0,9 % als Kurzinfusion über ca. 10 min)

Zuvor müssen jedoch die Ursachen abgeklärt bzw. mechanische Probleme (z.B. Ileus) ausgeschlossen bzw. beseitigt werden.

Antihypertensiva

Kommt es trotz guter präoperativer Einstellung im Aufwachraum zu hypertensiven Episoden, so kann - allerdings erst nach Ausschluß möglicher Ursachen (z.B. Hypoxie, Hyperkapnie, Schmerzen, volle Blase etc.), die immer primär zu behandeln sind, - Nifedipin (Adalat®, 10-20 mg sublingual bzw. peroral) verabreicht werden. Wenn die Herzfrequenz jedoch über 100/min beträgt, sollte Urapidil (Ebrantil®) i.v. bevorzugt werden, da es nicht wie unter Nifedipin zu einer reflektorischen Tachykardie führt.

24 Anästhesie in der Geburtshilfe

1 Allgemeine Bemerkungen

Bei geburtshilflichen Anästhesien müssen die schwangerschaftsphysiologischen Besonderheiten sowie die Auswirkungen der Anästhetika und Anästhesietechniken auf den Uterus, die Wehentätigkeit und den Fetus bzw. das Neugeborene berücksichtigt werden. Besondere anästhesiologische Herausforderungen ergeben sich bei schwangerschaftsspezifischen Erkrankungen und Komplikationen.

2 Physiologie der Schwangerschaft

Im Rahmen einer Schwangerschaft kommt es zu mannigfaltigen anästhesierelevanten physiologischen Veränderungen, die nahezu alle Organe betreffen. Art und Ausmaß dieser Veränderungen hängen vorwiegend vom Schwangerschaftsalter ab und unterliegen zumeist hormonellen Einflüssen, teilweise sind sie auch durch anatomische Faktoren bedingt.

2.1 Respirationstrakt

Zur adäquaten fetalen Sauerstoffversorgung muß die mütterliche Sauerstoffaufnahme gesteigert werden, was eine Zunahme des Atemminutenvolumens und vor allem der alveolären Ventilation bedingt. Hieraus resultieren eine geringgradige Zunahme des arteriellen O_2-Partialdruckes zur Erhöhung des pulmonalen O_2-Diffusionsgradienten, wohingegen der CO_2-Partialdruck leicht abnimmt ("physiologische Schwangerschaftshyperventilation"). Die pulmonale O_2-Diffusionskapazität nimmt aufgrund vermehrter interstitieller Wassereinlagerung geringfügig ab. Die Veränderungen atemmechanischer und -funktioneller Parameter sind im einzelnen in Tabelle 60 zusammengefaßt.

Die funktionelle Residualkapazität (FRC) fällt durch das Höhertreten des Zwerchfells (Größenzunahme des graviden Uterus) während der Schwangerschaft zunehmend ab. Hierdurch wird die pulmonale Sauerstoffreserve erniedrigt, was im Verein mit dem erhöhten Sauerstoffverbrauch relativ rasch hypoxämische Situationen entstehen lassen kann. Eine einminütige Apnoe bei Schwangeren bewirkt nach vorheriger optimaler Präoxygenierung (*theoretischer* PAO_2 673 mmHg; Vorgehensweise s. Abschn. 4.4) einen Abfall des PaO_2 von ca. 150 mmHg (bei Nichtschwangeren von ca. 50 mmHg). Extreme Hyperventilation kann zu ausgeprägter Hypokapnie mit konsekutiver Alkalose führen und so die plazentare Durchblutung vermindern, wodurch in Folge die fetale Sauerstoffversorgung kritisch reduziert werden kann (fetale Hypoxie).

Tabelle 60: Veränderungen der Atmungsparameter während der Schwangerschaft

Atemminutenvolumen	**+50 %**	Totalkapazität	+5 %
Atemzugvolumen	+40 %	Vitalkapazität	±0
Atemfrequenz	+10 %	**Funktionelle Residualkapazität**	**-20 %**
Alveoläre Ventilation	**+70 %**	Inspirator. Reservevolumen	-20 %
Sauerstoffverbrauch	**+20 %**	Exspirator. Reservevolumen	-20 %
O_2-Diffusionskapazität	vermindert	Residualvolumen	-20 %
Atemarbeit	erhöht	Verschlußvolumen	±0
PaO_2	105-110 mmHg		
$PaCO_2$	ca. 32 mmHg		

2.2 Herz-Kreislauf-System

Ebenso wie für die Atmung ergeben sich für das Herz-Kreislauf-System qualitative und quantitative Veränderungen (Tab. 61). Im Laufe der Schwangerschaft kommt es zu einer steroidbedingten Natrium- und Flüssigkeitsretention mit allgemeiner Neigung zur interstitiellen Ödematisierung. Da das Plasmavolumen bis zur Geburt stärker als das Erythrozytenvolumen zunimmt, entsteht eine Verdünnungsanämie ("physiologische Schwangerschaftshämodilution"). Durch das vergrößerte zirkulierende Blutvolumen werden Blutverluste von ca. 500-1.000 ml i.d.R. gut toleriert, da auch der sich unter der Geburt kontrahierende Uterus eine "Autotransfusion" von ca. 500 ml Blut aus der Plazenta bewirkt. Der während der Schwangerschaft niedrigere system-arterielle Blutdruck (vor allem diastolisch) ist durch einen verminderten peripheren Gefäßwiderstand infolge Ausweitung des Gefäßbettes (utero-plazentare Einheit) und Prostacyclin-induzierte Senkung des Gefäßtonus bedingt. Das Absinken des Gefäßwiderstandes und der Blutviskosität führt zu einer Steigerung des Herzminutenvolumens, die darauf ausgerichtet ist, den Fetus ausreichend mit Sauerstoff und Substraten zu versorgen.

Blutvolumen	+35 %
Erythrozytenvolumen	+20-40 %
Plasmavolumen	+45 %
Hämatokrit	**35 %**
Herzminutenvolumen	**+40 %**
Schlagvolumen	+30 %
Herzfrequenz	+10 %

Tabelle 61: Veränderungen der Kreislaufparameter während der Schwangerschaft

Merke:

Bei einer Schwangeren im dritten Trimenon wird von einem **Bluthochdruck** gesprochen, wenn der diastolische Blutdruck höher als 85 mmHg ist.

Aorto-kavales Kompressionssyndrom siehe Abschn. 6.1

2.3 Blutgerinnung

Während der Schwangerschaft verändert sich das Hämostasegleichgewicht mit einem Überwiegen prokoagulatorischer Faktoren zum Zeitpunkt der Geburt. Dieses dient als Schutzmechanismus gegenüber stärkeren Blutverluste unter der Geburt, erhöht jedoch das Risiko thromboembolischer Komplikationen.

2.4 Niere und Leber

Der renale Plasmafluß und die glomeruläre Filtrationsrate steigen während der Schwangerschaft parallel zur Erhöhung des Herzminutenvolumens an. Trotzdem werden übermäßige renale Natrium- und Wasserverluste u.a. durch eine gesteigerte Empfindlichkeit des "tubulo-glomerulären Rückkopplungsmechanismus" verhindert. Metabolismus und Elimination von Medikamenten können verändert sein. Mäßig beeinträchtigte Leberfunktionstests sind als normal einzustufen, ebenso wie eine gering erniedrigte Aktivität der Plasmacholinesterase.

2.5 Utero-plazentare Einheit

2.5.1 Utero-plazentare Durchblutung

Im Laufe der Schwangerschaft kommt es mit fortschreitender Zunahme des fetalen Metabolismus zum korrespondierenden Anstieg der utero-plazentaren Durchblutung. Da die Uterusdurchblutung keiner druckabhängigen Autoregulation unterliegt, ist sie direkt abhängig vom uterinen Perfusionsdruck und Gefäßwiderstand.

Für den **uterinen Perfusionsdruck** (P_{ut}) gilt:

$$P_{ut} = \text{MAP - intervillöser Druck}$$

Das hat zur Folge, daß eine Abnahme des system-arteriellen Blutdruckes unmittelbar zur Verringerung der uterinen Perfusion führt, ebenso wie eine endo- oder exogen bedingte Konstriktion der Uterusgefäße (Katecholamine, Schmerzen). Uteruskontraktionen, vor allem bei hypertonen Wehenstörungen, und positive Druckbeatmung, besonders mit höherem PEEP, gehen mit einem Anstieg des intervillösen Druckes einher und reduzieren so den uterinen Perfusionsdruck. Hypokapnie bzw. Alkalose bewirkt eine Kontraktion der utero-plazentaren Gefäße und so eine Abnahme des villösen Blutflusses. Zusätzlich kommt es hierbei zur Erhöhung der O_2-Affinität des Hämoglobins mit Verminderung des diaplazentaren O_2-Transfers.

Zur Reduktion der Uterusperfusion infolge *aorto-kavaler Kompression* siehe Abschnitt 6.1.

Merke:

Durch **Abnahme der utero-plazentaren Durchblutung** besteht die Gefahr einer **fetalen Depression** mit Hypoxie, Azidose und Bradykardie. Aus diesem Grund müssen unter der Anästhesie **Blutdruckabfälle** (unter 100 mmHg systolisch oder um mehr als 20 % der Ausgangswerte) verhindert bzw. unverzüglich therapiert werden. Bei kontrollierter Beatmung soll der $PECO_2$ nicht kleiner als 30 mmHg sein und das PEEP-Niveau i.d.R. 5 mmHg nicht übersteigen.

2.5.2 Diaplazentarer Übertritt von Medikamenten

Prinzipiell vermögen alle im Rahmen der Anästhesie eingesetzten Medikamente die Plazenta zu durchdringen. Wieviel der Substanz übertritt, ist hierbei vor allem von der verabreichten Dosis und dem Zeitintervall zwischen Applikation und Entbindung abhängig. Tabelle 62 gibt einen Überblick über die Dosierungen der gängigen Substanzen, bei denen im Normalfall keine negativen Folgen auf das Neugeborene zu erwarten sind.

Tabelle 62: Dosierung von Anästhetika und Relaxanzien in der Geburtshilfe

Substanz	**Dosis** (pro kg KG)
Thiopental	5 mg
Etomidat	0,2 mg
Propofol	2 mg
Ketamin	1,5 mg
Fentanyl	1 µg
Isofluran	0,75 Vol.-%
Succinylcholin	1,5 mg
Atracurium	0,6 mg
Sufentanil epidural	0,5 µg
Bupivacain epidural	0,5 mg

Bei Überschreiten dieser Grenzdosen muß mit nachteiligen Auswirkungen auf das Neugeborene, hauptsächlich als Folge einer Atemdepression, gerechnet werden. Etomidat, Propofol und Ketamin sind nur als Hypnotika zweiter Wahl anzusehen, da sie möglicherweise das neonatale Outcome beeinträchtigen. Ketamin führt zu einer muskulären Tonuserhöhung (cave: Rigidität des Neugeborenen!) und erhöht zudem die Uterusaktivität. Die Verwendung von N_2O soll keine fetale Depression induzieren, kann aber - zumindest theoretisch - eine Diffusionshypoxie beim Neonaten bewirken. Eine fetale Azidose und/oder mütterliche Alkalose (Hyperventilation) begünstigen über ein "ion trapping" (Erhöhung des dissoziierten Anteils) die Anreicherung von Lokalanästhetika oder Opioiden im Feten.

2.6 Gastrointestinaltrakt

Durch den Druck des graviden Uterus wird der Magen nach kranial gedrängt, wodurch der Winkel des gastro-ösophagealen Überganges verändert und außerdem der Pylorus komprimiert wird. Zusätzlich bewirken hormonelle Faktoren eine Tonuserniedrigung des unteren Ösophagussphinkters sowie eine verzögerte Magenentleerung. Die Magensaftproduktion ist während der Schwangerschaft gesteigert (wahrscheinlich Prolactin-Effekt) und der pH des Mageninhaltes oftmals auf Werte unter 2,5 reduziert. Darüber hinaus begünstigt die Schwangerschaft das Auftreten von Hiatusgleithernien. Zusammengefaßt muß bei einer Schwangeren von einem erhöhten intragastralen Druck und einem erniedrigten unteren ösophagealen Druck ausgegangen werden, so daß die Regurgitation erleichtert und das pulmonale Aspirationsrisiko vor allem im Rahmen der Einleitung, aber auch der Ausleitung einer Allgemeinanästhesie gesteigert ist (s. Abschn. 6.2).

Merke:

Jede Schwangere ist spätestens ab der 20. SSW als nicht nüchtern einzustufen!

2.7 Intubationsbedingungen

Mit zunehmendem Schwangerschaftsalter steigt das Risiko für eine erschwerte endotracheale Intubation, was nicht nur durch eine infolge vermehrter Wassereinlagerung und Hyperämie (Blutungsgefahr!) erhöhte Schwellungsneigung der Schleimhäute im Bereich des Mund-/Rachenraumes und des Kehlkopfes zu erklären ist, sondern auch auf die z.T. erhebliche Gewichts- und damit Brustgrößenzunahme sowie auf die Zunahme des anterior-posterioren Thoraxdurchmessers zurückzuführen ist. Die Häufigkeit einer schwierigen Intubation beträgt bei Schwangeren ca. 1 : 280 und ist damit i. Vgl. zum allgemeinchirurgischen Patientengut bis auf das Achtfache erhöht. Daher ist neben der Verwendung dünnerer Endotrachealtuben (ID 7,0 mm) sämtliches Instrumentarium für das Management des schwierigen Atemweges vorzuhalten (s. Abschn. 4.4).

Merke:

Bei Schwangeren sollte immer mit einer schwierigen Intubation gerechnet werden!

3 Pharmakologie

Während der Schwangerschaft kommt es auch zu für die Anästhesie bedeutsamen Veränderungen der Pharmakodynamik und -kinetik. Neben der Verminderung der "minimalen alveolären Konzentration" für **volatile Anästhetika** um 20-40 % ist infolge der reduzierten FRC und der erhöhten alveolären Ventilation mit derem rascheren An- und Abfluten zu rechnen (-> verkürzte Narkoseeinleitung und -ausleitung). Volatile Anästhetika wirken dosisabhängig uterusrelaxierend (Beginn bei 0,5 MAC, ab 0,8-0,9 MAC Oxytocin-resistent!), was im Rahmen einer Sectio caesarea bei Überschreitung gewisser Konzentrationen (Tab. 63) zur atonischen Uterusblutung führen kann (s. Abschn. 6.4).

Tabelle 63: Uterusrelaxierende Konzentrationen verschiedener volatiler Anästhetika

Inhalationsanästhetikum	**Grenzwert-Konzentration** [Vol.-%]
Halothan	0,5
Enfluran	1,0
Isofluran	0,75

Durch die erhöhte Empfindlichkeit gegenüber **Lokalanästhetika** ist einerseits deren Bedarf und damit die erforderliche Dosis erniedrigt und andererseits deren Toxizität gesteigert. Vermehrte Füllung des Plexus venosus vertebralis internus erhöht den Druck im Epiduralraum, wodurch die kraniale Ausbreitung einer Epiduralanästhesie begünstigt und das Risiko einer akzidentellen Gefäßverletzung bzw. intravasaler Injektionen oder von Katheterfehllagen erhöht wird. Aufgrund des vor allem in der zweiten Wehenphase gesteigerten Liquordruckes führen intrathekale Injektionen von Lokalanästhetika zu einer höheren Anästhesieausbreitung, evtl. bis hin zu einer totalen Spinalanästhesie.

Im folgenden wird eine kurze stichpunktartige Übersicht über häufige geburtshilflich verabreichte **Medikamente** gegeben:

1. **Methylergometrin** (Methergin®)
   - Ergotaminderivat
   - Uteruskonstriktor
   - Ind.: atonische Uterusblutung
   - Dosis: 0,5-1,0 mg i.v.
   - NW: Vasokonstriktion und Blutdruckanstieg, Uterusruptur

2. **Oxytocin** (s. Kap. 23, S. 408)

3. **Prostaglandine**

Von den meisten Geburtshelfern wird zur Beherrschung einer atonischen Uterusblutung **Prostaglandin F2α** (Tab. 64) bevorzugt, weil hiermit neben der Kontraktionssteigerung des Corpus uteri auch - i. Ggs. zu Prostaglandin E2 - eine Tonisierung der Zervix erreicht werden kann.

Tabelle 64: Prostaglandine in der Geburtshilfe

Handelsname	Generikum	Wirkung	Indikation	Gefäßtonus/Blutdruck	Bronchokonstriktion
Minprostin F2α	Dinoprost/F2α-Derivat	Uteruskonstriktion	atonische Uterusblutung	Steigerung	ja*
Minprostin E2	Dinoproston/E2-Derivat	"	"	Senkung	nein
Nalador	Sulproston/E2-Derivat	"	"	Senkung	nein

**: nur im Tierversuch nachgewiesen*

Die **Dosierung** beträgt bei:

- Minprostin® F2α: 5 mg ad 500 ml (z.B. G 5 %), ca. 100 ml/h
- Nalador®: 500 mg ad 500 ml (z.B. G 5 %), ca. 100 ml/h
- Minprostin® E2: 3 mg p.o. (zur Einleitung der Geburt oder einer Abruptio)

Bei *Überdosierung* besteht bei allen genannten Substanzen die *Gefahr der Uterusruptur.*

4. **Magnesiumsulfat** (s. Abschn. 7.1)

5. **Fenoterol** (Partusisten®)
   - β_2-Sympathikomimetikum
   - Tokolytikum
   - Ind.: Wehen-/Geburtshemmung, Verminderung hypertoner Uteruskontraktionen
   - Dosis:
     - Akuttokolyse (z.B. Sectio): 25 µg als Bolus i.v.
     - Dauertokolyse: 1,0 mg ad 500 ml (z.B. G 5 %), 15-30 (max. 100) ml/h
   - NW:
     - Tachykardie
     - Hypokaliämie (möglicherweise durch Stimulation der Insulinfreisetzung und vermehrte intrazelluläre Kaliumaufnahme)
     - Lungenödem (durch Wasserretention zur Kompensation des abfallenden Vasotonus)

4 Anästhesieverfahren

Das anästhesiologische Spektrum bei der Betreuung von Schwangeren umfaßt folgende Schwerpunkte:

- geburtshilfliche Analgesie zur Wehenschmerzlinderung (-> geplante vaginale Entbindung)
- geburtshilfliche Anästhesie als Regional- oder Allgemeinanästhesie (-> operative Entbindung)
- Stand-by in besonderen geburtshilflichen Situationen (z.B. Beckenendlage, Mehrlings-SS)
- geburtshilfliche Notfälle (z.B. Uterusatonie, Fruchtwasserembolie, Eklampsie, Nachräumung)
- Anästhesie bei nicht-geburtshilflichen Eingriffen während der Schwangerschaft (s. Kap. 37, S. 680)

4.1 Epiduralanalgesie (Grundlagen s. Kap. 9, S. 182 ff.)

Die anästhesiologische Methode der Wahl zur Linderung des Wehenschmerzes sowie des Dehnungsschmerzes von Zervix und Beckenboden im Geburtsverlauf ist die Epiduralanalgesie mittels eines lumbal eingebrachten Katheters, wobei beim Einsatz entsprechender Medikamente eine segmentale und *differenzierte sensible* Blockade bei erhaltener Austreibungsmotorik erzielt werden kann.

Medikamente

Um eine differenzierte Nervenblockade zu erreichen, wird standardmäßig als Lokalanästhetikum (LA) **Bupivacain** (Carbostesin®) in einer Konzentration von **0,1 %** eingesetzt, neuerdings auch alternativ Ropivacain (Naropin®) in ebenfalls 0,1%iger Zubereitung. Zusätzlich wird **Sufentanil** (Erstdosis 1,0 µg/ml LA, Folgedosen 0,5 µg/ml LA) verabreicht. In diesen Dosierungen muß im Regelfall keine neonatale Atemdepression befürchtet werden. Wegen möglicher additiver Effekte auf das kindliche Atemzentrum sollte allerdings ein Verzicht auf die epidurale Anwendung von Sufentanil erwogen werden, wenn zuvor von seiten des Geburtshelfers ein Opioid systemisch eingesetzt wurde (Abwägung der konkreten Umstände im Einzelfall). Die Ausbreitung der Analgesie für vaginale Entbindungen muß mindestens bis Segment **Th10** reichen. Die Segmente L5 und S1 können aufgrund ihrer dickeren Nervenwurzeln mit dieser Methode allerdings nicht immer hinreichend blockiert werden.

Prinzipiell kann die geburtshilfliche **Epiduralanalgesie** auf zwei Arten erfolgen:

- intermittierende Bolusgaben (ca. 8-10 ml; je nach Bedarf etwa alle 1-2 h)
- kontinuierliche Gabe mittels spezieller Perfusoren im Sinne einer PCEA ("patient controlled epidural analgesia")

Bei der PCEA (z.B. G18-Sprotte®-Spezialnadel, G20-Katheter) wird neben einer Basalrate (ca. 10-15 ml/h) die Applikation eines zusätzlichen (programmierbaren) Bolus (ca. 5 ml) möglich, der durch die Schwangere selbst durch Knopfdruck abrufbar ist. Einstellbare Höchstgrenzen und Zeitsperren sollen hierbei einen Schutz vor Überdosierungen gewährleisten.

Vorbereitung der Medikamente

"single shot":	6 ml NaCl 0,9 % + 2 ml Sufenta® mite (10 µg) + 2 ml Bupivacain 0,5 %
Perfusorspritze:	25 ml NaCl 0,9 % + 5 ml Sufenta® mite (25 µg) + 20 ml Bupivacain 0,25 % (Beschriftung!)

Die Zubereitung von Ropivacain 0,1 % inkl. Sufentanil (1,0 u. 0,5 µg/ml) erfolgt durch entsprechende Verdünnung mit NaCl 0,9 %.

Überwachung der Schwangeren

Während der Anlage eines Epiduralkatheters sowie der Gabe der LA-Test- und Wirkdosis ist ein sorgfältiges Monitoring nach den üblichen anästhesiologischen Grundsätzen unabdingbar (s. Kap. 9, S. 177). Die Überwachungsmaßnahmen müssen über einen angemessenen Zeitraum fortgeführt und im Anästhesieprotokoll dokumentiert werden, d.h. bei der Bolustechnik jedesmal für mindestens 30 min. In dieser Zeit muß der Anästhesist im Kreißsaal anwesend sein. Die Dokumentation der Befunde unterliegt währenddessen seiner Verantwortung, sie kann aber an die anwesende Hebamme delegiert werden. Zur Sicherung bzw. Wiederherstellung der Vitalfunktionen bei eintretenden Komplikationen muß eine entsprechende Notfallausstattung (inkl. Medikamenten) in Reichweite bereitstehen.

Überwachung des Feten

Zur fetalen Überwachung dient die **Kardiotokographie** (CTG), mittels derer nicht nur die mütterliche Wehentätigkeit, sondern auch die kindliche Herzfrequenz in utero überwacht werden kann. Die normale fetale Herzfrequenz beträgt zwischen 120 und 160 Schlägen pro Minute. Eine fetale Depression zeigt sich anhand einer sog. Dezeleration (Abfall um mehr als 20 Schläge pro Minute), wobei die *Spätdezeleration*, d.h. der Abfall der Herzfrequenz erst nach dem Wehenmaximum, i. Ggs. zur Frühdezeleration immer als pathologisch anzusehen ist. Ergänzend zur CTG kann auch mit speziellem O_2-Sensor eine fetale **Pulsoxymetrie** via Geburtskanal erfolgen.

Merke:

> Während anästhesiologischer Maßnahmen an Schwangeren muß zum sofortigen Erkennen einer fetalen Depression *immer* eine Überwachung mittels Kardiotokographie sichergestellt sein!

Indikationen zur geburtshilflichen Epiduralanalgesie

- Geburtsschmerzen (allgemein)
- medikamentöse Geburtseinleitung, verlängerte Geburt, Dystokie
- Versorgung einer Episiotomie
- protrahierter Geburtsverlauf (unkoordinierte Uterusaktivität, Oxytocininfusion etc.)
- fetale Indikationen (Frühgeburt, Wachstumsretardierung, Mißbildungen, Beckenendlage, Mehrlingsschwangerschaft etc.)
- spezielle maternale Indikationen (kardiovaskuläre, pulmonale, endokrinologische, neurologische Erkrankungen, Präeklampsie)

Allgemeine Kontraindikationen (s. Kap. 9, S. 179)

Spezielle, geburtshilfliche Kontraindikationen zur Epiduralanalgesie/-anästhesie

- Placenta praevia
- Abruptio placentae
- drohende Uterusruptur (bei früherer Sectio-Entbindung)
- Nabelschnurvorfall
- fetale Asphyxie

Die vorgenannten Zustände gelten insofern als Kontraindikationen, als in diesen Fällen eine rasche, zumeist operative Entbindung angezeigt ist, was nicht mit dem Zeitaufwand bis zur Anlage bzw. zum Wirkungseintritt einer epiduralen Nervenblockade zu vereinbaren ist.

Auswirkungen der Epiduralanalgesie auf den Geburtsverlauf

Bei Verwendung der beschriebenen niedrigen Lokalanästhetikakonzentrationen sind keine negativen Folgen auf den Geburtsverlauf und auch keine Erhöhung der instrumentellen Entbindungsrate zu erwarten, da die Preßmotorik in vollem Umfang erhalten bleibt.

Lediglich der sog. **Ferguson-Reflex** ("Preßreflex": zervikale/vaginale Dehnung bei Eintritt des Feten in den Geburtskanal bewirkt über Oxytocinfreisetzung eine Zunahme der Wehentätigkeit und induziert ein aktives Mitpressen der Schwangeren) mag durch die Blockade des afferenten Schenkels supprimiert werden, ohne daß dem von seiten der Geburtshelfer eine Relevanz beigemessen wird.

Durchführung der Epiduralanalgesie (s. Kap. 9, S. 185 f.)

Merke:

> **Während des Auftretens von Wehen** sollen **keine rückenmarknahen Punktionen und Injektionen** vorgenommen werden (erhöhte Verletzungsgefahr bzw. höhere kraniale Anästhesieausbreitung)!

Mediko-legale Implikationen

Die rechtsgültige Aufklärung von Schwangeren nach Einsetzen schmerzhafter Geburtswehen und unmittelbar vor Durchführung eines anästhesiologischen Verfahrens ausschließlich zum Zwecke der Geburtserleichterung - also ohne rechtzufertigende Notfallindikation - ist höchst problematisch. Eine Epiduralanalgesie darf in einer solchen Situation - wenn überhaupt - nur auf <u>ausdrücklichen</u> Wunsch der Schwangeren vorgenommen werden (Dokumentation erforderlich!); keinesfalls darf von anästhesiologischer Seite versucht werden, die Schwangere von der Notwendigkeit dieser Methode zu überzeugen! Um solche Situationen regelhaft zu vermeiden, sollten allgemeine Informationen zur Epiduralanalgesie der Schwangeren bereits zu einem früheren Zeitpunkt als fester Bestandteil der geburtsvorbereitenden Maßnahmen vermittelt werden, die spezielle anästhesiologische Aufklärung am besten in einer Anästhesie-Sprechstunde erfolgen, spätestens aber nach stationärer Aufnahme der Schwangeren <u>vor</u> Einsetzen der Wehen vorgenommen werden. Bestandteil der Risikoaufklärung müssen neben Kopfschmerzen nach akzidenteller Duraperforation auch seltene, irreversible Komplikationsmöglichkeiten, wie z.B. die Querschnittslähmung, sein.

Nach Durchführung einer Epiduralanalgesie zur Geburtserleichterung und exakter Dokumentation der eingetretenen Wirkung sowie eventueller Besonderheiten erfolgt bei stabilem Zustand der Schwangeren die Übergabe an den Geburtshelfer, die mit Angabe des Zeitpunktes im Anästhesieprotokoll zu vermerken ist. Von da an übernimmt der Geburtshelfer die weitere rechtliche Verantwortung für die Sicherstellung einer angemessenen Überwachung der Vitalfunktionen.

4.2 Epiduralanästhesie (Grundlagen s. Kap. 9, S. 182 ff.)

Wurde bereits ein Epiduralkatheter zur geburtshilflichen Analgesie eingebracht, so kann dieser bei allen nicht notfallmäßigen Eingriffen auch zur Durchführung der Anästhesie benutzt werden.

Medikamente

Episiotomienaht:	6-10 ml Bupivacain 0,5 % oder Ropivacain 0,75 %
Sectio caesarea:	15-20 (25) ml Bupivacain 0,5 % oder Ropivacain 0,75 % + 10 (15) µg Sufentanil

Merke:

Das **Anästhesieniveau für eine Sectio caesarea** muß mindestens bis auf Höhe **Th6**, zuweilen sogar bis Th4 reichen (bevorzugte Punktionshöhe L2/3)!

4.3 **Spinalanästhesie** (Grundlagen s. Kap. 9, S. 176 ff.)

Bei einer *geplanten* Sectio caesarea sowie häufig auch bei *dringlicher* Indikation ist bei fehlenden Kontraindikationen die Spinalanästhesie die Methode der Wahl. Dieses gilt vor allem bei zu erwartender *schwieriger Intubation*! Mit relativ niedrigen Dosen von Lokalanästhetika und Opioiden kann bei geringem Zeit-, Material- und Personalaufwand i.d.R. eine sehr gute Anästhesiequalität erreicht werden. Das Monitoring ist, wie bei der Epiduralanalgesie beschrieben, durchzuführen. Eine Sauerstoffapplikation (6 l/min) via nasaler Sonde sollte prophylaktisch zumindest bis zur Abnabelung des Feten erfolgen. Das Narkosegerät sollte sich währenddessen im betriebsbereiten Zustand befinden, ebenso müssen sämtliche Vorbereitungen getroffen sein, um eine notfallmäßige Intubationsnarkose vornehmen zu können. Vor Durchführung der Spinalanästhesie sollte nach Möglichkeit eine intravasale Volumenzufuhr von ca. 1.000 ml (z.B. je 500 ml kristalline und kolloidale Lösung) erfolgt sein. Für den Fall, daß es zu Kreislaufreaktionen mit Blutdruck- und/oder Herzfrequenzabfall kommt, müssen als Notfallmedikamente Akrinor® und Atropin *aufgezogen* bereitliegen.

Medikamente

Es wird eine **0,1%ige Bupivacainlösung** hergestellt. Durch die zusätzliche Gabe von **Sufentanil** kann eine Verbesserung der Anästhesiequalität erreicht werden. Aufgrund der sehr niedrigen Dosierungen sind mögliche negative Opioideffekte auf den Feten sehr unwahrscheinlich. Späte atemdepressorische Wirkungen bei der Mutter und dem Neugeborenem können allerdings in Einzelfällen nicht ausgeschlossen werden. Häufiger hingegen kommt es bei intrathekaler Opioidanwendung zu Juckreiz, Übelkeit und Erbrechen (15-100 %). Die Pathogenese des Juckreizes ist derzeit noch unbekannt. Bei ausgeprägtem Pruritus kann möglicherweise durch Naloxon (Narcanti®, 0,04 mg i.v.) eine Linderung erzielt werden. Obwohl Histamin wahrscheinlich keine Rolle spielt, wurden auch H_1-Antihistaminika erfolgreich eingesetzt.

Spinalanästhesie zur Sectio caesarea:	6 ml NaCl 0,9 % + 4 ml Bupivacain 0,25 % (= 10 ml), zusätzlich 10 µg Sufentanil (2 ml Sufenta® epidural)

4.4 **Allgemeinanästhesie**

Nur bei Vorliegen einer Kontraindikation für eine rückenmarknahe Anästhesie oder aufgrund von Besonderheiten des geburtshilflichen Eingriffes bzw. der Kürze der zur Verfügung stehenden Zeit sollte eine Allgemeinanästhesie durchgeführt werden. Hauptindikation ist hierbei die **"Notfall- bzw. Cito-Sectio"**, daneben die manuelle Plazentalösung, Nachkürettage, innere Wendung des Feten oder andere spezielle maternale Notfallsituationen. Ansonsten ist wegen des erhöhten mütterlichen Risikos im Rahmen einer Narkoseeinleitung und -ausleitung und der damit verbundenen gesteigerten Morbidität und Mortalität, speziell was die pulmonale Aspiration und deren Folgen angeht, eine Regionalanästhesie - wenn möglich - vorzuziehen.

Merke:

Gemäß Absprachen zwischen den Berufsverbänden soll eine **Notfall-Sectio** nach Indikationsstellung innerhalb von ca. **20 Minuten** durchführbar sein (sog. Entschluß-Entwicklungszeit).

Aspirationsrisiko

Ab der 20. SSW ist grundsätzlich von einer Nicht-Nüchternheit der Patientinnen auszugehen, auch wenn eine Nahrungskarenz von mehr als 6 Stunden eingehalten wurde. Dementsprechend müssen Allgemeinanästhesien als **Intubationsnarkosen** durchgeführt und spezielle Maßnahmen zur Verminderung des Aspirationsrisikos ergriffen werden.

Zur **Senkung des Aspirationsrisikos** bei *geplanten* geburtshilflichen Eingriffen in Allgemein- oder Regionalanästhesie sollten

- H_2-Rezeptorantagonisten (z.B. Ranitidin - Zantic®), evtl. zusätzlich Metoclopramid (Paspertin®),

oral (2 h präop.) bzw. intravenös (1 h präop.) sowie Ranitidin bereits am Vorabend verabreicht werden. Durch H_2-Rezeptorantagonisten wird das Magensaftvolumen reduziert und der Magensaft-pH angehoben. Metoclopramid führt bereits wenige Minuten nach intravenöser Applikation zu einer Erhöhung des Tonus des unteren Ösophagussphinkters und nach ca. 30 Minuten zu einem properistaltischen Effekt und damit verbundener Beschleunigung der Magenentleerung.

Vor *dringlichen* Eingriffen kann innerhalb von 10-15 min in den meisten Fällen eine Pufferung des Magensaftes durch orale Gabe von

- 30 ml 0,3molarem Natriumcitrat-Puffer

erreicht werden, wenngleich damit das Magensaftvolumen geringfügig erhöht wird.

Eine regelrechte **Aspirationsprophylaxe** ist neuerdings durch eine kontrollierte Kardiaokklusion mittels der Aspisafe®-Sonde möglich, wobei dieses System wie die konventionelle Magensonde hierzu vor der Narkoseeinleitung eingebracht werden muß (Einzelheiten s. Kap. 7, S. 131 ff.).

Narkoseeinleitung

Da maternale Hypoxämie und Hypokapnie sowie Streß die fetale Sauerstoffversorgung beeinträchtigen, ist größtmögliche Aufmerksamkeit darauf zu richten, derartige Zustände zu verhindern bzw. umgehend zu erkennen und therapeutisch zu beherrschen. Dieses macht neben dem üblichen Monitoring (EKG, NIBP, $pSaO_2$, $PECO_2$ und CTG) eine spezielle Narkosetechnik erforderlich.

Die Einleitung erfolgt hierbei als **"crash induction"** nach ausreichender Präoxygenierung (ca. 3-5 min mit dicht sitzender Maske und hohem O_2-Flow > 10 l/min, in Notfallsituationen 4-8 tiefe Atemzüge) bzw. Denitrogenierung (s. auch Kap. 7, S. 128 f.). Trotz nachfolgend aufgeführter Vorsichtsmaßnahmen sowie entsprechender medikamentöser Prophylaxe läßt sich eine Aspiration niemals sicher vermeiden, was in bestimmten Situationen (z.B. bekanntermaßen erschwerte Intubationsbedingungen) auch den Einsatz einer Aspisafe®-Sonde sinnvoll erscheinen läßt.

Als intravenöses Einleitungshypnotikum wird zumeist Thiopental (Trapanal®) eingesetzt. Die Muskelrelaxierung im Rahmen einer "crash induction" erfolgt nach wie vor mit Succinylcholin (Pantolax®). Alternativ kann beim Vorliegen von Kontraindikationen die Einleitung auch mit Etomidat (Etomidat-Lipuro®), Propofol (Disoprivan®) oder Ketamin (Ketanest®) bzw. die Relaxierung auch mit einem nicht-depolarisierenden Muskelrelaxans (z.B. Rocuronium - Esmeron®) nach dem "priming-/timing"-Prinzip erfolgen.

Intubationsschwierigkeiten (s. auch Kap. 7, S. 123 ff.)

Da mit dem Fortschreiten der Schwangerschaft durch anatomische, hormonelle und physiologische Veränderungen einerseits die **Intubationsbedingungen erschwert** sind, andererseits aber auch bis zu achtmal häufiger als im Normalkollektiv mit unerwarteten Intubationsproblemen zu rechnen ist, muß sämtliche personelle und instrumentelle Vorsorge für ein "difficult airway management" getroffen sein. Dieses beinhaltet:

- die Anwesenheit von qualifiziertem Fachpersonal (Anästhesieschwester/-pfleger),
- das Vorhalten spezieller Laryngoskopspatel, Führungsstäbe, Larynxmasken sowie
- das Vorhandensein eines Fiberendoskopes inkl. Kaltlichtquelle, eines Notkoniotomiebesteckes und des Instrumentariums zur perkutanen transtrachealen Punktion.

Kommt es im Rahmen der Narkoseeinleitung zu entsprechenden Problemen, ist - wie auch bei anderweitigen maternalen Notfallsituationen - unverzüglich der dienstvorgesetzte Anästhesist hinzuzuziehen. Für die Versorgung des Neugeborenen liegt die Verantwortlichkeit im Zuständigkeitsbereich der Geburtshelfer bzw. der hinzugezogenen Neonatologen.

Als beispielhaftes Konzept zur Vorgehensweise bei unerwartet schwieriger Intubation und Beatmung kann der **Algorithmus der ASA** herangezogen werden:

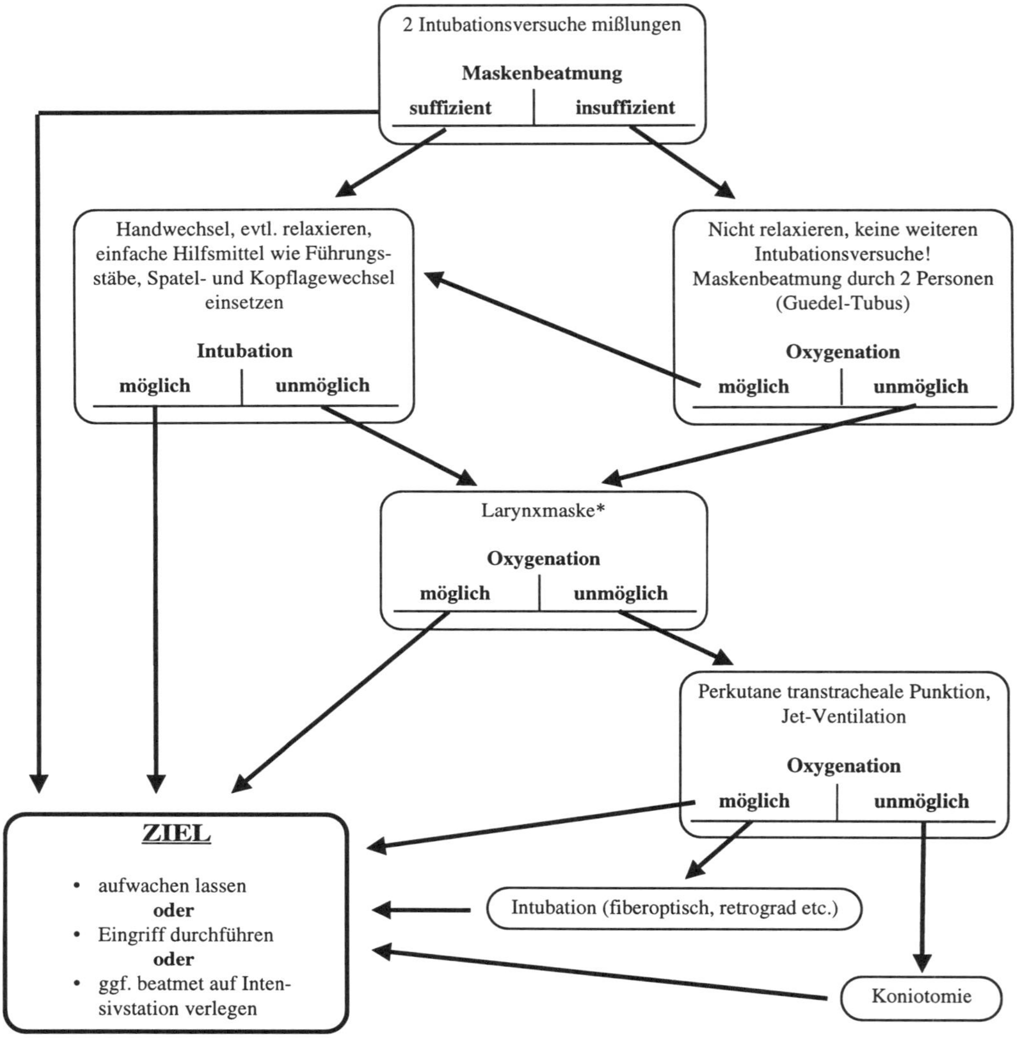

*: *Larynxmaske* als definitiver Atemwegszugang oder als Intubationshilfe mit fiberoptischer Führung

Narkoseaufrechterhaltung

Zur Aufrechterhaltung der Narkose werden volatile Anästhetika (bevorzugt Isofluran) unter Einhaltung der in Tabelle 63 angegebenen Höchstdosen verwendet. Bei den z.T. sehr kurzen Entwicklungszeiten sollte bis zur Abnabelung des Feten auf N_2O - wie auch auf jegliche unnötige Medikation - verzichtet und mit reinem Sauerstoff beatmet werden. Erst danach sollten Opioide (z.B. Sufentanil) und nicht-depolarisierende Muskelrelaxanzien (z.B. Atracurium) verabreicht werden. Wurde die Patientin im Rahmen einer Präeklampsie/Eklampsie mit Magnesiumpräparaten vorbehandelt, ist eine Wechselwirkung im Sinne einer Wirkungsverstärkung und -verlängerung der eingesetzten Relaxanzien einzukalkulieren und zusätzlich ein neuromuskuläres Monitoring (Nervenstimulator) durchzuführen.

Merke:

Bei Vorbehandlung der Schwangeren mit Magnesium wird auf eine Präkurarisierung verzichtet!

Ablaufschema "Sectio-Anästhesie"

Um negative Folgen für Mutter und Kind sowie mediko-legale Konsequenzen für den/die beteiligten Anästhesisten zu vermeiden, sollte im Rahmen einer Sectio-Anästhesie möglichst ein standardisiertes Procedere eingehalten werden, wobei speziell bei Notfallindikationen einerseits keine unnötige Zeitverzögerung, andererseits aber auch keine Vernachlässigung der Sorgfalt resultieren darf:

1. mündliche/schriftliche Aufklärung der Patientin, Verordnung der Prämedikation
2. Schaffung/Überprüfung eines großlumigen periphervenösen Zuganges (in LA)
3. Vorbereitung und Überprüfung des Narkosegerätes samt Zubehör (Sauger, Einspannen eines Beutels HAES-steril® in einen Druckbeutel und bei verschlossenem Infusionsregler Aufpumpen auf einen Druck von 300 mmHg)
4. Bereitstellen der Anästhetika samt Notfallmedikamenten (Akrinor® u. Atropin) sowie der Substanzen zur Uteruskontraktion (Oxytocin - Orasthin®, Methylergometrin - Methergin®)
5. Lagerung der Patientin auf dem Rücken mit leicht erhöhtem Oberkörper, OP-Tisch ca. 15° nach links gekippt
6. Etablierung des Monitorings (EKG, NIBP, $pSaO_2$), im *Notfall* zunächst nur $pSaO_2$!
7. Präoxygenierung/Denitrogenierung für ca. 3-5 min mit dicht sitzender Maske, hohem O_2-Flow (> 10 l/min) und ruhigen, tiefen Atemzügen (Hyperventilation vermeiden!), in *Notfallsituationen* 4-8 tiefe Atemzüge
8. Präkurarisierung mit nicht-depolarisierendem Muskelrelaxans (z.B. Atracurium 0,01 mg/kg KG)
9. erst bei Schnittbereitschaft, d.h. nach Hautdesinfektion des OP-Feldes und Abdecken der Patientin, Einleitung der Narkose mit Thiopental (5 mg/kg KG) und unmittelbar nachfolgende Relaxierung mit Succinylcholin (1,5 mg/kg KG), apnoische Oxygenierung bis zum Wirkeintritt
10. Sellick-Manöver durch Assistenzpersonal (Krikoiddruck)
11. Intubation (Tubus, ID 7,0 mm, mit Führungsstab versehen), Cuff-Blockung, Beatmung mit reinem Sauerstoff, Lagekontrolle des Tubus, Freigabe für Hautschnitt, Tubusfixierung, Tisch entlagern (Neutralposition)
12. Beatmung mit reinem Sauerstoff bei voraussichtlich kurzer Entwicklungszeit, ansonsten Beimischung von 50 % N_2O bis ca. 3 min vor Abnabelung möglich, Vermeidung stärkerer Hyperventilation ($PECO_2$ < 30 mmHg) mit mütterlicher Hypokapnie und verminderter Plazentadurchblutung
13. Isofluran zur Narkosevertiefung (<u>max</u>. 0,75 Vol.-% endexsp.)
14. unmittelbar nach Entwicklung und Abnabelung des Neugeborenen Gabe von 3 IE Oxytocin (<u>cave</u>: Mehrlingsschwangerschaft!) und anschließende Dauerinfusion von 10 IE Oxytocin in 500 ml Trägerlösung (Infusionsgeschwindigkeit abhängig vom Kontraktionszustand des Uterus sowie dem Zustand der Patientin)
15. Fortführung der Narkose mit Isofluran (<u>max</u>. 0,75 Vol.-% endexsp.) und N_2O/O_2,
    Vertiefung der Analgesie mit 10-20 µg Sufentanil (2-4 ml Sufenta® epidural)
16. Relaxierung mit Atracurium nach Bedarf (<u>max</u>. 0,3 mg/kg KG,
    Berechnung auf Idealgewicht vor Eintritt der Schwangerschaft)
17. Einbringen einer Magensonde und Absaugen des Magensaftes
18. adäquate Flüssigkeitssubstitution (<u>cave</u>: Hypo-/Hypervolämie!), durchschnittl. Blutverlust bei Sectio 800-1.000 ml)
19. Komplikationen (s. Abschn. 6):
    - Blutung (bis zur Abnabelung des Kindes), atonische Uterusblutung
    - Fruchtwasserembolie
    - Harnblasenverletzung
20. Extubation der kardiopulmonal stabilen Patientin und mündliche sowie schriftliche (Anästhesieprotokoll) Übergabe an das Kreißsaalpersonal zur weiteren Überwachung von Vigilanz, Atmung, Herz-/Pulsfrequenz, Blutdruck, Diurese, Nachblutung

Besondere Umstände, wie z.B. Vor- und Begleiterkrankungen der Schwangeren (s. Abschn. 7) machen ggf. ein differenziertes Vorgehen im Sinne eines erweiterten Monitoring und/oder einer primär opioidsupplementierten Anästhesie mit postoperativer Nachbeatmung der Schwangeren und/oder des Neugeborenen erforderlich.

Merke:

Im Rahmen einer Sectio caesarea in Allgemeinanästhesie müssen die Zeitpunkte der Narkoseinduktion, des Operationsbeginns und der Abnabelung immer exakt dokumentiert werden!

Ablaufschema "Cito-Sectio"

1. Verabreichung von Citrat-Puffer (durch Hebamme) bei Indikationsstellung
2. Alarmierung des Anästhesisten durch Piepersignal
3. Frage nach Unverträglichkeiten gegen Medikamente oder MH-Disposition
4. Vorbereitung derAnästhesie-Ausrüstung
5. Schaffung eines großlumigen venösen Zugangs (ohne LA)
6. Pulsoxymetrie (Minimalvoraussetzung!)
7. Präoxygenierung solange wie möglich, mindestens aber 4 tiefe Atemzüge mit reinem Sauerstoff
8. Information des Geburtshelfers, sobald komplette Anästhesiebereitschaft (zur Einleitung u. Intubation) besteht
9. Narkoseeinleitung (Thiopental, Succinylcholin; *keine* Präkurarisierung) und Freigabe zur OP nach erfolgreicher Intubation und Cuff-Blockung
10. Tubuslagekontrolle und Fixation
11. Beatmung mit FIO_2 1,0 bis zur Abnabelung, max. 0,75 Vol.-% Isofluran
11. Komplettierung des Monitorings (EKG, NIBP, Kapnometrie), evtl. zweiter venöser Zugang
12. b. Bed. Fenoterol i.v. zur Uterusrelaxierung (Ansage durch Geburtshelfer)
13. Vorgehen nach Abnabelung s.o.

Besonderheiten bei Kontraindikationen für Succinylcholin

- nicht-depolarisierende Muskelrelaxation, z.B. mit Rocuronium (Esmeron®) nach dem "timing-/priming"-Prinzip

Besonderheiten bei MH-Disposition

- "triggerfreie" Anästhesie: Thiopental, Atracurium, Sufentanil, N_2O
- *kein* Succinylcholin, *kein* volatiles Anästhetikum!

Besonderheiten bei Porphyrie

- einsetzbare Medikamente: Propofol, Succinylcholin, Atracurium, Sufentanil, N_2O, Isofluran
- *kein* Thiopental, *kein* Etomidat!

5 Besondere geburtshilfliche Eingriffe

5.1 Sectio caesarea

Indikationen

- anatomisches Mißverhältnis, fetale Malposition
- Übertragung (z.B. Diabetes mellitus)
- Dystokie, Geburtsstillstand
- Placenta praevia, Abruptio placentae, Plazentainsuffizienz
- Blutungen
- fetale Asphyxie
- Nabelschnurvorfall
- Eklampsie, HELLP-Syndrom
- Kardiomyopathien, Herzvitien mit Rechts-Links-Shunt, Aorten-, Mitralstenose
- Rh-Immunisierung

Allgemein- oder rückenmarknahe Anästhesie

Untersuchungen haben gezeigt, daß Neugeborene bessere APGAR-Werte aufweisen, wenn die Sectio in rückenmarknaher Regionalanästhesie und nicht in Allgemeinanästhesie vorgenommen wurde. Bei Inzision in den Uterus oder auch bei Manipulationen kommt es unter Allgemeinanästhesie reflektorisch zu einer katecholamininduzierten uterinen Vasokonstriktion und Verminderung der fetalen O_2-Versorgung. Diese Reflexvasokonstriktion bleibt bei regionalanästhesiologischen Verfahren infolge der Sympathikolyse aus, wodurch das neonatale Outcome verbessert wird.

Merke:

> Nach Möglichkeit sollte für eine **Sectio caesarea** eine **rückenmarknahe Regionalanästhesie** bevorzugt werden.

Voruntersuchungen

Bei normalem Schwangerschaftsverlauf sind die üblichen Laboruntersuchungen (Hb-Gehalt, Serumelektrolyte, Blutzucker, Gerinnungsstatus) ausreichend. Daneben sollten die Blutgruppe bestimmt und *zwei* Erythrozytenkonzentrate gekreuzt werden. Ein routinemäßiges Anfertigen eines EKG ist ebensowenig erforderlich wie eine Röntgenthoraxaufnahme.

Anwesenheit von Vätern bei Sectiones

Die ärztliche Berufsordnung erlaubt grundsätzlich *nicht* die Teilnahme nichtmedizinischen Personals an ärztlichen Tätigkeiten. Eine Ausnahme gilt nur dann, wenn hierfür eine medizinische Notwendigkeit besteht. Diese läßt sich jedoch auch bei einer in Regionalanästhesie vorgenommenen abdominalen Schnittentbindung i.d.R. nicht ableiten. Darüber hinaus müßte zweifelsfrei im Vorwege geklärt sein, wer in einem solchen Falle für den Vater die "Garantenstellung" übernimmt.

5.2 Manuelle Plazentalösung

Indikation:	unvollständige Plazentalösung (ca. 1 % aller vaginalen Entbindungen)
OP-Verfahren:	manuelle Plazentaablösung von der Uteruswand, Nachtastung
OP-Dauer:	30-45 min
Lagerung:	Rückenlage
Ausrüstung:	1 großlumiger i.v. Zugang, EKG, nicht-invasive Blutdruckmessung, Pulsoxymetrie, Kapnometrie, Magensonde
Blutkonserven:	i.d.R. keine, aber Blutgruppe und Antikörpersuchtest
Anästhesie:	Intubationsnarkose mit balancierter Anästhesietechnik (*kein* Ketamin wegen Uterustonisierung!) oder Anästhesie über bereits liegenden Epiduralkatheter (s. Abschn. 4.2)
Einleitung:	Nicht-Nüchtern-Einleitung
Besonderheiten:	1. gute Uterusrelaxierung erforderlich (volatiles Anästhetikum)
	2. Oxytocin zur Uteruskontraktion, ggf. Methylergometrin oder Prostaglandine
Komplikationen:	1. Blutungen
	2. Uterusperforation
Nachbetreuung:	Kreißsaal

6 Komplikationen

6.1 Aorto-kavales Kompressionssyndrom

Ab der 20. SSW bis zur Geburt kann es - in Rückenlage - durch den vergrößerten Uterus zu einer Kompression der unteren Aorta und/oder der V. cava. inf. kommen. Hierdurch wird der

- venöse Rückstrom zum Herzen vermindert,

so daß ein Abfall des Herzminutenvolumens und des arteriellen Blutdruckes resultiert. Dessen Ausmaß wiederum ist abhängig vom intravasalen Volumenstatus (cave: Hypovolämie!) sowie von den körpereigenen Kompensationsmechanismen, wie Erhöhung des Sympathikotonus (Tachykardie, periphere Vasokonstriktion) und kollateraler Blutfluß über die V. azygos und Epiduralvenen. Unter regionalanästhesiologischer Sympathikolyse sind die Auswirkungen einer aorto-kavalen Kompression dementsprechend ausgeprägter. Bei infolgedessen beeinträchtigter uteriner Durchblutung kann sich eine Plazentainsuffizienz mit O_2-Mangelversorgung des Feten entwickeln.

In diesem Zusammenhang ist es wichtig zu wissen, daß **auch ohne Blutdruckabfall** die Uterusdurchblutung kritisch vermindert werden kann, nämlich wenn:

1. nur die Aorta komprimiert wird (poststenotische Drucksenkung und Ischämie), der venöse Rückstrom aber unverändert bleibt oder
2. durch direkte Kompression des Uterus der Blutfluß über die uterinen Arterien und der Rückfluß über die Venen reduziert werden.

Deshalb gilt:

> In der **Spätschwangerschaft** sollte eine Rückenlagerung vermieden werden bzw. bei Verdacht auf ein aorto-kavales Kompressionssyndrom unverzüglich eine **linksuterine Schräglagerung** herbeigeführt werden; evtl. wird unter gleichzeitiger Volumenzufuhr auch die Gabe von Vasopressoren wie Akrinor® erforderlich.

Das aorto-kavale Kompressionssyndrom soll nicht im Sitzen und direkt unter der Geburt auftreten, da in diesen Situationen regelmäßige uterine Kontraktionen zu verzeichnen sind.

6.2 Pulmonale Aspiration

Wegen der in der Schwangerschaft eingeschränkten pulmonalen Reserve (s. Abschn. 2.1) birgt eine Aspiration ein sehr hohes maternales Letalitätsrisiko von bis zu 30 %. Aus diesem Grund müssen bei Allgemeinanästhesien entsprechende prophylaktische Maßnahmen durchgeführt werden ("crash induction", Prämedikation mit H_2-Antihistaminika etc.; s. Kap. 7, S. 130 ff. u. Kap. 1, S. 11).

6.3 Blutdruckabfall bei rückenmarknaher Regionalanästhesie

Ein Blutdruckabfall unter rückenmarknaher Anästhesie ist vor allem Folge einer durch die Sympathikusblockade ausgelösten peripheren Vasodilatation. Das Ausmaß ist dabei abhängig von der Höhe der Sympathikolyse sowie der Geschwindigkeit der Blockadeausbreitung und wird bei Auftreten einer aortokavalen Kompression erheblich verstärkt. Dementsprechend sind vor allem die Patientinnen gefährdet, die eine Spinalanästhesie zur Sectio erhalten. Wenn trotz prophylaktischer Maßnahmen wie Volumenzufuhr (bei Spinalanästhesie bis Th_6 ca. 1.000 ml) und Linksseiten- bzw. -schräglage unmittelbar nach Durchführung der Anästhesie ein

- Abfall des systolischen Blutdruckes unter 100 mmHg bzw. unter 20 % des Ausgangswertes

eintritt, sollte dieser zur Vermeidung einer utero-plazentaren Mangeldurchblutung und fetalen Depression unverzüglich mit einem Vasopressor (Akrinor®) behandelt werden. Akrinor soll hierbei den Vorteil haben, daß es in niedriger Dosierung (0,5 ml i.v.) vor allem $ß_1$-Rezeptoren stimuliert, aber noch keine α-erregende Wirkung zeigt und somit auch keine uterine Vasokonstriktion, die allerdings bei den oftmals erforderlichen höheren Dosen unvermeidbar ist (s. auch Kap. 6, S. 101). Substanzen mit hauptsächlich α-agonistischer Wirkung, wie z.B. Noradrenalin, sollen primär nicht eingesetzt werden.

6.4 Blutungen

Ursachen

Blutungen	**Uterusatonie**
• präpartal	Zur **Abnahme der Uterusaktivität** bis hin zur Atonie führen:
- Placenta praevia	• Inhalationsanästhetika
- Abruptio placentae	• arterielle Hypotension
- Uterusruptur	• ß-adrenerge Stimulation
• postpartal	• starke Schmerzen
- Uterusatonie	• Dihydralazin
- Plazentareste	
- Zervix- und Vaginarisse	

Therapie

- Ausschaltung der Blutungsursache
  - instrumentelle Nachräumung, mechanische Kompression, Hysterektomie
- Volumen- und b. Bed. Blut-/Gerinnungssubstitution
- <u>bei Uterusatonie</u>: pharmakologische Stimulation der Uterusaktivität (Oxytocin, Methylergometrin, Prostaglandine; s. Abschn 3)

6.5 Uterusruptur

Mit einer Uterusruptur ist in ca. 0,1 % aller ausgetragenen Schwangerschaften zu rechnen. Sie entsteht in den allermeisten Fällen spontan (80 %) oder wird ausgelöst durch:

- ein Einreißen einer alten Uterusnarbe (z.B. nach früherer Sectio),
- übermäßige Oxytocinzufuhr,
- eine "Sturzgeburt" oder
- ein anatomisches Mißverhältnis zwischen Fet und Geburtskanal.

Symptome

- erhebliche abdominelle Schmerzen mit Ausstrahlung in Rücken und Schulter (cave: Larvierung durch Epiduralanästhesie!)
- arterielle Hypotonie bis hin zur Schocksymptomatik (peritoneale Reizung/Blutverlust)
- fetale Depression im CTG

Therapie

- wenn möglich Uterusnaht, zumeist aber Hysterektomie erforderlich

6.6 Fruchtwasserembolie

Die massive Fruchtwasserembolie ist zwar eine mit einer Inzidenz von ca. 1 : 50.000 seltene Geburtskomplikation, dafür aber auch heutzutage noch mit einer äußerst ungünstigen Prognose für Mutter und Kind assoziiert (maternale Letalität ca. 60 %, neonatale ca. 20 %).

Pathophysiologie

Der Fruchtwasserembolie liegt ein Übertritt von Fruchtwasser in die mütterliche Blutbahn über einen Defekt nahe venöser Gefäße liegender Eihäute zugrunde. Hierdurch kommt es neben der rein mechanischen **Verlegung der Lungenstrombahn** zu einer reflektorisch und humoral ausgelösten pulmonalen Vasokonstriktion (Euler-Liljestrand-Mechanismus; Prostaglandine/Leukotriene). Infolgedessen wird die Nachlast des rechten Ventrikels erhöht (-> Gefahr der akuten rechtsventrikulären Dekompensation). Die Abnahme des rechtsventrikulären Schlagvolumens hat Auswirkungen auch auf das linke Herz. Es resultiert eine Verminderung von Füllung und Auswurf des linken Ventrikels mit Abnahme der Koronarperfusion (-> Gefahr des Linksherzversagens).

Durch die Verlegung der pulmonalen Strombahn kommt es zu einer Perfusionsumverteilung in den Lungen. Hierbei werden Lungenareale mit normaler Belüftung übermäßig stark durchblutet, so daß eine volle Aufsättigung des vorbeifließenden Blutes mit Sauerstoff nicht mehr möglich ist. Das Resultat ist eine **Zunahme der venösen Beimischung** des arterialisierten Blutes (erhöhter funktioneller Rechts-Links-Shunt). Auf der anderen Seite werden hinter dem Gefäßhindernis liegende belüftete Lungenregionen vermindert bzw. gar nicht mehr durchblutet, so daß gleichzeitig der Totraumanteil gesteigert ist (erhöhte funktionelle Totraumventilation).

Bei ca. 30-50 % der Patientinnen können durch die im Fruchtwasser reichlich enthaltene Gewebethrombokinase **Gerinnungsstörungen** bis hin zur Verbrauchskoagulopathie ausgelöst werden, die eine atonische Uterusblutung unterhalten und die Entstehung eines schweren hämorrhagischen Schocks begünstigen.

Als Folge der durch die vorgenannten Faktoren induzierten drastischen utero-plazentaren Minderperfusion kann sich eine massive **fetale Depression** mit Hypoxie, Azidose und Bradykardie entwickeln.

Prädisponierende Faktoren

• gesteigerte Wehentätigkeit - nach Blasensprung - nach Gabe von Oxytocin oder Prostaglandinen • Uterusruptur • Abruptio placentae	• hoher Zervixreinriß • Sectio caesarea • intrauteriner Fruchttod • Multiparität • Amniozentese

Symptomatik

Die Symptomatik ist durch einen typischerweise *zweiphasigen* Verlauf gekennzeichnet. Am Anfang stehen die kardiopulmonalen (und zerebralen) Auswirkungen der rechtsventrikulären Nachlasterhöhung:

- pulmonale Hypertonie
- Abnahme des HZV u. arterielle Hypotonie
- Hypoxämie und Hyperkapnie
  - Dyspnoe, Tachypnoe, Zyanose
  - Abfall von $PECO_2$ und $pSaO_2$
- generalisierter Krampfanfall (hypoxisch-ischämisch bedingt)

Die erste Phase dauert, wenn sie therapeutisch überbrückt werden kann, ca. 15-30 min. In der zweiten Phase dominieren die Zeichen massiver uteriner Blutungen und Gerinnungsstörungen.

Therapie

- Intubation und kontrollierte Beatmung (FIO_2 1,0)
- Anlage mehrerer großlumiger Venenverweilkanülen und baldmöglichst eines ZVK sowie einer arteriellen Kanüle
- Kreislauf-/Gerinnungstherapie (Einzelheiten s. Kap. 4, 5 u. 6)
  - Volumenzufuhr
  - Katecholamine (bes. Noradrenalin zur Steigerung der rechtsventrikulären Koronarperfusion!)
  - Erythrozyten-, Thrombozytenkonzentrate
  - Frischplasma
  - AT III, Gerinnungsfaktorenkonzentrate
  - ggf. Aprotinin (Trasylol®), allerdings erst bei ausreichendem Inhibitorpotential (AT III!)
- Uterustonisierung (Oxytocin, Methylergometrin, Prostaglandine; s. Abschn. 3)
- operative Maßnahmen
  - instrumentelle Nachräumung des Cavum uteri
  - mechanische Uteruskompression durch Einlage einer Tamponade
  - Ultima ratio: Hysterektomie

7 Besondere mütterliche Erkrankungen

7.1 Präeklampsie/Eklampsie

Präeklampsie und Eklampsie gehören zu den sog. Gestosen, d.h. in der Schwangerschaft erworbenen Erkrankungen. Sie gehen mit deutlich erhöhter maternaler und neonataler Letalität einher und erfordern ein spezielles geburtshilfliches und anästhesiologisches Vorgehen.

Pathophysiologie

Das pathophysiologische Substrat der Präeklampsie/Eklampsie ist eine Endothelschädigung unklarer Ätiologie, in deren Gefolge es zu *Mikrozirkulationsstörungen* in verschiedenen Organen kommt.

In erster Linie davon betroffen sind:

- Plazenta
- Niere
- ZNS
- Leber (-> HELLP-Syndrom; s. Abschn. 7.2)

Auffällig ist eine *Dysbalance im Prostaglandinstoffwechsel.* So finden sich eine Verminderung von Prostacyclin und eine Zunahme von Thromboxan A2. Dieses führt zur generalisierten Vasokonstriktion im Bereich der Endstrombahn mit Steigerung der Thrombozytenaggregation und Bildung von Mikroaggregaten. Infolge der Zunahme des peripheren Gefäßwiderstandes steigen arterieller Blutdruck sowie kapillärer Filtrationsdruck an, so daß es zur Flüssigkeitstranssudation in das Interstitium mit Abnahme des Plasmavolumens kommt (Hypovolämie bei Zunahme des Gesamtkörperwassers!). Die interstitielle Ödembildung wird durch die Hypoproteinämie infolge gleichzeitig auftretender renaler Eiweißverluste gefördert.

Symptomatik

Präeklampsie	**Schwere Präeklampsie**
• arterielle Hypertonie • Proteinurie (> 300-500 mg/24 h) • generalisierte Ödeme	• systolischer Blutdruck ≥ 160 mmHg oder diastolischer Blutdruck ≥ 110 mmHg • Proteinurie (> 5 g/24 h) • Oligurie • ZNS-Symptome wie Unruhe, Schwindel, Kopfschmerzen, Sehstörungen, Übelkeit/Erbrechen • Lungenödem • HELLP-Syndrom **Eklampsie** • zusätzlich Konvulsionen oder Koma

Komplikationen

mütterlich	**kindlich**
• hypertensive Krise mit Linksherzversagen und Lungenödem • interstitielles Lungenödem mit respiratorischer Insuffizienz • Hirnödem/Hirnblutungen • akutes Nierenversagen • akutes Leberversagen • disseminierte intravasale Gerinnung mit Verbrauchskoagulopathie	• fetale Asphyxie durch Plazentainsuffizienz/ Abruptio placentae

Diagnostik

- Blutdruck
- EKG
- komplettes Labor (bes. Hb, Gerinnung inkl. AT III)
- neurologischer Status
- CTG!

Therapie bzw. Vorbereitung bei Präeklampsie

- Blutdruckeinstellung
  - oral, z.B. Methyldopa (Presinol®)
  - i.v., z.B. Dihydralazin (Nepresol®; s.u.)
- Korrektur des intravasalen Flüssigkeitsdefizites, ggf. unter ZVD-Kontrolle
- Krampfprophylaxe mit Diazepam (Valium®), Clonazepam (Rivotril®) oder Magnesiumsulfat
- evtl. Prophylaxe mit "low-dose"-Acetylsalicylsäure

<u>**Magnesiumsulfat**</u>

Präparate
- Magnorbin® 20 %: 1 Amp. (10 ml) enthält 2 g Mg^{2+} (= 5,4 mmol)
- Magnorbin® 50 %: 1 Amp. (10 ml) enthält 5 g Mg^{2+} (= 20,25 mmol)

Dosierung
- initial: 2 g langsam i.v.
- Perfusor: 50 ml Mg^{2+} 20 %, ca. 1 g/h

Therapeutischer Plasmaspiegel: 3-4 mmol/l

Toxischer Plasmaspiegel: ≥ 6 mmol/l (-> "Magnesiumnarkose", Muskelrelaxierung)

Cave: Verstärkung der Wirkung nicht-depolarisierender Relaxanzien!

Antidot: Calcium i.v.

Entbindung bei Präeklampsie

- möglichst *vaginale* Entbindung in Epiduralanästhesie (<u>cave</u>: Gerinnungsstörungen!)

Therapie bei Eklampsie

- langsame, kontrollierte Blutdrucksenkung i.v. (z.B. Dihydralazin (Nepresol®; s.u.)
- langsame Korrektur des intravasalen Flüssigkeitsdefizites unter ZVD-Kontrolle
- Krampftherapie mit Midazolam (Dormicum®) und/oder Magnesiumsulfat
- ggf. Korrektur des Säure-Basen-Haushalts u. von Gerinnungsstörungen
- möglichst unverzügliche Sectio-Entbindung in Allgemeinanästhesie

Anästhesiologisches Vorgehen bei Eklampsie

<u>**Dihydralazin**</u>

Präparat
- Nepresol®: 1 Amp. (2 ml) enthält 25 mg Trockensubstanz

Dosierung
- initial: 10-25 mg i.v., <u>in 5-mg-Schritten</u>!
- Perfusor: 50 mg ad 50 ml NaCl 0,9 %, nach Wirkung (ca. 5-10 ml/h)

Nebenwirkungen
- überschießender Blutdruckabfall
- Verminderung der Uterusaktivität

Besonderheit
Die Gabe von Nepresol® als i.v. Antihypertensivum während der Schwangerschaft liegt darin begründet, daß für diese Indikation - i. Ggs. zu neueren Substanzen wie Nifedipin oder Urapidil - traditionell eine BGA-Zulassung existiert.

Anästhesiologisches Vorgehen bei Eklampsie

Vorbereitung:	aktuelles Labor (bes. Hb, Gerinnung inkl. AT III)
Ausrüstung:	1-2 großlumige i.v. Zugänge, ZVK, möglichst arterielle Kanüle und invasive Blutdruckmessung, EKG, Pulsoxymetrie, Kapnometrie, Magensonde, Blasenkatheter
Blutkonserven:	4 EKs
Anästhesie:	Intubationsnarkose mit balancierter Anästhesietechnik (s. Abschn. 4.4), bei Hirnödem *keine* Inhalationsanästhetika!
Einleitung:	Nicht-Nüchtern-Einleitung
Besonderheiten:	1. i.d.R. schwierige Intubation (ausgeprägte Ödemneigung im Larynxbereich) 2. bei vorheriger Magnesiumapplikation: - *keine* Präkurarisierung (s. Abschn. 4.4)! - nicht-depolarisierende Relaxanzien nach Entbindung in deutl. reduzierter Dosis 3. Vermeidung von Blutdruckspitzen (Opioid vor der Intubation!) 4. Vermeidung von überschießenden Blutdruckabfällen 5. i.d.R. Beatmung des Neonaten erforderlich (-> Neonatologe!)
Komplikationen:	Blutungen, Schock, Verbrauchskoagulopathie, ansonsten s.o.
Nachbetreuung:	Intensivstation (Nachbeatmung)

7.2 HELLP-Syndrom

Beim HELLP-Syndrom handelt es sich um eine Sonderform der schweren Präeklampsie, das mit einer Häufigkeit von 1 : 150 bis 300 Geburten auftritt. Das Akronym "HELLP" steht für die Trias:

- **h**emolysis, **e**levated **l**iver enzymes, **l**ow **p**latelets

Das **Leitsymptom** sind

- Schmerzen im rechten Oberbauch infolge einer Leberstauung (80-90 %; -> Sonographie),

die den laborchemischen Veränderungen um Tage, zuweilen sogar Wochen vorausgehen können. Daneben finden sich die üblichen Symptome der Präeklampsie (s.o.).

Die **Leberbeteiligung** äußert sich laborchemisch anhand

- erhöhter Transaminasen (auf das 2- bis 3fache der Normalwerte) und
- verminderter plasmatischer Gerinnungsfaktoren.

Des weiteren ist ein plötzlicher, deutlicher **Abfall der Thrombozytenzahlen** ("Thrombozytensturz"; i.d.R. < 100.000/µl) pathognomonisch für das HELLP-Syndrom. Die Laborwerte müssen engmaschig kontrolliert werden (ca. alle 6 Stunden).

Die Bildung von Fibrin-Thrombozyten-Aggregaten in der Endstrombahn führt zur Fragmentierung von Erythrozyten mit der Folge einer **intravasalen Hämolyse**. Die intravasale Hämolyse wird laborchemisch evident durch:

- erniedrigtes Haptoglobin
- erhöhtes LDH und Bilirubin (vor allem indirektes)

Spezielle Komplikationen

- subkapsuläre Leberhämatome
- Leberruptur (1-2 %; hohe fetale und mütterliche Letalität)
- akutes Leberversagen
- disseminierte intravasale Gerinnung mit Verbrauchskoagulopathie

Differentialdiagnostisch müssen u.a. erwogen werden:

• Lebererkrankungen wie: - akute Schwangerschaftsfettleber - intrahepatische Schwangerschaftscholestase	• thrombotische Mikroangiopathien wie: - thrombotisch-thrombozytopenische Purpura (TTP) - hämolytisch-urämisches Syndrom (HUS) - akute Virushepatitis

Entbindung

- möglichst *vaginale* Entbindung
- bei foudroyanter Verschlechterung umgehende abdom. Schnittentbindung in Allgemeinanästhesie!

Anästhesiologisches Vorgehen bei HELLP-Syndrom

Vorbereitung:	aktuelles Labor (bes. Hb, Gerinnung inkl. AT III)
Ausrüstung:	2 großlumige i.v. Zugänge, 3-Lumen-ZVK oder 3-Lumen-Shaldon-Katheter, arterielle Kanüle und invasive Blutdruckmessung, EKG, Pulsoxymetrie, Kapnometrie, Magensonde, Blasenkatheter
Blutkonserven:	4-8 EKs, 1 TKz (wenn Thrombozyten < 100.000/µl)
Anästhesie:	Intubationsnarkose mit balancierter Anästhesietechnik (s. Abschn. 4.4), bei Hirnödem *keine* Inhalationsanästhetika!
Einleitung:	Nicht-Nüchtern-Einleitung
Besonderheiten:	wie bei Eklampsie (s.o.)
Blutgerinnung:	1. zunächst Normalisierung des AT-III-Plasmaspiegels
	2. FFP zur Substitution des restlichen Gerinnungspotentials
	3. Thrombozytensubstitution bei Thrombozytenzahl < 50.000/µl
	4. *kein* Heparin, solange es blutet!
Komplikationen:	Blutungen, Schock, Verbrauchskoagulopathie, ansonsten s.o.
Nachbetreuung:	Intensivstation (Nachbeatmung)

7.3 Herz-Kreislauf-Erkrankungen

Bei Mitral- oder Aorteninsuffizienz sowie bei Herzvitien mit Links-Rechts-Shunt sollte bei vaginaler Entbindung eine Epiduralanästhesie, bei Sectio eine Allgemeinanästhesie vorgenommen werden.

Bei Mitral- oder Aortenstenose sowie bei Herzvitien mit Rechts-Links-Shunt sollte grundsätzlich, also auch bei vaginaler Entbindung, eine Allgemeinanästhesie vorgezogen werden, da bei diesen Patientinnen der venöse Rückstrom und der periphere Widerstand nicht abfallen dürfen.

Falls eine Allgemeinanästhesie durchgeführt wird, muß für eine ausreichende Narkosetiefe, vor allem zur endotrachealen Intubation, gesorgt werden. Das bedingt die Gabe von Opioiden bereits im Rahmen der Einleitung, so daß man sich auf eine Beatmung des Neonaten einstellen muß (Anwesenheit des Neonatologen!). Postpartal sollte auch für Mutter die Möglichkeit einer Intensivüberwachung zur Verfügung stehen.

7.4 Asthma bronchiale

Bei Patientinnen mit Asthma bronchiale sollte zur Entbindung möglichst eine rückenmarknahe Regionalanästhesie vorgenommen werden. Zur Sicherstellung einer ausreichenden Narkosetiefe wird eine Allgemeinanästhesie von vornherein ebenfalls opioidsupplementiert durchgeführt, so daß auch in diesem Fall die Anwesenheit des Neonatologen gewährleistet sein muß.

7.5 Intrakranielle Erkrankungen

Patientinnen mit intrakraniellen Tumoren oder Gefäßerkrankungen (Aneurysmata, Angiome) sollten möglichst schonend entbunden werden. Wenn keine Zeichen des erhöhten Hirndruckes bestehen, kann eine Epiduralanästhesie durchgeführt werden. Eine Epiduralanästhesie verbietet sich allerdings bei Hirndrucksteigerung mit *gleichzeitiger* Liquorzirkulationsstörung, da es unter dieser Voraussetzung nach akzidenteller spinaler Punktion infolge des Liquorverlustes zu intrakraniellen Massenverschiebungen bis hin zu akut vitalbedrohlichen Einklemmungsphänomenen kommen kann. Postpartal muß eine Überwachungsmöglichkeit für die Mutter auf einer Intensivstation vorgehalten werden.

Zum anästhesiologischen Vorgehen bei *Hirndrucksteigerung* siehe Kapitel 22, S. 386 ff.

25 Anästhesie in der Kinderchirurgie

1 Einleitung

Zur Durchführung von Anästhesien im Kindesalter müssen die besonderen anatomischen, physiologischen und psychologischen Gegebenheiten in diesem Lebensalter berücksichtigt werden. Aus praktischen Gründen hat sich die folgende **Einteilung in Altersgruppen** bewährt:

- Neugeborenenalter: bis zum 28. Lebenstag
- Säuglingsalter: bis zum Ende des ersten Lebensjahres
- Kleinkindesalter: vom 2. bis 5. Lebensjahr
- Schulkindesalter: vom 6. bis 14. Lebensjahr
- Adoleszentenalter: vom 15. bis 18. Lebensjahr

2 Anatomische und physiologische Besonderheiten im Kindesalter

Die nachfolgend beschriebenen anatomischen und physiologischen Besonderheiten werden i. Vgl. zum Erwachsenen um so ausgeprägter vorgefunden, je jünger das Kind ist. Sie gelten vor allem für das **Neugeborenen- und Säuglingsalter**.

2.1 Atmung

Anatomische Besonderheiten im Bereich der oberen Atemwege

- großer Kopf, kurzer Hals
- große Zunge
- lange, U-förmige Epiglottis
- höherer und ventraler Stand des Larynx
- sehr empfindliche Schleimhäute (-> leichte Ödematisierung!)
- kurze Trachea
- gleichwinkliger Abgang des rechten und linken Hauptbronchus
- hyperplastische Tonsillen, vergrößerte Adenoide

Merke:

Die **engste Stelle der oberen Atemwege** liegt bis zum Alter von ca. 8-10 Jahren **subglottisch**, und zwar auf Höhe des Ringknorpels.

Physiologische Zahnentwicklung

- Milchzahndurchbruch vom 6. Monat bis zum Alter von 2,5 Jahren
- ab 6 Jahren Entwicklung des bleibenden Gebisses

Hieraus ergibt sich für die Praxis:

1. Die **endotracheale Intubation** ist vor allem bei Neugeborenen und Säuglingen **erschwert**.
2. Zur Intubationserleichterung soll immer die **angehobene Jackson-Position*** des in Neutralstellung fixierten Kopfes (z.B. durch Schaumstoffkissen mit Aussparung) gewählt werden. Durch leichten **Thyreoiddruck**, evtl. auch mit dem kleinen Finger der linken Hand; kann die Ventralisierung des Larynx aufgehoben werden.
3. Die Intubation muß so **sanft** wie möglich erfolgen (Beachtung der subglottischen Engstelle!).
4. Eine **endobronchiale Intubation** kann bei zu tiefem Einführen des Tubus - zumindest theoretisch - bei Kindern sowohl rechts als auch links auftreten. Deshalb sollte die schwarze Tubusmarke auf Höhe bzw. der Cuff kurz unterhalb der Stimmritze zu liegen kommen.
5. Ab dem 7. Lebensjahr ist mit **wackeligen Milchzähnen** zu rechnen und durch Befragen sowie Inspizieren gezielt danach zu suchen.

*: bei Säuglingen durch den großen Hinterhauptsschädel auch ohne Auflage gegeben

Atemmechanische Besonderheiten

- höhere *thorakale* Compliance (-> sehr elastischer knöcherner Thorax)
- aber: niedrigere *pulmonale* Compliance
- höhere Resistance
- kleine funktionelle Residualkapazität (FRC)
- "closing capacity" (CC) > FRC (bis 6 Jahre)
- I : E = 1 : 1 (unter physiologischer Spontanatmung)
- reine Zwerchfellatmung (cave: Zunahme des intraabdominellen Druckes!)

Das bedeutet für die Praxis:

1. Durch den elastischen Thorax kann es in den ersten Lebensjahren schon alleine durch forcierte Spontanatmung zur **Obstruktion der oberen Atemwege** kommen. Sie wird erkennbar durch eine **inspiratorische Einziehung des Sternums**.
2. Die über die FRC erhöhte CC bedeutet, daß bei kleinen Kindern bereits in ruhiger Atemmittellage die **Tendenz zum exspiratorischen Kollaps der kleinen peripheren Atemwege** besteht. Zu dessen Verhinderung ist bei kontrollierter Beatmung die Anwendung eines geringen **PEEP** (3-5 cmH_2O) sinnvoll.
3. Eine **Behinderung der Zwerchfellatmung** (z.B. bei erhöhtem intraabdominellen Druck) kann besonders im ersten Lebensjahr rasch zu einer **respiratorischen Insuffizienz** führen.

Atemtätigkeit

Die Aufrechterhaltung der bei Kindern i. Vgl. zu Erwachsenen auf das Körpergewicht bezogenen größeren Stoffwechselrate bedingt sowohl eine **gesteigerte Atem- als auch Herz-Kreislauf-Tätigkeit**. Die Steigerung der alveolären Ventilation wird dabei ausschließlich durch höhere Atemfrequenzen bewerkstelligt.

Neugeborene sind aus folgenden Gründen besonders gefährdet, eine **Hypoxämie** zu entwickeln:

1. Der körpergewichtsbezogene O_2-Bedarf ist ca. doppelt so hoch wie beim Erwachsenen.
2. Die körpergewichtsbezogene FRC ist kleiner als beim Erwachsenen (30 ml vs. 45 ml/kg KG).
3. Das Verhältnis der alveolären Ventilation zur FRC beträgt ca. 5 : 1 (Erwachsene 1,5 : 1).

Hieraus resultiert eine erniedrigte O_2-Pufferfunktion der FRC bei gleichzeitig erhöhtem O_2-Verbrauch. Zudem bewirkt das in den ersten Lebensmonaten noch reichlich vorhandene sog. fetale Hämoglobin (HbF; s. Abschn. 2.3) eine Linksverschiebung der O_2-Dissoziationskurve mit der Konsequenz einer zwar erleichterten O_2-Aufnahme in der Lunge, aber erschwerten O_2-Abgabe an das Gewebe.

Anders als bei Erwachsenen tritt bei Kindern in den ersten Lebensjahren im Falle einer Hypoxämie keine bzw. kaum eine initiale (kompensatorische) Tachykardie auf; vielmehr kommt es i.d.R. umgehend zu einer **Bradykardie** mit Abfall des Herzzeitvolumens.

Merke:

1. Jede **Bradykardie** bei Kindern ist bis zum Beweis des Gegenteils als Ausdruck einer respiratorisch bedingten **Hypoxämie** anzusehen!
2. Die **Apnoetoleranz** ist um so geringer, je jünger das Kind ist.
3. Die **hyperoxische Apnoetoleranz** (nach *optimaler* Präoxygenierung!) beträgt unter idealen Bedingungen **rechnerisch maximal 3 min** (in praxi i.d.R. aber deutlich weniger!).

In den ersten Lebenstagen und -wochen kann es im Gefolge einer Hypoxämie durch den ansteigenden pulmonal-vaskulären Widerstand zur **Wiedereröffnung fetaler Kurzschlüsse** kommen, und damit zum Rechts-Links-Shunt über den Ductus Botalli bzw. das Foramen ovale, wodurch die Hypoxämie weiter verstärkt und ein Circulus vitiosus initiiert wird.

Tabelle 65: Atmungsparameter bei Kindern (i. Vgl. zu Erwachsenen; bezogen auf kg KG)

Vitalkapazität	gleich
Funktionelle Residualkapazität	kleiner
Verschlußvolumen	erhöht
Atemminutenvolumen*	**2-3 mal höher**
Atemzugvolumen	gleich
Atemfrequenz*	s. Tab. 66
Alveoläre Ventilation*	**2-3 mal höher**
Sauerstoffverbrauch*	**7 ml/kg KG/min**
Atemarbeit	erhöht

*: bei Neugeborenen und Säuglingen

Tabelle 66: Altersabhängige Atemfrequenzen

Altersgruppe	**Atemfrequenz** [1/min]
Frühgeborenes	60/min
Neugeborenes	40/min
Säugling	25-30/min
1-6 Jahre	20-25/min
7-14 Jahre	12-20
Erwachsener	8-12/min

Atemzentrum

Aufgrund einer noch bestehenden Unreife der zentralen Atemregulation findet man in den ersten Lebenswochen zumeist periodische Atmungsmuster. Kinder reagieren zudem in diesem Alter deutlich empfindlicher auf atemdepressorische Medikamente. Zustände wie metabolische Azidose, Hypoglykämie und Hypothermie können unmittelbar zur Suppression der Atemtätigkeit führen.

Bei Frühgeborenen können im ersten Lebensjahr zudem gehäuft passagere Apnoeepisoden beobachtet werden, z.T. mit Bradykardien einhergehend. Hier besteht wahrscheinlich ein Zusammenhang mit dem Auftreten des "sudden infant death syndrom" (SIDS) in dieser Patientengruppe.

Deshalb gilt:

Bei ehemaligen Frühgeborenen dürfen bis zur ca. 64. Woche (Gestationsalter) keine ambulanten Narkosen durchgeführt werden! Außerdem muß postoperativ mindestens für die ersten 24 Stunden ein Apnoe-Monitoring und eine pulsoxymetrische Überwachung (auch nach "Bagatelleingriffen") sichergestellt sein.

Retrolentale Fibroplasie

Bis zur 44. Woche (Gestationsalter), vor allem aber bei Frühgeborenen, kann sich unter einer **Hyperoxie** eine retrolentale Fibroplasie (-> Erblindungsgefahr!) entwickeln. Als auslösender Mechanismus wird eine supranormale Steigerung des *retinalen* PaO_2 angesehen, wobei nicht nur die Höhe des PaO_2 entscheidend ist, sondern auch die Dauer der Einwirkung. In Einzelfällen konnte eine retrolentale Fibroplasie auch schon nach *kurzfristigen* intraoperativen PaO_2-Erhöhungen beobachtet werden.

Für die Praxis gilt:

1. Der **präduktale PaO_2** (entscheidend für Kopf, Gehirn, Auge, Retina) soll **in den ersten Lebenswochen nicht für längere Zeit über 80 mmHg** ansteigen.
2. Demgemäß ist eine **$pSaO_2$ von ca. 90-95 %** durch entsprechende Anpassung der FIO_2 anzustreben.
3. Ausgenommen hiervon ist die **Präoxygenierung** im Rahmen einer Narkoseein- oder -ausleitung.

Tabelle 67: Altersabhängige PaO_2-/$PaCO_2$-Werte

Altersgruppe	**PaO_2** [mmHg]	**$PaCO_2$** [mmHg]
Frühgeborenes	50-60	32
Neugeborenes	60-80	32-35
Säugling	ca. 85	35-40
1-10 Jahre	90	40
11-20 Jahre	ca. 95	40

Ab dem *dritten* Lebensjahrzehnt sinkt der PaO_2 um ca. 5 mmHg pro Dekade.

2.2 Herz und Kreislauf

Die kindliche Herz-Kreislauf-Tätigkeit ist durch folgende **Besonderheiten** gekennzeichnet:

1. Da in der Neugeborenenphase die Umstellung vom fetalen auf den extrauterinen Kreislauf lediglich funktionell erfolgt, kann es unter bestimmten pathologischen Zuständen wie:

   - Hypoxämie, Hyperkapnie, Azidose, Hypothermie -

   zur Wiedereröffnung der fetalen Kurzschlüsse (Ductus Botalli, Foramen ovale) mit Ausbildung eines Rechts-Links-Shunts kommen. Der *definitive* Verschluß des Ductus Botalli erfolgt innerhalb der ersten 4-6 Lebenswochen, der des Foramen ovale erst nach 3-12 Monaten. Bei ca. 25 % bleibt das Foramen ovale allerdings latent geöffnet.
2. Die Steigerung des Herzzeitvolumens erfolgt im wesentlichen über die Herzfrequenz, da die ventrikuläre Compliance erheblich kleiner als die des Erwachsenen ist.
3. Eine Bradykardie führt immer zum HZV-Abfall.
4. Aufgrund des zunächst noch unreifen sympathischen Nervensystems ist die kardiovaskuläre Kompensationsbreite i. Vgl. zum Erwachsenen deutlich eingeschränkt (z.B. nur schwach ausgeprägter Barorezeptorenreflex).
5. Der systolische Blutdruck kann als semiquantitativer Parameter für das Herzschlagvolumen dienen (z.B. Hypovolämie).
6. Das Herz des Kindes ist i. Ggs. zu dem des Erwachsenen deutlich weniger "flimmeranfällig". Kammerflimmern beim Kind ist eine extreme Rarität.

Tabelle 68: Altersabhängige Herzfrequenzen und Blutdruckwerte (in Ruhe)

Altersgruppe	**Herzfrequenz** [1/min]	**SAP** [mmHg]
Frühgeborenes	140-160	50-60
Neugeborenes	130-140	60-80
Säugling	110-120	80-90
1-6 Jahre	100-110	90-100
7-14 Jahre	90-100	100-110
Erwachsener	60-80	110-120

SAP: systolischer arterieller Blutdruck

Merke:

Der **mittlere arterielle Blutdruck** sollte **50 mmHg bei reifen Neugeborenen** und **30 mmHg bei Frühgeborenen** nicht unterschreiten!

2.3 Blut

Das neonatale Blut spiegelt noch die fetalen Verhältnisse wider (Tab. 69 u. 70) und zeichnet sich i. Vgl. zum Erwachsenen durch die Möglichkeit einer größeren Sauerstoffaufnahme aus. Dem liegen eine physiologische Polyglobulie sowie der hohe Anteil fetalen Hämoglobins (70-80 % HbF beim Neugeborenen) mit höherer O_2-Affinität zugrunde. Im Rahmen der postnatalen Umstellung kommt es zur regulativen Drosselung der Blutproduktion (Hb-Abfall) und in den ersten 6 Lebensmonaten zum Ersatz von HbF durch "adultes" Hämoglobin (HbA_1 [97 %] und HbA_2 [3 %]) mit Verschiebung der O_2-Bindungskurve nach rechts. Der Hb-Wert erreicht so mit ca. 10-12 g/dl im dritten Lebensmonat seinen Tiefpunkt ("physiologische Trimenonreduktion"; früher und ausgeprägter bei Frühgeborenen), um danach erst allmählich wieder anzusteigen.

Merke:

Während der Phase der **Trimenonanämie** (3.-6. Monat) sollen möglichst **keine elektiven operativen Eingriffe** durchgeführt werden!

Tabelle 69: Hämoglobin- und Hämatokritwerte bei Kindern

Altersgruppe	**Hb** [g/dl]	**Hämatokrit** [%]
Neu-/Frühgeborenes	18-20	50-55
1 Monat	14	40
3 Monate	**11**	**33**
1-6 Jahre	12	35
7-14 Jahre	14	40

Tabelle 70: Altersabhängiges Blutvolumen

Altersgruppe	**Blutvolumen** [% KG]
Frühgeborenes	8,5
Neugeborenes	8,5
Säugling	8,5
1-6 Jahre	8,0
7-14 Jahre	7,5
Erwachsener	7,5

Für die Praxis gilt:

1. **Akute Blutverluste** werden von Kindern, besonders im ersten Lebensjahr, schlecht toleriert.
2. Für **Neu- und Frühgeborene** gilt als unterer, möglicherweise kritischer Grenzwert ein Hb von ca. 12 g/dl (Hkt = 35 %), für Säuglinge ein Hb von 10 g/dl (Hkt = 30 %) und für Kinder über einem Jahr ein Hb von 7-8 g/dl.
3. Kinder mit **schwerwiegenden Begleiterkrankungen** (z.B. zyanotische Herzvitien) benötigen individuell höhere minimale Hb/Hkt-Werte.

Blutersatz

Blutverluste bis zu ca. 15 % des Blutvolumens können bei Kindern durch kolloidale Volumenersatzmittel (HES, HA 5 %) substituiert werden. Hierbei wird der Einsatz von HES-Präparaten im ersten Lebensjahr allerdings eher zurückhaltend praktiziert, da aufgrund der Nierenunreife die Verweilzeit im Organismus z.T. deutlich verlängert sein kann.

Eine **Indikation zur Bluttransfusion** besteht:

- bei akutem Verlust von mehr als 15 % des Blutvolumens
- bei Unterschreiten "kritischer" Hb/Hkt-Grenzwerte

Zur **Abschätzung des intraoperativen Blutverlustes** dient:

- das Absaugen des Blutes in Meßzylinder
- das Wiegen der Tupfer (trocken/feucht)
- das Verhalten des *systolischen* Blutdruckes
- die Bestimmung des Hb bzw. Hkt

Vor Eingriffen mit potentieller Blutungsgefährdung sollte der **akzeptable Blutverlust** berechnet werden. Hierzu kann als Faustformel dienen:

$$\text{"Akzeptabler Blutverlust"} = [\text{Blutvolumen} \cdot (\text{Hkt}_{(\text{Ist})} - \text{Hkt}_{(\text{Soll})})] : \text{Hkt}_{(\text{Ist})}$$

Merke:

Die Transfusion von 3 ml/kg KG eines Erythrozytenkonzentrates hebt den Hb-Gehalt um ca. 1 g/dl!

Zur exakten Dosierung sollte der Blutersatz zumindest im ersten Lebensjahr mit 10- bzw. 20-ml-Spritzen erfolgen.

Blutprodukte

- Bis zur Vollendung des ersten Lebensjahres sollen nur CMV-negative und bestrahlte Blutprodukte verwendet werden.
- Bei Neu- und Frühgeborenen sollten sog. Satellitenkonserven (Partitionierungen einer Blutspende) eingesetzt werden.
- Eine Eigenblutspende ist für bestimmte Eingriffe ab einem Körpergewicht von ca. 25-30 kg durchführbar.
- Die Einsetzbarkeit eines intraoperativen Autotransfusionssystems (z.B. Cell Saver® [Fa. Haemonetics] mit kleiner Zentrifugationsglocke von 125 ml oder C.A.T.S.® [Fa. Fresenius]) muß individuell überprüft werden.

2.4 Niere, Flüssigkeits- und Elektrolythaushalt

Die Nierenfunktion ist erst im Alter von ca. einem Jahr voll entwickelt. Zusätzlich muß im ersten Lebensjahr ein weitaus größerer Extrazellulärraum (EZR [= IVR + ISR]; Tab. 71) von der Niere kontrolliert werden. Außerdem fallen durch den höheren Grundumsatz mehr harnpflichtige Substanzen an, die ausgeschieden werden müssen. Beides bedingt einen höheren Wasserumsatz als beim Erwachsenen.

Die **Funktionseinschränkung der Niere** betrifft die tubuläre Reabsorption und Sekretion stärker als die glomeruläre Filtration (GFR beim Neonaten ca. 1/5 des Erwachsenen) und resultiert in:

- geringerer Konzentrationsfähigkeit des Urins, d.h., es wird ein größerer Anteil an "freiem" Wasser zur Elimination der harnpflichtigen Substanzen benötigt

  -> raschere Dehydratation bei Flüssigkeitsverlusten oder -restriktion
- mangelnder Ausscheidung überschüssigen Wassers und Natriums

  -> Neigung zur Wasserretention mit erhöhtem Ödemrisiko (besonders bei Neu- u. Frühgeborenen)
- geringerer Filtration höhermolekularer Substanzen (Trenngrenze zur Geburt bei ca. 15.000 Dalton)

  -> Kumulation von z.B. HES

Als **Mindesturinmenge** sind dementsprechend in den ersten Lebensjahren 1-2 ml/kg KG/h zu kalkulieren. Die "tubuläre Unreife" bedeutet einen gewissen Schutz vor nephrotoxischen Substanzen, da diese weniger von den Tubuluszellen reabsorbiert werden können.

Tabelle 71: Flüssigkeitskompartimente (in Abhängigkeit vom Lebensalter, bezogen auf KG)

Altersgruppe	**IVR** [%]	**ISR** [%]	**IZR** [%]
Frühgeborenes	5	bis 55	30
Neugeborenes	5	35	35
ab 1-2 Jahren	5	15-20	40
Erwachsener	5	15	40

IVR: intravasaler Raum; ISR: interstitieller Raum; IZR: intrazellulärer Raum

Perioperativer Flüssigkeitsbedarf

Der perioperative Flüssigkeitserhaltungsbedarf ist bei Kindern größer als bei Erwachsenen und durch einen *höheren Basisbedarf* bedingt.

Ursächlich für den erhöhten Flüssigkeitsbasisbedarf sind:

- 3-4fach höhere Perspiratio insensibilis (wg. relativ größerer Körperoberfläche: ca. 2 ml/kg KG/h)
- 2-3fach höherer Grundumsatz
- geringere Konzentrationsfähigkeit der Niere

Der **perioperative Flüssigkeitserhaltungsbedarf** umfaßt:

- die Zufuhr des Basisbedarfs (Tab. 72)
  - Perspiratio insensibilis 30-40 ml/kg KG/24 h
  - sensible Verluste (Urin)
- den Ausgleich zusätzlicher Verluste durch:
  - Flüssigkeitsverdunstung über dem OP-Gebiet (Evaporation)
  - Transsudation in den "dritten" Raum
- die Korrektur von Defiziten infolge präoperativer Flüssigkeitskarenz

Tabelle 72: Altersabhängiger Basisbedarf an Flüssigkeit und Elektrolyten

Altersgruppe	**H_2O** [ml/kg/h]	**Na^+** [mmol/kg/24h]	**K^+** [mmol/kg/24h]
Frühgeborenes	6	3	2
Neugeborenes	5	2	2
Säugling	5	2	2
1-6 Jahre	4	1,5-2,0	1,5-2,0
7-10 Jahre	3	1-1,5	1-1,5
11-14 Jahre	2,5	1-1,5	1
Erwachsener	2	1	0,5

Faustformel zur Substitution des präoperativen Flüssigkeitsdefizites:

- 50 % der benötigten Flüssigkeit in der 1. Stunde
- je 25 % in der 2. und 3. Stunde

Tabelle 73: Intraoperative Flüssigkeitskorrektur (zusätzlich zum basalen Bedarf!)

Eingriff	**H_2O** [ml/kg/h]
oberflächlicher Eingriff	0-1
kleiner Eingriff (z.B. TE, AT)	2
mittlerer Eingriff (z.B. Hernie, AE, Thorakotomie)	4-6
großer Eingriff (z.B. Kolonresektion)	8-10
Oberbaucheingriff, Ileus, Peritonitis	10-15

Tabelle 74: Zusammensetzung von Infusionslösungen für Kinder

Lösung	**Na^+** [mmol/l]	**K^+** [mmol/l]	**Ca^{++}** [mmol/l]	**Cl^-** [mmol/l]	**Lactat** [mmol/l]	**Glucose** [g/l]
Jonosteril® päd III*	74	2	1	78		25
Sterofundin®**	140	4	2,5	106	46	

*: Standardlösung bis zum 3. Lebensjahr; **: ab dem 3. Lebensjahr oder bei längeren Eingriffen

Faustformeln für die extrazelluläre Substitution im ersten Lebensjahr:

Bicarbonat: Defizit [mmol] = negativer "base excess" (BE) · kg KG · 0,4

Kalium: Defizit [mmol] = ($[K^+_{(Soll)}] - [K^+_{(Ist)}]$) · kg KG · 0,4

Natrium: Defizit [mmol] = ($[Na^+_{(Soll)}] - [Na^+_{(Ist)}]$) · kg KG · 0,4

0,4: ungefährer Anteil des EZR am Körpergewicht

2.5 Wärmehaushalt

Je jünger die Kinder sind, um so stärker sind sie in der perioperativen Phase durch Auskühlung bedroht. Die Ursachen für die bei Kindern **schnellere Auskühlung** sind:

- relativ größere Körperoberfläche (-> vermehrte Wärmeabstrahlung)
- dünnere subkutane Fettschicht
- höheres Atemminutenvolumen (-> stärkere Verdunstung)
- mangelhafte Temperaturregulation im ersten Lebensjahr
  - Thermogenese nur über Steigerung des Stoffwechsels möglich
  - kein Muskelzittern als Frierreaktion

Die **Folgen einer Hypothermie** sind:

- schnelle Zentralisation
- metabolische Azidose
- Hypoglykämie

Hypothermie führt bei kleinen Kindern zudem charakteristischerweise schnell zur **Hypoventilation**. Der infolge des erhöhten Stoffwechsels gesteigerte Sauerstoffbedarf birgt zusätzlich die Gefahr einer **Hypoxie**, wodurch die Hypothermiefolgen rasch im Sinne eines Circulus vitiosus verstärkt werden.

Intraoperative **Ursachen für Wärmeverluste** sind:

- Konvektion (z.B. kühle Umgebungsluft, vor allem Zugluft)
- Abstrahlung (an kalte Gegenstände in der Umgebung)
- Konduktion (z.B. kalte Unterlage, Infusion kalter Lösungen)
- Evaporation (z.B. Exposition von Eingeweiden; trockene, kalte Atem-/Narkosegase)

Prophylaktische Maßnahmen umfassen:

- Aufheizung des OP-Saals (s. Abschn. 6.1)
- Lagerung auf einer Wärmematte bzw. Warmluftapplikation (z.B. WarmTouch®-System)
- Einsatz einer Infrarot-Wärmelampe (ausreichender Abstand, sonst Verbrennungsgefahr!)
- Abdecken (z.B. Alufolie): auch während Narkoseein- und -ausleitung
- Anwärmen von Infusionslösungen und Blutkonserven
- Verwendung von Beatmungsklimatisierungsfiltern oder Anwärmen der Atemgase
- Hautdesinfektion mit vorgewärmter Lösung

Eine **Kontrolle der Körpertemperatur** ist notwendig:

- immer bei Kindern im ersten Lebensjahr
- ansonsten bei längeren bzw. größeren Eingriffen

Narkoseausleitung und Extubation erfordern *Normothermie*, d.h. eine Körperkerntemperatur von größer als 36°C. Ansonsten sollen Kinder bis zur Wiedererwärmung nachbeatmet werden.

2.6 Glucosestoffwechsel

Besonders Neu- und in noch stärkerem Maße Frühgeborene zeigen eine Neigung zu Hypoglykämien. Der untere BZ-Normwert beträgt in diesem Alter ca. 40 mg/dl. Hypoglykämische Krämpfe manifestieren sich beim nicht narkotisierten und nicht relaxierten Kind ab einem BZ-Spiegel von etwa 20 mg/dl. Zur Vermeidung von Hypoglykämien werden perioperativ zumindest im ersten Lebensjahr routinemäßig Infusionslösungen mit 2,5 bis 5 % Glucoseanteil verwendet. Bei längeren bzw. größeren Eingriffen sind regelhaft in kürzeren Abständen (ca. alle 30-60 min) BZ-Kontrollen erforderlich.

Täglicher Glucosebedarf

- bei Neu-/Frühgeborenen: 5-10 g/kg KG
- bei Kleinkindern: 3-6 g/kg KG

2.7 Schmerzempfinden

Untersuchungen an Feten haben gezeigt, daß ca. ab der 20. SSW die anatomischen und physiologischen Voraussetzungen zur Empfindung von Schmerzen erfüllt sind. Bei Neu- und weitestgehend auch bei Frühgeborenen kann davon ausgegangen werden, daß sie über ein funktionsfähiges schmerzleitendes und -verarbeitendes neuronales System verfügen. Hieraus ergibt sich die Forderung nach einer adäquaten Anästhesie bei schmerzhaften Eingriffen an Feten, Früh- und Neugeborenen.

3 Pharmakologische Besonderheiten im Kindesalter

3.1 Inhalationsanästhetika

Zwei wesentliche pharmakodynamische und -kinetische Unterschiede kennzeichnen den Einsatz von Inhalationsanästhetika bei Kindern i. Vgl. zu Erwachsenen:

1) Die äquieffektiven Konzentrationen, d.h. die MAC-Werte, sind höher (Tab. 75).
2) Aufgrund der höheren alveolären Ventilation kommt es zu einer schnelleren An- und Abflutung der Substanzen, d.h., die Narkoseein- und ausleitungszeiten sind bei Inhalationsanästhesien kürzer.

MAC-Werte

Klinische Untersuchungen konnten zeigen, daß der MAC-Wert in einem Alter von 1 bis 6 Monaten am höchsten ist und dann kontinuierlich bis zum Erwachsenenalter abnimmt. In den ersten vier Lebenswochen hingegen ist der MAC um etwa 20 % niedriger als in den Folgemonaten, bei Frühgeborenen ist die MAC-Absenkung entsprechend dem postkonzeptionellen Alter noch ausgeprägter. Die Gründe für dieses MAC-Verhalten sind bislang noch ungeklärt.

Tabelle 75: Altersspezifische MAC-Werte volatiler Anästhetika (MAC_{50}* in O_2)

Altersgruppe	**Halothan** [Vol.-%]	**Isofluran** [Vol.-%]	**Sevofluran** [Vol.-%]
Neugeborenes		1,6	
bis 6 Monate	1,1	1,9	3,3
bis 2 Jahre	1	1,8	
bis 5 Jahre	0,9	1,6	2,5
bis 12 Jahre	1		2,3
Erwachsener	0,8	1,2	2

*: MAC_{50} = minimale alveoläre Konzentration, bei der 50 % der Patienten auf den Hautschnitt nicht mehr mit Abwehrbewegungen reagieren

Halothan

Die Auslösung einer Hepatitis durch Halothan bei Kindern wurde früher in der anästhesiologischen Literatur verneint. Fallberichte aus jüngerer Zeit geben jedoch erste Hinweise, daß auch im Kindesalter in Einzelfällen eine Halothan-induzierte Hepatitis möglich ist.

Für die Praxis gilt:

> Die ggf. auch wiederholte Anwendung von Halothan im Kindesalter ist wegen des nur sehr geringen hepatischen Risikopotentiales z. Zt. noch akzeptabel. Nach Möglichkeit sollten aber andere volatile Anästhetika wie Isofluran oder besonders Sevofluran bevorzugt werden.

Isofluran

Wegen der schleimhautreizenden Wirkung kann Isofluran nur mit Einschränkungen zur Narkoseeinleitung bei Kindern empfohlen werden (Gefahr von Husten, Laryngo-/Bronchospasmus), auch wenn dieser Effekt durch Zugabe von N_2O deutlich abgemildert werden kann. Zudem ist im Einzelfall die ausgeprägte Absenkung des peripheren Gefäßwiderstandes mit der Folge von Blutdruckabfällen und kompensatorischen Tachykardien problematisch.

Sevofluran

Der niedrige Blut-Gas-Verteilungskoeffizient, der nur geringfügig über dem von N_2O liegt, führt zu einer verbesserten Steuerbarkeit von Sevofluran i. Vgl. zu Halothan und Isofluran. Damit sind folgende Vorteile verbunden:

- verkürzte Narkoseein- und -ausleitung
- schnellere Modulation der Narkosetiefe, selbst bei "low-flow"-Anästhesie
- erhöhte postoperative Vigilanz

Die schnellere postnarkotische Abflutung bewirkt allerdings auch, daß postoperativ früher Schmerzen auftreten.

Der angenehme Geruch von Sevofluran sowie die Tatsache, daß es zu keiner Schleimhaut- und Atemwegsirritation kommt, haben in Japan dazu geführt, daß Sevofluran dort schon länger standardmäßig zur Inhalationseinleitung bei Kindern benutzt wird. Exzitatorische Bewegungen in der Einleitungsphase können durch Hinzugabe von N_2O verhindert bzw. vermindert werden.

Weitere Vorteile, die für die Anwendung von Sevofluran sprechen, sind:

- geringe Beeinträchtigung relevanter Organfunktionen
  - negative Inotropie deutlich geringer als unter Enfluran
  - periphere Vasodilatation deutlich geringer als unter Isofluran, kein "coronary-steal"-Phänomen (nachgewiesen zumindest bis 1,5 MAC)
  - Katecholamin-sensibilisierende und arrhythmogene Effekte noch geringer als bei Isofluran
  - zerebrovaskuläre Autoregulation und CO_2-Regulation bis 1 MAC intakt
  - geringerer Anstieg der Hirndurchblutung durch geringere zerebrale Vasodilatation bei Konzentrationen > 1 MAC als unter Isofluran
  - "burst-suppression"-EEG bei ca. 1,5-2 MAC, keine epileptiforme Aktivität
- stärkere Muskelrelaxation als z.B. unter Halothan

Den unbestreitbaren Vorteilen von Sevofluran steht allerdings der z. Zt. noch hohe Preis entgegen.

3.2 Hypnotika

Tabelle 76: Dosierung von Injektionshypnotika

Substanz	**Handelsname**	**i.v.** [mg/kg KG]	**i.m./rektal** [mg/kg KG]	**Zulassung**
Thiopental	Trapanal	4-6		
Methohexital	Brevimytal	1-2	30 rektal*	
Etomidat	Etomidat-Lipuro	0,15-0.3		ab 6 Monaten
Propofol	Disoprivan	2-3		ab 3 Jahren
Ketamin	Ketanest	1-2	5-7 i.m./rektal	
Midazolam	Dormicum	0,05-0,15		

*: als 10%ige wäßrige Lösung

3.3 Opioide

Tabelle 77: Dosierung von Opioiden

Substanz	**Handelsname**	**i.v.** [µg/kg KG]	**Zulassung**	**Besonderheiten**
Fentanyl		1-10		
Alfentanil	Rapifen	10-50		Bradykardien
Sufentanil	Sufenta	0,1-1,0	ab 2 Jahren	
Remifentanil	Ultiva	Einleit: 1-2; kont.: 0,1-0,2 µg/kg/min	ab 2 Jahren	Bradykardien, sehr teuer!
Piritramid	Dipidolor	bis 0,1 mg/kg (Titration!)		postop. Analgesie
Naloxon	Narcanti	initial 1,0 (Titration!)		Antagonist

Fentanyl

Im ersten Lebensjahr sind i. Vgl. zum Erwachsenen folgende Unterschiede bedeutsam:

- größeres Verteilungsvolumen, geringere Plasmaclearance

  -> Normdosis führt zu geringeren Plasmaspiegeln mit jedoch längerer Eliminations-HWZ (ca. 18 h beim Frühgeborenen, 5-6 h beim Neugeborenen, zum Vergleich beim Erwachsenen 3-4 h). Ab dem 4. Lebensmonat sind die hepatischen Stoffwechselwege i.d.R. voll entwickelt, so daß sich die Eliminations-HWZ allmählich der des Erwachsenen annähert.
- stärkere atemdepressorische Wirkung
- ausgeprägtere "rebound"-Phänomene

Wegen der nur gering ausgeprägten negativ inotropen Wirkung eignet sich Fentanyl - ggf. auch als Monoanästhetikum - gut zum Einsatz bei Frühgeborenen.

Alfentanil

Alfentanil eignet sich i. Vgl. zu Fentanyl aufgrund kürzerer Wirkzeiten besser zum Einsatz bei Säuglings- und Kleinkindernarkosen, wenn im Rahmen kurzer bis mittellanger Eingriffe eine postoperative Extubation angestrebt wird. Zu bedenken ist eine stärkere Absenkung der Herzfrequenz unter Alfentanil, wodurch bei Bolusgaben mitunter ausgeprägtere Bradykardien ausgelöst werden können.

3.4 Muskelrelaxanzien

Grundsätzlich muß davon ausgegangen werden, daß Muskelrelaxanzien bei Neugeborenen und Säuglingen aufgrund des größeren Extrazellulärraumes ein größeres Verteilungsvolumen einnehmen und infolge der funktionellen Leber- und Nierenunreife die organabhängige Elimination länger dauert. Die Wirkungen von Vecuronium und Rocuronium sind deshalb in diesem Lebensalter deutlich verlängert. Außerdem ist zu berücksichtigen, daß die neuromuskuläre Übertragung generell nicht die Sicherheitsreserven wie bei Erwachsenen hat, so daß eher die Gefahr von Relaxansüberhängen besteht. Daher sollten bei längeren Eingriffen Substanzen mit überwiegend organunabhängiger Elimination bevorzugt werden, wie z.B. Atracurium, dessen Halbwertszeit bei Neugeborenen und Erwachsenen gleich ist.

Tabelle 78: Dosierung von Muskelrelaxanzien

Substanz	**Handelsname**	**Intubation* i.v.** [mg/kg KG]	**1 x ED_{95} i.v.** [mg/kg KG]	**i.m.** [mg/kg KG]	**Zulassung**
Succinylcholin	Pantolax	1-2 (= 4fache ED_{95})		2-3	
Atracurium	Tracrium	0,5-0,6	0,3		
cis-Atracurium	Nimbex	0,1-0,15	0,05		ab 2 Jahren
Mivacurium	Mivacron	0,2	0,1		ab 2 Monaten
Vecuronium	Norcuron	0,1	0,05		
Rocuronium	Esmeron	0,6	0,3		

*: 2fache ED_{95}. Die *Repetitionsdosen* nicht-depolarisierender Relaxanzien betragen ca. 1/4 der Initialdosen.

Succinylcholin

Infolge der im Einzelfall schwerwiegenden Nebenwirkungen (Einzelheiten s. Kap. 8, S. 165 u. 168 f.) ist die Indikation für den Einsatz von Succinylcholin sehr streng zu stellen. Bei Kindern kommen hierzu folgende Situationen in Betracht:

- Ileus- bzw. Nichtnüchtern-Einleitung
- zu erwartende Intubationsschwierigkeiten
- kurze Eingriffe, die eine komplette Relaxierung erforderlich machen

Vor der Anwendung von Succinylcholin müssen immer *absolute* Kontraindikationen ausgeschlossen werden! Succinylcholin soll bis zu einem Alter von ca. drei Jahren keine Muskelfaszikulation auslösen, so daß auf eine "Präkurarisierung" verzichtet werden kann. Die Vorweggabe von Atropin 0,01 mg/kg i.v. dient der Verhinderung bzw. Abmilderung Succinylcholin-induzierter Bradykardien, die bei Kindern häufiger auftreten als bei Erwachsenen und stärker ausgeprägt sind.

Mivacurium

- zur Intubation 2,5fache ED_{95}: 0,2 mg/kg KG (Intub. nach 2-2,5 min) -> $DUR_{25\%}$*: 15-20 min
- Erholungsindex**: dosisunabhängig 5 min
- 0,2 mg/kg Mivacurium + 1 MAC Sevofluran
  - Wirkungslatenz 2 min, $DUR_{75\%}$ 20 min, $DUR_{95\%}$ 25 min
- NW: Freisetzung von *Histamin* bei schneller Injektion (Hautrötung, Blutdruckabfall, Tachykardie)
- Elimination:
  - hauptsächlich Abbau durch Plasmacholinesterase (cave: homozygot atypische PChE -> mehrstündige Blockade, Antagonisierungsversuch mit z.B. Neostigmin dann sehr fragwürdig)
  - Verlängerung der Wirkdauer bei verminderter PChE, z.B. bei Nieren- u. Leberinsuffizienz

*: $DUR_{25\%}$ u. $DUR_{75\%}$ = Dauer bis zum Wiedererreichen von 25 bzw. 75 % des Kontrollwertes
**: Erholungsindex = Zeitspanne zwischen 25 und 75 % der Kontrollwertes

cis-Atracurium

- eines der Stereoisomere, aus denen das Razemat Atracurium besteht
- zur Intubation 2-3fache ED95: 0,1-0,15 mg/kg KG (Intub. nach 3-5 min)
- Wirkzeiten in äquipotenter Dosis etwas länger als bei Atracurium: $DUR_{25\%}$: 45 min!
- Erholungsindex: dosisunabhängig 13-15 min
- NW: ø Histaminanstieg bis zu 8facher ED_{95}!; 80-90 % weniger Laudanosin als bei Atracurium!

Für die Praxis beim Umgang mit Muskelrelaxanzien bei Kindern gilt:

- Succinylcholin: bei Eingriffsdauer ≤ 15 min
- Mivacurium: bei Eingriffsdauer > 15 min (Kontraindikation: Säuglinge < 2 Monate)
- Atracurium: bei Eingriffsdauer > 60 min

Merke:

Vor Anwendung von Muskelrelaxanzien ist grundsätzlich die **Beatembarkeit mit der Maske** zu überprüfen bzw. sicherzustellen! Als Ausnahme hiervon gilt nur die Nichtnüchternheit des Patienten.

Tabelle 79: Dosierung von Antagonisten nicht-depolarisierender Relaxanzien

Substanz	Handelsname	i.v. [mg/kg KG]	Besonderheiten
Neostigmin	Prostigmin	0,05	zs. mit 0,01 mg/kg Atropin*
Pyridostigmin	Mestinon	0,1	"

*: zur Verhinderung bzw. Verminderung vegetativer Nebenwirkungen

3.5 Varia

Tabelle 80: Dosierung verschiedener Medikamente

Substanz	Handelsname	i.v. [mg/kg KG]	i.m. [mg/kg KG]	Besonderheiten
Atropin		0,01	0,01-0,02	
Cafedrin, Theodrenalin	Akrinor	0,1 ml		
Adrenalin	Suprarenin	0,01*		Reanimationsdosis!
Noradrenalin	Arterenol	0,01		
Orciprenalin	Alupent	0,02		
Lidocain	Xylocain	1,0		
Theophyllin	Bronchoparat	2-3		
Prednisolon	Solu-Decortin H	10		
Dexamethason	Fortecortin	0,2		
Furosemid	Lasix	0,25-0,5		
Phenytoin	Phenhydan	1,0		
Calciumgluconat 10 %		0,1 ml (= 10 mg)		
$NaHCO_3$		BE · kg KG · 0,3**		

*: *intratracheal* bei fehlendem i.v. Zugang
**: im 1. Lebensjahr BE · kg KG · 0,4 u. 1 : 1 verdünnt (mit G 5 % oder Aqua dest.)

Tabelle 81: Grobe Faustregeln für die Medikamentendosierung bei Kindern

Altersgruppe	Standard-Erwachsenendosis
Neugeborenes	1/10
Säuglinge	1/8
1-6 Jahre	1/4
7-10 Jahre	1/2

Faustformel zur Ermittlung der kindgerechten Dosis:

Pädiatrische Dosis = [Körpergewicht : 70 kg] · Erwachsenendosis

4 Präoperative Vorbereitung

Anamnese und klinische Untersuchung

Anamnestisch müssen folgende Fragen abgeklärt werden:

- bei Säuglingen: Geburtstermin u. -alter, Geburtsverlauf
- bei Frühgeborenen: zusätzlich Gestationsalter, Apnoeepisoden
- bei allen Kindern: Infekte, besonders der oberen Luftwege; Pseudo-Krupp; Asthma bronchiale; Kinderkrankheiten; Schutzimpfungen; frühere Operationen/Narkosen; Allergien/Atopien; Entwicklungsretardierungen; familiäre Muskelerkrankungen

Darüber hinaus ist eine gründliche klinische Untersuchung erforderlich, die in den ersten Lebensjahren möglichst von einem Pädiater durchgeführt werden sollte. Zur Vorbereitung gehört in diesem Zusammenhang auch die Erhebung der **Intubationsverhältnisse**, wobei besondere Aufmerksamkeit dem *Zahnstatus* zu widmen ist (cave: lockere Milchzähne)!

Narkosen für **planbare operative Eingriffe** sollten **nicht** durchgeführt werden*:

1. bis zu 4 Wochen nach Abklingen akuter Atemwegsinfekte oder infektiöser Kinderkrankheiten
2. bis zu 2 Wochen nach *aktiven* Immunisierungen mit Lebendimpfstoffen**
   (bis zu 3 Tagen bei Verwendung von Totimpfstoffen)
3. bis zu 3 Monaten nach *"komplizierten"* Impfungen

*: Ungenügende Impfwirkungen oder vermehrte Impfkomplikationen sind wissenschaftlich nicht belegt. Die Empfehlungen zu Punkt 2 und 3 beruhen daher auf theoretischen Überlegungen und sind als Vorsichtsmaßnahme zu verstehen.

**: Masern, Mumps, Röteln, Polio, Varizellen, BCG, Gelbfieber, Typhus

Labordiagnostik

Eine routinemäßige Labordiagnostik ist nicht erforderlich:

- bei kleinen Eingriffen an anamnestisch und klinisch unauffälligen Kindern.

Als Ausnahme gilt die Hb-Bestimmung bei Eingriffen während der Trimenonanämie. Ansonsten werden Laboruntersuchungen wie auch apparative Untersuchungen in Abhängigkeit von Anamnese, klinischem Untersuchungsbefund sowie Art und Ausmaß des operativen Eingriffs vorgenommen.

Nahrungskarenz

Für die einzuhaltende Nahrungskarenz vor planbaren Operationen gelten altersunabhängig folgende Regeln:

- 6 h für feste Nahrung und Milch
- 2 h für "klare" Flüssigkeiten

Prämedikation

Es gelten folgende Leitsätze:

- In den ersten 6 Lebensmonaten ist i.d.R. keine sedierende Prämedikation erforderlich.
- Bei Kindern ab 6 Monaten kann bis zu einem Körpergewicht von 39 kg die Prämedikation rektal mit 0,5%iger Dormicum®-Lösung (1 ml enthält 5 mg Midazolam) durchgeführt werden, danach mit Dormicum®-Tabletten (Tab. 82).
- Risikokinder mit fortgeschrittenen kardiorespiratorischen Erkrankungen erhalten nur dann eine Prämedikation, wenn anschließend eine lückenlose Überwachung gewährleistet ist.

Zur schmerzfreien Durchführung der Venenpunktion beim *wachen* Kind dient das präoperative Aufbringen von **EMLA®-Pflaster** ("eutectic mixture of local anaesthetics") auf die Punktionsstelle. Hierbei handelt es sich um eine spezielle Öl-in-Wasser-Emulsion von 2,5%igem Lidocain und 2,5%igem Prilocain. Durch den niedrigen Schmelzpunkt (+18°C) dieser Kombination und den hohen Anteil an freier Base (ca. 80 %) wird eine gute Penetration in tiefere Hautschichten ermöglicht. Das Pflaster sollte, um eine ausreichende Wirkung sicherzustellen, mindestens 60 min vor der Punktion aufgeklebt werden. Es sollte dann unmittelbar vor dem Transport in den OP-Trakt entfernt werden, um eine ansonsten geringgradige Lokalanästhetika-induzierte Venokonstriktion im Bereich der Punktionsstelle wieder aufzuheben. Die Analgesiedauer beträgt nach Entfernen des Pflasters und vorheriger einstündiger Applikation 20-30 Minuten, nach zweistündiger Applikation 30-60 Minuten. Die zweistündige Applikation schafft überdies optimale Punktionsbedingungen durch eine Analgesie der Haut von bis zu 0,5 cm Tiefe und eine regionale Vasodilatation (größere LA-Menge). Maximale Lokalanästhetika-Plasmaspiegel werden als Folge protrahierter systemischer Resorption erst nach ca. 4 Stunden erreicht. Einschlägige Untersuchungen konnten jedoch keine toxischen Plasmaspiegel nachweisen. EMLA® ist mittlerweile auch für Neugeborene ab der 37. SSW zugelassen. Es sollte aber in den ersten 3 Lebensmonaten nur in reduzierter Dosis angewendet werden, da nach systemischer Resorption von Prilocain Methämoglobin entsteht, das in diesem Lebensalter durch die noch geringe Aktivität der Methämoglobinreductase nur entsprechend langsam wieder in Hämoglobin zurückverwandelt werden kann.

Dosierungsempfehlungen für EMLA®

Neugeborene/Säuglinge bis zum 3. Monat:	0,5 g (max. 1,0 g) auf einem Areal von 5 cm^2, max. Applikationszeit 60 min
Kinder vom 3. bis zum 12. Lebensmonat:	bis zu 2,0 g auf einem Areal von 20 cm^2, max. Applikationszeit 4 h
Größere Kinder:	bis zu 0,5 g/kg KG

Tabelle 82: Kinderprämedikationsschema mit Midazolam

Gewicht [kg]*	**Dosis** [mg]	**0,5%ige Lösung** [ml]**
6	3	0,6
7	3,5	0,7
8	4	0,8
9	4,5	0,9
10	5	1
11	5,5	1,1
12	6	1,2
13	6,5	1,3
14	7	1,4
15	7,5	1,5
16	8	1,6
17	8,5	1,7
18	9	1,8
19	9,5	1,9
20	10	2
21	10,5	2,1
22	11	2,2
23	11,5	2,3
24	12	2,4
25-39	12,5	2,5
ab 40	1 Tbl. Dormicum® 7,5 mg	

*: bis 24 kg 0,5 mg/kg KG Midazolam; **: 1 ml enthält 5 mg Midazolam

Zur Sicherstellung der maximalen Wirkung sollte die rektale Lösung mindestens 15-30 min, die Tablette 30-45 min vor der Anästhesieeinleitung verabreicht werden.

5 Instrumentierung und Monitoring

Standardmaßnahmen (für kleine Eingriffe an Nichtrisikokindern):

- EKG (3polig)
- nicht-invasive Blutdruckmessung (NIBP)
- Pulsoxymetrie ($pSaO_2$): keine Beeinflussung durch *fetales* Hämoglobin
- Kontrolle der Körpertemperatur (rektal oder ösophageal)
  - bei Frühgeborenen für jeden Eingriff
  - bei Neugeborenen u. Säuglingen für Eingriffe > 30 min
  - bei älteren Kindern für Eingriffe > 2 h

bei *Allgemeinanästhesien* ergänzt durch:

- Kapnometrie/-graphie (ITN/LMA/Maske)
- Überwachung der typischen Beatmungsparameter
  - Atemwegsdrücke, Atemfrequenz, exspiratorisches Zugvolumen
  - FIO_2, Messung der Narkosegase
- Cuffdruckmessung (ITN)
- im 1. Lebensjahr: Ösophagus- oder präkordiales Stethoskop zur bedarfsweisen Auskultation

Die Auskultation dient der Beurteilung von Atmung und Kreislauf. Hierbei gilt besonders im ersten Lebensjahr, daß der Blutdruck um so niedriger ist, je leiser die Herztöne sind.

Die Indikation zur Verwendung einer *doppelläufigen Magensonde* (vgl. Kap. 2, S. 33) besteht u.a. regelhaft für in Allgemeinanästhesie vorgenommene:

- Eingriffe bei Nichtnüchternheit bzw. Aspirationsgefährdung,
- intraabdominelle (auch laparoskopische) Eingriffe und
- generell nach Narkoseeinleitung über Maske sowie
- bei Verwendung von Endotrachealtuben ohne Cuff.

Erweiterte Maßnahmen (größere oder spezielle Eingriffe bzw. Risikopatienten)

- ZVK (ZVD- u. SvO_2-Bestimmung)

  Die Lage der ZVK-Spitze sollte nach Möglichkeit während der Katheteranlage mittels Ableitung eines intraatrialen EKGs (z.B. Alphacard®-System) überprüft bzw. korrigiert und im Anästhesieprotokoll dokumentiert werden.
- invasive Blutdruckmessung
- Kontrolle der Urinausscheidung
- Relaxometrie/-graphie
- Laborkontrollen
  - Hb, Na^+, K^+, Ca^{2+}, BZ
  - Blutgasanalysen
  - Gerinnung

6 Allgemeine Praxis der Kinderanästhesie

6.1 Narkosevorbereitung

Medikamente

Die für die Anästhesie im einzelnen erforderlichen Medikamente müssen vorbereitet, die entsprechenden Spritzen eindeutig und unverwechselbar gekennzeichnet sein. Für Kinder im ersten Lebensjahr bzw. bis zu einem Körpergewicht von 10 kg werden hierzu bis auf wenige Ausnahmen 1-ml-Spritzen verwendet. Atropin soll für jede Kinderanästhesie aufgezogen sein.

Als Einleitungshypnotikum wird häufig **Thiopental** benutzt, das in einer einheitlichen Konzentration von z.B. 25 mg pro ml (= 2,5%ige Lsg.) vorbereitet werden sollte:

- bei Säuglingen: 2-ml-Spritze
- bei Kindern < 6 Jahre: 5-ml-Spritze
- bei Kindern ≥ 6 Jahre: 10-ml-Spritze

Für jede Kindernarkose soll Succinylcholin, auch wenn dessen Einsatz nicht geplant ist, aus Sicherheitsgründen aufgezogen sein (z.B. zur Beseitigung eines Laryngospasmus oder zur zügigen Reintubation).

Endotrachealtuben, künstliche Atemwegshilfen und Zubehör

Zur Vorbereitung der Narkose gehört die Auswahl passender Gesichtsmasken, Guedel-Tuben, Laryngoskopspatel (Tab. 83), Endotrachealtuben (Tab. 84) und *flexibler* Führungsstäbe sowie die Bereitstellung einer Magill-Zange.

Tabelle 83: Laryngoskopspatel

Altersgruppe	Spatelgröße u. -typ
Frühgeborene	0 gerade/gebogen
Neugeborene	0-1 gerade/gebogen
Säuglinge	1 gebogen
Kleinkinder	2 gebogen

Tabelle 84: Endotrachealtuben

Altersgruppe	Innendurchmesser [mm]	Außenumfang [Ch.]
Frühgeborene	2,5	12
Neugeborene	3	13-14
1-6 Monate	3,5	15
6-12 Monate	4	17

Grundsätzlich soll ein Tubus mit *möglichst großem Innendurchmesser (ID)* gewählt werden.

Als **Faustformel** zur Tubuswahl *ab dem 2. Lebensjahr* dient:

Tubusgröße in Charrière (Ch.) = 18 + Lebensalter in Jahren*

*: grober Anhaltswert: Tubusaußendurchmesser = Kleinfingerdicke des Patienten

Neben der errechneten Tubusgröße wird der jeweils nächstkleinere und -größere Tubus bereitgehalten.

Merke:

Es sollen - wenn möglich - nur **blockbare Tuben** verwendet werden (Blockung allerdings nur bei relevanter Leckage)! PVC-Tuben sind ab einem ID von 3,0 mm, Spiraltuben (z.B. Bauchlage) ab einem ID von 3,5 mm mit Blockermanschette erhältlich. Bei Einsatz blockbarer Tuben muß repetitiv der **Cuffdruck kontrolliert** werden.

Tabelle 85: Allgemeine Richtwerte zur Intubationstiefe (nach *Larsen*)

Altersgruppe	**Entfernung "Lippe - Tracheamitte"** [cm]
Frühgeborenes	10
Neugeborenes	11
1-6 Monate	11
6-12 Monate	12
2 Jahre	13
4 Jahre	14
6 Jahre	15-16
8 Jahre	16-17
10 Jahre	17-18
12 Jahre	18-20
ab 14 Jahren	20-24

Tubusfixation

Der Tubus muß entweder mit einer in den Mund eingeführten kleinen Gazerolle ("Bobbel") und Halteband oder spezieller Klebetechnik sicher fixiert werden. Zur Ileuseinleitung wird der Tubus mit einem passenden flexiblen *Führungsstab* (*weiche* Spitze!, Fa. Rüsch) armiert.

Gesichtsmasken (mit *minimalem* Totraum)

- Rendell-Baker (#0/1/2/3)
- ggf. Rundmasken für Früh-/Neugeborene

Tabelle 86: Larynxmasken (LMA)

Gewicht des Kindes [kg]	**LMA-Größe**	**Cuffvolumen** [ml]
6,5-25	#2	10
20-30	#2,5	15
30-50	#3	25

Magensonden

Grundsätzlich werden nur *doppelläufige* Magensonden (bei Kindern ab Ch. 8) verwendet, für Nicht-Intensivpatienten PVC-Sonden und für Intensivpatienten bei voraussichtlich längerer Sondenliegedauer solche aus Polyurethan.

Narkosegerät und Zubehör

Vor dem Einsatz des Narkosegerätes erfolgt dessen Funktionskontrolle. Die Dichtigkeitsüberprüfung wird dabei mit den passend ausgewählten Beatmungsschläuchen durchgeführt. Hierzu können verwendet werden:

- dünne Schläuche*: bis 15 kg KG + 0,5-l-Beatmungsbeutel
- mittlere Schläuche: bis 30 kg KG + 1-l-Beatmungsbeutel

*: kleinlumig, glattwandig (geringere Schlauchcompliance, geringerer "Schlauchtotraum")

Beatmungsfilter (s. auch Kap. 7, S. 138 f.)

Beatmungsfilter dienen der mikrobiellen Kontaminationsprophylaxe der Atemgase sowie deren Klimatisierung (Verminderung von Wärme- und Feuchtigkeitsverlusten). Hierzu werden z.B. eingesetzt:

- ein Patientenfilter und
- ein Gerätefilter (am Exspirationsschenkel).

Außerdem kann eine Atem-/Narkosegasmessung (O_2, CO_2, N_2O, volatile Anästhetika) im Nebenstrom aus den Proben, die am Y-Stück über den Beatmungsfilter "abgegriffen" werden, erfolgen. Hierzu stehen verschiedene Beatmungsfiltertypen für die einzelnen Altersgruppen zur Verfügung (Tab. 87).

Tabelle 87: Patientennahe Beatmungsfilter mit integrierter CO_2-Messung (Auswahl)

Beatmungsfilter	**Tidalvolumen** [ml]	**Körpergewicht** [kg]
Humid-Vent® Micro*§	5- 50	< 5
Pall, Hygrobaby®**	30-80	3-8
Humid-Vent® Pedi§	50-150	5-15
Pall, Hygroboy®**	80-300	8-30
Pall, Modell BB 25	ab 150	ab 15
Pall, Hygroster®**	> 300	> 30

*: wird statt des normalen Tubusadapters eingesetzt!
§: nur zur Atemgasklimatisierung geeignet
**: patientenseitig abgerundet, schräger Ansatz für die CO_2-Ansaugleitung

Sekretabsaugung

Neben einer intakten Absaugquelle müssen endotracheale *Absaugkatheter* in den entsprechenden Kindergrößen (ab Ch. 8) vorgehalten werden.

Monitoring

Die Bereitstellung der Ausrüstung zur Anästhesieüberwachung erfolgt in Abhängigkeit von Alter und Begleiterkrankungen des Kindes sowie von Art und Ausmaß des vorgesehenen Eingriffs nach den im Abschnitt 5 dargelegten Prinzipien.

Wärmehomöostase

Aufgrund der bei Kindern i. Vgl. zum Erwachsenen deutlich höheren Neutral- und kritischen Temperaturen (Tab. 88) wird vor pädiatrischen Eingriffen zum Schutz vor Auskühlung die *Raumtemperatur* erhöht, wobei

- 28-30°C bei Früh- und Neugeborenen,
- 26-28°C bei Säuglingen und
- 24-26°C bei Kleinkindern

angestrebt werden.

Tabelle 88: Neutraltemperatur (NT) und kritische Temperatur (KT)

Altersgruppe	**NT** [°C]	**KT** [°C]
Frühgeborene	34	28
Termingeborene	32	23
Erwachsene	28	1

Neutraltemperatur: Umgebungstemperatur, bei der am nackten Körper keine Wärmeaufnahme oder -abgabe stattfindet
Kritische Temp.: Umgebungstemperatur, die bzw. deren Unterschreiten ohne entsprechende Schutzmaßnahmen zur bedrohlichen Auskühlung des Organismus führt

Zusätzlich werden verwendet:

- Wärmematte (immer bei Kindern < 10 kg KG oder bei längeren Operationen)
- spezielle Infrarot-Wärmelampe zur Ein- und Ausleitung von Kindern < 10 kg KG
- Watte oder Folie zum Einwickeln bzw. vorgewärmte Tücher zum Abdecken der Kinder

Bei längeren bzw. größeren Eingriffen erfolgt außerdem eine In-/Transfusionserwärmung (z.B. Hotline® mit spezieller Zuleitung).

Infusionslösungen

Es werden bereitgestellt:

- bis zum 3. Lebensjahr: Jonosteril® päd III (bis 10 kg KG im Perfusor)
- ab dem 3. Lebensjahr: Sterofundin®

Narkoseausleitung

Zur Narkoseausleitung muß ein Set-up zur umgehenden Reintubation bei insuffizienter Eigenatmung bzw. bedrohlichen Atemwegskomplikationen zur Verfügung stehen. Dieses schließt auch die Vorbereitung ggf. erforderlicher Medikamente (Aufziehen von Hypnotikum, Succinylcholin, Atropin) ein.

6.2 Narkosedurchführung

Narkoseeinleitung

Die Narkose kann bei Kindern

- intravenös,
- per inhalationem,
- intramuskulär oder
- rektal

eingeleitet werden. Die **intravenöse Einleitung** wird aus Sicherheitsgründen - wenn möglich - auch im Kindesalter bevorzugt. Sie ist:

- obligat bei allen Risikopatienten und
- wünschenswert bei Kindern ab 6 Jahren.

Bei Nichtrisikokindern unter 6 Jahren wird sie nur bei guter Kooperation der Kinder angewendet. Ansonsten erfolgt hier i.d.R. eine Inhalationseinleitung via Maske. Zur schmerzfreien Punktion bei wachen Kindern dient die vorherige Applikation von EMLA®-Pflaster (ausreichende Einwirkzeit beachten!; s. Abschn. 4) oder, besonders bei älteren Kindern, die intrakutane Lokalanästhesie.

Ablaufschema "Inhalationseinleitung"

- Schaffen einer ruhigen Atmosphäre, ein Anästhesist sitzt am Kopfende, ein zweiter oder ein(e) erfahrene(r) Anästhesieschwester/-pfleger befindet sich am Kind
- Installieren des Monitorings am wachen Kind (bei schlechter Akzeptanz zunächst nur EKG, Komplettierung sobald als möglich)
- Narkosegerät kurz mit O_2 "flushen"
- Maske aufsetzen (die möglichst dicht abschließen sollte), einige Atemzüge mit 100 % O_2 durchführen lassen (Frischgasfluß 6-8 l), dann möglichst Zumischen von 50 % N_2O
- anschließend Zugabe des volatilen Anästhetikums in steigenden Konzentrationen:
  - Halothan in 0,5-Vol.-%-Schritten bis max. 2,0 Vol.-%
  - (Isofluran in 1,0-Vol.-%-Schritten bis max. 3,0 Vol.-%*)
  - Sevofluran in 1,0-Vol.-%-Schritten bis max. 5,0 Vol.-%
- während des Exzitationsstadiums keine unnötigen Manipulationen am Kind!
- nach Erreichen eines ausreichend tiefen Narkosestadiums Anlage der i.v. Kanüle
- dann Präoxygenierung m. 100 % O_2 für mind. 3 min unter weiterer Zufuhr d. vol. Anästhetikums u. manueller Beatmung
- Muskelrelaxierung
  - bei Succinylcholingabe zuvor Atropin 0,01 mg/kg KG i.v.
  - nicht-depolarisierende Relaxanzien können bereits in der Präoxygenierungsphase zur Verkürzung der Einleitungszeit gegeben werden
- (zügige) endotracheale Intubation
- manuelle Beatmung und Auskultationskontrolle (laterale Thoraxpartien zur Prüfung auf Seitengleichheit, bei V. a. ösophageale Intubation zuerst epigastral)
- Umschalten auf kontrollierte Beatmung, wobei der individuelle Beatmungsmodus (besonders das Atemzugvolumen!) bereits vorab grob eingestellt sein muß!

*: wegen Atemwegsreizung nicht Mittel der 1. Wahl!

Alternative Einleitungsmethoden für Spezialfälle (z.B. bei sehr agitierten bzw. ängstlichen Kindern):

- intramuskulär:

  Ketamin 5-7 mg/kg KG + Atropin 0,01-0,02 mg/kg KG (Mischspritze), Atropin zur Prävention einer Hypersalivation, Injektion in den M. vastus lat. (geringste Gefahr von Nervenverletzungen), Einschlafzeit ca. 5 min

- rektal:

  Methohexital 30 mg/kg KG (max. Gesamtdosis 500 mg), Applikation über abgeschnittenen Absaugkatheter, anschließend Zusammendrücken der Gesäßbacken für einige Minuten, Einschlafzeit 5-15 min (wegen möglichen langen Nachschlafes nicht bei Kurzeingriffen)

Venöser Zugang

Die Anlage eines venösen Zuganges ist obligat bei jeder Anästhesie! In den ersten Lebensjahren bieten sich hierzu vor allem die Venen im Bereich der Unterarminnenseite oder des Innenknöchels (Vv. saphenae), ggf. auch die Vv. jug. ext. an.

Es werden **Kunststoffkanülen** in folgenden altersabhängigen Größen verwendet:

- Früh-/Neugeborene: G24/G26
- Säuglinge: G22/G24
- 1-6 Jahre: G20/G22
- ab ca. 6 Jahren: G20/G18

Besonderheiten der kindlichen Präoxygenierung

Aufgrund der atmungsphysiologischen Besonderheiten (s. Abschn. 2.1) ist bei Kindern, besonders im ersten Lebensjahr, auch nach *optimaler* Präoxygenierung mit einer deutlich kürzerer tolerablen Apnoezeit als bei Erwachsenen zu rechnen. Diese soll in den ersten Lebensjahren bei gesunden Kindern nach *Zander* **im rechnerischen Idealfall maximal drei Minuten** betragen, während bei Erwachsenen bis zu zehn Minuten erreicht werden können.

Endotracheale Intubation

Aufgrund der in Abschn. 2.1 dargestellten anatomischen Besonderheiten ist die endotracheale Intubation vor allem bei Kindern im ersten Lebensjahr schwieriger als bei Erwachsenen. Sie wird zur Erleichterung grundsätzlich in angehobener Jackson-Position durchgeführt, wobei der Kopf des Kindes gut fixiert und gepolstert sein muß (weitere Einzelheiten s. auch Abschn. 2.1).

Die **Indikation** zur Intubation besteht neben den auch für Erwachsene geltenden Kriterien (s. Kap. 7, S. 118) grundsätzlich zur besseren Sicherung der Atemwege

- bei allen Säuglingen < 6 Monaten.

Bei *aspirationsgefährdeten Früh- und Neugeborenen* kann aufgrund des noch schwach ausgeprägten Hustenreflexes ggf. auch eine Wachintubation vorgenommen werden.

Merke:

> Die endotracheale Intubation bewirkt eine Reduzierung des anatomischen Totraumes!

Larynxmaske (s. auch Kap. 7, S. 113 ff.)

Die Larynxmaske soll wegen der schwierigeren Plazierbarkeit und höheren Dislokationsgefahr nicht geplant bei

- Säuglingen ≤ 6,5 kg KG (LMA #1)

angewendet werden. Ansonsten entsprechen Indikationen und Kontraindikationen denjenigen aus dem Erwachsenenbereich.

Narkosebeatmung (s. auch Kap. 7, S. 134 ff.)

Moderne Narkosegeräte gewährleisten auch bei kleinen und kleinsten Kindern die sichere intraoperative Durchführung einer kontrollierten Beatmung. Bei volumenkontrolliert arbeitenden Geräten wie Cicero® oder Cato® ist das minimal einstellbare Atemzugvolumen softwareseitig vorgegeben (50 oder 20 ml), so daß Kinder ab ca. 5 bzw. 2 kg KG maschinell beatmet werden können. Im druckkontrollierten Modus (z.B. Julian®; PCV: "pressure controlled ventilation") ist die maschinelle Beatmung ohne Gewichtslimitierung auch bei noch kleineren Kindern möglich, da hier die Größe des Zugvolumens druckabhängig variabel generierbar ist. Bei älteren mit Ventilog® ausgerüsteten Geräten muß für Kinder bis ca. 15 kg KG ein kleinerer Atembalg eingesetzt werden, um so eine maschinelle Ventilation ab 5 kg KG zu ermöglichen.

Ein generelles Problem bei der Beatmung von Kindern dieser Altersgruppe ist das Monitoring der Atmungsparameter, z.B. aufgrund technisch bedingter Meßungenauigkeiten. Die Verwendung ungeblockter Endotrachealtuben führt bei Auftreten einer Leckage nicht immer zu verläßlichen $PECO_2$-Werten. Außerdem kann bei hoher Probengasansaugrate Frischgas mit angesaugt werden, was ebenfalls eine Verfälschung der Meßwerte bewirkt.

Grundeinstellung der Beatmung bei Kindern:

- Atemzugvolumen 10-15 ml/kg KG
- Beatmungsfrequenz etwas niedriger, als es der Spontanatemfrequenz entspricht
- I : E = 1 : 2 bis 1 : 1
- Überdrucksicherung im volumenkontrollierten Modus von ca. 25 cmH_2O (Pmax, Arbeitsdruck, Überdruckventil)

Grundsätzlich sollen die Beatmungsparameter bereits *vor* Narkosebeginn grob eingestellt werden. Bei prozessorgesteuerten Geräten soll der Kinder- bzw. Neonatenmodus gewählt werden. Bei Eingriffen mit einer Dauer von mehr als 30 min wird eine "low-flow"-Anästhesie angestrebt (Einzelheiten s. Kap. 7, S. 136 ff.). Der minimale Frischgasfluß sollte hierbei nicht unter 1 l/min betragen.

Merke:

Alleinige Spontanatmung bei Kindern in den ersten Lebensjahren unter Narkose muß grundsätzlich vermieden werden. So ist bei erhaltener Spontanatmung zumindest eine manuell-assistierte Beatmung erforderlich.

Narkoseart

Bei Kindern können - wie bei Erwachsenen - Narkosen als:

- Inhalationsanästhesien,
- balancierte Anästhesien oder
- intravenöse Anästhesien

durchgeführt werden. Bei kurzen Eingriffen und kleinen Kindern werden i.d.R. Inhalationsanästhesien bevorzugt. Für längere Operationen oder für Risikokinder empfehlen sich opioidsupplementierte oder auch rein intravenöse Verfahren. Hiernach ist eine besonders sorgfältige Überwachung sicherzustellen (ggf. auch Apnoe-Monitoring und Pulsoxymetrie auf *peripherer Station*).

Eine **Muskelrelaxierung** sollte - wenn intraoperativ notwendig - nur nach Erfordernis (Klinik, ggf. Relaxometrie), nicht aber in fixen zeitlichen Intervallen erfolgen.

Eine (**Analgo-)Sedierung** kann bei kurzen chirurgischen oder diagnostischen Eingriffen vorgenommen werden. Als Medikamente kommen hierfür in Frage:

- Midazolam 0,1 mg/kg KG i.v., ggf. + Ketamin 0,5-1,0 mg/kg KG i.v. (dann zur Antisalivation Atropin 0,01 mg/kg KG i.v. vorweg!); Repetition nach Bedarf
- Thiopental 1-2 mg/kg KG i.v., Repetition nach Bedarf
- Propofol, ab 3 Jahren zugelassen (z.B. initial 0,5 mg/kg KG i.v., anschl. 2-4 mg/kg/h im Perfusor)

Narkoseausleitung

Wenn eine Extubation angestrebt ist, keine Hypothermie besteht (T > 36°C) und ein Relaxans-/Opioidüberhang ausgeschlossen werden kann, empfiehlt sich folgende Vorgehensweise:

- Herbeiführen der Spontanatmung
- Atmung reinen Sauerstoffs für mindestens 3 min vor der Extubation
- Absaugen des Mundes u. ggf. des Magens
- endotracheales Absaugen bei Kindern in den ersten Lebensjahren *nicht* routinemäßig, sondern nur b. Bed. (Auskultation!), dann möglichst noch in *tiefer* Narkose mit *dünnlumigem* Absaugkatheter (cave: Atelektasen durch starken Sog bei zu dickem Katheter!), anschließend Lunge mehrfach "blähen", um postoperative Atelektasen zu vermeiden
- Extubation erst bei vorhandenen Atemwegsschutzreflexen unter ruhiger Spontanatmung (d.h. immer nach dem Exzitationsstadium), hierzu Tubus unter Blähen der Lunge *endinspiratorisch* herausziehen (schafft pulmonale O_2-Reserve, verhindert Atelektasenbildung und führt nur sehr selten zum Laryngospasmus)

Die Alternativmethode einer Extubation in tiefer Narkose mit anschließender assistierter Beatmung über Gesichtsmaske sollte auf Ausnahmefälle beschränkt werden, z.B. Asthma bronchiale oder Neigung zu Laryngospasmus. Sie verbietet sich immer bei erhöhter Aspirationsgefährdung.

Merke:

> Je jünger das Kind ist, desto wacher sollte es zur Extubation sein!

7 Spezielle Eingriffe

7.1 Nekrotisierende Enterokolitis (NEC)

Definition:	akute Erkrankung der Intestinaltraktes mit oftmals foudroyantem Verlauf (-> septisch-toxischer Schock, i.d.R.bei *Frühgeborenen*, selten bei Neugeborenen)
Pathophysiologie:	Flüssigkeits-/Elektrolyt- u. Säure-/Basen-Verschiebungen (besonders Hypokaliämie) mit z.T. ausgeprägter Hypovolämie und Eiweißverlusten
Vorbereitung:	aktuelle Laborwerte, Rehydratation
OP-Indikationen:	1. Verschlechterung des Patienten unter konservativer Therapie
	2. Darmperforation(en)
OP-Verfahren:	mediane Laparotomie, Mobilisation und Inspektion des gesamten Darmes, Resektion aller irreversibel geschädigten Darmabschnitte, ggf. Übernähung von Perforationen, Anlage eines Anus praeter zur Entlastung
OP-Dauer:	2-3 h

Lagerung: Rückenlage

Ausrüstung: 2 i.v. Zugänge, möglichst ZVK, ggf. arterielle Kanüle, Magensonde, Blasenkatheter, Ösophagusstethoskop mit Temperatursonde, Auskühlungsschutz (Wärmematte/-lampe, Infusionswärmer etc.)

Blutkonserven: 1 EK, 1 FFP

Anästhesie: Intubationsnarkose mit balancierter Anästhesietechnik und kompl. Muskelrelaxation

Einleitung: Nicht-Nüchtern-Einleitung

Besonderheiten:
1. oftmals, besonders vor der 32. Woche, begleitendes Atemnotsyndrom mit broncho-pulmonaler Dysplasie (-> differenzierte Beatmung mit PEEP)
2. Disposition zur retrolentalen Fibroplasie (s. Abschn. 2.1) u. Hypoglykämie

Komplikationen: Eventerationsreaktion, Blutung, Darmperforation, septisch-toxischer Schock

Nachbetreuung: Kinderintensivstation (obligate Nachbeatmung)

7.2 Pylorusstenose

Pathogenese: Hypertrophie der zirkulären Pylorusmuskulatur, die sich in den *ersten 2-3 Lebenswochen* entwickelt und überwiegend männliche Säuglinge betrifft

Pathophysiologie: Flüssigkeits-/Elektrolyt- u. Säure-/Basen-Verschiebungen (hypokaliämische u. hypochlorämische metabolische Alkalose) mit z.T. ausgeprägter Hypovolämie infolge rezidivierenden Erbrechens

Vorbereitung: aktuelle Laborwerte (inkl. SB-Status), Rehydratation mit 0,9%iger NaCl-Lsg.

OP-Verfahren: Laparotomie, Spaltung der Pylorusmuskulatur *ohne* Lumeneröffnung (Pyloromyotomie nach *Weber-Ramstedt*)

OP-Dauer: 30-40 min

Lagerung: Rückenlage

Ausrüstung: 1-2 i.v. Zugänge, Magensonde, Blasenkatheter, Ösophagusstethoskop mit Temperatursonde, Auskühlungsschutz (Wärmematte/-lampe, Infusionswärmer etc.)

Blutkonserven: i.d.R. keine, aber Blutgruppenbestimmung

Anästhesie: Intubationsnarkose mit balancierter Anästhesietechnik und kompl. Muskelrelaxation

Einleitung: Nicht-Nüchtern-Einleitung (immer zuvor Absaugen des Mageninhaltes [20-ml-Spritze]!)

Besonderheiten:
1. Paracetamol-Supp. 125 mg nach der Einleitung
2. nach Muskelspaltung bei Wunsch des Operateurs Luftinsufflation über die Magensonde (Leckagetest)
3. Extubation erst bei völliger Wachheit

Komplikationen: Magen-/Duodenalperforation

Nachbetreuung: i.d.R. Aufwachraum

7.3 Omphalozele/Gastroschisis

Nosologie:
1. Omphalozele:

   äußere Herniation der Baucheingeweide in die Basis der Nabelschnur *mit* dünnem Bruchsack, häufiger mit Begleitmißbildungen assoziiert (z.B. Herzfehler)

2. Gastroschisis:

   äußere Herniation der Baucheingeweide neben der Nabelschnur *ohne* Bruchsack

Gefahren: Wasser-, Elektrolyt- und Eiweißverluste mit hypovolämem Schock; Infektionen

Prognose: Omphalozele: wegen Begleitmißbildungen oft schlecht; Gastroschisis: gut

Vorbereitung: aktuelle Laborwerte, arterielle BGA, Röntgenthorax, Echokardiographie; Hydrierung

OP-Indikation: dringliche Indikation nach Stabilisierung

OP-Verfahren: Reposition der Eingeweide, ggf. nach Erweiterung des Defektes; wenn möglich *primärer* Bauchdeckenverschluß, ansonsten Einnähen einer Folie und mehrzeitiger Verschluß

OP-Dauer: 1-2 h

Lagerung: Rückenlage, Unterpolsterung der prolabierten Darmanteile

Ausrüstung: 2 i.v. Zugänge, möglichst ZVK, ggf. arterielle Kanüle, Magensonde, Blasenkatheter, Ösophagusstethoskop mit Temperatursonde, Auskühlungsschutz (Wärmematte/-lampe, Infusionswärmer etc.)

Blutkonserven: 1-2 EKs

Anästhesie: Intubationsnarkose mit balancierter Anästhesietechnik (*ohne* N_2O!)

Einleitung: Nicht-Nüchtern-Einleitung

- zuvor Magenentlastung über Sonde
- Intubation im Wachzustand anstreben (Kreißsaal/Kinderintensivstation)

Besonderheiten:

1. Abnahme der thorakalen/pulmonalen Compliance nach Reposition und primärem Defektverschluß mit ggf. erheblichem Ansteigen der Beatmungsdrücke, verminderter kardialer Füllung und Abfallen des HZV

   -> Einnähen einer Folie

   Merke: Die Beatmungsspitzendrücke sollen 25-30 cmH_2O nicht überschreiten! Die Messung des intragastralen Druckes kann ebenfalls hilfreich sein für die Entscheidung, ob ein Verschluß möglich ist (kein Verschluß bei Drükken > 15-20 cmH_2O).

2. Vermeidung von N_2O (wegen Darmdistension)
3. (komplette) Muskelrelaxation problematisch wegen erschwerter Beurteilung der Bauchdeckenspannung und Beatmungssituation nach Verschluß
4. Disposition zur retrolentalen Fibroplasie (s. Abschn. 2.1) u. Hypoglykämie

Komplikationen:

1. Verletzung parenchymatöser Organe mit Blutungsgefahr, insbesondere der Leber
2. intraabdominelle Perfusionsstörungen

Nachbetreuung: Kinderintensivstation (i.d.R. Nachbeatmung)

7.4 Kongenitale Zwerchfellhernie

Pathophysiologie: intrauteriner Zwerchfelldefekt (90 % linksseitige Fehlanlage) mit intrathorakaler Verlagerung von Eingeweiden, Lungenhypoplasie (Verminderung der Alveolenzahl und Rarifizierung des Gefäßbettes) der ipsi-, z.T. auch der kontralateralen Seite mit respiratorischer Insuffizienz und pulmonaler Hypertonie, Mediastinalverlagerung zur Gegenseite, oftmals Pneumothorax (auch beidseitig), häufig Begleitmißbildungen (ca. 25 % Herzfehler; Ösophagusatresie)

Prognose: i.d.R. schlecht (Letalität 50 %!), abhängig vom Ausmaß der Lungenhypoplasie (Schwangerschaftsdauer) und pulmonalen Hypertonie, bessere Prognose nur bei intrauteriner Korrektur

Vorbereitung: aktuelle Laborwerte, arterielle BGA (PaO_2 möglichst > 70 mmHg u. $PaCO_2$ < 40 mmHg), Röntgenthorax, Echokardiographie

OP-Indikation: Notfallindikation nur bei Behinderung der kardialen Füllung

OP-Zeitpunkt: nach ca. 24stündiger Stabilisierungsphase

OP-Verfahren: Laparotomie (selten transthorakaler oder thorako-abdominaler Zugang), Reposition intrathorakal verlagerter Abdominalorgane, Inspektion der Lunge, Verschluß der Hernie (ggf. plastische Deckung), Anlage einer Thoraxdrainage

OP-Dauer: ca. 2 h

Lagerung: Rückenlage (Seitenlage bei transthorakalem Zugang)

Ausrüstung: 1-2 i.v. Zugänge, möglichst ZVK, ggf. arterielle Kanüle, Magensonde, Blasenkatheter, Ösophagusstethoskop mit Temperatursonde, Auskühlungsschutz (Wärmematte/-lampe, Infusionswärmer etc.)

Blutkonserven: 1 EK

Anästhesie: Intubationsnarkose mit balancierter Anästhesietechnik (*ohne* N_2O!) und kompletter Muskelrelaxation

Einleitung: Nicht-Nüchtern-Einleitung

- zuvor ausreichende Magenentlastung über Sonde
- *keine* Maskenbeatmung!, sonst Gefahr des Aufblähens d. intrathorakalen Magens
- Intubation im Wachzustand anstreben (Kreißsaal)

Besonderheiten:

1. Beatmung mit möglichst niedrigen Spitzendrücken (max. 30 cmH_2O!), PEEP möglichst < 5 cmH_2O, $PaCO_2$ um 35-40 mmHg
2. Vermeidung von N_2O (wegen Zunahme des pulmonal-vaskulären Widerstandes und Pneumothoraxgefahr)
3. Zunahme des pulmonal-vaskulären Widerstandes durch Hypoxie, Hyperkapnie, Azidose und Hypothermie vermeiden (als Folge droht sonst ein evtl. deletärer Rechts-Links-Shunt durch Wiederöffnung fetaler Kurzschlüsse!)
4. Mediastinalverschiebungen mit Auswirkungen auf die kardiale Füllung unter der Eingeweidereposition möglich
5. Abnahme der thorakalen/pulmonalen Compliance nach Verschluß des Zwerchfelldefektes (zuweilen Messung des intragastralen Druckes, um zu entscheiden, ob Verschluß möglich ist; kein Verschluß bei Drücken > 15-20 cmH_2O)
6. Disposition zur retrolentalen Fibroplasie (s. Abschn. 2.1) u. Hypoglykämie

Komplikationen:

1. Eventerationsreaktion
2. Blutungen
3. Organverletzungen bei Reposition (Leber, Milz, Darm)
4. Pneumothorax der Gegenseite!
5. intra- u. postoperative pulmonale Hypertonie!

Nachbetreuung: Kinderintensivstation (obligate Nachbeatmung)

7.5 Ösophagusatresie/Tracheo-ösophageale Fistel

Nosologie: 5 verschiedene Typen, häufigste Form mit blind endendem oberen Ösophagus und Fistel zwischen Trachea und distalem Ösophagus (Typ IIIb nach *Vogt*, ca. 90 %), Begleitmißbildungen in ca. 40 % der Fälle (z.B. Herzfehler, Zwerchfellhernie)

Gefahren: pulmonale Aspiration von Mageninhalt und Speichel/Schleim

Vorbereitung: aktuelle Laborwerte, arterielle BGA, Röntgenthorax, Echokardiographie

OP-Indikation: dringliche Indikation nach Stabilisierung

OP-Verfahren: *rechtsseitige* Thorakotomie (außer bei rechtsseitigem Aortenbogen)

- zunächst Unterbinden der Fistel zur Verbesserung der Beatmungssituation
- dann Mobilisierung der Ösophagusenden und Anstreben einer *primären* Anastomosierung, ansonsten zunächst nur Fistelverschluß und Anlage eines Gastrostoma

OP-Dauer: 2-3 h

Lagerung: Linksseitenlage, Unterpolsterung des Thorax, Polsterung zwischen den Beinen

Ausrüstung: 1-2 i.v. Zugänge, möglichst ZVK, ggf. arterielle Kanüle (A. rad. li.), Magensonde (s.u.), Blasenkatheter, Temperatursonde, präkordiales Stethoskop, Auskühlungsschutz (Wärmematte/-lampe, Infusionswärmer etc.)

Blutkonserven: 1 EK

Anästhesie: Intubationsnarkose mit balancierter Anästhesietechnik und kompl. Muskelrelaxation

Einleitung: Nicht-Nüchtern-Einleitung

- zuvor Einlegen einer Sonde in den proximalen Ösophagus und Absaugen von Speichel bzw. Schleim, Entfernen der Sonde vor Narkoseinduktion
- Intubation entweder im Wachzustand oder in Narkose (ggf. Relaxierung mit Succinylcholin), jeweils in Anwesenheit des Chirurgen
- möglichst *keine* Maskenbeatmung (sonst Magenüberblähung!)
- Plazieren der Tubusspitze *distal* der Fistel (also unmittelbar über der Karina), ggf. fiberendoskopische Kontrolle, ansonsten Tubus - unter Auskultation - endobronchial vorschieben und langsam zurückziehen, bis die Ventilation seitengleich ist
- erneutes Einbringen einer Sonde in den proximalen Ösophagus (Dauersog)

Besonderheiten:

1. manuelle Beatmung bis zum Fistelverschluß (cave: Magenüberblähung bei *proximal* der Fistel liegender Tubusspitze!)
2. kontrollierte Beatmung und PEEP erst nach Fistelverschluß
3. bei Anastomosierung der Ösophagusenden Vorschieben der ösophagealen Sonde in den Magen (durch den Chirurgen)
4. Disposition zur retrolentalen Fibroplasie (s. Abschn. 2.1) u. Hypoglykämie

Komplikationen:

1. Verlegung der Atemwege durch:
   - pulmonale Aspiration
   - operative Manipulationen

2 Fehllage des Tubus in der Fistel-> extreme Magenüberblähung, schwere Hypoxie!

3. Pneumothorax, Chylothorax
4. Blutungen
5. Rekurrens-, Phrenikusparese

Nachbetreuung:

1. Kinderintensivstation (i.d.R. Nachbeatmung)
2. im späteren Verlauf oftmals langfristige Bougierungsbehandlung erforderlich

7.6 Wilmstumor/Neuroblastom

Nosologie:

1. Wilmstumor (Syn.: Nephroblastom):

   maligner Tumor embryonalen Ursprungs, ausgehend vom Nierenparenchym, gekennzeichnet durch rasches Wachstum, evtl. endokrin aktiv (Katecholamine)

2. Neuroblastom:

   maligner Tumor embryonalen Ursprungs; überwiegend vom Nebennierenmark ausgehend, seltener von sympathischen Ganglien; i.d.R. *endokrin aktiv* (Katecholamine)

Vorkommen: Manifestation beider Tumoren bereits im Säuglingsalter möglich

Vorbereitung: aktuelle Laborwerte

Besonderheiten:	1. evtl. präoperative Hypertonie (i.d.R. nicht behandlungsbedürftig)
	2. evtl.. präoperative Chemotherapie
OP-Verfahren:	radikale, *transperitoneale* Tumornephrektomie mit Lymphadenektomie
OP-Dauer:	ca. 2 h
Lagerung:	Rückenlage
Ausrüstung:	2 i.v. Zugänge an den *oberen* Extremitäten (wichtig bei Blutungen aus der V. cava inf.!), möglichst ZVK, ggf. arterielle Kanüle (bei Katecholamin-produzierenden oder großen Tumoren), Magensonde, Blasenkatheter, Ösophagusstethoskop mit Temperatursonde, Auskühlungsschutz (Wärmematte/-lampe, Infusionswärmer etc.)
Blutkonserven:	2 EKs, 1 FFP
Anästhesie:	Intubationsnarkose mit balancierter Anästhesietechnik und kompl. Muskelrelaxation
Besonderheiten:	bei seltener *beidseitiger* Entfernung der Nebennieren Glukokortikoidsubstitution erforderlich
Komplikationen:	1. *massive* Blutungen aus dem Nierengefäßstiel, der V. cava inf. oder Aorta
	2. Pneumothorax (bei instrumenteller Pleuraverletzung)
	3. Lungenembolie (Tumorfragmente, Luft)
	4. Hypertonie/Tachykardie bei Manipulationen am Tumor
Nachbetreuung:	Kinderintensivstation (i.d.R. Nachbeatmung), ggf. Röntgenthorax (Pneumothorax)

7.7 Meningomyelozele und Meningozele (s. Kap. 22, S. 401)

7.8 Epispadie (s. Kap. 16, S. 314)

7.9 Kleinere Eingriffe (im Säuglings- und Kleinkindesalter)

Leistenhernie

Vorkommen:	vorwiegend im Säuglings- und Kleinkindesalter (Inzidenz 1-3 %, 90 % Knaben)
OP-Verfahren:	Herniotomie über Leistenschnitt, ggf. Resektion inkarzerierter Darmanteile (häufigster Eingriff in dieser Altersgruppe)
OP-Dauer:	15-30 min
Lagerung:	Rückenlage, Becken leicht angehoben
Ausrüstung:	1 i.v. Zugang, Magensonde, Auskühlungsschutz (Wärmematte/-lampe)
Blutkonserven:	keine
Anästhesie:	1. Intubationsnarkose, primär Inhalationsanästhesie (ggf. + Opioid, z.B. Alfentanil 5-10 µg/kg KG oder Fentanyl 1-2 µg/kg KG)
	2. ggf. Larynxmaske
Einleitung:	Nicht-Nüchtern-Einleitung bei inkarzerierter Hernie
Besonderheiten:	1. Paracetamol-Supp. nach der Einleitung
	2. Ilioinguinalisblockade (s.u.), entweder nach der Einleitung oder intraoperativ
Komplikationen:	Blutungen bei Verletzung der A. oder V. femoralis
Nachbetreuung:	Aufwachraum

Kryptorchismus

Definition:	Retentio testis nach dem ersten Lebensjahr
OP-Verfahren:	Leistenschnitt, Darstellung des Hodens (Mobilisierung des Peritoneums!), Freilegung der Samenstranggefäße bis auf Höhe der Nierengefäße (Funikolyse), Hodenfixation im Skrotum (Orchidopexie); OP oft mit Herniotomie kombiniert
OP-Dauer:	30-45 min
Lagerung:	Rückenlage, Becken leicht angehoben
Ausrüstung:	1 i.v. Zugang, Magensonde, Auskühlungsschutz (Wärmematte/-lampe)
Blutkonserven:	keine
Anästhesie:	1. Intubationsnarkose, primär Inhalationsanästhesie (ggf. + Opioid; s.o.)
	2. ggf. Larynxmaske
Besonderheiten:	1. Paracetamol-Supp. nach der Einleitung
	2. Ilioinguinalisblockade (s.u.), entweder nach der Einleitung oder intraoperativ
	3. starker Schmerzreiz bei ausgedehnter Mobilisierung des Peritoneums
Komplikationen:	Blutungen bei Verletzung der A. oder V. femoralis, retroperitoneales Hämatom
Nachbetreuung:	Aufwachraum

Nabelhernie/Paraumbilikalhernie

Pathogenese:	1. Nabelhernie:
	Folge eines unzureichenden Verschlusses an der Durchtrittsstelle der Nabelschnur (hohe Spontanverschlußrate, OP erst nach dem 4. Lebensjahr)
	2. Paraumbilikalhernie:
	Auftreten oberhalb des Nabels (geringe Spontanverschlußrate)
OP-Indikationen:	1. persistierende Hernie
	2. Inkarzeration
OP-Verfahren:	Herniotomie über paraumbilikalen Hautschnitt
OP-Dauer:	15-30 min
Lagerung:	Rückenlage, Becken leicht angehoben
Ausrüstung:	1 i.v. Zugang, Magensonde, Auskühlungsschutz (Wärmematte/-lampe)
Anästhesie:	Intubationsnarkose, primär Inhalationsanästhesie (ggf. + Opioid; s.o.)
Besonderheiten:	1. Paracetamol-Supp. nach der Einleitung
	2. Schmerzreiz bei Zug am vorgefallenen Netz
Nachbetreuung:	Aufwachraum

Phimose

OP-Indikation:	rezidivierende Balanitis
OP-Verfahren:	Zirkumzision
OP-Dauer:	15-20 min
Lagerung:	Rückenlage
Ausrüstung:	1 i.v. Zugang, Auskühlungsschutz (Wärmematte/-lampe)
Anästhesie:	Larynxmasken-, ggf. Intubationsnarkose; primär Inhalationsanästhesie

Besonderheiten:	1. Voltaren®-Supp. nach der Einleitung (auch wegen antiödematöser Wirkung)
	2. Peniswurzelblock (s.u.) nach der Einleitung
Nachbetreuung:	Aufwachraum

Port-Katheteranlage (s. Kap. 14, S. 272)

7.10 Ambulante Eingriffe (s. Kap. 34, S. 607)

8 Postoperative Überwachung

Grundsätzlichen entspricht die Vorgehensweise derjenigen in der Erwachsenenanästhesie. In den ersten Lebensjahren sind jedoch einige Besonderheiten zu beachten:

- vorgewärmtes Bett (immer im 1. Lebensjahr)
- stabile Seitenlage
- ausreichende Sicherung der Infusion oder Abstöpseln nach kurzen Eingriffen
- Verlegung des Kindes erst bei stabilen Vitalfunktionen und gezielten Reaktionen

Mindestüberwachung

- EKG, O_2-Insufflation (z.B. 10 l über Trichter)
- bei schlafenden Kindern auch Pulsoxymetrie
- ggf. intermittierende Blutdruckmessungen

Für ehemalige **Frühgeborene** gilt bis zur 64. Woche (Gestationsalter):

- Apnoe-Überwachung und Pulsoxymetrie für mindestens 24 h, auch nach "Bagatelleingriffen"
- nach oder bei Atemnotsyndrom (besonders Geburtstermin vor 32. Woche): Intensivüberwachung

9 Postoperative Schmerztherapie

Besonders bei Kindern ist die rechtzeitige Applikation systemischer Analgetika wichtig. Alternativ können bei bestimmten Eingriffen auch regionalanästhesiologische Verfahren supportiv im Rahmen von Allgemeinanästhesien zur postoperativen Analgesie eingesetzt werden.

9.1 Regionalanästhesie

- Ilioinguinalisblockade: Bupivacain 0,5 %, 0,2-0,3 ml/kg KG; Wirkdauer 6-8 h
- Peniswurzelblock: Bupivacain 0,25-0,5 %, 1-2 ml pro Seite (Säuglinge), bis 5 ml (10 Jahre); Wirkdauer 6-8 h; cave: Vasokonstriktorenzusatz (Endstromgebiet)!

Die Verfahren können nach Narkoseeinleitung bzw. intraoperativ durchgeführt werden. Die Indikationen sind bei den jeweiligen Operationen angegeben.

9.2 Systemische Analgetika (s. auch Kap. 12, S. 226 ff.)

Paracetamol (ben-u-ron®)

Zubereitung
- nur als Suppositorium verfügbar

Indikation
- bei *kurzen* Eingriffen nach der Einleitung
- bei *längeren* Eingriffen vor der Ausleitung

Dosierungen
- 125 mg: im 1. Lebensjahr (erst ab 5 kg KG anwenden!)
- 250 mg: 2.-6. "
- 500 mg: ab 6 Jahren
- Tageshöchstdosis: 100 mg/kg KG (cave: toxischer Leberzerfall!)

Kontraindikation
- Leberparenchymerkrankung

Diclofenac (Voltaren®)

Indikation
- z.B. bei Knochenoperationen oder Phimose

Dosierung
- 1-2 mg/kg KG (max. Tagesdosis 3 mg/kg KG) als Suppositorium (Größen 12,5/25/50/100 mg)

Acetylsalicylsäure (Aspisol®)

Dosierung
- Säuglinge : 10 mg/kg KG (nur *einmalige* Dosis!)
- > 15 kg KG: 15-20 mg/kg KG

Kontraindikation
- fieberhafte Infekte bis zum 12. Lebensjahr (cave: Reye-Syndrom [Leberzerfall]!)

Piritramid (Dipidolor®)

Indikation
- in Ausnahmefällen bei unzureichender Wirkung von Nicht-Opioid-Analgetika

Dosierung
- titrierte Gabe (1-ml-Spritze): 50-100 µg/kg KG i.v.

26 Anästhesie in der Thoraxchirurgie

Spirometrische Lungenfunktionsparameter: s. Anhang, S. 726 ff.

1 Einführung

Thoraxchirurgische Eingriffe umfassen *offene* und *geschlossene* Operationen am Mediastinum, den Lungen, der Pleura und der Thoraxwand sowie *endoluminale* Eingriffe am Tracheobronchialsystem. Sie sind also dadurch gekennzeichnet, daß das operative Zielgebiet die Atemwege sind oder in deren unmittelbarer Nähe liegt. Hieraus ergeben sich für den Anästhesisten diverse Besonderheiten und Problemstellungen wie intraoperative Seitenlagerung, Auswirkungen des offenen Thorax auf die Atemfunktion, Aufrechterhaltung des pulmonalen Gasaustausches z.B. mittels Ein-Lungen-Ventilation und die Notwendigkeit der Kenntnis der speziellen pathophysiologischen Aspekte der einzelnen Grundkrankheiten. Neuerdings gewinnt die sog. *minimal-invasive* Chirurgie auch im thoraxchirurgischen Bereich zunehmend an Bedeutung. Während früher die Thorakoskopie nur zur Diagnostik angewandt wurde, können heutzutage mehr und mehr auch resezierende Eingriffe mit dieser Methode video-assistiert durchgeführt werden (sog. VATS; s. Abschn. 4.1), auch bereits im Kindesalter.

2 Ein-Lungen-Anästhesie (ELA)

Bei thoraxchirurgischen inklusive thorakoskopischen Eingriffen ist es oftmals zur Erleichterung des operativen Vorgehens zweckmäßig, eine sog. Ein-Lungen-Anästhesie, d.h. exakt eine Ein-Lungen-Ventilation, durchzuführen, indem durch Verwendung eines Doppellumen-Endobronchialtubus oder eines Endotrachealtubus mit Bronchusblocker beide Lungen funktionell voneinder getrennt werden. Hierbei wird in **Seitenlage** des Patienten die zu operierende obere Lunge stillgelegt, d.h., man läßt sie kollabieren, und nur die untere beatmet. Dieses hat tiefgreifende Änderungen des Gasaustausches zur Folge.

Merke:

> Zur Durchführung einer **Ein-Lungen-Anästhesie** ist eine **kontrollierte Beatmung** des Patienten mit kompletter Muskelrelaxierung zwingend erforderlich! Eine Spontanatmung würde durch sog. Mediastinalpendeln und paradoxe Atmung zu einem insuffizienten Gasaustausch führen.

2.1 Pathophysiologie

Die wesentlichste Auswirkung einer ELA ist die **Zunahme des intrapulmonalen Rechts-Links-Shunts**, die dadurch zustande kommt, daß sich das Blut der nichtbeatmeten Lunge, ohne am Gasaustausch teilzunehmen, dem arterialisierten beimischt und dadurch den PaO_2 absenkt.

Der **Grad der PaO_2-Erniedrigung** wird hierbei von folgenden Faktoren beeinflußt:

- Perfusionszustand der oberen (nichtbelüfteten) Lunge, abhängig vom:
  - Ausmaß einer pulmonalen Vorschädigung
  - Herzzeitvolumen (HZV)
- Rechts- oder Linksseitenlage (li. > re.)
- hypoxische pulmonale Vasokonstriktion (HPV; auch alveolo-vaskulärer "Reflex" oder Euler-Liljestrand-Mechanismus genannt)
- Ausmaß der chirurgischen Manipulation an der oberen Lunge
- Funktionszustand der unteren Lunge
- Beatmungsverfahren für die untere Lunge

Eine **Vorschädigung** der nichtbelüfteten Lunge führt hier i.d.R. zu einer verminderten Perfusion, wodurch die venöse Beimischung reduziert wird. Die Auswirkungen von **HZV-Änderungen** auf den PaO_2 sind variabel, wobei eine detaillierte Erläuterung an dieser Stelle zu weit führen würde, grundsätzlich gilt aber, daß mit steigendem HZV der Rechts-Links-Shunt zunimmt und umgekehrt.

Unter Ein-Lungen-Beatmung kann der intrapulmonale Rechts-Links-Shunt bis zu 40 % betragen. Jedoch ist bei intakter **hypoxischer pulmonaler Vasokonstriktion** der tatsächliche Shunt kleiner als der errechnete, denn in nichtventilierten Lungenarealen wird die Perfusion sinnvollerweise hypoxiebedingt "reflektorisch" vermindert und in ventilierte Areale (beatmete untere Lunge) umgeleitet. Die HPV wird physiologisch durch den regionalen alveolären und pulmonal-kapillären O_2-Partialdruck gesteuert und ermöglicht relative Shuntreduktionen in einer Größenordnung von 25 bis 40 %. Für die Praxis folgt daraus zwangsläufig, daß alles, was zu einer Erhöhung des Gefäßwiderstandes in der beatmeten Lunge und konsekutiv hier zu einer Verminderung der Perfusion führt, unbedingt vermieden werden muß, weil dadurch die Effektivität des HPV-Mechanismus beeinträchtigt würde. Hierzu gehören:

- (zu) niedrige FIO_2
- selektiver PEEP auf die untere Lunge (Einschränkungen s.u.)
- Hypothermie
- Hyper- oder Hypokapnie
- Vasodilatatoren inkl. volatile Inhalationsanästhetika

Vasodilatierende Pharmaka (Nitro-Präparate, Prostacyclin, Calciumantagonisten, ß2-Agonisten, Urapidil etc.) beeinträchtigen die HPV in der nichtbelüfteten Lunge und sollten deshalb vermieden werden. Die Einflüsse von **Inhalationsanästhetika** werden kontrovers beurteilt. In vitro führen volatile Anästhetika zur dosisabhängigen Verminderung der HPV, während die Auswirkungen in vivo nicht sicher vorhersagbar sind! *Intravenöse* Anästhetika und Opioide hingegen lassen die HPV intakt.

Durch **Kompression und Retraktion** der oberen Lunge wird hier die Durchblutung zwar mechanisch gedrosselt, andererseits werden aber auch durch die Traumatisierung lokal vasodilatierend wirkende Prostaglandine freigesetzt, so daß der Netto-Effekt nicht vorhersehbar ist.

Neben pulmonalen Vorerkrankungen beeinflussen auch **intraoperative Funktionsänderungen** der beatmeten Lunge den Gasaustausch. In der unteren Lunge kommt es im Verlauf zu einer Zunahme der *Mikroatelektasenbildung* und des extravaskulären Lungenwassers. Die Mikroatelektasenbildung bei ELA ist jedoch bei Anwendung hoher Atemzugvolumina i. Vgl. zur konventionellen Beatmung beider Lungen (für diese Eingriffe) deutlich geringer ausgeprägt!

Hohe inspiratorische O_2-Konzentrationen führen zu einer Vasodilatation in der unteren Lunge und durch Perfusionszunahme (Umleitung der Perfusion von der nichtbeatmeten zur beatmeten Lunge) zur Abnahme des Rechts-Links-Shunts. Andererseits können aber bei Anwendung vor allem reinen Sauerstoffs über längere Zeit sog. *Resorptionsatelektasen* entstehen, d.h. die Alveolen können nach Resorption des Sauerstoffs entsprechend ihrer Oberflächenspannung kollabieren, weil Stickstoff zur Stabilisierung fehlt.

Umstritten ist die Beatmung der unteren Lunge mit **PEEP**, da die Auswirkungen nicht vorhersagbar sind. Während zwar die Belüftung dieser Lunge verbessert wird, kann es durch den Anstieg des pulmonalen Gefäßwiderstandes zu einer Umverteilung der Durchblutung in die obere nichtventilierte Lunge kommen, so daß der Shuntanteil zunimmt.

Merke:

> Bei Anwendung eines PEEP im Rahmen einer Ein-Lungen-Anästhesie müssen die Auswirkungen auf die Oxygenierung im Einzelfall genau beobachtet werden (Pulsoxymetrie!). Ein PEEP ist hier *nicht* Mittel der 1. Wahl zur Anhebung des arteriellen PO_2!

Die **CO_2-Elimination** bleibt während einer ELA i.d.R. ungestört, da bei einem Atemminutenvolumen von 100-120 ml/kg KG (Tidalvolumen ca. 10 ml/kg KG; Inspirationszeit verlängern, um zu hohe Beatmungsdrücke zu verhindern) die überbelüftete untere Lunge in der Lage ist, vermehrt CO_2 abzugeben.

Präoperative Erfassung der Lungenfunktion

Zur Abschätzung des Ausgangszustandes *beider* Lungen und der pulmonalen Reserve wird vor jeder ELA präoperativ eine **Lungenfunktionsprüfung** (zumindest "kleine" Spirometrie: forcierte Vitalkapazität [FVC] und forciertes Exspirationsvolumen [FEV_1] sowie arterielle, zumindest aber kapilläre Blutgasanalyse [BGA]; Einzelheiten s. Anhang, S. 724 f. u. 726 ff.) vorgenommen. Hierbei gilt für Erwachsene:

- FEV_1 > 2000 ml: kein erhöhtes Risiko
- FEV_1 = 800-2000 ml: mittelgradig erhöhtes Risiko
- FEV_1 < 800 ml: erheblich erhöhtes Risiko für ein postoperatives Lungenversagen

Während *restriktive* Lungenerkrankungen präoperativ zumeist nicht therapeutisch verbessert werden können (Ausnahmen: Lungenödem und längerfristig auch die Adipositas), sind *obstruktive* Erkrankungen, vor allem mit bronchospastischer Komponente, konservativen, pharmakologisch-physikalischen Maßnahmen i.d.R. zugänglich.

2.2 Indikationen

Folgende Indikationen zur ELA sind allgemein anerkannt:

absolut
- Eingriffe mit Manschettenresektion eines Hauptbronchus oder der Trachea
- Lungentransplantation
- thorakoskopische Eingriffe
- massive intrapulmonale Blutungen (vor allem einseitig)
- ausgeprägte broncho-pleurale Fistel
- Prävention einer Infektion der gesunden Lunge (z.B. bei Bronchiektasen, Lungenabszeß)
- einseitige Lungenzysten oder Bullae
- broncho-alveoläre Lavage bei alveolärer Proteinose

relativ
- Dekortikation
- Pneumonektomie
- Lobektomie
- Resektion eines Aneurysmas der Aorta descendens
- transthorakale Ösophagektomie
- Operationen an der thorakalen Wirbelsäule

2.3 Praxis

Zur Durchführung einer ELA werden i.d.R. **spezielle Endobronchialtuben oder Endobronchialblocker** eingesetzt:

- ein "klassischer" Doppellumen-Tubus (DLT), z.B. **Broncho-Cath®** (mod. "Robertshaw-Tubus"): i.d.R. *links-*, selten rechtsseitiger Endobronchialtubus in den Größen Ch. 26/28/35/37/39/41 - oder -
- ein Endotrachealtubus mit integriertem verschiebbaren Ballonkatheter zur Bronchusblockade: **Univent®** in den Größen ID 6,0-9,0 mm (AD 9,5-12,5 mm).

Broncho-Cath®- und Univent®-Tuben sind jeweils ab ca. dem 6.-8. Lebensjahr einsetzbar. Grundsätzlich sollte immer der größtmögliche Tubus gewählt werden, um bei der Ein-Lungen-Beatmung hohe Beatmungsdrücke und damit turbulente Strömungen zu vermeiden. Da die *korrekte Lage* eines DL-Tubus oder Bronchusblockers nicht mit ausreichender Sicherheit klinisch erkannt werden kann (40-70 % Fehllagen selbst beim Erfahrenen!), <u>muß</u> die Tubuslage fiberendoskopisch kontrolliert werden (Tab. 89). Hierzu eignet sich bei den Erwachsenengrößen am besten ein "Kinderbronchoskop" (AD 3,5 mm).

Tabelle 89: Größenauswahl von DLT (Broncho-Cath®) und Fiberendoskop

Außenumfang [Charrière, Ch.]	**Außendurchmesser** [AD; mm]	**Alter** [Jahre]	**Bronchoskop** [AD; mm]
26	8 2/3	6-8	2,2
28	9 1/3	8-14	2,2
35-41	11 2/3-13 2/3	> 14	3,5

Merke:

1. Die Möglichkeit zur umgehenden **fiberendoskopischen Kontrolle** muß am "ELA-Arbeitsplatz" stets vorhanden sein!
2. Nach Abschluß aller Lagerungsmaßnahmen (Seitenlage!) muß **vor Beginn der Operation** - wie auch intraoperativ bei jedem Verdacht auf eine Tubus- bzw. Ballondislokation - eine erneute fiberendoskopische Inspektion zur Kontrolle der Tubus- bzw. Ballonlage vorgenommen werden!

Fiberendoskopische Kontrolle der DLT-Lage

- Das Bronchoskop wird über den *trachealen* Tubusschenkel eingeführt.
- Der **linksführende** Tubus ist korrekt plaziert, wenn die Karina frei zu sehen ist und der blaue Cuff des bronchialen Schenkels als Sichel im linken Hauptbronchus gerade noch zu erkennen ist.
- Die eindeutige Unterscheidung zwischen *rechter* und *linker* Seite kann nur getroffen werden, wenn man die ventral liegenden gewölbten Trachealspangen und die dorsal gelegene Pars membranacea (= bindegewebiger und muskulärer Abschluß der Trachea) zu identifizieren vermag.
- Wenn die Karina über den trachealen Schenkel nicht zu sehen ist, kann der Tubus unter bronchoskopischer Kontrolle über den *bronchialen* Schenkel korrigiert werden. Hierzu wird er unter Sicht so weit zurückgezogen, bis die Karina zu sehen ist. Anschließend wird der bronchiale Schenkel über das Bronchoskop in den linken Hauptbronchus vorgeschoben.
- Bei einem **rechtsführenden** DLT muß zusätzlich über den *bronchialen* Schenkel bronchoskopisch kontrolliert werden, ob sich der Abgang des *rechten* Oberlappenbronchus auf Höhe des Beatmungsschlitzes in der rechten Tubusspitze befindet.
- Die abschließende Lagekontrolle erfolgt wiederum über den trachealen Schenkel.
- Der korrekt liegende Tubus wird in Höhe des Mundwinkels markiert (bei Erwachsenen 26-30 cm).
- In Seitenlage wird die Tubuslage nochmals fiberendoskopisch kontrolliert.

Der richtige Umgang mit dem Broncho-Cath®- bzw. Univent®-Tubus und die anschließende Durchführung einer ELA wird immer von einem hierin besonders erfahrenen Anästhesisten unterwiesen bzw. beaufsichtigt. An dieser Stelle sollen deshalb nur einige grundsätzliche **Besonderheiten** erwähnt werden:

1. Der **Broncho-Cath®-Tubus** (Fa. Mallinckrodt) kann für die meisten Operationen an der rechten und linken Lunge in seiner *linksführenden* Konfiguration benutzt werden (Ausnahme: hilusnahe Resektionen der linken Lunge!, z.B. Pneumonektomie, Trachea-Manschettenresektion). Hierdurch wird die Schwierigkeit umgangen, die der rechtsführende Tubus hinsichtlich der Beatmung des rechten Oberlappens bietet. Die neue, verbesserte Version des linksführenden Tubus vermindert hierbei deutlich die Gefahr bronchialer Schleimhautläsionen bis hin zur Bronchusruptur. Außerdem wird die Ventilation durch die modifizierte Lage der distalen Öffnung optimiert.
2. Der **Univent®-Tubus** (Fuji Systems Corporation) sollte nur bei Eingriffen angewendet werden, die eine *linksbronchiale* Blockade erforderlich machen. Eine rechtsbronchiale Blockade ist bei großem Durchmesser oder hohem Abgang des rechten Hauptbronchus nicht bzw. nicht sicher zu erreichen! Zum Entlüften des betreffenden Lungenflügels muß der Verschluß des Bronchusblockers entfernt werden. Für Operationen, bei denen häufiger ein schnelles Ent- und Belüften der oberen Lunge erforderlich ist, ist der Univent®-Tubus deshalb auch weniger gut geeignet. Außerdem ist ein Absaugen von Sekreten aus der blockierten Lunge nicht möglich. Von Vorteil ist allerdings, daß, wenn der Patient nicht unmittelbar nach dem Eingriff extubiert werden kann, nach Zurückziehen des (entblockten) Bronchusblockers in den Tubusansatz der Univent®-Tubus zur kurzfristigen Nachbeatmung (beider Lungen) wie ein konventioneller Tubus benutzt werden kann.

Tubus-Komplikationen

- Verletzung des Kehlkopfes
- Trachea- oder Bronchusruptur
- Tubus- bzw. Ballondislokation

Relative Kontraindikationen für einen DLT

- Tumoren oder Verletzungen entlang des Einführungsweges
- schwierige bzw. unmögliche konventionelle Intubation
- erhöhtes pulmonales Aspirationsrisiko
- in situ liegender Einlumen-Tubus bei extrem gestörtem Gasaustausch

Alternative Intubation (statt DLT oder Bronchusblocker)

Eine Ein-Lungen-Ventilation kann auch relativ einfach durch **selektive Intubation** des Hauptbronchus der zu beatmenden Lunge **mit einem einfachen einlumigen Tubus** (ELT) bewerkstelligt werden (auch hierbei fiberendoskopische Lagekontrolle!). Bei rechtsseitiger Plazierung ist allerdings die Gefahr einer Oberlappenatelektase groß. Außerdem muß bei dieser Methode in Kauf genommen werden, daß eine Beatmung beider Lungen bei anderweitig therapierefraktärer Hypoxie ein Zurückziehen des ELT notwendig macht und eine Ein-Lungen-Ventilation erst wieder nach Neuplazierung ermöglicht wird. Die selektive endobronchiale Intubation mit einem Einlumen-Tubus wird deshalb - außer in Notfallsituationen - nur bei nicht möglicher Verwendung von Doppellumen-Tuben, z.B. bei Säuglingen und Kleinkindern, durchgeführt.

Merke:

> Bei **massiver einseitiger intrapulmonaler Blutung** kann im Notfall zunächst ein normaler Endotrachealtubus endobronchial in die nichtbetroffene Lunge vorgeschoben werden, um hierüber überbrückend den Gasaustausch so gut wie möglich sicherzustellen!

Beatmungsverfahren bei ELA

Untere Lunge

kontrollierte Beatmung
- AZV: 10 ml/kg KG (Reduktion des AZV nur, wenn Beatmungsspitzendruck > 30 cmH_2O)
- AF: 8-10/min (Anpassung nach Kapnometrie; AF-Steigerung, wenn AZV reduziert werden muß)
- I : E = 1 : 1

Operierte Lunge

ggf. apnoische Oxygenierung, CPAP von ca. 5 cmH_2O

ggf. Jet-Ventilation (in Absprache mit dem Operateur):
- Einstellung von 100 % O_2 am Gasmischer (Reduktion bei Laseranwendung; s.u.)
- Pulsationsfrequenz: 300/min
- Inspirationszeit: 50 %
- Arbeitsdruck: mit 0,3 bar beginnend

Einzelheiten zur *Jet-Ventilation* siehe Abschnitt 3.1.3 und Kapitel 20, S. 359 ff.

Entlüftung der zu operierenden Lunge

Hin und wieder kommt es mit Beginn der Ein-Lungen-Beatmung trotz exakter Tubus- bzw. Blockerplazierung nur zu einem stark verzögerten Kollaps der zu operierenden Lunge; Ursache ist meist ein "air trapping" bei bronchiolärer Obstruktion. Bei entsprechender Prädisposition (COPD) kann die Entlüftung beschleunigt werden, indem zuvor mehrminütig reiner Sauerstoff appliziert wird, da Sauerstoff schneller resorbiert wird als Stickstoff.

Praktisches Vorgehen bei akuter intraoperativer arterieller Hypoxie

1. sofortiges **Anheben der FIO_2 auf 1,0!**, Verzicht auf volatile Anästhetika, manuelle "Blähmanöver" (Eröffnung von Atelektasen), bei Persistenz Ursache (vor allem Tubusfehllage durch Dislokation) suchen u. ausschalten (Bronchoskopie!)

Wenn die Ursache in der ELA selbst liegt und die Oxygenierung weiterhin kritisch bleibt, kann die

2. vorsichtige Anwendung eines **PEEP von 5-10 cmH_2O auf die untere Lunge** versucht werden.

Falls auch hierdurch keine akzeptable Verbesserung eintritt, muß der PEEP wieder entfernt werden und - falls vom operativen Hergang möglich - zunächst die Oxygenierung durch

3. **intermittierende Beatmung der oberen (operierten) Lunge** verbessert werden. Ansonsten sollte in diese Lunge

4. O_2 mit geringem kontinuierlichen Flow (1-2 l/min) unter **CPAP** (initial 3-5 bis max. 10 cmH_2O) insuffliert werden.

Falls durch all diese Maßnahmen eine Hypoxygenierung nicht vermieden werden kann, bleibt als Ultima ratio

5. das **Abklemmen der A. pulmonalis der nichtbelüfteten Lunge,**

wodurch der Shunt unmittelbar drastisch reduziert wird. Durch das Ansteigen des pulmonal-vaskulären Widerstandes kann es allerdings bei vorbestehender Rechtsherzbelastung zur akuten Rechtsherzdekompensation kommen!

NO-Inhalation über die beatmete Lunge

In Situationen eines erhöhten pulmonal-vaskulären Widerstandes kann zur **selektiven pulmonalen Vasodilatation** Stickstoffmonoxid (NO) in die beatmete Lunge appliziert werden, um hier die Perfusion zu erhöhen und so eine Reduktion des Rechts-Links-Shunts und damit eine Verbesserung der Oxygenierung zu erreichen. NO wirkt grundsätzlich nur in ventilierten Bezirken, eine systemische Wirkung ist auch nicht zu befürchten, da es umgehend inaktiviert wird.

Tabelle 90: Vor- und Nachteile der Lungenseparationstechniken (mod. nach *Prien* et al.)

	Doppellumen-Tubus	**Univent®**	**Intubation eines Hauptbronchus**
Kosten	ca. DM 150.-	bis DM 300.- (Univent®)	ca. DM 5.-
Alter	ab ca. 6.-8. Lebensjahr	ab ca. 6.-8. Lebensjahr	keine Beschränkung: cave: ungenügender Gasaustausch!
Fiberendoskopische Lagekontrolle	obligat	obligat	obligat
Beatmungsmöglichkeiten	unbegrenzt	O_2-Insufflation und CPAP	eingeschränkt
Schwierige Intubationsverhältnisse	nicht einsetzbar	möglich, auch nasale Intubation	möglich, auch nasale Intubation
Verletzungsrisiko	relativ am höchsten	normal	leicht erhöht
Lungenkollaps	rasch	verzögert	rasch

2.4 Anästhesie

Zur **Basisanästhesie** eignen sich *Inhalationsanästhetika* (N_2O und halogenierte Kohlenwasserstoffe). In endexspiratorischen Konzentrationen bis zu 1 MAC tritt weder unter Isofluran noch unter Sevofluran eine klinisch relevante Beeinträchtigung der hypoxischen pulmonalen Vasokonstriktion auf. Vorteilhaft ist bei volatilen Anästhetika die Unterdrückung bronchospastischer Reaktionen. N_2O sollte nicht beim bullösen Lungenemphysem eingesetzt werden (Gefahr der Ruptur von Emphysemblasen!). Zur analgetischen Supplementierung dienen *Opioide* in niedriger Dosierung. Alternativ zur balancierten Anästhesie kann auch eine **TIVA** mit kurzwirksamen Hypnotika und Opioiden durchgeführt werden.

Wenn **negative Effekte einer Überdruckbeatmung** zu befürchten sind, z.B. bei:

- "mediastinal mass syndrome" (MMS; s. Abschn. 3.1.2),
- rezidivierenden beidseitigen Pneumothoraces oder
- Perikardergüssen,

sollte die Narkoseeinleitung inhalativ unter Spontanatmung erfolgen (bei MMS alternativ fiberendoskopische Wachintubation). Hierzu ist Sevofluran am besten geeignet, auch im Erwachsenenalter (schnelle Anflutung, keine Schleimhautreizung, niedriges Apnoerisiko). Zur Intubation insbesondere mit einem Doppellumen-Tubus ist allerdings eine Muskelrelaxation erforderlich. Mittel der Wahl ist wegen der kürzesten Wirkdauer nach wie vor Succinylcholin (bei Kontraindikationen Mivacurium).

2.5 Monitoring

Folgendes Monitoring sollte bei ELA als **obligat** angesehen werden:

- EKG
- invasive Blutdruckmessung* (bei LSL** möglichst li. A. rad., bei RSL** mögl. re. A. rad.)
- arterielle Blutgasanalyse*
- ZVD- und SvO_2-Messung*
- Pulsoxymetrie
- Kapnometrie/-graphie
- FIO_2, Narkosegase, Beatmungsdrücke u. -volumina
- Temperaturmessung
- Urinausscheidung bei langdauernden Eingriffen (> 2-3 h)

*: Auf eine arterielle Kanülierung und einen zentralen Venenkatheter sollte nur bei Patienten ohne kardiopulmonale Funktionseinschränkung verzichtet werden, bei denen eine rein diagnostische Thorakoskopie oder ein kleiner thorakoskopischer Eingriff vorgenommen wird!
**: LSL = Linksseitenlage; RSL = Rechtsseitenlage

Merke:

Der **ZVK** sollte, falls eine Punktion innerer Halsvenen erforderlich wird, immer **auf der Eingriffsseite** plaziert werden, um potentiell deletäre Komplikationen - wie kontralateraler Pneumo- oder Hämatothorax - zu verhindern!

Bei **Hochrisikopatienten** ist die zusätzliche Anlage eines Pulmonaliskatheters oder im Einzelfall eine intraoperative Überwachung der Herzfunktion mittels transösophagealer Echokardiographie erforderlich.

Merke:

Der **PA-Katheter** muß - bei geplanter ELA - **unter Durchleuchtungskontrolle in eine Pulmonalarterie der nicht zu resezierenden Seite** eingeschwemmt werden, da ansonsten bei reduzierter Perfusion inadäquate Druck- und HZV-Daten erhoben werden! Außerdem wird hierdurch eine Behinderung des operativen Vorgehens bei Lungenresektionen vermieden.

2.6 Extubation

Da das Risiko einer intraoperativen Atelektasenbildung hoch ist (Seitenlagerung, Verlegung von karinanahen Bronchienabgängen durch die Atemwegsinstrumentation, ungenügende Reexpansion der kollabierten Lunge), müssen zur Wiedereröffnung von Atelektasen folgende Maßnahmen getroffen werden:

- Reexpansion der kollabierten Lunge durch manuelles Blähen unter thorakoskopischer Kontrolle
- erneutes Blähmanöver kurz vor der Extubation (Tubusspitze deutlich oberhalb der Karina)

Das Blähmanöver besteht darin, zur kompletten Wiederentfaltung der kollabierten Lunge über ca. 15 Sekunden einen Atemwegsdruck von bis zu 40 cmH2O zu erzeugen.

3 Offene Eingriffe

3.1 Mediastinaltumoren

Die Therapie bei Mediastinaltumoren besteht in deren operativer Entfernung. Ausgenommen hiervon sind nur maligne Lymphome, die auf eine Chemotherapie oder Radiatio ansprechen. Als operativer Zugangsweg dient eine *mediane Sternotomie*. Die Hauptgefahr besteht in der Auslösung eines "mediastinal mass syndrome" durch Tumoren im *vorderen* Mediastinum (s. Abschn. 3.1.2).

Das Spektrum **mediastinaler Raumforderungen** umfaßt:

Tumoren im *vorderen* Mediastinum	Tumoren im *hinteren* Mediastinum	Tumoren im *zentralen* Mediastinum
• retrosternale Strumen • Thymome • maligne Lymphome • Lipome, Sarkome, Teratome • Perikardzysten • Metastasen	• neurogene Tumoren • Chondrome • Metastasen	• maligne Lymphome • Granulome • Metastasen

3.1.1 Thymektomie bei Myasthenia gravis

Hauptindikation: Thymushyperplasie oder Thymom (Einzelheiten zur *Myasthenia gravis* s. Kap. 35, S. 644 ff.)

Vorbereitung:
1. Routinelabor, EKG, Röntgenthorax, Thorax-CT, *Lungenfunktionsanalyse*
2. *keine* Benzodiazepine zur Prämedikation (zentrale Muskelrelaxation!), statt dessen z.B. Promethazin (Atosil®-Tropfen, Dosierung: 1 mg/kg KG, 1 ml = 20 Tropfen = 20 mg Promethazin)
3. Cholinesterasehemmstoffe am OP-Tag weglassen

OP-Verfahren: i.d.R. mediane Sternotomie, komplette Thymusentfernung

OP-Dauer: 1-2 h

Lagerung: Rückenlage, Arme ausgelagert

Ausrüstung: 1-2 großlumige i.v. Zugänge, ggf. ZVK, ggf. arterielle Kanüle, Spiraltubus, Ösophagusstethoskop, Magensonde, Temperatursonde, Auskühlungsschutz (WarmTouch®, Infusionswärmer etc.)

Blutkonserven: 4 EKs

Anästhesie: Intubationsnarkose mit balancierter Anästhesietechnik

Einleitung:
1. Intubation möglichst *ohne* Relaxanzien, ggf. in tiefer Inhalationsanästhesie
2. Nicht-Nüchtern-Einleitung bei bulbärer Symptomatik
3. fiberendoskopische Wachintubation bei Gefahr des "mediastinal mass syndrome"

Besonderheiten:
1. bei seltenen, großen Thymomen Gefahr des "mediastinal mass syndrome"!
2. erhebliche Überempfindlichkeit auf nicht-depolarisierende Relaxanzien (bei deren Einsatz Dosisreduktion auf ca. 1/10 und Überwachung mit Neurostimulator), Wirkung von Succinylcholin nicht vorhersehbar (Resistenz oder Phase-II-Block)
3. neuromuskuläre Interferenzen mit anderen Pharmaka (z.B. Aminoglykoside, Diuretika, Calciumantagonisten, Lokalanästhetika)

Komplikationen: Blutungen, Tracheaverletzungen, Pneumothorax

Nachbetreuung: immer Intensivstation bei Myasthenie (ggf. Nachbeatmung, oftmals "drug"-Pause)

3.1.2 **"mediastinal mass syndrome"** (MMS)

Große raumfordernde Prozesse im *vorderen* Mediastinum können unter Narkosebedingungen, insbesondere bei Muskelrelaxierung, zu:

- Verlegungen der großen Atemwege,
- Stenosen der Pulmonalarterien und
- kardialen Komplikationen

führen, was als "mediastinal mass syndrome" (MMS) bezeichnet wird. Hierbei handelt es sich am häufigsten um:

- Lymphome,
- Thymome sowie
- retrosternale Strumen.

Pathophysiologie

Als Ursachen des MMS werden angenommen:

- Veränderungen des intrathorakalen Druckes
- Veränderungen des Muskeltonus des Atemwegsgerüstes
- (Störungen der Gefäß- und Lymphdrainage)

Intrathorakale Druckveränderungen

Während unter Spontanatmung die Tumormassen durch den negativen intrapleuralen Druck gewissermaßen von den großen Atemwegen "weggezogen" werden, kann es durch Überdruckbeatmung zu einer Atemwegskompression kommen (Abb. 35). Hierbei wird der Tumor durch den positiven intrathorakalen Druck gegen die Trachea gepreßt, die ihrerseits mit der elastischen Pars membranacea gegen Wirbelkörper gedrängt und von dorsal eingeengt wird. Außerdem besteht eine Abhängigkeit des Stenosierungsgrades von der Körperlage, d.h. die Stenose nimmt im Liegen zu.

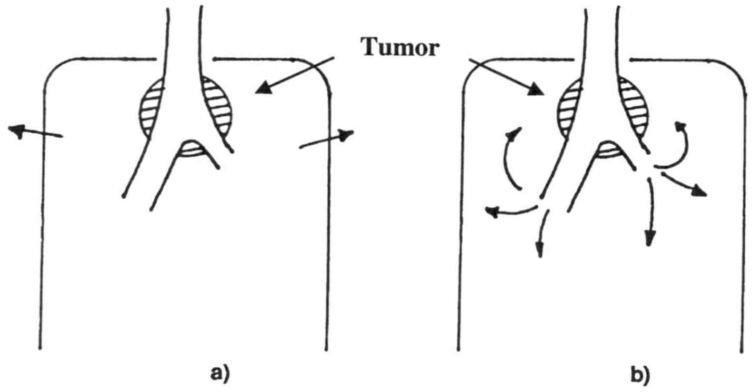

Abbildung 35: Mediastinale Raumforderung unter a) *Spontanatmung* und b) *Beatmung*

Neben der Trachealkompression kann es beim MMS auch

- zur Verlegung eines Hauptbronchus (mit erheblichem intrapulmonalen Rechts-Links-Shunt),
- zur oberen Einflußstauung durch Kompression der V. cava sup.,
- zur Stenosierung einer Pulmonalarterie (mit Perfusionsumverteilung und konsekutiver Zunahme der funktionellen Totraumventilation sowie der venösen Beimischung) oder
- zum Perikarderguß (Begleiterguß, seltener Tumorinfiltration)

kommen.

Tonus der Atemwege

Muskelrelaxierung führt zum Tonusverlust der Interkostalmuskulatur und des Zwerchfells. Damit entfällt der muskuläre Aufspanneffekt auf die großen Atemwege, die dann möglicherweise eher kollabieren können.

Tumordrainage

Diskutiert wird eine akute Massenzunahme des Tumors infolge vermehrter Durchblutung oder eines Lymphstaus.

Verlauf

Die Disposition zum MMS ist bei erfolgreicher Behandlung des Tumors innerhalb kurzer Zeit (24-48 h) vollkommen reversibel.

Anästhesiologisches Vorgehen

Im Rahmen der **präoperativen Vorbereitung** ist eine akribisch erhobene Anamnese mit Fragen nach:

- lageabhängiger Atemnot und Schlafposition (Dyspnoe beim flachen Liegen gilt als Hinweis auf tracheale Kompression)
- Kollapszuständen bei intrathorakaler Drucksteigerung (z.B. Husten, Pressen) als Hinweise auf Kompression der Pulmonalarterien oder des rechten Vorhofs
- vor allem morgendlichen Lidödemen und Kopfschmerzen (Hinweis auf obere Einflußstauung infolge Kompression der V. cava sup.)

von besonderer Wichtigkeit.

An **radiologischen Vorbefunden** werden benötigt:

- Röntgenthorax in 2 Ebenen
- Thorax-CT zur Beurteilung der Größe und Lage des Tumors

Essentiell bei **Verdacht auf MMS-Disposition** ist eine **Lungenfunktionsanalyse** mit:

• FEV1 + "peak flow" im Sitzen und Liegen (Abb. 36)! •

Diese Werte sind normalerweise im Liegen um bis zu 10 % niedriger. Differenzen von ≥ 25 % zeigen die Disposition zum MMS auf.

Abbildung 36: Flow-Volumen-Kurve, a) *normal* und b) *bei trachealer Kompression*

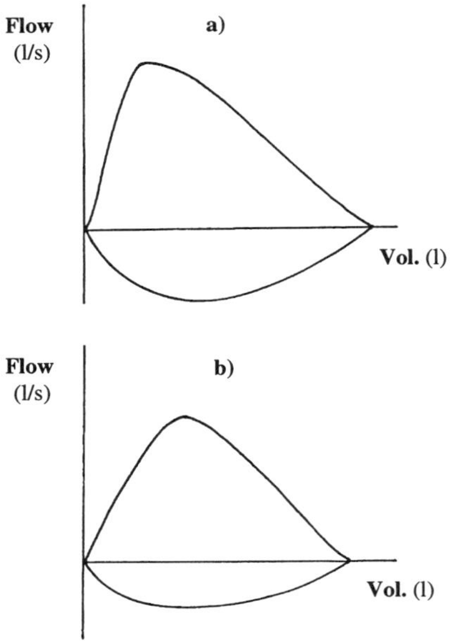

Prämedikation

- *keine* sedierende Prämedikation bei Patienten mit Ruhedyspnoe!

Anästhesie

- evtl. Ödemprophylaxe mit Glukokortikoiden (z.B. Hydrocortison)
  - gut wirksam bei niedriggradigen malignen Lymphomen
- bei MMS-Disposition fiberendoskopische Wachintubation mit Inspektion der oberen Atemwege und endoskop. kontrollierter Tubusplazierung (möglichst über die Stenose hinweg), *alternativ* Einleitung unter Spontanatmung mit Sevofluran
- möglichst *keine* Relaxierung, sondern Aufrechterhaltung der Spontanatmung!
  - bei intraoperativer Erfordernis einer Relaxierung nur kurz wirksame Substanzen (Succinylcholin!) oder volatile Anästhetika verwenden (schnelle Reversibilität)
  - dann kontrollierte Beatmung mit PEEP (ca. 10 cmH_2O) zum exspiratorischen Offenhalten und Vordehnen der Atemwege, I : E = 1 : 1, niedriger inspiratorischer Flow bzw. druckkontrollierte Beatmung zur Vermeidung turbulenter Gasströmung in der Trachea (sonst Verschlechterung des Gasflusses), möglichst *keine* manuelle Beatmung!, cave: Verstärkung einer Einflußstauung durch PEEP!
- Instrumentierung und Monitoring
  - 1 großlumiger venöser Zugang zur Volumenzufuhr über die V. cava inf.
  - wenn ZVK erforderlich am besten über V. femoralis
  - invasive Blutdruckmessung (über A. femoralis) bei:
    - oberer Einflußstauung
    - eingeschränkter Belastbarkeit
    - Ruhedyspnoe
  - bei Herz-Gefäß-Beteiligung transösophageale Echokardiographie
  - bei Gefahr der Pulmonalarterienkompression Herz-Lungen-Maschine in Bereitschaft
- Intensivüberwachung für 24 h, gute postoperative Analgesie

Merke:

> Bei Auftreten eines **"mediastinal mass syndrome"** kann durch **Umlagerung des Patienten auf eine Seite** die Symptomatik akut verbessert werden!

3.1.3 Hochfrequenz-Ventilation

Bei operativen Maßnahmen in der Nähe des Mediastinums kann die beatmungssynchrone Bewegung des Mediastinums (Exkursionsweite 1-2 cm bei konventioneller maschineller Beatmung) das operative Vorgehen stören. Diese Exkursionen können durch eine Hochfrequenz-Beatmung minimiert werden. Zu deren Durchführung wird ein sog. Jet-Katheter benötigt, der entweder in einen speziellen Jet-Tubus (z.B. Hi-Lo Jet®, Fa. Mallinckrodt) integriert oder neben einem normalen Endotrachealtubus karinanah positioniert wird. Je nach operativer Erfordernis können dann beide Beatmungsformen abwechselnd eingesetzt werden. Bei der Hochfrequenz-Beatmung werden sehr kleine Atemzugvolumina (< 2 ml/kg KG) mit sehr hohen Frequenzen (50-500/min) appliziert. Wichtig ist hierbei die korrekte Plazierung des Beatmungskatheters in der Nähe der Karina, da ansonsten die CO_2-Elimination deutlich beeinträchtigt wird. Da die Exspiration passiv erfolgt, wird mit steigenden Beatmungsfrequenzen eine vollständige Ausatmung verhindert ("air trapping"), so daß die Gefahr eines Barotraumas insbesondere bei Patienten mit COPD zunimmt. Aus diesem Grund verfügen die Geräte über eine automatische Abschaltung der Beatmung bei Drücken über 40 cmH_2O.

Eine Messung der üblichen Beatmungsparameter ist bei der Hochfrequenz-Beatmung nicht bzw. nur mit unangemessen hohem technischen Aufwand möglich. Die Überwachung der Oxygenierung beschränkt sich deshalb i.d.R. auf die Pulsoxymetrie, die CO_2-Elimination läßt sich durch regelmäßige Entnahme von arteriellen bzw. kapillären Blutgasanalysen oder durch transkutane CO_2-Messung ($PtcCO_2$) beurteilen. Nach wie vor nicht zufriedenstellend gelöst ist auch das Problem einer adäquaten Atemgasbefeuchtung bei den zur Anwendung kommenden sehr hoher Frischgasflußraten (20-60 1/min).

3.2 Lungenresektionen

Die häufigsten **Indikationen** für Lungenresektionen sind:

- Bronchialtumoren (> 95 % aller Lungentumoren)
- Bronchialadenome (Karzinoide, Zylindrome)
- Metastasen
- Bullae, Bronchiektasen, Lungenabszesse, Fisteln, TBC etc.

Man unterscheidet abhängig von der erforderlichen **Resektionsausdehnung**:

- Pneumonektomie
- Lobektomie
- Segmentresektion
- Keilresektion
- atypische Lungenresektion
- Manschettenresektion

Hilusnahe Bronchialtumoren

Bei Patienten mit größeren hilusnahen Bronchialtumoren kann es zu einer **Bronchusstenose mit Ventilmechanismus** kommen. Hierdurch können sich intraoperativ Beatmungsschwierigkeiten entwickeln, die in einer Überbelüftung der gesunden und Minderbelüftung der betroffenen Lunge sowie in einem in-/exspiratorischem Mediastinalpendeln bestehen. Größe und Lage des Tumors müssen deshalb präoperativ bekannt sein.

Pneumonektomie

Indikation: hilusnahe Prozesse, die die Lappengrenzen überschreiten

Vorbereitung: Routinelabor, EKG, Röntgenthorax, *Lungenfunktionsanalyse*, ggf. Rechtsherzkatheteruntersuchung

Voraussetzung: $FEV_1 \geq 2{,}0$ l, *keine* pulmonale Hypertonie!

OP-Verfahren: laterale Thorakotomie, Präparation des Hilus, Ligatur der Pulmonalarterien- und -venen am Hilus sowie des Hauptbronchus, Resektion der betroffenen Lungenhälfte, Überprüfung der Stumpfdichtigkeit, Thoraxdrainage (*ohne* Sog, da Serothorax erwünscht)

OP-Dauer: 3-4 h

Lagerung: Seitenlage; die zu operierende Thoraxseite liegt oben

Ausrüstung: 2 großlumige Venenkanülen, ZVK (wenn V. subclavia, dann auf der OP-Seite), arterielle Kanüle (*kontralaterale* A. radialis), Magensonde, Blasenkatheter, Temperatursonde, Auskühlungsschutz (Wärmematte und WarmTouch®, Infusionswärmer etc.)

Blutkonserven: 4 EKs

Anästhesie: Intubationsnarkose mit balancierter Anästhesietechnik und kompletter Muskelrelaxation; Doppellumen-Intubation (z.B. Bronchocath®, möglichst linksführend bei rechtsseitiger OP und umgekehrt), obligate fiberendoskopische Lagekontrolle

Besonderheiten:
1. Ein-Lungen-Beatmung
2. manuelles Blähen der nichtresezierten Lunge *vor* Thoraxverschluß zur Beseitigung von Atelektasen und als Leckagetest zur Überprüfung der Stumpfdichtigkeit
3. *vor* Extubation endotracheales Absaugen über *trachealen* und *bronchialen* Tubusschenkel, Anspülen der nichtresezierten Lunge mit 10 ml NaCl 0,9 %
4. Thoraxdrainage ohne oder nur mit minimalem Sog (max. 5 cmH_2O!), sonst droht Verlagerung des Mediastinums mit Störungen der kardiopulmonalen Funktion

Komplikationen:
1. Blutungen (z.B. Lösung einer Gefäßligatur)
2. Stumpfinsuffizienz mit broncho-pleuraler Fistel
   -> Pneumothorax trotz funktionierender Thoraxdrainage
3. respiratorische Insuffizienz (z.B. Atelektasen der Restlunge)
4. Rechtsherzversagen durch Anstieg des pulmonalen Gefäßwiderstandes nach Unterbindung der Pulmonalarterie
5. Herniation des Herzens nach Teilresektion des Perikards
   -> Blutdruckabfall, Rhythmusstörungen, obere Einflußstauung

Nachbetreuung: Intensivstation; Röntgenthoraxaufnahme (ggf. vor Extubation)

Trachea-Manschettenresektion

Indikation: proximal sitzendes Hauptbronchuskarzinom

Vorbereitung: wie bei Pneumonektomie

Voraussetzung: $FEV_1 \geq 2{,}0$ l, *keine* pulmonale Hypertonie!

OP-Verfahren: laterale Thorakotomie, Resektion der trachealen Karina und der betroffenen Lungenhälfte, Anastomose des kontralateralen Bronchus mit der Trachea, Überprüfung der Anastomosen- und Stumpfdichtigkeit, Thoraxdrainage

OP-Dauer: 4-5 h

Lagerung: s.o.

Ausrüstung: s.o.

Blutkonserven:	4 EKs
Anästhesie:	wie bei Pneumonektomie
Besonderheiten:	wie bei Pneumonektomie
Komplikationen:	1. wie bei Pneumonektomie 2. zusätzlich Anastomoseninsuffizienz mit Pneumomediastinum, -thorax
Nachbetreuung:	Intensivstation; <u>Röntgenthoraxaufnahme vor Extubation</u>

Lobektomie

Indikation:	Prozesse, die auf einen Lungenlappen begrenzt sind
Vorbereitung:	Routinelabor, EKG, Röntgenthorax, *Lungenfunktionsanalyse*
Voraussetzung:	$FEV_1 \geq 1{,}5$ l
OP-Verfahren:	laterale Thorakotomie, Präparation und Ligatur der Lappenvene, der -arterie und des -bronchus, Resektion des betreffenden Lungenlappens, Überprüfung der Stumpfdichtigkeit, Thoraxdrainage
OP-Dauer:	ca. 3 h (bei zusätzlicher Lymphadenektomie auch deutlich länger)
Lagerung:	s.o.
Ausrüstung:	s.o.
Blutkonserven:	4 EKs
Anästhesie:	Intubationsnarkose mit balancierter Anästhesietechnik und kompletter Muskelrelaxation; Doppellumen-Intubation (z.B. *linksführender* Bronchocath®), obligate fiberendoskopische Lagekontrolle
Besonderheiten:	1. Ein-Lungen-Beatmung, b. Bed. CPAP von ca. 5 cmH_2O auf die kollabierte Lunge oder Hochfrequenz-Ventilation 2. manuelles Blähen beider Lungen *vor* Thoraxverschluß zur Beseitigung von Atelektasen und als Leckagetest zur Überprüfung der Stumpfdichtigkeit 3. *vor* Extubation endotracheales Absaugen über *trachealen* und *bronchialen* Tubusschenkel, jeweils nach Anspülen mit 10 ml NaCl 0,9 %
Komplikationen:	1. Blutungen 2. Stumpfinsuffizienz 3. Atelektasen
Nachbetreuung:	Intensivstation; <u>Röntgenthoraxaufnahme</u> (ggf. vor Extubation)

Hauptbronchus-Manschettenresektion

Indikation:	proximal sitzendes Lappenbronchuskarzinom
Vorbereitung:	wie bei Lobektomie
Voraussetzung:	$FEV_1 \geq 1{,}5$ l
OP-Verfahren:	laterale Thorakotomie, Resektion des Lungenlappens und einer Manschette aus dem betroffenen Haupt- bzw. Zwischenlappenbronchus (hierdurch Vermeidung einer Pneumonektomie!), End-zu-End-Anastomose des Restbronchus mit dem Hauptbronchus, Überprüfung der Anastomosen- und Stumpfdichtigkeit, Thoraxdrainage
OP-Dauer:	ca. 4 h
Lagerung:	s.o.
Ausrüstung:	s.o.
Blutkonserven:	4 EKs

Anästhesie: Intubationsnarkose mit balancierter Anästhesietechnik und kompletter Muskelrelaxation; Doppellumen-Intubation (z.B. Bronchocath®, linksführend bei rechtsseitiger OP und umgekehrt), obligate fiberendoskopische Lagekontrolle

Besonderheiten:
1. Ein-Lungen-Beatmung
2. manuelles Blähen beider Lungen *vor* Thoraxverschluß zur Beseitigung von Atelektasen und als Leckagetest zur Überprüfung der Stumpfdichtigkeit
3. *vor* Extubation endotracheales Absaugen über *trachealen* und *bronchialen* Tubusschenkel, jeweils nach Anspülen mit 10 ml NaCl 0,9 %

Komplikationen:
1. wie bei Lobektomie
2. zusätzlich Anastomoseninsuffizienz mit Pneumomediastinum, -thorax

Nachbetreuung: Intensivstation; Röntgenthoraxaufnahme (ggf. vor Extubation)

Segmentresektion/Keilresektion, atypische Lungenresektion

Indikation:
1. Segmentresektion
   bei Prozessen, die auf einen Lungenlappen begrenzt sind
2. Keilresektion, atypische Lungenresektion
   bei peripheren Prozessen (z.B. Metastasen, Fisteln)

Vorbereitung: wie bei Lobektomie

Voraussetzung: $FEV_1 \geq 1{,}0$ l

OP-Verfahren: laterale Thorakotomie
- bei *Segmentresektion* Resektion entlang der Segmentgrenzen, zur besseren Orientierung evtl. vorheriges Abklemmen des Segmentbronchus,
- bei *Keilresektion bzw. atypischer Lungenresektion* Resektion ohne Einhaltung von anatomischen Grenzen,

Überprüfung der Stumpfdichtigkeit, Thoraxdrainage

OP-Dauer: 1-2 h

Lagerung: s.o.

Ausrüstung: s.o.

Blutkonserven: 2-4 EKs

Anästhesie: wie bei Lobektomie

Besonderheiten: wie bei Lobektomie

Komplikationen: wie bei Lobektomie

Nachbetreuung: i.d.R. Aufwachraum; Röntgenthoraxaufnahme (ggf. vor Extubation)

Besonderheiten

Riesenbullae und Lungenzysten

Bei den *Bullae* handelt es sich um luftgefüllte dünnwandige Räume innerhalb der Lunge, die nach Zerstörung interalveolärer Septen im Rahmen von Lungengerüsterkrankungen (am häufigsten bei Lungenemphysem) auftreten. *Lungenzysten* hingegen kommen bei gleicher Morphologie auch ohne Begleiterkrankungen vor, sie sind oftmals angeboren.

Anästhesie:
1. *kein* Stickoxydul (Rupturgefahr bei N_2O-induzierter Volumenexpansion!)
2. Vermeidung hoher Beatmungsdrücke (Gefahr des Barotraumas), deshalb auch hier möglichst Doppellumen-Tubus und Ein-Lungen-Anästhesie

Bronchiektasen und Lungenabszesse

Bei diesen Erkrankungen besteht die Gefahr der Kontamination der gesunden Lungenseite mit infektiösem Material, die durch Verwendung eines Doppellumen-Tubus und Durchführung einer Ein-Lungen-Anästhesie vermieden werden kann.

Broncho-pleurale Fistel

Anästhesie: bei *kleiner* Fistel Spiraltubus, bei *großer* Fistel Doppellumen-Tubus

3.3 Trachearesektion/Tracheaplastik (s. auch Abschn. 5.2)

Indikationen: hochgradige Tracheastenosen oder massive Tracheaverletzungen

Vorbereitung:
1. bei Tracheastenosen: Routinelabor, EKG, Röntgenthorax, Thorax-CT, *Lungenfunktionsanalyse*
2. bei Tracheaverletzungen: Notfalleingriff!

Besonderheiten: *keine* sedierende Prämedikation bei Patienten mit Ruhedyspnoe (Stridor)!

OP-Zugang: mediane Sternotomie oder laterale Thorakotomie (abhängig von der Läsionshöhe)

Ablauf:
1. *hohe* Trachearesektion:

   zunächst endotracheale Intubation *distal* der Stenose/Läsion, nach Durchtrennung der Trachea Zurückziehen des Tubus und Einführen eines zweiten Tubus über die Resektionsstelle, dann Anlegen der *hinteren* Anastomosennähte, anschließend Entfernen des zweiten Tubus und erneutes Vorschieben des ersten über die Resektionsstelle hinaus, danach *vordere* Anastomosierung
2. *tiefe* Trachearesektion:

   zunächst endotracheale Intubation *proximal* der Stenose/Läsion, nach Durchtrennung der Trachea (distales) Plazieren eines Endobronchialtubus über die Resektionsstelle, dann Anlegen der *hinteren* Anastomosennähte, anschließend Entfernen des Endobronchialtubus und Vorschieben des ersten Tubus über die Resektionsstelle hinaus, danach *vordere* Anastomosierung
3. Karinaläsionen:

   zunächst endotracheale Intubation *proximal* der Läsion, nach Durchtrennung des linken Hauptbronchus linksendobronchiale Intubation mit einem zweiten Tubus, dann Anastomosierung der Trachea mit dem *rechten* Hauptbronchus, anschließend Entfernen des linksendobronchialen Tubus und Vorschieben des ersten Tubus in den rechten Hauptbronchus, danach Anastomosierung der Trachea mit dem *linken* Hauptbronchus
4. Alternatives Vorgehen: extrakorporale Zirkulation über Herz-Lungen-Maschine

OP-Dauer: 4-6 h

Lagerung: Rückenlage oder Seitenlage

Ausrüstung: 2 großlumige Venenkanülen, ZVK (wenn V. subclavia, dann auf der OP-Seite), arterielle Kanüle (*kontralaterale* A. radialis), Magensonde, Blasenkatheter, Temperatursonde, Auskühlungsschutz (Wärmematte und WarmTouch®, Infusionswärmer etc.)

Blutkonserven: 4 EKs

Anästhesie: balancierte Anästhesie mit kompletter Muskelrelaxation

Einleitung: fiberendoskopische Wachintubation bzw. Kontrolle der Tubusposition

Besonderheiten:
1. FIO_2 1,0 in den Phasen der Tubuskorrektur
2. möglichst Extubation oder zumindest Herbeiführung der Spontanatmung zur Schonung der Nahtstelle
3. *vor* Extubation endotracheales Absaugen *beider* Lungen nach Anspülen mit 10 ml NaCl 0,9 %

Komplikationen: Anastomoseninsuffizienz, Blutungen

Nachbetreuung: Intensivstation

3.4 Alveoläre Proteinose

Definition: sehr seltene Erkrankung unklarer Genese mit Ablagerung von Lipoproteinen in den Alveolen und fortschreitender O_2-Diffusionsstörung und Hypoxämie, Spontanremissionen sind möglich

Therapie: Entfernung des abgelagerten Materials durch *sequentielle* Spülung beider Lungen (Spülvolumen insgesamt ca. 20-30 l angewärmtes NaCl 0,9 %)

Vorbereitung: Routinelabor, EKG, Röntgenthorax

OP-Dauer: bis zu 4 h

Lagerung: Rückenlage

Ausrüstung: 1 großlumige Venenkanüle, arterielle Kanüle, ggf. Pulmonaliskatheter, Magensonde, Temperatursonde

Blutkonserven: keine

Anästhesie: Intubationsnarkose mit balancierter Anästhesietechnik und kompletter Muskelrelaxation; Doppellumen-Intubation (*linksführender* Bronchocath®), obligate fiberendoskopische Lagekontrolle

Besonderheiten:

1. vor Beginn der Spülung:
   - Denitrogenierung durch Beatmung mit FIO_2 von 1,0 über ca. 10 min, anschließend Abklemmen des Tubusschenkels der zu spülenden Lunge (hierdurch Ausbildung einer Resorptionsatelektase, die zur Flüssigkeitsinstillation in *alle* Lungenabschnitte erforderlich ist und deshalb möglichst komplett sein sollte)
2. während der Spülung:
   - Erhöhung des Cuff-Druckes für die betroffene Lunge zur Vermeidung eines den Gasaustausch beeinträchtigenden Flüssigkeitsübertrittes in die andere Lunge
   - PEEP von ca. 10 cmH_2O auf die beatmete Lunge zur Verbesserung des Gasaustausches
   - Spülunterbrechung bei Abfallen des systemischen Blutdruckes bzw. Ansteigen der Pulmonalisdrücke (Ausdruck zunehmender intravasaler Resorption von Spülflüssigkeit)
3. Spülung mit angewärmtem NaCl 0,9 % , am besten unter Druck (z.B. mit H275®, Fa. Level 1)
4. nach dem Spülen manuelles Blähen beider Lungen zur Beseitigung von Atelektasen

Komplikationen: passagere Verschlechterung des Gasaustausches infolge Ausspülens von Surfactant (ausgespülter Surfactant ist *inaktiv* und nicht wiederverwendbar)

Nachbetreuung: Intensivstation (Nachbeatmung); Röntgenthoraxaufnahme vor Extubation

3.5 Eingriffe an Pleura und Thoraxwand

Indikationen:

1. primäre (z.B. Mesotheliome) und häufiger *sekundäre* Pleuratumoren
2. Pleuraempyem

Vorbereitung: Routinelabor, EKG, Röntgenthorax, *kapilläre BGA*; Lungenfunktionsanalyse abhängig von geplanter OP-Ausdehnung

OP-Verfahren: laterale Thorakotomie:

1. zuweilen *Radikal-OP* bei Mesotheliom (Pleuropneumonektomie unter Mitnahme von befallenem Perikard, Zwerchfell, Rippen und Interkostalmuskulatur), ansonsten *palliative* Tumorreduktion mittels partieller Pleurektomie, Ergußdrainage etc.
2. *Dekortikation* bei Pleuraempyem nach 3-4wöchiger erfolgloser konventioneller Therapie

Thoraxdrainage

OP-Dauer: abhängig vom Befund und Vorgehen

Lagerung: Seitenlage; die zu operierende Thoraxseite liegt oben

Ausrüstung: 2 großlumige Venenkanülen, ZVK (wenn V. subclavia, dann auf der OP-Seite), arterielle Kanüle (*kontralaterale* A. radialis), Magensonde, Blasenkatheter, Temperatursonde, Auskühlungsschutz (Wärmematte oder WarmTouch®, Infusionswärmer etc.)

Blutkonserven:	4-6 EKs
Anästhesie:	Intubationsnarkose mit balancierter Anästhesietechnik und kompletter Muskelrelaxation; Doppellumen-Intubation (z.B. *linksführender* Bronchocath®), obligate fiberendoskopische Lagekontrolle
Besonderheiten:	1. Ein-Lungen-Beatmung, b. Bed. CPAP von ca. 5 cmH_2O auf die kollabierte Lunge 2. manuelles Blähen beider Lungen *vor* Thoraxverschluß zur Beseitigung von Atelektasen und zum Erkennen einer broncho-pleuralen Fistel 3. *vor* Extubation endotracheales Absaugen über *trachealen* und *bronchialen* Tubusschenkel, jeweils nach Anspülen mit 10 ml NaCl 0,9 %
Komplikationen:	1. größere Blutverluste bei ausgedehnten Tumorresektionen oder Verwachsungen 2. instabiler Thorax mit paradoxer Atmung nach ausgedehnten Rippenresektionen 3. Atelektasen
Nachbetreuung:	abhängig von OP-Ausdehnung (bei radikaler Tumoroperation Intensivstation); Röntgenthoraxaufnahme (ggf. vor Extubation)

4 Endoskopische Eingriffe

4.1 **Thorakoskopie** (3D-video-assistiert = VATS)

Da ein druckinduzierter artifizieller Kapnothorax, der bei konventioneller endotrachealer Intubation und Beatmung beider Lungen zur Herbeiführung des Lungenkollaps und damit zur Sichtfeldverbesserung erforderlich ist, durch die Erhöhung des intrathorakalen Druckes mit nachfolgender Verminderung des venösen Rückflusses zu schwerer Kreislaufdepression sowie zur Gasembolie führen kann, gilt heutzutage die Ein-Lungen-Ventilation als Standardverfahren für Thorakoskopien bzw. thorakoskopische Eingriffe.

Notabene:

Die Durchführung einer Thorakoskopie unter **Ein-Lungen-Anästhesie** hat deutliche hämodynamische Vorteile gegenüber der Anlage eines Kapnothorax. Von Nachteil bei ELA ist allerdings der intrapulmonale Rechts-Links-Shunt bei nicht ausreichend gedrosselter Perfusion der nichtbelüfteten Lunge.

Anästhesierelevante typische Komplikationen thorakoskopischer Eingriffe

intraoperativ	**postoperativ**
• Hypoxie unter Ein-Lungen-Beatmung	• Dys-/Atelektasen
• Arrhythmien (z.B. vagale Reflexe)	• broncho-pleurale Fistel (Pneumothorax, Weichteil-/, Mediastinalemphysem)
• Blutungen	• Pleuraerguß/Chylothorax
• bei Kapnothorax:	• Blutungen
- Hypotension/HZV-Reduktion	• interstitielles Lungenödem
- Luftembolie	• Pneumonie

Wesentliche Vorteile thorakoskopischer Eingriffe (i. Vgl. zu *offenen* Eingriffen)

- Reduktion postoperativer Schmerzen
- geringere postoperative Einschränkung der Lungenfunktion

VATS in der Pädiatrie

In den vergangenen Jahren wurde zunehmend über die Anwendung der VATS im Rahmen der operativen Behandlung kongenitaler Herzfehler auch bei kleinen Kindern sowie Neu- und Frühgeborenen berichtet (z.B. Verschluß eines persistierenden Ductus arteriosus Botalli). In dieser Altersgruppe kommt allerdings nur die Intubation mit einem konventionellen Einlumen-Tubus in Frage. Eine Ein-Lungen-Beatmung erfordert hierbei die selektive endobronchiale Intubation der nichtoperierten Lunge oder die zusätzliche Plazierung eines Ballonkatheters neben dem Tubus (z.B. Fogarty-Katheter mit einem Cuff-Volumen von 0,5 ml). Sie wird allerdings in vielen Fällen von seiten des Gasaustausches nicht toleriert. Weiterhin müssen das Risiko einer akuten Blutung (Transfusionsbereitschaft!) und die Auswirkungen der operativen Manipulationen im Thorax (Retraktion und Kompression von Lungenanteilen, Manipulation an den Gefäßen mit Bradykardien und HZV-Abfall etc.) mit den potentiellen Vorteilen abgewogen werden.

Ablauf bei thorakoskopischen Eingriffen

Indikationen:	1. diagnostisch: bei pleuralen und/oder peripheren lungenparenchymatösen Erkrankungen 2. therapeutisch: (kleinere) Lungenresektionen, Sympathektomie, evtl. ventrale Spondylodese
Vorbereitung:	Routinelabor, EKG, Röntgenthorax, ggf. Lungenfunktionsanalyse (z.B. für Lungenresektionen)
Lagerung:	Seitenlage; die zu operierende Thoraxseite liegt oben
Ausrüstung:	1-2 großlumige Venenkanülen, ggf. ZVK, arterielle Kanüle bei Risikopatienten oder größeren Eingriffen, Magensonde; bei längeren Eingriffen Blasenkatheter, Temperatursonde und Auskühlungsschutz (Wärmematte oder WarmTouch®, Infusionswärmer etc.)
Blutkonserven:	bei Resektionen 2-4 EKs
Anästhesie:	Intubationsnarkose mit balancierter Anästhesietechnik und kompletter Muskelrelaxation; Doppellumen-Intubation (i.d.R. *linksführender* Bronchocath®), obligate fiberendoskopische Lagekontrolle
Besonderheiten:	Ein-Lungen-Beatmung (bei inadäquatem Gasaustausch Verfahrenswechsel, d.h. Thorakotomie, erforderlich)
OP-Ablauf:	1. Minithorakotomie und Einführen des Thorakoskops durch den 6. ICR (Apnoe bzw. Ein-Lungen-Beatmung!) 2. manuelle Lungenblähung unter Sicht vor Entfernen des Thorakoskops 3. ggf. Anlage einer Thoraxdrainage (z.B. bei Resektionen)
OP-Dauer:	diagnostisch 30-60 min
Komplikationen:	1. Gefäßverletzungen (Aa. intercostales) 2. Lungenverletzung mit broncho-pleuraler Fistel (bes. bei pleuralen Verwachsungen!) 3. Verletzung weiterer thorakaler und abdomineller Organe - Zwerchfell, Perikard, Myokard, Leber, Milz 4. Atelektasen 5. Weichteilemphysem
Nachbetreuung:	i.d.R. Aufwachraum; Röntgenthoraxaufnahme (ggf. vor Extubation)

4.2 Mediastinoskopie

Indikationen: Probebiopsien b. raumfordernden Prozessen im Mediastinum, Lymphknoten-Staging

Kontraindikation:
1. absolut:
   vorangegangene Mediastinoskopie (Narbenbildung mit erhöhter Verletzungsgefahr für Trachea und große Gefäße)
2. relativ:
   thorakales Aortenaneurysma, ausgeprägte Tracheadeviation

Vorbereitung: zusätzlich zu den Routinelaboranalysen EKG und Röntgenthorax; bei V. a. MMS-Disposition (s. Abschn. 3.1.2) Lungenfunktionsanalyse mit *Flow-Volumen-Kurve* im Sitzen und Liegen (s. Anhang, S. 729)

Besonderheiten: *keine* sedierende Prämedikation bei Patienten mit Ruhedyspnoe!

Verfahren: Inzision im Jugulum, stumpfe Tunnelung durch die prätracheale Faszie und Vorschieben des *starren* Endoskops in das Mediastinum hinter den Aortenbogen, Inspektion und Biopsie der trachealen und peribronchialen Lymphknoten

Dauer: 30 min

Lagerung: Rückenlage, Kopfüberstreckung zum Einführen des Mediastinoskops, rechter Arm ausgelagert, Augenschutz

Ausrüstung: 2 großlumige Venenkanülen (davon eine am Fuß, i.d.R. nach der Einleitung), nichtinvasive Blutdruckmessung am *linken* Arm, EKG, Pulsoxymetrie an *beiden* Händen (Durchblutungskontrolle!), Kapnometrie; Spiraltubus (zur Seite abgeleitet)

Blutkonserven: 4 EKs

Anästhesie: i.v. Narkose, wenn möglich mit kompletter Muskelrelaxierung (Propofol, Remifentanil, Succinylcholin, ggf. Mivacurium)

Einleitung:
1. fiberendoskopische Wachintubation bei Gefahr des "mediastinal mass syndrome"
2. ansonsten folgender Ablauf:
   - ausreichende Präoxygenierung des Patienten
   - Gabe des i.v. Hypnotikums und Überprüfung der Beatembarkeit des Patienten mit der Maske
   - bei unproblematischer Beatmung Relaxierung mit Succinylcholin und endotracheale Intubation

Komplikationen:
1. "mediastinal mass syndrome" (s. Abschn. 3.1.2)
2. Gefäßkompression (am häufigsten A. anonyma mit Minderperfusion über rechte A. carotis u. A. subclavia)
3. Herzrhythmusstörungen (bes. Bradykardien durch Druck auf die Aorta)
4. Blutungen (bei größerer Blutung Volumenzufuhr über die untere Hohlvene)
5. Pneumothorax, Chylothorax
6. Luftembolie
7. Läsion des N. recurrens (cave: beidseitige Rekurrensparese!) u. des N. phrenicus
8. Verletzung des Ösophagus
9. Mediastinitis

Nachbetreuung: Aufwachraum; Röntgenthoraxaufnahme

4.3 Bronchoskopie

Endoskopische Eingriffe am Tracheobronchialsystem werden über *starre* oder *flexible* Bronchoskope vorgenommen. Während "flexible Bronchoskopien" auch in Lokalanästhesie durchführbar sind, erfordert der Einsatz starrer Bronchoskope eine Allgemeinanästhesie. Mittels starrer Systeme ergeben sich bessere Sichtverhältnisse in den Haupt- und Lappenbronchien (ausgenommen Oberlappen), während Fiberendoskope die Einsicht auch in weiter peripher gelegene Bronchialabschnitte bis hinein in die Subsegmentbronchien ermöglichen.

Starre Bronchoskopie

Indikation:
1. diagnostisch:
   Probebiopsien/Staging bei Bronchial- und Mediastinaltumoren sowie Lungengerüsterkrankungen
2. therapeutisch:
   Laserabtragungen (s.u.), Stent-Einlage (s.u.), massive tracheo-bronchiale Blutung

Vorbereitung: Routinelabor, EKG, Röntgenthorax u. *kapilläre BGA*

Besonderheiten: *keine* sedierende Prämedikation bei Patienten mit Ruhedyspnoe!

Lagerung: Rückenlage, Kopfüberstreckung zum Einführen des Bronchoskops, Augenschutz

Ausrüstung: 1 peripherer i.v. Zugang, NIBP, EKG, Pulsoxymetrie, Kapnometrie, Relaxometrie

Anästhesie: i.v. Narkose mit kompletter Muskelrelaxierung (Propofol, Remifentanil, Succinylcholin, ggf. Mivacurium)

Ablauf:
1. ausreichende Präoxygenierung des Patienten
2. i.v. Narkoseeinleitung und Beatmung des Patienten über Maske
3. Relaxierung und Einführen des Bronchoskops
4. Konnektion des Y-Stückes des Kreisteils mit seitlichem Ansatz am Bronchoskop und Beatmung mit 100 % O_2 (wegen Gasverlust am Bronchoskop vorbei hoher Frischgasfluß [> 10 l/min] erforderlich)
   Merke: Durch eine Nasenklemme und Druck auf den Schildknorpel kann die Leckage b. Bed. vermindert werden!
5. Unterbrechung der Beatmung während des Absaugens oder bei der Biopsie
   Merke: tolerable Apnoedauer abhängig von $pSaO_2$!
6. Nach Entfernen des Bronchoskops und Extubation wird der Patient bis zur wiederhergestellten Spontanatmung über Maske beatmet.

Dauer: 30-60 min

Besonderheiten:
1. ggf. vorherige Atropingabe i.v. zur Verhinderung einer Hypersalivation
2. ggf. Gabe von 250 mg Methylprednisolon (Urbason®) i.v. zur Prophylaxe eines Glottis- oder subglottischen Ödems

Komplikationen:
1. Zahnverletzungen, -luxationen
2. Larynxödem (-> Stridor), Larynxverletzungen
3. Schleimhautläsionen des benachbarten Gewebes, lokales Ödem
4. Blutungen (Pharynx-, Larynxbereich; aus dem biopsierten Gewebe)
5. Perforationen mit:
   - Pneumomediastinum, Pneumothorax/-perikard
   - tracheo-ösophagealer Fistel
6. Bronchospasmus, Herzrhythmusstörungen

Nachbetreuung: Aufwachraum; Röntgenthoraxaufnahme

Flexible Bronchoskopie

Indikationen:	Probebiopsien/Staging bei Bronchial- und Mediastinaltumoren sowie Lungengerüsterkrankungen; in *Allgemeinanästhesie* bei Risikopatienten oder -eingriffen, Kindern, Behinderten etc.
Vorbereitung:	Routinelabor, EKG, Röntgenthorax u. *kapilläre BGA*
Besonderheiten:	*keine* sedierende Prämedikation bei Patienten mit Ruhedyspnoe!
Lagerung:	Rückenlage
Ausrüstung:	1 peripherer i.v. Zugang, NIBP, EKG, Pulsoxymetrie, Kapnometrie, Relaxometrie; evtl. Spiraltubus
Anästhesie:	i.v. Intubationsnarkose mit kompletter Muskelrelaxierung (Propofol, Remifentanil, Succinylcholin, ggf. Mivacurium), fiberendoskopische Wachintubation bei hochgradiger Tracheastenose (z.B. Stridor)
Ablauf:	1. ausreichende Präoxygenierung des Patienten 2. i.v. Narkoseeinleitung und Beatmung des Patienten über Maske 3. Relaxierung und endotracheale Intubation (ID des Tubus ≥ 8,0 mm) 4. Aufsetzen eines Adapters auf den Tubus, durch den das Bronchoskop eingeführt wird und gleichzeitig manuell beatmet werden kann 5. Entfernen des Bronchoskops, Extubation des Patienten bei ausreichend wiederhergestellter Spontanatmung
Dauer:	30 min
Besonderheiten:	1. ggf. vorherige Atropingabe i.v. zur Verhinderung einer Hypersalivation 2. ggf. Gabe von 250 mg Methylprednisolon (Urbason®) i.v. zur Prophylaxe von Schleimhautödemen
Komplikationen:	1. tracheobronchiale Schleimhautläsionen mit Ödem und/oder Blutungen 2. Bronchospasmus, Herzrhythmusstörungen 3. bei Biopsien Perforationen möglich: -> Pneumomediastinum, Pneumothorax -> tracheo-ösophageale Fistel
Nachbetreuung:	Aufwachraum; Röntgenthoraxaufnahme (z.B. bei Biopsien)

Endotracheale und endobronchiale Tumoren

Laserabtragung (Grundlagen der Laseranwendung s. Kap. 20, S. 361 f.)

Indikation:	zumeist palliative Verkleinerung trachealer oder bronchialer tumorbedingter Atemwegsstenosen
Vorbereitung:	s.o., evtl. komplette Lungenfunktionsanalyse
Besonderheiten:	s.o.
OP-Verfahren:	*starre* Bronchoskopie, CO_2-Laserung
OP-Dauer:	30-60 min
Lagerung:	Rückenlage, Kopfüberstreckung zum Einführen des starren Bronchoskops
Ausrüstung:	1 peripherer i.v. Zugang, NIBP, EKG, Pulsoxymetrie, Kapnometrie, Relaxometrie
Anästhesie:	i.v. Narkose mit kompletter Muskelrelaxierung (Propofol, Remifentanil, Succinylcholin, ggf. Mivacurium)

Ablauf: wie bei starrer Bronchoskopie; während des Lasereinsatzes kurze Apnoe erforderlich, ansonsten möglichst Beatmung mit Raumluft (max. 40 % O_2, sonst Brandgefahr!)

Besonderheiten:
1. möglichst vorherige Atropingabe i.v. zur Verhinderung einer Hypersalivation
2. Ödemprophylaxe mit 250 mg Methylprednisolon (Urbason®) i.v.

Komplikationen: wie bei starrer Bronchoskopie, zusätzlich Knallgasexplosion bei Lasereinsatz

Nachbetreuung: Aufwachraum; Röntgenthoraxaufnahme

Stent-Einlage

Indikationen:
1. Tracheomalazie
2. Tracheastenosen nach Langzeitbeatmung oder Tracheotomie
3. Trachea- oder Bronchusstenosen bei raumfordernden Prozessen
4. Trachea- oder Bronchusperforation (s. Abschn. 5.2)

Vorbereitung: s.o., evtl. komplette Lungenfunktionsanalyse

Besonderheiten: s.o.

OP-Verfahren: *starre* Bronchoskopie, Stent-Einlage zur Überbrückung der Stenose

Stent-Typen:
"Freitag-Stent" (Y-Stent, bei bifurkationsnaher Stenose)
"Palmaz-Stent" (wird gedehnt)
"Strecker-Stent" (selbst dilatierend)

OP-Dauer: 30-60 min

Lagerung: Rückenlage, Kopfüberstreckung zum Einführen des starren Bronchoskops, Augenschutz

Ausrüstung: 1 peripherer i.v. Zugang, NIBP, EKG, Pulsoxymetrie, Kapnometrie, Relaxometrie

Anästhesie: i.v. Narkose mit kompletter Muskelrelaxierung (Propofol, Remifentanil, Succinylcholin, ggf. Mivacurium)

Ablauf: wie bei starrer Bronchoskopie (hierbei ist besonderer Wert auf eine adäquate, mindestens 5minütige Präoxygenierung zu legen!); bei Beatmungsschwierigkeiten möglichst rasche Einlage des Stents, da durch die Behebung der Stenose der Patient besser zu beatmen ist ("Flucht nach vorn")

Komplikationen: wie bei starrer Bronchoskopie, Tracheakollaps bei Malazie unter Beatmung

Nachbetreuung: Aufwachraum; Röntgenthoraxaufnahme

5 Notfall- und dringliche Eingriffe

5.1 Massive Lungenblutungen

Ursachen:
1. Lungenkontusion
2. Karzinome
3. Abszesse, Bronchiektasen, TBC
4. arterio-venöse Fisteln
5. Goodpasture-Syndrom

Vorgehen:
1. endotracheale Intubation (möglichst unter Spontanatmung im Wachzustand am halbsitzenden Patienten) und kontrollierte Beatmung mit 100 % O_2
2. diagnostische, flexible Bronchoskopie, ggf. starre Beatmungsbronchoskopie (s.o.) mit Therapieversuch
3. bei operativer Versorgung zuvor möglichst Umintubation mit Doppellumen-Tubus (oder Bronchusblocker), bei einseitiger Blutung Blockade der betroffenen Lunge, um zu verhindern, daß Blut in die gesunde Lunge gelangt (bei Einlumen-Tubus einseitig endobronchiale Plazierung in die nicht blutende Lunge)
4. ggf. selektive Pulmonalisangiographie zur exakten Lokalisation der Blutungsquelle

Therapie: operative Gefäßligatur (laterale Thorakotomie)

Vorbereitung: je nach OP-Dringlichkeit

OP-Dauer: 1-2 h

Lagerung: Seitenlage; die zu operierende Thoraxseite liegt oben

Ausrüstung: 2-3 großlumige Venenkanülen (alternativ 3-Lumen-Shaldon-Katheter); ZVK (wenn V. subclavia, dann auf der OP-Seite), verzichtbar bei Anlage eines Shaldon-Katheters; arterielle Kanüle (*kontralaterale* A. radialis), Magensonde, Blasenkatheter, Temperatursonde, Auskühlungsschutz (Wärmematte oder WarmTouch®, Infusionswärmer etc.)

Blutkonserven: 8-10 EKs

Anästhesie: Intubationsnarkose mit balancierter Anästhesietechnik und kompl. Muskelrelaxation

Einleitung: s.o.

Besonderheiten: Ein-Lungen-Beatmung, b. Bed. CPAP von ca. 5 cmH_2O auf die kollabierte Lunge

Komplikationen:
1. hämorrhagischer Schock Verbrauchskoagulopathie
2. Hypoxämie

Nachbetreuung: Intensivstation

5.2 Trachea-/Bronchusperforation (s. auch Abschn. 3.3)

Ursachen:
1. stumpfes Thoraxtrauma (80 % karinanahe Perforation der Pars membranacea)
2. instrumentelle Verletzungen (z.B. Bronchoskopie, Langzeitintubation, Doppellumen-Tubus etc.)

Leitsymptome: Weichteil- und Mediastinalemphysem (DD: Ösophagusperforation); evtl. nicht drainierbarer (Hämato-)Pneumothorax, Hämoptyse, Atelektase

Diagnostik:
1. Röntgenthoraxbild
   - verbreitertes oberes Mediastinum, evtl. Zeichen des Mediastinalemphysems etc.
2. Thorax-CT
   - mediastinale Luftansammlung
3. (flexible) Tracheobronchoskopie
4. ggf. Aortographie (Suche nach Begleitverletzungen)

Therapie:
1. <u>bei bronchialen oder tiefsitzenden trachealen Läsionen</u>:

   fiberendoskopisch-kontrollierte Plazierung eines (linksführenden) Doppellumen-Tubus, wobei der tracheale Cuff *proximal* der Läsion plaziert werden soll; *alternativ* selektive, bilaterale bronchiale Intubation

   <u>*Cave*</u>: Lage der Tubusspitze proximal der Läsion oder frei im Mediastinum! (-> Spannungspneumomediastinum mit Herztamponade)

anschließend differenzierte, *seitengetrennte* Beatmung unter möglichst rascher Herbeiführung der Spontanatmung zur Entlastung der Perforationsstelle; *alternativ* Hochfrequenz-Ventilation

Cave: Tubusdislokation! (deshalb tägliche fiberendoskopische Kontrollen)

2. bei hochsitzenden trachealen Läsionen:

   fiberendoskopisch-kontrollierte Plazierung eines konventionellen Endotrachealtubus, wobei der Cuff *distal* der Läsion plaziert werden soll

   Bei erfolgloser konventioneller Therapie besteht die Indikation entweder zur *Einlage eines Stents* (s. Abschn. 4.3) oder zur *operativen Revision (Naht).*

Trachea-/Bronchusnaht

Vorbereitung:	je nach OP-Dringlichkeit
OP-Zugang:	laterale Thorakotomie
OP-Dauer:	1-2 h
Lagerung:	Seitenlage; die zu operierende Thoraxseite liegt oben
Ausrüstung:	2 großlumige Venenkanülen, ZVK (wenn V. subclavia, dann auf der OP-Seite), arterielle Kanüle (*kontralaterale* A. radialis), Magensonde, Blasenkatheter, Temperatursonde, Auskühlungsschutz (Wärmematte oder Warm-Touch®, Infusionswärmer etc.)
Blutkonserven:	4 EKs
Anästhesie:	Intubationsnarkose mit balancierter Anästhesietechnik und kompletter Muskelrelaxation; bei bronchialen oder tiefsitzenden trachealen Läsionen Ein-Lungen-Anästhesie
Komplikationen:	Nahtinsuffizienz, Blutungen
Nachbetreuung:	Intensivstation

6 Postoperative Versorgung

6.1 Überwachung

Neben den üblichen Überwachungsmaßnahmen steht die Kontrolle und Aufrechterhaltung des Gasaustausches nach thoraxchirurgischen Eingriffen im Vordergrund der Maßnahmen.

Nach *jedem* intrathorakalen Eingriff wird eine **Röntgenthoraxaufnahme** angefertigt. Sie dient der Beurteilung der/des:

- Lungenentfaltung (Atelektasen, Pneumothorax),
- intrapulmonalen Flüssigkeitsgehaltes,
- Lage des Mediastinums,
- Zwerchfellkuppeln,
- ZVK-Lage und
- Position der Thoraxdrainage(n).

Bei lungenresezierenden Operationen sollte möglichst auf eine Nachbeatmung verzichtet werden, um die Nahtstellen nicht unnötig durch eine Überdruckbeatmung zu belasten.

6.2 Pleuradrainage

Nach Thorakotomien und thorakoskopischen Eingriffen wird auf der operierten Seite grundsätzlich eine Pleuradrainage eingebracht. Außer nach Pneumonektomien (s. Abschn. 3.2) wird eine Sog zwischen 10 und 20 cmH2O angelegt. Die durch die Resektion entstandene Höhle wird durch:

- Höhertreten des Zwerchfells,
- kompensatorische Überblähung der benachbarten Lungenabschnitte und
- Exsudat mit allmählicher fibröser Umbildung

ausgefüllt.

Cave:

1. **Drainageflaschen bzw. -systeme** müssen immer **unterhalb des Patientenniveaus** angebracht werden!
2. Beim Transport von **kontrolliert beatmeten** Patienten dürfen Thoraxdrainagen wegen der Gefahr des Pneumothorax nicht abgeklemmt werden. Bei **spontan atmenden** Patienten hingegen müssen sie - wenn keine Saugung angeschlossen ist - abgeklemmt bzw. mit einem "Heimlich-Ventil" versehen oder ggf. mit mit einem dicht sitzenden sterilen Handschuh umwickelt werden.

6.3 Atemtherapie

Zur Vermeidung von postoperativen Atelektasen durch flache Atmung oder Sekretretention sollen frühzeitig atemtherapeutische Maßnahmen durchgeführt werden. Hierzu gehören:

- Atemübungen
- Physiotherapie
- Lagerungsdrainagen
- Broncho- und Sekretolyse

6.4 Schmerztherapie

Zur Vermeidung von "Schonatmung" und damit einhergehenden Komplikationen wie Ausbildung von Atelektasen ist für eine ausreichende postoperative Schmerzbehandlung Sorge zu tragen. Das Repertoire hierfür zur Verfügung stehender Methoden umfaßt:

- Einsatz von Nicht-Opioid-Analgetika (z.B. Metamizol, Diclofenac) u. Opioiden (ggf. PCA-Pumpe)
- regionalanästhesiologische Katheterverfahren wie
  - intrapleurale Analgesie
  - interkostale Nervenblockade
  - PCEA über thorakalen PDK, z.B. nach *offenen* Lungenresektionen

Intrapleurale oder interkostale Katheter können schon intraoperativ vom Chirurgen unter Sicht optimal plaziert werden, so daß dann auf die präoperative komplikationsträchtigere Anlage eines thorakalen Epiduralkatheters verzichtet werden kann.

6.5 Lebensbedrohliche Frühkomplikationen

Hierzu gehören:

- massive Blutungen
- akute Stumpf- oder Anastomoseninsuffizienz durch Nahtausrisse
- Herniation des Herzens

Nahtausrisse führen zur massiven broncho-pleuralen Fistel. Die Herniation des Herzens äußert sich durch:

- plötzlichen Blutdruckabfall,
- Herzrhythmusstörungen und
- obere Einflußstauung.

Diese Ereignisse erfordern neben überbrückenden symptomatischen Maßnahmen die umgehende **Rethorakotomie** zur definitiven Versorgung.

27 Anästhesie in der Kardiochirurgie und Kardiologie

Hämodynamische Grundbegriffe, Maßeinheiten und Normalwerte: s. Anhang, S. 733 ff.

1 Allgemeine Bemerkungen

Bei den meisten kardiochirurgischen Patienten liegen mittelgradig bis schwere Einschränkungen der Herz-Kreislauf-Funktion vor. Die erfolgreiche anästhesiologische Betreuung dieser Patienten erfordert neben profunder Kenntnis der Herz-Kreislauf-Physiologie detailliertes Wissen über die besondere Pathophysiologie der zugrundeliegenden kardialen Erkrankungen und der spezifischen operativen Behandlungsverfahren bzw. -abläufe. Das perioperative Vorgehen muß darauf ausgerichtet sein, den individuellen krankheitsbedingten Gegebenheiten und den hieraus erwachsenen Komplikationsmöglichkeiten jederzeit adäquat begegnen zu können. Zur Risikominimierung auch bei wechselnder personeller Besetzung trägt eine Standardisierung basaler Handlungsabläufe bei. Außerdem ist gerade im kardiochirurgischen Bereich eine besonders enge interdisziplinäre Zusammenarbeit von großer Bedeutung.

2 Pathophysiologische Besonderheiten

2.1 Koronare Herzkrankheit (KHK; s. auch Kap. 35, S. 613 ff.)

Der KHK liegt eine koronare **Makroangiopathie** (Arteriosklerose *extramuraler*, d.h. epikardialer Koronararterien) und/oder **Mikroangiopathie** (*intramurale* Arteriolosklerose) zugrunde. Ätiologisch spielen typische Zivilisationskrankheiten wie arterieller Hypertonus, Nikotinabusus, Hyperlipoproteinämie, Diabetes mellitus und Adipositas die größte Rolle.

Die fortschreitende Makroangiopathie führt zur hämodynamisch relevanten Stenosierung der rechten und/oder linken Koronararterie oder ihrer Seitenäste. Eine *kritische* Stenosierung liegt vor:

- bei mehr als 75%iger Lumeneinengung der:
  - linken A. descendens anterior (LAD oder RIVA)
  - linken A. circumflexa (RCx)
  - A. coronaria dextra (RCA)
- bei mehr als 50%iger Stenose der linken Hauptstammarterie

Als *hochgradige* Stenose bezeichnet man eine mindestens 90%ige Einengung einer großen Koronararterie. Von einem *"linken Hauptstammäquivalent"* spricht man bei jeweils mehr als 75%iger Stenosierung beider Äste der linken Hauptstammarterie. Je nach Ausdehnung unterscheidet man *Ein-, Zwei- und Dreigefäßerkrankungen.*

Merke:

Als besonders gefährlich gelten:
- die linke Hauptstammstenose
- das "linke Hauptstammäquivalent"

Die KHK kann sich manifestieren als:

- stabile, belastungsabhängige Angina pectoris
- instabile, auch in Ruhe auftretende Angina pectoris; Präinfarktangina
  - Sonderform: Prinzmetal-Angina
- "stumme" Myokardischämien
- Myokardinfarkt
- Herzrhythmusstörungen
  - Reizbildungs-/Reizleitungsstörungen
  - Extrasystolie, vor allem ventrikulär
- Sekundenherztod

Klinische Zeichen einer **Koronarinsuffizienz** wie Stenokardien treten erst auf, wenn der myokardiale O_2-Bedarf die myokardiale O_2-Zufuhr überschreitet. Grundsätzlich können Koronarischämien aber auch *klinisch stumm* ablaufen. Dieses ist bei *Patienten mit autonomer Neuropathie*, z.B. auf dem Boden eines langjährigen, schlecht eingestellten Diabetes mellitus oder eines chronischen Alkoholabusus, aber auch nach Herztransplantationen aufgrund der damit einhergehenden autonomen Denervierung zu erwarten. Während das Herz in Ruhe noch längere Zeit durch einen ausreichenden Blutfluß mit Sauerstoff versorgt werden kann, begrenzen fixierte Stenosen bei zunehmender Herzarbeit (z.B. physische und psychische Belastung, arterielle Hypertension etc.) das O_2-Angebot (eingeschränkte bzw. fehlende "Koronarreserve"), was zur myokardialen Ischämie führt *("Belastungsangina")*. Bei der *"Ruheangina"* treten dynamische Prozesse wie Veränderungen des koronaren Gefäßtonus (z.B. Vasospasmen) und/oder Gefäßwandthromben hinzu, die das O_2-Angebot weiter reduzieren.

Die Prävention und Behandlung der myokardialen Ischämie besteht grundsätzlich in der **Verbesserung des O_2-Angebotes** und/oder der **Reduktion des O_2-Bedarfes**. Der pharmakologischen Erhöhung des O_2-Angebotes sind jedoch relativ enge Grenzen gesetzt, so daß bei der medikamentösen Therapie die Verminderung des O_2-Bedarfes im Vordergrund steht.

Therapeutische Ansatzpunkte zur **Reduktion des myokardialen O_2-Verbrauchs** sind eine Verminderung der:

- Myokardkontraktilität: ß-Rezeptorenblocker, Calciumantagonisten
- Herzfrequenz: ß-Rezeptorenblocker, Calciumantagonisten vom Verapamil-Typ
- Vorlast: Nitroglycerin
- Nachlast: Calciumantagonisten, ACE-Hemmer, Urapidil, Dihydralazin, Nitroprussid-Natrium (NPN)

Eine **Verbesserung des O_2-Angebotes** kann erreicht werden durch:

- Koronararterien-Bypassoperation (ACVB; s. Abschn. 7.1)
- perkutane transluminale Koronarangioplastie (PTCA)
- Thrombolyse

Folgende Umstände verschlechtern die **myokardiale O_2-Balance** in der perioperativen Phase und müssen deshalb vermieden werden:

Tachykardie. Eine Tachykardie bewirkt eine Steigerung des myokardialen O_2-Verbrauchs. Mit zunehmender Herzfrequenz nimmt außerdem die relative Zeitdauer der Diastole ab, in der 80 % der koronaren Durchblutung stattfindet. Einem erhöhten O_2-Bedarf steht also ein reduziertes Angebot gegenüber!

Bradykardie. Die Abnahme der Herzfrequenz unterhalb gewisser Grenzen führt zum Abfall des Herzminutenvolumens, so daß das myokardiale O_2-Angebot vermindert wird.

Arterielle Hypertension. Eine arterielle Hypertension führt zur erhöhten linksventrikulären Nachlast ("afterload"), d.h. zur Zunahme der systolischen Wandspannung. Als Folge der vermehrten Druckarbeit des Herzens steigt der O_2-Verbrauch an, ohne daß der durch die fixierten Stenosen limitierte koronare Blutfluß nennenswert zunehmen kann.

Arterielle Hypotension. Die arterielle Hypotension verringert sowohl das O_2-Angebot als auch den O_2-Bedarf, jedoch überwiegt bei Patienten mit hämodynamisch relevanten Koronarstenosen die Senkung des O_2-Angebotes als Folge des verminderten koronaren Perfusionsdruckes. Koronare Ischämien werden generell wahrscheinlich häufiger durch Blutdruckabfälle als durch Blutdruckanstiege verursacht.

Erhöhte ventrikuläre Füllungsdrücke. Bei erhöhten Vorlasten ("preload") steigt die diastolische ventrikuläre Wandspannung und konsekutiv der O_2-Verbrauch, während die Koronardurchblutung durch die Abnahme des koronaren Perfusionsdruckes absinkt. Der koronare Perfusionsdruck ist definiert als Differenz von mittlerem diastolischen Aortendruck und links- bzw. rechtsventrikulärem enddiastolischen Druck.

Anämie. Eine Anämie bewirkt eine Abnahme des arteriellen O_2-Gehaltes (CaO_2), d.h. eine Hypoxämie. Koronarkranke Patienten tolerieren akute Blutverluste schlechter, weil entweder die Möglichkeit zur kompensatorischen HZV-Steigerung eingeschränkt ist oder eine HZV-Steigerung infolge der Zunahme des myokardialen O_2-Verbrauchs bei gleichzeitig vermindertem CaO_2 zur Myokardhypoxie führt.

Hypoxie. Eine arterielle Hypoxie infolge pulmonaler Dysfunktion, zu niedriger FIO_2, Fehlintubation etc. zieht ebenfalls eine Hypoxämie nach sich, wodurch gleichermaßen die myokardiale O_2-Verfügbarkeit eingeschränkt wird.

Hypokapnie. Eine Hypokapnie führt infolge Ansteigens des perivaskulären pH-Wertes zu einer koronaren Vasokonstriktion, wodurch das myokardiale O_2-Angebot reduziert wird.

Merke:

Am ungünstigsten bezüglich der myokardialen O_2-Versorgung ist **bei koronarkranken Patienten** die **Kombination von Blutdruckabfall und Tachykardie**!

Tabelle 91: Allgemeine Zielwerte bei KHK-Patienten

Herzfrequenz	50-90/min
mittlerer arterieller Blutdruck	60-80 mmHg
linksventr. enddiast. Druck	6-12 mmHg
rechtsventr. enddiast. Druck	3-6 mmHg
Hb-Gehalt des Blutes	nicht unter 10 g/dl
PaO_2	> 90 mmHg
$PaCO_2$	40 ± 5 mmHg

2.2 Herzklappenvitien

Die häufigsten **Ursachen** für das Entstehen von Herzklappenfehlern sind:

- akute oder chronische Entzündungen
- degenerative Erkrankungen (-> Klappenverkalkung)
- angeborene Erkrankungen

Die hämodynamischen Auswirkungen sind von der betroffenen Herzklappe, von der Art des Vitiums (Klappenstenose oder -insuffizienz) und dessen Ausprägung abhängig (Tab. 92).

Tabelle 92: Einteilung der Klappenfehler nach hämodynamischen Gesichtspunkten (nach *Saggau*)

Hämodynamischer Schweregrad	**Mitralstenose** KOF* [cm^2]	**Aortenstenose** KOF* [cm^2]	**Aorten-/Mitralinsuffizienz** Regurgitationsvolumen [%]
Normwert	4-6	2,6-3,5	0
I leicht	> 2,5	> 1,5	< 20
II mäßig	1,5-2,5	1,0-1,5	20-40
III beträchtlich	1,0-1,5	0,5-1,0	40-60
IV schwer	< 1,0	< 0,5	> 60

**: KOF = Klappenöffnungsfläche*

Aortenstenose (AS)

Bei der Aortenstenose liegt eine Verengung des Auslaßventils des linken Ventrikels (LV) vor, entweder *subvalvulär*, *valvulär* oder *supravalvulär* gelegen. Dieses führt:

- zur Druckbelastung des LV mit *konzentrischer* Myokardhypertrophie u. erheblicher Reduktion der linksventrikulären Compliance; später Dilatation des LV (-> Rückwärtsversagen mit Lungenödem)
- zum Drucksprung über der Ventilebene (30-120[!] mmHg)
- zur gesteigerten Ischämieempfindlichkeit des LV (erhöhter myokardialer O_2-Verbrauch bei gleichzeitig erniedrigter koronarer Perfusion)
- zu gehäuften Herzrhythmusstörungen
- zur arteriellen Hypotension (i.d.R. geringgradig)

Für die Praxis gilt:

Eine niedrigere Herzfrequenz (HF) entlastet das Herz durch Verlängerung der Ejektionsphase und Verbesserung der diastolischen Füllung. Daher ist eine HF von 60 bis 80/min anzustreben. Die Erhaltung einer synchronisierten Vorhofaktion (Sinusrhythmus!, Kardioversion bei Vorhofflimmern) zur ausreichenden ventrikulären Füllung ist bei AS besonders wichtig. Blutdruckanstiege vermindern den Druckgradienten entlang der Stenose und können so zur Verminderung des Schlagvolumens führen. Blutdruckabfälle können Myokard- und Hirnischämien nach sich ziehen und müssen "aggressiv" behandelt werden, am besten primär mit einem Vasopressor (z.B. Noradrenalin). Hypovolämie muß unbedingt vermieden werden. Nach Klappenersatz treten nur selten Probleme auf, da es zu einer akuten Druckentlastung des LV sowie zu verbesserter myokardialer und peripherer Perfusion kommt.

Aorteninsuffizienz (AI)

Eine Aorteninsuffizienz entsteht als Folge eines nicht schließenden Auslaßventils des LV. Das bedeutet:

- einen Pendelblutfluß (diastolische Regurgitation) mit relativer (funktioneller) Aortenstenose, dadurch Abnahme des effektiven (antegraden) HZV
- eine Volumenbelastung des LV, *exzentrische* Myokardhypertrophie mit gesteigerter linksventrikulärer Compliance; später Dilatation des LV
- einen Anstieg des myokardialen O_2-Verbrauchs (allerdings deutlich geringer als bei AS)
- eine vergrößerte Blutdruckamplitude (hoher systolischer und niedriger diastolischer Blutdruck)
- erst sehr späte Dekompensation

Für die Praxis gilt:

Eine höhere Herzfrequenz verkürzt die Diastole und vermindert somit den Regurgitationsanteil. Daher ist eine HF von 90 bis 110/min anzustreben. Blutdruckanstiege infolge erhöhten peripheren Gefäßwiderstandes erhöhen und Blutdruckabfälle vermindern das Regurgitationsvolumen. Es besteht allerdings die Gefahr, daß bei stark erniedrigtem diastolischen Blutdruck die Koronarperfusion schnell in kritische Bereiche absinkt! Abrupte Volumenbelastungen müssen vermieden werden, da sie zur akuten Dekompensation des LV führen können. Nach Klappenersatz kommt es zur umgehenden Volumenentlastung des LV mit gleichzeitig verbesserter myokardialer O_2-Bilanz.

Cave:

Vasodilatatoren dürfen bei Patienten mit Aorteninsuffizienz nur mit allergrößter Zurückhaltung eingesetzt werden!

Sonderfall "Freie Aorteninsuffizienz"

Bei einer "freien Aorteninsuffizienz" liegt eine komplette Zerstörung der Klappen als Folge einer (foudroyanten) Endokarditis vor. Hierbei kommt es zur massiven diastolischen Regurgitation. Der linksventrikuläre enddiastolische Druck entspricht aufgrund der vollständig fehlenden Klappenfunktion dem diastolischen Aortendruck.

Mitralstenose (MS)

Das Substrat einer Mitralstenose ist eine Verengung des Einlaßventils des LV mit folgenden Konsequenzen:

- Drucksprung über der Ventilebene (5-15 mmHg)
- Dilatation des linken Vorhofes (LA) infolge Volumenbelastung
- Hypotrophie des LV
- häufig absolute Arrhythmie
- pulmonale Hypertonie mit Gefahr des Rechtsherzversagens
- Neigung zur Vorhofthrombenbildung und zum Rückwärtsversagen mit Lungenödem

Für die Praxis gilt:

Eine niedrigere Herzfrequenz verlängert die Diastole und verbessert dadurch die linksventrikuläre Füllung. Deshalb ist eine HF von 60 bis 70/min anzustreben. Infolge der Hypotrophie des LV ist dieser nicht an Druck- und Volumenbelastungen adaptiert, so daß nach einem Klappenersatz die Volumenzufuhr restriktiv gehandhabt und systemische Blutdruckanstiege vermieden werden müssen.

Mitralinsuffizienz (MI)

Eine Mitralinsuffizienz entwickelt sich bei nicht schließendem Einlaßventil des LV. Die Folgen sind:

- Pendelfluß (systolische Regurgitation in den LA) mit relativer (funktioneller) Mitralstenose, hierdurch Abnahme des effektiven (antegraden) HZV
- Volumenbelastung des LV
- Dilatation des LA
- absolute Arrhythmie
- pulmonale Hypertonie mit Gefahr des Rechtsherzversagens
- Neigung zur Vorhofthrombenbildung und zum Rückwärtsversagen mit Lungenödem
- erst späte Dekompensation

Für die Praxis gilt:

Anstiege der Herzfrequenz werden besser toleriert als bei Mitralstenose. Herzfrequenzen um 100/min senken den Regurgitationsanteil. Blutdruckanstiege infolge erhöhten peripheren Gefäßwiderstandes steigern und Blutdruckabfälle vermindern das Regurgitationsvolumen. Zur Verbesserung des antegraden HZV kann der Einsatz von Vasodilatatoren vorteilhaft sein. Nach Klappenersatz kommt es zur Nachlastzunahme für den LV, so daß der periphere Widerstand entsprechend niedrig gehalten werden sollte. Meist ist auch die Gabe positiv inotroper Substanzen erforderlich.

Klappenvitien des rechten Herzens

Klappenvitien des rechten Herzens sind erheblich seltener und meistens angeboren oder treten in Kombination mit einer Endokarditis bei Risikogruppen auf (Chemotherapie, AIDS, i.v. Drogenabusus). Die hämodynamischen Auswirkungen sind i.d.R. geringer ausgeprägt, im Vordergrund stehen die Zeichen der Rechtsherzbelastung bzw. -insuffizienz (z.B. Leber- und Nierenstauung).

2.3 Hypertrophisch-obstruktive Kardiomyopathie (HOCM)

Bei der HOCM handelt es sich um eine seltene angeborene Erkrankung der Herzmuskulatur unbekannter Genese, die i.d.R. erst im 3. Dezennium klinisch manifest wird. Es entwickelt sich im Verlauf eine konzentrische Hypertrophie des Myokards mit besonders ausgeprägter Beteiligung des Kammerseptums. Hierdurch entsteht bei Kontraktion des Herzmuskels eine sog. *dynamische Obstruktion* der linksventrikulären Ausflußbahn, d.h., der Stenosegrad vergrößert sich während der Kammersystole (i. Ggs. zur statischen Obstruktion bei *valvulärer* Aortenstenose). Die HOCM wird demzufolge synonym auch als idiopathische hypertrophe Subaortenstenose (IHSS) bezeichnet. Wegen der Abhängigkeit des Obstruktionsgrades vom Kontraktions- und Füllungszustandes des Herzens müssen Medikamente mit kontraktilitätssteigernder und vor- sowie nachlastsenkender Wirkung vermieden werden. Auch die Anwendung von Ketamin ist nicht zu empfehlen.

Narkotika der Wahl sind hier **volatile Inhalationsanästhetika** (Halothan bei Kindern, Sevofluran bei Erwachsenen), da aufgrund deren negativ inotroper Wirkung der Obstruktionsgrad vermindert und damit der Ausfluß funktionell verbessert wird! Unter Isofluran muß dessen peripher vasodilatierende Wirkung berücksichtigt werden, die bei Anwendung höherer Konzentrationen zu Blutdruckabfällen und damit zur Zunahme der Obstruktion führen kann. In diesem Fall ist eine unmittelbare Therapie mit Vasopressoren erforderlich. Wegen der erheblich verminderten linksventrikulären Compliance sind bei HOCM zur Aufrechterhaltung des Schlagvolumens höhere Füllungsdrücke erforderlich. Erhöhte Beatmungsdrücke können den venösen Rückstrom beeinträchtigen und sollten deshalb vermieden werden.

Für die Praxis gilt:

Der **Obstruktionsgrad nimmt zu** durch:	Der **Obstruktionsgrad nimmt ab** durch:
• positiv inotrop wirksame Medikamente • Blutdruckabfall • Verminderung des linksventrikulären Volumens (Hypovolämie, PEEP-Beatmung)	• negativ inotrope Substanzen (volatile Anästhetika, ß-Rezeptorenblocker, Calciumantagonisten) • Blutdruckanstieg (Vasopressoren) • Hypervolämie

Merke:

Bei allen **kardiovaskulären Risikopatienten** gilt der Grundsatz, daß ihr **kompensierter hämodynamischer Ausgangszustand perioperativ unbedingt erhalten** werden sollte. Spätestens ab 20 % Abweichung der Ausgangswerte nach oben oder unten sollte "aggressiv" therapeutisch interveniert werden. Als individuelle Referenz gilt hierbei das mittlere präoperative Ruheniveau, bei dem der Patient subjektiv und objektiv beschwerdefrei ist!

Tabelle 93: Zielwerte bei Bypass- und Klappenoperationen

Zielgrößen	ACVB	Aortenstenose	Aorteninsuff.	Mitralstenose	Mitralinsuff.
Vorlast	↓	↑	n	n	n /↑
Nachlast	↓	(↑)	SVR ↓, PVR ↔	n	SVR ↓, PVR ↓
Herzfrequenz [1/min]	60-80	≈ 70	90-100	≈ 70/min	90-100

*: SVR = systemic vascular resistance (peripherer Gefäßwiderstand), PVR = pulmonary vascular resistance (Lungengefäßwiderstand), n = normal, ↑ = hoch, (↑) = leicht erhöht, ↔ = unverändert, ↓ = niedrig

3 Präoperative Vorbereitung

Die präoperative Visite muß den kardiologischen und kardiochirurgischen Besonderheiten Rechnung tragen. Folgendes ist **bei planbaren Eingriffe obligat**:

1. **Herzanamnese**

Auftreten und Entwicklung der Herzerkrankung, Graduierung einer Herzinsuffizienz nach NYHA (s. Kap. 35, S. 620), stattgehabte Myokardinfarkte, Interventionen (z.B. PTCA) und Operationen sowie deren Auswirkungen, aktueller Zustand (Dyspnoe oder Angina pectoris in Ruhe und/oder Belastung, Blutdruckwerte im Verlauf!)

2. **Eigenanamnese**

Wichtig sind begleitende Erkrankungen wie Hypertonus, Diabetes mellitus, Niereninsuffizienz, COPD, Lebererkrankungen (Gerinnung) sowie Gefäßerkrankungen/-operationen (insbesondere Hirngefäße). Für die Instrumentierung und Kanülierung sind Voroperationen (Implantation von Gefäßprothesen) von großer Bedeutung.

3. **Medikamentenanamnese** (aktuell sowie in den vorausgegangenen 4 Wochen)

4. **EKG und Röntgenthoraxbild**

5. **Koronarangiographie / Ventrikulographie / Echokardiographie**
   - Morphologie der einzelnen Koronararterien und des linken, ggf. auch rechten Ventrikels
   - linksventrikuläre Ejektionsfraktion (EF) als Maß für die Myokardkontraktilität
   - Kontraktionsanomalien: hypo-, akinetische oder dyskinetische Areale
   - intrakavitäre Drücke (besonders LVEDP = linksventrikulärer enddiastolischer Druck) und Druckgradienten bei Herzvitien

Merke:

Die **Ejektionsfraktion** (EF) wird mittels Ventrikulographie am flachgelagerten Patienten bestimmt und gibt an, wie groß der Anteil des enddiastolischen Ventrikelvolumens (EDV) ist, der als Schlagvolumen (SV) ausgeworfen wird (EF = SV : EDV):

EF > 0,55	normal
EF = 0,40-0,55	mäßige Einschränkung der Ventrikelfunktion (VF) ohne Insuffizienzzeichen
EF = 0,25-0,40	deutliche Einschränkung der VF mit Zeichen der Belastungsinsuffizienz
EF < 0,25	hochgradige Einschränkung der VF mit Zeichen der Ruheinsuffizienz

Durch Vor- und Nachlaständerungen (Flachlagerung!) oder Arrhythmien können falsch niedrige Werte gemessen werden.

Folgende Grade **myokardialer Wandbewegungsstörungen** werden unterschieden:

I°:	leichte *Hypokinesie* (verminderte systolische Einwärtsbewegung der Ventrikelwand)
II°:	mittlere *Hypokinesie*
III°:	schwere *Hypokinesie*
IV°:	*Akinesie* (Fehlen jeglicher systolischen Einwärtsbewegung)
V°:	*Dyskinesie* (systolische Auswärtsbewegung: Aneurysma)

6. **Kardiologische Zusatzuntersuchungen** wie Ergometrie, Thallium-Szintigraphie (SPECT) b. Bed.

7. **Laborwerte**

- Hb/Hkt
- Profil
- Gerinnungsstatus
- Globalparameter
- **AT III**: wichtig für die ECC-Heparinisierung: wenn < 70 % -> erhöhte Heparindosis bzw. AT-III-Substitution! (s.u.)
- Thrombozytenzahl, ggf. -funktion

8. **Blutgruppenbestimmung**, Suche nach Kälteantikörpern wegen evtl. Transfusion in Hypothermie!, Bereitstellung von **4 EKs**

9. komplette **Lungenfunktionsanalyse** bei Patienten mit pulmonalen Vorerkrankungen (z.B. COPD), nicht bei Patienten mit *instabiler* Angina pectoris; arterielle BGA bei *allen* Patienten

10. **ÖGD** (Ösophago-Gastro-Duodenoskopie) bei Magenanamnese zum Ausschluß einer akuten oder subakuten Blutungsquelle

11. Sonstiges
    - Erhebung des neurologischen Ausgangsbefundes, besonders Suche nach Zeichen einer zerebrovaskulären Insuffizienz, **Karotis-Doppler-Sonographie**
    - Suche nach entzündlichem Fokus im HNO- u. MKG-Bereich vor Klappenoperationen

Prämedikation

Anxiolyse und Sedierung

Alle Patienten, die sich einer Herzoperation unterziehen, im besonderen aber KHK-Patienten stehen i.d.R. unter hohem psychischen Streß, auch wenn sie äußerlich ruhig und gefaßt wirken mögen. Das Aufklärungsgespräch sollte in erster Linie dazu dienen, diese Patienten zu beruhigen und ihnen unnötige Ängste zu nehmen, da das allgemeine Anästhesierisiko i. Vgl. zum Operationsrisiko eher unbedeutend ist. Wichtig ist auch die Erläuterung des Ablaufes am Operationstage und der daran anschließenden postoperativen Phase auf der Intensivstation.

Zur pharmakologischen Anxiolyse sollten am Vorabend und am Tag der Operation großzügig **Benzodiazepine** eingesetzt werden. Aufgrund guter anxiolytischer Eigenschaften und lang anhaltender Wirkung kann z.B. *Dikaliumclorazepat* (Tranxilium®) p.o. empfohlen werden, von dem 40 mg abends (bei kachektischen Patienten nur 20 mg) und 20 mg morgens verordnet werden. Von besonderer Bedeutung ist die zeitgerechte Applikation am Operationstag, die zur Gewährleistung ausreichender Wirkspiegel mindestens 45-60 min vor dem Transport des Patienten erfolgen sollte.

Merke:

Intramuskuläre Injektionen müssen vor Herzoperationen mit Vollheparinisierung bzw. kompletter Antikoagulation grundsätzlich und unbedingt **vermieden** werden!

Grundsätze bei kardiovaskulärer Dauermedikation

1. Antianginosa, Antihypertensiva, ACE-Hemmer u. Antiarrhythmika werden bis einschließl. des OP-Tages weitergegeben.
2. Digitalispräparate werden wegen periop. gesteigerter kardialer Empfindlichkeit spätestens am Vortage der OP abgesetzt.
3. Diuretika werden ebenfalls abgesetzt, um Hypovolämie und Hypokaliämie zu vermeiden.
4. Orale Antikoagulanzien (z.B. Marcumar®) werden rechtzeitig auf Heparin oder analog wirkende Substanzen umgestellt (s.u.).
5. ASS-haltige Präparate werden spätestens 3 Tage vor der OP abgesetzt.

4 Spezielle Medikamente

4.1 **Phosphodiesterasehemmstoffe** (PDE-Hemmer)

Phosphodiesterase-III-Inhibitoren erhöhen den intrazellulären cAMP-Gehalt. Am Myokard führt dieses zu einem erhöhten Calciumeinstrom, während in der Gefäßwandmuskulatur ein erhöhter Calciumausstrom zu beobachten ist. Hieraus läßt sich das typische **Wirkungsspektrum** ableiten:

- positive Inotropie und Lusitropie
- geringe positive Chronotropie
- Vasodilatation mit Abnahme von SVR ("systemic vascular resistance") und PVR ("pulmonary vascular resistance")

Die myokardiale Wirkung von PDE-III-Hemmern bleibt i. Ggs. zu Adrenalin und Dobutamin auch bei "down"-Regulation der ß-Rezeptoren erhalten. Ein weiterer Vorteil ist die Reduzierung des myokardialen O_2-Verbrauchs. In einigen Zentren werden die PDE-III-Hemmer deshalb als Medikamente der 1. Wahl bei schlechter Ventrikelfunktion eingesetzt.Von Nachteil sind allerdings die relativ langen Halbwertszeiten (HWZ) der einzelnen Substanzen, die im Bereich von 30 Minuten bis zu mehreren Stunden liegen und die Steuerbarkeit der Effekte einschränken.

Nebenwirkungen

- Abfall des system-arteriellen Blutdruckes!
- Arrhythmien (selten)
- Thrombozytopenie (ebenfalls selten, unter Milrinon gar nicht)

Indikation: akute Herzinsuffizienz

1.	<u>ohne</u> chronische Vorschädigung:	additiv bei mittlerer Katecholamindosis
2.	<u>mit</u> chronischer Vorschädigung:	primär als Monotherapie (wegen ungenügender Katecholaminwirkung aufgrund von "down"-Regulation der ß-Rezeptoren)
3.	bei chronischer <u>ß-Blocker-Therapie</u>:	primär als Monotherapie (wegen α-adrenerger Wirkung von Katecholaminen, auch von Dobutamin)

Tabelle 94: Übersicht der gebräuchlichen PDE-Hemmer

Substanz	Präparat	HWZ	Dosierung (pro kg KG)		Besonderheiten
			initial	*kontinuierlich*	
Milrinon	Corotrop®	30-120 min	25-75 µg	0,25-0,75 µg/min	keine Thrombozytopenie
Enoximon	Perfan®	ca. 6 h	0,5-1,0 mg	5-20 µg//min	
Amrinon	Wincoram®	3-6 h	0,5-1,0 mg	5-10 µg/min	

Merke:

Milrinon wird unter den PDE-III-Hemmern aufgrund der kürzesten HWZ und der fehlenden Thrombozytenwirkung bevorzugt. Zur Vermeidung von abrupten Blutdruckabfällen wird bei kardiochirurgischen Patienten i.d.R. auf eine komplette Bolusaufsättigung verzichtet.

4.2 ß-Rezeptorenblocker (s. auch Kap. 35, S. 617)

Zur Akuttherapie bei kardiochirurgischen Patienten wird zumeist Esmolol (Brevibloc®) bevorzugt, da dessen Wirkung am besten steuerbar ist:

<u>Esmolol</u>

- $ß_1$-Antagonist
- rascher Wirkungseintritt
- kurze Wirkungsdauer (HWZ ca. 8 min) infolge hydrolytischer Spaltung durch Esterasen
- Dosierung: 0,5-1,5 mg/kg KG i.v. ("Probebolus": 5-10 mg)

4.3 Epoprostenol (Flolan®)

Bei Epoprostenol handelt es sich um ein Prostacyclin-Analogon. Prostacyclin hat einen ausgeprägten vasodilatierenden Effekt auf die pulmonale Strombahn, während die Wirkung auf den Systemkreislauf durch den "first-pass"-Effekt nach Lungenpassage geringer ausfällt. Darüber hinaus wird die Thrombozytenaggregation gehemmt.

Indikationen

- Rechtsherzversagen aufgrund von pulmonal-vaskulärer Widerstandserhöhung
- pulmonale Widerstandshypertonie vor und nach Herztransplantation

Dosierung: 10-20 ng/kg/min p.inf. <u>alternativ</u>: pulmonale Zufuhr über Vernebler beim intub. Patienten

4.4 Gerinnungsbeeinflussende Substanzen

1. **Aprotinin** (z.B. Trasylol®)

Bei kardiochirurgischen Operationen unter Einsatz der extrakorporalen Zirkulation (ECC) führt die hochdosierte intraoperative Gabe von Aprotinin zu einem geringeren Blutverlust und Transfusionsbedarf, wahrscheinlich infolge Verminderung der Oberflächenkontaktaktivierung von Gerinnungsfaktoren.

Vorgehen

Da bei Vorbehandlung mit Aprotinin die Gefahr anaphylaktischer oder anaphylaktoider Reaktionen besteht (Herz-Kreislauf-Stillstände beschrieben!), wird zunächst eine 1-ml-Testdosis appliziert - und zwar erst kurz vor der Aortenkanülierung - und deren Effekt abgewartet (ca. 10-15 min). Bei guter Verträglichkeit können die Vollwirkdosis von 2 Mio. IE Aprotinin als Bolus und anschließend 500.000 IE/h bis zum Ende der ECC infundiert werden.

Kontraindikation

- allergische oder pseudoallergische Reaktionen auf Aprotinin

Nebenwirkungen

Aufgrund der aprotinininduzierten Fibrinolysehemmung sind nach ECC und Heparin-Antagonisierung aus theoretischen Überlegungen Thrombosierungen, z.B. im Bereich koronarer Anastomosen, möglich. Neuere Untersuchungen konnten diesbezüglich allerdings keine erhöhte Rethrombosierungsraten zeigen. Trotzdem sollte die Gabe von Aprotinin unmittelbar nach erfolgreichem Abstellen der ECC beendet und auf normale AT-III-Plasmaspiegel nach Applikation von Protamin geachtet werden. Da Aprotinin aus Rinderlungen gewonnen wird, ist eine BSE-Übertragung ("bovine spongiforme Enzephalopathie") prinzipiell nicht sicher ausschließbar.

2. **Heparin**

Zur Verhinderung einer Gerinnungsaktivierung durch Kontakt mit den Fremdoberflächen der Herz-Lungen-Maschine (HLM) ist eine komplette Antikoagulation erforderlich. Hierzu dient standardmäßig die **Vollheparinisierung**, die mit unfraktioniertem Heparin (UFH; "Standard-Heparin") durchgeführt wird. Zur sicheren Vermeidung einer BSE-Übertragung sollte aus Schweinemukosa hergestelltes Heparin verwendet werden (z.B. Liquemin®, Thrombophob®).

Standard-Heparin

- Molekulargewicht 3.000-30.000 Dalton, Mittelwert 15.000
- Halbwertszeit 60-90 min (in Normothermie)

Es kann nach folgendem empirischen **Schema** vorgegangen werden:

- "priming" der HLM mit 5.000 IE
- Initialdosis vor ECC-Kanülierung 500 IE/kg KG minus 5.000 IE i.v.
- Repetitionsdosen nach ACT-Wert

Der Heparineffekt wird mit der **ACT** ("activated clotting time"; Normalwert 100-120 sec) intermittierend überprüft. Die ACT muß dabei immer größer als 400 sec sein. Ein AT-III-Mangel (< 70 %) oder eine präoperative Heparinisierung kann den Heparineinfluß vermindern (*relative* Heparinresistenz). Aus diesem Grund werden AT-III-Plasmaspiegel von über 70 % angestrebt.

Merke:

> Die Heparinwirkung sollte zur Sicherheit immer ca. 5 min nach der Erstgabe und vor Beginn der ECC mittels ACT überprüft werden!

Cave:

> Die **dosis- und zeitgerechte Heparinisierung** des Patienten muß mit größtmöglicher Sorgfalt sichergestellt werden, denn bei mangelhafter Gerinnungshemmung droht eine **Verstopfung der Herz-Lungen-Maschine** mit fatalen Folgen!

Vorgehen bei Heparinunverträglichkeit

Bei selten vorkommender Heparinunverträglichkeit (z.B. Allergie, Typ II der Heparin-induzierten Thrombozytopenie) ist die Gabe von Heparin naturgemäß kontraindiziert. Es existiert allerdings kein einheitliches Alternativkonzept zur Antikoagulation unter ECC. In der Literatur werden als Heparinersatz vorgeschlagen:

- Hirudin (Lepirudin - Refludan®)
- Heparinoide (Danaparoid - Orgaran®)
- Prostacyclin (Epoprostenol - Flolan®)

Lepirudin (Refludan®)

- rekombinantes Hirudin (r-H)
- Wirkmechanismus:
  - *direkte* AT-III-unabhängige Thrombinhemmung (im Molekularverhältnis 1 : 1)
  - Hemmung der Thrombozytenaggregation nur in hohen Dosen
- kein spezifisches Antidot bekannt!
- renale Elimination, HWZ beim Nierengesunden ca. 1-2 h
- Therapieüberwachung mit ACT

Danaparoid (Orgaran®)

- Heparinoid
- Wirkmechanismus
  - vor allem Hemmung der Faktor-Xa-Aktivität, deutlich geringere Thrombinhemmung als Heparin oder Lepirudin
  - keine oder nur geringe Hemmung der Thrombozytenaggregation
- Wirkung nicht bzw. nur mäßig durch Protamin antagonisierbar
- renale Elimination, HWZ der Anti-Xa-Aktivität ca. 24 h!
- Therapieüberwachung mit ACT nur sehr eingeschränkt möglich (besser: Anti-Xa-Plasmaaktivität [Ziel: 0,5-0,8 U/ml])
- Nebenwirkungen
  - selten Kreuzreaktivität mit Heparin-induzierten Antikörpern (2-3 % in vivo)
  - Präparat enthält Sulfit, cave: Asthmatiker/Allergiker!

Dosierung von Danaparoid zur ECC

- "priming" der HLM:
  - KG < 55 kg -> 2 U/ml "priming"-Lsg.
  - KG 55-90 kg -> 3 U/ml "
  - KG > 90 kg -> 4 U/ml "
- Initialdosis vor ECC-Kanülierung:
  - KG < 55 kg -> 5.000 U
  - KG 55-90 kg -> 8.750 U
  - KG > 90 kg -> 10.000 U
- Repetitionsdosen alle 2 h:
  - 1.500 U (2.000 U bei KG > 90 kg)

Notabene:

Wegen der langen HWZ von Danaparoid können **protrahierte Blutungskomplikationen** auftreten!

Bei Einsatz von Danaparoid sollte nach der Beendigung der ECC das Restblut aus der HLM vor der Retransfusion mittels Cell-saver gewaschen werden, um Danaparoid so weit wie möglich zu eliminieren.

Epoprostenol (Flolan®)

- Prostacyclin-Analogon
- Wirkmechanismus: Thrombozytenaggregationshemmung
- Nebenwirkung: Blutdruckabfall

3. **Protamin**

Zur Aufhebung der Heparinwirkung *nach* ECC wird Protaminchlorid eingesetzt. Hierbei gilt, **daß 1 IE Heparin durch 1 IE Protamin chemisch antagonisiert wird**. Als Berechnungsgrundlage dient die initial applizierte Heparinmenge, wobei sich in der Praxis nach ECC eine **"2/3-Antagonisierung"** als ausreichend erwiesen hat. Die erforderliche Dosis muß langsam über ca. 15-20 min, verdünnt in 100 ml NaCl 0,9 %, infundiert werden. Anderenfalls können schwere Kreislaufdepressionen auftreten, deren Ursache nicht genau geklärt ist. Der Effekt wird mit der ACT ca. 20 min nach der Infusion überprüft, ggf. werden bis zu 10.000 IE Protamin, ebenfalls verdünnt, fraktioniert nachgegeben. Eine weitere Kontrolle sollte vor der Hautnaht erfolgen.

Zu beachten ist, daß Protamin durch Hemmung der Polymerisation des Fibrins selbst *antikoagulatorisch* wirksam ist. Deshalb müssen Überdosierungen vermieden werden. Da die ACT nicht für Heparin spezifisch ist, muß im Zweifelsfall zur Differenzierung eine Bestimmung von TZ und RZ durchgeführt werden (s. hierzu Kap. 5, S. 93).

5 Instrumentierung und Monitoring

Standard

- 2 großlumige Venenverweilkanülen (G16 bzw. G14), möglichst am ausgelagerten rechten Arm, die erste vor der Einleitung in LA
- arterielle Kanüle, bevorzugt A. radialis re. (ggf. A. femoralis), in LA vor der Einleitung (linker Arm wird i.d.R. angelagert, eine A. femoralis dient als Notzugang für ECC!)
- invasive Blutdrucküberwachung zur Einleitung
- 3-Lumenkatheter: wird i.d.R. nach der Einleitung über eine Jugularvene mit der Spitze in der V. cava superior (VCS) plaziert (Lagekontrolle z.B. mittels Alphacard®-System)
- Linker-Vorhof-Katheter: wird ggf. intraoperativ vom Chirurgen gelegt
- 5-Pol-EKG:

rot:	re. Schulter
gelb:	li. Schulter
grün:	li. Hüfte
schwarz:	re. Hüfte
weiß:	Herzspitze

- Meßsysteme für drei auf dem Monitor simultan darstellbare Druckkurven
- Monitordarstellung: Abl. II, Abl. V5, SAP*, CVP*, PAP*, LAP*, 2 Temp., Abl. III, ST-Strecke
- Pulsoxymetrie
- Kapnometrie/-graphie
- Temperaturmessung:

ösophageal	(korreliert gut mit Temperatur im OP-Gebiet)
rektal	(Kerntemperatur)
evtl. Tympanon	(korreliert gut mit der Hirntemperatur)
evtl. Haut	(Differenz zur Kerntemperatur zeigt Zentralisationsgrad an)

- Blasenkatheter (*primär* transurethral) + Drainagesystem
- Magensonde

*: SAP: systemic arterial pressure (system-arterieller Blutdruck), CVP: central venous pressure (zentraler Venendruck), PAP: pulmonary arterial pressure (pulmonal-arterieller Blutdruck), LAP: left atrial pressure

Pulmonaliskatheter (nur wenn kein LA-Katheter gelegt wird) bei:

- EF < 35 %

Pulmonaliskatheterschleuse (nur wenn kein LA-Katheter gelegt wird) bei:

- EF < 50 %
- Klappenoperationen
- Reoperationen (auch als Volumenzugang)

Merke:

Bei Operationen mit Eröffnung des *rechten* Herzens kann der PA-Katheter erst vor dem Abstellen der HLM in die Pulmonalisposition eingeschwemmt werden.

fakultativ bei besonderen Indikationen:

- transösophageale Echokardiographie (TEE; s. Kap. 3, S. 60 ff.) zur Überprüfung des Operationserfolges bei Klappen- bzw. Vitiumkorrekturen oder zur Detektion von Myokardischämien bei ACVB-Operationen
- transkranielle Doppler-Sonographie (TCD) zur Beurteilung der intrakraniellen Hämodynamik (z.B. zerebrale Ischämien bzw. Embolien)
- Bulbus-venae-jugularis-Katheter zur kontinuierlichen fiberoptischen Überwachung der hirnvenösen O_2-Sättigung ($SvjO_2$)
- (V.-cava-inferior-(VCI)-Katheter bei venöser Doppelkanülierung)

6 Anästhesie- und Operationsphasen

Es lassen sich **vier Phasen** der Anästhesie bei Standard-Operationen mit extrakorporaler Zirkulation (ECC) abgrenzen:

1. Narkoseeinleitung mit Instrumentierung und Lagerung des Patienten im Einleitungsraum
2. mediane Sternotomie, Präparation und Kanülierung von Aorta und rechtem Vorhof (Modifikationen s. Kap. 28, S. 552)
3. ECC bei artifiziell induziertem Herzstillstand mit Abkühlen des Patienten und anschließendem Wiedererwärmen
4. Abstellen der ECC, chirurgische Blutstillung, Drainagenanlage und Thoraxverschluß

Lagerung des Patienten

- vor Narkoseeinleitung: Oberkörperhochlagerung entsprechend dem subjektiven Wohlbefinden des Patienten,
  cave: Dyspnoe oder Angina pectoris, Stauungszeichen (Jugularvenen)!
- intraoperativ: Rückenlagerung mit Schulterunterstützung zur Prophylaxe einer Plexusüberdehnung bei medianer Thorakotomie, linker Arm angelagert, rechter Arm ausgelagert

6.1 **Narkoseeinleitung** (Phase 1)

- Instrumentierung s.o.
- Präoxygenierung
- Opioid langsam nach Wirkung i.v. injizieren:
  - Fentanyl ca. 0,2 mg/min, mittlere Gesamtdosis 10-15 µg/kg KG - oder -
  - Sufentanil ca. 0,02 mg/min, mittlere Gesamtdosis 1-2 µg/kg KG

=> *Kommandoatmung!* (cave: Muskelrigidität unter hoher Opioiddosis!)

- frühzeitige Relaxierung, z.B. mit:
  - Pancuronium 0,1 mg/kg KG (nicht bei Tachyarrhythmia absoluta!) - oder -
  - cis-Atracurium 0,1 mg/kg KG i.v.
- ggf. 5-7,5 mg Midazolam oder 5 mg Etomidat i.v.
- Maskenbeatmung mit 100 % O_2
- Magensonde zur Blutungsvermeidung möglichst unter Sicht vorschieben, erst dann endotracheale Intubation

Cave:

1. Ein **Abfall** von Herzfrequenz und Blutdruck muß bei kardiovaskulären Risikopatienten durch langsame Injektion der Anästhetika in wirkungsangepaßter Dosierung vermieden werden!
2. Ein **Anstieg** von Herzfrequenz und Blutdruck unter der endotrachealen Intubation muß durch adäquate Narkosetiefe verhindert werden!

Sollte die Herzfrequenz oder der Blutdruck unter der Laryngoskopie dennoch ansteigen, muß die Narkose unbedingt vor der Intubation vertieft werden! Blutdruckabfälle sind dagegen fast immer auf eine Erniedrigung der SVR zurückzuführen und umgehend mit z.B. 1-2 µg Noradrenalin i.v. zu therapieren.

Besonderheiten bei hochgradiger Aortenstenose

Diese Patienten sind **extrem dekompensationsgefährdet**. Um das Schlagvolumen über der Stenose aufrechtzuerhalten, ist die myokardiale Wandspannung in der Diastole (erhöhte Vorlast), vor allem aber in der Systole (erhöhte Nachlast) i.d.R. maximal gesteigert, was mit erheblicher Erhöhung des myokardialen Sauerstoffverbrauchs einhergeht. Eine Reduktion der SVR im Rahmen der Narkoseeinleitung kann bei entsprechender Ausprägung nicht durch weitere Steigerung des Schlagvolumens kompensiert werden, so daß der MAP und die Koronarperfusion (insbesondere der subendokardialen Schichten) absinken. Hierdurch wird ein Circulus vitiosus initiiert, der schnell zur Dekompensation führen kann.

Hier gilt für die Praxis:

- Einleitung nur mit Fentanyl oder Sufentanil ohne Etomidat, auf keinen Fall Midazolam
- bei Absinken des MAP sofort mit Noradrenalin gegensteuern
- bei Dekompensation Nitroglycerin 150 µg/min i.v., um den überdehnten linken Ventrikel zu restituieren

Eine Herzdruckmassage hat wegen der Stenose zumeist nur einen geringen Effekt. Deshalb muß hier der Versuch unternommen werden, notfallmäßig zu kanülieren und die ECC zu starten.

6.2 Narkoseaufrechterhaltung (Phase 2)

- Propofol 350-500 mg/h oder Etomidat 20-40 mg/h p.inf., b. Bed. Isofluran oder Sevofluran
- additiv b. Bed. Midazolam (fraktioniert 2,5-5 mg bis zu einer Gesamtdosis von max. 15 mg)
- Fentanyl oder Sufentanil nach Bedarf repetieren (vor Sternotomie 0,5 bzw. 0,05 mg)
- Nachrelaxierung in Abhängigkeit von der eingesetzten Substanz

Midazolam führt zu einer Blutdrucksenkung durch direkte Vasodilatation und Verminderung des Sympathikotonus. Dieser Effekt setzt erst verzögert nach 3-5 Minuten ein und kann bei kardiochirurgischen Patienten über die ECC hinaus andauern (*Newman*; 1995).

Sternotomie und Einsetzen des Sternumsperrers üben einen sehr starken Schmerzreiz aus und führen ebenso wie die Präparation an den großen Gefäße oder der A. mammaria interna zu erheblicher sympatho-adrenerger Stimulation, die mit Opioiden allein nicht ausreichend zu verhindern ist. Aus diesem Grund werden zusätzlich volatile Anästhetika eingesetzt. Zuweilen wird auch die Gabe von Vasodilatatoren (z.B. Urapidil [Ebrantil®] oder Nifedipin [Adalat®]) oder ß-Rezeptorenblockern (Esmolol) erforderlich.

Isofluran kann in Konzentrationen bis zu 1 MAC und **Sevofluran** bis zu 1,5 MAC auch bei koronarkranken Patienten sicher angewendet werden, ohne daß ein "coronary-steal"-Phänomen befürchtet werden muß! Bei schwerer Herzinsuffizienz sollen allerdings wegen der kardiodepressiven Eigenschaften keine volatilen Anästhetika zugeführt werden (Einzelheiten s. Kap. 8, S. 146).

Sevofluran in der Kardioanästhesie

- negative Inotropie und besonders Erniedrigung des peripheren Gefäßwiderstandes deutlich geringer als unter Isofluran
- kein "coronary steal" (bis 1,5 MAC sicher nachgewiesen)
- Katecholamin-sensibilisierende und arrhythmogene Effekte noch geringer als unter Isofluran

Stickoxydul wird nicht eingesetzt:

- während und nach der ECC (Verstärkung von Luftembolien)
- bei Patienten mit pulmonaler Hypertension (Verstärkung der PH)
- bei schwerer Herzinsuffizienz (negativ inotrope Eigenwirkung)

Beatmungsstrategie in der Präbypass-Phase

- AZV = 10-12 ml/kg KG
- AF = 10/min
- I : E = 1 : 1
- PEEP = 5 cmH_2O (kein PEEP bei Mammaria-Präparation, um Lungenverletzung zu vermeiden)

Merke:

Während der **Sternotomie** muß die **Beatmung** zur Verhinderung einer akzidentellen Verletzung der Mediastinalorgane durch die Sternumsäge **unterbrochen** werden!

Zur Verhinderung bzw. Abmilderung von Arrhythmien sollten das **Serumkalium** und -magnesium in der Präparationsphase hochnormal gehalten werden. Hierzu dient b. Bed. die kontinuierliche Zufuhr von z.B. Inzolen®-HK sine NaCl (10-40 ml/h über Perfusor).

Diese Inzolen®-HK-Lösung enthält Kalium- und Magnesiumaspartat sowie Spurenelemente. Der Kaliumanteil beträgt 1 mmol/ml (= 1molare Lsg.), der Magnesiumanteil 0,5 mmol/l.

Eine perioperative **Antibiotikaprophylaxe** wird mit Cephalosporinen (z.B. Cefuroxim [Zinacef®] als Kurzinfusion, 2 g präoperativ u. 1 g zum OP-Ende) oder bei Penicillinallergie mit Chinolonen (z.B. Ciprofloxacin [Ciprobay®], 200 mg als 100-ml-Fertiglösung) durchgeführt (Einzelheiten s. Kap. 6, S. 107 ff.). Die Erstapplikation sollte zur Sicherstellung ausreichender Wirkspiegel spätestens 30 Minuten vor Operationsbeginn vorgenommen werden.

Vor der Kanülierung für die ECC wird **Heparin** nach obigem Schema verabreicht. Die Heparingaben werden im ECC-Protokoll von seiten des Kardiotechnikers sowie im Anästhesieprotokoll dokumentiert. Der Einsatz von **Aprotinin** erfolgt in oben beschriebener Weise erst im Rahmen der Kanülierung, um bei anaphylaktischem Kreislaufstillstand sofort die ECC einsetzen zu können.

Merke:

Fehlendes Heparin führt durch **Verstopfung der ECC** unweigerlich zur Katastrophe!

Um mit der "priming"-Lösung der ECC einen Hämatokrit von 20 ± 2 % zu erreichen, wird nach der Aortenkanülierung b. Bed. **Eigenblut** abgenommen, das unmittelbar nach der ECC retransfundiert wird (Makrofilter!). Dieses Blut ist nicht durch die ECC alteriert, so daß neben Erythrozyten auch Thrombozyten und Gerinnungsfaktoren substituiert werden.

Cave:

In der Phase der **Aortenkanülierung** soll zur Vermeidung einer Aortendissektion der **MAP nicht über 80 mmHg** ansteigen!

6.3 Extrakorporale Zirkulation (ECC; Phase 3)

Eine externe **Herz-Lungen-Maschine** (HLM, auch als **kardiopulmonaler Bypass** bezeichnet) übernimmt während des artifiziellen Herzstillstandes die Pumpfunktion des Herzens, die Oxygenierung des Blutes sowie die CO_2-Eliminierung. Ein integrierter leistungsfähiger Wärmeaustauscher gewährleistet hierbei das schnelle Abkühlen und Aufwärmen des Patienten. Über eine spezielle Spule kann zusätzlich b. Bed. eine Ultrafiltration durchgeführt werden. Während der ECC-Phase erfolgen Infusion, Transfusion und Medikamentengabe über die HLM! Die HLM wird von einem speziell geschulten Kardiotechniker unter gemeinsamer ärztlicher Aufsicht des Kardiochirurgen und Anästhesisten gesteuert.

Indikationen für die ECC

- Koronararterienbypass
- Rekonstruktion oder Ersatz von Herzklappen
- Korrektur kongenitaler Herzfehler
- Eingriffe an der thorakalen Aorta

6.3.1 Herz-Lungen-Maschine (HLM)

Das gesamte venöse Blut wird aus dem rechten Vorhof ("2-Etagen-Kanüle") oder in bestimmten Fällen separat aus den beiden Hohlvenen ("Doppelkanülierung") einem Reservoir zugeführt, von hieraus einem Oxygenator zugeleitet und nach Anreicherung mit O_2 und Elimination von CO_2 in den arteriellen Kreislauf des Patienten über die Aorta ascendens oder A. femoralis zurückgepumpt.

Indikationen zur Doppelkanülierung

- Operationen am offenen rechten Herzen
  - ASD- oder VSD-Verschluß
  - Trikuspidal- oder Pulmonalklappenoperationen
  - Entfernung eines Vorhofthrombus oder -myxoms
- Operationen am offenen linken Herzen
  - Mitralklappenersatz (vor allem bei Endokarditis)
- Herztransplantation
- Korrekturoperationen kindlicher Herzfehler

Bestandteile und Zubehör der HLM

- venöse (blau markiert) und arterielle (rot markiert) Schläuche
- Reservoir
- Oxygenator
- Wärmeaustauscher
- Pumpen
  - für den arteriellen Einstrom
  - zum Absaugen des Blutes aus dem Ventrikel ("Vent") -> Vermeidung einer LV-Überdehnung!
  - zum Absaugen von Blut aus dem OP-Gebiet ("Koronarsauger")
  - für die Kardioplegie-Lösung
- Blutfilter

Oxygenator

Zur Gewährleistung des extrakorporalen Gasaustausches werden i.d.R. **Membran-Einmaloxygenatoren** eingesetzt. Hier befindet sich eine semipermeable Membran zwischen Blut und Gas, deren große Oberfläche die Äquilibrierung zwischen den beiden Phasen gewährleistet. Der Hauptvorteil der Membran-Oxygenatoren liegt in der geringeren Bluttraumatisierung und dem damit verbundenen niedrigeren Blutungsrisiko, so daß "Bubble"- und "Scheiben"-Oxygenatoren heutzutage nicht bzw. kaum mehr verwendet werden.

Merke:

1. Die **maximale Oxygenierungsleistung** von Membranoxygenatoren beträgt unter der Voraussetzung einer Zufuhr reinen Sauerstoffes (Flußrate 6 l/min) und eines maximalen Pumpenflusses von 7 l/min ca. **430 ml O_2/min** bei einem Hkt von 35 % bzw. ca. 300 ml O_2/min bei einem Hkt von 20 %.
2. Der **Gesamtkörper-O_2-Verbrauch** (VO_2) beträgt beim Erwachsenen in:

Ruhe:	3,5 ml/kg KG
Narkose:	3,0 ml/kg KG
Hypothermie (28°C):	1,0 ml/kg KG

Wärmeaustauscher

Bei den Einmaloxygenatoren ist ein Wärmeaustauscher in den Oxygenator integriert. Dieser dient der Konstanthaltung der Blut- bzw. Patiententemperatur. Ein zusätzlicher *externer* Wärmeaustauscher gewährleistet innerhalb sehr kurzer Zeit die **Abkühlung** und die **Wiedererwärmung**. Bei der Wiedererwärmung muß zweierlei bedacht werden:

1. Die maximale *externe* Wiedererwärmungstemperatur liegt bei 41°C, um eine thermische Blutschädigung zu vermeiden, wobei der Temperaturgradient zwischen ex- und intern nicht mehr als 10°C betragen darf.
2. Da bei Erwärmung die Löslichkeit der Gase im Blut abnimmt, muß zur Vermeidung einer Gasembolie zwischen Wärmeaustauscher und Patientenkreislauf ein Filter eingeschaltet werden.

Pumpen

Während das venöse Blut nach dem "Saug-Heber-Prinzip" *passiv* in die HLM einströmt, muß es *aktiv* wieder in den Patientenkreislauf zurückgeführt werden. Dieses geschieht mittels einer Roller- oder einer Zentrifugalpumpe, die einen kontinuierlichen, **nicht-pulsatilen Blutfluß** gewährleistet. Hierbei sind maximale Pumpleistungen von ca. 7 l/min möglich. Der Vorteil der Zentrifugalpumpe wird in einer geringeren Traumatisierung des Blutes, besonders der Thrombozyten gesehen. Pulsatile Verfahren sind technisch sehr aufwendig und haben sich bisher nicht bewährt. Solange das Blut nur vorwärts gepumpt und kein Sog ausgeübt wird, hält sich die Traumatisierung der Blutzellen (-> Hämolyse) in Grenzen. Die Pumpe befindet sich vor dem Membranoxygenator, um einen positiven Innendruck sicherzustellen und dadurch das Eintreten von Gasblasen in das Blut zu verhindern.

Indikationen für Zentrifugalpumpe

- Thrombozytopenie
- längere ECC-Zeiten
- geringe Ejektionsfraktion
- Herztransplantation

Die **Flußrate** der HLM wird in Abhängigkeit von der *Körpertemperatur* und der *SvO_2* gesteuert.

Merke:

Die angestrebten **Blutflußraten** der HLM betragen in:

- Normothermie: 2,0-3,0 l/m² KOF/min (bei einer SVR von 800-1.200 dyn · sec · cm^{-5})
- Hypothermie: 2,0 l/m² KOF/min (bei einer SVR von 1.500-1.600 dyn · sec · cm^{-5})

KOF = Körperoberfläche

Blutfilter

Vor dem arteriellen Wiedereinstrom passiert das Blut einen Mikrofilter (ø 40 µm), der Partikel und Mikroaggregate zurückhalten sowie größere Gasblasen dispergieren soll.

"priming" der HLM

Das **Füllvolumen** der HLM beträgt bei Erwachsenen ca. 2,3 l. Die "priming"-Lösung kann sich wie folgt zusammensetzen (Variationen je nach Zentrum):

- Sterofundin®: 1.800 ml
- HAES-steril® 6 %: 500 ml
- Natriumhydrogencarbonat 8,4 %: 20 ml (zur Einstellung eines pH von 7,40)
- Heparin: 5.000 IE

Erythrozytenkonzentrate werden nur im Bedarfsfall hinzugefügt. Zusätze von Albumin oder anderen kolloidalen Lösungen werden gegenwärtig kontrovers diskutiert.

Hämodilution

Die Hämodilution unter ECC vermindert die Blut- und Plasmaviskosität und verbessert so die Mikrozirkulation in den Organen. Hierdurch wird der gegenteilige hypothermiebedingte Effekt mehr als wieder wettgemacht. Der angestrebte **Hämatokrit** liegt zumeist bei **20 ± 2 %** (T = 32°C).

Merke:

> Die **Hämodilution** führt nicht nur zur Verminderung des Hkt, sondern auch auch zur Konzentrationsabnahme aller partikulären und gelösten Plasmabestandteile (z.B. Proteine) sowie zur Verdünnung exogen zugeführter Medikamente (z.B. Hypnotika) und endogen zirkulierender Substanzen (z.B. Katecholamine). Pharmaka mit hoher Eiweißbindung werden allerdings initial vermehrt aus ihren Bindungsstellen freigesetzt, so daß vorübergehend mit einer verstärkten Wirkung gerechnet werden muß.

Blutgerinnung

Der Fremdoberflächenkontakt des Blutes führt durch Aktivierung des Faktors XII und durch Freisetzung partieller Thromboplastine (Plättchenfaktor 3) aus zerstörten Thrombozyten zur **Aktivierung der plasmatischen Gerinnung** im intrinsischen System. Hieraus würde eine disseminierte intravaskuläre Koagulation mit Verbrauchskoagulopathie entstehen, würde man nicht prophylaktisch die Blutgerinnung komplett mittels Heparin aufheben.

Bypassarten

Totaler Bypass

Beim totalen Herz-Lungen-Bypass wird das **gesamte Blut** über die HLM abgeleitet. Hierbei sind also Herz und Lungen vollständig aus der normalen Zirkulation herausgenommen. Nur eine geringe Restblutmenge strömt während des totalen Bypass über die Vv. Thebesii ("Saftspalten" in der Wand des LV) und die Bronchialvenen in das linke Herz. Dieses Blut wird, um eine Überdehnung des linken Ventrikels zu verhindern, über den "Vent" abgesaugt (Linksherzdrainage) und ebenfalls der HLM zugeführt.

Merke:

> Eine Beatmung der Lunge ist während des *totalen* Bypasses nicht erforderlich!

In der Phase des totalen Bypasses kann **O_2** mit einer Flußrate von ca. **1 l/min** in die Lunge insuffliert werden. Ein CPAP von 5 cmH_2O erleichtert hierbei die Wiederentfaltung der Lunge nach dem Bypass.

Partieller Bypass

Beim partiellen Bypass zirkuliert **nur ein Teil des Blutes extrakorporal**, während der andere vom Herzen selbst in den Körperkreislauf gepumpt wird. Ein partieller Bypass findet z.B. in den Phasen unmittelbar vor Beginn und nach Beendigung des totalen Bypass statt. Darüber hinaus sind für bestimmte Indikationen (z.B. thorakale Aortenchirurgie) *modifizierte Bypassformen* erforderlich, die dort besprochen werden (s. Kap. 28, S, 552).

Merke:

> Während des **partiellen Bypasses**, d.h., wenn das Herz selber Blut auswirft, muß unbedingt eine **Beatmung der Lunge** durchgeführt werden, um die Oxygenierung des in den Lungenkreislauf gelangenden Blutes sicherzustellen!

Anschluß des Patienten an die HLM

1. Eröffnung des Perikards
2. Einleitung der Heparinisierung nach obigem Schema (Ansage durch den Chirurgen)
3. Kanülierung der Aorta ascendens
4. Kanülierung des rechten Vorhofes oder der oberen und unteren Hohlvene

6.3.2 Hypothermie

Bei kardiochirurgischen Operationen, zu deren Durchführung ein passagerer Herzstillstand erforderlich ist, wird zur **Vermeidung ischämisch-hypoxischer Komplikationen** im Bereich des Myokards und anderer besonders ischämiegefährdeter Organe (vor allem das ZNS), bei denen auch mit ECC aufgrund zu niedriger Blutflußraten die Gefahr einer ungenügenden Sauerstoffversorgung besteht, eine Hypothermie künstlich induziert.

Merke:

> Hypothermie vermindert den Funktions- *und* Strukturstoffwechsel der Organe und senkt damit deren Sauerstoffbedarf, was zu erhöhter Ischämietoleranz führt!

Pathophysiologisch beruht der günstige Effekt der Hypothermie in erster Linie auf der temperaturabhängigen, nichtlinearen Reduktion der Stoffwechselvorgänge, wahrscheinlich aber auch auf komplexen Eingriffen in spezielle biochemische Prozesse. So konnte unter Hypothermie z.B. eine Verminderung exzitatorischer Aminosäuren und freier Sauerstoffradikale nachgewiesen werden.

Potentiell **nachteilige Effekte der Hypothermie** sind:

- Verschiebung der O_2-Bindungskurve nach links
- Anstieg des peripheren Gefäßwiderstandes (SVR)
- Zunahme der Blut- und Plasmaviskosität
- Verminderung der Gerinnungsaktivität (T < 32°C)
- Zunahme der Löslichkeit der Blutgase und pH-Veränderungen

Heute wird nahezu ausschließlich die sog. **Kernkühlung** oder innere Abkühlung mittels ECC angewendet und nur noch selten additiv eine Oberflächenkühlung des Herzens mit Eis bzw. eisgekühlter Elektrolytlösung. Die Herztemperatur soll dabei zwischen 15 und 20°C liegen und kann mit speziellen Einstichsonden kontrolliert werden. Bei Erfordernis einer profunden Hypothermie wird zusätzlich eine topische Kühlung des Gehirns mit Eis empfohlen. Tabelle 95 zeigt die Definition der einzelnen Hypothermiegrade.

Tabelle 95: Einteilung der Hypothermie (nach *Taylor*; 1988)

Hypothermiegrad	Kerntemperatur
mild	32-35°C
mäßig	26-31°C
tief	20-25°C
profund	< 20°C

Für Klappen- und Bypassoperationen sind meistens Temperaturen von **27-32°C** ausreichend (mäßige Hypothermie). Tiefe Hypothermie wird bei Operationen angeborener Herzvitien und profunde Hypothermie bei Eingriffen mit *komplettem*, bis zu 60minütigem Kreislaufstillstand (z.B. Aortenbogenaneurysma) erforderlich. In einigen Zentren wird die ECC auch unter Normothermie (35-37°C) angewandt, es bestehen hierbei jedoch Hinweise auf eine erhöhte Rate anschließender neuropsychiatrischer Komplikationen.

6.3.3 Blutgase und Säure-Basen-Haushalt

Hypothermie führt zur Erhöhung der Löslichkeit von Gasen in einer Flüssigkeit und zur Abnahme der H^+-Dissoziation. Mit abnehmender Temperatur **fallen PO_2 und PCO_2 ab**, während der pH-Wert ansteigt. Umstritten ist, ob die bei 37°C im Analysator gemessenen Werte auf die aktuelle Körpertemperatur des Patienten korrigiert werden sollen. Deshalb haben sich zwei unterschiedliche Verfahren zur Steuerung der Blutgase und des Säure-Basen-Haushaltes unter Hypothermie und ECC herausgebildet (Tab. 96).

α-stat-Verfahren

Bei diesem heutzutage am häufigsten eingesetzten Verfahren werden Blutgase und pH-Wert bei 37°C im Gerät gemessen und die Ergebnisse *nicht* auf die aktuelle Körpertemperatur korrigiert. Die Werte werden in dem Normbereich, der für 37°C gilt, konstant gehalten. Das bedeutet, daß die "wahren" Werte unter Hypothermie niedriger liegen. Der α-stat-Regulation liegt die Theorie zugrunde, daß bei homöothermen - ebenso wie bei poikilothermen - Lebewesen bei unterschiedlichen Körpertemperaturen auch unterschiedliche Normalwerte für Blutgase und pH existieren. Demzufolge tritt unter α-stat-Bedingungen eine *respiratorische Alkalose* auf.

Der Begriff "α-stat" leitet sich von der in Hypothermie gefundenen verminderten Dissoziation des α-Imidazolringes der Histidingruppe des Hämoglobins ab.

pH-stat-Verfahren

Früher wurden die bei 37°C gemessenen Werte i.d.R. temperaturkorrigiert ausgewertet, d.h., die auf die aktuelle Körpertemperatur korrigierten Werte wurden im für 37°C geltenden Normbereich gehalten. Für das pH-stat-Regime gilt die Hypothese, daß sich die Normalwerte nicht temperaturabhängig verändern. Vorbild in der Natur sind die Hibernatoren (Winterschläfer). Unter pH-stat-Bedingungen muß CO_2 zugeführt werden. Potentielle Nachteile sind i. Ggs. zum α-stat-Verfahren eine *übermäßige Erhöhung der zerebralen Durchblutung* und eine Beeinträchtigung bzw. *Aufhebung der zerebrovaskulären Autoregulation*.

Tabelle 96: Vergleich der Blutgas- und pH-Werte unter α-stat- und pH-stat-Bedingungen

	Umrechnung α-stat -> pH-stat				**Umrechnung pH-stat -> α-stat**			
Temperatur *in vivo* (°C)	α-stat pH	pH-stat pH	α-stat $PaCO_2$ (mmHg)	pH-stat $PaCO_2$ (mmHg)	α-stat pH	pH-stat pH	α-stat $PaCO_2$ (mmHg)	pH-stat $PaCO_2$ (mmHg)
37	7,40	7,40	40	40	7,4	7,40	40	40
33	7,40	7,34	40	47	7,44	7,40	35	40
30	7,40	7,30	40	54	7,5	7,40	29	40
27	7,40	7,26	40	62	7,55	7,40	26	40
20	7,40	7,18	40	84	7,65	7,40	19	40

6.3.4 Myokardprotektion

Der wichtigste Faktor zum Schutz des Myokards vor ischämisch-hypoxischen Läsionen bei Operationen am stillstehenden Herzen ist die **Hypothermie**. Zur Induktion des Herzstillstandes und zur zusätzlichen Myokardprotektion werden spezielle **kardioplegische Lösungen** eingesetzt.

Kardioplegie

Während Uneinigkeit über die Zusammensetzung der "idealen" kardioplegischen Lösung besteht, herrscht Einigkeit über die Zielvorgaben, wie:

- Induktion eines sofortigen und anhaltenden *schlaffen*, d.h. diastolischen Herzstillstandes, wodurch einer Entleerung der myokardialen Energiespeicher (ATP) vorgebeugt werden soll
- Vermeidung einer intrazellulären Calciumakkumulation
- Erhalt des anaeroben und aeroben Stoffwechsels
- Pufferung einer metabolischen Azidose
- Verhinderung eines hypoxisch-ischämischen Myokardödems

International werden unterschiedliche Lösungen verwendet. Die meisten beinhalten einen **hohen Kaliumanteil** (20-30 mmol/l) zur Erzeugung eines diastolischen Herzstillstandes. Hyperosmolare oder hyperonkotische Lösungen sollen zudem die Entstehung eines Myokardödems vermindern.

Technischer Ablauf

1. Starten der ECC ("kaltes Anfahren")
2. Abklemmen der Aorta
3. Infusion der kardioplegischen Lösung in den Koronarkreislauf simultan zur Abkühlung

Die kardioplegische Lösung wird *eisgekühlt* (T = +1°C) entweder antegrad in die Aortenwurzel bzw. selektiv direkt in die einzelnen Koronarostien oder retrograd in den Sinus coronarius pumpengesteuert infundiert. Mit dieser Lösung werden die Koronarien mit einer Rate von 50-100 ml/min und einem Druck hinter der Kanüle von ca. 50 mmHg über initial 3 min und dann intermittierend alle 20-30 min für weitere 1-2 min perfundiert. Wichtig für die optimale Wirkung des Kardioplegikums ist neben der adäquaten Zusammensetzung seine möglichst *homogene Verteilung* im Myokard.

Indikation für selektive Kardioplegie

- Aortenklappeninsuffizienz ("nicht dicht schließende Klappe")

Indikation für retrograde Kardioplegie

- nicht ausreichende antegrade Perfusion bei hochgradiger Koronarstenosierung

Operation am flimmernden Herzen

Bei kurzen Eingriffszeiten (z.B. Einfach-ACVB) wird zuweilen die Aorta nicht abgeklemmt, und die Koronarien werden über die HLM hypotherm perfundiert, während die Operation am flimmernden Herzen vorgenommen wird. Falls Kammerflimmern nicht kälteinduziert spontan auftritt, wird es künstlich durch einen elektrischen Stromimpuls über epikardiale Elektroden erzeugt.

6.3.5 Monitoring während ECC

1. **EKG**

Während der Aortenabklemmung ist auf eine "komplette" **Asystolie** zu achten. Bei Zeichen wiedereintretender elektrischer Herzaktivität muß die Kardioplegie umgehend erneuert werden.

2. **Blutdruckregulation und -steuerung unter Hypothermie und ECC**

Der Blutdruck muß aufgrund sich verändernder *autoregulatorischer* Grenzen der Organdurchblutung temperaturabhängig gesteuert werden. Bei Gehirntemperaturen > 33°C liegt die untere Grenze der zerebrovaskulären Autoregulation im Normalfall bei einem MAP von 55-70 mmHg (Erwachsene). Poststenotische Hirnareale benötigen möglicherweise höhere Drücke. Bei Temperaturen < 28°C beginnt die Einschränkung des autoregulatorischen Verhaltens. Das Plateau verschwindet allmählich, und in profunder Hypothermie wird die zerebrale Durchblutung zunehmend direkt vom Perfusionsdruck abhängig. Trotzdem können arterielle Mitteldrücke bis minimal 30 mmHg in diesem Temperaturbereich toleriert werden!

Procedere:	Anfahren der ECC ohne Kühlung	->	MAP > 60 mmHg
	Aufwärmphase der ECC	->	MAP > 60 mmHg
	Temperatur 30-33°C	->	MAP > 50 mmHg (> 60 mmHg bei Karotisstenosen)
	Temperatur < 30°C	->	MAP > 40-45 mmHg

Zur Anhebung des MAP wird Noradrenalin (in Boli von 5-10 µg) verwendet. Um den Druck vor der Aortenkanüle zu begrenzen, werden als oberer Grenzwert des MAP 90 mmHg angesehen. Zur Blutdrucksenkung kann bei adäquater Anästhesietiefe Urapidil oder Nifedipin eingesetzt werden.

3. **Zentraler Venendruck** (ZVD)

Der ZVD sollte - bei gutem venösen Rückfluß in die HLM - etwa "0" betragen.

4. **Linker Vorhofdruck** (LAP)

Der LAP bzw. die Pulmonalisdrücke sollten während der ECC ca. 0-4 mmHg betragen.

5. **Pulmonalisdrücke**

Die Pulmonalisdrücke sollten analog zum LAP während der ECC ca. 0-4 mmHg betragen.

Cave:

1. Ein **LA-Druckanstieg** weist auf eine **LV-Überdehnung** bei mangelhafter Linksdrainage ("Vent"-Dysfunktion) hin und muß unbedingt korrigiert werden!
2. Ein **negativer LAP** sollte ebenfalls vermieden werden, da hierunter die Ventrikelwände "zusammenschlagen"!

6. **Urinausscheidung**

Die Urinausscheidung sollte während des Bypasses **1 ml/kg KG/h** nicht unterschreiten. Bei **Oligurie** müssen als Differentialdiagnose erwogen werden:

- Obstruktion des Blasenkatheters bzw. des Ableitsystems
- renale Hypoperfusion
  - zu niedrige Flußrate der HLM
  - zu niedriger Perfusionsdruck
  - Hypovolämie
- Obstruktion der unteren Hohlvene

Cave:

Diuretika (z.B. Furosemid) sollen unter ECC erst nach Ausschluß oder Beseitigung der Ursache für die Oligurie und weiterhin unzureichender Diurese eingesetzt werden!

7. **Laborwerte**

• PaO_2:	100-150 mmHg*
• $PaCO_2$:	35-45 mmHg*
• SvO_2:	70-75 %
• pH:	7,35-7,45*
• Hkt:	18-22 %
• Elektrolyte:	im Normbereich
• BZ:	< 300 mg%
• Gerinnung:	ACT > 400 sec

*: *Regulation nach α-stat*

Eine **metabolische Azidose** ist zumeist Ausdruck einer ungenügenden Perfusion durch die HLM. Vor Zufuhr von Puffersubstanzen sollten deshalb zunächst die *Flußrate* und/oder der *Perfusionsdruck* erhöht werden.

Patienten mit insulinpflichtigem oder schlecht "oral" eingestelltem **Diabetes mellitus** erhalten Insulin i.v. entsprechend den BZ-Kontrollen, um BZ-Entgleisungen unter ECC zu vermeiden. Wichtig ist die rechtzeitige Applikation <u>vor</u> ECC, da unter den Bedingungen des kardiopulmonalen Bypasses eine periphere Insulinresistenz zu beobachten ist. Die Blutzucker- und Serumkaliumspiegel müssen nach Insulingabe engmaschig, d.h. ca. alle 10-15 min, kontrolliert werden.

6.3.6 Wichtige Besonderheiten der ECC

1. Der Einstrom venösen Blutes in die HLM geschieht ausschließlich passiv nach dem **"Saug-Heber-Prinzip"**, d.h., er ist abhängig vom hydrostatischen Druckgefälle zwischen rechtem Vorhof und dem HLM-Reservoir. Somit kann er durch Veränderungen der OP-Tischhöhe beeinflußt werden.

2. **Veränderungen der Reservoirfüllung**

Der Pegelstand nimmt ab bei:	Der Pegelstand nimmt zu bei:
• venösem "pooling" (z.B. Wiedererwärmung, Gabe von Nitroglycerin) • Diurese • interstitieller Flüssigkeitseinlagerung • okkulter Blutung (z.B. Pleurahöhlen)	• vermehrtem Volumeneinstrom aus dem ECR (z.B. bei Mitral- oder Herzinsuffizienz) • Volumengabe (z.B. kardioplegische Lösung) • Venokonstriktion (auch unter Noradrenalin!)

Bei kritischem Absinken der Reservoirfüllung wird vom Kardiotechniker "Volumen nachgefüllt". Bei Überfüllung des Reservoirs wird Blut abgelassen und zunächst im Beutel gesammelt. Es kann b. Bed. über die Maschine zurückgegeben werden oder post ECC am besten nach Aufbereitung im Cell-saver (Erythrozytenkonzentrierung und Heparineliminierung) dem Patienten retransfundiert werden. Bei mangelhafter, nicht stimulierbarer Diurese des Patienten kann über die HLM auch eine **Ultrafiltration** durchgeführt werden. Hierzu wird ein spezieller Hämofilter in den Maschinenkreislauf eingeschaltet.

Merke:

Venodilatatoren (z.B. Nitroglycerin) sollten während der ECC-Phase nicht eingesetzt werden!

3. Nach arterieller Kanülierung und Konnektion mit dem Schlauchsystem der HLM ist bereits eine **Volumensubstitution** b. Bed. über die HLM möglich. Umgekehrt kann nach dem Abgehen vom Bypass und Entfernung der venösen Kanüle(n) weiterhin noch eine Volumenzufuhr über den arteriellen Schenkel erfolgen.

4. Mit Beginn der ECC muß auf die Zeichen einer **venösen Stauung** oder **ungleichmäßigen Perfusion** (z.B. einseitige Blässe) im Kopf-Halsbereich geachtet und ggf. die Lage der Kanüle(n) entsprechend korrigiert werden.

5. Ein Eindringen von **Luft** muß nicht nur auf der arteriellen Seite, sondern auch im venösen Schenkel der HLM (z.B. bei undichter Vorhofnaht) vermieden werden, weil hierdurch der venöse Rückfluß zum Stillstand kommen kann..

6. Bei **"kaltem Anfahren"** der HLM kommt es aus zwei Gründen zur abrupten Abnahme der SVR (-> Blutdruckabfall):
   - kälteinduzierte Vasoplegie
   - Verdünnung der zirkulierenden Katecholamine

7. **Veränderungen der Serumelektrolyte.** Ein Abfall des Serumnatriumspiegels ist vor allem nach Gabe größerer Mengen natriumarmer kardioplegischer Lösung zu beobachten. Bei nachlassender Diurese empfiehlt sich dann eine Natriumsubstitution. Das Serumkalium kann vor allem in der Wiedererwärmungsphase bei vermehrt einsetzender Spontandiurese abnehmen. Zur Vermeidung von Herzrhythmusstörungen nach Abstellen der HLM sollte dann Kalium zugeführt werden. Die Substitution erfolgt mit oben beschriebener Inzolen®-HK-Lösung.

8. Bei Patienten mit **permanentem Herzschrittmacher** müssen bei "demand"-Funktion die SM-Impulse durch ein externes "Gegenpacing" über subkutane Stichelektroden inhibiert werden.

9. Bei Patienten mit einem **Dialyse-Shunt** kann evtl. hierüber der Flußanteil unter ECC zu groß werden, so daß in diesem Fall der Shunt vorübergehend durch Anlegen eines Kompressionsverbandes vermindert werden muß. Man erkennt den erhöhten Shuntfluß anhand deutlich erniedrigter $avDO_2$-Werte bzw. dementsprechend verringerter O_2-Aufnahme im Verein mit niedriger SVR. Shuntthrombosen infolge Kompression müssen bei Vollheparinisierung nicht befürchtet werden.

6.3.7 Narkoseführung während ECC

Die Hämodilution bewirkt infolge Hypoproteinämie einen Anstieg der ungebundenen Anästhetikafraktionen im Plasma und somit erhöhte Konzentrationen an den Wirkorten (s.o.). Zusätzlich besteht in der Hypothermiephase ein geringerer Anästhetikabedarf. Man geht davon aus, daß eine Gehirntemperatur ≤ 28°C per se zur Narkose führt, so daß dann auf eine Zufuhr von Hypnotika und Analgetika gänzlich verzichtet werden kann. Bei höheren Temperaturen hingegen ist zumindest die Gabe von Hypnotika erforderlich (z.B. Propofol: ca. 100-200 mg/h). In der Aufwärmphase jedoch steigt deren Bedarf wieder an, so daß hier die Anästhesie häufig vertieft werden muß.

6.3.8 Voraussetzungen zur Beendigung der ECC

1. Entlüftung des Herzens

Bei Operationen am *offenen* Herzen muß die Luft vor Beendigung der ECC aus dem Herzen eliminiert werden. In *Kopftieflage* wird hierzu unter Drosseln der ECC durch manuelles Blähen der Lunge die Luft aus dem linken Ventrikel über ein Loch in der Herzspitze und an der Aortennaht herausgespült (Voraussetzung: "schlagendes Herz"). Dieser Vorgang wird mehrmals wiederholt. Die Effektivität kann mittels transösophagealer Echokardiographie überprüft werden. Eine komplette Entlüftung gelingt allerdings i.d.R. nicht, so daß mit dem Eintritt kleinerer Luftblasen in den Kreislauf gerechnet werden muß.

2. Temperaturen im Ösophagus > 36°C und im Rektum > 35,5°C
3. Reperfusion der Koronarien nach Öffnung der Aortenklemme über ca. 50 % der Abklemmzeit
4. bei Kammerflimmern interne Defibrillation mit 10-50 J
5. nach Anlage von epikardialen Schrittmacherelektroden Überprüfung der SM-Funktion: bei totalem AV-Block sequentielle Stimulierung von Vorhof und Kammer, bei Sinusbradykardie Vorhofstimulation; HF ca. 90/min (bei sequentieller Stimulation PQ-Zeit auf ca. 150 msec einstellen)
6. nach sorgfältigem manuellem Blähen der Lungen Wiederaufnahme der kontrollierten Beatmung (FIO_2 1,0) u. Überprüfung der adäquaten beidseitigen Belüftung sowie der Beatmungsdrücke
7. Nullabgleich der Druckaufnehmer auf Vorhofebene (hierzu OP-Tisch horizontal stellen)
8. kein N_2O in der Postbypass-Phase (Luftemboliegefahr)!
9. <u>Sollwerte</u>
   - Hkt ≥ 25 % bzw. Hb ≥ 8 g%
   - $PaCO_2$ = 35-40 mmHg
   - Serumkalium = 4,5-5,0 mmol/l
   - ionisiertes Serumcalcium im Normbereich (≈ 1-1,25 mmol/l)!
   - $avDO_2$ < 5 ml/100 ml Blut bzw. SvO_2 > 70 %
   - SVR < 1000 dyn · sec · cm^{-5}!
10. Medikamente wie Adrenalin, Noradrenalin, Calcium und Nitroglycerin in den *klinikablichen* Konzentrationen b. Bed. einsatzbereit halten*
11. Protaminchlorid aufgezogen
12. Bilanzierung der Urinmenge

*: <u>Perfusoren</u>:
- Adrenalin (Suprarenin®) und Noradrenalin (Arterenol®), je 3 mg ad 50 ml NaCl 0,9 % (1 ml/h = 1 µg/min)
- Nitroglycerin 50 mg/50 ml NaCl 0,9 %

<u>10-ml-Spritzen</u>:
- Adrenalin und Noradrenalin, je 100 µg/ml (1 : 10) und 10 µg/ml (1 : 100)
- Noradrenalin 1 µg/ml (1 : 1.000)
- Nitroglycerin 10 µg/ml (1 : 100)
- 0,23molares Calciumgluconat 10 %

6.4 Abstellen der ECC (Phase 4)

Der HLM-Fluß wird langsam unter sorgfältigster Überwachung vor allem des Volumenstatus reduziert. Hierbei erfolgt durch den Kardiotechniker die Angabe des Restflusses (in %). Der **ZVD** sollte in dieser Phase i.d.R. **6-8 mmHg**, der **LAP 10-12 mmHg** betragen!

Bei *unkompliziertem* Verlauf ermöglicht eine ausreichende Myokardkontraktilität ein adäquates HZV bei normaler SVR (Drücke: MAP > 60 mmHg, ZVD < 8 mmHg, LAP 10-12 mmHg; $avDO_2 < 5$ ml/100 ml Blut). Bei niedriger SVR (MAP < 60 mmHg als Folge der Wiedererwärmung) sollte der koronare Perfusionsdruck und damit die Myokarddurchblutung durch Gabe von Noradrenalin p.inf. (3-6 µg/min) erhöht werden.

Ein *komplizierter* Verlauf liegt vor, wenn die Myokardkontraktilität vermindert ist, und ist vor allem dann zu erwarten, wenn die Herzfunktion bereits präoperativ eingeschränkt war (Drücke: MAP < 60 mmHg, ZVD > 10 mmHg, LAP > 14 mmHg; $avDO_2 > 5$ ml/100 ml Blut). Als weitere Ursachen kommen u.a. auch Luft in den Koronarien (ST-Streckensenkungen oder -hebungen), Bypasskomplikationen, ein akuter Myokardinfarkt oder Klappenfehlfunktionen in Frage.

Maßnahmen nach erfolgreicher Beendigung der ECC

- nach Möglichkeit Retransfusion des Restblutes aus der HLM, ggf. auch nach Aufbereitung im Cellsaver (Ziel-Hkt zum OP-Ende: 30-35 %)
- Entfernen der ECC-Kanülen
- Heparin antagonisieren: Protamindosis (= 2/3 der *initialen* Heparinmenge) über ca. 20 min infundieren (Ansage durch den Chirurgen), nach 20 min ACT-Kontrolle und Gerinnungsstatus, ggf. Protamin nachgeben (1 : 1 verdünnt, cave: Blutdruckabfall!)
- regelmäßig die Lunge manuell blähen, um Atelektasen vorzubeugen, wenn möglich PEEP von 3-5 cmH_2O
- Oxygenierung mit FIO_2 1,0, solange Hkt < 30 %
- bei Thoraxverschluß auf Änderungen der Vorlasten und korrekte Lage des LA-Katheters achten (Abknickungsgefahr!)
- Antibiotikum zum OP-Ende repetieren

Merke:

Nach **Abgehen vom Bypass** besteht aufgrund der durch die Wiedererwärmung ausgelösten peripheren Vasodilatation i.d.R. weiterhin ein nicht unerheblicher **Volumenbedarf**. Bei anhaltend niedrigem peripheren Gefäßwiderstand wird zusätzlich Noradrenalin in geringer Dosierung (1-3 µg/kg KG) eingesetzt.

6.4.1 "low-output"-Syndrom

Das sog. "low-output"-Syndrom ist gekennzeichnet durch einen:

- Herzindex < 2,2 $l \cdot m^{-2}$ KOF $\cdot\ min^{-1}$ und eine
- SVR > 1.200 dyn $\cdot$ sec $\cdot\ cm^{-5}$.

Da der Blutdruck in der A. radialis unmittelbar nach ECC falsch niedrig gemessen werden kann, sollte - um therapeutische Fehlentscheidungen zu vermeiden - der Druck in entsprechenden Situationen direkt *intraaortal* gegengemessen werden (s. auch Kap. 3, S. 42).

Als **reversible myokardiale Funktionseinschränkungen**, die einem "low-output"-Syndrom zugrunde liegen können, werden zwei Zustände unterschieden:

- "hibernating myocardium"
  - vitales Myokard, das aufgrund eingeschränkter Perfusion nur seinen Strukturstoffwechsel aufrechterhält, seine kontraktile Funktion jedoch eingestellt hat
- "stunned myocardium"
  - postischämisches Myokard mit wieder normalisierter Perfusion, bei dem die Kontraktionsfähigkeit noch nicht (vollständig) wiederhergestellt ist

Therapie des "low-output"-Syndroms

1.	Adrenalin 3-10 μg/min, Nitroglycerin 30-250 μg/min; ggf. Noradrenalin 3-6 μg/min
2.	Calciumsubstitution: nur bei erniedrigtem ionisierten Serumcalcium sinnvoll!
3.	evtl. PDE-III-Hemmer: z.B. Milrinon (Bolus 35 μg/kg KG [s. Abschn. 4.1] + 0,35 μg/kg/min)
4.	evtl. hochdosierte Insulintherapie
5.	intraaortale Ballongegenpulsation
6.	ventrikuläres Assist-System

Merke:

Das "low-output"-Syndrom muß umgehend therapiert werden! Wenn eine medikamentöse Unterstützung nach kurzer Zeit keinen Erfolg zeigt, muß der Patient umgehend wieder an die HLM angeschlossen und die koronare Reperfusion fortgesetzt werden, um irreversible Schäden des postischämischen Myokards zu verhindern.

Hochdosierte Insulingabe zur Verbesserung der Herzleistung

Patienten mit bereits präoperativ erheblich eingeschränkter Ventrikelfunktion (EF < 40 %) auf myopathischer Grundlage können nach Narkoseeinleitung vor ECC-Beginn **80 IE Insulin i.v.** im Bolus erhalten. Hierdurch sollen in der Myokardzelle energetische Reserven für die Phase nach dem Abstellen der ECC aufgebaut werden (Vermehrung von ATP), um so ein "low-output"-Syndrom zu verhindern, zumindest aber in seiner Ausprägung abzumildern. Nach Insulingabe müssen der Blutzucker- und Serumkaliumspiegel ca. alle 10 min überprüft und Glucose wie auch Kalium dementsprechend substituiert werden!

Haider et al. (1984) und *Oldfield* et al. (1996) konnten zeigen, daß die Gabe von 80 IE Insulin i.v. in Verbindung mit Glucose- und Kaliuminfusionen vor der ECC die myokardialen Glykogenspeicher erhöhten und die Glucoseverwertung verbesserten. Nach der ECC stand mehr ATP zur Verfügung, die Neigung zu Hypotension, Arrhythmien und ischämieassoziierten Komplikationen waren verringert. Auch die Post-ECC-Anwendung von Glucose-Insulin-Kalium (50 %/ 80 IE/100 mmol/l) verbesserte den Herzindex, verminderte den Bedarf an inotroper Unterstützung und erhöhte die 30-Tage-Überlebenszeit (*Gradinac*; 1989). Das Verfahren per se ist allerdings mit potentiellen Problemen behaftet, wie Hyperglykämie während der ECC mit ungünstigen Auswirkungen bei zerebralen Ischämien sowie insbesondere mit postoperativen Hyperglykämien und Hyperkaliämien.

Nach dem vergeblichen Versuch, die HLM erfolgreich abzustellen, kommt zur Verbesserung der Pumpfunktion des Herzens ebenfalls die Gabe von Insulin in Betracht. Hierbei muß die Dosis allerdings auf 400-800 IE! gesteigert werden, da unter den Bedingungen der erneuten ECC zur Verlängerung der Reperfusion die Insulinwirkung deutlich herabgesetzt wird.

Mechanische Kreislaufunterstützung

Wenn beim "low-output"-Syndrom pharmakotherapeutisch keine adäquate Verbesserung der Pumpfunktion des Herzens herbeigeführt bzw. aufrechterhalten werden kann, können mechanische Systeme zur Kreislaufunterstützung eingesetzt werden. Hierdurch soll der Zeitraum bis zur myokardialen Regeneration oder bis zur Herztransplantation überbrückt werden. Bei den mechanischen Verfahren unterscheidet man die *intraaortale Ballongegenpulsation* und sog. ventrikuläre *Assist-Systeme*.

Intraaortale Ballongegenpulsation (IABP)

Für die intraaortale Ballongegenpulsation wird ein Ballonkatheter transfemoral in der Aorta descendens mit seiner Spitze distal des Abganges der linken A. subclavia plaziert. Die Lage sollte mittels TEE kontrolliert bzw. optimiert werden. Der Ballon wird durch pumpengesteuerte Gasinsufflation (Helium) in der Diastole unmittelbar nach Schluß der Aortenklappe aufgeblasen und okkludiert zu 90-95 % die Aorta. Dadurch steigt der koronare Perfusionsdruck und somit die Myokarddurchblutung, so daß die Kontraktilität verbessert wird. Der Ballon wird direkt vor Öffnung der Aortenklappe wieder komplett entleert. Hierdurch entsteht ein gewisser Sogeffekt, so daß die Herzarbeit durch Senkung der Nachlast während der Systole geringfügig abnimmt. Insgesamt wird eine **Erhöhung des linksventrikulären Schlagvolumens** ermöglicht. Die einzelnen Ballonphasen können anhand des EKGs oder besser noch anhand der arteriellen Blutdruckkurve (Aorta oder A. radialis) getriggert werden. Zusätzlich ist eine manuelle Verstellung der Inflations- oder Deflationszeitpunkte zur Funktionsoptimierung möglich. Dadurch läßt sich eine Steigerung des Herzzeitvolumens um bis zu 30 % erreichen.

Kontraindikationen für IABP

- absolut
  - höhergradige Aorteninsuffizienz
  - irreversible strukturelle Schädigung größerer Myokardanteile (kardiogener Schock < 6 h)
- relativ
  - Aneurysma der Aorta ascendens
  - Protheseninterponate der proximalen oder distalen Aorta

Ventrikuläre Assist-Systeme

Mechanische Assist-Systeme (z.B. Medos®) dienen zur maximalen **Vor- und Nachlastsenkung** eines oder beider Ventrikel. Beim Linksherzbypass wird ein Teil des Blutes aus dem linken Vorhof oder Ventrikel extrakorporal abgeleitet und anschließend in die Aorta ascendens oder A. femoralis zurückgepumpt. Beim isolierten Rechtsherzbypass zwischen den Hohlvenen und dem großen Kreislauf muß zusätzlich ein Membranoxygenator zwischengeschaltet werden.

Die maximal erzielbaren apparativen Minutenvolumina liegen bei ca. 5-7 l. Der Blutfluß ist i. Ggs. zur HLM pulsatil. Wichtig ist, daß die Systeme unterhalb des Herzniveaus angebracht werden, um die Blutableitung nach dem "Saug-Heber-Prinzip" zu gewährleisten. Die **Flußrate** ist abhängig vom:

- hydrostatischen Gefälle zwischen Vorhof und Reservoir und vom
- peripheren Gefäßwiderstand, beim sequentiellen Bypass auch von der PVR.

Zum Erreichen der maximalen Flußrate sollte der Vorhofdruck 14-15 mmHg und der arterielle Mitteldruck ca. 60 mmHg betragen, das Reservoir sollte etwa 15 cm unterhalb des Vorhofniveaus liegen. Bei Patienten mit latent bzw. funktionell offenem Foramen ovale darf der linksatriale Druck nicht unter den rechtsatrialen sinken, um eine Wiedereröffnung mit der Folge eines Rechts-Links-Shunts zu vermeiden. Die **Pumpfrequenz** kann fest eingestellt, EKG-getriggert oder in Abhängigkeit von der Reservoirfüllung gesteuert werden.

Die Systeme müssen vor Inbetriebnahme sorgfältig entlüftet werden, da keine Luftfallen integriert sind. *Negative Vorhofdrücke* müssen unbedingt vermieden werden, um ein Luftansaugen über die Nahtstellen zu verhindern! Weiterhin ist eine kontinuierliche Heparinisierung des Patienten mit mindestens 200 IE/kg KG/d erforderlich.

7 Spezielle Eingriffe

Überblick

Eingriffe <u>mit</u> ECC	Eingriffe <u>ohne</u> ECC

• Koronararterienbypass
• Herzklappenersatz
  - Operation nach *Ross*
• Herzwandaneurysma
• Herztransplantation (HTX; s. Kap. 39, S. 697 f.)
• thorakales Aortenaneurysma (s. Kap. 28)
• "Rhythmuschirurgie"
  - Operation nach *Cox-Maze*
	• transmyokardiale Laser-Revaskularisation (TMLR)
	• Perikardektomie
	• abdominelles Aortenaneurysma (s. Kap. 14, S. 278 ff. u. S. 292 f.)
	• transvenöse Defibrillator-Implantation

7.1 Koronararterienbypass

Indikation: koronare Makroangiopathie, wenn PTCA oder Pharmakotherapie nicht erfolgreich oder erfolgversprechend sind

OP-Verfahren: 1. Venenbypass (ACVB): autologes Transplantat der V. saphena magna
2. A.-mammaria-interna-Bypass (IMA), <u>Vorteile</u>: "Hochdruckgefäß", nur eine Anastomose erforderlich, geringere postop. Verschlußrate

ECC: ja

Komplikationen: perioperativer Myokardinfarkt, Bypassverschluß, "low-output"-Syndrom

Seit kürzerem können Bypassoperationen unter bestimmten Voraussetzungen auch *thorakoskopisch* oder sogar *ohne ECC* vorgenommen werden (s. Abschn. 8).

7.2 Herzklappenersatz

Ein Herzklappenersatz wird erforderlich:

1. bei Klappenstenosen,

wenn klappenerhaltende Eingriffe, wie z.B. interventionelle Ballondilatation (nur bei Semilunarklappen) oder Valvulotomie nicht möglich sind oder erfolglos bleiben, und

2. bei Klappeninsuffizienzen,

wenn klappenrekonstruierende Eingriffe (Plastiken) nicht in Frage kommen.

Zum Klappenersatz stehen **Bio- und mechanische Prothesen** zur Verfügung. Mechanische Prothesen ("Kunstklappen") werden aufgrund der längeren Haltbarkeit (ca. 15 Jahre) bevorzugt bei jüngeren Patienten verwendet. Allerdings ist zur Prävention thromboembolischer Komplikationen eine dauerhafte, d.h. lebenslange Antikoagulation mit Kumarinpräparaten erforderlich. Bioprothesen (vom Schwein oder Menschen ["homograft"]) sind dagegen zwar deutlich weniger thrombogen, so daß eine antithrombotische Behandlung i.d.R. nur für wenige Monate nach Klappenersatz durchgeführt werden muß, jedoch ist ihre Haltbarkeit erheblich kürzer als die von Kunstklappen.

Der Herzklappenersatz und meistens auch die Vavulotomien machen eine ECC erforderlich. Die Pathophysiologie der häufigsten Klappenvitien und die sich daraus ergebenden Besonderheiten im anästhesiologischen Vorgehen sind in Abschnitt 2.2 beschrieben.

7.3 Operation nach *Ross*

Indikation: Aortenvitium beim jungen Menschen

OP-Verfahren: spezieller Aortenklappenersatz durch "Switch-OP" (körpereigene Pulmonalklappe wird in Aortenposition eingebaut ["autograft"]) und Pulmonalklappenersatz durch Fremdtransplantat ("homograft")

Vorteile:
1. längere Funktionsdauer durch körpereigene Klappe im Hochdrucksystem
2. keine Antikoagulation erforderlich

ECC: ja

Besonderheiten: sehr lange OP-Zeiten (ca. 5-6 h)

Komplikationen:
1. Blutungen (ECC-Dauer, große Wundfläche)
2. Alteration beider Auslaßventile mit Beeinträchtigung der links- und rechtsventrikulären Funktion

7.4 Herzwandaneurysma

Pathophysiologie: Herzwandaneurysmata bilden sich nur im linken Ventrikel, und hier vor allem auf dem Boden eines Myokardinfarktes. Sie können thrombosieren und so zur *Emboliequelle* werden. Weitere potentielle Komplikationen sind Auslösung von *Herzrhythmusstörungen* und bei entsprechender Aneurysmagröße Ausbildung einer Herzinsuffizienz.

Therapie: Aneurysmektomie

ECC: ja

Besonderheiten: Nach Resektion des Aneurysmas ist das Ventrikelkavum verkleinert und die linksventrikuläre Compliance vermindert. Das enddiastolische Volumen darf in dieser Phase nicht zu stark ansteigen, um Überdehnungen des Myokards zu vermeiden. Zur Aufrechterhaltung adäquater Herzzeitvolumina sollte deshalb hier immer eine *leicht erhöhte Herzfrequenz* angestrebt werden (ca. 100-110/min).

7.5 Herztransplantation (s. Kap. 39, S. 697 f.)

7.6 Operation nach *Cox-Maze*

Indikation: therapierefraktäre absolute Arrhythmie mit Herzinsuffizienz

OP-Verfahren: rhythmuschirurgischer Eingriff mit Durchtrennung der meisten elektrischen Bahnen im rechten Vorhof

ECC: ja

Besonderheiten: lange ECC-Zeit

Komplikationen: totaler AV-Block

7.7 Transmyokardiale Laser-Revaskularisation (TMLR)

Indikation: koronare Mikroangiopathie und voroperierte KHK-Patienten, bei denen keine anastomosierbaren Gefäße mehr für eine Bypass-OP vorhanden sind

OP-Verfahren: Mittels Lasertechnik werden von epikardial aus ca. 30-40 Kanäle durch das Myokard bis in den Ventrikel "geschossen". Über diese Kanäle wird unmittelbar eine Durchblutungsverbesserung des ischämischen Areals erreicht. Langfristig soll es zusätzlich zu einer Neovaskularisierung in diesem Bezirk kommen. Ein positiver Langzeiteffekt auf das Leistungsvermögen und die Letalität wird jedoch zunehmend in Frage gestellt.

ECC: nein

OP-Ablauf: Nach Freilegung des Herzens werden in 6-10 Serien bis zu 40 "Laserinjektionen" durchgeführt. Der Laserstrahl soll hierbei das Ventrikelkavum erreichen. Dieses wird mittels TEE überprüft. Eine TCD dient dem zusätzlichen Erkennen zerebraler Luftembolien. Bei Luxierung des Herzens und Laseranwendung im Bereich der Herzhinterwand kommt es für ca. 30 sec zu extremer Kreislaufdepression, die jedoch nach Freigabe des Herzens meistens sofort sistiert. Nach der Laseranwendung wird der Thorax verschlossen.

OP-Dauer: ca. 2 h

Instrumentierung: s.o., invasive art. Blutdruckmessung A. rad. re., ggf. PA-Katheter

Lagerung: Rechtsseitenlage für laterale Thorakotomie

Anästhesie: balanciert mit Midazolam (alternativ Propofol) + Opioid + ggf. Isofluran oder Sevofluran (< 1 MAC), kompl. Muskelrelaxation; keine Ein-Lungen-Beatmung erforderl.

Komplikationen: koronararterielle Läsionen mit Ischämie oder Blutungen

Nachbetreuung: frühzeitige postop. Extubation anstreben (z.B. im AWR), anschließend Intensivüberwachung

7.8 Perikardektomie

Indikation: Pericarditis constrictiva ("Panzerherz"; am häufigsten tuberkulöser Genese)

Pathophysiologie: progressive Abnahme der Herzauswurfleistung infolge diastolischer Füllungsbehinderung (-> hoher ZVD)

Klinik: Zeichen der Rechtsherzinsuffizienz mit ausgeprägter Halsvenenstauung, in fortgeschrittenen Fällen periphere Ödeme, Leberstauung, Aszites etc.

OP-Verfahren: mediane Sternotomie, partielle oder totale Resektion des Perikards

ECC: i.d.R. nein

OP-Dauer: 4 h

Lagerung: Rückenlage

Instrumentierung: s.o., ggf. PA-Katheter

Blutkonserven: 4-6 EKs

Anästhesie: balanciert mit Midazolam (alternativ Propofol) + Opioid, komplette Muskelrelaxation

Besonderheiten:
1. Vermeidung zusätzlicher Beeinträchtigungen des venösen Rückstromes durch
   - hohe Beatmungsdrücke
   - venodilatatorische Anästhetika
2. Vermeidung von Bradykardien (<u>cave</u>: HZV-Abfall!)
3. manipulationsbedingte Herzrhythmusstörungen
   -> Serumkalium hochnormal halten, ggf. Antiarrhythmika
4. nach der Perikardresektion oftmals kardiale Dilatation und Insuffizienz
   -> positiv inotrope Substanzen, Volumenrestriktion

Komplikationen:
1. Blutungen
2. Ventrikelperforation
3. Verletzung der Koronararterien

Nachbetreuung: Intensivstation (Nachbeatmung bis zur kardialen Stabilisierung)

7.9 Kardioverter/Defibrillator-Implantation

Indikationen: medikamentös therapieresistente paroxysmale ventrikuläre Tachykardien (VT) oder rezidivierendes Kammerflattern/-flimmern (VF) zur Sekundärprophylaxe des plötzlichen Herztodes

OP-Verfahren: Implantation eines Schrittmachers mit Kardioversions-/Defibrillationsfunktion (AICD). Im SM-Ausweis ist diese Funktion als 5. Letter mit einem "S" gekennzeichnet (Einzelheiten hierzu s. Kap. 29, S. 560).

ECC: nein

OP-Ablauf: Der AICD wird wie ein SM in eine subpektorale Tasche implantiert, die Elektroden werden mittlerweile i.d.R. *transvenös* (zumeist V. subclavia sinistra) im Subendokard verankert.

Testphase: Nach Einführung der Elektroden werden die Reizschwellen, die Signalamplituden sowie die elektrischen Widerstände gemessen. Bei adäquater Sondenlage wird die Defibrillationsschwelle durch Induktion von Kammerflimmern mit anschließender interner Defibrillierung bestimmt, anschließend wird das Aggregat implantiert und dessen Defibrillatorfunktion überprüft.

OP-Dauer: 1-3 h

Instrumentierung: venöse und arterielle Kanüle i.d.R. rechts; ZVK; TEE bei hochgradig eingeschränkter Ventrikelfunktion

Lagerung: Rückenlage

Anästhesie: balanciert mit Propofol (alternativ Midazolam) + Opioid (bevorzugt Remifentanil bei transvenöser Technik) + ggf. Isofluran oder Sevofluran (< 1 MAC), komplette Muskelrelaxation

Besonderheiten:

1. Antiarrhythmika sollen - in Absprache mit Kardiologen und Kardiochirurgen - auch am OP-Morgen weitergegeben werden.
2. Wichtig ist die adäquate Lagerung u. Fixierung der Extremitäten für die Testphase, um auch bei nachlassender Relaxierung keine Lagerungsschäden zu provozieren
3. Vor OP-Beginn werden externe Defibrillationselektroden auf den Thorax aufgeklebt. Die Einsatzbereitschaft eines externen Defibrillators ist unbedingt zu überprüfen (Klebeelektroden), da der interne Defibrillator in Einzelfällen bei ungünstiger Sondenlage keine Terminierung des Kammerflimmerns erzielen kann.
4. Bei extrem ungünstigen Gefäßverhältnissen müssen die Elektroden *epikardial* mittels Thorakotomie aufgenäht werden. Hierbei ist die stärkere chirurgische Stimulation zu bedenken. Vor allem bei Reoperationen müssen Blutkonserven im OP-Saal bereitgehalten werden, da bei Thoraxeröffnung Einrisse der großen Gefäße vorkommen können.
5. Im Anschluß an eine Kardioversion/Defibrillation treten oftmals Hypertonie und Tachykardie, seltener eine Bradykardie auf, die nur kurz andauern und i.d.R. keine Therapie erforderlich machen.

Nachbetreuung: postop. Extubation anstreben, anschließend Intensivüberwachung; bei Thorakotomie Nachbeatmung

8 "Minimal-invasive" Bypassoperationen

Neue technologische Entwicklungen erlauben koronarchirurgische Eingriffe mit geringerer Invasivität. Hierbei liegen die Zielsetzungen in einer Vermeidung der extrakorporalen Zirkulation und/oder der klassischen medianen Sternotomie, um so z.B. typische neuropsychiatrische Komplikationen nach ECC zu verhindern und die postoperative Erholung der Patienten zu verbessern bzw. zu beschleunigen.

Als "minimal-invasive" Bypassoperationen kommen *zwei* konkurrierende **Verfahren** zur Anwendung:

1. offener Eingriff am schlagenden Herzen
2. geschlossener, thorakoskopischer Eingriff am stillstehenden Herzen

Offener Eingriff

Um koronarchirurgische Eingriffe **ohne ECC** durchführen zu können (sog. "off- pump"-Eingriffe), werden spezielle Instrumente benötigt, die am schlagenden Herzen eine funktionelle Ruhigstellung des Operationsgebietes für die Anastomosierung gewährleisten ("selektive Herzwandimmobilisation"). Sie werden als *"Herzwandstabilisatoren"* bezeichnet (Abb. 37). Eine Ausführung besteht z.B. aus zwei parallel zueinander angeordneten Saugnäpfen, die mit Unterdruck am Epikard haften und so kontraktionssynchrone Bewegungen des Gewebes in diesem Bereich verhindern bzw. minimieren ("Octopus"). Prinzipiell sind auf diese Weise 3-Gefäßrevaskularisierungen möglich, wobei jedoch die Octopus-Positionierung im posterioren Herzanteil schwieriger ist und nicht selten zu stärkerer hämodynamischer Depression führt. Am häufigsten wird diese Technik deshalb für LAD-Bypässe angewendet, wobei die IMA bevorzugt wird, da hierbei zudem keine aortale Anastomose erforderlich ist.

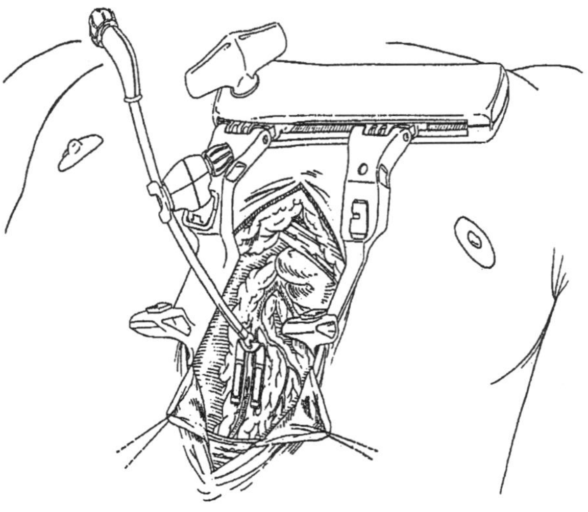

Abbildung 37: "Herzwandstabilisator"

Operative Zugangsmöglichkeiten

- partielle mediane Sternotomie ("Ministernotomie")
- subxiphoidal (selten)

Nachteile:

1. Die Bewegung des Herzens zur Anlage des Octopus etc. erzeugt hämodynamische Alterationen.
2. Das Abklemmen des betreffenden Koronargefäßes birgt die Gefahr ischämischer Komplikationen.

Ischämische Präkonditionierung

Unter "ischämischer Präkonditionierung" versteht man ein *Probeclamping* des zu anastomosierenden Koronargefäßes, um unter Beobachtung der ST-Strecke das Auftreten und Ausmaß einer myokardialen Ischämie abschätzen zu können. Bei ST-Segmentveränderungen von mehr als 0,5 mm (periphere Ableitung) innerhalb von 5minütiger Okklusion wird vor der koronaren Anastomosierung eine ebenfalls 5minütige Reperfusion durchgeführt. Ob hierdurch allerdings ischämiebedingte Dysfunktionen nach der zweiten Okklusion verhindert bzw. gemindert werden können, wird z. Zt. kontrovers beurteilt. Übereinstimmend wird jedoch auf eine zwischengeschaltete Reperfusion verzichtet, wenn die ST-Änderungen unterhalb dieser Schwelle bleiben.

Konversion auf herkömmliche, ECC-gestützte Bypassoperation

Bei erheblichen hämodynamischen Veränderungen und/oder Zeichen einer Myokardischämie, die pharmakologisch nicht zu korrigieren sind, muß auf das konventionelle Operationsverfahren mit ECC gewechselt werden. Hierzu muß von vornherein eine HLM-Bereitschaft sichergestellt sein. Als **Konversionskriterien** gelten:

- MAP < 50 mmHg
- $SvgemO_2$ bzw. SvO_2 < 60 %
- Auftreten von Arrhythmien als Ischämiezeichen
- ST-Segmentveränderungen > 2 mm in peripheren bzw > 4 mm in präkordialen Ableitungen

Geschlossener Eingriff

Geschlossene "minimal-invasive" Eingriffe werden thorakoskopisch video-assistiert durchgeführt (Grundsätzliches s. Kap. 26, S. 497 f.). Sie erfordern ein stillstehendes Herz und somit eine vorübergehende extrakorporale Zirkulation in Form eines femoro-femoralen Bypasses. Hierdurch lassen sich die Sternotomie und deren postoperative Folgen vermeiden. Als operativer Zugang dient statt dessen eine laterale oder antero-laterale **"Minithorakotomie"**.

Nachteile:

Zur Induktion des Herzstillstandes ist eine **retrograde Kardioplegie** und damit eine zuvor vom Anästhesisten durchzuführende, nicht einfache Katheterisierung des Sinus coronarius und rechten Ventrikels (Absaugkatheter) erforderlich. Außerdem wird zum passageren **Verschluß der Aorta** ein Ballonkatheter benötigt (Positionierung unter TEE-Kontrolle).

Bypassgefäße

- IMA (nur eine periphere Anastomose erforderlich, Vermeidung aortaler Manipulationen)
- V. saphena magna (endoskopische, video-assistierte Entnahme möglich - durch die CO_2-Insufflation, allerdings zusätzlicher Anstieg des $PECO_2$ um 10-20 % ohne AMV-Anpassung)

Anästhesiologische Besonderheiten

Instrumentierung und Monitoring

2 großlumige i.v. Zugänge, 5-Pol-EKG mit ST-Streckenanalyse (Abl. II, V_4, V_5), 3-Lumen-ZVK, kontinuierliche ZVD-Messung, arterieller Zugang für invasive Blutdruckmessung, Pulsoxymetrie, Kapnometrie/-graphie, Doppellumen-Tubus oder Endobronchialblocker für Ein-Lungen-Ventilation (bei IMA-Präparation bzw. thorakoskopischem Eingriff erforderlich; s. Kap. 26, S. 482 ff.), Magensonde, Blasenkatheter, Temperatursonde, Auskühlungsschutz (WarmTouch®, Infusionswärmer etc.), Doltron-Transfusionspumpe, Cell-saver (zumindest Reservoir)

Besonders bei den "Eingriffen am schlagenden Herzen" ist großer Wert auf die Ischämiedetektion während der Abklemmphasen zu legen. Neben der ST-Streckenanalyse kommt hierzu die transösophageale Echokardiographie in Betracht. Allerdings ist die Beurteilung mit beiden Verfahren bei Positionsveränderungen des Herzens eingeschränkt. Arterielle Hypotensionen treten vor allem bei manipulativen Herzluxationen oder erheblicher Einschränkung der regionalen Herzwandbeweglichkeit nach dem Koronarclamping als Folge von HZV-Abfällen auf. Deshalb empfehlen einige Autoren die HZV-Überwachung, am besten mittels CCO-Katheter (+ kontinuierliche $SvgemO_2$).

Medikamente

- Calciumantagonist (bei IMA-Anastomose)
- Bereithalten von Katecholaminen etc. (s.o.)
- Heparin
  - 5.000-10.000 E/kg KG vor Installation des Herzwandstabilisators (ACT > 250 sec),
  - Standardvorgehen bei ECC (s.o.)

Anästhesie

- balanciert oder TIVA, evtl kombiniert mit hoher thorakaler Epiduralkatheteranästhesie
- Ein-Lungen-Ventilation für IMA-Präparation bzw. thorakoskopischen Eingriff
- Frühextubation angestrebt

Postoperative Versorgung

- Standard: Überwachung im Aufwachraum für ca. 3-4 h; Intensivstation bei Komplikationen, prolongierter Nachbeatmung oder schwierigen Fällen (z.B. hochgradig eingeschränkte Ventrikelfunktion, Mehrfachbypässe)
- Analgesie: Opioide + Nicht-Opioid-Analgetika; ggf. LA + Opioide über Epiduralkatheter
- Troponin-Verlaufskontrolle zur Beurteilung einer myokardialen Infarzierung

Bewertung der Verfahren

Eine abschließende Bewertung der "minimal-invasiven" Operationsmethoden hinsichtlich perioperativer Morbidität und Mortalität ist z. Zt. nicht möglich. Als Vergleichsmaßstab zur Langzeitbeurteilung der Bypass-Wiederverschlußrate gilt der "Goldstandard" LIMA auf LAD mit unter 10 % nach 10 Jahren. Erhöhte Anforderungen bestehen intraoperativ nicht nur an den Chirurgen bezüglich der Operationstechnik, sondern auch an den Anästhesisten (z.B. Eine-Lunge-Anästhesie, spezielle Katheterplazierung). Außerdem ist eine besonders enge interdisziplinäre Zusammenarbeit in den Phasen mit erhöhter Komplikationsgefahr erforderlich (z.B. Koronarclamping mit regionaler Ischämie am schlagenden Herzen). Technisch schwierig bzw. aufwendig sind bei den neuen Operationsmethoden Anastomosierungen im Bereich der rechten Koronararterie bzw. mehrerer Koronargefäße oder -äste. Hier mag zuweilen das sog. "Hybrid-Verfahren" hilfreich sein, bei dem eine "minimal-invasive" Operationstechnik mit einer PTCA oder Stent-Implantation kombiniert wird.

9 Kardioversion

Indikation: Rhythmisierung bei absoluter Arrhythmie

Vorbereitung:

1. aktuelles Serumkalium (wünschenswert 5,0-5,5 mmol/l)
2. (transösophageale) Echokardiographie zum Ausschluß von Vorhofthromben bei:
   - länger bestehendem Vorhofflimmern (> 48 h) bzw. unklarer Dauer
   - Herzinsuffizienz
   - rheumatischen Herzklappenfehlern (Klappenvegetationen)
   - kurz zurückliegender Embolie
3. bei geplanter Kardioversion Einhaltung der Nahrungskarenzzeiten

Antikoagulation:

1. Bei Patienten mit Vorhofflimmern von über 48 h Dauer bzw. echokardiographisch nachgewiesenen atrialen Thromben wird von seiten der Kardiologen eine Antikoagulation von i.d.R. 3 Wochen vor und 4 Wochen nach der Kardioversion durchgeführt. Die Antikoagulation soll die Absprengung und Embolisierung frischen thrombotischen Materials im Gefolge der Rhythmisierung verhindern.
2. Bei Vorhofflimmern von über 48 h Dauer und sicherem Ausschluß von Thromben mittels TEE wird neuerdings neben der postinterventionellen eine zweitägige Antikoagulation vor der Kardioversion als ausreichend erachtet. Die postinterventionelle Antikoagulation dient hier dazu, eine Neuentstehung von atrialen Thromben zu vermeiden, da gezeigt wurde, daß nach Rhythmisierung (Kardioversion, pharmakologisch, spontan) die Blutflußgeschwindigkeit, besonders im linken Herzohr, bis zu mehr als einer Woche reduziert sein kann (sog. atriales "stunning") und auf diese Weise ein "thrombogenes Milieu" geschaffen wird..
3. Bei akut aufgetretenem Vorhofflimmern *ohne* komplizierende Begleitumstände wie Herzinsuffizienz, rheumatischen Klappenfehlern und akuter Embolie kann bei einer Kardioversion innerhalb von 48 h gänzlich auf eine Antikoagulation verzichtet werden.

Besonderheiten: meist antiarrhythmische Dauermedikation

Verfahren: transthorakale R-Zacken-getriggerte Defibrillation mit steigenden Energien (50-200 Joule); Stromimpuls wird ca. 10-20 msec nach der R-Zacke ausgelöst, so daß er nicht in die vulnerable Kammerphase fällt

Lagerung: Rückenlage, Oberkörper leicht erhöht

Ausrüstung: 1 i.v. Zugang

Anästhesie: Maskenarkose mit Etomidat 0,2 mg/kg KG + Remifentanil 1,0 µg/kg KG i.v.

Komplikationen:

1. av-Block III°, ggf. mit Asystolie (besonders bei Patienten unter hochdosierter Antiarrhythmikatherapie!
2. andere Rhythmusstörungen
3. Thromboembolie

Nachbetreuung: (internistische) Überwachungseinheit

10 Postoperative Überwachung und Schmerztherapie

Nach Operationen mit ECC bleiben alle Patienten zunächst intubiert und werden zur weiteren Überwachung bzw. Therapie beatmet auf eine Intensivstation, i.d.R. die kardiochirurgische, verlegt. Falls nach Eingriffen ohne HLM keine Intensivtherapie erforderlich sein sollte, erfolgt die postoperative Überwachung und, falls noch nicht geschehen, die Extubation im Aufwachraum. Neben den üblichen Überwachungskriterien muß besonderer Wert auf die Kontrolle der einschlägigen Herz-Kreislauf-Parameter gelegt werden. Diese Patienten können nach angemessener Beobachtungszeit und nachhaltiger Stabilisierung der Vitalfunktionen auf die periphere Station zurückverlegt werden.

28 Anästhesie bei Operationen an der thorakalen Aorta

1 Allgemeine Bemerkungen

Bei den **thorakalen Aortenläsionen** handelt es sich um vier verschiedene Krankheitsbilder:

- Aortendissektion mit Intimaeinriß und falschem Lumen in der Media
- traumatische Aortenruptur
- aneurysmatische Aufweitung der Aorta bei Marfan-Syndrom oder Aortenstenose
- Aortenisthmusstenose

In den meisten dieser Fälle ist die Operation die Therapiemethode der ersten Wahl (s.u.). Bei Aortendissektionen und traumatischen Rupturen handelt es sich um *dringliche* Hochrisikoeingriffe, die mit deutlich erhöhter perioperativer Letalität einhergehen.

2 Nosologie

2.1 Aortendissektion

Unter einer Aortendissektion versteht man die "Längsspaltung" des Aortenrohres im Bereich der Media, so daß zwei Aortenlumina entstehen, ein "wahres" (inneres) und ein "falsches" (äußeres) Lumen ("dissezierendes Aortenaneurysma"). Der Ausgangspunkt der Dissektion ist ein proximaler Einriß der Intima ("entry"), der Wiedereintrittspunkt in das innere Lumen befindet sich distal davon ("reentry").

Aortendissektionen werden nach ihrer **Lokalisation und Ausdehnung** eingeteilt (Abb. 38):

1. **DeBakey-Klassifikation**	
Typ I:	Der Intimaeinriß beginnt in der Aorta ascendens und kann sich über die *gesamte* Aorta erstrecken, die Aortenklappe ist häufig mitbetroffen (-> Aorteninsuffizienz)
Typ II:	wie Typ I, die Dissektion endet jedoch *proximal* der A. subclavia dextra
Typ III:	Die Dissektion beginnt *distal* der A. subclavia sinistra und verläuft über die Aorta descendens
2. **Stanford-Klassifikation**	
Typ A:	Dissektion der Aorta ascendens (= DeBakey Typ I + II); ca. 70 % der Fälle
Typ B:	Dissektion der Aorta descendens (= DeBakey Typ III); ca. 30 % der Fälle

Ursachen

- am häufigsten degenerative Veränderungen der Aortenwand (Aortensklerose)

In der Pathogenese spielen die typischen Zivilisationskrankheiten wie arterieller Hypertonus, Nikotinabusus, Hyperlipoproteinämie und Diabetes mellitus eine führende Rolle. Ebenso wie die Aorta können auch alle anderen arteriellen Gefäße pathologisch verändert sein.

Komplikationen

- Ruptur der Aortenbasis, z.B. in den Herzbeutel mit nachfolgender Perikardtamponade
- akute Aorteninsuffizienz (20-30 %)
- Obstruktionen der aortalen Gefäßäste oder sogar der Aorta selbst ("wahres" Lumen) mit nachfolgenden Ischämiesymptomen

Abbildung 38: Typen der Aortendissektion nach *DeBakey* und *Stanford*

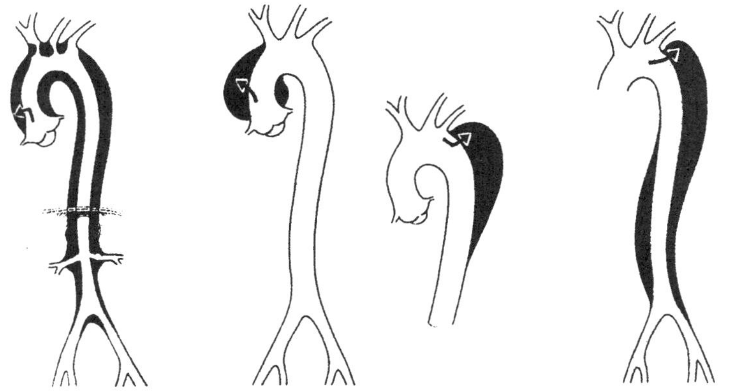

Prognose und Therapie

Die akute Letalität beträgt beim Stanford-Typ A 60-70 %, beim Typ B 40 %. Bei Dissektionen der Aorta ascendens oder des Aortenbogens besteht die Indikation zur *dringlichen* operativen Versorgung. Dissektionen im Descendensbereich werden *primär konservativ*, d.h. antihypertensiv, therapiert. Eine Indikation zur Operation ist erst gegeben bei:

- progredienter Dilatation des "falschen" Lumens
- Ischämie vitaler Organe
- drohender Aortenruptur

Die intra- und postoperative Letalität liegt zwischen 30 und 50 % und ist überwiegend auf kardiale Begleiterkrankungen (Tab. 97) zurückzuführen, so daß das perioperative Management darauf ausgerichtet sein muß, kardiale Komplikationen zu vermeiden bzw. diese frühzeitig zu erkennen und adäquat zu behandeln.

Tabelle 97: Begleiterkrankungen bei Aortendissektion

Hypertonus	40-60 %
Herzerkrankung	50-70 %
Angina pectoris	10-20 %
stumme Ischämie	20-60 %
Z. n. Herzinfarkt	40-60 %
Herzinsuffizienz	5-15 %
Diabetes mellitus	8-12 %
COPD	25-50 %
Niereninsuffizienz	5-15 %

Clark und Stanley; 1993

2.2 Traumatische Aortenruptur

Die traumatische Aortenruptur entsteht im Rahmen eines stumpfen Thoraxtraumas. Hierbei handelt sich i.d.R. um ein sog. Dezelerationstrauma, das an typischer Stelle, am häufigsten im Bereich des Aortenisthmus, zu einem kompletten oder inkompletten Einriß der Aortenwand führt. Bei kompletter Ruptur verbluten die Patienten i.d.R. am Unfallort. Bei *inkompletter* Ruptur besteht eine *dringliche* Operationsindikation, da innerhalb der folgenden 18 Stunden in 95 % der Fälle auch der schützende Adventitiamantel reißt.

Diagnostische "Trias" der Aortenruptur

- Blutdruck in den oberen Extremitäten *höher* als in den unteren Extremitäten
- radiologische Verbreiterung des Mediastinums

2.3 Aortenaneurysma

Das einfache, nichtdissezierende Aortenaneurysma ist i.d.R. symptomlos oder allenfalls mäßig symptomatisch. Die Operation ist *planbar* und dient der Prophylaxe von Komplikationen, in erster Linie der Verhinderung einer Dissektion bzw. Ruptur.

2.4 Aortenisthmusstenose

Bei der Aortenisthmusstenose des Erwachsenen besteht eine Einengung der Aorta descendens *distal* des Abganges der A. subclavia sinistra und des Ligamentum arteriosum ("juxtaduktale Koarktation"; Abb. 39).

Pathophysiologie

- Druckbelastung des linken Ventrikels mit konzentrischer LV-Hypertrophie
- Ausbildung eines Kollateralkreislaufs über die Interkostalarterien (später: Rippenusuren)

Komplikationen

- Hirnblutungen
- Aortendissektion oder -ruptur
- Herzinsuffizienz

Therapie

Die operative Therapie besteht in der Resektion des stenotischen Bereiches und i.d.R. plastischen Rekonstruktion. Der Operationszeitpunkt ist *planbar*.

Abbildung 39: Aortenisthmusstenose

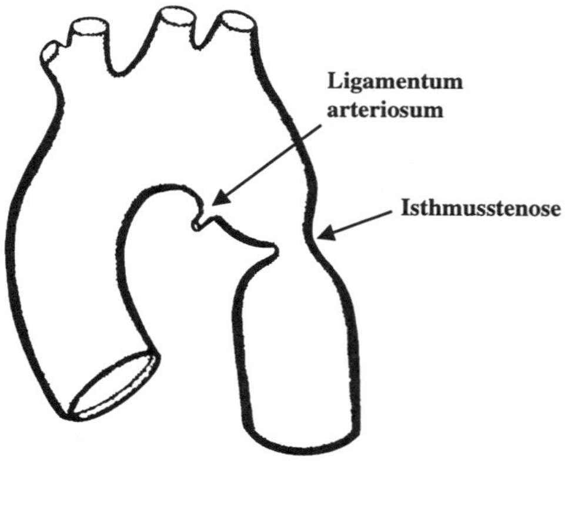

3 Präoperative Vorbereitung

Die präoperative Visite muß den gefäßchirurgischen und kardiologischen Besonderheiten Rechnung tragen. Folgendes ist **bei planbaren Eingriffe obligat**:

1. **Akutanamnese**

Auftreten und Entwicklung der Gefäßerkrankung, aktueller Zustand (in Ruhe und/oder Belastung, Blutdruckwerte an den oberen und unteren Extremitäten)

2. **Eigenanamnese**

Begleitende Erkrankungen wie Hypertonus, KHK, Diabetes mellitus, Niereninsuffizienz, COPD sowie andere Gefäßerkrankungen (insbesondere Hirngefäße); Interventionen und Operationen sowie deren Auswirkungen; Voroperationen an den Gefäßen (für die Instrumentierung und Kanülierung von großer Bedeutung)

3. **Medikamentenanamnese** (aktuell sowie in den vorausgegangenen 4 Wochen)

4. **EKG und Röntgenthoraxbild**

5. **Aorto-/Angiographie / Echokardiographie / ggf. thorakales CT**

6. **Laborwerte** (s. Kap. 27, S. 515)

7. **Blutgruppenbestimmung**, Suche nach Kälteantikörpern wegen evtl. Transfusion in Hypothermie!; Anzahl der bereitzustellenden **Erythrozytenkonzentrate** siehe bei den einzelnen Eingriffen (Abschn. 7)

8. Lungenfunktionsanalyse bzw. **arterielle BGA** bei COPD

9. Sonstiges (s. Kap. 27, S. 515)

Prämedikation (s. Kap. 27, S. 515 f.)

4 Instrumentierung und Monitoring

Grundsätzliches siehe Kapitel 27 (S. 520 f.). Besonderheiten werden bei den einzelnen Eingriffen in Abschnitt 7 dargestellt.

5 Spezielle Bypassverfahren

Die Grundlagen zur extrakorporalen Zirkulation (ECC) sind im Kapitel 27 (S. 524 ff.) abgehandelt. Bei Operationen an der thorakalen Aorta sind *modifizierte* Bypassverfahren zur Aufrechterhaltung der Perfusion in den Vitalorganen erforderlich. Folgende Techniken werden eingesetzt:

- Hohlvenen-Femoralis-Bypass
- femoro-femoraler Bypass
- linker atrio-femoraler Bypass
- Gott-Shunt

Hohlvenen-Femoralis-Bypass. Mit dieser Technik wird das venöse Blut aus den Hohlvenen bzw. dem rechten Vorhof der Herz-Lungen-Maschine (HLM) zur Oxygenierung zugeführt und anschließend über eine A. femoralis *retrograd* in die Aorta bis zur Klemme zurückgepumpt. Der Hohlvenen-Femoralis-Bypass wird unter künstlichem Herzstillstand und Hypothermie durchgeführt.

<u>Indikation</u>: Operationen an der *Aorta ascendens* proximal des Abganges des Truncus brachiocephalicus

Femoro-femoraler Bypass. Bei diesem Verfahren wird das Blut aus einer V. femoralis abgeleitet, extrakorporal oxygeniert und danach über eine A. femoralis ebenfalls *retrograd* in die Aorta zurückgeführt. Hierdurch wird die Perfusion *unterhalb der distalen Aortenklemme* sichergestellt. Die Durchblutung der oberen Körperhälfte geschieht *orthograd* durch das weiterschlagende Herz über die Aorta ascendens. Der partielle femoro-femorale Bypass ist nur in Normothermie oder allenfalls in milder Hypothermie (ca. 34-35°C) einsetzbar.

<u>Indikation</u>: Operationen an der *Aorta descendens*

Linker atrio-femoraler Bypass. Bei dieser Methode wird arterielles Blut aus dem linken Vorhof in die A. femoralis abgeleitet. Ein Oxygenator ist nicht erforderlich. Die obere Körperhälfte wird weiter durch das schlagende Herz mit Blut versorgt. Dieses Verfahren ist ebenfalls nur in Normo- oder milder Hypothermie durchführbar.

<u>Indikation</u>: Operationen an der *Aorta descendens*

Gott-Shunt. Hierbei wird über einen Heparin-imprägnierten flexiblen Kunststoffschlauch eine artifizielle Verbindung zwischen der Aorta proximal und distal des Aneurysmas geschaffen. Der Nutzen eines temporären Shunts wird allerdings kontrovers beurteilt.

<u>Indikation</u>: Operationen an der *Aorta descendens*

Totaler Kreislaufstillstand. Operationen mit prothetischem Ersatz des *Aortenbogens* bergen die größten technischen Schwierigkeiten und gehen mit sehr hoher Letalität einher. Sie erfordern vorübergehend einen totalen Kreislaufstillstand. Zur Verhinderung von ischämisch-hypoxischen Schäden des zentralen Nervensystems infolge Ausklemmung der hirnversorgenden Gefäße wird für diese Phase eine *profunde* Hypothermie über die HLM angestrebt. Zusätzlich empfehlen die meisten Autoren die *topische* Kühlung des Schädels durch mit Eis gefüllte Beutel. Einige Zentren versuchen auch eine isolierte "low-flow"-Perfusion des Gehirns über die Karotiden. Die Aufwärmphase dauert nach profunder Hypothermie lange und sollte insbesondere bei alten Patienten (> 60 Jahre) nicht beschleunigt werden. Nicht selten besteht nach der ECC eine ausgeprägte Blutungsneigung als Folge der kälteinduzierten Abnahme der Gerinnungsaktivität, die "aggressiv" therapiert werden muß (FFP, ggf. AT III und PPSB, Thrombozytensubstitution schon bei mäßiger Thrombozytopenie).

Merke:

Entscheidend für das neurologische Outcome ist die *gleichmäßige* Abkühlung des ZNS, die erst nach 30-40minütiger Kühlung erreicht werden kann!

6 Anästhesie- und Operationsphasen

Es lassen sich **vier Phasen** der Anästhesie bei thorakalen Aortenoperationen abgrenzen:

1.	Narkoseeinleitung mit Instrumentierung des Patienten im Einleitungsraum
2.	Eingriffslagerung im Operationsraum, Sterno- bzw. linkslaterale Thorakotomie und Präparation
3.	Abklemmen der Aorta, Resektion des Aneurysmas, Öffnen der Klemmen
4.	chirurgische Blutstillung, Drainagenanlage und Thoraxverschluß

6.1 Narkose

Während der Narkoseeinleitung ist auf größtmögliche hämodynamische Stabilität zu achten. Auf jeden Fall muß eine sympatho-adrenerge Stimulation mit Blutdruckanstieg bei Aortendissektionen oder inkompletten Rupturen vermieden werden.

Der Einsatz folgender **Medikamente** ist möglich:

Hypnotikum:	Propofol 2-2,5 mg/kg oder Etomidat 0,1-0,3 mg/kg
Opioid:	Fentanyl 5-10 µg/kg oder Sufentanil 0,5-1 µg/kg
	adjuvant: bei Blutdruckanstieg Urapidil oder Nitroglycerin, bei Tachykardie Esmolol
Muskelrelaxans:	Pancuronium 0,1 mg/kg oder cis-Atracurium 0,1-0,15 mg/kg

Die Einleitung soll langsam, möglichst unter invasiver Blutdruckmessung erfolgen. Die Narkose kann als TIVA oder balancierte Anästhesie fortgeführt werden. Stickoxydul sollte wegen potentiell ungünstiger Wirkungen im Rahmen der spinalen Ischämie (Steigerung der neuronalen O_2-Verbrauchs) und der Ein-Lungen-Anästhesie (Erhöhung der pulmonal-vaskulären Widerstands) nicht eingesetzt werden. Isofluran oder Sevofluran kann in Konzentrationen bis zu 1,0 bzw. 1,5 MAC ohne Gefahr eines "coronary-steal"-Phänomens verwendet werden (Einzelheiten s. Kap. 8, S. 146).

Antibiotikaprophylaxe siehe Kapitel 27, S. 524.

6.2 Clamping und Declamping der Aorta

Für Eingriffe an der Aorta descendens muß diese vorübergehend proximal (nach dem Abgang der linken A. subclavia) sowie distal der Operationsstelle beim schlagenden Herzen abgeklemmt werden. Sowohl beim Setzen der Klemme ("clamping") als auch beim Lösen ("declamping") kommt es zu abrupten **hämodynamischen Veränderungen** im Sinne einer:

- Linksherzbelastung und
- Minderperfusion der unteren Körperhälfte.

Tabelle 98 zeigt die quantitativen Änderungen in Abhängigkeit von der Höhe des Abklemmortes.

Tabelle 98: Hämodynamische Veränderungen bei Abklemmen der Aorta descendens

	distal A. subclavia li.	infrarenal
CO	↓ 30 %	↓ 20 %
MAP	↑ 35 %	↑ 10 %
SVR	↑ 88 %	↑ 35 %
PVR	↑ 57 %	↑ 15-40 %
PCWP	↑ 83 %	↑ 25-50 %
renaler Blutfluß	↓ 85-94 %	↓ 40 %

Clark und Stanley; 1993

CO = cardiac output; MAP = mean arterial pressure; SVR = systemic vascular resistance; PVR = pulmonary vascular resistance (Lungengefäßwiderstand); PCWP = pulmonary capillary wedge pressure; ↓ = Abfall; ↑ = Anstieg

Das **Clamping** der Aorta kann zu folgenden **Komplikationen** führen:

- Linksherzversagen
  - Überdehnung des linken Ventrikels mit Pumpversagen
  - Mitralinsuffizienz mit Lungenödem
  - Kammerflimmern
- Myokardinfarkt
- Hirnblutung/Hirnödem
- Paraplegie
- Niereninsuffizienz (i.d.R. passager)

Patienten mit eingeschränkter kardialer Reserve sind hierbei besonders gefährdet, einen akuten Myokardinfarkt zu erleiden oder kardial zu dekompensieren.

Zur Verhinderung überschießender hämodynamischer Reaktionen sollten folgende **Zielwerte <u>vor</u> dem Abklemmen** eingehalten werden:

- MAP 60-80 mmHg
- ZVD < 6 mmHg
- PCWP < 12 mmHg

Tabelle 99 zeigt das therapeutische Vorgehen bei kritischen hämodynamischen Veränderungen nach dem Abklemmen.

Tabelle 99: Vorgehen <u>nach</u> dem Abklemmen

Hämodynamische Reaktion	Intervention
Hypertonus (> 170/100 mmHg)	Narkose vertiefen (volatiles A.) Urapidil 20-50 mg Calciumantagonisten ß-Rezeptorenblocker
Linksherzinsuffizienz (PCWP ↑)	Nitroglycerin (2-8 µg/kg/min) Dobutamin (2-8 µg/kg/min) PDE-III-Hemmer
Akute Myokardischämie ST ↓ und/oder PCWP ↑↑	Nitroglycerin (2-8 µg/kg/min) Calciumantagonisten

Ischämiebedingte Komplikationen

Eingriffe an der deszendierenden Aorta oder am Aortenbogen gehen regelhaft mit einer Minderperfusion des Rückenmarks, letztere auch mit einer Ischämie des Gehirns einher. Mit irreversiblen Schäden des Rückenmarks ("Arteria-spinalis-anterior-Syndrom" -> Paraplegie) ist besonders **bei verlängerten Aortenabklemmzeiten (> 30 min)** zu rechnen. Während der Abklemmphase erfolgt die Durchblutung des Rückenmarks ausschließlich druckpassiv über Kollateralen. Aus diesem Grund soll der MAP - wenn kardial verträglich - proximal der Klemme ca. 100 mmHg und distal mehr als 50 mmHg betragen (Perfusionsverfahren s. Abschn. 5). Die Ischämiezeit muß im Anästhesieprotokoll dokumentiert werden. Eine *milde* Hypothermie von 34-35°C hat neuroprotektive Wirkungen und wird deshalb angestrebt. Beim **Declamping** ist mit gegensinnigen hämodynamischen Veränderungen zu rechnen (Abb. 40).

Abbildung 40: Hämodynamische Reaktionen u. deren Ursachen nach Öffnen der Aortenklemme

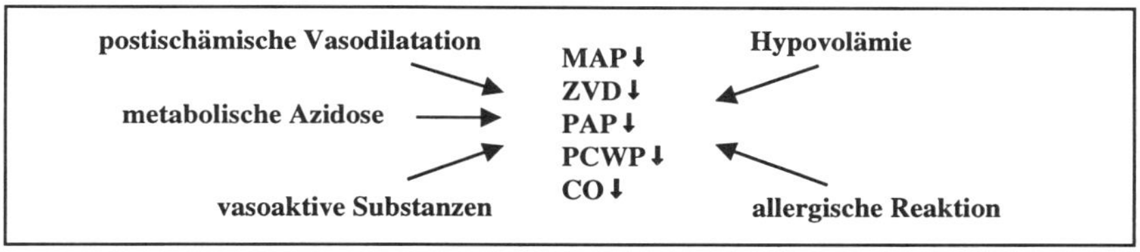

Procedere <u>vor/bei</u> Öffnen der Aortenklemme

- Volumengabe *vor* Öffnen bis PCWP ≈ 12-14 mmHg oder PCWP-Anstieg von 4-6 mmHg
- Steigerung des AMV ($PaCO_2$ ≈ 30 mmHg)
- Hydrogencarbonat nach BGA (erst bei pH < 7,2 und metabolischer Azidose)
- Bereithalten von Noradrenalin/Adrenalin und Calciumgluconat
- vorsichtiges Probeöffnen

In den Phasen des Abklemmens und Öffnens der Aorta werden die hämodynamischen Reaktionen auch von teilweise erheblichen Blutverlusten beeinflußt, die die Zuordnung der einzelnen Reaktionen erschweren. Aus diesem Grund ist der Einsatz der *transösophagealen Echokardiographie* sehr nützlich und sinnvoll.

6.3 Notoperationen

Schema zur anästhesiologischen Vorgehensweise

Einleitung im OP (Chirurgen gewaschen!)
Präoxygenierung => Präkurarisierung
Opioid ganz langsam i.v., bis der Patient einschläft
Relaxierung (Succinylcholin) => Hypnotikum
Krikoiddruck => Intubation

<u>Ziel</u>: MAP 60-80 mmHg, HF 80-100/min

Blutkonserven 8-10 EKs im OP — Druckin-/transfusion
Katecholamine, Nitroglycerin — Cell-saver

mehrere Venenverweilkanülen (G16/G14) oder 8F-Schleuse
wenn möglich: Arterienkanüle, PA-Katheter, 3-Lumen-ZVK

7 Spezielle Eingriffe

7.1 Aortendissektion Typ I + II

OP-Indikation: dringlich

Vorbereitung: pharmakologische Behandlung zur Verlangsamung der Dissektion und Verhinderung der Ruptur (z.B. Antihypertensiva, ß-Rezeptorenblocker, Sedativa)

OP-Verfahren: Verschluß der Dissektion durch innere und äußere Vernähung der Wand, anschließend - wenn möglich - End-zu-End-Anastomosierung der durchtrennten Aorta, ansonsten prothetischer Ersatz der Aorta ascendens (bei Aorteninsuffizienz mit Klappen-Conduit, Reinsertion der Koronararterien in die Prothese) oder des Aortenbogens, in Einzelfällen evtl. intraluminale Gefäßprothese

OP-Zugang: mediane Sternotomie

Lagerung: Rückenlage, linker Arm ausgelagert

ECC: Hohlvenen-Femoralis-Bypass mit kardioplegischem Herzstillstand; bei Aortenbogenersatz passagerer totaler Kreislaufstillstand erforderlich

Hypothermie: Typ I: mäßig

Typ II: bei totalem Kreislaufstillstand profunde Hypothermie + topische Kühlung des Schädels (zusätzlich 125 ml Mannit + 250 mg Prednisolon)

Ausrüstung: mehrere großlumige Venenzugänge oder Shaldon-Katheter, Drucktransfusionsgerät, Cell-saver, PA-Katheter

Druckmessung: über *linke* A. radialis (Fluß in der rechten A. radialis kann durch Aortenabklemmung beeinträchtigt werden!)

Blutkonserven: 8 EKs (im OP)

Anästhesie: balanciert (s. Abschn. 6.1)

Einleitung: Vermeidung sympatho-adrenerger Stimulation

Komplikationen:
1. Aortenruptur
2. Blutungen
3. ausgeprägte Gerinnungsstörungen nach profunder Hypothermie
4. Hirninfarkt
5. Protheseninsuffizienz

Nachbetreuung: Intensivstation (Nachbeatmung)

7.2 Aortendissektion Typ III

OP-Indikation: nur bei drohenden oder eingetretenen Komplikationen (s. Abschn. 2.1)

OP-Verfahren: prothetischer Ersatz der Aorta descendens, evtl. nur Verschluß der Dissektion und End-zu-End-Anastomosierung

OP-Zugang: *linkslaterale* Thorakotomie

Lagerung: Rechtsseitenlage

ECC: am häufigsten *partieller* fem.-femoraler Bypass oder Gott-Shunt ohne Herzstillstand

Hypothermie: mäßig

Ausrüstung: *linksführender* Doppellumentubus oder Univent®-Tubus (bronchoskopische Lagekontrolle!), mehrere großlumige Venenzugänge oder Shaldon-Katheter, Drucktransfusionsgerät, Cell-saver, PA-Katheter (in *rechte* A. pulmonalis, unter Durchleuchtungskontrolle!)

Druckmessung: über *rechte* A. radialis und eine A. femoralis

Blutkonserven: 8 EKs (im OP)

Anästhesie: balanciert (s. Abschn. 6.1); Ein-Lungen-Anästhesie (s. Kap. 26, S. 480 ff.)

Einleitung: Vermeidung sympatho-adrenerger Stimulation

Besonderheiten:
1. Gefäßgebiete *proximal* der Aortenklemme werden vom Herz versorgt (Druckkontrolle über *rechte* A. radialis)
2. Gefäßgebiete *distal* der Aortenklemme werden extrakorporal perfundiert (Druckkontrolle über A. femoralis), HLM-Fluß ca. 1,5 l/m^2/min (bei 37°C)
3. Volumensteuerung bzw. Flußverteilung erfolgt über venösen Rückfluß der HLM ("venöse Klemme")
4. kritische Phase Aortenabklemmung
   - Vorgehen beim *Clamping* und *Declamping* siehe Abschnitt 6.2
5. Medikamente *vor* dem Abklemmen:
   - Heparin 3.000-5.000 IE i.v. (bei OP ohne ECC)
   - "Nierenprophylaxe" mit Mannitol 10-50 g, Dopamin (?), Furosemid 5-50 mg, Calciumantagonisten (?)

Komplikationen:
1. Aortenruptur
2. Blutungen
3. Linksherzdekompensation, Myokardinfarkt
4. Hirnblutung
5. Paraplegie (in ca. 5 % der Fälle)
6. Protheseninsuffizienz

Nachbetreuung: Intensivstation (Nachbeatmung)

7.3 Aneurysma der Aorta ascendens

OP-Indikation: planbar

OP-Verfahren: Resektion des Aneurysmas, plastische Rekonstruktion der Aorta (Patch oder Gore-tex®-Prothese), ggf. Aortenklappenersatz (Klappen-Conduit mit Reinsertion der Koronararterien in die Prothese)

OP-Zugang: mediane Sternotomie

Lagerung: Rückenlage, linker Arm ausgelagert

ECC: Hohlvenen-Femoralis-Bypass mit kardioplegischem Herzstillstand

Hypothermie: mäßig

Ausrüstung: mehrere großlumige Venenzugänge oder Shaldon-Katheter, Drucktransfusionsgerät, Cell-saver, PA-Katheter

Druckmessung: über *linke* A. radialis (Fluß in der rechten A. radialis kann durch Aortenabklemmung beeinträchtigt werden!)

Blutkonserven: 8 EKs (im OP)

Anästhesie: balanciert (s. Abschn. 6.1)

Einleitung: Vermeidung sympatho-adrenerger Stimulation

Komplikationen:
1. Aortenruptur (bes. während Sternumdurchtrennung bei großen Aneurysmen)
2. Blutungen
3. Protheseninsuffizienz

Nachbetreuung: Intensivstation (Nachbeatmung)

7.4 Aortenbogenaneurysma

OP-Indikation: planbar

OP-Verfahren: Resektion des Aneurysmas, plastische Rekonstruktion mit Goretex®-Prothese

OP-Zugang: mediane Sternotomie

Lagerung: Rückenlage, linker Arm ausgelagert

ECC: Hohlvenen-Femoralis-Bypass mit kardioplegischem Herzstillstand; für Aortenbogenersatz passagerer totaler Kreislaufstillstand erforderlich

Hypothermie: profund + topische Kühlung des Schädels für totalen Kreislaufstillstand

Ausrüstung: mehrere großlumige Venenzugänge oder Shaldon-Katheter, Drucktransfusionsgerät, Cell-saver, PA-Katheter

Blutkonserven: 8 EKs (im OP)

Anästhesie: balanciert (s. Abschn. 6.1)

Einleitung: Vermeidung sympatho-adrenerger Stimulation

Komplikationen:
1. Aortenruptur (bes. während Sternumdurchtrennung bei großen Aneurysmen)
2. Blutungen
3. Hirninfarkt
4. Protheseninsuffizienz

Nachbetreuung: Intensivstation (Nachbeatmung)

7.5 Aortenisthmusstenose (bei Erwachsenen)

OP-Indikation: planbar

OP-Verfahren: Resektion, bei Erwachsenen i.d.R. plastische Rekonstruktion erforderlich (Patch oder Goretex®-Prothese)

OP-Zugang: *linkslaterale* Thorakotomie

Lagerung: Rechtsseitenlage

ECC: i.d.R. ohne

Ausrüstung: *linksführender* Doppellumentubus oder Univent®-Tubus (bronchoskopische Lagekontrolle!), mehrere großlumige Venenzugänge oder Shaldon-Katheter, Drucktransfusionsgerät, Cell-saver, PA-Katheter (in *rechte* A. pulm., unter Durchleuchtung!)

Druckmessung: über *rechte* A. radialis; bei part. fem.-fem. Bypass zusätzl. über eine A. femoralis

Blutkonserven: 4 EKs (im OP)

Anästhesie: balanciert (s. Abschn. 6.1); <u>Ein-Lungen-Anästhesie</u> (s. Kap. 26, S. 480 ff.)

Besonderheiten:
1. Vorgehen beim *Clamping* und *Declamping* siehe Abschnitt 6.2
2. Medikamente *vor* dem Abklemmen:
   - Heparin 3.000-5.000 IE i.v. (bei OP <u>ohne</u> ECC)
   - Dopamin in "Nierendosis", Furosemid 5-50 mg, Calciumantagonisten (?)

Komplikationen:
1. Blutungen (ausgeprägte Kollateralisierung!)
2. Linksherzdekompensation, Myokardinfarkt
3. Hirnblutung
4. Paraplegie
5. Protheseninsuffizienz
6. postoperativ "rebound"-Hypertension (über Barorezeptorenreflex)

Nachbetreuung: Intensivstation (Nachbeatmung)

29 Künstlicher Herzschrittmacher und Kardioverter/Defibrillator

1 Grundlagen

Die heutzutage verfügbare Mikroelektronik erlaubt die Herstellung von Schrittmacheraggregaten mit komplexen Funktionen zur **Therapie der "chronotropen Insuffizienz"**. Vorwiegend werden deshalb *multiprogrammierbare* Schrittmacher (SM) mit subendokardialen Vorhof- und Ventrikelsonden implantiert, die eine koordinierte Steuerung von Vorhof- und Kammeraktionen zulassen. Des weiteren können diese Systeme Eigenaktionen auf Vorhof- und Ventrikelebene erkennen und diese Informationen entsprechend verarbeiten ("Inhibition" oder "getriggerte Stimulation"). Bei malignen ventrikulären Rhythmusstörungen werden Systeme mit zusätzlichen *antitachykarden* Funktionen eingesetzt (AICD = **a**utomatischer **i**mplantierbarer **C**ardioverter/**D**efibrillator). Ungefähr 25 % der SM werden mittlerweile als sog. biologische, *frequenzadaptive* Systeme implantiert, die über die Messung verschiedener physiologischer Parameter eine Anpassung der Herzfrequenz an den aktuellen metabolischen Bedarf gewährleisten. Zur Charakterisierung der Art und Funktion eines SM dient ein international einheitlicher *Code* aus 3 bis 5 Buchstaben (3- bis 5-Letter-Code; Abb. 41).

Implantierbare SM arbeiten entweder *unipolar* (Spitze der SM-Sonde = Kathode, SM-Gehäuse = Anode; Vorteil: geringerer Stromverbrauch) oder mit weniger störanfälligen *bipolaren* Elektroden, externe SM-Systeme sind dagegen immer bipolar.

Wichtige Schrittmachertypen

1. Einkammer-Systeme

V00: asynchrone ventrikuläre Stimulation mit fester Frequenz; *obsolet*, da bei R-auf-T-Stimulation Kammerflimmern möglich ist; Umschaltmodus bei Störungen komplizierter SM

VVI: R-Zacken-inhibierte Ventrikelstimulation (fest eingestellte "demand"-Frequenz, i.d.R. ca. 70/min)

2. Zweikammer-System

DDD: optimierte AV-sequentielle Stimulation

Abbildung 41: Internationaler 3- bis 5-Letter-Code zur SM-Identifikation

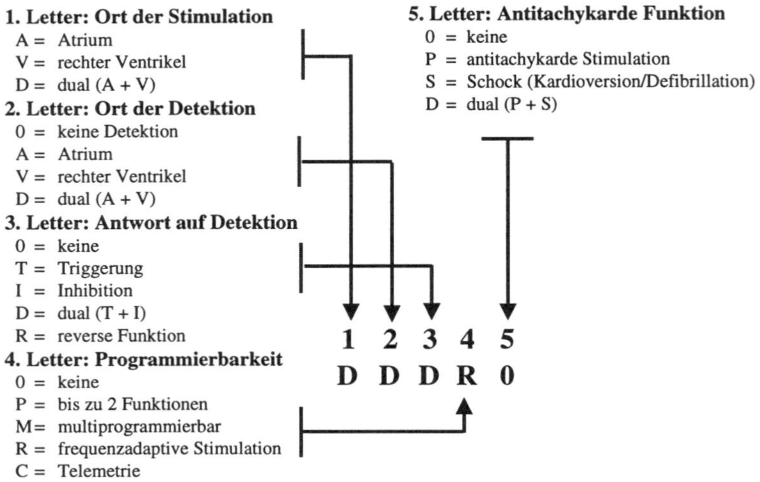

Besonderheiten bei DDD-Schrittmachern

Die Impulsabgabe an die Ventrikel ist bei regulären Vorhofaktionen P-Wellen-getriggert ("VAT-Modus"), bei Vorhofflimmern jedoch P-Wellen-inhibiert ("VAI-Modus"), so daß SM-induziertes Kammerflimmern verhindert wird. Bei Vorhofflimmern erfolgt die ventrikuläre Stimulation - falls erforderlich - nach einem festfrequenten Modus.

Zur Begrenzung der Kammerfrequenz bei P-Wellen-getriggerten Aktionen kann die Refraktärzeit der ventrikulären SM-Stimulation programmiert werden. Bei "DDD 400" beträgt die Refraktärzeit 400 msec und die maximal übergeleitete Vorhoffrequenz 150/min, bei "DDD 500" sind es 500 msec bzw. 120 Schläge pro Minute. Vorhofextrasystolen, die innerhalb der Refraktärzeit auf die Vorhofsonde treffen, werden nicht auf die Kammern übergeleitet. Eine verlängerte Refraktärzeit verhindert außerdem die retrograde Vorhofleitung bei Kammerstimulation und somit eine SM-induzierte "reentry"-Tachykardie.

Bei sequentieller Vorhof-Kammer-Stimulation ("DVI-Modus") erfolgt eine festfrequente Impulsabgabe, zunächst an die Vorhöfe und nach Ablauf einer voreingestellten, der AV-Überleitung entsprechenden Zeit ("delay time") an die Kammern.

2 Anästhesie für Schrittmacher-Implantationen

Permanente Herzschrittmacher werden vom Kardiologen im Regelfall in Lokalanästhesie unter anästhesiologischem Stand-by implantiert oder gewechselt (*AICD-Implantation* s. Kap. 27, S. 541). Die Überwachung der Herz-Kreislauf-Funktion sowie die Durchführung einer ggf. erforderlichen Analgo-Sedierung obliegt hierbei dem Anästhesisten. Eine Allgemeinanästhesie wird nur bei unkooperativen Patienten sowie bei Kontraindikationen für eine Lokalanästhesie (z.B. lokale Infektion) eingesetzt.

Indikationen für permanenten SM

• "sick-sinus"-Syndrom	• Bradyarrhythmia absoluta
• AV-Block II° Typ Mobitz, AV-Block III°	• pathologische Sinusbradykardie
• bradykarde Herzinsuffizienz	• Karotissinus-Syndrom

Operatives und anästhesiologisches Vorgehen bei SM-Implantation

Die SM-Implantation besteht aus folgenden Phasen:

1. Punktion einer zentralen Vene (zumeist V. subclavia links)
2. Vorschieben und *subendokardiales* Verankern von Vorhof- und Ventrikelsonde unter Röntgen durchleuchtung
3. Messung elektrophysiologischer Werte ("sensing"-Schwellen, d.h. P- u. R-Amplitude der Eigenaktionen, Reizschwellen und elektrische Widerstände)
4. Konnektion und Implantation des SM-Aggregats zumeist in eine subkutane pektorale Tasche

Anästhesieverfahren:	i.d.R. Stand-by
Allgemeinanästhesie:	i.v. Anästhesie (Propofol + Opioid) oder balancierte Anästhesie
Monitoring:	EKG, nicht-invasive Blutdruckmessung, Pulsoxymetrie mit akustischem Signal und Pulskurve auf dem Monitor (Indikator der mechanischen Herzfunktion!)
Instrumentierung:	1 Venenverweilkanüle (kontralaterale Seite)
Notfallmedikamente:	Atropin, Orciprenalin (1 : 10), Lidocain
Notfallgeräte:	Defibrillator, transkutanes SM-System
Komplikationen:	1. Das Plazieren der SM-Sonde kann ventrikuläre Extrasystolen bis hin zum **Kammerflimmern** auslösen. 2. Eine Dekonnektion der Sonde vom Aggregat führt bei fehlenden Eigenaktionen zur **Asystolie**. Die meisten Patienten haben allerdings einen bradykarden Grundrhythmus. 3. Myokardperforation durch SM-Sonde 4. Luftembolie, Pneumothorax
Besonderheiten:	postop. Überwachung im AWR, i.d.R. keine Intensivüberwachung erforderlich

3 Anästhesie bei Schrittmacherträgern

Vor Durchführung einer Anästhesie bei Patienten mit SM muß geklärt werden:

- um welchen SM-Typ es sich handelt (Funktionsart),
- wann und warum der SM eingebaut wurde,
- welche Herzfrequenz ohne SM-Aktion besteht und
- ob die Anamnese Hinweise auf eine SM-Fehlfunktion bietet.

Es müssen neben den *elektrophysiologischen Daten* der jüngsten SM-Funktionskontrolle ("Schrittmacher-Paß"), die nicht älter als 6 Monate sein sollten, ein aktuelles EKG zur Beurteilung der SM-Funktion und ein Röntgenthoraxbild zur Überprüfung der Sondenlage und -unversehrtheit vorliegen.

3.1 Störungen der Schrittmacherfunktion

Die intraoperativen Störeinflüsse entstehen hauptsächlich durch *elektrische* oder *elektromagnetische* Interferenzen, gegen die vor allem die Elektronik komplizierter SM-Systeme anfällig ist.

Elektrische Interferenzen

Die Benutzung von *Diathermiegeräten* kann beim SM zur Inhibition, Umprogrammierung, Induktion von Testprogrammen bis hin zum kompletten Funktionsausfall führen, insbesondere wenn der SM durch einen aufliegenden Magneten beeinflußt wird. Bei älteren AV-sequentiellen Systemen (VAT, DVI) können "reentry"-Phänomene auftreten, die mit Tachykardien einhergehen.

Die SM-Sonde kann auch als direkter Stromleiter wirken. Bei Fehlfunktion der Neutral- bzw. indifferenten Elektrode im Rahmen *unipolarer* Koagulation können durch den dann direkt zum Herzen gelangenden Strom Myokardverbrennungen, Kammerflimmern oder ein SM-Versagen ausgelöst werden.

Elektromagnetische Interferenzen (EMI)

V00-SM sind gegenüber EMI praktisch unempfindlich. VVI-SM und nahezu alle anderen SM-Typen können durch Auflegen eines Magneten auf V00-Betriebsart umgeschaltet werden. Moderne programmierbare SM werden i.d.R. nicht bzw. nur gering durch EMI beeinflußt, so daß auf eine Magnetabschirmung verzichtet werden kann, zumal bei diesen Systemen die Verbindung von Magnet und Diathermie unvorhersehbare Umprogrammierungen bewirken kann. Ohne Magnetauflage schalten sie bei EMI zumeist geräteintern auf eine Sicherheitsfrequenz um.

Merke:

> **Kernspintomographische Untersuchungen** sind bei Schrittmacherpatienten aufgrund der hochenergetischen elektromagnetischen Felder derzeit nach wie vor **absolut kontraindiziert**!

Nervenstimulation und Relaxometrie

Bei der elektrischen Nervenstimulation, z.B. im Rahmen der Relaxometrie oder von Nervenblockaden, besteht zumindest theoretisch die Gefahr einer SM-Beeinflussung. Da in beiden Fällen aber bipolar stimuliert wird und nur geringe Stromstärken zum Einsatz kommen (Relaxometrie ca. 40 mA, Nervenblockaden max. 1 mA) sind SM-Dysfunktionen eher unwahrscheinlich, es sei denn, das SM-Aggregat oder die -kabel befinden sich in unmittelbarer Nähe zum Stimulationsort. Nichtsdestotrotz sollten die in Abschnitt 3.4 beschriebenen Überwachungs- und Vorsichtsmaßnahmen durchgeführt bzw. eingehalten werden.

Muskelpotentiale

Muskelpotentiale können u.U. bei VVI-SM zu einer Inhibierung oder bei einfacheren Zweikammer-Systemen zu "reentry"-Tachykardien (s.o.) führen. Als Auslöser kommen z.B. Muskelzittern oder depolarisierende Muskelrelaxanzien in Frage. Von daher sollten eine intraoperative Auskühlung dieser Patienten und die Anwendung von Succinylcholin vermieden werden.

Veränderungen der Reizschwelle

Hier interessieren vor allem die Faktoren, die zu einer **Anhebung der Reizschwelle** führen und so ein SM-Versagen (sog. "exit"-Block) auslösen können. Es handelt sich um:

- Hypoxie
- Hyperkapnie
- Azidose
- Alkalose (<u>cave</u>: exzessive Hyperventilation oder Gabe von Natriumhydrogencarbonat!)
- Hypokaliämie (seltener Hyperkaliämie)
- Hypernatriämie
- ß-Rezeptorenblocker
- akuter Myokardinfarkt im Bereich der SM-Elektrode

Defibrillation

Falls bei SM-Trägern eine Defibrillation erforderlich wird, besteht neben der Möglichkeit einer SM-Umprogrammierung die Gefahr einer Myokardverbrennung im Bereich der Sondenspitze mit anschließender Änderung der Reizschwelle. Um diese Risiken zu minimieren, darf bei der Defibrillation die Sternumelektrode nicht auf das SM-Aggregat aufgelegt werden. Das elektrische Feld der Defibrillation sollte im 90°-Winkel zum elektrischen Feld des SM stehen (anterior-posterior oder latero-lateral). Nach einer Defibrillierung ist eine Funktionsüberprüfung des SM erforderlich.

3.2 Besonderheiten bei frequenzadaptiven Schrittmachern

Die Häufigkeit der Impulsabgabe und damit die Herzfrequenz wird bei frequenzadaptiven Schrittmachern anhand eines oder mehrerer physiologischer Parameter gesteuert. Zumeist werden Systeme implantiert, die die *Muskelaktivität* oder *Thoraximpedanz* messen. Bei diesen kann es durch externe Reize wie chirurgische Manipulationen, Vibrationen oder maschinelle Beatmung zur Auslösung einer **Tachykardie** kommen. Hierauf muß entsprechend der SM-Funktion reagiert werden, z.B. durch Reduktion der Ventilation oder Beendigung der Manipulationen. Nur bei bedrohlichen Tachykardien oder ST-Senkungen sollte der SM mittels Auflegen eines Magneten in einen asynchronen, festfrequenten Modus (V00) überführt werden. Die Frequenz liegt dabei zwischen 60 und 100/min. Allerdings können im V00-Modus Arrhythmien bis hin zum Kammerflimmern auftreten ("R-auf-T-Phänomen"!). Unter Magnet-Auflage wird der SM für Diathermieeinflüsse sensibilisiert. Es wurden nicht vorhersehbare Umprogrammierungen oder Umschaltungen auf Testprogramme beobachtet. Intraoperative Tachykardien bei frequenzadaptiven Schrittmachern lassen sich vermeiden, wenn der SM-Träger als solcher erkannt (SM-Ausweis: 4. Letter "R") und der SM präoperativ in einen synchronen Modus mit gleichbleibender Frequenz (z.B. VVI) umprogrammiert wird.

Merke:

> Nach einer Operation mit unipolarer Diathermiebenutzung müssen grundsätzlich alle *programmierbaren* SM durch einen Kardiologen überprüft werden!

3.3 Zentral-venöse Zugänge

Zentral-venöse Punktionen zur Katheteranlage sollen wegen der Gefahr der Sondenläsion nicht im Bereich der Vene erfolgen, über die die SM- oder AICD-Sonde eingeführt wurde. Auch zur Minimierung des Infektionsrisikos sollte möglichst die *kontralaterale* Seite gewählt werden.

3.4 Intraoperatives Procedere bei Schrittmacher- oder AICD-Trägern

1. Bevorzugung **bipolarer** Diathermie
2. Bei Anwendung **unipolarer** Diathermie muß die Neutralelektrode so weit wie möglich vom SM-Aggregat entfernt plaziert werden.
3. Der **Elektrokauter** darf nicht in unmittelbarer Nähe des SM verwendet werden (Hitzeentwicklung, EMI; s.o.). Er sollte grundsätzlich nur intermittierend und so kurz wie möglich eingesetzt werden.
4. **Externe** SM bzw. SM-Kabel müssen peinlich genau isoliert werden, um Kriechströme zum Myokard zu verhindern.
5. Bei allen SM-Systemen sollte intraoperativ ein **Magnet** verfügbar sein, bei komplexen Systemen ggf. von vornherein eine **Umprogrammierung** durch einen Kardiologen erfolgen. *Antitachykarde* und *frequenzadaptive* Funktionen müssen grundsätzlich vor Diathermiebenutzung ausgeschaltet werden.
6. Bei SM-Trägern muß perioperativ immer eine **Pulsüberwachung**, z.B. mittels Pulsoxymetrie, durchgeführt werden. Im EKG-Signal sollten auftretende SM-Spikes immer erkennbar sein (Einstellung einer entsprechenden Verstärkung am EKG-Monitor), aber nicht bei der Ermittlung der elektrischen Herzfrequenz (mit)gezählt werden (Benutzung eines speziellen SM-Modus in modernen Monitorsystemen).
7. Bei intraoperativem SM-Versagen, d.h. verminderter Empfindlichkeit des Myokards gegenüber den SM-Impulsen, kann durch **Orciprenalin** die SM-Reizschwelle abgesenkt werden und bisweilen die SM-Funktion wiederhergestellt werden.
8. Ein externes, z.B. **transkutanes SM-System** sowie ein **Defibrillator** müssen für den Notfall bereitgestellt sein.

30 Anästhesie bei kongenitalen Herzfehlern

1 Allgemeine Bemerkungen

Bei kinderkardiochirurgischen Patienten liegen angeborene, meistens komplexe Herzfehler vor, die sich erheblich von den einfachen "Ventildysfunktionen" im Erwachsenenalter unterscheiden (Tab. 100). Im Vordergrund steht die unvollkommene Trennung von Lungen- und Systemkreislauf mit unterschiedlichen Shuntrichtungen und Shuntvolumina. Die erfolgreiche anästhesiologische Betreuung dieser Patienten erfordert neben profunder Kenntnis der komplexen Herz-Kreislauf-Physiologie detailliertes Wissen über die besondere Pathophysiologie der zugrundeliegenden kardialen Erkrankungen und über die spezifischen operativen Behandlungsverfahren bzw. -abläufe. Das perioperative Management muß darauf ausgerichtet werden, den individuellen krankheitsbedingten Gegebenheiten und den hieraus erwachsenden Komplikationsmöglichkeiten jederzeit adäquat begegnen zu können.

Tabelle 100: Häufigkeiten angeborener Herzvitien

Ventrikelseptumdefekt (VSD)	28 %	Aortenstenose	7 %
Vorhofseptumdefekt (ASD)	13 %	Aortenisthmusstenose	5 %
Persistierender Ductus arteriosus (PDA)	10 %	Transposition d. großen Gefäße (TGA)	5 %
Pulmonalstenose	10 %	Totale Lungenvenenfehleinmündung	1 %
Fallotsche Tetralogie	10 %		

2 Pathophysiologische Besonderheiten

2.1 Intrakardialer Shunt

Shunts werden definiert nach Blutflußrichtung und Fluß pro Zeiteinheit. Die Flußrichtung ist dabei abhängig von den vorherrschenden Druckgradienten, das Shuntvolumen jedoch sowohl vom Druckgradienten als auch von der Größe der Öffnungsfläche. Funktionell unterscheidet man restriktive und nonrestriktive Shunts:

Restriktiver Shunt	Non-restriktiver Shunt
Ein restriktiver Shunt hat eine *kleine* Öffnungsfläche:	Ein non-restriktiver Shunt hat eine *große* Öffnungsfläche:
• kleiner ASD, VSD oder PDA, Blalock-Taussig-Shunt	• großer ASD, VSD oder PDA, komplettem AV-Kanal

Da sich bei *restriktiven* Shunts Shuntrichtung und -volumen in der perioperativen Phase i.d.R. nicht ändern, ist das anästhesiologische Vorgehen hierbei relativ unproblematisch. Dagegen werden bei *non-restriktiven* Shunts Shuntrichtung und -volumen viel stärker von Widerstandsänderungen in den beiden Kreisläufen beeinflußt (-> *dynamischer* Shunt). Das anästhesiologisches Management kann dann durch Shuntflußänderungen sehr problematisch werden.

Zur präoperativen Abschätzung des Shunts sind Angaben über den Blutfluß im Lungenkreislauf (Q_P) und im Systemkreislauf (Q_S) sowie die Richtung des Shuntflusses wichtig. Aus diesen Meßwerten läßt sich der Links-Rechts-Shunt (Q_P - Q_S) oder der Rechts-Links-Shunt (Q_S - Q_P) quantitativ ermitteln.

2.2 Herzfrequenz und Blutdruck

Die Veränderung der Herzfrequenz ist bei Kindern in den ersten Lebensjahren die einzige Möglichkeit, das Herzzeitvolumen zu steigern (Tab. 101). Kinder sind weniger durch Tachykardien, aber erheblich durch (relative) Bradykardien bedroht!

Tabelle 101: Herzfrequenz (HF) u. Blutdruck in verschiedenen Altersgruppen (nach *Winkelstein*; 1972)

Alter	HF ($\bar{x}$) (1/min)	Streuung (1/min)	systol. Blutdruck (mmHg)	diastol. Blutdruck (mmHg)
0 - 24 h	145	80 - 200	80 ± 16	46 ± 16
1 - 7 T	138	100 - 188	80 ± 16	46 ± 16
8 - 30 T	162	12 - 188	80 ± 16	46 ± 16
1 - 3 M	161	115 - 215	80 ± 16	46 ± 16
3 - 12 M	147	100 - 200	90 ± 29	60 ± 10
1 - 3 J	130	80 - 188	100 ± 25	64 ± 24
3 - 5 J	105	68 - 150	94 ± 14	55 ± 9
5 - 8 J	102	75 - 150	102 ± 15	56 ± 8
8 - 16 J	83	50 - 125	110 ± 25	59 ± 10

2.3 Pulmonaler Gefäßwiderstand (PVR)

Unter der Geburt ist die PVR durch die kollabierte Lunge sehr hoch, so daß nahezu das gesamte Blut durch die anatomischen Shunts (Foramen ovale und Ductus arteriosus Botalli) an der Lunge vorbeifließt. (Fetalkreislauf, Abb. 42). Mit Einsetzen der Atmung verringert sich unmittelbar postnatal die PVR, der Ductus Botalli schließt sich funktionell, so daß das Blut die Lungen durchströmt. Die PVR nimmt ohne Shunteinwirkung in den ersten 3 Lebensmonaten um ca. 2/3 ab. Der durch die Gefäßmuskulatur funktionell verschlossene Ductus Botalli verwächst in den ersten 4-6 Wochen endgültig. Die PVR reagiert im Kindesalter sehr empfindlich auf arterielle Hypoxie und Azidose (Abb. 43). Daher können Phasen der Hypoxie oder Azidose erhebliche Einflüsse insbesondere auf die dynamischen Shunts bekommen (-> *funktionelle* Wiedereröffnung mit extrem bedrohlichen Auswirkungen auf die Oxygenierung und Hämodynamik, was in einem Circulus vitiosus enden kann!). Indirekte Wirkungen über den Atemwegsdruck durch Pressen, Husten, Bronchospasmus, Beatmung, insbesondere mit PEEP, können die PVR ebenfalls erhöhen und müssen deshalb vermieden werden.

Abbildung 42: Fetalkreislauf

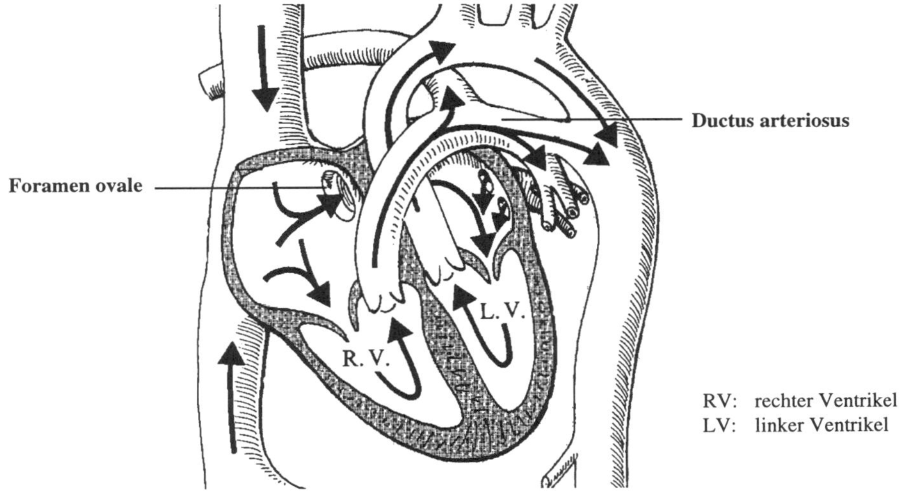

Abbildung 43: Einfluß von PaO_2 und pH auf den postnatalen Lungengefäßwiderstand

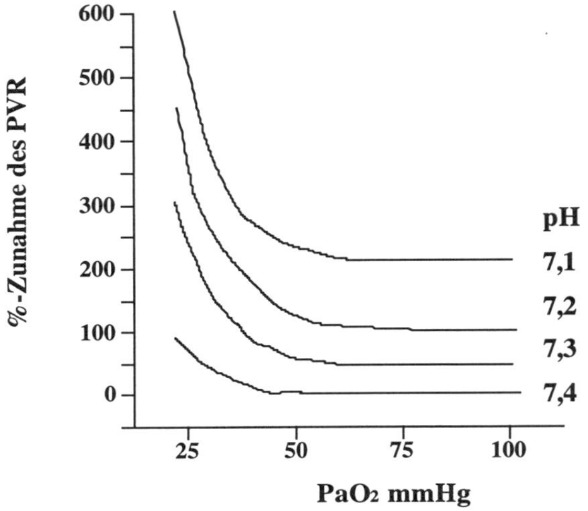

Alprostadil (Prostaglandin E_1; Minprog®)

Indikation

Prostaglandin E_1 wird in den ersten Tagen der Postnatalperiode z.B. bei Herzfehlern ohne serielle anatomische Verbindung zwischen kleinem und großem Kreislauf zum vorübergehendem Offenhalten oder Wiedereröffnen des Ductus arteriosus (Botalli) als Dauerinfusion eingesetzt. Der Ductus arteriosus kann mit Prostaglandin E_1 über ca. 4 Wochen offengehalten werden, eine Wiedereröffnung ist allerdings nur in den ersten Lebenstagen möglich. Hierbei ist es wichtig, ein Unterbrechen der Infusion ebenso wie Boluseffekte zu vermeiden. Dieses ist in praxi auch bei nur *einem* vorhandenen i.v. Zugang möglich, indem man über einen zweiten 3-Wege-Hahn eine kontinuierliche Infusion anschließt und über diesen die zu applizierenden Medikamente retrograd (d.h. in Richtung Infusionsreservoir) einspritzt. Die gleichmäßige Infusionsgeschwindigkeit gewährleistet dann eine fortlaufende Zumischung zur Minprog®-Infusion, so daß deren Kontinuität nicht unterbrochen werden muß.

Nebenwirkungen

- ausgeprägte vasodilatierende Effekte (-> arterielle Hypotonie, besonders bei Bolusgabe)
- Arrhythmien
- Apnoe (bei Bolusgabe!)
- (Fieber)

Dosierung: 0,01-0,1 µg/kg/min

Cave:

Bei Kindern mit speziellen Herzvitien, bei denen Prostaglandin E_1 zur Gewährleistung der Lungendurchblutung über den Ductus arteriosus erforderlich ist, darf die Infusion *keinesfalls* unterbrochen werden!

3 Pharmakologische Besonderheiten

Für die im Rahmen der Anästhesie verwendeten Pharmaka gilt es, bei allen Kindern i. Vgl. zu Erwachsenen folgende **pharmakokinetischen Besonderheiten** zu beachten:

- größerer Verteilungsraum (Extrazellularraum)
- längere Halbwertszeiten (HWZ) bei funktioneller Leber- und Nierenunreife

Diese Besonderheiten sind um so ausgeprägter, je jünger die Kinder sind! Dadurch wird eine Dosisanpassung wie folgt erforderlich:

- höhere Aufsättigungsdosis
- geringere Erhaltungsdosis

Bei Shuntvitien kommt es zu den in Tabelle 102 angegebenen **Veränderungen des Wirkungseintrittes** von Anästhetika, was bei den Injektionsgeschwindigkeiten bzw. Anflutungskonzentrationen entsprechend berücksichtigt werden muß.

Tabelle 102: Wirkungseintritt der Anästhesie bei Shuntvitien

	Re-Li-Shunt	Li-Re-Shunt
i.v. Anästhetika	↑	↓
Inhalationsanästhetika	↓	↑

↑ Beschleunigung, ↓ Verzögerung

Verlängerte Kreislaufzeiten treten bei erniedrigtem Herzzeitvolumen (HZV) auf, und zwar bei:

- Herzinsuffizienz
- Klappenvitien mit Regurgitation (effektives, d.h. antegrades HZV vermindert)

Um die Anästhetika nach Wirkung dosieren zu können, ist eine Verringerung der Injektionsgeschwindigkeit bzw. der Anflutungskonzentration erforderlich.

Bei Anwendung von **Isofluran** muß - neben der Atemwegsreizung und möglichen Auslösung von den pulmonalen Gefäßwiderstand steigernden Hustenanfällen - der nicht unerhebliche Abfall des peripheren Gefäßwiderstandes (SVR) mit entsprechendem Blutdruckabfall beachtet werden. Da es hierdurch in beiden Fällen zur Zunahme bzw. Induktion eines Rechts-Links-Shunts bei gegebener anatomischer Voraussetzung kommen kann, sollte Isofluran bei den in Frage kommenden Kindern nicht angewendet und statt dessen **Halothan** oder **Sevofluran** bevorzugt werden.

Der Einsatz von **Stickoxydul** ist bei Kindern mit Rechts-Links-Shunt kontraindiziert, da bei inhalativer Narkoseeinleitung eine FIO_2 von 1,0 eingehalten werden muß. Darüber hinaus kann unter N_2O die PVR ansteigen. Außerdem können (paradoxe) Luftembolien deutlich vergrößert werden. Aus diesem Grund verbietet sich die Anwendung von N_2O auch bei Operationen mit extrakorporaler Zirkulation.

Bei einer fortgeschrittenen, rezidivierend zur Dekompensation neigenden Herzinsuffizienz sollten alle negativ inotrop wirkenden Substanzen vermieden werden. Hierzu gehört neben sämtlichen Narkosegasen auch das **Ketamin**! Die unter Ketamin am isolierten Papillarmuskel nachzuweisende negativ inotrope Wirkung wird normalerweise, d.h. bei Herzgesunden, durch adrenerge Stimulation funktionell antagonisiert. Dieses ist jedoch bei schwer herzinsuffizienten Patienten mit bereits maximaler kompensatorischer Steigerung des Sympathikotonus nicht mehr möglich, so daß dann die negativ inotrope Eigenwirkung von Ketamin voll zum Tragen kommt. Deshalb wird bei diesen Patienten zur Senkung des myokardialen O_2-Verbrauchs eine Intubationsnarkose bedarfsgerecht mit intravenösen Substanzen wie Etomidat, Midazolam und Fentanyl durchgeführt.

4 Präoperative Vorbereitung

Die präoperative Visite muß den kardiologischen und kardiochirurgischen Besonderheiten Rechnung tragen. Folgendes ist **bei planbaren Eingriffe obligat**:

1. **Herzanamnese**

Auftreten und Entwicklung der Herzerkrankung, Bestehen einer Herzinsuffizienz, stattgehabte Interventionen und Operationen sowie deren Auswirkungen, aktueller Zustand (Dyspnoe oder Zyanose in Ruhe und/oder Belastung, Entwicklung und Gedeihen)

2. **Eigenanamnese**

Wichtig sind begleitende Erkrankungen von Lunge, Nieren und Leber (Gerinnung). Für die Instrumentierung und Kanülierung sind Voroperationen von großer Bedeutung.

3. **Medikamentenanamnese** (aktuell sowie in den vorausgegangenen 4 Wochen)

4. **EKG und Röntgenthoraxbild**

5. **(Koronar-)Angiographie / Ventrikulographie / Echokardiographie**
   - Morphologie des Herzens und der großen Gefäße sowie der Koronarien
   - intrakavitäre Drücke und Druckgradienten bei Herzvitien
   - intrakavitäre Sättigungen und Sättigungsgradienten bei Herzvitien

6. **Laborwerte**

- Hb/Hkt
- Profil
- Gerinnungsstatus
- Globalparameter
- **AT III**: wichtig für die ECC-Heparinisierung: wenn < 70 % -> erhöhte Heparindosis bzw. AT-III-Substitution! (s.u.)
- Thrombozytenzahl, ggf. -funktion

7. **Blutgruppenbestimmung**, Suche nach Kälteantikörpern wegen evtl. Transfusion in Hypothermie!, Bereitstellung von **4 EKs**

Prämedikation

Kinder unter 6 Monaten benötigen i.d.R. keine Prämedikation. Ansonsten eignet sich für die präoperative Anwendung Midazolam 0,5 mg/kg rektal oder die Kombination von Pethidin 1 mg/kg + Promethazin 1,5 mg/kg s.c. Abhängig vom Prämedikationseffekt kann im Operationstrakt die zusätzliche rektale Gabe von Chloralhydrat 600 mg oder Midazolam 10 mg sinnvoll sein. Größere Kinder können Phenobarbital (Luminaletten® 15 mg) 1-2 mg/kg KG zur Nacht erhalten.

5 Instrumentierung und Monitoring

Standard

- Wärmelampe für die Einleitung, Raumtemperatur bei OP ohne ECC auf 24-28°C erhöhen
- 2 Venenverweilkanülen (G24 - G20)
- arterielle Kanüle in der linken oder rechten A. radialis oder A. femoralis

  Anmerkung: Die arterielle Kanülierung ist unumgänglich zur Blutdruckmessung während ECC, bei kleinen Kindern kann die A. radialis unter Durchleuchtung mit einer Kaltlichtlampe sichtbar gemacht werden. Als letzte Maßnahme verbleibt die Arteriae sectio (bei Kindern < 3.000 g häufig nicht vermeidbar, höhere Infektionsgefahr).
- 3-Lumenkatheter über eine zentrale Vene in der V. cava superior (VCS), EKG-Lagekontrolle

  Anmerkung: Der Venenkatheter kann bei unmöglicher perkutaner Punktion auch intraoperativ gelegt werden. Bei der Interpretation der venösen Drücke muß das zugrundeliegende Vitium berücksichtigt werden (überraschend hohe Vorhofdrücke oder Druckgleichheit in beiden Vorhöfen sind nicht eben selten!)
- Linker-Vorhof-Katheter: wird ggf. intraoperativ vom Chirurgen gelegt
- 5-Pol-EKG (wenn möglich):

rot:	re. Schulter
gelb:	li. Schulter
grün:	li. Hüfte
schwarz:	re. Hüfte
weiß:	Herzspitze
- Meßsysteme für drei auf dem Monitor simultan darstellbare Druckkurven
- Monitordarstellung: Abl. II, SAP*, CVP*, LAP*, 2 Temp., ST-Strecke, ggf. Abl. V_5 u. III
- Pulsoxymetrie an der Hand und am Fuß
- Kapnometrie/-graphie
- Temperaturmessung:

ösophageal	(korreliert gut mit Temperatur im OP-Gebiet)
rektal	(Kerntemperatur)
Haut	(Differenz zur Kerntemperatur zeigt Zentralisationsgrad an)
- Blasenkatheter (transurethral)
- Magensonde

* SAP: systemic arterial pressure (systemarterieller Blutdruck), CVP: central venous pressure (zentraler Venendruck), LAP: left atrial pressure

6 Anästhesiologische Besonderheiten bei Rechts-Links-Shunt

Bei Vitien mit bestehendem oder potentiellem Rechts-Links-Shunt (Vorhof-/Ventrikelseptumdefekt) muß beachtet werden:

- cave: Luftinjektion! (-> paradoxe Embolie: Gehirn u. Koronarien)
- cave: hypoxischer Anfall!
- cave: SVR-Abfall - P_{aw}-Anstieg!
- schnellere Anflutung der i.v. Anästhetika (s. Abschn. 3)
- Polyglobulie

Schon kleinste Luftmengen, z.B. in eine periphere Vene injiziert, können bei einem Rechts-Links-Shunt zu deletären Embolien im Bereich des zerebralen und koronaren Gefäßsystems führen. Die **Luftinjektion** kann durch adäquate Injektionstechnik allerdings immer vermieden werden!

Bei Kindern mit Shuntvitien mit müssen **hypoxische Anfälle**, die durch abrupte deutliche Anstiege der PVR im Gefolge von Husten, Pressen oder Schreien, aber auch durch forcierte Überdruckbeatmung ausgelöst werden können, unbedingt vermieden werden. Demzufolge sind bei kontrollierter Beatmung möglichst niedrige Atemwegssdrücke (P_{aw}) anzustreben (kein Plateau; I : E ≤ 1 : 1; PEEP < 5 cmH_2O und nur bei Verträglichkeit). Dies gilt gleichermaßen für die manuelle Beatmung, z.B. während der Narkoseein- oder -ausleitung. Gegebenenfalls sollte die Spontanatmung wieder herbeigeführt werden. Andererseits können hypoxische Anfälle auch analog zur linksventrikulären Obstruktion bei hypertrophisch-obstruktiver Kardiomyopathie (HOCM; s. Kap. 27, S. 513) durch eine dynamische Obstruktion eines hyperkontraktilen, engen Infundibulums bei subvalvulärer Pulmonalstenose verursacht werden (z.B. bei Fallotscher Tetralogie). Dieses ist möglicherweise sogar der häufigere Mechanismus.

Der **i.v. Zugang** sollte zur Vermeidung eines hypoxischen Anfalles in erster Linie in O_2/Halothan- bzw. Sevoflurananästhesie angelegt werden. Die Indikation zur i.m. Sedierung bzw. Einleitung ist wegen der anschließenden Heparinisierung (s.u.) äußerst streng zu stellen.

Die **Therapie eines hypoxischen Anfalls** zielt darauf ab, die erhöhte PVR abzusenken (-> Erniedrigung des Re-Li-Shunts), ohne daß dabei die SVR nennenswert abfallen darf! Es kann schrittweise nach folgendem Konzept vorgegangen werden (s. auch Abschn. 8.2.4):

1. Oxygenierung mit 100 % O_2, Beine anwinkeln (Erhöhung der SVR)
2. Sedierung (Midazolam, ggf. + Fentanyl)
3. ggf. ß-Rezeptorenblockade bei fortbestehender Sinustachykardie und V. a. dynamische infundibuläre rechtsventrikuläre Obstruktion, z.B. mit Esmolol (Brevibloc®) oder Metoprolol (Lopresor®): Titration mit kindgerechten Einzeldosen; alternativ: Halothan- oder Sevoflurananästhesie

Deutlichere Blutdruckabfälle müssen bei den entsprechenden Vitien grundsätzlich vermieden werden, da sie durch **Verminderung der SVR** eine Zunahme des Rechts-Links-Shunts bewirken. Aus diesem Grund sollen Anästhetika mit ausgeprägter peripher vasodilatierender Wirkung (z.B. Isofluran) nicht bzw. nur mit großer Vorsicht eingesetzt werden.

Bei Kindern mit Rechts-Links-Shunt muß einer vorbestehenden kompensatorischen **Polyglobulie** Rechnung getragen, und somit müssen individuell höhere Hb-Zielwerte angestrebt werden.

7 Anästhesie- und Operationsphasen

Es lassen sich **vier Phasen** der Anästhesie bei Operationen mit extrakorporaler Zirkulation (ECC) abgrenzen:

1. Narkoseeinleitung mit Instrumentierung und Lagerung des Patienten im Einleitungsraum
2. mediane Sternotomie, Präparation und Kanülierung der großen herznahen Gefäße
3. ECC bei artifiziell induziertem Herzstillstand mit Abkühlen des Patienten und anschließendem Wiedererwärmen
4. Abstellen der ECC, chirurgische Blutstillung, Drainagenanlage und Thoraxverschluß

Lagerung

- vor Narkoseeinleitung: nach den Wünschen des Kindes
- intraoperativ: Rückenlagerung mit Unterstützung des Thorax und leicht rekliniertem Kopf, Stabilisierung z.B. durch Kopfring und seitliche Tücher. Die Arme werden 90° abgespreizt und in der Ellenbeuge 90° nach oben gelagert.

7.1 Narkoseeinleitung (Phase 1)

Inhalationseinleitung	**Intravenöse Einleitung**
• Halothan oder Sevofluran + Stickoxydul - $N_2O : O_2 = 3 : 3$ l/min - Halothan langsam bis 1,5 (max. 2,0) Vol.-% steigern (Sevofluran bis 4,0 [max. 5,0] Vol.-%) • *kein* N_2O bei Rechts-Links-Shunt! • Maskenbeatmung • venöser Zugang • Fentanyl 5 µg/kg i.v. • Vecuronium 0,1-0,15 mg/kg - oder - Atracurium 0,6-0,9 mg/kg i.v. • Narkosegaszufuhr beenden ($FIO_2 = 1,0$) • Intubation • je nach Hämodynamik Midazolam 0,1 mg/kg i.v.	• venöser Zugang • Fentanyl langsam bis 25 µg/kg i.v. • Midazolam 0,1 mg/kg i.v. • Maskenbeatmung • Vecuronium 0,1-0,15 mg/kg- oder - Atracurium 0,6-0,9 mg/kg i.v. • Intubation

Merke:

1. Beim Ansteigen von HF und/oder MAP während der Laryngoskopie muß die Narkose unbedingt vor der Intubation vertieft werden.
2. Bei Kindern mit schwerer Herzinsuffizienz (NYHA IV) muß die Narkoseeinleitung intravenös erfolgen.

7.2 Narkoseaufrechterhaltung (Phase 2)

Die Narkose wird als balancierte Anästhesie, z.B. mit:

- Midazolam 0,1-0,2 mg/kg i.v. und Fentanyl bis 50 µg/kg i.v.

sowie kompletter Muskelrelaxation weitergeführt. Je nach Verträglichkeit können auch additiv volatile Anästhetika eingesetzt werden. Stickoxydul wird bei Operationen mit ECC nicht verwendet.

Weitere Maßnahmen

- Endokarditisprophylaxe (bei allen Vitien obligat!; Einzelheiten s. Kap. 6, S. 108 f.)
  - z.B. Cefuroxim (Zinacef®) 50 mg/kg als Kurzinfusion
- Aprotinin (z.B. Trasylol®)
  - 30.000 IE/kg als Bolus sowie 130 IE $\cdot kg^{-1} \cdot min^{-1}$ bis zum Ende der ECC
  - Vorgehen siehe Kapitel 27, S. 517 f.
- Um mit der "priming"-Lösung der ECC einen Hämatokrit von 20 ± 2 % zu erreichen, werden - je nach "priming"-Volumen, Körpergewicht und Hb - EKs hinzugegeben.
- Antikoagulation, i.d.R. mit Standard-Heparin, z.B. nach folgendem empirischen **Schema**:
  - initial 300 IE/kg KG i.v. vor ECC-Kanülierung
  - nach 40 min 100 IE/kg KG, dann alle 40 min 50 IE/kg KG, bei T < 30°C alle 50 min
  - intermittierende ACT-Kontrollen
  - weitere Einzelheiten siehe Kapitel 27, S. 518

7.3 Extrakorporale Zirkulation (ECC; Phase 3)

1. Besonderheiten der Herz-Lungen-Maschine

Die Grundlagen zur extrakorporalen Zirkulation (ECC) sind ausführlich im Kapitel 27 (S. 524 ff.) abgehandelt. An dieser Stelle soll deshalb nur auf die für Kinder geltenden Besonderheiten eingegangen werden.

Die Oxygenatoren sind dem Körpergewicht aber auch dem in Relation zum Erwachsenen sehr hohen Sauerstoffbedarf des Kindes angepaßt. Die "priming"-Volumina liegen für Kinder bis 20 kg KG bei 700-1.200 ml. Bei Kindern wird immer Albumin (50-100 ml 20 %) zum "priming" verwendet. Der Pumpenfluß wird nach Nomogramm (120-150 ml/kg KG/min) und nach venösem Rückstrom, arteriellem Druck sowie nach arterieller und venöser BGA (O_2-Sättigungen, pH) gesteuert. Shunts außerhalb des Herzens können die Organperfusion erschweren!

2. Hypothermie

Die artifizielle Hypothermie wird in der Kinderkardiochirurgie bei Eingriffen mit ECC aus denselben Gründen wie bei Erwachsenen eingesetzt. Im Gegensatz zum Erwachsenen können Kinder allerdings sehr viel schneller abgekühlt wie auch wiedererwärmt werden. Aus diesen Gründen werden die meisten Operationen in tiefer Hypothermie um 24°C durchgeführt. Nur Eingriffe bei totalem Kreislaufstillstand benötigen Temperaturen von ca. 18°C. Nach Äquilibrierung des Gewebes auf diese Temperatur (ca. 30 min) können Kreislaufstillstände bis zu 60 min ohne wesentliche neurologische Komplikationen überlebt werden. Zum Aufwärmen werden bei Kindern Vasodilatanzien (z.B. Nitroglycerin 3-5 µg/kg/min) eingesetzt, um eine gleichmäßige Wärmeverteilung zu erzielen. Der Verlauf der Hauttemperatur zeigt dabei die adäquate Wärmeverteilung relativ gut an. Zusätzlich wird eine Heizmatte eingesetzt. Außerdem sollte nach der ECC die Raumtemperatur erhöht werden, um einen "rebound" zu verhindern.

3. Blutdrucksteuerung

Der Blutdruck muß aufgrund sich verändernder *autoregulatorischer* Grenzen der Organdurchblutung temperaturabhängig gesteuert werden. Bei Temperaturen < 27°C soll die zerebrale Autoregulation bei Kindern in den ersten Lebensjahren bis zu Perfusionsdrücken von ca. 30 mmHg erhalten sein. Bei Temperaturen von 30-36°C sollten 40 mmHg bei Neugeborenen und Kleinkindern auf Dauer nicht unterschritten werden (*Bailey*; 1993).

7.4 Abstellen der ECC (Phase 4)

Der Kardiotechniker reduziert den ECC-Fluß unter Angabe des Restflusses (in %) langsam gegen Null. Der **ZVD** sollte hierbei i.d.R. **6-8 mmHg**, der LAP nicht mehr als 12 mmHg betragen!

Maßnahmen nach dem Abstellen

- auf ausreichenden Volumenstatus achten (ZVD 6-8 mmHg, LAP 10-12 mmHg)
- Restblut aus der ECC transfundieren
- BGA-Kontrolle: $PaCO_2$ 35-40 mmHg, pH 7,40, Hkt 25-30 %
- Protamin (Dosis = 2/3 der *initialen* Heparinmenge) über 20 min infundieren, nach 20 min ACT-Kontrolle und Gerinnungskontrolle, ggf. Protamin nachgeben (1 : 1 verdünnt, peripherer Zugang, cave: Blutdruckabfall!)
- Diurese forcieren
- regelmäßig die Lunge blähen, um Atelektasen zu vermeiden (PEEP-Beatmung anstreben)
- bei Thoraxverschluß auf Änderungen der Vorlasten achten

Merke:

> Bei Kindern besteht aufgrund der Verdünnung durch das "priming"-Volumen nahezu immer ein **Defizit an Gerinnungsfaktoren und Thrombozyten.**

Bei *unkompliziertem* Verlauf gewährleistet eine ausreichende Myokardkontraktilität ein adäquates HZV bei normaler SVR. Eine in etwa normale PVR ermöglicht eine adäquate Lungendurchblutung, wenn die Shuntvolumina wie geplant limitiert werden konnten. Hierbei werden grob folgende **Drücke** angestrebt bzw. erreicht:

- MAP > 45 mmHg
- ZVD < 8 mmHg
- LAP = 8-12 mmHg

Diese Werte sind im Einzelfall allerdings stark abhängig vom jeweiligen Herzvitium und von der durchgeführten Operation.

Bei *kompliziertem* Verlauf müssen die möglichen Ursachen und deren Behandlung mit dem Chirurgen im Detail besprochen werden, um eine gemeinsame Strategie zu finden. Falls chirurgisch angehbare Ursachen ausscheiden, muß eine differenzierte Pharmakotherapie durch einen Kinderkardiologen erfolgen (Medikamente s. Tab. 103).

Tabelle 103: Dosierung wichtiger Medikamente

Generikum	Präparat	Dosierung	Kommentar
Adenosin	Adrekar®	0,05-0,25 mg/kg	sehr kurze HWZ, cave: Asystolie!
Esmolol	Brevibloc®	0,5-1,0 mg/kg 0,1-0,25 mg•kg^{-1}•min^{-1}	sehr kurze HWZ
Lidocain	Xylocain®	1 mg/kg 20-50 µg•kg^{-1}•min^{-1}	alle 10 min
Nitroglycerin	Nitro-Pohl®	0,25-1,0 µg•kg^{-1}•min^{-1}	
Nitroprussid-Na	Nipruss®	0,5-5,0 µg•kg^{-1}•min^{-1}	
PGE_1	Minprog®	0,1 µg•kg^{-1}•min^{-1}	
Adrenalin	Suprarenin®	0,1-0,5 µg•kg^{-1}•min^{-1}	
Noradrenalin	Arterenol®	0,1-0,5 µg•kg^{-1}•min^{-1}	
Dopamin		2-4 µg•kg^{-1}•min^{-1}	Nierendosis
Dopamin		4-10 µg•kg^{-1}•min^{-1}	zunehmender α-Effekt
Dobutamin	Dobutrex®	2-10 µg•kg^{-1}•min^{-1}	

Schrittmachertherapie

Besonders bei Eingriffen im Bereich des Reizleitungssystems (z.B. ASD/VSD) können nach ECC **Bradykardien** oder **Blockbilder**, evtl. sogar persistierend, auftreten. Außerdem ist das in dieser Phase wie bei Erwachsenen noch insuffizient schlagende Herz auf eine synchronisierte Vorhof-Kammer-Aktion angewiesen, was nur durch eine adäquate AV-Überleitung erreicht werden kann. Deshalb werden auch bei Kindern epikardiale SM-Elektroden aufgenäht.

8 Spezielle Eingriffe

Übersicht

Palliativoperationen
- Banding der A. pulmonalis
- artifizieller Links-Rechts-Shunt
  - Ballon-Atrioseptostomie nach Rashkind (s. Kap. 31, S. 586)
  - Blalock-Taussig-Anastomose
  - Glenn-Anastomose
  - Blalock-Hanlon-Operation

Operationen ohne ECC
- persistierender Ductus arteriosus (PDA)
- Koarktation der Aorta (früher: Aortenisthmusstenose)

Korrekturoperationen mit ECC
- Vorhofseptumdefekt (ASD)
- Ventrikelseptumdefekt (VSD)
- Endokardkissendefekte (AV-Kanal)
- Fallotsche Tetralogie
- Transposition der großen Arterien (TGA)
  - Mustard-Operation
  - Rastelli-Operation
  - Senning-Operation
  - Switch-Operation
- Trikuspidalatresie
- Pulmonalatresie
- Hypoplastisches-Linksherz-Syndrom
- totale Lungenvenenfehlmündung
- Ebstein-Anomalie (Trikuspidaldysplasie + ASD)

8.1 Palliativoperationen

8.1.1 Banding des Truncus pulmonalis

Zur Begrenzung des pulmonalen Blutflusses wird bei Herzfehlern mit großem Links-Rechts-Shunt der Durchmesser des Truncus pulmonalis durch eine zirkuläre Schlinge eingeengt. Diese Maßnahme ist schwierig und komplikationsträchtig. Es besteht nur ein schmaler Grat zwischen optimaler, zu geringer und übermäßiger Einengung. Hilfreich sind hier die Pulsoxymetrie und Messungen des Druckgradienten über dem Banding. Die Schlinge wird zugezogen, bis die $pSaO_2$ abzusinken beginnt, und je nach Ausgangswert in einem Bereich von 85 bis 92 % belassen (Sättigungsabfall durch erhöhte PVR mit beginnendem Rechts-Links-Shunt).

Die postoperativen Probleme bestehen darin, daß:
- es sich unter Narkosebedingungen um einen Ruheblutfluß handelt,
- der Truncus pulmonalis mit dem Lebensalter wächst uns
- sich die Lage der Schlinge mit der Zeit ändert.

Die funktionellen Effekte des Bandings sind damit auf längere Zeit nur schwer abschätzbar.

Die Operation findet ohne ECC in Rückenlage über eine linksanteriore Thorakotomie statt.

8.1.2 **Blalock-Taussig-Shunt** (Abb. 44)

Artifizieller restriktiver **Links-Rechts-Shunt** von der A. subclavia zur Pulmonalarterie (End-zu-Seit-Anastomose mit Goretex®-Prothese) zur limitierten Verbesserung des pulmonalen Blutflusses (PBF) bei Vitien mit Rechts-Links-Shunt

Operation: ohne ECC in Links- oder Rechtsseitenlage

Anästhesie: abhängig vom zugrundeliegenden Vitium; nicht-invasive Blutdruckmessung am *kontralateralen* Arm zumeist ausreichend

cave: Vagusstimulation mit Bradykardien beim Präparieren der A. subclavia möglich!

Alternativen

Waterston-Shunt: zentraler Shunt zwischen Aorta ascendens und Pulmonalarterie, häufig kein limitierter PBF

Potts-Shunt: zentraler Shunt zwischen Aorta descendens und Pulmonalarterie, exzessiver PBF, heute nicht mehr angewendet

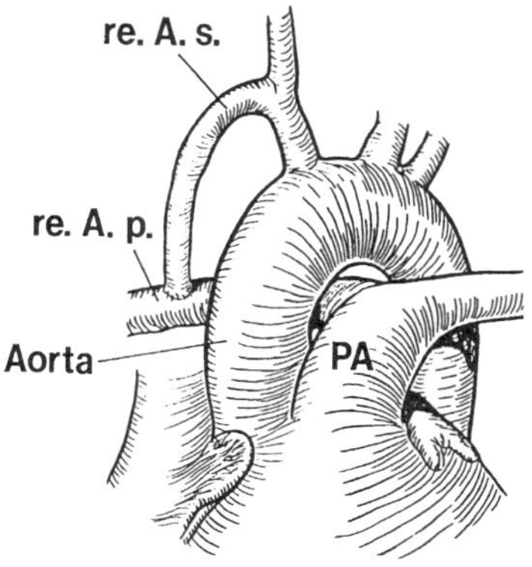

Abbildung 44: Blalock-Taussig-Shunt
A. s.: A. subclavia; A. p. : A. pulmonalis
PA: Pulmonalarterienstamm

8.1.3 **Blalock-Hanlon-Operation**

Bei diesem Eingriff wird das Vorhofseptum ausgeschnitten, um ebenfalls einen künstlichen Links-Rechts-Shunt zu schaffen. Die Anästhesie erfolgt im wesentlichen wie beim Blalock-Taussig-Shunt.

8.2 Korrekturoperationen mit ECC

8.2.1 **Vorhofseptumdefekt** (ASD)

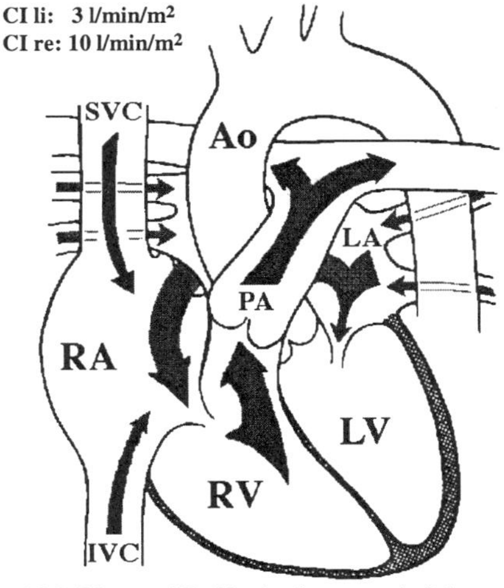

Abbildung 45: Vorhofseptumdefekt

Beim ASD (Abb. 45) handelt es sich in 80 % um einen Ostium-secundum-Defekt (ASD II), in 20 % um einen Ostium-primum-Defekt.

Es resultiert je nach Größe des Defektes ein restriktiver oder non-restriktiver Shunt. Der Druckgradient ist entsprechend den Vorhofdrücken *niedrig*, meistens nach rechts gerichtet.

Links-Rechts-Shunt, d.h. **keine Zyanose**

Der PBF ist deutlich gesteigert (200-500 %!), es kommt zur Volumenbelastung des RV. Die PVR bleibt relativ lange normal.

Bei hoher PVR (Druckgleichheit in beiden Kreisläufen) und fixierter pulmonaler Hypertonie ist bei lange bestehendem ASD eine Shuntumkehr ("Eisenmenger-Reaktion") möglich!

Die Operation besteht entweder in einem direkten Verschluß bei kleineren Defekten oder in einer Patch-Plastik bei größeren. Insgesamt sind die betroffenen Kinder die "gesündesten" unter den kinderkardiochirurgischen Patienten. Die Anästhesie ist daher i.d.R. unproblematisch, es sei denn, es bestehen zusätzliche Klappenvitien (Ostium-primum-Defekt), Vorhofarrhythmien oder eine fixierte pulmonale Hypertonie. Nach der Bypassphase kann es zu unkoordinierten Pumpleistungen zwischen RV und LV kommen, da der RV insbesondere bei erhöhtem "preload" mit hohem Schlagvolumen reagiert, der LV aber nicht an ein erhöhtes "preload" adaptiert ist und daher sein Schlagvolumen nicht adäquat steigern kann. Der ZVD bzw. RAP sollte deshalb < 6 mmHg und der LAP < 12 mmHg betragen. Die meisten Kinder sind frühzeitig extubierbar.

Diff.-Diagnose "persistierendes Foramen ovale" - "ASD II"

Persistierendes Foramen ovale	kleiner ASD II	großer ASD II
funktionell verschlossen	anatomisch offen	anatomisch offen
interatrialer Drucksprung	Drucktrennung	keine Drucktrennung

Sonderform: Gerbode-Defekt

- großer ASD
- linksventrikulär-rechtsatrialer Shunt

8.2.2 Ventrikelseptumdefekt (VSD)

Der isolierte VSD (Abb. 46) ist der häufigste kindliche Herzfehler (bei Frühgeborenen viermal häufiger als bei Reifgeborenen).

Es resultiert je nach Größe des Defektes meistens ein non-restriktiver Shunt. Der Druckgradient ist entsprechend den Ventrikeldrücken *hoch*, meistens nach rechts gerichtet.

Links-Rechts-Shunt, d.h. keine **Zyanose**

Bei großen Defekten sind auch *bidirektionale* Shunts möglich.

Der PBF ist bei großen Defekten erheblich erhöht (500 % und höher!). Es kommt zur Volumenbelastung des RV.

Die PVR steigt schneller als beim ASD, so daß früher mit einer Shuntumkehr gerechnet werden muß.

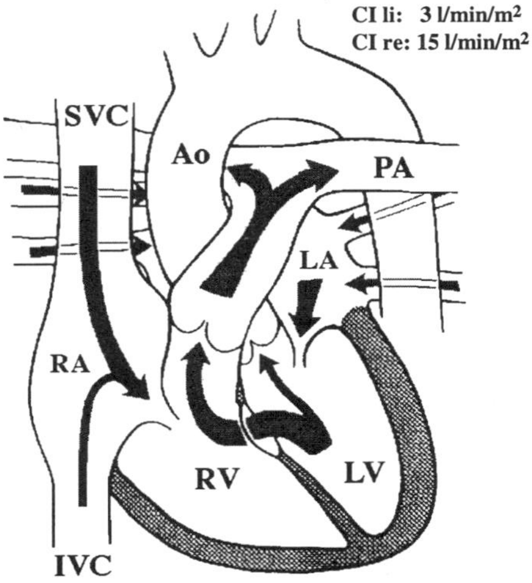

Abbildung 46: Ventrikelseptumdefekt

Kleine Defekte werden direkt, große mit einem Patch verschlossen. Die Anästhesie ist unproblematisch, solange keine Herzinsuffizienz besteht. Die kardiale Reserve ist oft nur mäßig eingeschränkt. Probleme sind jedoch bei unerkannter fixierter pulmonaler Hypertonie, bei zusätzlichen Klappenvitien oder Arrhythmien zu erwarten.

Postbypass-Komplikationen

- AV-Blockierungen durch chirurgische Manipulation
- RV-Versagen durch chirurgische Manipulationen, ECC und PVR-Anstieg
- unkoordinierte Pumpleistung zwischen RV und LV
- unerkannter zusätzlicher VSD
- Obstruktion der RV-Ausflußbahn, Aortenklappenvitium bei subvalvulärem VSD

8.2.3 Endokardkissendefekte (AV-Kanal)

Endokardkissendefekte führen zu pathologischen Verbindungen auf AV-Klappenebene. Man unterscheidet den partiellen vom kompletten atrio-ventrikulären Kanal. Beim **partiellen AV-Kanal** existiert eine gemeinsame AV-Klappe, die die Verbindung zu den Ventrikeln herstellt. Auf Vorhofebene kommt es zum non-restriktiven Links-Rechts-Shunt. Beim **kompletten AV-Kanal** besteht ein großer Defekt des atrio-ventrikulären Septums mit Kommunikation aller vier Herzhöhlen (AVSD). Es resultieren je nach Druckgradienten wechselnde Links-Rechts- und Rechts-Links-Shuntflüsse auf Vorhof- und Ventrikelebene. Es kommt zur Volumenbelastung aller Herzhöhlen und zur Druckerhöhung im Pulmonalkreislauf. Da sich bereits in der zweiten Hälfte des Säuglingsalter eine "Eisenmenger-Reaktion" (s.o.) herausbildet, ist die Indikation zur frühzeitigen operativen Korrektur gegeben (alternativ: passageres Banding des Truncus pulmonalis bei kritischen Patienten).

Operation

- Rekonstruktion der AV-Klappe
- Patch-Verschluß der Defekte unter besonderer Berücksichtigung des Reizleitungssystems

Die Komplikationen entsprechen denen beim VSD.

Endokardkissendefekte sind ebenso wie Ventrikelseptumdefekte häufig beim M. Down anzutreffen (30-50 %). Von anästhesiologischer Bedeutung ist die Tatsache, daß bei Trisomie 21 oftmals *subklinische Hypothyreosen* bestehen, die zu erhöhter Empfindlichkeit auf Anästhetika führen. Außerdem weisen diese Kinder nicht selten *subglottische Stenosen* sowie *Instabilitäten im atlanto-axialen Übergang* auf. Für die Intubation sollte deshalb ein dünnerer Tubus gewählt und eine möglichst neutrale Kopfposition eingehalten werden.

8.2.4 Fallotsche Tetralogie

Die Fallotsche Tetralogie (Abb. 47) besteht aus:

- Pulmonalstenose (infundibulär bzw. subvalvulär und/oder valvulär)
- hochsitzendem VSD
- "reitender" Aorta
- RV-Hypertrophie

Herzvitium mit **Rechts-Links-Shunt** und **zyanotischen Anfällen**.

Die *infundibuläre* Pulmonalstenose bewirkt eine *dynamische* Obstruktion der rechtsventrikulären Ausflußbahn (analog zur HOCM des LV; s. Kap. 27, S. 513), die durch kontraktilitätssteigernde Medikamente (ß-Sympathikomimetika, Ketamin etc.) sowie Vor- und Nachlastsenkung verschlechtert wird. Die Kinder zeigen deutliche Gedeihstörungen mit eingeschränkter kardialer Reserve, sind jedoch selten herzinsuffizient. Die peripheren O_2-Sättigungen liegen um 80 %, z.T. auch darunter.

Bei 35 % der Kinder treten *hypoxische Anfälle* ("spells") bei akuter Reduktion des pulmonalen Blutflusses durch Husten, Schreien oder Spasmen der subvalvulären Muskulatur auf.

Aufgrund der verminderten Lungendurchblutung entwickeln sich bronchiale und aorto-pulmonale *Kollateralgefäße*.

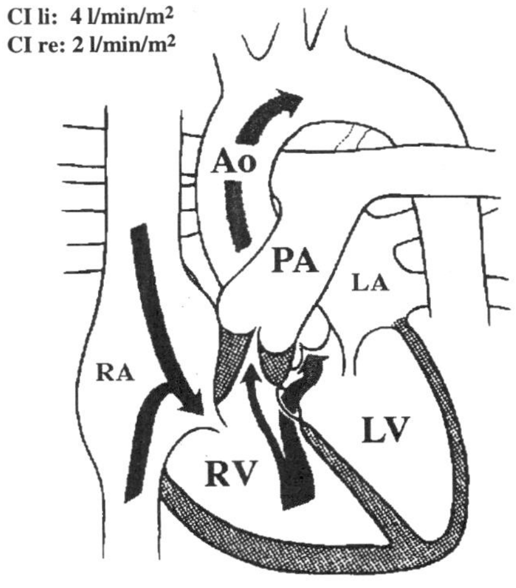

Abbildung 47: Fallotsche Tetralogie

Operation

- VSD-Verschluß mit Patch
- Dilatation der Pulmonalstenose und Abtragung des myokardialen infundibulären Stenoseanteiles

Oft werden vor der Korrektur *palliative* Shunt-Operationen zur Verbesserung der Lungendurchblutung durchgeführt.

Die **Anästhesie** kann bei nicht herzinsuffizienten Kindern mit Halothan/N_2O oder Sevofluran/N_2O bzw. Fentanyl/Midazolam eingeleitet werden. Beide Verfahren wurden in großen Fallzahlen mit Erfolg eingesetzt und verbessern im Regelfall die Oxygenierung. Sevofluran und besonders Halothan haben bei *infundibulärer* Pulmonalstenose den Vorteil, daß sie aufgrund ihrer negativ inotropen Wirkung den Obstruktionsgrad vermindern und damit den rechtsventrikulären Ausfluß verbessern (paradoxe Zunahme des Schlagvolumens)! Erhöhte Beatmungsdrücke sollten bei diesen Kindern vermieden werden, da sie den venösen Rückstrom deutlich beeinträchtigen können. Bei herzinsuffizienten Kindern muß eine i.v. Einleitung erfolgen! Ein Abfall der SVR kann zur Zunahme der Zyanose führen und muß dementsprechend sofort therapiert werden.

Komplikationen vor ECC

- zyanotischer Anfall (bei Anstieg von PVR und/oder Abfall von SVR), insbesondere bei der Präparation im Bereich der pulmonalen Ausstrombahn

Komplikationen nach ECC

- RV-Versagen
- Obstruktion der pulmonalen Ausflußbahn
- Rest-Shunt

Maßnahmen beim hypoxischen Anfall (s. auch Abschn. 6)

Masken-Spontanatmung mit 100 % O_2, Beine anziehen oder manueller Druck auf das Abdomen, Sedierung (z.B. Midazolam 0,05-0,1 mg/kg KG i.v.)	*Baele*; Anesthesiology 1993
Esmolol 0,5-1,0 mg/kg i.v. + Noradrenalin 0,1-0,5 $\mu g \cdot kg^{-1} \cdot min^{-1}$ + Volumengabe	*Nussbaum*; J Cardiothorac Anesth 1989
bei Persistenz Intubation, Beatmung mit 100 % O_2 ($PaCO_2 \downarrow$; $PaO_2 \uparrow$), Halothan oder "high-dose"-Opioid-Anästhesie	*Hickey*; Anesthesia of CHD 1993

8.2.5 Transposition der großen Gefäße (TGA; Abb. 48)

Komplexes Herzvitium, bei dem in der häufigsten Form die *Aorta* aus dem anatomisch *rechten* und die *A. pulmonalis* aus dem anatomisch *linken* Ventrikel entspringt.

Eine TGA kann demgemäß nur durch Kurzschlußverbindungen wie ASD, VSD oder PDA bzw. künstliche Shunts überlebt werden. Der PDA muß bei Neugeborenen unbedingt durch Minprog® offen gehalten werden!

Rechts-Links-Shunt, d.h. mit **Zyanose**

Myokardiale Insuffizienz ist selten. Es wird eine Frühoperation angestrebt, um den linken Ventrikel so schnell wie möglich an die Hochdruckperfusion zu gewöhnen. Vorgeschaltete *palliative* Maßnahmen dienen der Verbesserung der Lungendurchblutung (z.B. Blalock-Taussig-Shunt).

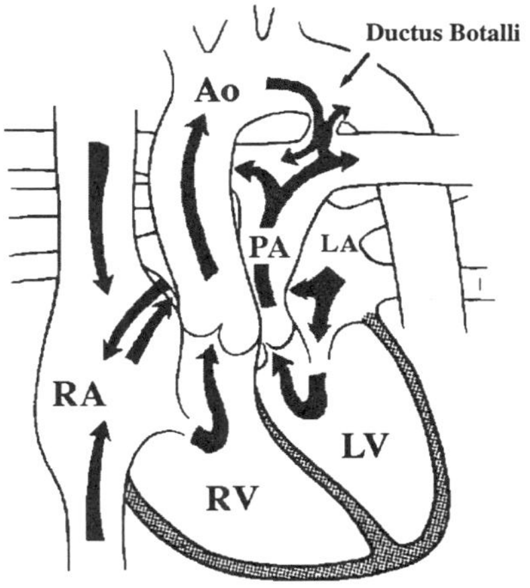

Abbildung 48: Transposition der großen Gefäße

Folgende **Korrekturoperationen** kommen in Betracht:

- Umsetzen der großen Arterien ("Switch-OP") mit Reimplantation der Koronarien nach *Jatene*
- bei additiver Pulmonalstenose: Umleitung des Blutflusses auf Ventrikelebene (OP nach *Rastelli*)
- Umleitung des Blutflusses auf Vorhofebene (OP nach *Senning/Mustard*)

Hierbei handelt es sich neben den Fontan-Operationen (s.u.) um die ausgedehntesten kardiochirurgischen Eingriffe in den ersten Lebensjahren. Die speziellen **Komplikationen** sind abhängig von der OP-Art:

"Switch-OP":	LV-Versagen, inadäquater koronarer Blutfluß (-> Infarkt), Stenosen der großen Gefäße
OP n. *Rastelli*:	Obstruktion der Ausflußbahnen, sowohl über den VSD-Kanal zur Aorta als auch über das Conduit zur A. pulmonalis, AV-Blockierung
OP n. *Senning/Mustard*:	Obstruktion des venösen Einstromes in beide Kammern

Da sie nahezu immer auf den Eingriff zurückzuführen sind, können sie nur in enger Zusammenarbeit mit dem Kardiochirurgen adäquat behoben werden. Die anästhesiologischen Möglichkeiten sind sehr begrenzt.

8.2.6 Trikuspidalatresie

Bei einer Reihe von Herzfehlern ist der Blutfluß durch das **rechte Herz** gestört oder unmöglich, z.B. bei:

- Trikuspidalatresie
- Pulmonalstenose/-atresie

Bei der **Trikuspidalatresie** muß das zentral-venöse Blut über einen ASD in den linken Vorhof und nach Vermischung mit dem Lungenvenenblut über einen VSD vom linken in den rechten Ventrikel oder über einen offenen Ductus Botalli in den Lungenkreislauf fließen. Der Grad der **Zyanose** wird durch das Ausmaß der Lungendurchlutung beeinflußt. Diese wiederum hängt ab von der/dem:

- Größe des VSD
- Obstruktion der RV-Ausflußbahn (Pulmonalstenose bzw. Klappenstellung)
- Atemwegsdruck
- Höhe der SVR

Zum ausreichenden Gedeihen benötigen die Kinder auf Dauer eine Trennung der beiden Kreisläufe mit arteriellen O_2-Sättigungen von über 85 %. Die hierzu angewendeten *korrigierenden* Operationsverfahren gehen auf *Fontan* et al. zurück und sind heutzutage im wesentlichen Modifikationen der ursprünglich beschriebenen Technik. Es handelt sich im einzelnen um die Anlage von Umgehungskreisläufen des RV:

- Umleitung des *gesamten* zentral-venösen Blutes in die A. pulmonalis *(Fontan)*, ASD-/VSD-Verschluß
- *subtotale* Blutumleitung mit zusätzlichem Shunt auf Vorhofebene *(Hemi-Fontan)*

OP n. *Glenn*: Palliativmaßnahme mit direkter, *partieller* Zuleitung des Blutes aus der V. cava sup. in die A. pulmonalis re. OP in Linksseitenlage ohne ECC, wegen schlechter Langzeitergebnisse nur noch selten durchgeführt

Der Blutfluß benötigt überraschenderweise nicht unbedingt die Pumpunterstützung des RV. Folge hiervon sind allerdings hohe Drücke in den Hohlvenen mit Stauung in den vorgeschalteten Organen (-> Enzephalopathie, Hepatopathie, Enteropathie, Pleuraergüsse). Die Leistungsfähigkeit ist dementsprechend eingeschränkt.

Besonderheiten beim Abstellen der ECC nach Fontan-Operationen

Die Lungendurchblutung erfolgt druckpassiv, daher müssen ein ZVD > 15 mmHg, ein Druckgradient von der VCI (V. cava inf.) bzw. vom RA zum LA > 8 mmHg und von der VCI zur PA > 2 mmHg erreicht werden. Der PAP soll < 18 mmHg und der LAP < 12 mmHg betragen. Entsprechend ist Volumen zu infundieren, die PVR zu verringern oder die LV-Funktion zu verbessern. Neben operativen Korrekturen zeigt die Gabe von Volumen, Dobutamin (5-10 µg/kg/min) und Nitroglycerin die besten Effekte. Die Beatmung muß ohne hohe Drücke zu einer milden Hyperventilation und einem PaO_2 von über 60 mmHg führen. α-Sympathikomimetika haben eher ungünstige Netto-Effekte.

8.2.7 Pulmonalatresie

Die Pulmonalatresie muß zur Überlebensfähigkeit mit einem ASD vergesellschaftet sein. Über diesen fließt das zentral-venöse Blut in den LA, wo es sich mit dem Lungenvenenblut vermischt. Die Lungendurchblutung wird entweder über einen offenen DA oder über einen VSD gewährleistet.

Palliativoperation: z.B. modifizierter Blalock-Taussig-Shunt

Korrekturoperation: 1. Valvulotomie nach *Brock*

2. OP nach *Rastelli*: - klappentragendes Conduit zwischen RV und A. pulm.
- Patch-Verschluß von ASD/VSD

8.2.8 Hypoplastisches-Linksherz-Syndrom (HLS)

Das HLS entsteht bei der hochgradigen Stenose oder **Atresie der Aortenklappe**. Hierbei wird der LV bereits intrauterin funktionslos und atrophiert. Der RV hingegen hypertrophiert, da er zur Pumpkammer für den großen *und* kleinen Kreislauf wird. Es entwickeln sich folgende Flußverhältnisse:

- Links-Rechts-Shunt über einen ASD
- Rechts-Links-Shunt über einen weit offenen D. Botalli zur Aorta descendens (von hier *retrograder* Fluß in die Aorta ascendens zur supraaortalen Durchblutung)

Zusatzbefunde

- Stenose oder Atresie der Mitralklappe
- Stenose von Aorta ascendens und Aortenbogen
- evtl. Aortenisthmusstenose
- i.d.R. keine extrakardialen Fehlbildungen

Ohne Therapie versterben alle Kinder, 90 % schon während der Neugeborenenperiode. Es existieren folgende operative **Therapieverfahren**:

- palliativ (mit ECC): Operationen nach *Norwood*
  - Anastomose zwischen Truncus pulmonalis und Aorta ascendens - oder -
  - Anastomosierung der Hohlvenen mit der Pulmonalarterie und Benutzen des RV als Systemventrikel
- evtl. orthotope Herztransplantation + Korrektur der Aorta

8.3 Operationen ohne ECC

8.3.1 Persistierender Ductus arteriosus Botalli (PDA; Abb. 49)

Der Ductus arteriosus bleibt postpartal *offen* und führt zum

Links-Rechts-Shunt (in Systole u. Diastole) **ohne Zyanose**

Der PBF ist deutlich erhöht. Der PDA ist oft mit anderen komplizierten Herzvitien vergesellschaftet und schafft dann i.d.R. die lebensnotwendige Voraussetzung zur Gewährleistung der Lungendurchblutung.

Später droht ein fixierter pulmonaler Hypertonus mit Shuntumkehr ("Eisenmenger-Reaktion").

Operation: Durchtrennung des DA mit Vernähung beider Enden, in Rechtsseitenlage ohne ECC

Anästhesie: i.d.R. unkompliziert, nicht-invasive Blutdruckmessung am *rechten* Arm zumeist ausreichend, ZVK nur bei Herzinsuffizienz; frühzeitige Extubation angestrebt

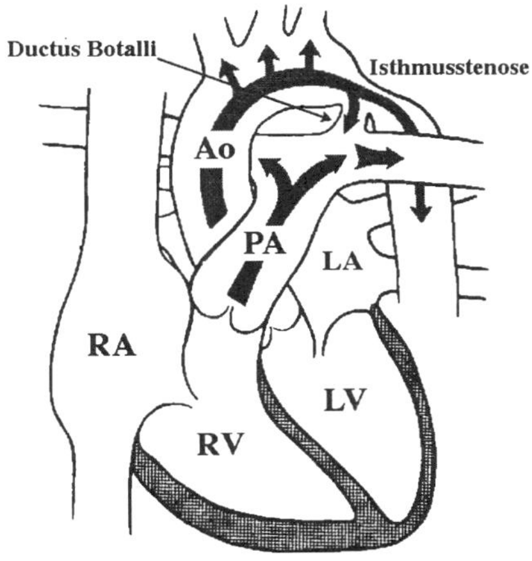

Abbildung 49: Persistierender Ductus Botalli

OP-Komplikationen

- Blutungen beim Öffnen der Klemmen
- Verletzung von N. vagus und N. recurrens
- Chylothorax
- Fehlunterbindung anderer Gefäße (z.B. Aorta -> letaler Ausgang)

8.3.2 **Koarktation der Aorta** (Aortenisthmusstenose; Abb. 50)

In bezug auf die Lage zum Ductus Botalli wurden nach früherer Nomenklatur *präduktale* (infantiler Typ) und *postduktale* Aortenisthmusstenosen unterschieden (Erwachsenentyp). Heutzutage wird folgende Einteilung bevorzugt:

- isolierte, *juxtaduktale* Koarktation (= postduktale Stenose, häufigste Form, nicht selten mit Begleitmißbildungen assoziiert)
- Hypoplasie des Aortenisthmus (= präduktale Stenose, oft mit schweren Herzmißbildungen verbunden)
- Unterbrechung des Aortenbogens (sehr selten, zumeist tödlich verlaufend)

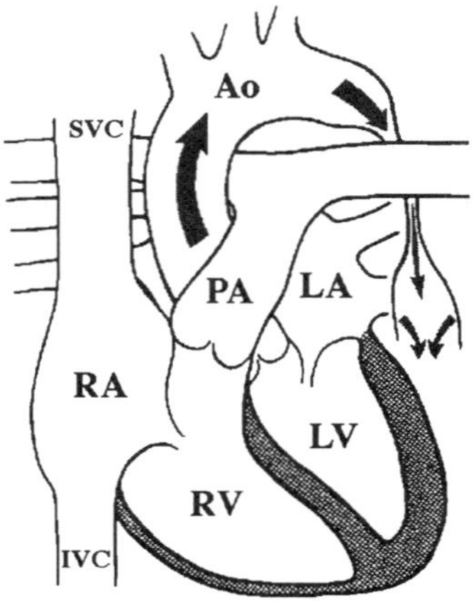

Abbildung 50: Koarktation der Aorta

Infantiler Typ

häufig mit PDA (66 %), VSD (33 %), bikuspidaler AS (25 %) oder TGA (10 %) kombiniert

Komplikationen:
1. Herzversagen durch die hohe SVR
2. Ischämie in der unteren Körperhälfte (evtl. durch PDA versorgt: -> Zyanose!)

Operation: Resektion mit End-zu-End-Anastomosierung, ggf. Patch-Plastik oder Prothese, zuweilen Subklavia-Flap-Plastik; in Rechtsseitenlage ohne ECC

Perioperative Besonderheiten und Komplikationen

- deutlich reduzierte kardiale Reserve wahrscheinlich
- invasive Blutdruckmessung(A. rad. re.) und ZVK wünschenswert
- Blutungen aus erweiterten Interkostalarterien (Kollateralfluß) und nach Declamping
- Abklemmen der Aorta
  - Linksherzdekompensation
  - Hirnblutung
  - Blutdruckabfall in der unteren Körperhälfte mit konsekutiver Ischämie und Azidose
- Paraplegie (bei Neugeborenen und Säuglingen selten)
- postoperativ: "paradoxe" Hypertonie (über Barorezeptorenreflex)
- Anstreben von frühzeitiger Extubation

Erwachsenentyp (s. Kap. 28, S. 550 u. 558)

Hier besteht zwar keine Herzinsuffizienz, häufig sind jedoch reaktive Veränderungen auf den Hypertonus der oberen Körperhälfte (Rippenusuren infolge ausgeprägten Kollateralflusses über Interkostalarterien) . Die untere Körperhälfte reagiert beim Erwachsenentyp empfindlich auf Blutdrucksenkungen bei Anästhesieeinleitung. Deshalb ist ein erweitertes Monitoring mit paralleler Druckmessung in der A. radialis re. und A. femoralis erforderlich! Paraplegie und postoperative Hypertonie sind häufiger als beim infantilen Typ.

31 Anästhesie im Kinderherzkatheterlabor

1 Einführung

Im Kinderherzkatheterlabor werden folgende **diagnostischen bzw. therapeutischen Maßnahmen** von seiten der Kinderkardiologen durchgeführt:

- Herzkatheteruntersuchungen, z.T. mit therapeutischen Interventionen
- transösophageale Echokardiographien (TEE)
- Bronchoskopien (sehr selten)

Das Altersspektrum der Kinder reicht vom Frühgeborenen- bis zum Adoleszentenalter mit deutlicher Bevorzugung der ersten Lebensjahre. Das bedeutet für den hier tätigen Anästhesisten, daß er neben ausreichenden Erfahrungen in der allgemeinen Kinderanästhesie auch über spezielle Kenntnisse im Umgang mit schwer herzkranken Kindern (z.B. komplexe Herzvitien, Kardiomyopathie) verfügen muß.

2 Herzkatheter-Untersuchungsablauf

Nach Infiltrationsanästhesie einer Leiste wird die V. femoralis und/oder A. femoralis in Seldinger-Technik punktiert und via Schleuse anschließend der Herzkatheter eingeführt. Bei Kindern mit Defekten des interatrialen oder interventrikulären Septums gelingt es oftmals, den transvenösen Katheter durch den Defekt hindurch auch im linken Vorhof (LA) bzw. linken Ventrikel (LV) zu plazieren, so daß dann eine separate arterielle Katheterisierung entfallen kann. Mit Hilfe des Katheters können zur **anatomischen und funktionellen Charakterisierung des Vitiums**

- Druck- und Sauerstoffsättigungsmessungen in den Herzhöhlen bzw. großen herznahen Gefäßen,
- Kontrastmitteldarstellungen dieser Strukturen ("Angiokardiographie") sowie
- Myokardbiopsien

vorgenommen werden. Außerdem sind **therapeutisch-interventionelle Techniken** wie

- Ballon-Atrioseptostomie nach *Rashkind* ("BAST"),
- Verschluß eines PDA (persistierender Ductus arteriosus) und von Septumdefekten,
- Ballondilatation von Klappen- und Gefäßstenosen (Valvulo- bzw. Angioplastie) und
- Stent-Einlage

möglich.

Bei arterieller Katheterisierung wird i.d.R eine *i.v. Antikoagulation* mittels Bolusgabe von 50 IE Heparin/kg KG eingeleitet. Eine *Endokarditisprophylaxe* mit Antibiotika erfolgt nur im Einzelfall nach interdisziplinärer Absprache, da im Rahmen einer Herzkatheteruntersuchung zumeist nicht mit einer Bakteriämie gerechnet werden muß.

3 Vorbereitung

Zur Vorbereitung hat sich der Anästhesist im Rahmen der Prämedikationsvisite mit der **Anamnese** sowie den **klinischen und apparativen Untersuchungsbefunden** vertraut zu machen und sich einen genauen Einblick in die spezielle Pathophysiologie des jeweiligen Herzfehlers bzw. der Herzerkrankung zu verschaffen. Des weiteren müssen zur Herzkatheterisierung vorhanden sein:

- aktuelle Laborwerte (besonders Hb-Wert, Gerinnungsstatus)
- Blutgruppenbefund und mindestens ein gekreuztes Erythrozytenkonzentrat

Im Einzelfall (z.B. schwerstkranke Kinder, spezielle Interventionstechniken; s.u.) sollte bereits präoperativ ein Intensivbett auf der Kinderintensivstation für die postoperative Nachsorge bereitgestellt werden. Die Anlage eines i.v. Zuganges durch die Kinderkardiologen am Vortage erfolgt nur bei medizinischer Indikation im Rahmen ihrer Behandlung, nicht aber primär zu Narkosezwecken.

4 Prämedikation

Zur anxiolytischen bzw. sedierenden Prämedikation werden unter Beachtung der Kontraindikationen die kinderüblichen Dosen von Midazolam verordnet, z.B.:

- Midazolam-Lösung rektal (0,5 mg/kg KG ca. 30 min vor Anästhesiebeginn; s. Kap. 25, S. 461)

Die Anlage von EMLA®-Pflaster(n) erfolgt nur, wenn eine i.v. Kanülierung des wachen Kindes unbedingt geboten erscheint.

5 Anästhesie

Bei jüngeren Kindern wird für die oben beschriebenen Prozeduren immer eine Analgo-Sedierung oder Intubationsnarkose durchgeführt, bei älteren kann zuweilen eine alleinige Sedierung mit Midazolam ausreichend sein:

Analgo-Sedierung

- Midazolam 0,1 mg/kg KG i.v. + Ketamin 1 mg/kg KG i.v. (Atropin 0,01 mg/kg KG i.v. vorweg!)
- Repetition nach Bedarf

Intubationsnarkose

- Etomidat/Midazolam/Fentanyl bzw. Alfentanil oder Ketamin/Atracurium bzw. Vecuronium
- ggf. Halothan oder Sevofluran (kein Isofluran!)

(Potentielle) Indikationen für eine **Intubationsnarkose** (ITN) sind:

- Herzinsuffizienz Grad NYHA III/IV
- therapeutisch-interventionelle Maßnahmen
- Sicherstellung einer Normoventilation
- Durchführung des "Hyperoxietestes" (möglichst $FIO_2 = 1,0$; s.u.)
- TEE

Außer der schweren Herzinsuffizienz sind die anderen Indikationen zur ITN eher als fakultativ anzusehen. Es handelt sich hierbei um z.B. "heikle" interventionelle Maßnahmen, die langwierig und besonders komplikationsträchtig erscheinen (s.u.). Zur Ermittlung des pulmonal-vaskulären Widerstandes (PVR) bei pulmonaler Hypertonie (PH) ist die strikte Einhaltung einer Normokapnie (Hyper- u. Hypokapnie führen zur Widerstandserhöhung in der Pulmonalisstrombahn und damit zur Meßwertverfälschung) und zur Abschätzung des Fixierungsgrades einer PH ein sog. Hyperoxietest mit maximaler Oxygenierung erforderlich. Hierbei kann erkannt werden, ob durch Zuführung von reinem Sauerstoff eine ausreichende pulmonale Widerstandssenkung erreichbar ist, was für die Planung therapeutischer Maßnahmen von entscheidender Bedeutung ist. Diese Meßvoraussetzungen sind am besten im Rahmen einer ITN zu gewährleisten. Wenn allerdings zur Abschätzung der pulmonalen Gefäßreserve Stickstoffmonoxid (NO) verwendet werden soll, ist für die Applikation eine Intubation zwingend erforderlich.

Falls zur Durchführung einer **TEE** auf eine Intubation verzichtet werden sollte, ist das vorherige Absaugen von ggf. noch vorhandenem Magensaft durch eine entsprechende Sonde dringend geboten, um eine Regurgitation und damit eine pulmonale Aspiration zu vermeiden.

Zum Vorgehen bei *schwerer Herzinsuffizienz* und zur Anlage des i.v. Zuganges bei Kindern mit *Shuntvitien* siehe Kapitel 30, S. 569 bzw. 572.

6 Pharmakologische Besonderheiten (s. Kap. 30, S. 568 f.)

7 Instrumentierung und Monitoring

Standard-Instrumentierung und -Monitoring umfassen:

- i.v. Zugang (peripher, obere Körperhälfte)
- EKG und Atemfrequenz
- nicht-invasive Blutdruckmessung
- Pulsoxymetrie
- Körpertemperatur
- bei Intubationsnarkosen zusätzl. Kapnometrie u. Überwachung der typischen Beatmungsparameter

Der **i.v. Zugang** sollte, wenn irgend möglich, im Bereich der oberen Körperhälfte plaziert werden. Durch die in der V. femoralis liegende Herzkatheterschleuse entsteht eine mehr und minder ausgeprägte Beeinträchtigung des venösen Rückstromes aus dieser Extremität. Bei gleichzeitiger distaler Infusion kann es dann zu unkontrollierter, ggf. ausgeprägter Ödematisierung mit möglichen trophischen Störungen bzw. Schädigungen der betreffenden Extremität kommen. Die Seite der Femoralispunktion ist nicht sicher vorhersehbar (z.B. Fehlpunktion).

Sollte bei akuter Blutung eine zügige In- bzw. Transfusion notwendig werden, kann zu diesem Zwecke die **Katheterschleuse** - auch die arterielle - als Volumenzugang benutzt werden!

Bei der **endexspiratorischen CO_2-Messung** im Rahmen von Intubationsnarkosen muß beachtet werden, daß vor allem bei Kindern im ersten Lebensjahr aufgrund des relativ großen Küvettentotraumes die Exspirationsluft dermaßen verdünnt wird, daß ausgeprägte Diskrepanzen zwischen $PECO_2$ und $PaCO_2$ auftreten können. Als Faustregel kann für diese Altersgruppe gelten:

- altersbezogenes AMV errechnen, AZV etwas erhöhen, $PECO_2$ initial ca. 30 mmHg und anschließende "Validierung" anhand arterieller BGA.

Als Beatmungsfilter dürfen in dieser Altersgruppe nur "Mini-Filter" mit geringstmöglichem Totraum benutzt werden (s. Kap. 25, S. 465). Die Verwendung der Standard-Kinderbeatmungsfilter ist wegen des deutlichen größeren Totraumes erst ab einem Körpergewicht von 10-15 kg empfehlenswert!

Zum Erhalt der **Körpertemperaturhomöostase** dienen:

- Verwendung einer Wärmematte (grundsätzlich bei Kindern im 1. Lebensjahr)
- Erhöhung der Raumtemperatur
- Abdecken des Kindes mit Tüchern oder Aluminiumfolie (röntgenstrahlendurchlässig!)
- Anwärmung von Infusionen, Transfusionen und Desinfektionslösung

8 Anästhesiologische Besonderheiten

Zur üblichen anästhesiologischen Vorbereitung im Rahmen der Herzkatheteruntersuchungen gehört die Bereitstellung bzw. Überprüfung von:

- Intubationsbedarf, Beatmungsgerät u. -zubehör, adäquatem Monitoring
- Notfallmedikamenten (Atropin, Adrenalin u. Noradrenalin, Orciprenalin, Lidocain in kindgerechten Konzentrationen)
- Originalblutgruppenbefund, EK(s)
- Defibrillator und Schrittmachersystem
- O_2-Insufflation bei Analgo-Sedierung

Des weiteren sollen folgende Besonderheiten erwähnt werden:

- Endokarditisprophylaxe (nach Absprache)
- Lokalanästhesie einer Leiste durch den Kinderkardiologen (rechtzeitig, d.h. mindestens 5 min vor eigentlicher Gefäßpunktion)
- Heparingabe (50 IE/kg KG bei arteriellem Katheter)
- BGA-, Hb- u. BZ-Kontrollen (-> $PaCO_2$ = 40 mmHg; Hb ≥ 10 g%, Ausnahme: bei vorbestehender Polyglobulie individuelle höhere Zielwerte; BZ ≥ 100 mg%)
- Flüssigkeitssubstitution (bis 4 ml/kg KG/h einer isotonen Glucose-haltigen Elektrolytlösung): cave: Hypovolämie!
- Erhaltung der präoperativen Oxygenierung (-> O_2-Sättigungsmessungen)
- optimale Ruhigstellung und maximale Oxygenierung direkt vor Interventionsmaßnahmen

BGA-, Hb- u. BZ-Kontrollen werden im Katheterlabor von den MTAs nach Aufforderung aus dem "Katheterblut" durchgeführt. Diese Parameter sollten insgesamt mindestens zweimal, jeweils nach Plazieren und vor Entfernen des Katheters, bestimmt werden. Gerade bei Neugeborenen und Säuglingen entstehen punktionsbedingt und vor allem durch die im Rahmen der O_2-Sättigungsmessungen wiederholt erforderlichen Blutentnahmen relativ größere Blutverluste, so daß in dieser Altersstufe nicht selten eine Bluttransfusion notwendig wird. Bei Kindern mit Rechts-Links-Shunt muß einer vorbestehenden kompensatorischen Polyglobulie Rechnung getragen und ein individuell höherer Hb-Zielbereich angestrebt werden. Grundsätzlich dürfen solche Kinder auf gar keinen Fall mit einem Hb-Wert von unter 10 g% verlegt werden!

Bei allen Kindern mit normaler bis leichtgradig eingeschränkter ventrikulärer Funktion kann die **Flüssigkeitssubstitution** wie oben angegeben vorgenommen werden. Bei erheblicher Herzinsuffizienz muß die Infusionsrate jedoch in angemessener Form reduziert werden.

Die **Erhaltung der präoperativen Oxygenierung** dient dazu, im Rahmen der O_2-Sättigungsmessungen sog. Sättigungssprünge bei Shuntvitien aufdecken und durch Shuntberechnung das Vitium funktionell charakterisieren zu können. Dieses ist bei hyperoxischen Verhältnissen nicht ohne weiteres möglich. Bei unter Ruhebedingungen hypoxygenierten, aber kompensierten Kindern geht man mit dieser Vorgehensweise bei in Narkose reduziertem O_2-Verbrauch unter Anwendung eines entsprechenden Monitoring sicherlich kein unvertretbares Risiko ein. In diesem Zusammenhang muß allerdings betont werden, daß der Gebrauch einer **Pulsoxymetrie unerläßlich** ist! Praktischerseits geht man am besten so vor, daß man bei diesen Kindern vor Beginn der Katheteruntersuchung die O_2-Sättigung unter Außenluftbedingungen mit der unter maximaler Sauerstoffzufuhr vergleicht. Hierdurch läßt sich die Oxygenierungsreserve bzw. die Größe des Rechts-Links-Shunts semiquantitativ abschätzen .

Unmittelbar vor Durchführung **interventioneller Maßnahmen** sollte aus Sicherheitsgründen eine maximale Oxygenierung eingeleitet werden und eine optimale Ruhigstellung des Patienten in dieser Phase durch rechtzeitige Vertiefung der Narkose sichergestellt sein.

8.1 **Rechts-Links-Shunt** (s. Kap. 30, S. 571 f.)

8.2 **Minprog®-Infusion** (s. Kap. 30, S. 568)

8.3 Pulmonale Hypertonie

Bei einer pulmonalen Hypertonie muß zur Ermittlung der PVR der $PaCO_2$ bei ca. 40 mmHg konstant gehalten werden (s.o). Zur Überprüfung des Fixierungsgrades ist eine maximale Oxygenierung mit einer FIO_2 von 1,0 erforderlich. Beide Voraussetzungen sind am ehesten durch eine Intubationsnarkose sicherzustellen.

8.4 Schwere Herzinsuffizienz

Kinder mit **primären Kardiomyopathien** (CMP) und ausgereizter medikamentös-symptomatischer Therapie werden einer Herzkatheteruntersuchung unterzogen, um z.B. die Indikation zur Herz- oder kombinierten Herz-/Lungentransplantation zu stellen bzw. um diese vorzubereiten. Bei bestimmten CMP-Formen scheinen neuerdings immunsuppressive Therapieregime erfolgversprechend. Zur diagnostischen Einordnung wird bei diesen Kindern eine Myokardbiopsie notwendig.

In all diesen Fällen sollten sämtliche negativ inotropen Substanzen im Rahmen der Anästhesie vermieden und eine Intubationsnarkose zur Senkung des myokardialen O_2-Verbrauchs durchgeführt werden. Eine eventuelle Dauertherapie mit Katecholaminen, Phosphodiesterasehemmern und Vasodilatanzien wird p.inf. fortgeführt. Postoperativ ist zumindest bis zum Folgetag eine Intensivüberwachung vorzusehen.

8.5 **Hypertrophisch-obstruktive Kardiomyopathie** (s. Kap. 27, S. 513)

8.6 **Koarktation der Aorta** (z.B. Aortenisthmusstenose)

Für die Entscheidung, ob eine Ballondilatation durchgeführt werden soll, wird der Druckgradient über der Stenose ermittelt. Hierzu ist es manchmal erforderlich, unter pumpengesteuerter Infusion von ansteigenden Adrenalindosen die Veränderungen des Druckgradienten zu bestimmen ("pharmakologischer Belastungstest"). Die Adrenalindosis beträgt initial 0,1 µg/kg KG/min und wird ca. alle 5 min im Anschluß an die Meßwerterfassung um 0,1 µg gesteigert. Da i.d.R. auch der nicht-invasive arterielle Blutdruck *vor* der Stenose zur Gegenkontrolle benötigt wird, wird die *Blutdruckmanschette primär am rechten Arm* installiert.

8.7 Trisomie 21

Bei Kindern mit Trisomie 21 zeigen sich in ca. 1/3 der Fälle **Herzvitien**, wobei Ventrikelseptum- und Endokardkissendefekte (kompletter atrio-ventrikulärer Kanal) dominieren. Von anästhesiologischer Bedeutung ist die Tatsache, daß oftmals *subklinische Hypothyreosen* vorliegen, die zu erhöhter Empfindlichkeit auf Anästhetika führen. Außerdem weisen diese Kinder nicht selten *subglottische Stenosen* sowie *Instabilitäten im atlanto-axialen Übergang* auf. Für die Intubation sollte deshalb ein dünnerer Tubus gewählt und eine möglichst neutrale Kopfposition eingehalten werden.

8.8 Spezielle interventionelle Maßnahmen

Besonders schwierige Katheterinterventionen werden nur in **Operationsbereitschaft** durchgeführt, um beim Auftreten von Komplikationen die Möglichkeit zur umgehenden operativen Versorgung zu haben. Bei diesen Kindern sollte die Indikation zur primären Intubationsnarkose großzügig gestellt werden.

8.9 Notfälle

Die Notfallindikation zur Herzkatheteruntersuchung besteht vor allem bei den sog. **Duktus-abhängigen Vitien**, d.h. bei den Herzfehlern, bei denen großer und kleiner Kreislauf anatomisch parallel geschaltet sind und eine Verbindung nur über den - pharmakologisch offengehaltenen - Ductus arteriosus gewährleistet ist. Hier muß sobald als möglich eine interventionelle oder operative Palliation erfolgen.

9 Komplikationen

Bei **allen Herzkatheteruntersuchungen** muß mit folgenden Komplikationen gerechnet werden:

- Blutverluste (durch Punktion(en) und Blutentnahmen)
- Herzrhythmusstörungen -> Kammerflimmern
- AV-Block III°-> Asystolie
- massive Zunahme eines Re-Li-Shunts bei PA-Sondierung ($pSaO_2$-Abfall!)

Die **Blutverluste**, vor allem durch die intermittierenden Blutentnahmen, fallen bei Kindern in den ersten Lebensjahren relativ stärker ins Gewicht (s.o.).

Durch katheterbedingte Irritationen des Reizbildungs- und -leitungssystems sind **Herzrhythmusstörungen** unvermeidlich. Leichtere Störungen wie SVES und vereinzelte VES können akzeptiert werden, bei Auftreten von supraventrikulären und besonders ventrikulären Tachykardien, die nach Unterbrechen der Kathetermanipulationen persistieren, ist aber eine unmittelbare zielgerichtete Therapie erforderlich. Ventrikuläre Tachykardien sollten hierbei kardiovertiert werden, supraventrikuläre können auch medikamentös angegangen werden (z.B. Adenosin - Adrekar®; Bolusinjektion von 0,25 bis max. 0,5 mg/kg KG, unmittelbare Wirkung, Wirkdauer nur wenige Sekunden). Das nur in sehr seltenen Fällen auftretende *Kammerflimmern* wird in üblicher Wiese durch Defibrillation behandelt. Die initiale Stromstärke beträgt bei Kindern zu diesem Zwecke 2 J/kg KG. *Bradyarrhythmien* (inkl., Blockbildern), die nur auf eine Irritation zurückzuführen sind, sind zumeist spontan reversibel und bedürfen nur selten einer spezifischen Therapie (z.B. Atropin, Orciprenalin).

Bei **Sondierung** einer Pulmonalarterie bzw. des Truncus pulmonalis oder eines aorto- bzw. arterio-pulmonalen Shunts kann besonders bei kleinen Kindern mit Stenosen in diesem Bereich eine erhebliche Minder- bis hin zur "Nullperfusion" der Lungen eintreten. In diesen Fällen sinkt die periphere O_2-Sättigung abrupt und drastisch ab. Eine Erhöhung der FIO_2 ist naturgemäß zwecklos; hier muß der Katheter umgehend wieder zurückgezogen werden.

Bei **Interventionen** können zusätzlich auftreten:

- Gefäßrupturen (-> massive Blutung)
- Myokardperforation (-> Perikardtamponade)
- Embolisierungen (z.B. Schirmpartikel)
- Blockbilder (s.o.)

Gefäßrupturen müssen nach endotrachealer Intubation unter supportiver Kreislauftherapie (Massivtransfusion über liegenden Katheter, ggf. Katecholamine) umgehend operativ versorgt werden. Bei einer akzidentellen **Myokardperforation** mit Perikardtamponade erfolgt als Notfallmaßnahme vor dem operativen Verschluß des Defektes die Anlage einer Perikarddrainage, am besten unter sonographischer Kontrolle. **Embolisierungen** von Fremdmaterialien in das zerebrale oder koronare Gefäßsystem sind besonders gefürchtet, da sie einer gezielten therapeutischen Intervention nicht bzw. nur bedingt zugänglich sind. Bei den im Rahmen palliativer Vergrößerungen von Vorhof- oder Ventrikelseptumdefekten durch Ballondilatation auftretenden **Blockbildern** handelt es sich um i.d.R. harmlose intermittierende Rechtsschenkelblöcke, seltener um höhergradige AV-Blockierungen. Wenn letztere auf einer organischen Läsion des Reizleitungssystems beruhen, ist eine medikamentöse Therapie nicht erfolgversprechend (nur supportiv!) und das Einbringen einer ventrikulären Schrittmachersonde über die Katheterschleuse mit anschließender Kammerstimulierung vonnöten. Bei - nicht seltener - Persistenz des Blockbildes ist daraufhin die Anlage eines permanenten Herzschrittmachers unvermeidlich.

10 Postoperative Überwachung

Postoperativ werden die Kinder entweder auf der **Kinderherzstation** in speziell eingerichteten Überwachungszimmern oder auf der **Kinderintensivstation** (z.B. BAST, Stent-Einlage, Schirmverschlüsse) nachbetreut. Zum minimalen Monitoring bei extubierten Kindern gehört neben der kontinuierlichen Aufsicht durch eine erfahrene Kinderkrankenschwester:

- EKG
- Pulsoxymetrie oder Apnoe-Monitoring!

Nach Bluttransfusion oder bei Nachblutungen im Leistenbereich sollte zudem der Hb-Wert kontrolliert werden.

32 Anästhesie für die Elektrokrampftherapie

1 Einführung

Nach der klinischen Einführung der Elektrokrampftherapie (EKT) zur Behandlung endogener Psychosen im Jahre 1938 kam es bereits wenige Jahre später zu einer weltweiten Verbreitung der Methode. Durch Fortschritte im Bereich der Psychopharmakatherapie Ende der fünfziger Jahre wurde das Indikationsspektrum für die EKT jedoch zunehmend eingeschränkt. Hauptsächlich in den siebziger Jahren kam es speziell in der Bundesrepublik Deutschland zu einer drastischen Anwendungsbeschränkung, die mehr auf weitverbreiteten Vorbehalten in der Öffentlichkeit, aber auch bei Ärzten, denn auf klinischer Erfahrung oder wissenschaftlichen Ergebnissen beruhte.

2 Grundlagen der Elektrokrampftherapie

Wirkungsmechanismen

Die Wirkungsweise der therapeutischen Elektrokonvulsion ist nach wie vor nicht endgültig bekannt. Als therapeutischer Faktor wird aber allgemein die Induktion von Krampfpotentialen in bestimmten Bereichen des Gehirns angesehen. Es gibt Hinweise darauf, daß es durch die synchronisierte elektrische Entladung neben einer Anhebung der Krampfschwelle zu Veränderungen von Transmitterkonzentrationen, von Rezeptorsystemen, der Proteinsynthese und/oder der Hirndurchblutung kommt. Ähnlich wie bei der Anwendung von Antidepressiva soll die Sensitivität ß-adrenerger Rezeptoren vermindert werden, darüber hinaus werden aber auch dopaminerge, serotoninerge, GABA-erge, cholinerge und kephalinerge Rezeptorkomplexe beeinflußt.

Indikationen

Grundlage für die Therapie endogener Psychosen ist die Psychopharmakatherapie unter begleitender Psychotherapie. Eine Indikation zur Elektrokonvulsionsbehandlung besteht aber

- <u>als Mittel der l. Wahl</u>:

bei wahnhaften Depressionen, depressivem Stupor, schizo-affektiven Psychosen mit depressiver Verstimmung, endogenen Depressionen, die aus bestimmten Gründen eine rasche Besserung erfordern, sowie bei akut lebensbedrohlichen katatonen Krisen (sog. perniziöse Katatonie),

- als Mittel 2. oder 3. Wahl:

bei ansonsten therapieresistenten Depressionen oder Katatonien und anderen akuten schizophrenen Psychosen sowie bei schweren Manien, die auf Medikamente nicht ansprechen und bei denen gleichzeitig eine vitale Gefährdung des Patienten vorliegt.

Merke:

> Eine **Notfallindikation** im anästhesiologischen Sinne kann für die EKT **nicht** reklamiert werden, allenfalls eine dringliche Indikation bei perniziöser Katatonie!

Nebenwirkungen

EKG-Veränderungen sind häufig, bilden sich i.d.R. aber rasch wieder zurück. Mit Beginn der Entladung kann eine vagusbedingte *Bradykardie* einsetzen. Im weiteren Verlauf kommt es zu einer Aktivierung vor allem des Sympathikus, was zum *Blutdruck- und Herzfrequenzanstieg* sowie zu *Herzrhythmusstörungen* führen kann. Knochenbrüche und Luxationen kommen heutzutage praktisch nicht mehr vor. Mit einer Häufigkeit von 0,004 % der Einzelbehandlungen sind tödliche Komplikationen nach einer EKT sehr selten.

Merkfähigkeitsstörungen, die bis zu sechs Monaten anhalten können, sind die häufigste Nebenwirkung nach einer EKT. Dank der Anwendung spezieller Stromformen (Kurzpulstechnik mit unilateraler Elektrodenposition) sind aber keine bleibenden Gedächtnisstörungen, wie z.B. eine dauerhafte retrograde Amnesie, bekannt. Selten können passager Kopfschmerzen, Verwirrtheit und Übelkeit auftreten.

Kontraindikationen

Als *absolute* Kontraindikation für eine EKT ist ein *pathologisch erhöhter Hirndruck* anzusehen, ebenso wie ein innerhalb der vergangenen drei Monate abgelaufener *Myokardinfarkt*. Bei sonstigen kardialen Erkrankungen (Hypertonus, KHK, Arrhythmien, Herzvitien) und/oder pulmonalen Erkrankungen, ist in enger Zusammenarbeit mit dem Internisten und dem Psychiater abzuwägen, ob nach sorgfältiger Risiko-Nutzen-Analyse eine Konvulsionsbehandlung durchführbar ist.

Krampfserie

Zur Erhöhung der therapeutischen Effizienz ist eine sog. Krampfserie erforderlich. Sie besteht je nach klinischer Notwendigkeit aus 6-10 Einzelbehandlungen mit einer Frequenz von 2-4 Mal pro Woche, wobei Montag, Mittwoch und Freitag als Termine bevorzugt werden.

3 Anästhesiologisches Vorgehen

Patienteneinwilligung

Die Patienten befinden sich entweder auf einer allgemeinen Krankenstation oder in einer geschlossenen Abteilung. In den allermeisten Fällen unterzieht sich der betreffende Patient aus eigenem Willen der Behandlung. In diesem Falle kann und muß er entsprechend aufgeklärt werden. Liegt allerdings keine Geschäftsfähigkeit mehr vor oder wurde eine Entmündigung richterlich ausgesprochen und ein gesetzlicher Vertreter im Sinne einer Pflegschaft benannt, so ist über den gesetzlichen Vertreter die Zustimmung zum Eingriff einzuholen.

Anästhesie

Im Rahmen der Elektrokonvulsionsbehandlung ergeben sich folgende **anästhesiologische Aspekte**:

1. Der Eingriff darf nur bei Nüchternheit des Patienten und bei Vorliegen einer rechtswirksamen Einwilligung durchgeführt werden.
2. Für die EKT ist i.d.R. eine Masken- bzw. Larynxmaskennarkose unter kompletter Muskelrelaxation ausreichend.
3. Eine eventuell durchgeführte Dauertherapie mit Antidepressiva (z.B. MAO-Hemmer, Lithium etc.) muß aufgrund möglicher pharmakologischer Interaktionen beachtet werden (s. auch Kap. 1, S. 16 f.).

Das Hypnotikum soll den induzierten Krampfanfall so wenig wie möglich beeinträchtigen. Aus diesem Grund wird derzeit international dem **Methohexital** (1,0-1,5 mg/kg KG) der Vorzug gegeben. Alternativ als Mittel der 2. Wahl kommt Etomidat oder Propofol in Frage. Als Relaxans wird bei fehlender Kontraindikation nach wie vor **Succinylcholin** (1,0 mg/kg KG) nach Präkurarisierung (z.B. mit Atracurium, 0,01 mg/kg KG) angewendet. Als Alternative steht im Bedarfsfall Mivacurium (0,2 mg/kg KG) zur Verfügung. Die Beatmung erfolgt manuell-kontrolliert mit reinem Sauerstoff.

Unabhängig von der Relaxierung sollte ein **Beißschutz** verwendet werden, da es zu einer direkten elektrischen Reizung der Kaumuskulatur kommen kann. Instabile Zähne müssen vor der EKT zahnärztlich geschient oder entfernt werden.

Die Narkose erfolgt unter dem üblichen **Standard-Monitoring**:

- EKG, NIBP, $pSaO_2$, FIO_2 und - wenn verfügbar - $PECO_2$

Besonderheiten während der Krampfphase

Die EKT-Elektroden werden uni- oder bilateral kraniell positioniert und danach die Entladung ausgelöst. In dieser Phase darf der Patient nicht berührt werden und kann somit auch nicht beatmet werden. Während der Krampfinduktion kann lediglich die Maske (100 % O_2!) vorgehalten werden. Erst nach Beendigung der Entladung kann wieder eine Beatmung erfolgen. Die Überwachung während des Anfalles erfolgt klinisch (EKG und Pulsoxymetrie sind unter dem Stromfluß oftmals gestört) sowie mittels EEG.

Falls keine EEG-Ableitung möglich ist, wird die Blutdruckmanschette am Nichtinfusionsarm vor Relaxansgabe oberhalb des systolischen Blutdruckes aufgepumpt, so daß dieser Arm nicht relaxiert wird und hier die Beendigung der Krampfentladung visuell festgestellt werden kann.

Postiktal kommt es meist zu einem raschen Erwachen des Patienten, da eine Repetitionsgabe von Methohexital i.d.R. nicht erforderlich ist. Lediglich bei der Anwendung von Mivacurium muß auf eine entsprechend längere Hypnose geachtet werden. Hierbei ist eventuell zusätzlich ein neuromuskuläres Monitoring einzusetzen.

Nachsorge

Ist der Patient wach und ansprechbar und verfügt er über eine suffiziente Spontanatmung mit ausreichendem Muskeltonus und Schutzreflexen, erfolgt eine mündliche und schriftliche Übergabe an den zuständigen Stationsarzt der psychiatrischen Überwachungsstation. Der Patient geht damit wieder gänzlich in den Zuständigkeits- und Verantwortungsbereich der Psychiatrischen Klinik über.

33 Anästhesie für "Magnetic Resonance Imaging"

1 Einleitung

Das "Magnetic Resonance Imaging" (MRI), auch als Kernspin- oder Magnet-Resonanz-Tomographie bezeichnet, ist ein nicht-invasives, ohne Röntgenstrahlen arbeitendes, bildgebendes Verfahren, das gegenüber der Computertomographie (CT) die Vorteile höherer Auflösung sowie kontrastreicherer Weichteildarstellung bietet. Die anästhesiologische Betreuung von Patienten im Rahmen des MRI erfordert allerdings genaue Kenntnis der verfahrensspezifischen physikalisch-technischen Gegebenheiten, um die in der Anästhesie üblichen Sicherheitsstandards gewährleisten zu können.

2 Physikalische Grundlagen

Bei dem MRI werden verschiedenartige **elektromagnetische Felder** zur Bildgebung verwendet:

- ein starkes statisches Magnetfeld,
- schwächere dynamische Magnetfelder und
- Hochfrequenzfelder.

Das *statische* Magnetfeld richtet den Spin von Atomkernen mit ungerader Ordnungszahl parallel (bzw. antiparallel) zu den magnetischen Feldlinien aus ("Kernpolarisation"). Die Feldstärke erreicht dabei Werte von 0,5-2 Tesla, das entspricht ca. der 30.000- bis 40.000fachen Stärke des Erdmagnetfeldes! Zur eigentlichen Bilderzeugung werden die Atomkerne durch die Anwendung von *Hochfrequenzfeldern* angeregt, wodurch die Anordnung der Spins verändert wird ("Untersuchungsgang"). Zusätzlich werden die Gradientenfelder durch *dynamische* Magnetfelder überlagert, die eine räumliche Zuordnung der bei der Relaxation der angeregten Kernspins entstehenden Impulse erlauben. Mit Hilfe eines Rechners kann dann eine zwei- oder auch dreidimensionale Darstellung der Körpergewebe erreicht werden.

Praktische Bedeutung

Das starke statische Magnetfeld zieht ferromagnetische Materialien mit z.T. extremer Beschleunigung an. Lose magnetisierbare Metallteile in der Nähe des Magnet-Resonanz-Tomographen (MRT) sind deshalb eine potentielle Gefahrenquelle für den Patienten und das betreuende Personal. Fixierte ferromagnetische Metallteile können sich durch Induktion eines elektrischen Stroms erwärmen und zur Beeinträchtigung der Bildqualität führen. Daher dürfen keine metallarmierten Tuben (z.B. Typ "Woodbridge") verwendet werden; aber auch Stahlflaschen an nahestehenden Narkosegeräten können Artefakte erzeugen.

Merke:

> Im MRI-Untersuchungsraum dürfen sich keinesfalls lose ferromagnetische Metallteile befinden!

3 Untersuchungsgang

Der MRT besteht aus einem ca. 3 x 3 m großen Gehäuse, in das zentral eine zylindrische Öffnung von 1,5 m Länge und etwa 1 m Durchmesser eingelassen ist. Der Patient wird nahezu komplett von der Röhre des Tomographen umgeben, Kinder sogar vollständig. Sichtkontakt sowie eine schnelle Zugangsmöglichkeit bestehen daher nicht! Die Untersuchungszeit pro Bild beträgt ca. 5 min. Werden mehrere Schichten simultan "gefahren", verlängert sich diese Zeit auf 15-20 min. Für die gesamte Untersuchung einer einzelnen Körperregion (z.B. Kopf) müssen ca. 45-60 min veranschlagt werden. Neuere Geräte benötigen für entsprechende Darstellungen in etwa die Hälfte der Zeit.

4 Kontraindikationen

Die Anwendung des MRI ist kontraindiziert bei Patienten mit:

- Herzschrittmachern oder AICD,
- Aneurysmaclips,
- Endoprothesen,
- Drahtcerclagen (z.B. nach Sternotomie)
- Neurostimulatoren (Gehirn/Rückenmark),
- implantierten Infusionspumpen und bei
- Schwangeren während der ersten drei Monate,

da zum einen Fehlfunktionen, Erwärmung oder Dislokation der Materialien zu erwarten sind, zum anderen in der Frühschwangerschaft eine fruchtschädigende Wirkung der Magnetfelder zum jetzigen Zeitpunkt nicht sicher ausgeschlossen werden kann. Neuere Untersuchungen haben gezeigt, daß bei Trägern von *künstlichen Herzklappen* (gängige Typen) ein MRI mit einer Feldstärke von bis zu 1,5 Tesla gefahrlos möglich ist und sich hier auch Bildartefakte in akzeptablen Grenzen halten.

5 Anästhesiologische Besonderheiten

Die MRI-Untersuchung ist **nicht schmerzhaft** und kann bei der Mehrzahl der Patienten im wachen Zustand durchgeführt werden. Bei Säuglingen und Kleinkindern ist oftmals eine Sedierung mit Stand-by ausreichend. Risikokinder hingegen benötigen aus Sicherheitsgründen zumeist eine Intubationsnarkose. In Einzelfällen wird ein MRI auch bei intubierten und beatmeten Intensivpatienten vorgenommen.

Die besonderen Bedingungen in der Umgebung eines MRT erfordern eine spezielle Anpassung der für die Narkose verwendeten Geräte. Prinzipiell sind zur Vermeidung von Verletzungen des Patienten und von Abbildungsartefakten - wie bereits erwähnt - **alle ferromagnetischen Gegenstände vom MRT fernzuhalten**. Durch wechselnde Magnetfelder können in elektrischen Leitern Ströme induziert werden, was zu Funktionsstörungen der entsprechenden Geräte führen kann. Aus diesem Grund dürfen elektronische Geräte nicht in der direkten Umgebung des Tomographen betrieben werden. In Hochfrequenzfeldern wird auch von nichtmagnetischen Metallen Energie absorbiert, die zur Erwärmung dieser Gegenstände führen kann. Ein **direkter Kontakt des Patienten mit Metallteilen** ist daher **in jedem Fall zu vermeiden!**

Notabene:

Vor Betreten des Untersuchungsraumes sind alle Metallteile abzulegen! Dies gilt insbesondere für Schlüssel, Geldstücke, Uhren und Schmuck. Pieper können durch den Magneten zerstört werden. Kreditkarten, Scheckkarten, Computerdisketten etc. werden gelöscht.

Im MRI-Untersuchungsraum dürfen keine Beistelltische bzw. Narkosewagen, ob mit oder ohne Bremsvorrichtung, in der Nähe des Tomographen aufgestellt werden, auch wenn das Eigengewicht ausreichend wäre, sie am Ort zu fixieren. Von der Arbeitsfläche könnten nicht fixierte ferromagnetische Gegenstände in die MRT-Röhre hineingezogen werden! Dieses gilt auch für Pflasterrollen. Ein Abstand der Narkosehilfsmittel von etwa 3-4 m kann als relativ sicher erachtet werden.

Anästhesieausrüstung

- Narkosebeatmungsgerät (einschließlich Kreisteil, Vapor und Sekretabsaugvorrichtung)
- Defibrillator und Notfallset
- Monitoring:
  - EKG
  - nicht-invasive, automatische Blutdruckmessung
  - Pulsoxymetrie
  - bei Intubationsnarkosen zusätzlich Kapnometrie und Überwachung der typischen Beatmungsparameter; ggf. Ösophagusstethoskop bei Kindern (ohne Temperaturkabel!)

Im MRI-Untersuchungsraum sind Wandanschlüsse für O_2, N_2O, Druckluft sowie ein Vakuumanschluß installiert. Von der Firma Dräger wird z.B. ein eigenständiges integriertes **"MRI-Narkosesystem"** angeboten. Dieses umfaßt:

- das Narkosegerät "Titus®-NMR" (bestehend aus nichtmagnetischen Teilen oder Metallteilen, die größtenteils aus Messing hergestellt sind),
- den Atem-/Narkosegasmonitor "PM8050®" sowie
- den Hämodynamik-Monitor "TeslaPlus®".

Das System ist fahrbar und so elektromagnetisch abgeschirmt, daß es bis zu einem *Minimalabstand von ca. 1,5 m* (entsprechend einer Feldstärke von 20 mTesla) an die Röhre herangebracht werden darf. Dieser Sicherheitsabstand muß in den Untersuchungsräumen markiert sein.

Die maschinelle **Beatmung** erfolgt beim Titus über den Ventilog® 2; für Kinder bis zu 15 kg KG steht ein austauschbarer 150-ml-Atembalg zur Verfügung. Als Schlauchsystem werden drei ineinander verschweißte Beatmungsschläuche verwendet, die zusammen eine Gesamtlänge von ca. 5 m erreichen. Aufgrund des großen Schlauchvolumens ist die Kompressibilität des enthaltenen Gasvolumens zu beachten, zudem ist die Compliance der Schläuche höher als bei einem kurzen System.

Merke:

> Entsprechenden Untersuchungen zufolge kann von einer in etwa **volumenkonstanten Beatmung** ausgegangen werden, **wenn die Beatmungsdrücke 20 cmH_2O** (30 cmH_2O bei Säuglingen unter Verwendung von "Ulmer Schläuchen") **nicht übersteigen**!

Ein **Narkosegasabsaugung** ist derzeit noch nicht möglich, da keine MR-tauglichen Schlauchsysteme existieren. Aus diesem Grund werden geräteseitig *Kohlefilter* verwendet, die aber nur für volatile Inhalationsanästhetika effektiv sind, so daß der Einsatz von Stickoxydul im Untersuchungsraum restriktiv gehandhabt werden sollte.

Das **Monitoring des Beatmungsdruckes** erfolgt über den PM8050®, der über einen Schlauch an typischer Stelle mit einem spezieller Konnektor an das Kreisteil angeschlossen ist. Die **Atem-/Narkosegasmessung** (O_2, CO_2, N_2O, volatile Anästhetika) findet im Nebenstrom statt, wobei die Probe am Y-Stück über den Beatmungsfilter abgegriffen wird. Zu diesem Zweck stehen Beatmungsfilter in mehreren Größen für die verschiedenen Altersgruppen zur Verfügung (s. Kap. 25, S. 465).

Das **Monitoring der Vitalfunktionen** ist aufgrund des eingeschränkten Zuganges und Sichtkontaktes zum Patienten von entscheidender Bedeutung. Hierzu ist seit kurzem ein neuer Überwachungsmonitor (TeslaPlus®) verfügbar, der die üblichen Parameter in einem Gerät zusammenfaßt:

Überwachungsmonitor "TeslaPlus®"

- hochfrequenzabgeschirmt, deshalb röhrennahe Plazierung (bis 1,5 m Abstand) möglich
- Überwachungsparameter
  - EKG
  - $pSaO_2$
  - nicht-invasive, oszillometrische Blutdruckmessung
  - invasive Blutdruckmessung (in Vorbereitung)
  - Körpertemperatur (in Planung)
- Modi
  - Neonaten, Kinder, Erwachsene
- Parameter auch während des Untersuchungsganges verfügbar
- Parameter störungsfrei bis 1,5 Tesla Feldstärke
- keine Beeinträchtigung der MR-Bildgebung

Für die **EKG**-Ableitung dürfen nur die vorhandenen Spezialelektroden verwendet werden, andere Elektroden müssen entfernt werden, da diese erwärmt werden können und zu Übertragungsartefakten führen können. Zur Reduzierung des Hautwiderstandes, der kleiner als 4 kOhm sein soll, soll die Haut vor Aufkleben der Elektroden entfettet werden. Ferner sind Kabelschleifen zu vermeiden. Die Übertragung des **pulsoxymetrischen** Signals erfolgt nicht wie üblich durch ein elektrisch leitendes Kabel, sondern durch einen Lichtleiter ähnlich einer Fiberoptik. Hierbei ist zu beachten, daß der Lichtleiter nicht geknickt werden darf, da es sonst zum Kabelbruch kommen kann. Der Sensor wird am besten am Fuß des Patienten angebracht, insbesondere bei Säuglingen aufgrund seiner Größe.

Zur **Respirationsüberwachung bei sedierten Patienten** kann ein dünner Absaugkatheter in den Hypopharynx eingebracht werden, über den eine endexspiratorische Messung der CO_2-Konzentration durchgeführt werden kann.

6 Praktische Hinweise zur Durchführung der Anästhesie

Falls möglich wird ein **Sedierungsverfahren** (s. Kap. 25, S. 470) bevorzugt, das - ebenso wie eine Intubationsnarkose - auf der Transporttrage oder auf einer der vorhandenen Patiententragen, aus den oben dargelegten Gründen am besten im Vorraum eingeleitet wird. Im Gegensatz zur Patientenliege im MRT-Bereich, die nur begrenzt in der Höhe verstellbar ist, kann man bei den Transporttragen vom Kopfende an den Patienten herantreten und so leichter intubieren.

Bei allen beweglichen Tragen, Tischen usw. ist immer darauf zu achten, daß sie gebremst sind, sofern sie in der näheren Umgebung des Tomographen stehen. Konventionelle EKG-Elektroden sind, wie bereits erwähnt, vom Patienten zu entfernen und durch spezielle Elektroden zu ersetzen. Der Sensor des Pulsoxymeters wird möglichst am Fuß des Patienten angebracht, um so Kabellänge zu "gewinnen. Auch der venöse Zugang sollte, zumindest bei Kleinkindern, am Fuß angelegt werden, dennoch sind i.d.R. 2-3 Heidelberger Verlängerungen bis zur Infusionsflasche notwendig. Der lange Vorlauf ist bei der Gabe von Medikamenten zu berücksichtigen! Perfusoren lassen sich aus diesem Grund ebenfalls nur eingeschränkt verwenden. Zur Gewährleistung einer ordnungsgemäßen Funktion sollten sie mindestens 4 m vom MRT entfernt stehen. Eine Manschette zur oszillometrischen Blutdrucküberwachung kann wie üblich an einem Arm des Patienten angebracht werden. Verschiedene Manschettengrößen müssen vor Ort vorhanden sein.

Die endotracheale **Intubation** muß mit einem *Tubus ohne Metallarmierung erfolgen* - ideal sind aufgrund der engen räumlichen Verhältnisse RAE®-Tuben oral (Fa. Mallinckrodt). Das Ventil am Verschluß des Cuffs enthält allerdings eine kleine ferromagnetische Metallspirale. Im allgemeinen beeinträchtigt diese die Bildqualität aber nicht, sofern sie nicht direkt im abzubildenden Bereich liegt (z.B. reicht bei einer Untersuchung des Kopfes eine Fixierung des Cuffverschlusses auf der Brust des Patienten aus). Bei Bedarf kann man den Schlauch des Cuffs mit einem Knoten versehen und den Verschluß mit dem Ventil abtrennen, dabei ist jedoch eine mögliche Cuffdruckzunahme bei Verwendung von Stickoxydul zu bedenken! Kommt der Patient bereits intubiert, darf der für den Transport benötigte Oxylog® sowie die Sauerstoffflasche auf gar keinen Fall zu nah am MRT gelagert werden, bzw. muß für eine ausreichende Fixierung der Geräte gesorgt werden. Zur Überwachung von Herz und Lunge bietet sich insbesondere bei Kindern zusätzlich ein Ösophagusstethoskop an. Während der Untersuchung ist es jedoch so laut im Raum, daß der Auskultationsbefund nicht sicher beurteilbar ist.

Merke:

> Für den Zeitraum der Untersuchung muß immer **ein Anästhesist im Untersuchungsraum** anwesend sein, da aufgrund der hohen Lautstärke Gerätealarme nicht gehört werden können!

Im Notfall kann die Untersuchung abgebrochen werden, dabei gehen aber sämtliche Bilddaten verloren und die Untersuchung muß von neuem gestartet werden. Eine Notabschaltung der gesamten Anlage ist ebenfalls möglich, dadurch lassen sich sämtliche Magnetfelder in kürzester Zeit abschalten. Ein erneutes Anfahren ist jedoch äußerst aufwendig, sehr teuer (mehrere 10.000 DM) und dauert z.T bis zu einer Woche! Nach Beendigung der Untersuchung wird der Patient wieder auf eine Trage umgelagert. Zur Extubation sind die gleichen Vorsichtsmaßnahmen wie zur Narkoseeinleitung zu beachten.

34 Anästhesie bei ambulanten Operationen

1 Vorbemerkungen

Nicht zuletzt durch den zunehmenden Kostendruck im Gesundheitssystem ist man heutzutage bestrebt, einfache operative Eingriffe bei ansonsten gesunden Patienten ambulant vorzunehmen (sog. Tageschirurgie). Unter Anwendung neuerer operativer und anästhesiologischer Techniken lassen sich diese Eingriffe i.d.R. problemlos und ohne Qualitäts- und Sicherheitseinbußen für den Patienten durchführen.

Vorteile der Tageschirurgie

- medizinisch
  - Vermeidung bzw. Reduzierung von nosokomialen Infektionen
  - Förderung der Rekonvaleszenz durch rasche Rückkehr ins soziale Umfeld
  - Verhinderung "hospitalismusbedingter" Schäden bei Kindern
- ökonomisch
  - Reduktion der Pflegekosten im Krankenhaus

Nachteile der Tageschirurgie

- prä- und postoperativ eingeschränkte medizinische Kontrolle des Patienten
  - Einhaltung des Nüchternheitsgebotes
  - Einhaltung der postoperativen Verhaltensmaßregeln

Voraussetzungen zum ambulanten Operieren

Zur effizienten Abwicklung ambulanter Operationen werden vom normalen Operationsbetrieb separierte Einheiten geschaffen, die neben dem Eingriffsraum einen Aufwachraum zur lückenlosen anästhesiologischen Überwachung sowie einen Aufenthaltsraum für die Patienten umfassen müssen.

2 Kriterien zur Durchführung ambulanter Operationen

Diagnostische und therapeutische Eingriffe sind grundsätzlich ambulant durchführbar, wenn:

- sie nicht intrakraniell, intrathorakal oder intraabdominell lokalisiert sind,
- keine erheblichen chirurgischen Komplikationen drohen,
- keine prolongierte postoperative Immobilisation nötig ist,
- keine Wunddrainagen notwendig sind,
- kein größerer perioperativer Blutverlust zu erwarten ist und
- postoperative Schmerzen mit Nicht-Opioid-Analgetika ausreichend behandelt werden können.

Eine prinzipielle zeitliche Beschränkung ambulanter Eingriffe auf 60-90 Minuten erscheint heute nicht mehr sinnvoll, da neuere Untersuchungen keine Beziehung zwischen Narkosedauer und Länge der Aufwachphase zeigen konnten.

Aus anästhesiologischer Sicht sollten regelhaft nur Patienten der Risikogruppen ASA I und II ambulant operiert werden. **Kontraindikationen** bestehen bei:

- Risikoklasse ASA III und höher
- extremen Altersgruppen (Säuglinge und Greise)
- akuten Infektionen der Luftwege
- erheblichen kardiovaskulären, endokrinologischen oder neurologischen Erkrankungen
- psychiatrischen Erkrankungen
- Adipositas permagna
- Dauertherapie mit oralen Antidiabetika, Insulin, Antikoagulanzien oder Steroiden
- akutem oder chronischem Mißbrauch von Medikamenten, Alkohol oder Drogen
- Disposition zur malignen Hyperthermie
- fehlender Kooperationsfähigkeit oder -bereitschaft des Patienten

3 Präoperative Vorbereitung

Voruntersuchungen

Die präoperativen Untersuchungen und das Prämedikationsgespräch sollten möglichst **eine Woche vor dem geplanten Operationstermin** stattfinden, um ggf. genügend Zeit für weiterführende Diagnostik oder Therapie zur Verfügung zu haben und dem Patienten die Möglichkeit zu geben, sich angemessen auf die Operation vorzubereiten. Zu den **vorbereitenden anästhesiologischen Maßnahmen** gehören:

- Erhebung der Anamnese und klinische Untersuchung
- Laboruntersuchungen
  - Hb/Hkt, BZ: routinemäßig ab 40 Jahren
- apparative Untersuchungen
  - EKG: routinemäßig ab 40 Jahren
  - Röntgenthorax: routinemäßig ab 40 Jahren

Bei Patienten mit Begleiterkrankungen muß das Untersuchungsprogramm den Umständen des Einzelfalls angepaßt erweitert werden.

Besonderheiten der Aufklärung

Neben den in Kapitel 13 (S. 234 ff.) dargelegten grundsätzlichen Aspekten der anästhesiologischen Aufklärung von Patienten vor geplanten Eingriffen, müssen bei ambulanten Patienten einige Besonderheiten berücksichtigt werden. Hierzu gehören:

- Erläuterung prä- und postoperativer Verhaltensmaßregeln und Aushändigung eines entsprechenden Merkblattes:
  - Nüchternheitsgebot
  - Nikotinkarenz
  - Heimfahrt nur in Begleitung
  - Empfehlung der postoperativen Schonung und Nachbetreuung durch Angehörigen, Ehegatten/-in bzw. anderweitige Vertrauensperson
  - Hinweis auf fehlende aktive Straßenverkehrstauglichkeit und Geschäftsfähigkeit für 24 Stunden nach einer Allgemeinanästhesie
  - postoperatives Verbot von Alkohol oder ähnlich wirkender Drogen für ebenfalls 24 Stunden (Interaktion mit Narkotika bzw. Sedativa)
  - Verhaltensweise bei postoperativen Komplikationen
- Zeitpunkt des Aufklärungsgespräches

Aus juristischer Sicht muß dem Patienten vor geplanten Eingriffen immer genügend Zeit verbleiben, die für seine Einwilligungserklärung relevanten Faktoren in Ruhe abwägen zu können. Bei ambulanten Patienten wird in Ausnahmefällen von seiten der Rechtsprechung eine Anästhesieaufklärung *am Operationstag* für zulässig erachtet, wenn drei Voraussetzungen erfüllt sind (s. auch Kap. 13, S. 236):

1. Die Eingriffsaufklärung ist bereits erfolgt, und zwar spätestens am Vortage.
2. Es bestehen keine risikoerhöhenden Begleiterkrankungen.
3. Der Patient kann sein Einverständnis in freier Selbstbestimmung erteilen.

Cave:

> Eine **Aufklärung auf dem Operationstisch** unmittelbar vor Beginn der anästhesiologischen bzw. operativen Maßnahmen ist nicht statthaft und deshalb **rechtsunwirksam**!

Prämedikation

In der Regel wird bei ambulanten erwachsenen Patienten auf eine anxiolytisch-sedierende Prämedikation verzichtet, um die postoperative Überwachung nicht unnötig zu verlängern. Wenn jedoch erforderlich, kann Midazolam in adäquater Dosierung i.v. appliziert werden. Kinder hingegen sollten eher großzügig mit Midazolamlösung rektal prämediziert werden (s. Kap. 25, S. 461).

4 Anästhesie

Instrumentierung und Monitoring

Für ambulante Eingriffe ist i.d.R. eine sicher plazierte periphere Venenverweilkanüle ausreichend. Zum **obligaten** hämodynamischen und respiratorischen **Standard-Monitoring** gehören:

- EKG
- nicht-invasive Blutdruckmessung
- Pulsoxymetrie
- Überwachung der typischen Beatmungsparameter (Beatmungsdruck, $AMV_{exsp.}$, FIO_2, Narkosegase)
- Kapnometrie/-graphie

Anästhesieverfahren und Anästhetika

Für die ambulante Chirurgie werden **allgemeinanästhesiologische Verfahren** mit oder ohne endotracheale Intubation bevorzugt. Ein wesentlicher Vorteil gegenüber einer Regionalanästhesie ist der i.d.R. deutlich kürzere Zeitbedarf zwischen Anästhesie- und Operationsbeginn. Bedingt durch die gute Steuerbarkeit der heutzutage zur Verfügung stehenden Substanzen, kann das Zeitintervall zwischen Operationsende und Verlegung des Patienten in den Aufwachraum ebenfalls kurz gehalten werden.

Es sollten grundsätzlich Substanzen mit möglichst *schneller* Elimination bevorzugt werden. Aus den einzelnen Pharmakagruppen empfehlen sich als:

- Sedativum: Midazolam (Dormicum®)
- Hypnotika: Propofol (Disoprivan®, Klimofol®, Propofol-Lipuro®)
  Etomidat (Etomidat-Lipuro®)
- Opioide: Alfentanil (Rapifen®)
  Remifentanil (Ultiva®)
- Muskelrelaxanzien: Succinylcholin (Pantolax®), cave: Kontraindikationen!
  Atracurium (Tracrium®), cis-Atracurium (Nimbex®)
  Mivacurium (Mivacron®)

Aus Kostengründen sollte eine TIVA - zumal mit Propofol und Remifentanil - eher zurückhaltend angewendet werden. Auch bei ambulanten Patienten spricht, neben den ökonomischen Vorteilen, nichts gegen den Einsatz von Stickoxydul und volatilen Anästhetika (Isofluran, ggf. Sevofluran) im Rahmen einer gut gesteuerten opioidsupplementierten Anästhesie. Eingriffe an den oberen Extremitäten können - soweit möglich - in axillärer Plexusanästhesie vorgenommen werden. Auf zentrale Plexusblockaden hingegen muß wegen möglicher Komplikationen (Pneumothorax etc.) im ambulanten Bereich verzichtet werden.

5 Postoperative Versorgung

Die Patienten werden nach Beendigung der Operation in den **anästhesiologischen Aufwachraum** verlegt. Hier erfolgt die Kontrolle:

- der Vitalfunktionen und
- des Bewußtseinszustandes.

Das **obligate apparative Monitoring** besteht dabei aus

- fortlaufender EKG-Registrierung und
- engmaschiger nicht-invasiver Blutdruckmessung.

Wünschenswert ist ferner die Überwachung mittels *Pulsoxymetrie* nach Allgemeinanästhesie bzw. Analgo-Sedierung. Diese Patienten erhalten immer zunächst eine *Sauerstoffapplikation*, am besten via Nasenkatheter.

Zur **postoperativen Schmerztherapie** sollen wegen der potentiellen Atemdepression und Vigilanzdämpfung möglichst keine Opioide eingesetzt werden. Statt dessen können bei Bedarf Nicht-Opioid-Analgetika i.v. verabreicht werden (Einzelheiten s. Kap. 12, S. 227 f.).

Verlegung und Entlassung des Patienten

Sobald eine unmittelbare anästhesiologische Überwachung nicht länger erforderlich ist und Komplikationen nicht mehr zu befürchten sind (i.d.R. 1-2 Stunden postoperativ), können die Patienten in einen speziellen ambulanten **Aufenthaltsraum** verlegt werden. Hierüber entscheidet ausschließlich der zuständige Anästhesist, nachdem er sich persönlich ein Bild vom Zustand des Patienten gemacht hat! Die hierfür geltenden Kriterien entsprechen in etwa denjenigen einer Verlegung auf die Allgemeinstation (s. Kap. 12, S. 230).

Im Aufenthaltsraum findet eine interdisziplinäre Überwachung des Patienten statt. Nach einer Überwachungsphase von bis zu 6 Stunden postoperativ wird *gemeinsam* von Operateur und Anästhesist über die **Entlassung nach Hause** entschieden (*Kriterien* s. ebenfalls Kap. 12, S. 231). Der Patient wird bei Entlassung darauf hingewiesen, daß er beim Auftreten schwerwiegender Komplikationen sofort seinen Hausarzt bzw. behandelnden Arzt oder den diensthabenden Arzt der operativen Klinik, in der der Eingriff vorgenommen wurde, zu verständigen hat.

6 Besonderheiten bei Kindern

Es gelten, neben den bisher erläuterten, folgende **Grundsätze**:

1. **keine** ambulante Anästhesien bei ehemaligen **Frühgeborenen** bis zur ca. 64. Woche (Gestationsalter) wegen der Gefahr postoperativer Apnoeepisoden (s. Kap. 25, S. 447)
2. ambulante Anästhesien **im ersten Lebensjahr** nur in Einzelfällen bei gesunden, reifen Kindern ohne Apnoesymptomatik
3. **ambulante Anästhesien im Kindesalter nur bei**:
   - kleinen Eingriffen mit geringem perioperativen Risiko
   - Infektfreiheit (Pseudo-Krupp im anfallsfreien Intervall ist *keine* Kontraindikation!)
   - Sicherstellung einer nicht zu *kurzen*, aber auch nicht zu *langen* Nüchternheit
   - zuverlässigen Eltern
4. postoperative Überwachung in der Klinik für mindestens **4 Stunden** (wichtig auch: Körpertemperatur vor Entlassung < 38°C)

Spezielle Risiken

35 Anästhesie bei speziellen Erkrankungen

1 Arterielle Hypertonie

WHO-Definition (bezogen auf den Ruheblutdruck)

Normotonie (mmHg)	**Grenzwerthypertonie*** (mmHg)	**Hypertonie** (mmHg)
< 140/90	140/90 bis 160/95	**> 160/95**

* "borderline hypertension"

Perioperative Besonderheiten

1. Der unbehandelte Hypertoniker ist perioperativ stärkeren Blutdruckschwankungen (hyper- und hypotone Episoden) ausgesetzt als der gut medikamentös eingestellte und der Normotoniker. Die Blutdrucklabilität wird durch eine Hypovolämie (Flüssigkeitskarenz, Diuretikatherapie etc.) noch weiter verstärkt.
2. Bei hypertensiven Organmanifestationen (vor allem an Herz, Gehirn und Nieren) besteht ein erhöhtes perioperatives Risiko,
3. Ob durch eine präoperative antihypertensive Behandlung die perioperative Morbidität und Letalität gesenkt werden, ist noch nicht eindeutig abgesichert.

Anästhesiologisches Vorgehen

- präoperative Suche nach hypertensiven Organmanifestationen (ggf. internistisches Konsil):

Herz:	Koronarinsuffizienz (Infarkt!), Myokardhypertrophie, Herzinsuffizienz, Lungenödem
Gefäße:	dissezierendes Aortenaneurysma; periphere AVK (Claudicatio intermittens, Gangrän)
Gehirn:	Enzephalopathie (Hirnödem) mit fokalen Ausfällen, Somnolenz, Krämpfen, Koma, ischämische oder hämorrhagische Ereignisse
Nieren:	Oligurie und Nierenversagen
Retina:	Papillenödem und Blutungen

- "stärkere" anxiolytisch-sedierende Prämedikation
- Fortführung der antihypertensiven Behandlung am OP-Tag (möglichst *ohne* Diuretika)
- <u>Narkoseeinleitung</u>:
  - ausreichende Volumenzufuhr vor Narkosebeginn (500-1.000 ml Kristalloide): Eine *Normovolämie* vermindert den Grad der intraoperativen Blutdruckschwankungen beim Hypertoniker. Bei nahezu jedem Hypertoniker - ob behandelt oder unbehandelt - ist eine mehr oder minder ausgeprägte *Hypovolämie* zu unterstellen.
  - Anästhetika langsam nach Wirkung applizieren
  - ausreichend Opioide zur "sympathischen" Abschirmung unter Intubation
  - nicht-invasive Blutdruckmessung (ggf. 1-minütlich während der Einleitung!) meist ausreichend
- Narkose als <u>balancierte Anästhesie mit Isofluran</u> fortführen: Isofluran ist gut steuerbar und hat unter den Inhalationsanästhetika den stärksten vasodilatierenden Effekt!
- Blutdruck intraoperativ im individuellen Bereich des präoperativen Profils halten!
- ST-Streckenanalyse zum frühzeitigen Erkennen koronarer Ischämien

Eine **akute Behandlung** wird erforderlich bei:

- hypertensiver Krise (systolisch > 220 mmHg, diastolisch > 120 mmHg)
- intraoperativ erheblichen Blutdruckanstiegen (≥ 20-30 % des mittleren Ausgangsniveaus) und ausreichend vertiefter Narkose
- intraoperativ erheblichen Blutdruckabfällen (≤ 20-30 % des mittleren Ausgangsniveaus)

Als **Medikamente** dienen hierzu:

Mittel der 1. Wahl:	**Mittel der 2. Wahl**:
• Urapidil (Ebrantil®)	• Clonidin (z.B. Catapresan®)
• Nifedipin (z.B. Adalat®)	• Dihydralazin (Nepresol®)
• Nitroglycerin (z.B. Nitrolingual®)	

2 Koronare Herzkrankheit (KHK; s. auch Kap. 27, S. 508 ff.)

Definition und Pathophysiologie

Die KHK entsteht zumeist auf dem Boden einer *Koronararteriensklerose*. Sie führt zur Koronarinsuffizienz, d.h. zu einem Mißverhältnis zwischen myokardialem O_2-Angebot und O_2-Verbrauch bzw. O_2-Bedarf (Myokardischämie/-hypoxie):

Das **myokardiale O_2-Angebot** wird bestimmt durch:	Der **myokardiale O_2-Verbrauch** wird bestimmt durch:

• Koronarperfusion
• O_2-Gehalt des Blutes
  - Hkt; SaO_2
	• Herzfrequenz
	• Myokardkontraktilität
	• myokardiale Wandspannung
	  - Ventrikeldruck, Ventrikeldurchmesser, myokardiale Wanddicke

Determinanten der Koronarperfusion

- koronarer Perfusionsdruck = mittlerer diastolischer Aortendruck - LVEDP*
- koronarer Gefäßwiderstand
  - Gefäßquerschnitt, Blut- und Plasmaviskosität

**: LVEDP = linksventrikulär enddiastolischer Druck*

Die Koronarperfusion findet hauptsächlich in der Diastole statt, die *subendokardiale* Durchblutung ausschließlich.

Klinische Manifestationsformen

Bei "kritischer" Koronarstenosierung (i.d.R. mehr als 75%ige Lumeneinengung) zeigt sich die KHK als:

- Angina pectoris (stabil -> instabil -> Präinfarktsyndrom)
- Myokardinfarkt
- Myokardinsuffizienz
- Herzrhythmusstörungen
- plötzlicher Herztod

Die belastungsabhängige (stabile) Angina pectoris ist ausschließlich Folge einer *morphologischen* Koronarobstruktion; bei der instabilen Angina pectoris und der Prinzmetal-Angina (Tab. 104) treten *dynamische* Faktoren hinzu, die den Stenosegrad intermittierend erhöhen.

Tabelle 104: Besonderheiten der instabilen Angina pectoris und Prinzmetal-Angina

	Instabile Angina pectoris (AP)	**Prinzmetal-Angina**
Symptomatik	AP in Ruhe und bei geringer Belastung, Neuauftreten einer AP, Zunahme der AP-Intensität bzw. Abnahme der Belastungsschwelle bzw. Verminderung der Nitroglycerinwirkung	AP in Ruhe
Ursache	dynamische Obstruktionen bei Koronarsklerose	Vasospasmen auf dem Boden einer Koronarsklerose
EKG	ST-Senkungen im Anfall, selten Hebungen	ST-Hebungen im Anfall
	-------------------------- *cave: ß-Rezeptorenblocker (Koronarkonstriktion)!*	-------------------------------------

Myokardischämien können klinisch **asymptomatisch** auftreten ("stumme Myokardischämien"), was gehäuft zu finden ist bei:

- autonomer Neuropathie, z.B. bei
  - Diabetes mellitus
  - Alkoholabusus
  - terminaler Niereninsuffizienz
- Herzdenervation
  - Z. n. Herztransplantation

Pharmakologische Therapieprinzipien bei Koronarinsuffizienz (Tab. 105)

Die pharmakologische Therapie ist im wesentlichen auf eine Verminderung des myokardialen O_2-Verbrauchs durch Senkung:

- der Herzfrequenz,
- der Myokardkontraktilität,
- des "afterload" und
- des "preload" ausgerichtet.

Tabelle 105: Pharmakawirkungen bei KHK

	Herzfrequenz	**Kontraktilität**	**"afterload"**	**"preload"**	**Koronarspasmus**
Nitrate	ø/↑	ø	↓	↓↓	ø
ß-Rezeptorenblocker	↓	↓	ø/(↑)	ø	↑
Calciumantagonisten					
- Nifedipin-Typ*	ø/↑	↓↓	↓↓	(↓)	↓↓
- Verapamil-Typ	↓	↓	↓	(↓)	↓
T-Kanal-Blocker	↓	ø	↓	(↓)	↓

*: Unlängst sind durch das Bundesgesundheitsamt folgende **Kontraindikationen für den Einsatz von Nifedipin** und weiterer 1,4-Dihydropyridine sowie für die neue Substanzklasse der T-Kanal-Blocker formuliert worden:
- instabile Angina pectoris
- innerhalb der ersten 4 Wochen nach Myokardinfarkt

Präoperative Diagnostik (Tab. 106)

Ruhe-EKG

25-50 % der Patienten mit KHK zeigen pathologische Ruhe-EKG-Veränderungen. Ein normales Ruhe-EKG schließt das Vorliegen einer KHK allerdings nicht aus.

Belastungs-EKG

Um aussagekräftige Ergebnisse zu erhalten, ist es wichtig, daß die Patienten ihre altersentsprechende *submaximale* Herzfrequenz ("200 minus Lebensalter") erreichen. Die Belastung in "Watt" sollte dazu bis zur altersentsprechenden Sollgrenze durchgeführt werden. Das perioperative kardiale Risiko ist bei den Patienten erhöht, die bei Belastungsstufen unterhalb von 75 Watt Ischämiezeichen, Herzrhythmusstörungen oder einen pathologischen Blutdruckverlauf zeigen. Das Nichterreichen der ergometrischen Soll-Herzfrequenz ist möglicherweise sogar als stärkerer Prädiktor für Komplikationen als das Auftreten objektiver Ischämiezeichen im EKG.

Kontraindikationen für ein Belastungs-EKG:	Das **Belastungs-EKG** hat **keine Aussagekraft** bei:
• akute Phase eines Myokardinfarktes (ca. 1-2 Wochen)	• Linksschenkelblock (blocktyp. ST-Streckenveränderungen)
• instabile Angina pectoris	• digitalisinduzierten ST-Streckensenkungen
• Herzinsuffizienz NYHA IV	
• hochgradige Aortenklappenstenose	

Echokardiographie

Während die Ruhe-Echokardiographie als Routineuntersuchung zur Diagnostik eines erhöhten perioperativen Risikos keinen gesicherten Stellenwert hat, ist die **Streß-Echokardiographie** zur Zeit das beste Verfahren, um KHK-bedingte Wandbewegungsstörungen als Zeichen einer koronaren Minderperfusion unter Belastung zu erkennen.

Koronarangiographie

Mit der Koronarangiographie können *hämodynamisch relevante* Koronarstenosen erkannt werden. Eine Koronarangiographie sollte deshalb dann durchgeführt werden, wenn die Möglichkeit zur invasiv-kardiologischen oder operativen Revaskularisierung besteht. Allerdings wird durch eine präoperative Revaskularisierung die Myokardinfarktrate bzw. die Häufigkeit perioperativer Ischämieepisoden gegenüber der medikamentösen Therapie nicht signifikant gesenkt.

Tabelle 106: Präoperative Diagnostik und ihre Wertigkeit

Methode	Wertigkeit
Anamnese	Auffälligkeiten und grobe Belastbarkeit im Alltag, Medikamente etc.
Klinische Untersuchung	Zeichen der Herzinsuffizienz, Rhythmusstörungen, Herz- u. Strömungsgeräusche
12-Kanal-Ruhe-EKG	ST-Streckenveränderungen, abgelaufener Herzinfarkt, Art der Rhythmusstörung
Thoraxröntgen	Herzmorphe (Form + Größe), pulmonaler Flüssigkeitsgehalt (-> Lungenödem)
Belastungs-EKG	Objektivierung von Belastungsreserve, Belastungsangina, ST-Streckenveränderungen unter definierter Belastung; erfaßt Koronarstenosen ab ca. *75%iger* Lumeneinengung
Echokardiographie	Myokardkontraktilität (z.B. LVEF*), Kontraktionsanomalien (hypo-, akinetische oder dyskinetische Areale), Form und Größe der Herzvorhöfe u. -kammern, Form und Funktion der Herzklappen
Streß-Echokardiographie	Objektivierung der Belastungsreserve (höhere Sensitivität und Spezifität als Belastungs-EKG, besonders bei 1- u. 2-Gefäßerkrankungen; auch bessere regionale Zuordnung möglich); erfaßt Koronarstenosen ab ca. *70%iger* Lumeneinengung
Herzkatheter	
- Koronarangiographie	Morphologie der einzelnen Koronararterien (Stenosen ab ca. *40%ige*r Lumeneinengung)
- Ventrikulographie	Form und Größe der Herzvorhöfe u. -kammern, Funktion der Herzklappen, intrakavitäre Drücke (besonders LVEDP**) und Druckgradienten bei Herzvitien
Elektronenstrahl-CT (EBCT)	geeignet zur Frühdiagnose der KHK; erfaßt Veränderungen der Gefäßwand, Plaques, Koronarstenosen ab *ca. 20%iger* Lumeneinengung; ein negatives EBCT schließt deshalb eine KHK mit 95%iger Wahrscheinlichkeit aus!

*: LVEF = linksventrikuläre Ejektionsfraktion
**: LVEDP = linksventrikulärer enddiastolischer Druck

Perioperative Besonderheiten

1. Bei Patienten ohne (bekannte) KHK beträgt die perioperative Myokardinfarkthäufigkeit ca. 0,5 %.
2. Patienten nach transmuralem Infarkt haben nach in den ersten drei Monaten ein perioperatives Reinfarktrisiko von bis zu 40 %, zwischen drei und sechs Monaten von ca. 10 %, danach von ca. 5 %.

Für die anästhesiologische Praxis gilt deshalb:

1. Bei Vorliegen eines **transmuralen Myokardinfarktes** sollten aufschiebbare operative Eingriffe möglichst erst 3 Monate nach dem Infarktereignis vorgenommen werden!
2. Bei Patienten mit **instabiler Angina pectoris** dürfen keine elektiven oder planbaren Eingriffe vorgenommen werden.
3. **Lebenswichtige Eingriffe** sollten nur unter erweitertem hämodynamischen Monitoring erfolgen: invasive Blutdruckmessung, Pulmonalarterienkatheter oder transösophageale Echokardiographie (TEE); postoperative Intensivüberwachung für 48-72 h.

Perioperative Pharmakotherapie

ß-Rezeptorenblocker

ß-Blocker, wie z.B. Atenolol (Tenormin®), können, wenn sie prophylaktisch unmittelbar vor Narkoseeinleitung und direkt nach dem Operationsende intravenös sowie über ca. eine Woche postoperativ oral appliziert werden, die Rate koronarer Ischämien und die kardiovaskuläre Letalität von KHK-Patienten. senken ("Atenolol-Studien" -> *Mangano* et al., *Wallace* et al.).

In der perioperativen Phase gelten als therapeutische **Indikationen** für ß-Blocker:

- supraventrikuläre Tachykardien
- Hypertonie unter sympatho-adrenerger Stimulation

Für die i.v. Injektion eignet sich wegen der kurzen Halbwertszeit von nur ca. 8 Minuten besonders das Esmolol (Brevibloc®). Vor der Anwendung müssen jedoch andere Ursachen einer sympatho-adrenergen Reaktion wie ungenügende Narkosetiefe oder mangelnde Analgesie ausgeschlossen werden. Außerdem müssen als **Kontraindikationen** berücksichtigt werden:

- Hypovolämie
- Herzinsuffizienz NYHA III und IV
- höhergradige AV-Überleitungsstörungen
- Asthma bronchiale
- gleichzeitige Medikation mit Calciumantagonisten wie Verapamil oder Diltiazem

α_2-Rezeptoragonisten

Die orale Gabe von 300 mg Clonidin (z.B. Catapresan®) im Rahmen der Prämedikation reduziert die Häufigkeit perioperativer Tachykardien und Hypertonien. Jedoch zeigten sich bei einigen klinischen Studien therapiebedürftige Blutdruckabfälle und Bradykardien, so daß Clonidin nicht unkritisch angewendet werden sollte. Gegenwärtig wird der prophylaktische Einsatz des neueren α_2-Rezeptoragonisten Mivazerol, der eine kürzere Halbwertszeit als Clonidin hat, bei KHK-Patienten diskutiert. In einer Multicenterstudie der McSPI-Arbeitsgruppe wurde Mivazerol von Beginn der Narkoseeinleitung an bis über 72 Stunden postoperativ kontinuierlich i.v. appliziert, wodurch die lnzidenz postoperativer kardialer Komplikationen gesenkt und die Überlebensrate verbessert werden konnte.

Nitrate

Nitrate gelten zwar als Standard in der KHK-Therapie, die prophylaktische perioperative Applikation von Nitroglycerin hat jedoch keinen Effekt auf die Inzidenz von Myokardischämien bzw. -infarkten. Nitroglycerin sollte deshalb intraoperativ *nur therapeutisch* bei entsprechenden Zeichen einer akuten Myokardischämie eingesetzt werden.

Herzglykoside

Digitalispräparate sollten wegen ihrer geringen therapeutischen Breite und schlechten Steuerbarkeit ein bis zwei Tage präoperativ abgesetzt werden. Hiervon ausgenommen sind Patienten mit einer normofrequenten absoluten Arrhythmie, bei denen das Absetzen zu perioperativen Tachyarrhythmien führen kann.

Anästhesieverfahren

Grundsätzlich wird bei Allgemeinanästhesien die Weiterleitung afferenter Impulse aus dem Operationsgebiet in das ZNS nicht bzw. nicht ausreichend blockiert, wohingegen Regionalanästhesien die neuroendokrine Streßantwort deutlich besser unterdrücken. Während periphere Nervenblockaden bei entsprechender Eingriffslokalisation bei KHK-Patienten von Vorteil sind, konnten zahlreiche Studien bislang jedoch keinen signifikanten Unterschied in der kardiovaskulären Letalität nach Allgemein- oder rückenmarknahen Regionalanästhesien belegen. Lediglich bei peripher-gefäßchirurgischen Eingriffen haben sich bislang rückenmarknahe Verfahren in Verbindung mit einer Allgemeinanästhesie als überlegen erwiesen, was sich u.a. in einer geringeren Rate von Myokardischämien und -infarkten sowie postoperativer Gefäßverschlüsse dokumentierte (z.B. *Tuman* et al.; 1991). Postoperativ kann der Epiduralkatheter zur Analgesie genutzt werden, was auch für Patienten mit eingeschränkter Lungenfunktion vorteilhaft ist.

Die Wirkung einer **rückenmarknahen Anästhesie** auf die Myokardfunktion hängt wesentlich von der Anästhesiehöhe ab. Eine *lumbale* Sympathikusblockade führt zur kompensatorischen Erhöhung der Sympathikusaktivität in den nicht blockierten thorakalen Segmenten und erklärt damit die ungünstigen Auswirkungen einer lumbalen Epiduralanästhesie und Spinalanästhesie auf die myokardiale Perfusion. Eine Sympathikolyse in den oberen *thorakalen* Segmenten dagegen bewirkt eine Blockade kardialer sympathischen Efferenzen, so daß die Durchblutung ischämiegefährdeter Myokardareale und die myokardiale Energiebilanz verbessert werden. Zum gegenwärtigen Zeitpunkt läßt sich allerdings noch endgültig bewerten, ob das perioperative kardiovaskuläre Risiko von KHK-Patienten insgesamt durch eine Epiduralanästhesie bzw. -analgesie günstig beeinflußt wird.

Narkoseziele bei KHK

- Aufrechterhaltung einer ausgeglichenen myokardialen O_2-Bilanz
- allgemeine Reduktion des O_2-Verbrauchs
- Reduktion des myokardialen O_2-Verbrauchs durch neg. inotrope Anästhetika

Anästhesiologisches Vorgehen

- internistische Abklärung der KHK
  - z.B. Belastungs-EKG, (Streß-)Echokardiographie, Koronarangiographie
- therapeutische Optimierung: pharmakologisch, interventionell, chirurgisch (?)
- "stärkere" sedierende Prämedikation
- Fortführung der antianginösen Behandlung auch am OP-Tag, ggf. präventive Gabe von ß-Rezeptorenblocker oder α_2-Rezeptoragonisten zur Reduktion perioperativer Myokardischämien (s.o.)
- Auswahl "Allgemein- oder Regionalanästhesie" nach obigen Kriterien; bei größeren Eingriffen evtl. Kombination von Allgemein- und segmentaler hoher thorakaler Epiduralkatheteranästhesie
- Narkoseeinleitung:
  - Anästhetika langsam nach Wirkung applizieren
  - ausreichend Opioide zur "sympathischen" Abschirmung unter Intubation
  - nicht-invasive Blutdruckmessung (ggf. 1-minütlich während der Einleitung!), großzügige Indikation zur invasiven Druckmessung
- Narkose als balancierte Anästhesie mit Isofluran (< 1 MAC) oder Sevofluran fortführen:

  Die negativ inotrope Eigenschaft von Anästhetika kann zur Reduktion des myokardialen O_2-Verbrauchs intraoperativ genutzt werden. Bei *Isofluran* besteht bei bestimmten koronarmorphologischen Veränderungen (kompletter Verschluß eines Gefäßes + hämodynamisch relevante proximale Stenose des Gefäßes, über das die Kollateraldurchblutung zustande kommt) die theoretische Gefahr eines interkoronaren "steal"-Phänomens (klinische Relevanz allerdings höchst fraglich), bei Sevofluran hingegen nicht (s. Kap. 8, S. 146).
- Herzfrequenz u. Blutdruck intraoperativ im individuellen Bereich des präoperativen Profils halten!

  => Therapie von Abweichungen um mehr als 20 % (Tachykardie: wichtigster Risikoindikator für das Auftreten eines Myokardinfarktes!)
- ST-Streckenanalyse zum frühzeitigen Erkennen koronarer Ischämien
- Beatmung: Vermeidung von Hypoxie, Hypo- oder Hyperventilation
- adäquate Analgesie zum Operationsende (z.B. Metamizol, Piritramid)
- Vermeidung von intraoperativer Auskühlung (T > 36,5°C zur Ausleitung) u. postop. Muskelzittern

Spezifisches Monitoring

- 5-Pol-EKG oder mod. V5-Ableitung
- ST-Streckenanalyse
- ggf. Bestimmung von Troponinen
- ggf. TEE (allerdings keine bzw. nur eingeschränkte Anwendbarkeit während der Narkoseein- und -ausleitung, also den Phasen mit der höchsten Inzidenz von Myokardischämien)

Die perioperative Überwachung des "wedge"-Druckes mittels eines PA-Katheters ist nicht ausreichend sensitiv zum Erkennen von Myokardischämien!

Troponine

Troponin T

- im Herzmuskel und Skelettmuskel
  - herzmuskelspezifische Isoform meßbar durch monoklonale Antikörper (ELISA)
  - Streifentest zum bettseitigen qualitativen Nachweis
- AMI-Diagnostik (Sensitivität 100 %!, Spezifität 60-70 %, da u.a. auch bei instabiler AP positiv)
- instabile AP: wenn positiv -> Mikroinfarkt, Risikoindikator für transmuralen Infarkt!, dann DD zum AMI: EKG
- ab 4 h bis ca. 3 Wo nachweisbar (CK-MB ab 6 h bis max. 48 h)
  - steiler initialer Anstieg durch im Zytosol gelösten Anteil (ca. 4 %)
  - lange Persistenz ("Plateauphase") durch Freisetzung des an Tropomyosin gebundenen Anteils (ca. 96 %)
- falsch positive Werte bei erhöhtem Serumkreatinin und bei Lungenembolie!

Troponin I

- Unterschiede zum Troponin T
  - keine Interferenz bei Urämie!
  - nach AMI nur 5-6 Tage im Serum nachweisbar

AMI = akuter Myokardinfarkt; AP = Angina pectoris

Tabelle 107: Risikofaktoren einer (intraoperativen) Myokardischämie

Risikofaktor	Pathomechanismen	
	MVO_2	*MDO_2*
Tachykardie	↑	
Hypertension	↑	
Bradykardie		↓
Hypotension		↓
Anämie		↓
Arterielle Hypoxie		↓
Abnahme des HZV		↓
Anstieg des LVEDP	↑*	↓*

MVO_2 = myokardialer O_2-Verbrauch, MDO_2 = myokardiales O_2-Angebot, LVEDP = linksventrikulär enddiastolischer Druck, HZV = Herzzeitvolumen, ↑ = Anstieg, ↓ = Reduktion; *: *durch erhöhte Wandspannung*

3 Herzinsuffizienz

Definition

Bei einer Herzinsuffizienz ist das Herz nicht mehr in der Lage, ein dem metabolischen Bedarf des Organismus entsprechendes Herzzeitvolumen (HZV) aufrechtzuerhalten.

Klassifizierung und Ätiologie

Differenzierung

- systolische/diastolische Funktionsstörungen
- Ruhe-/Belastungsinsuffizienz (-> NYHA-Klassifikation; Tab. 108)
- Linksherzinsuffizienz / Rechtsherzinsuffizienz / kombinierte Herzinsuffizienz
- arrhythmiebedingte Herzinsuffizienz

Tabelle 108: Klassifikation der Herzinsuffizienz nach NYHA ("New York Heart Association")

NYHA I	*keine* Beschwerden bei großer Belastung (mögl. Beschwerden bei *extremer* Belastung)
NYHA II	Beschwerden bei *höherer* Belastung, bei leichter Belastung beschwerdefrei
NYHA III	Beschwerden schon bei *leichter* Belastung, in Ruhe beschwerdefrei
NYHA IV	Beschwerden in *Ruhe*, keine Belastung möglich!; Prognose zweifelhaft

Tabelle 109: Einteilung der Herzinsuffizienz nach objektivierbaren Parameter (mod. nach *Schley*)

Stadium	LVEDP / PCWP	HZV	Zustand
I a	n	n	Ruhe
I b	↑	n	Belastung
II a	↑	n	Ruhe
II b	↑	n	Belastung
III a	↑	n	Ruhe
III b	↑	↓	Belastung
IV a*	↑	↓	Ruhe
IV b*	↑	↓	Belastung

LVEDP = linksventrikulärer enddiastolischer Druck
PCWP = pulmonal-kapillärer Verschlußdruck
HZV = Herzzeitvolumen
n = normal
↑ = erhöht
↓ = erniedrigt
*: *manifeste* Insuffizienz

Hauptursachen

- arterielle/pulmonale Hypertonie
- KHK
- Herzklappenfehler
- Myokarditis
- primäre, z.B. dilatative Kardiomyopathie

Pathophysiologie

Bei der Herzinsuffizienz handelt es sich um eine *Regulationserkrankung*. Eine initiale myokardiale Schädigung führt zur neuroendokrinen Aktivierung, was in einen Circulus vitiosus mit weiterer Verschlechterung der kardialen Funktion einmündet. Als **Kompensationsmechanismen** zur Aufrechterhaltung des HZV bei einer Herzinsuffizienz dienen:

- der Frank-Starling-Mechanismus
- die Aktivierung des Sympathikus
- die Stimulation des Renin-Angiotensin-Aldosteron-Systems (RAAS)
- die Myokardhypertrophie/-dilatation -> späte Phase: "remodeling" (Fibrosierung mit Verringerung der ventrikulären Compliance, diastolische Dysfunktion)

Pharmakologische Therapieprinzipien bei Herzinsuffizienz (Tab. 110 u. 111)

- Reduktion des "afterload"
- Reduktion des "preload"
- Steigerung der Myokardkontraktilität

Tabelle 110: Pharmakawirkungen bei Herzinsuffizienz

	Herzfrequenz	**Kontraktilität**	**"afterload"**	**"preload"**
Nitrate	ø/↑	ø	↓	↓↓
Vasodilatanzien	ø/↑	ø	↓↓	ø/↓
ACE-Hemmer	ø	ø	↓↓	↓
AT_1-Rezeptorantagonisten	ø	ø	↓	(↓)
Diuretika	ø	ø	(↓)	↓
Digitalis	↓	↑	ø	ø

Besonderheiten einzelner Pharmakagruppen

ACE-Hemmer (ACE = "angiotensin converting enzyme")
- Verbesserung der Belastungstoleranz und Verminderung der Letalität
- "remodeling" ↓

AT_1-Rezeptorantagonisten (z.B. Losartan [Lorzaar®])
- direkte Blockade des AT_1-Rezeptors
- schwächer wirksam als ACE-Hemmer (keine Bradykinin-Suppression)

Diuretika
- letalitätssenkende Wirkung bislang nicht nachgewiesen, möglichst Kombination mit ACE-Hemmer
- Aldosteronantagonisten (z.B. Spironolacton [Aldactone®, Osyrol®]) neuerdings wieder bevorzugt

Digitalis
- Indikation: bes. chronische tachyarrhythmische Herzinsuffizienz
- Letalität nur bei schwerer Herzinsuffizienz (NYHA III/IV) gesenkt ("Radiance-Studie")
- auch "up"-Regulation von ß-Rezeptoren

ß-Rezeptorenblocker (ohne intrinsische Aktivität und negativ inotrope Eigenwirkung)
- neuerdings zugelassen für die adjuvante Therapie bei *stabiler* Herzinsuffizienz
- additiv zu einer ACE-Hemmer-Basismedikation bei NYHA II-IV
- geringe Dosis (z.B. 2 x 6,25 mg Metoprolol [Beloc®, Lopresor®]), einschleichend beginnen
- Mechanismus: "up"-Regulation von ß-Rezeptoren u. damit verbessertes Ansprechen auf endo-/exogene Katecholamine

Tabelle 111: Medikamentöse Stufentherapie bei LV-Dysfunktion (EF < 35 %)

Medikament	NYHA I	NYHA II	NYHA III	NYHA IV
ACE-Hemmer	indiziert	indiziert	indiziert	indiziert
Diuretika				
Thiazide	bei Hypertonie	bei geringer Flüssigkeits-retention	Potenzierung von Schleifendiuretika	Potenzierung von Schleifendiuretika
Schleifendiuretika	ø	bei Flüssigkeitsretention	indiziert	indiziert
Spironolacton	ø	bei persistierend. Hypokaliämie	bei persist. Hypokaliämie, Potenzierung von Schleifendiuretika	bei persist. Hypokaliämie, Potenzierung von Schleifendiuretika
Herzglykoside	bei Vorhofflimmern	bei Vorhofflimmern, bei persistierender Symptomatik unter ACE-Hemmern	indiziert	indiziert
ß-Rezeptorenblocker (ohne ISA)	nach Myokardinfarkt, bei Hypertonie	indiziert*	indiziert*	indiziert*
AT_1-Rezeptorantagonisten	ø	bei ACE-Hemmer-Nebenwirkungen	bei ACE-Hemmer-Nebenwirkungen	bei ACE-Hemmer-Nebenwirkungen

ISA: intrinsische sympathikomimetische Aktivität
*: nur bei stabilen Patienten, langsam einschleichend unter engmaschiger Kontrolle

Für die anästhesiologische Praxis gilt:

1. Bei Vorliegen einer **manifesten Herzinsuffizienz** dürfen keine elektiven oder planbaren Eingriffe vorgenommen werden.
2. **Lebenswichtige Eingriffe** sollten nur unter erweitertem hämodynamischen Monitoring erfolgen: invasive Blutdruckmessung, Pulmonalarterienkatheter oder transösophageale Echokardiographie (TEE); postoperative Intensivüberwachung für 48-72 h.

Anästhesiologisches Vorgehen

- internistische Abklärung der Herzinsuffizienz (z.B. Echokardiographie, Belastungs-EKG)
- therapeutische Optimierung: pharmakologisch, interventionell, chirurgisch (?)
- anxiolytische Prämedikation, Dosisreduktion bei höherem Schweregrad, Verzicht bei manifester Herzinsuffizienz
- Fortführung der medikamentösen Behandlung auch am OP-Tag (außer Digitalis und Diuretika)
- Narkoseeinleitung:
  - Anästhetika langsam nach Wirkung applizieren (Etomidat statt Barbituraten)
  - ausreichend Opioide zur "sympathischen" Abschirmung unter Intubation
  - nicht-invasive Blutdruckmessung (ggf. 1-minütlich während der Einleitung!), großzügige Indikation zur invasiven Druckmessung
- keine volatilen Anästhetika bei *manifester* Herzinsuffizienz (negative Inotropie!), ansonsten zurückhaltend und nur Isofluran oder Sevofluran in niedrigen Konzentrationen ($\leq$ 1 MAC)
- Blutdruck intraoperativ im individuellen Bereich des präoperativen Profils halten!
- ST-Streckenanalyse zum frühzeitigen Erkennen koronarer Ischämien
- keine rückenmarknahen Regionalanästhesien bei *manifester* Herzinsuffizienz

Monitoring

- großzügige Indikation für ZVK (Trendüberwachung: ZVD + SvO_2) und invasive Druckmessung
- ST-Streckenanalyse

Narkoseziel bei Herzinsuffizienz

- Reduktion des myokardialen O_2-Verbrauchs durch Verminderung des Gesamt-O_2-Verbrauchs •

Ursachen einer intraoperativen kardialen Dekompensation

- massiver Blutdruckanstieg
- Bradykardie
- Hyper- oder Hypovolämie
- schwere Anämie oder starker Hkt-Anstieg
- akute Myokardischämie
- Lungenembolie

4 Herzrhythmusstörungen

Die **anästhesierelevanten Herzrhythmusstörungen** umfassen:

- Tachyarrhythmien und
- Bradyarrhythmien.

Tabelle 112: Einteilung ventrikulärer Herzrhythmusstörungen (nach *Lown*)

Stadium	**Ventrikuläre Extrasystolen** (VES)
0	keine
I	isolierte monotope VES < 30/h oder < 1/min
II	isolierte monotope VES > 30/h oder > 1/min
III a	polytope VES
III b	Bigeminus
IV a	gekoppelte VES (Couplets)
IV b	ventrikuläre Tachykardien (Salven)
V	vorzeitig einfallende VES (R-auf-T-Phänomen)

Perioperative Besonderheiten bei chronischen Herzrhythmusstörungen

- präoperativ antiarrhythmische Behandlung erst ab Grad IV nach *Lown* erforderlich
- Schrittmacher-Indikationen:
  - AV-Block III°; AV-Block II° Typ *Mobitz*
  - bifaszikulärer Block + AV-Block I°
  - "sick-sinus"-Syndrom, höhergradige SA-Blockierung
  - Karotissinus-Syndrom
  - medikamentös therapieresistente Bradyarrhythmia absoluta (< 50/min); bradykarde Herzinsuff.
  - Digitalisüberdosierung

Anästhesiologisches Vorgehen bei vorbestehenden Herzrhythmusstörungen

- internistische Abklärung einer möglichen organischen Ursache (KHK), des Schweregrads und ggf. Therapieeinleitung
  - Langzeit-/Belastungs-EKG
- "stärkere" sedierende Prämedikation bei tachykarden Rhythmusstörungen
- Fortführung der antiarrhythmischen Behandlung am OP-Tag (außer Digitalis)
- Narkoseeinleitung:
  - ausreichend Opioide zur "sympathischen" Abschirmung unter Intubation
- Narkose als balancierte Anästhesie mit Isofluran fortführen:

  Die Sensibilisierung des Myokards für Katecholamine (-> Arrhythmien) ist unter Isofluran deutlich geringer ausgeprägt als unter Halothan.
- Monitoring: EKG + Pulsoxymetrie, ggf. invasive Blutdruckmessung zur Abschätzung der hämodynamischen Relevanz

Zur *Anästhesie bei Schrittmacherträgern* siehe Kapitel 29, S. 561 ff.

Perioperative Arrhythmien

Auslösende Faktoren

- Hypoxie!
- Hyper-/Hypokapnie
- inadäquate Narkosetiefe
- Elektrolytstörungen, besonders *Hypokaliämie*
- metabolische Azidose/Alkalose
- Hyper-/Hypotension
- Hypovolämie
- Anämie
- mechanisch-reflektorische Ursachen
  - Irritation der Luftwege
    - Laryngoskopie
    - endotracheale Intubation
    - Bronchoskopie
  - Katheter (ZVK, PA-Katheter)
  - operative Manipulationen
    - direkt am Herzen
    - indirekt (Vagus, Sympathikus, Schmerz)
- organische Ursachen
  - Myokardischämie/-infarkt
  - Myokardinsuffizienz
  - Lungenembolie
  - Sepsis
  - endokrine Erkrankungen
    - Hyperthyreose
    - Phäochromozytom
- Präexzitationssyndrome (z.B. WPW, LGL)
- Digitalisüberdosierung
- Maligne-Hyperthermie-Krise

Akuttherapie

- zunächst Klärung von Art und Ursache der Arrhythmie
- wenn möglich kausale Therapie
- symptomatische Therapie (Tab. 113)
  - pharmakologisch
  - künstlicher Herzschrittmacher (SM; s. Kap. 29, S. 559 f.)
  - Elektrotherapie (zur Kardioversion s. Kap. 27, S. 544 f.)

Indikationen zur symptomatischen Akuttherapie

- hämodynamisch relevante Arrhythmien
- "maligne" Arrhythmien (z.B. VES mit R-auf-T-Phänomen)

Tabelle 113: Symptomatische Therapie perioperativer Herzrhythmusstörungen

Arrhythmie	Therapie
SVES	ø
SV-Tachykardie/-arrhythmie	Adenosin, ß-Blocker[1] bei Hypersympathikotonie, Kardioversion[2], ø Verapamil
akutes Vorhofflimmern	Kardioversion[2], evtl. Flecainid, ø Digitalis
VES, Couplets, Salven	Lidocain, ß-Blocker[1] bei Hypersympathikotonie
ventrikuläre Tachykardie	Kardioversion
WPW-Tachykardie[3]	Ajmalin, Amiodaron
Kammerflattern/-flimmern	Defibrillation
Bradykardie	Atropin, Orciprenalin, SM

[1] Esmolol (Brevibloc®) 0,5 mg/kg KG i.v.; gut steuerbar, da Wirkung nur wenige Minuten anhält
[2] R-Zacken-getriggerte Defibrillation mit Impulsabgabe ca. 10-20 msec nach der R-Zacke
[3] kein Adenosin, Verapamil, ß-Blocker oder Digitalis (*paradoxe* Wirkung möglich!)

Bei **tachykarden Rhythmusstörungen** soll das **Serumkalium**, das oftmals erniedrigt ist, kontrolliert und in einen Bereich von 5,0 bis max. 5,5 mmol/l (cave: terminale Niereninsuffizienz!) gebracht bzw. gehalten werden, z.B. initial durch ein bis zwei 10-ml-Ampullen Trophicard® oder Inzolen® (eine 10-ml-Amp. enthält ca. 3 mmol Kalium und ca. 3 mval Magnesium, dessen Serumspiegel oftmals gleichzeitig erniedrigt ist).

Die Gabe von **Verapamil** (Isoptin®) kann bei einer fälschlich als supraventrikuläre Arrhythmie gedeuteten ventrikulären Rhythmusstörung aufgrund der peripheren Vasodilatation deletäre Folgen haben und zum Kreislaufstillstand führen! Verapamil sollte deshalb in der Akutsituation gänzlich vermieden werden und z.B. durch das nur kurz wirksame Adenosin (Adrekar®) ersetzt werden.

Die Anwendung von **Digitalispräparaten** in der Akutphase ist ebenfalls nicht angezeigt! Digitalis führt kaum zur unmittelbaren Wirkung, seine Wirkungen sind nicht steuerbar, und die individuelle kardiale Empfindlichkeit der Patienten auf Digitalis ist in der perioperativen Phase nicht vorhersehbar (z.B. Nebenwirkungen aufgrund von Störungen des Elektrolyt- und Säure-Basen-Haushaltes). Die Wirkung von Digitalis bei *tachykardem Vorhofflimmern* besteht im wesentlichen in einer Hemmung der Erregungsübertragung auf die Kammern und somit in einer Senkung der Ventrikelfrequenz. Die Herbeiführung eines Sinusrhythmus gelingt zumeist nur dann, wenn ursächlich eine Herzinsuffizienz bzw. eine Vorhofüberdehnung zugrunde liegt (Rekompensationseffekt bei dilatationsbedingtem Vorhofflimmern).

Adenosin

Präparat: Adrekar®; 1 Amp. = 2 ml = 6 mg

Dosierung: im *Bolus*, da HWZ nur wenige Sekunden!
- bei Erwachsenen 6-12 mg
- bei Kindern 0,25-0,5 mg/kg KG

Wirkmechanismus: Zunahme der transmembranösen Kaliumleitfähigkeit und hierdurch Verzögerung der AV-Überleitung

Indikation: supraventrikuläre Tachyarrhythmien

Nebenwirkung: kurze Bradyarrhythmie möglich

Kontraindikationen: AV-Block II°/III°, COPD (Asthma bronchiale ?)

Antiarrhythmika

Kardiale Nebenwirkungen	Allgemeine Kontraindikationen
• neg. Inotropie • neg. Chronotropie • neg. Dromotropie • proarrhythmische Effekte, besonders bei: - vorbestehenden "malignen" Arrhythmien - eingeschränkter linksventrikulärer Funktion - Z. n. Myokardinfarkt (in den ersten drei Monaten) - QT-Verlängerung	• schwere nicht arrhythmiebedingte Herzinsuffizienz • schwere Bradykardie • höhergradige SA-, AV- und intraventrikuläre Erregungsleitungsstörungen

5 COPD

Definition

Unter COPD ("chronic obstructive pulmonary disease") versteht man im Deutschen die **chronisch-obstruktive Lungenerkrankung**. Hierunter werden eine Reihe von chronischen Krankheitsbildern subsumiert, deren gemeinsames Merkmal die Atemwegsobstruktion ist:

- chronisch-obstruktive Bronchitis
- obstruktives Lungenemphysem
- asthmatoides Syndrom

Ätiologie und Pathogenese

Die Ätiologie der COPD ist *multifaktoriell*, wobei exogene Noxen erst im Verein mit endogenen Faktoren wirksam werden können. Pathologisch-anatomisches Substrat ist die *chronische Bronchialschleimhautschädigung* mit Beeinträchtigung des ziliaren Reinigungsmechanismus, vermehrter Produktion zähen Bronchialsekretes (Hyper- und Dyskrinie) und entzündlichem Schleimhautödem. Über die Zeit entstehen Umbauvorgänge am Lungenparenchym mit Erschlaffung und Rarefizierung des Lungengerüstes, die zur Entwicklung eines destruktiven Emphysems führen. Durch die begleitende Reduktion des kapillären Stromgebietes sowie infolge hypoxischer pulmonaler Vasokonstriktion (Euler-Liljestrand-Mechanismus) entsteht eine zunehmende Erhöhung der rechtsventrikulären Nachlast mit Ausbildung eines *Cor pulmonale chronicum.*

Ursachen der COPD

- Reizstoffe (z.B. inhalatives Rauchen)
- Allergene
- rezidivierende Bronchitiden
- individuelle Empfindlichkeit
  - bronchiale Hyperreaktivität
  - reduzierte broncho-pulmonale Abwehr

Symptomatik und Diagnostik

Die klinische Symptomatik wird bestimmt durch chronischen *Husten* und *Auswurf*. Die Atemarbeit ist durch die als Folge der Atemwegsobstruktion *erhöhten Resistance* deutlich vermehrt. Die Gasaustauschstörung betrifft die O_2-Aufnahme und die CO_2-Abgabe. Bei fortgeschrittener Erkrankung sind $PaCO_2$-Werte von 60 mmHg in Ruhe keine Seltenheit. Im Laufe der Zeit adaptiert die *zentrale Atmungsregulation* an die chronische Hyperkapnie. Diese Patienten regulieren ihre Atmung vornehmlich über den PaO_2 bzw. die arterielle Hypoxie!

Diagnose der COPD

- Perkussion: hypersonorer Klopfschall
- Auskultation: abgeschwächtes Atemgeräusch
  - Obstruktion: Giemen und Brummen
  - Bronchitis: grobblasige Rasselgeräusche
  - Spastik: exspiratorisches Pfeifen und verlängertes Exspirium!
- Radiologie: erhöhte Strahlentransparenz und evtl. Bullae bei *Lungenemphysem*, Bronchialwandverdickung bei *Peribronchitis*
- Blutgase: PaO_2 ↓, $PaCO_2$ ↑
- Spirometrie: VC ↓, FRC ↑, FEV_1 ↓ (abs. u. rel.)
- Blutbild: Polyglobulie
- ggf. Zeichen der Rechtsherzbelastung bis zur -insuffizienz

Zur *Lungenfunktionsanalyse* siehe Anhang, S. 724 ff.

Tabelle 114: Auskultatorische Differenzierung zwischen chronischer Bronchitis und Lungenemphysem

	Chronische Bronchitis	**Lungenemphysem**
Nebengeräusche (NG)	in- u. exspiratorisch	keine
	NG bei Hyperventilation verstärkt	forciertes Exspirium

"blue bloater" <-> "pink puffer": Ausmaß des Emphysems in beiden Fällen gleich!

Chronische Bronchitis

- Husten + Auswurf von je 3 Monaten in zwei Jahren
- m : w = 3 : 1
- Ätiologie
  - Raucher (90 %)
  - Luftverschmutzung
  - sinubronchiales Syndrom
- Morphologie
  - abnorme Schleimsekretion, Zerstörung des Flimmerepithels (herabgesetzte ziliare Clearance), Schleimhautatrophie, Bronchiolenkollaps bei forcierter Exspiration
- Verlauf
  - primär nicht-obstruktiv, dann obstruktiv
  - Endstadium: obstruktives Emphysem, respiratorische Insuffizienz, Cor pulmonale chronicum
- Beschwerden im Winter verstärkt; jeder akute Infekt kann eine Dekompensation verursachen!

Lungenemphysem

- irreversible Erweiterung der Lufträume distal der Bronchioli terminales infolge Destruktion der Bronchialwände
- Pathophysiologie: "air trapping" durch kollabierende Bronchiolen
  -> "closing volume" ↑
  intrapulmonaler Re-Li-Shunt ↑ -> pulmonale Hypertonie
  funktioneller Totraum ↑

Asthma bronchiale

- anfallsweise auftretende Atemnot durch Atemwegsobstruktion auf dem Boden eines hyperreagiblen Bronchialsystems (-> Histamin-Provokationstest), ausgelöst durch *exogene* oder *endogene* Faktoren
- Kinder: 7-10 %, Erwachsene: 5 %; m : w = 2 : 1
- Morphologie
  - Bronchospasmus (-> *exspiratorischer Stridor*), Schleimhautödem, Hypersekretion eines zähen, glasigen Schleims
- morgendlicher Husten ("Asthmaäquivalent")
- normale Lungenfunktion im Intervall
- allergisch und nicht-allergisch bedingt

Nicht-allergisches Asthma bronchiale
- i. Alter (> 30 Jahre)
- "Infektasthma"
- Eosinophilie ausgeprägter als bei allerg. Asthma
- IgE normal
- Nasenpolypen
- Acetylsalicylsäure-Intoleranz! (selten bei allergischem Asthma)
- Prognose schlechter als bei allerg. Asthma

Therapie des Asthma bronchiale
- ß2-Sympathikomimetika inhalativ: Mittel der 1. Wahl! (evtl. + Parasympathikolytikum)
- Theophyllin: schlechtere Bronchodilatation
- Glukokortikoide (*primär* inhalativ, ggf. peroral ["Cushing-Schwelle" beachten!; s.u.])
- neuerdings Leukotrien-Rezeptorantagonisten: z.B. Montelukast (Singulair®)

Präoperative Vorbereitung bei COPD

- Nikotinabstinenz nach Möglichkeit für mindestens 4 Wochen präoperativ (s. Kap. 1, S. 7)
- nach interkurrenten Infekten für ca. 3-4 Wochen hyperreagibles Bronchialsystem, in dieser Zeit keine elektiven Eingriffen
- Lungenfunktionsanalyse inkl. Bronchospasmolysetest
  - cave: FEV_1 < 0,8 l, "peak flow" < 100 l/min! -> postoperativ i.d.R. Nachbeatmung erforderlich! (insuffiziente Expektoration)
- optimale medikamentöse Einstellung, ggf. Theophyllinplasmaspiegel

Anästhesiologisches Vorgehen bei hyperreagiblem Bronchialsystem

1. **Intubation**

- in *tiefer* Narkose
- ggf. zuvor Lidocain 1 mg/kg KG i.v. zur Schleimhautanästhesie
- möglichst keine Verwendung histaminliberierender oder sulfithaltiger Substanzen
- ggf. "Prophylaxe" mit H_1- u. H_2-Antihistaminika (s. Kap. 1, S. 11)

2. **Anästhetika und Adjuvanzien**

- empfohlen: Etomidat, Propofol, volatile Anästhetika, alle "Narkose"-Opioide, cis-Atracurium
- volatile Anästhetika (bei Normalpatienten Anstieg der Resistance unter Spontanatmung, bei Asthma jedoch *antibronchokonstriktorische* Wirkung)
- Opioide (evtl. Thoraxrigidität, Husten nach schneller i.v. Gabe)
- DHBP (evtl. Thoraxrigidität, α-Rezeptorenblockade [s.u.])
- Succinylcholin (geringfügige Histaminfreisetzung)

3. **Maschinelle Beatmung**

- niedriger Flow
- AF 8-12/min
- Atemzeitverhältnis 1 : 1 bis 1 : 3
  - cave: *intrinsischer* PEEP, entsteht bei zu kurzer Exspiration durch Erhöhung des Restvolumens in der Lunge!
- PEEP niedrig bis max. 5 cmH_2O (zur Verhinderung von "air trapping")
- Filter (zum Anfeuchten + Erwärmen!)

cave: Befeuchtung mit Aqua dest. (Schleimhautirritation durch Hypoosmolarität), besser NaCl 0,9 %!

- Normokapnie, außer bei chronischer respiratorischer Alkalose

4. **Extubation**

- in tiefer Narkose (nur wenn keine Kontraindikationen, wie z.B. fehlende Nüchternheit, Ileus etc.!)
- restriktive Bronchialtoilette
- nach Möglichkeit keine Antagonisierung mit Cholinesterasehemmstoffen (Prostigmin etc.)
- ggf. großzügige Nachbeatmung

5. **Postoperative Schmerztherapie**

gut: Piritramid, Metamizol

cave: Acetylsalicylsäure u. verwandte Substanzen (NSAID)

Vorgehen bei intraoperativem Asthmaanfall

1. **Diagnose**
   - Erhöhung der Beatmungsdruckes
   - Bronchospastik: pfeifende NG + verlängertes Exspirium -> im Extremfall "silent chest"
   - O_2-Sättigungsabfall, Zyanose
   - Halsvenenstau
   - initial: Tachykardie, Hypertonie
2. **Basismaßnahmen •**
   - Beenden der chirurgischen Manipulation!
   - manuelle Beatmung mit 100 % O_2!
   - Narkosevertiefung (möglichst volatile, ggf. auch intravenöse Anästhetika)
3. **Erweiterte Pharmakotherapie •**
   - ß2-Sympathikomimetika
     - inhalativ, z.B. Fenoterol-Spray (Berotec®)
     - ggf. 0,5 mg Terbutalin (Bricanyl®) 1:10 verdünnt über dünne Sonde tief endobronchial applizieren!
     - ggf. 0,5 mg Terbutalin (Bricanyl®) 1:10 verdünnt fraktioniert i.v.
   - Theophyllin (Bronchoparat®): 200-400 mg langsam i.v. oder p.inf.
     notabene: Bronchoparat® enthält Theophyllin-Natriumglycinat *ohne* Zusatzstoffe!
   - Glukokortikoide
     - kein Akuteffekt innerhalb der ersten 4-6 h!
       max. 250 mg sulfitfreies Prednisolon (Solu-Decortin H®) i.v. initial, dann alle 6 h 50 mg
   - evtl. adjuvant DHBP: 0,1-0,2 mg/kg KG i.v. zur α-Rezeptorenblockade
   - Lidocain
     - 1 mg/kg KG i.v. bei Reflexbronchokonstriktion
4. **Ultima ratio bei Therapieresistenz**: Ketamin 5 mg/kg KG langsam i.v.

6 Leberinsuffizienz

Sauerstoff- und Blutversorgung der Leber

Für die Leber existiert eine **duale Blutversorgung** (A. hepatica und V. portae; Tab. 115), der Durchblutungsanteil beträgt ungefähr 25 % des Herzzeitvolumens.

Tabelle 115: Physiologische O_2- und Blutversorgung der Leber

	anteilige Durchblutung	**anteilige O_2-Versorgung**
V. portae	75 %	40-50 %
A. hepatica	25 %	50-60 %

Durchblutungsregulation der A. hepatica

- extrinsisch
  - nerval
  - humoral
- intrinsisch
  - Autoregulation
  - reziprok zu Flußänderungen in der V. portae, d.h., bei Verminderung des portalen Blutflusses steigt die Durchblutung über die A. hepatica kompensatorisch an

Pathophysiologie der Leberinsuffizienz

1. **Kardiovaskuläres System**

- erniedrigter Gefäßwiderstand durch periphere Vasodilatation und arterio-venöse Shunts
- kompensatorisch erhöhtes intravasales Volumen und gesteigertes HZV
- unveränderter oder verminderter system-arterieller Blutdruck
- verminderte Empfindlichkeit auf Katecholamine
- erniedrigte Gesamt-Leberdurchblutung bei:
  - zirrhotisch bedingtem erniedrigten Blutfluß über die V. portae trotz kompensatorisch gesteigerter Durchblutung über die A. hepatica
- unveränderte oder erniedrigte Nierendurchblutung

2. **Pulmonales System**

- verminderte funktionelle Residualkapazität (Zwerchfellhochstand, Aszites)
- Ventilations-/Perfusionsstörungen durch eingeschränkte hypoxisch-pulmonale Vasokonstriktion
- Abnahme der pulmonalen Diffusionskapazität durch gesteigerten extrazellulären Flüssigkeitsgehalt
- Zunahme der venösen Beimischung durch vermehrte Durchströmung pulmonaler arterio-venöser Shunts und Bildung porto-pulmonalvenöser Shunts

3. **Blut- und Gerinnungssystem**
- erniedrigter Hb/Hkt wegen gesteigerten Plasmavolumens und bei gastro-intestinalen Blutungen
- megaloblastäre Anämie bei Vitamin-B_{12}-Mangel infolge C_2H_5OH-Abusus
- Vitamin-K-Resorptionsstörung bei Verschlußikterus
- verminderte Synthese von Gerinnungsfaktoren
- toxische Thrombozytopathie; Thrombozytopenie bei Hypersplenismus
- Albuminsynthesestörung

4. **Endokrines System**
- Beeinträchtigung der Glucosehomöostase

5. **Zentralnervöses System**
- toxische Enzephalopathie

6. **Nierenfunktion**
- hepato-renales Syndrom als Ausdruck einer toxischen Tubulopathie <u>ohne</u> morphologische Läsionen

7. **Pharmakodynamik**
- erhöhte zerebrale Empfindlichkeit auf Sedativ-Hypnotika und Opioide
- verminderte Empfindlichkeit auf Katecholamine

8. **Pharmakokinetik**
- Hypalbuminämie/Hypoproteinämie
- Verteilungsvolumen ↑ => *höhere Initialdosis zur Aufsättigung erforderlich*
- Plasmaclearance ↓ => *geringere Repetitionsdosen hepatisch eliminierter Pharmaka*
  - Leberdurchblutung ↓
  - Leberzellmasse ↓
  - Phase-I-Reaktion ↓

Einflüsse und Toxizität von Anästhetika auf die Leberfunktion

Nahezu alle Anästhetika, insbesondere aber volatile und Barbiturate, vermindern *reversibel* die Leberdurchblutung/Leberfunktion durch Reduktion des Herzzeitvolumens.

Inhalationsanästhetika (zum klinischen Gebrauch s. Kap. 8, S. 146)

Halothanhepatitis

Nach Anwendung von **Halothan** sind schwere Leberschäden (häufiger als 1 : 35.000) bis hin zum **fulminanten Leberversagen** auf der Grundlage allergisch-toxischer oder autoimmunologischer Reaktionen beschrieben worden. Eine Kreuzsensitivität auf andere volatile Anästhetika ist unwahrscheinlich, kann aber grundsätzlich nicht ausgeschlossen werden. Als *Risikofaktoren* werden genannt: mehrfache Halothannarkosen, Adipositas, Geschlecht (Frauen mehr als Männer), mittleres Lebensalter; ethnische Herkunft (Mexikaner), familiäre genetische Prädisposition (Chromosom 6).

Isofluran

Isofluran hat unter den volatilen Anästhetika nach Desfluran die geringste Stoffwechselrate (ca. 0,2-1 %) und den geringsten die Leberdurchblutung reduzierenden Effekt.

Stickoxydul

- kein Einfluß auf die Leberdurchblutung/Leberfunktion

Intravenöse Anästhetika

Den geringsten Einfluß auf die Leberdurchblutung/Leberfunktion haben

- Etomidat,
- Midazolam und
- Opioide.

Einfluß des chirurgischen Eingriffs auf die Leberfunktion

Chirurgische Eingriffe reduzieren *per se* die Leberdurchblutung/Leberfunktion, indem sie den Sympathikotonus und die Konzentration zirkulierender Katecholamine mit der Folge einer hepatischen Vasokonstriktion erhöhen. Die stärksten Auswirkungen haben Oberbaucheingriffe und Eingriffe an der Leber selbst, die auch zur reflektorischen Vasokonstriktion führen.

Anästhesiologisches Vorgehen bei Patienten mit Leberinsuffizienz

1. Die **präoperative Visite** erfolgt mit besonderem Augenmerk auf folgende Punkte:

Anamnese	Klinischer Befund	Laboruntersuchungen
• medikamentöse Therapie • frühere oder jetzt bestehende Gelbsucht • frühere Bluttransfusionen • gastro-intestinale Blutungen • frühere Operationen und Narkosen	• Ernährungszustand • Aszites • Enzephalopathie	• Hb/Hkt • Elektrolyte, BZ, Kreatinin, Harnstoff, Bilirubin, Albumin, Pseudocholinesterase • GOT, GPT, GLDH, LDH, α-HBDH, γ-GT, AP • Säure-Basen-Status, Lactat • plasmatische Gerinnung + Thrombozytenzahl, ggf. -funktion

Grundsätzlich gilt:

1. *keine* elektiven Eingriffe während akuter Lebererkrankungen (z.B. akute Virushepatitis oder alkoholische Hepatitis), Durchführung frühestens vier Wochen nach Abklingen der Symptomatik und Normalisierung der Leber(funktions)werte
2. *strengste* Indikation für elektive Eingriffe bei chronisch-aggressiver Hepatitis und bei Leberzirrhose Typ B u. C nach *Child*

2. **Prämedikation**

- Medikamente zur Behandlung von Grund- und Begleiterkrankungen werden in üblicher Weise weitergegeben.
- Sedativa werden bei eingeschränkter Leberfunktion in angepaßter Dosis verabreicht, bei begleitender Enzephalopathie werden sie nicht verordnet.

3. Anästhesieverfahren

Regionalanästhesien sollen bei peripheren Eingriffen und intakter Gerinnung bevorzugt werden.

Einsetzbare "Narkose-Medikamente" bei Leberinsuffizienz

Hypnotika	Inhalationsanästhetika	Opioide	Muskelrelaxanzien
• Etomidat, (Propofol)	• N_2O	• Fentanyl	• Succinylcholin (nur bei "crash"-Intubation)
• Ketamin	• Isofluran, Sevofluran	• Sufentanil	• Atracurium, cis-Atracurium,
• Midazolam		• Alfentanil	• (Mivacurium)
		• Remifentanil	

Opioide erhöhen zwar in unterschiedlicher Ausprägung den Tonus des Sphinkter Oddi (Fentanyl nur gering), können aber bei Eingriffen an Gallenblase und Gallenwegen eingesetzt werden, wenn intraoperativ keine Cholangiomanometrie (heutzutage nicht mehr üblich) durchgeführt wird. Remifentanil hat den Vorteil, im wesentlichen leberunabhängig durch unspezifische Esterasen inaktiviert zu werden und zeigt somit keine Kumulationseffekte bei Leberinsuffizienz.

Bei Anwendung von Mivacurium oder Succinylcholin muß berücksichtigt werden, daß die Substanzen überwiegend bzw. ausschließlich durch die Pseudocholinesterase abgebaut werden, deren Aktivität bei fortgeschrittener Lebererkrankung deutlich vermindert vorgefunden wird.

Narkoseeinleitung

- "crash"-Intubation bei ausgeprägtem Aszites, großem Lebertumor, starker Leberschwellung etc.
- bei Ösophagusvarizen strenge Indikation für Magensonde, äußerst behutsames Einbringen durch erfahrenen Kollegen

4. Intraoperative Zielgrößen

Es gilt, die Faktoren, die zu einer Beeinträchtigung der hepatischen O_2-Bilanz führen, zu vermeiden bzw. auf ein Mindestmaß zu beschränken. Das bedeutet:

- Vermeidung von Hypoxie und Hypokapnie
- Vermeidung von ausgeprägteren HZV- und Blutdruckabfällen
- Vermeidung von Hypovolämie
- Vermeidung ausgeprägterer Anämie
- zurückhaltender Einsatz einer PEEP-Beatmung

7 Chronische Niereninsuffizienz

Die chronische Niereninsuffizienz kann infolge vielfältiger Organveränderungen bzw. -auswirkungen das Risiko perioperativer Komplikationen erhöhen. *Wahleingriffe* sollten grundsätzlich erst nach optimaler Vorbereitung, d.h. nach Beseitigung aller akut reversiblen Funktionsstörungen, durchgeführt werden. Dazu gehören vorrangig:

- Hypervolämie,
- Hyperkaliämie und
- metabolische Azidose,

die den Patienten akut gefährden können, aber durch präoperative Dialyse behandelbar sind.

Stadien der chronischen Niereninsuffizienz (Tab. 116)

Die chronische Niereninsuffizienz ist Folge eines fortschreitenden Untergangs der Nephrone, und beinhaltet die Abnahme der ex- und inkretorischen Organleistung führt. Im Vordergrund steht hierbei die Beeinträchtigung der *exkretorischen* Funktion, was sich anhand einer progredienten **Abnahme des Glomerulusfiltrates** dokumentiert. Unter klinischen Bedingungen wird die glomeruläre Filtrationsrate (GFR) mittels der Kreatinin-Clearance erfaßt, die bereits Einschränkungen anzeigt, bevor das Kreatinin im Serum ansteigt. Die Kreatinin-Clearance sollte bei Erwachsenen größer als 90 ml/min sein. Sie ist abhängig von der Menge des endogen produzierten Kreatinins und somit von der Muskelmasse des Patienten. Der im Labor ermittelte Wert wird deshalb nach der Formel

$$Cl_{korr} = Cl_{Lab} \cdot 1{,}73\ m^2 / KOF$$

auf die individuelle Körperoberfläche (KOF) umgerechnet. Ein meßbarer Anstieg der Retentionswerte (Harnstoff, Kreatinin) im Serum findet sich erst bei Untergang von mehr als 50 % des funktionstüchtigen Nierengewebes (GFR < 60 ml/min).

Tabelle 116: Stadien der chronischen Niereninsuffizienz

Stad.	Nierenfunktion	Klinik/Labor	Anästhesiologische Besonderheit
I	(voll-)kompensiert	eingeschränkte Kreatinin-Clearance* (bis 60 ml/min), Retentionswerte noch normal, Verminderung der Urinkonzentrationsfähigkeit; *Normurie*	ausreichende Volumenzufuhr, Vermeidung *nephrotoxischer* Substanzen
II	kompensierte Retention	keine Urämiesymptomatik, GFR < 60 ml/min; erhöhte Retentionswerte: Krea 1,5-5 mg%, Hst bis 100 mg%; *Polyurie*	zusätzl. exakte Flüssigkeitsbilanzierung, Dosisanpassung überwiegend renal eliminierter Medikamente
III	teilkompensierte Retention	beginnende Urämiesymptome (Präurämie), GFR < 10 ml/min, Krea 5-15 mg%, Hst 100-300 mg%; *Pseudonormurie, Isosthenurie*	präoperative Dialyse erwägen, beginnende Volumenrestriktion, *kaliumfreie* Infusionslösungen
IV	dekompensiert (terminale irreversible Niereninsuffizienz)	Urämie, GFR < 5 ml/min, Krea >15 mg%, Hst > 300 mg%; *Oligo-Anurie*	präoperative Dialyse notwendig, *Volumenrestriktion* (außer bei Nierentransplantation)

*: Die Kreatinin-Clearance gibt approximativ die GFR wieder.

Organmanifestationen und perioperatives Risiko

Die chronische Niereninsuffizienz führt zu einer Vielzahl pathophysiologisch bedeutsamer organbezogener Veränderungen, die in die Planung des Anästhesieverfahrens und dessen Durchführung miteinbezogen werden müssen und im folgenden sowie in Tabelle 117 kurz zusammengefaßt sind:

Kardiopulmonales System

Dem häufig zu beobachtenden **Hypertonus** liegt initial eine vermehrte Wasser- und Natriumretention (Hypervolämie) zugrunde, die durch eine verminderte exkretorische Funktion der Niere und Aktivierung des Renin-Angiotensin-Aldosteron-Systems (RAAS) hervorgerufen wird. In der Folge kommt es über sklerotische Gefäßwandveränderungen zur Fixation des Hypertonus mit chronischer Linksherzbelastung und -hypertrophie. Eine sich hieraus entwickelnde **Herzinsuffizienz** begünstigt das Auftreten eines Lungenödems ("fluid lung") mit nachfolgender respiratorischer Insuffizienz. Oftmals findet man bei chronisch niereninsuffizienten Patienten auch eine **KHK**. Affektionen der Herzklappen, Perikarditis und Pleuritis gehören ebenfalls zum urämischen Formenkreis, sind aber deutlich seltener. Eine begleitende autonome Neuropathie führt zu eingeschränkten Kompensationsmechanismen von seiten des sympathischen Nervensystems, so daß urämische Patienten auch schon bei geringen Volumenverlusten **Blutdruckabfälle** entwickeln können. Dies gilt vor allem für die Phase unmittelbar nach Dialyse. Zusätzlich kann die autonome Neuropathie die Symptome einer KHK maskieren, Myokardischämien verlaufen hierbei häufiger klinisch "stumm".

Hämatologie

Hauptursache der fast regelhaft vorliegenden normochromen **Anämie** ist die verminderte Bildung des renalen erythropoetischen Faktors (REF). Patienten mit fortgeschrittener Niereninsuffizienz sind meist an Hämoglobinwerte von 6-8 mg% adaptiert und bedürfen außer bei zusätzlichen intraoperativen Blutverlusten i.d.R. keiner Bluttransfusion. Das bedeutet aber auch, daß die kardiovaskuläre Belastungsreserve dann deutlich eingeschränkt ist, so daß Abfälle des bereits kompensatorisch gesteigerten Herzzeitvolumens, z.B. durch die negativ inotrope Wirkung von Anästhetika, i.d.R. nicht gut toleriert werden und deshalb vermieden werden müssen (Dosisanpassung!). Zur Kompensation ist bei chronischer Anämie außerdem die O_2-Dissoziationskurve infolge einer Zunahme des intraerythrozytären 2,3-DPG-Gehaltes nach rechts verschoben, wodurch die periphere O_2-Abgabe erleichtert wird.

Elektrolyt- und Säure-Basen-Haushalt

Die chronische Niereninsuffizienz verursacht eine **metabolische Azidose**, die eine kompensatorische Steigerung der Atmung, in schweren Fällen Kußmaulsche Atmung, bewirkt. Eine azidotische Stoffwechsellage und die fehlende Elimination von Kalium bei fortschreitender Niereninsuffizienz begünstigen das Auftreten einer relativen und absoluten **Hyperkaliämie** mit der Gefahr bedrohlicher Herzrhythmusstörungen. Die Kaliumwerte müssen dementsprechend in der perioperativen Phase engmaschig kontrolliert werden.

Merke:

> Serumkaliumwerte von 5,5 bis max. 6,0 mmol/l sind als *oberste* Grenzwerte für die Durchführung operativer Eingriffe zu betrachten!

Gastrointestinaltrakt

Bei progredienter Niereninsuffizienz finden sich vermehrt auch gastro-intestinale Symptome: Inappetenz, Übelkeit und Erbrechen sowie Durchfälle und ulzerativ bedingte endoluminale Blutungen. Die **verzögerte Magenentleerung** (Aspirationsgefahr bei Narkoseeinleitung!) wird mit einer Gastroparese infolge autonomer Neuropathie erklärt.

Hämostase

Im Vordergrund stehen **Störungen der Thrombozytenfunktion** durch Urämietoxine (verlängerte Blutungszeit bei normalen plasmatischen Gerinnungsparametern), welche chirurgische Blutungen verstärken können. Hieraus ergeben sich auch Kontraindikationen für rückenmarknahe Regionalanästhesieverfahren.

Endokrinium

Die renale *Osteopathie* (Osteomalazie und Fibroosteoklasie) entsteht infolge verminderter renaler Bildung von stoffwechselaktivem Vitamin D (sekundärer Vitamin-D-Mangel). Es resultiert eine verminderte Calciumresorption (Darm) mit Hypokalzämie und sekundärem Hyperparathyreoidismus, was mit der Gefahr von Spontanfrakturen einhergeht.

Nervensystem

Die Auswirkungen auf das Nervensystem sind abhängig vom Schweregrad der Niereninsuffizienz und reichen von *peripheren* Neuropathien (inkl. autonomer Neuropathie; s.o.) über *zerebrale* Leistungsminderung bis hin zur Enzephalopathie und zum urämischen **Koma**. Komatöse Zustände können Ausdruck eines toxisch-metabolischen oder hypertensiven Geschehens sein, wobei eine Hyponatriämie mit Hypoosmolarität die Gefahr eines Hirnödems verstärkt.

Immunsystem

Patienten mit chronischer Niereninsuffizienz zeigen eine infolge verminderter immunologischer Funktionen vermehrte **Infektanfälligkeit**. Dialysepflichtige Patienten leiden zudem nicht selten an einer chronischen Hepatitis B oder C.

Tabelle 117: Organbezogene Veränderungen bei chronischer Niereninsuffizienz

Organ/System	Veränderung	Ursache
Herz und Kreislauf	Hypertonus KHK Herzinsuffizienz Perikarditis	Hypervolämie, Reninanstieg Arterio-/Arteriolosklerose chronische Volumen- und Druckbelastung Toxine (?)
Lunge	Lungenödem Pleuritis	mangelnde Flüssigkeitsausscheidung Toxine (?)
ZNS	Enzephalopathie, Polyneuropathie	toxisch-metabolisch (?)
Gastrointestinaltrakt	Übelkeit, Erbrechen	verzögerte Magenentleerung
Blut	normochrome Anämie	Erythropoetinmangel, verminderte Eisenresorption, Knochenmarkdepression, Hämolyse
Wasser und Elektrolyte	Hyperkaliämie Hyperphosphatämie Hypermagnesiämie Hyponatriämie Hypokalzämie	verminderte Ausscheidung " " Salzrestriktion verminderte Vitamin-D-Umwandlung
Säure-Basen-Haushalt	metabolische Azidose	vermind. tubuläre H^+-Ausscheidung
Eiweißhaushalt	Hypoproteinämie	renaler Eiweißverlust
Gerinnung	Thrombozytopathie, (-penie)	toxisch-metabolisch (?)
Immunsystem	eingeschränkte Phagozytose	toxisch-metabolisch (?)

Besonderheiten der Pharmakokinetik/-dynamik

Die meisten Anästhetika und Muskelrelaxanzien bzw. ihre Metaboliten werden renal eliminiert, so daß bei chronischer Niereninsuffizienz mit verlängerten Wirkungen zu rechnen ist. Außerdem wird bei stark eiweißgebundenen Substanzen infolge verminderter Albuminkonzentration (bes. beim nephrotischen Syndrom) der Anteil des pharmakologisch aktiven, nicht proteingebundenen Anteils erhöht, weshalb die Aufsättigungs- oder Einmaldosis entsprechend reduziert werden muß. Zudem findet man bei fortgeschrittener Urämie nicht selten eine vermehrte Permeabilität der Blut-Hirn-Schranke, als deren Folge bei nicht angepaßter Dosierung zentralnervöse Wirkungen verstärkt werden können. Bei Muskelrelaxanzien können Hypermagnesiämie und Hypokalzämie zu einer Wirkungsverstärkung beitragen.

Intravenöse Anästhetika

Barbiturate:	keine renale Elimination, aber wegen ausgesprochen hoher Eiweißbindung verstärkte Initialwirkung und verlängerte Wirkungsdauer möglich
Etomidat:	Metaboliten zu ca. 90 % renal eliminiert
Propofol:	vorwiegend hepatische Eliminierung
Benzodiazepine:	Metaboliten (z.T. wirksam) in unterschiedlichem Ausmaß renal eliminiert; erhöhte zerebrale Empfindlichkeit
Ketamin:	Metaboliten (z.T. wirksam) zu ca. 70 % renal eliminiert
DHBP:	Wirkungsverlängerung
Opioide:	verlängerte postoperative Atemdepression (außer bei Remifentanil)
Remifentanil:	Metabolisierung durch unspezifische Esterhydrolyse, keine Wirkungsverlängerung bei terminaler Niereninsuffizienz

Muskelrelaxanzien und Antagonisten

Succinylcholin:	keine renale Elimination, aber Wirkungsverlängerung bei mitunter im Rahmen einer chronischen Niereninsuffizienz autretendem Mangel an Pseudocholinesterase (PChE); bei terminaler Niereninsuffizienz wegen myogener Kaliumfreisetzung nicht einsetzen
Atracurium:	Abbau überwiegend durch nicht nierenabhängige Hofmann-Elimination (Spontanhydrolyse) bei alkalischem pH; Wirkungsverlängerung allerdings bei metabolischer Azidose möglich, außerdem bei Niereninsuffizienz Kumulation des Metaboliten Laudanosin (*strychninartige* ZNS-stimulierende Wirkung, nach den bisherigen Untersuchungsergebnissen aber wahrscheinlich ohne klinische Relevanz)
cis-Atracurium:	dito; allerdings entsteht i. Vgl. zu Atracurium deutlich weniger Laudanosin (nur ca. 10 %)
Mivacurium:	verlängerte Wirkung bei PChE-Mangel möglich
Steroidrelaxanzien:	verlängerte Wirkung (vor allem Kumulation bei repetitiver Gabe) von Vecuronium, Rocuronium und Pancuronium
Cholinesterasehemmer:	renale Eliminierung von Neostigmin bei 50 % und von Pyridostigmin bei 75 % mit entsprechend ausgeprägter Wirkungsverlängerung

Besonderheiten der perioperativen Infusionstherapie

Bei chronischer Niereninsuffizienz ab Stadium III (s.o.) sollen, ebenso wie bei akutem Nierenversagen, **keine kaliumhaltigen Infusionen** zugeführt werden. Statt dessen können entweder NaCl 0,9 % oder von Klinikapotheken herstellbare, kaliumfreie Infusionslösungen (z.B. "Nephro-Lac" in der Würzburger Klinik für Anaesthesiologie) verwendet werden. Durch den Einsatz letzterer können, wenn z.B. im Rahmen umfangreicherer Eingriffe an niereninsuffizienten Patienten oder bei Nierentransplantationen größere Infusionsmengen erforderlich werden, eine *hyperchlorämische* Azidose und deren Folgen vermieden werden.

"Nephro-Lac"

Zusammensetzung	Indikationen	Kontraindikationen
Natrium 150 mmol/l	zum Flüssigkeits- und Elektrolytersatz bei:	- Hyperhydratation
Chlorid 110 mmol/l	- akutem Nierenversagen	- Lungenödem
Lactat 40 mmol/l	- terminaler Niereninsuffizienz	- dekompensierte Herzinsuffizienz
	- Hyperparathyreoidismus	- Hypernatriämie (über 150 mmol/l)
	- Hyperkalzämie	- akutes Leberversagen (Lactatverwertungsstörung)
	- hyperchlorämischer Azidose	- metabolische Alkalose

Die **Infusionsmenge**, die zur Erhaltung der Homöostase bei terminaler Niereninsuffizienz erforderlich ist, berechnet sich nach den Flüssigkeitsverlusten. Diese entstehen durch:

- die Perspiratio insensibilis (ca. 0,5 ml pro kg KG und Stunde),
- die Restdiurese sowie durch
- die Flüssigkeitsverdunstung und Transsudation im Bereich des OP-Gebietes.

Perioperative Einflüsse auf die Nierenfunktion

Den wesentlichsten Einfluß auf die Nierenfunktion übt der operative Eingriff selbst aus. Daneben können aber auch nahezu *alle* Anästhetika sowie die erforderlichen anästhesiologischen Maßnahmen wie Überdruckbeatmung etc. zu einer Abnahme der renalen Durchblutung und glomerulären Filtration führen, hauptsächlich bedingt durch Verminderung des Herzzeitvolumens und des renalen Perfusionsdruckes. Hohe Streßpegel hingegen gehen mit vermehrter Katecholaminausschüttung und Stimulation des Renin-Angiotensin-Aldosteron-Systems einher und können durch Konstriktion sowohl der Vasa afferentia als auch efferentia zu glomerulären bzw. tubulären Ischämien führen. Zusätzlich kommt es hierbei zur gesteigerten ADH-Freisetzung mit Einschränkung der Wasserdiurese.

Im einzelnen können folgende **die Nierenfunktion beeinträchtigende Faktoren** ausgemacht werden:

- operativer Eingriff
  - Lokalisation, Umfang und Dauer (bes. Kardiochirurgie, Bauchaortenaneurysma)
  - Komplikationen wie Nieren-, Ureterenverletzung, Ureterenobstruktion
- Polytrauma
- Sepsis
- Anästhetika
- Überdruckbeatmung, besonders mit höherem PEEP
- Hypoxie
- Kreislaufdepression (Herzinsuff./Hypovolämie/Hämorrhagie -> Hypotension/vermindertes HZV)
- Hyponatriämie
- nephrotoxische Substanzen (Röntgenkontrastmittel [bes. nichtionische], Aminoglykoside, Cephalosporine, Salicylate, Schleifendiuretika etc.)
- Hämolyse, Myoglobinurie
- (Atropingabe bei Prostatahyperplasie)

Nephrotoxische Effekte von Inhalationsanästhetika (s. Kap. 8, S. 147)

Allgemeine Grundsätze zum anästhesiologischen Vorgehen bei Niereninsuffizienz

Bei Patienten mit einer Niereninsuffizienz, die sich noch nicht im terminalen Stadium befindet, muß das anästhesiologische Regime darauf ausgerichtet sein, eine Funktionsverschlechterung und ein Fortschreiten der Erkrankung zu vermeiden. Das bedeutet für die Praxis:

- Aufrechterhaltung von HZV und renalem Perfusionsdruck
  -> in erster Linie "preload" optimieren!
- ausreichendes O_2-Angebot
- Vermeidung renaler Vasokonstriktion
- Vermeidung nephrotoxischer Substanzen

8 Zerebrovaskuläre Insuffizienz

Definition

Die zerebrovaskuläre Insuffizienz ist Ausdruck eines Mißverhältnisses zwischen zerebralem O_2-Angebot und O_2-Bedarf. Sie entsteht zumeist auf dem Boden einer Hirnarteriosklerose. In über 50 % der Fälle liegt eine umschriebene Stenose der extra- oder intrakraniellen A. carotis interna zugrunde.

Risikofaktoren

- Hypertonie
- Nikotinabusus
- Hyperlipidämie
- Diabetes mellitus
- Hyperurikämie
- Adipositas
- Ovulationshemmer (bei jungen Frauen)
- Lues, Mykosen

Tabelle 118: Klassifizierung zerebrovaskulärer Erkrankungen nach Schweregraden

Stadium	Symptomatik	Reversibilität
I	keine	
II	transitorisch-ischämische Attacke (TIA)	innerhalb von 24 h
III	prolongiertes reversibles ischämisches neurologisches Defizit (PRIND)	innerhalb von > 24 h
IV	Hirninfarkt	
	- progredient	nur partiell
	- komplett	irreversibel

Symptomatik und topographische Zuordnung

1. **Karotisstenose** (> 50 % der TIAs)
   - monokulare Blindheit (Amaurosis fugax): Sehbahn oder Okzipitallappen
   - Sprachstörungen: Sprachzentrum
   - kontralaterale brachiofazialbetonte Hemiparese, -hypästhesie: Zentralregion
   - Bewußtseinsstörungen (selten)

2. **Vertebro-basiläre Insuffizienz**
   - "drop attacks": Formatio reticularis
   - bilaterale Sehstörungen: Okzipitallappen
   - Schwindel, Ataxie: Kleinhirn
   - Übelkeit, Erbrechen: Kleinhirn
   - Sprach- und Schluckstörungen: Hirnstamm (Hirnnervenkerne IX + X)
   - periorale Taubheit: Hirnstamm (Hirnnervenkern V)
   - Tetraparese: Hirnstamm, Pyramidenbahn
   - transitorische Amnesie
   - Auftreten vor allem bei Lageänderungen

"subclavian-steal"-Syndrom

Ursache: mindestens 75%ige Stenose der A. subclavia proximal des Abganges der A. vertebralis
=> Blut fließt retrograd über die A. vertebralis in die A. subclavia

Klinik:
- Auftreten bei Belastung des Armes
- ischämische Armsymptome im Sinne einer Claudicatio intermittens
- transitorische neurologische Symptome (analog zur vertebro-basilären Insuffizienz)
- Puls-/Blutdruckdifferenz zw. den Armen, evtl. Pulslosigkeit u. nicht meßbarer Blutdruck auf betroffener Seite

Konservative Therapie der zerebralen Ischämie

- Vermeidung von Hypoxie, Hyper- oder Hypokapnie
- b. Bed. Anhebung des zerebralen Perfusionsdruckes mittels Vasopressoren
- Verbesserung der Hämorheologie (HES)
- Vermeidung von Hyperglykämie (BZ 100-150 mg%), um eine Lactatazidose nicht zu verstärken
- in der Initialphase (über ca. 24 h) Verminderung des perifokalen zytotoxischen Ödems mittels hyperosmolarer Lösungen (z.B. Glycerosteril® 10 %), danach Störung der Blut-Hirn-Schranke mit Übertritt der Substanz ins Interstitium und Verursachung eines interstitiellen Ödems!
- Verminderung des intrazellulären Calciumeinstromes mit Calciumantagonisten (Nimodipin) ?
- Antikoagulation mit "low-dose"-Heparin; Dauertherapie mit "low-dose"-ASS (100 mg/d) ?

Präoperatives Vorgehen

- neurologische Abklärung
  - Anamnese
  - Auskultation der Karotiden
  - apparative Untersuchungen, z.B.:

    Doppler-Sonographie der Halsgefäße, transkranielle Doppler-Sonographie mit Erfassung der zerebrovaskulären Reservekapazität (mittels Inhalation eines 5%igen "CO_2-Gasgemisches" oder Gabe von Acetazolamid [Diamox®]), zerebrale Angiographie, CCT, MRI, PET
- internistische Abklärung kardialer Ursachen, Erfassung von Begleiterkrankungen
- therapeutische Optimierung: pharmakologisch (s.o.), interventionell, chirurgisch (?)

Merke:

Ein negativer Auskultationsbefund im Bereich der Karotiden schließt eine extrakranielle Karotisstenose nicht aus!

Risikostratifizierung "Karotisstenose"

Gruppe 1:	neurolog. stabil, keine zusätzl. medizin. Risiken, ein- oder beidseitige Karotisstenose
Gruppe 2:	neurolog. stabil, keine zusätzl. medizin. Risiken, angiographische Risiken*
Gruppe 3:	neurolog. stabil, wesentl. zusätzl. medizin. Risiken**, evtl. auch angiographische Risiken
Gruppe 4:	neurolog. instabil, mit oder ohne zusätzl. medizin. Risiken

Perioperative Letalität: in Gruppe 1 und 2 nahezu Null, in Gruppe 3 und 4 deutlich erhöht!

*: wie Stenose oder Verschluß mehrerer hirnversorgender Arterien
**: wie KHK, COPD, Diabetes mellitus, hohes Alter, neurologische Vorerkrankungen

Anästhesiologisches Vorgehen

1. **Prämedikation**

- gute Blutdruckeinstellung
- ß-Rezeptorenblocker, Calciumantagonisten und Antihypertensiva nicht absetzen
- bei vorangegangenen oder bestehenden Bewußtseinsstörungen *keine* Sedativa!

2. **Narkoseeinleitung**

- Anästhetika langsam nach Wirkung applizieren
- negativ inotrope Medikamente vermeiden (als Induktionshypnotikum Etomidat)
- *kein* Succinylcholin bei Patienten mit Paresen!
- bei Aspirationsgefahr "quick intubation", z.B. mit nicht-depolarisierenden Relaxanzien
- nicht-invasive Blutdruckmessung (ggf. 1-minütlich während der Einleitung!), großzügige Indikation zur invasiven Druckmessung
- Blutdruckschwankungen > ± 20 % vermeiden
- großlumige Zugänge, zentralvenöser Zugang
- Magensonde, Blasenkatheter

Cave:

1. extreme Kopflagerungen aufgrund der Gefahr einer zerebralen Ischämie vermeiden
2. erkrankte A. carotis wegen Emboliegefahr nicht palpieren (-> ZVK über V. basilica oder kontralaterale V. jug ext.!)

3. **Narkoseführung**

- arteriellen Mitteldruck auf Ausgangsniveau halten, Hypotension vermeiden!
- arteriellen pCO_2 im Normbereich halten!
- "kritischer" Hb-Gehalt des Blutes von 10-12 g/dl bzw. Hkt von 30-35 % sollte nicht unterschritten werden
- Aufrechterhaltung einer Normovolämie (HES zur Verbesserung der Mikrozirkulation)
- Standardüberwachung: NIBP, EKG, Pulsoxymetrie, Kapnometrie
  - ggf. zusätzlich zentralvenöse und invasive arterielle Druckmessung
  - evtl. Überwachung der Hirnfunktion:
    - kontinuierliche EEG-Registrierung
    - SEP-Monitoring
    - transkranielle Doppler-Sonographie der A. cerebri media, die als Endarterie bis zu 80 % zur Blutversorgung einer Hemisphäre beiträgt
- Hirnprotektion: Induktion eines "burst-suppression"-EEG, z.B. mittels
  - Thiopental 5 mg/kg KG
  - Etomidat 0,2-0,3 mg/kg KG
  - Propofol 2-3 mg/kg KG
  - Isofluran 1,5-2,0 MAC (cave: MAP-Abfall, mögliche "steal"-Phänomene bei Konz. > 1 MAC!)
  - Sevofluran 1,5-2,0 MAC

4. **Aufwachraum**

- grob-neurologische Kontrolle (Bewußtsein, Pupillenweite u. -reaktion, Motorik)
- suffiziente Schmerztherapie ohne größere Beeinträchtigung der Vigilanz
- Blutdruck auf Ausgangsniveau halten

Ursachen einer perioperativen Dekompensation

- Hypoxie
- Hyper-/Hypokapnie
- Blutdruckabfälle!
- extreme Blutdruckanstiege
- Herzinfarkt, Herzrhythmusstörungen, Herzinsuffizienz
- zerebrale Embolien
- Kompression oder Abknicken der zuführenden Arterie
- extreme Anämie oder Polyglobulie, Thrombozytose

9 Neurologische Erkrankungen

9.1 Zerebrales Anfallsleiden (Epilepsie)

- Häufigkeit 0,5-1 %
- idiopathisch oder organisch bedingt (Hirntumor, SHT, Alkoholentzug etc.)
- fokale ("petit-mal") oder generalisierte ("grand-mal") Anfälle
- Pathophysiologie
  - synchrone Depolarisation größerer kortikaler Neuronenverbände, induziert durch subkortikal gelegenen Fokus
- Anästhesiologisches Vorgehen:
  - Überprüfung der medikamentösen antikonvulsiven Einstellung: klinisch u. ggf. anhand von Plasmaspiegelbestimmungen, evtl. neurologisches Konsil
  - Fortführung der antikonvulsiven Dauermedikation bis einschl. OP-Tag
  - Prämedikation mit Benzodiazepinen (antikonvulsive Wirkung), ggf. + Phenobarbital (Luminal®)
  - Interaktionen der Antiepileptika mit Anästhetika beachten
    - z.B. Sedierung, neg. Inotropie u. Dromotropie, Enzyminduktion
  - Regionalanästhesie (+ Sedierung) nach Möglichkeit bevorzugen

    -> unmittelbares Erkennen von Anfällen bei erhaltenem Bewußtsein, außerdem *erhöhen* Lokalanästhetika in niedriger Dosierung (d.h. bei geringen Plasmaspiegeln) die Krampfschwelle!
  - Allgemeinanästhesie
    - Vermeidung von Ketamin, Enfluran, Atracurium (Metabolit: Laudanosin), Hyperventilation
    - kontrovers: Methohexital, Propofol, N_2O
    - sicher: Thiopental, Benzodiazepine, Opioide, Isofluran, Sevofluran
    - ggf. perioperative Dauerinfusion, z.B. von Phenytoin (Phenhydan®)

Merke:

> Für die Anästhesie sind vor allem die **"grand-mal"-Anfälle** von Bedeutung. Beim *narkotisierten* und *relaxierten* Patienten verläuft ein Krampfanfall zwar klinisch stumm, es kommt aber im Rahmen dessen zu einer deutlichen **Steigerung des zerebralen Stoffwechsels und Sauerstoffbedarfs**, woraus sich eine **zerebrale Hypoxie** mit unter Umständen deletären Folgen entwickeln kann! In diesen Situationen läßt sich die Krampfaktivität ausschließlich anhand eines **EEGs** beurteilen.

"Propofol-Kontroverse"

- antikonvulsive Eigenschaften:

  Es existieren sowohl kontrollierte Studien als auch Fallberichte bezüglich der antikonvulsiven Eigenschaften, zu prokonvulsiven Effekten hingegen nur Fallberichte bei ambulanten Patienten mit fraglicher klinischer Relevanz.
- Bei klinischen krampfähnlichen Äquivalenten (Kloni etc.) wurden *keine* korrespondierenden EEG-Aktivitäten ("spikes + waves") gefunden.
- Hypothese zur Genese der Krampfäquivalente:
  - möglicherweise Ausdruck einer Imbalance subkortikal-exzitatorischer und kortikal-inhibitorischer Zentren (gilt grundsätzlich für alle Sedativ-Hypnotika!)

9.2 Parkinson-Syndrom

- Pathogenese
  - degenerative Veränderungen in der Substantia nigra mit Reduktion dopaminerger Neurone
- Pathophysiologie
  - Überwiegen zentraler cholinerger gegenüber dopaminerger Aktivität
- Symptomatik
  - extrapyramidal-motorische Hauptsymptomatik: Akinesie, Rigor und Tremor
  - Beeinträchtigung der Atemmechanik
  - autonome Dysregulationen (Magen-, Darm- und Harnblasenatonie, Orthostasephänomene)
- Anästhesiologisches Vorgehen:
  - Fortführung der medikamentösen Therapie bis einschl. OP-Tag, z.B.:
    - L-Dopa - Levodopa® (Vorstufe des Dopamins, Dopamin selbst nicht liquorgängig), üblicherweise in Kombination mit *peripheren* Dopa-Decarboxylasehemmern (Benserazid - in Madopar®, Carbidopa - in Nacom®)
    - Dopaminagonisten: Bromocriptin - Pravidel®, Lisurid - Dopergin®
Amantadin - PK-Merz®(Steigerung der Dopaminsynthese und -sekretion, postsynaptische dopaminagonistische Wirkung)
    - Hemmung der MAO-B u. damit des Dopaminabbaus: L-Deprenyl - Movergan®
    - Hemmung der COMT u. damit des Dopaminabbaus: Tolcapon - Tasmar®
    - Hemmung cholinerger Neurone: Biperiden - Akineton®, Metixen - Tremarit®
  - cave: *keine* Dopaminantagonisten (z.B. DHBP, Metoclopramid)
  - Allgemein- oder Regionalanästhesie möglich
  - bei Relaxierung: Relaxometrie, möglichst *keine* Antagonisierung mit Cholinesterasehemmern!

- postoperative Komplikationen
  - respiratorische Insuffizienz (bei beeinträchtigter Atemmechanik)!
  - akinetische Krise (bei unzureichender Zufuhr von L-Dopa bzw. Dopaminagonisten)
  - "malignes" Dopa-Entzugssyndrom (Symptomatik ähnlich der MH-Krise!)

9.3 Myasthenia gravis

- Autoimmunerkrankung
  - zirkulierende Autoantikörper (Typ IgG) gegen postsynaptische Acetylcholinrezeptoren der neuromuskulären Endplatte -> Zerstörung oder funktionelle Blockade der ACh-Rezeptoren
- Inzidenz ca. 1 : 20.000, bevorzugt Frauen im Alter zwischen 20 und 30 Jahren

Symptomatik

Leitsymptom ist eine im Tagesverlauf zunehmende, belastungsabhängige **Schwäche der Skelettmuskulatur**, die sich anfangs in Ruhe rasch wieder zurückbildet. Zunächst ist nur die durch die Hirnnerven innervierte Muskulatur betroffen (Facies myasthenica, Ptosis); im weiteren Verlauf dehnt sich die Erkrankung auf andere Muskelgruppen und schließlich auch auf die Schluck- und Atemmuskulatur (-> *muskuläre* Ateminsuffizienz) aus (Tab. 119). Durch die Einschränkung des Hustenmechanismus steigen die Aspirationsgefahr und die Häufigkeit broncho-pulmonaler Infekte.

Tabelle 119: Schweregrade der Myasthenia gravis (Klassifikation nach *Ossermann*)

Gruppe 1:	okuläre Form (nur äußere Augenmuskulatur betroffen)
Gruppe 2a:	leichte generalisierte Schwäche *ohne* Befall der Atemmuskulatur, langsame Progredienz, gutes Ansprechen auf Cholinesterasehemmer
Gruppe 2b:	schwere generalisierte Schwäche *mit* Befall der Atemmuskulatur, bulbäre Symptome, weniger gutes Ansprechen auf Cholinesterasehemmer
Gruppe 3:	akuter Krankheitsbeginn mit rascher Progredienz, respiratorische Krisen, schlechtes Ansprechen auf Cholinesterasehemmer; hohe Letalität
Gruppe 4:	schwerste bulbäre und generalisierte Schwäche; Beatmung erforderlich

Therapie

Zu den wichtigsten Behandlungsverfahren gehören:

- die Thymektomie (s. Kap. 26, S. 487 f.), insbesondere bei Thymushyperplasie oder Thymom, mit ca. 75%iger Remissionswahrscheinlichkeit,
- die Immunsuppression mit Glukokortikoiden oder Azathioprin - Imurek® (Hemmung der Autoantikörperbildung),
- die medikamentöse Therapie mit **Cholinesterasehemmstoffen** (z.B. Pyridostigmin - Mestinon®, 40-1.200 mg/24 h in 3-6 Einzeldosen)
- sowie die Plasmapherese bei myasthenischer Krise.

Eine **Überdosierung der Cholinesterasehemmer** kann zur *cholinergen Krise* führen, die differentialdiagnostisch wegen unterschiedlichen therapeutischen Vorgehens von der *myasthenischen Krise* abgegrenzt werden muß (Tab. 120). Falls eine Unterscheidung nicht sicher möglich ist, kann in Beatmungsbereitschaft das nur kurz wirksame Edrophonium (Tensilon®, 1-2 mg i.v.) verabreicht werden. Bei einer myasthenischen Krise bessern sich die Symptome daraufhin schlagartig, bei einer cholinergen Krise gar nicht (hier kommt es zu einer kurzfristigen Verschlimmerung der Symptomatik). Die Cholinesterasehemmer müssen dann vorübergehend abgesetzt werden, die muskarinartigen Nebenwirkungen können mit Parasympathikolytika wie Atropin behandelt werden.

Tabelle 120: Komplikationen bei Therapie mit Cholinesterasehemmstoffen

bei Unterdosierung	->	**myasthenische Krise**	Symptome: - muskuläre Ateminsuffizienz - mangelhaftes Abhusten - Schluckstörungen Therapie: Cholinesterasehemmer (Dosiserhöhung)
bei Überdosierung	->	**cholinerge Krise**	ausgeprägte Hemmung des Acetylcholinabbaus: 1. anhaltende Depolarisation der neuromuskulären Endplatte (nikotinartige Wirkung; *kein* Antidot!) Symptome: Muskelschwäche (-> muskuläre Ateminsuffizienz) 2. muskarinartige Wirkung Symptome: Bradykardie, Hypotonie, Nausea, Vomitus, Diarrhoe, Hypersalivation, Miosis, Schwitzen Antidot: Atropin!

Für das **anästhesiologische Vorgehen** bei Myasthenia gravis gilt es zu beachten:

Nicht-depolarisierende Muskelrelaxanzien sollten nach Möglichkeit **nicht** eingesetzt werden, da ansonsten erhebliche Verlängerungen der neuromuskulären Blockade zu erwarten sind. Sollte ihre Verwendung doch erforderlich werden, ist die Dosis auf etwa ein Zehntel - unter relaxometrischer Kontrolle - zu reduzieren. Die Antagonisierung mit Cholinesterasehemmern ist problematisch, da sie eine cholinerge Krise auzulösen vermögen. **Depolarisierende Relaxanzien** sollten ebenfalls **nicht** verwendet werden, da ihre Wirkung im Einzelfall nicht vorhersagbar ist.

Weitere **Leitsätze**:

- Lungenfunktionsanalyse vor größeren, geplanten Eingriffen (z.B. Thymektomie bei *größeren* Thymomen)
- keine Prämedikation mit Benzodiazepinen (zentral muskelrelaxierender Effekt), statt dessen z.B. Promethazin (Atosil®)
- Beachtung neuromuskulärer Interferenzen anderer Pharmaka: z.B. Aminoglykoside, Diuretika, Calciumantagonisten, Lokalanästhetika
- bei Allgemeinanästhesie:
  - Weglassen der morgendlichen Dosis der Cholinesterasehemmer
  - Intubation möglichst *ohne* Relaxanzien, ggf. in *tiefer* Inhalationsanästhesie
- Postoperativ ist eine Nachbeatmungsmöglichkeit auf einer Intensivstation vorzuhalten.

9.4 Querschnittsyndrom

Die Auswirkungen einer akuten Schädigung des Rückenmarks hängen von der Höhe der Läsion ab. Mit steigender Verletzungshöhe muß in zunehmendem Umfang mit respiratorischen, kardiovaskulären, weiteren autonomen, sensorischen sowie motorischen Einschränkungen bzw. Ausfällen gerechnet werden.

Die Interkostalmuskulatur wird bei Läsionen im Thorakalbereich beeinträchtigt. Schädigungen oberhalb von C5 lassen auch die diaphragmatische **Atmung** ausfallen, so daß dann eine mechanische Beatmung obligat wird. Weiterhin kommt es nicht selten zu rezidivierenden Pneumonien im Gefolge pulmonaler Aspirationen oder durch Sekretretention bei mangelhaftem Abhusten.

Kardiovaskuläre Störungen als Folge eines Wegfalles des Sympathikotonus äußern sich in einem Gefäßtonusverlust unterhalb des Schädigungsniveaus (-> arterielle Hypotonie) und bei Läsionen im Bereich der oberen BWS auch im Ausfall der das Herz versorgenden Sympathikusanteile (Nn. accelerantes -> Bradykardie). Eine orthostatische Hypotension ist daher häufig.

Andere autonome Störungen betreffen die **Thermoregulation** unterhalb des geschädigten Areales sowie die Blasen- und Darmfunktion. Bei Patienten mit *chronischen* Rückenmarksschäden, d.h. nach Abklingen des spinalen Schocks (ca. 1-3 Wochen nach Eintritt der Querschnittsymptomatik) muß zusätzlich mit einer **autonomen Hyperreflexie** gerechnet werden, wenn die Läsion oberhalb von Th_6 liegt. Hierbei können ausgeprägte *hypertone* Reaktionen auf (chirurgische) Stimuli auftreten, die sich durch ausreichende Anästhesietiefe und ggf. durch Einsatz von α-Rezeptorenblockern bzw. peripher wirkenden Vasodilatanzien verhindern bzw. therapieren lassen. In diesem Stadium finden sich zusätzlich **Reflexautomatismen**, die sich, bedingt durch das Fehlen der supraspinalen Hemmimpulse, u.a. in motorischer Hyperreflexie und Muskelrigidität bzw. -spastik äußern. Diese Phänomene können intraoperativ durch Einsatz nicht-depolarisierender Muskelrelaxanzien vermieden bzw. beseitigt werden.

Autonome Hyperreflexie

- Auslöser: kutane und viszerale Stimuli unterhalb des Schädigungsniveaus
- vor allem bei Läsionen oberhalb von Th_6; unterhalb von Th_{10} unwahrscheinlich
- Pathophysiologie:

  Stimulation unterhalb der Läsion -> reflektorische Vasokonstriktion in diesem Bereich, die bei Läsionen oberhalb von Th_6 nicht durch zentrale Inhibition, d.h. Vasodilatation im neurologisch intakten oberen Körperteil, kompensiert werden kann -> persistierender Blutdruckanstieg u. evtl. Bradykardie!

Anästhesiologisches Vorgehen

Als Anästhesieverfahren in der Akutphase kommt nur die **Intubationsnarkose** (bei tiefem Querschnitt ggf. auch Larynxmaske) in Frage. Besondere Maßnahmen werden erforderlich bei

- instabiler HWS:

Hier muß - außer in Notfallsituationen - fiberendoskopisch intubiert werden! Standard ist die Wachintubation mit Oberflächenanästhesie der Schleimhäute, evtl. durch transkrikoidalen Block. Bei nicht kooperationsfähigen Patienten wird erst nach Narkoseinduktion endoskopisch intubiert, möglichst unter erhaltener Spontanatmung, ggf. mit Adapter via Gesichtsmaske. Dabei ist zu beachten, daß auch die Maskenbeatmung nur mit größter Vorsicht - also absolut ohne Kopfbewegungen - durchgeführt werden darf.

Nur im äußersten Notfall (z.B. ausgefallene Spontanatmung und unmögliche Maskenbeatmung) kann eine Intubation auch unter direkter Laryngoskopie versucht werden: Hierbei dürfen ebenfalls keine Kopfbewegungen auftreten (ein Helfer fixiert den extendierten Kopf!). Ist die Intubation so nicht möglich, muß unverzüglich eine Koniotomie durchgeführt werden.

Medikamente. Zur Einleitung können - bis auf Succinylcholin - die üblichen Medikamente verwendet werden. Unmittelbar nach Succinylcholingabe können exzessive Mengen Kalium aus den nicht mehr spinal innervierten Muskelzellen ausgeschüttet werden. Diese besondere neuromuskuläre Empfindlichkeit auf Succinylcholin wird durch eine Zunahme extrajunktionaler Rezeptoren erklärt und tritt zwar eigentlich erst einige Tage nach dem Trauma auf, dennoch sollte **Succinylcholin grundsätzlich bei keiner spinalen Verletzung** angewendet werden. In der Literatur sind Herzstillstände unter Succinylcholin noch bis zu 18 Monaten nach Denervierung beschrieben!

Die Aufrechterhaltung der Narkose erfolgt i.a. durch intravenöse Anästhetika, eine balancierte Anästhesie mit Isofluran oder Sevofluran als Inhalationsanästhetikum ist gleichfalls möglich. **Stickoxydul** sollte eher nicht eingesetzt werden, da es möglicherweise die Relation zwischen Perfusion und O_2-Verbrauch des ZNS ungünstig beeinflußt.

Glukokortikoide. Neurologische Ausfälle nach Rückenmarksverletzungen können eventuell vermindert werden, wenn möglichst bald nach dem Trauma Methylprednisolon (Urbason®) - am besten schon am Unfallort - nach folgenden Schema (nach *Bracken* et al.; 1990) infundiert wird:

Bolus: 30 mg/kg KG über 20 min, dann Infusion: 5,4 mg/kg KG/h für 24-36 h.

Da jedoch die Datenlage zur Verbesserung der neurologischen Prognose kontrovers ist, handelt es sich beim Einsatz von Methylprednisolon nach spinalem Trauma um eine Einzelfallentscheidung. Eine generelle Empfehlung kann z. Zt. nicht ausgesprochen werden. Bei Operationen mit Manipulationen am Rückenmark kann das Schema mit Narkosebeginn begonnen werden, allerdings nur nach Ansage des Operateurs, da hier kontrollierte Untersuchungen komplett fehlen.

Merke:

Ein Behandlungsbeginn nach Ablauf der 8. Stunde bessert die neurologische Prognose nicht mehr!

9.5 Myopathien

Überblick

- Muskeldystrophien
  - Typ Duchenne
  - Typ Becker-Kiener
  - Typ Erb
- Myotonien
  - Dystrophia myotonica (am häufigsten Myotonia Curschmann-Steinert: ca. 1 : 25.000)
  - Myotonia congenita (Thomsen), Paramyotonia congenita (Eulenberg)
- spinale Muskelatrophie (Werdnig-Hoffmann): Auftreten i. d. ersten 3 Lebensjahren

Anästhesiologisches Vorgehen

- auf Begleiterkrankungen achten: Herz (Kardiomyopathie), ZNS
- bei den erwähnten Erkrankungen ist *keine* MH-Disposition belegt
- *kein* Succinylcholin (Hyperkaliämiegefahr; bei Myotonien Kontrakturgefahr)!
- i.d.R. erhöhte Empfindlichkeit auf nicht-depolarisierende MR (-> Dosisreduktion + Relaxometrie)
- bei Myotonien: *keine* Cholinesterasehemmer und Vermeidung von Kältezittern (Kontrakturgefahr!)
- *keine* volatilen Anästhetika (MH-ähnliche Symptome beschrieben)

=> TIVA bzw. i.v. Anästhesie; bei Myotonien *keine* Regionalanästhesien (Kontrakturen durch *direkte* Muskelstimulation!)

9.6 Multiple Sklerose (Encephalitis disseminata)

- Pathogenese
  - herdförmige Demyelinisierung der Axone des Tractus corticospinalis (-> spastische Paresen)
- Hauptmanifestation zwischen 15 und 40 Jahren, viral bedingt (?)
- Verlauf progedient in Schüben mit Teilremissionen
- <u>Triggermechanismen</u>: Temperaturerhöhung, Streß, Erschöpfung
- <u>Anästhesiologisches Vorgehen</u>:
  - *keine* elektiven Eingriffe im akuten Schub!
  - ausreichende anxiolytische Prämedikation mit Midazolam
  - intraoperative Fortführung einer evtl. Glukokortikoidtherapie mit erhöhten Dosen
  - Allgemeinanästhesien aus forensischen Gründen bevorzugen
    - *kein* Succinylcholin (Hyperkaliämiegefahr)!
    - zumeist erhöhte Empfindlichkeit auf nicht-depolarisierende MR (-> Dosisreduktion + Relaxometrie)
  - RM-nahe Regionalanästhesien
    - möglicher neurotoxischer Effekt von Lokalanästhetika bei Spinalanästhesien
    - Epiduralanästhesie wegen deutlich geringerer LA-Liquorspiegel bevorzugen
  - Temperaturmessung und möglichst <u>Vermeiden auch geringer Temperaturerhöhungen</u> (> 1°C)
  - postoperativ neurologische Untersuchung

9.7 **Amyotrophe Lateralsklerose** (ALS)

- degenerative Erkrankung der Motoneurone in Gehirn und Rückenmark (1. u. 2. Neuron -> spastische u. schlaffe Paresen)
- vorwiegend Männer zwischen 40 und 60 Jahren
- mittlere Überlebenszeit ca. 6 Jahre
- Pseudobulbärparalyse (Schädigung der dorsalen Hirnnervenkerne mit Schluckstörungen etc.)
- autonome Neuropathie
  - Ruhetachykardie
  - orthostatische Hypotension
- <u>Anästhesie</u>
  - *kein* Succinylcholin (Hyperkaliämiegefahr)!
  - nicht-depol. MR in red. Dosis und unter Relaxometrie
  - bei Pseudobulbärparalyse erhöhte Aspirationsgefahr -> "Ileuseinleitung"
  - zurückhaltender Einsatz eines PEEP bei autonomer Neuropathie (Behinderung des venösen Rückstromes)
  - Regionalanästhesien aus forensischen Gründen *relativ* kontraindiziert

9.8 **Guillain-Barré-Syndrom**

- akute idiopathische Polyneuritis (durch Demyelinisierung oder axonale Degeneration)
- symmetrisch aufsteigende, schlaffe Lähmungen (-> Landry-Paralyse), zumeist Spontanremissionen
- Häufigkeit ca. 1:100.000
- Pseudobulbärparalyse (s.o.), Beeinträchtigung der Atemmuskulatur
- autonome Neuropathie
  - Ruhetachykardie
  - orthostatische Hypotension
  - ausgesprochen starke Labilität des Blutdruckverhaltens
- deutliche Einschränkung der kardiovaskulären Kompensationsbreite
- <u>Anästhesie</u>
  - großzügige Indikation zur invasiven Blutdruckmessung u. ZVD-Messung
  - *kein* Succinylcholin (Hyperkaliämiegefahr)!
  - nicht-depol. MR in angepaßter Dosis und unter Relaxometrie
  - bei Bulbärparalyse erhöhte Aspirationsgefahr -> "Ileuseinleitung"
  - erhebliche Blutdruckanstiege bei sympathischer Stimulation möglich (z.B. Laryngoskopie)
  - oftmals <u>erhöhte Empfindlichkeit auf indirekte Sympathikomimetika</u>
  - zurückhaltender Einsatz eines PEEP (Behinderung des venösen Rückstromes)
  - i.d.R. postoperative Nachbeatmung erforderlich

10 Endokrine Erkrankungen

10.1 Diabetes mellitus (DM)

Neue Klassifikation (WHO u. ADA [Amerikanische Diabetes-Gesellschaft])

1. Typ I: ß-Zellzerstörung mit *absolutem* Insulinmangel
   - A: immunologische Form (überwiegt deutlich)
   - B: idiopathische Form
2. Typ II (ohne a u. b): Insulinresistenz mit relativem Insulinmangel
3. "sekundäre Formen": genetisch, exokrine Pankreaserkrankungen, Endokrinopathien, medikamentös-toxisch, Infektionen, DM-assoziierte Syndrome
4. Gestationsdiabetes

Diagnose

- gestörte Glucosetoleranz oder abnorme Nüchternglucosespiegel
- 75-g-oraler Glucose-Toleranz-Test (OGTT)

Tabelle 121: Grenzwerte der Plasmaglucose (PG)

	Nüchtern-PG (mg/dl)	**PG 2 h nach OGTT** (mg/dl)
Normalbefund	< 110	< 140
path. Glucosetoleranz	110-125	140-199
Diabetes	≥ 126 *§	≥ 200

*: bisher 140; §: im Vollblut 110

Die Messung der Serumglucose ist obsolet, da "Serum-Blutproben" keinen Zusatz enthalten, der die Glykolyse in den Erythrozyten hemmt, so daß infolgedessen falsch niedrige Werte bestimmt werden.

Für die anästhesiologische Praxis gilt:

1. Die perioperative Betreuung des Diabetikers muß den Diabetestyp und die vorbestehende Therapie berücksichtigen.
2. **Kontraindikationen bei Wahleingriffen** sind präoperative Nüchtern-Blutzuckerwerte von < 60 mg% und > 200 mg% sowie eine Glukosurie und Ketonurie.

Anästhesiologisches Vorgehen

1. **Leitsätze**

- Anästhesien für planbare Eingriffe werden nur bei gut eingestelltem Diabetes mellitus durchgeführt.
- Regionalanästhesien sind nach Möglichkeit zu bevorzugen.
- Diabetiker sollten möglichst an erster Stelle im Ablauf des OP-Tagesprogramms stehen.
- Unter ggf. engmaschigen Blutzuckerkontrollen müssen auch Diabetiker vor geplanten Eingriffen eine Nahrungskarenz von mindestens 6 Stunden einhalten.
- Orale Antidiabetika werden nicht mehr am Vorabend und am Tag der Operation gegeben.
- Bei insulinpflichtigen Diabetikern wird die morgendliche Insulindosis weggelassen.

Merke:

> 1. Bei DM Typ II *fällt* der BZ-Spiegel unter Nahrungskarenz (endogene Insulinreserven), während er bei DM Typ I *ansteigt* (keine endogene Insulinproduktion)!
> 2. **Orale Antidiabetika** vom Glibenclamid-Typ (Euglucon®) haben eine extrem hohe Eiweißbindung (> 99 %), aus der sie durch im Rahmen der Anästhesie verwendeter ebenfalls stark eiweißgebundener Substanzen "verdrängt" werden können, so daß noch bis zu 50 Stunden nach der letzten Einnahme mit der Auslösung von **Hypoglykämien** gerechnet werden muß!

2. **Perioperative BZ-Kontrollen**

- BZ-Kontrollen erfolgen am Morgen der Operation und unmittelbar vor Anästhesiebeginn.
- Weitere BZ-Kontrollen werden je nach BZ-Verlauf durchgeführt, intraoperativ aber mindestens einmal pro Stunde, postoperativ alle 2-4 Stunden.
- Unmittelbar nach Anästhesieende erfolgt eine erneute BZ-Kontrolle im Aufwachraum.

Merke:

> Perioperativ werden BZ-Spiegel von 100-200 mg% angestrebt!

3. **Perioperative Insulinsubstitution**

Die perioperative Insulinsubstitution erfolgt anhand der Blutzuckerspiegel grundsätzlich i.v. mit Normal- bzw. Humaninsulin. Sie kann nach folgendem Schema durchgeführt werden:

BZ	< 200 mg%	->	*kein* Insulin		
BZ	201-300 mg%	->	8 E	im Bolus i.v.	
BZ	301-400 mg%	->	12 E	im Bolus i.v.	
BZ	401-500 mg%	->	12 E	im Bolus i.v.	+ 4-6 E/h Perfusor i.v.
BZ	> 500 mg%	->	12-20 E	im Bolus i.v.	+ 4-6 E/h Perfusor i.v.

4. **Glucosezufuhr**

Glucose wird perioperativ bei Diabetikern nicht zugeführt - es sei denn, es besteht oder entwickelt sich eine *Hypoglykämie*.

5. **Notfalloperationen bei schlecht eingestelltem Diabetes mellitus**

In Akutsituationen ist bei entgleistem Kohlenhydratstoffwechsel vorrangig der Blutglucosespiegel durch intravenöse Insulingaben (s.o.) auf unter 300 mg% zu senken. Möglichst vor Anästhesiebeginn muß damit begonnen werden, Flüssigkeits- und Elektrolytverluste (Kalium!) auszugleichen sowie eine metabolische Azidose zu korrigieren:

- initial 1.000 ml Sterofundin®, weitere Substitution nach ZVD
  (das Gesamtflüssigkeitsdefizit kann mehrere Liter betragen!)
- <u>extrazelluläres Kaliumdefizit</u> nach der Formel

> (Serumkalium-Sollwert - Istwert) · 0,2 · kg KG = Kaliumbedarf in mmol

  errechnen und unter stündlicher Kontrolle des Serumkalium langsam substituieren (nicht mehr als 20 mmol Kalium pro Stunde!)
- Hydrogencarbonat erst bei einer metabolischen Azidose mit pH < 7,2

Merke:

> Zu rasche Senkungen der BZ-Spiegels und des Serumnatriumwertes müssen unbedingt vermieden werden, um kein Hirnödem aufgrund eines osmotischen Dysäquilibriums zu provozieren!

10.2 Perioperative Glukokortikoidsubstitution bei NNR-Insuffizienz

Zur Vermeidung einer perioperativen **Addison-Krise** muß bei prädisponierten Patienten in dieser Phase eine angemessene Substitution mit Glukokortikoiden durchgeführt werden. Grundsätzlich ist von einer Prädisposition auszugehen, wenn eine **Nebennierenrinden- bzw. Hypophysenvorderlappen-Insuffizienz** vorliegt. Diese Patienten können in Streßsituationen (Operationen, schweres Trauma, schwere Erkrankungen) nicht mit einer angemessenen Steigerung der Plasmacortisolspiegel reagieren.

Im einzelnen lassen sich folgende **Risikogruppen** definieren:

- Patienten mit chronischer Glukokortikoidmedikation oberhalb der sog. Cushing-Schwelle
- Patienten nach Hypophysektomie
- Patienten nach bilateraler Adrenalektomie

Die "Cushing-Schwelle" liegt bei 30 mg Hydrocortison (Cortisol) pro die bzw. einer äquivalenten Predniso(lo)n-Dosis von 7,5 mg. Oberhalb dieser Schwelle beginnt die ACTH-Suppression, die bei Erreichen der 2fachen Cushing-Dosis komplett ist!

Als "chronische Therapie" gilt die tägliche Einnahme von Glukokortikoiden über mehr als 4 Wochen innerhalb der vergangenen 12 Monate vor einer Operation, da nachgewiesen wurde, daß während dieser Zeitspanne nicht in jedem Fall die Cortisolproduktion adäquat stimulierbar war.

Da aus physiologischen Untersuchungen bekannt ist, daß in Streßsituationen die Plasmacortisolspiegel bis um das Zehnfache ansteigen können, wird folgendes **Substitutionsschema** empfohlen:

1.	bei geplanten Operationen			
	am OP-Tag 2 h präoperativ:	50 mg Solu-Decortin H® p.o.		
	dann alle 6 h:	10 mg	"	i.v. oder p.o.
	1.-3. postop. Tag alle 8 h:	10 mg	"	i.v. oder p.o.
	4.-5. postop. Tag alle 12 h:	10 mg	"	i.v. oder p.o.
	ab 6. postop. Tag	Erhaltungsdosis oder Absetzen		
2.	bei Notfalloperationen			
	unmittelbar präoperativ:	50 mg Solu-Decortin H® i.v.		
	intraoperativ:	100 mg Hydrocortison pro 2 h OP-Dauer p.inf.		
	dann alle 6 h ab OP-Ende:	10 mg Solu-Decortin H® i.v. oder p.o.		
	- weiter wie oben -			
3.	bei bilateraler Adrenalektomie oder unilateraler Adrenalektomie bei Cushing-Adenom			
	mit Narkosebeginn:	200 mg Hydrocortison pro 8 h OP-Dauer p.inf.		
	dann alle 6 h ab OP-Ende:	10 mg Solu-Decortin H® i.v. oder p.o.		
	- weiter wie oben -			
	- dann medikamentöse Einstellung durch Internisten -			
Ansonsten kann bei oder nach *unilateraler* Adrenalektomie i.d.R. davon ausgegangen werden, daß die kontralaterale Nebenniere nicht supprimiert ist.				
4.	bei Hypophysenoperationen, inkl. Hypophysektomie			
	Substitution nur nach Absprache mit dem Neurochirurgen!			

10.3 Schilddrüsenerkrankungen (Operationen s. auch Kap. 14, S. 273 f.)

Unbehandelte **Hyper- oder Hypothyreosen** erhöhen die perioperative Mortalität erheblich, wobei die größere Bedeutung der hyperthyreoten Stoffwechselentgleisung zukommt.

Es gilt deshalb:

> Elektive operative Eingriffe dürfen nur bei *euthyreotem* Stoffwechsel durchgeführt werden!

Thyreotoxische Krise

Die thyreotoxische Krise ist eine relativ seltene Komplikation einer unbehandelten Hyperthyreose, die akut einsetzt und u.a. durch Operationen ausgelöst wird. Trotz adäquater Therapie beträgt die Letalität ca. 20 %.

Auslöser

- Operation einer hyperthyreoten Struma
- anderweitige Operationen, Jodexposition, schwere Streßsituationen, Infektionen und Trauma bei (latenter) Hyperthyreose

Klinik

- Unruhe, Verwirrtheit, Tremor, später Bewußtseinseintrübung und Koma
- Übelkeit, Erbrechen
- Exsikkose
- ausgeprägte tachykarde Herzrhythmusstörungen, Vorhofflimmern
- Herzinsuffizienz
- Hyperthermie

Therapie

Die Therapie besteht primär in einer Hemmung der Schilddrüsenhormonfreisetzung, Antagonisierung der sekundären adrenergen Effekte und Reduzierung von Auswirkungen der hypermetabolischen Entgleisung unter intensivmedizinischer Überwachung:

- tiefe Sedierung (hierzu Intubation und Beatmung erforderlich)
- Hormonsynthesehemmung
  - z.B. Methimazol (Favistan®): 80 mg i.v. im Bolus, dann 200 mg über 24 h p.inf.
- Hormonsekretionshemmung
  - Lugolsche Lösung: 3 x 15 Tropfen pro die (nur wenn nicht jodinduziert!)
  - ggf. Lithium 1,5 g/d
- ß-Rezeptorenblocker (z.B. Propranolol - Dociton®: 3 x 40 mg/d p.o. oder via Magensonde, alternativ 1 mg/h p.inf.), cave: Herzinsuffizienz!
- ausreichender Flüssigkeits-/Elektrolyt- und Kalorienersatz
- Glukokortikoide (wegen sekundärer NNR-Insuffizienz)
- Senkung der Körpertemperatur
  - physikalisch
  - ggf. veno-venöse Hämofiltration
- Ultima ratio: Plasmapherese, Hämocolperfusion (Elimination der Schilddrüsenhormone)

Struma

Bei beträchtlicher Vergrößerung der Schilddrüse kann es zur Verlagerung und Kompression der Trachea und infolgedessen zu erschwerten Bedingungen bei der Maskenbeatmung und endotrachealen Intubation kommen. Die Trachea muß deshalb präoperativ grundsätzlich in ihrem Verlauf beurteilt werden können. Wenn hierzu das konventionelle Röntgenthoraxbild nicht ausreicht, ist die Anfertigung einer Tracheazielaufnahme unerläßlich.

Bei Heiserkeit oder Stridor (z.B. Rekurrensparese) ist ein HNO-Konsil zur Erhebung des Stimmbandbefundes erforderlich. Bei großer, raumfordernder retrosternaler Struma muß zusätzlich eine Lungenfunktionsanalyse inkl. Flow-Volumen-Kurve durchgeführt werden, da mit dem Auftreten eines evtl. lebensbedrohlichen **"mediastinal mass syndrome"** zu rechnen ist (s. Kap. 26, S. 488 ff.).

Merke:

> Im Zweifelsfall - **immer aber bei stridorösen Patienten** - soll eine **fiberendoskopische Wachintubation** vorgenommen werden!

Komplikationen bei Schilddrüsenoperationen

Neben der Auslösung einer thyreotoxischen Krise muß mit folgenden weiteren Komplikationen gerechnet werden:

- uni- oder bilaterale Schädigung des N. recurrens, besonders bei:
  - Strumarezidiveingriffen
  - Operationen ausgedehnter Schilddrüsenmalignome
- Luftembolie (sehr selten)
- Mediastinalemphysem/Pneumothorax (bei akzidenteller Trachea- oder Pleuraverletzung)
- postoperatives Hämatom/Larynxödem
- Hypokalzämie (bei akzidenteller Entfernung *aller* Epithelkörperchen)

Anästhesiologisches Vorgehen bei Schilddrüsenoperationen

- Abklärung der Schilddrüsenfunktion
- bei Hyperthyreose präoperatives Herbeiführen einer Euthyreose (dauert ca. 2 Wochen)
- bei Operation einer hyperthyreoten Struma stärkere sedierende Prämedikation
- Anästhesie:
  - Spiraltubus, Ösophagusstethoskop
  - bei hyperthyreoter Struma: *tiefe* Narkose, *kein* Halothan
  - kontrollierte Beatmung mit PEEP (langsame Steigerung bis auf ca. 7,5 cmH_2O) zur Prophylaxe einer Luftembolie
  - Extubation
    - entweder am völlig wachen Patienten
    - oder in Narkose am spontan atmenden Patienten unter direkter Sicht auf die Stimmbänder
- verlängerte postoperative Überwachung zur Vermeidung protrahiert auftretender Atemwegskomplikationen (z.B. infolge Hämatomentwicklung)
- postoperative Kontrollen:
  - 6stdl. Serumcalcium bei V. a. Hypoparathyreoidismus
  - Röntgenthorax, wenn Pneumothorax intraoperativ nicht ausgeschlossen werden konnte

Cave:

• *keine* Sedierung bei strumabedingter, symptomatischer Atemwegskompression! •

Merke:

Unmittelbar nach Extubation muß im Anschluß an Operationen der Schilddrüse eine **grobe Funktionskontrolle der Stimmbänder** durchgeführt werden. Hierzu achte man beim wachen Patienten auf die Stimmqualität (Heiserkeit spricht für einseitige Stimmbandlähmung) oder auf einen Stridor durch kompletten Stimmbandverschluß. Bestehen schon aus operativer Sicht Zweifel an der Integrität der Stimmbänder, sollte die Extubation nur unter direkter laryngoskopischer Funktionskontrolle vorgenommen werden. Immer müssen die Maßnahmen zur **umgehenden Reintubation bei komplettem Stimmbandverschluß** zur Verfügung stehen.

10.4 **Hyperparathyreoidismus** (Operation s. auch Kap. 14, S. 274 f.)

Die Hauptursache eines Hyperparathyreoidismus ist eine Hyperplasie oder ein Adenom der Nebenschilddrüse mit vermehrter Produktion und Sekretion von Parathormon. Von anästhesiologischer Relevanz ist in erster Linie der infolgedessen erhöhte Serumspiegel des Gesamt- bzw. des ionisierten Calcium.

Eine **ionisierte Hyperkalzämie** führt zur Reduktion der Membranpermeabilität für Natriumionen und damit zur verminderten neuronalen und muskulären Erregbarbarkeit mit folgenden Symptomen:

- rasche Ermüdbarkeit und Muskelschwäche
- EKG-Veränderungen
  - Abnahme der Herzfrequenz
  - Verlängerung der PQ-Zeit
  - Verbreiterung des QRS-Komplexes
  - Verkürzung der QT-Zeit
  - ventrikuläre Extrasystolen
- Hypertonie
- Bewußtseinsstörungen
- Magen-Darm-Atonie
  -> Übelkeit, Erbrechen
- Polyurie mit Exsikkose

Cave:

Ein Anstieg des **Serumgesamtcalcium** auf **über 3,5 mmol/l** ist akut **lebensbedrohlich**!

Deshalb gilt:

Bei Hyperparathyreoidismus sollen *keine* elektiven operativen Eingriffe durchgeführt werden!

Anästhesiologisches Vorgehen

- präoperativ Kontrolle des Serumcalcium und des Serumkalium
- Begleiterkrankungen berücksichtigen (oftmals terminale Niereninsuffizienz)
- ausreichende Flüssigkeitszufuhr mit Calcium-freien Lösungen (z.B. NaCl 0,9 %, Nephro-Lac)
- Anästhesie:
  - bei Gastroparese Nicht-Nüchtern-Einleitung
  - bei präoperativer Muskelschwäche vermutlich erhöhte Empfindlichkeit auf Muskelrelaxanzien
- respiratorische und metabolische *Azidosen* vermeiden (sonst weiterer Anstieg des ionisierten Serumcalcium), Hyperventilation dagegen senkt den ionisierten Anteil
- Serumkalium hochnormal halten (Kalium antagonisiert die Calciumwirkung an der Zellmembran)
- postoperative Kontrollen:
  - 6stdl. Serumcalcium zum Ausschluß bzw. zur Diagnose eines Hypoparathyreoidismus
  - Röntgenthorax, wenn Pneumothorax intraoperativ nicht ausgeschlossen werden konnte

Therapie der akuten Hyperkalzämie

- Hyperventilation
- forcierte Diurese mit
  - NaCl 0,9 % (Verdünnungseffekt u. Hemmung der renalen Calciumreabsorption durch Natrium)
  - Schleifendiuretika, z.B. Furosemid (Lasix®)

10.5 Phäochromozytom

Phäochromozytome sind *katecholaminproduzierende* Tumoren, die hauptsächlich im Nebennierenmark (NNM), seltener im Sympathikusgrenzstrang oder anderen chromaffinen Geweben lokalisiert sind. In ca. 10 % der Fälle finden sich Tumoren in beiden Nebennieren. Die meisten Phäochromozytome sezernieren eine Kombination von Noradrenalin und Adrenalin, überwiegend jedoch Noradrenalin. Ausschließlich Noradrenalin-bildende Tumoren sind selten. Therapie der Wahl ist die Tumorentfernung, z.B. durch Adrenalektomie. Präoperativ nicht erkannte Phäochromozytome beinhalten eine hohe perioperative Letalität von z.T. bis zu 80 %.

Es gilt:

> Bei Patienten mit Phäochromozytom dürfen *keine* elektiven operativen Eingriffe durchgeführt werden!

Klinik

- paroxysmales Auftreten von:
  - Hypertension (bei zumeist hypertensiver Ausgangslage)
  - evtl. Tachykardie (bei Adrenalin-freisetzenden Tumoren)
  - Kopfschmerzen
  - Schwitzen
  - Polyurie
- Dehydratation
- Glucoseintoleranz
- Kardiomyopathie

Diagnose

- Noradrenalin u. Vanillinmandelsäure im 24-h-Urin
- Clonidin-Suppressionstest:
  Clonidin kann erhöhte Plasmakatecholaminspiegel beim Phäochromozytom nicht senken!
- CT zur Tumorlokalisation

Präoperative Therapie

Vor Tumorexstirpation müssen Patienten mit Phäochromozytom optimal medikamentös eingestellt werden. Hierzu ist i.d.R. eine Vorbereitungszeit von ca. zwei Wochen erforderlich. Hauptpfeiler der pharmakologischen Therapie ist die orale Gabe von:

- α-Rezeptorenblockern (Phenoxybenzamin - Dibenzyran®)
  - einschleichende Dosierung (initial 10-20 mg/d, langsam steigern bis auf max. 100 mg/d) und Gabe über ca. 2 Wochen, nicht nur bis zur Blutdrucknormalisierung!
  - Ziel: Zunahme des Plasmavolumens infolge allmählicher Abnahme des arteriellen Gefäßtonus
  - Kriterium: Hkt-Abfall um 5-10 %, Gewichtszunahme (tägliche Hkt- u. Gewichtskontrollen)
- ß-Rezeptorenblockern
  - zusätzlich bei Tachykardien

Sinn und Zweck der Vorbereitung mit Phenoxybenzamin, einem lang wirkenden, irreversiblen α-Rezeptorenblocker, ist der **Ausgleich der maskierten Hypovolämie** bei Phäochromozytompatienten. Durch die allmähliche Vasodilatation kommt es kompensatorisch zur Expansion des Plasmavolumens und hierdurch zur Stabilisierung des Gefäßwandtonus. Infolgedessen treten intraoperativ deutlich weniger hypertensive Krisen auf, Schwankungen des arteriellen Blutdrucks werden abgeschwächt, und hypotensive Episoden nach Tumorexstirpation bleiben aus bzw. verlaufen weniger dramatisch.

Anästhesiologisches Vorgehen

- Phenoxybenzamin bis einschl. OP-Tag weitergeben!
- ausreichend starke sedierende Prämedikation mit Benzodiazepinen
- immer arterielle Kanüle, evtl. vor der Einleitung, und ZVK; PA-Katheter nur bei Herzinsuffizienz
- ausreichender prä- und intraoperativer Volumenersatz!
- Anästhesie:
  - balancierte Anästhesie mit Isofluran
  - *kein* DHBP
    - hemmt die neuronale Katecholaminwiederaufnahme und kann so zu erhöhten Katecholaminplasmaspiegeln führen und hypertensive Krisen auslösen
  - *kein* Pancuronium (ähnlicher Mechanismus wie bei DHBP)
  - *kein* Halothan (kardiale Sensibilisierung für Katecholamine)
  - tiefe Narkose für endotracheale Intubation (ggf. zuvor Lidocain 1 mg/kg KG i.v.)
  - Muskelrelaxanzien ohne vegetative und histaminerge Nebenwirkungen verwenden (z.B. cis-Atracurium - Nimbex®)
- intraoperative Gefahren:
  - exzessive Hypertension, Tachyarrhythmien bei Intubation, Tumormanipulationen etc.
  - Hypotension nach Unterbindung der venösen Tumorgefäße und Tumorexstirpation
  - Hypoglykämie unmittelbar nach Tumorexstirpation
- Isofluran, Nitroglycerin (50-100 µg) oder evtl. Nitroprussid (NPN) zur Blutdrucksenkung bei Manipulationen am Tumor (NPN: unmittelbarer Wirkeintritt, Dauer 1-2 min, Dosierung nach Wirkung: 0,5-10 µg/kg/min in G 5 %, NW höherer Dosen bei längerer Anwendung: Cyanid-Intoxikation!)
- Esmolol (Brevibloc®) 0,5 mg/kg KG i.v bei Tachyarrhythmien
- Volumen- und evtl. kontinuierliche Noradrenalingabe bei Hypotension nach Tumorentfernung
- postoperativ für 24 h Intensivüberwachung

Bei **postoperativer Hypertension** muß folgendes differentialdiagnostisch erwogen werden:

- verbleibende aktive Tumorreste
- Freisetzung gespeicherter Katecholamine aus den adrenergen Nervenendigungen
- Hypervolämie
- mechanische Stenose der Nierenarterie

11 Maligne Hyperthermie (s. Kap. 36, S. 671 ff.)

12 Porphyrien

Bei den Porphyrien handelt es sich um eine heterogene Gruppe von seltenen Erkrankungen, die aufgrund genetischer Enzymdefekte zu Störungen der Häm-Biosynthese mit Anhäufung toxischer Stoffwechselprodukte führen. Von anästhesiologischer Relevanz sind im wesentlichen nur die *hepatischen Formen*, die sich unterteilen in die

- akut-intermittierende Porphyrie (am gefährlichsten und häufigsten),
- Porphyria variegata und
- hereditäre Koproporphyrie

und die allesamt, ausgelöst durch die Gabe bestimmter Medikamente (pharmakogenetische Erkrankung), klinisch in Form akuter, potentiell lebensbedrohlicher Schübe manifest werden können.

Epidemiologie

- Häufigkeit 1 : 50.000 mit deutlichen regionalen Unterschieden
- in der überwiegenden Mehrzahl Frauen (hormonelle Faktoren)
- Hauptmanifestation 15.-40. Lebensjahr, nur sehr selten vor der Pubertät
- Letalität des unerkannten bzw. fehlgedeuteten akuten Schubes ca. 30 %

Grundlagen des Porphyrinstoffwechsels

Das Endprodukt des Porphyrinstoffwechsels ist das Häm, welches zur Synthese der sog. Hämoproteine Hämoglobin, Myoglobin und Cytochrom-P450 dient. Die primäre Kontrolle der Häm-Biosynthese wird durch das in der Reaktionskette erste Enzym, der *δ-Aminolävulinsäure-Synthase* (ALAS), ausgeübt. Zum weiteren Verständnis ist es wichtig zu wissen, daß dieses Enzym einer direkten Rückkopplungshemmung durch das Häm unterliegt. Das heißt, daß je mehr freies Häm vorliegt, die Aktivität der δ-Aminolävulinsäure-Synthase um so stärker supprimiert wird, andererseits aber durch eine Reduktion des "Häm-Pools" eine gesteigerte Enzymaktivität induziert wird.

Pathomechanismen des akuten Schubes

Es können formal drei Mechanismen unterschieden werden, die im wesentlichen synergistisch ineinandergreifen:

- Induktion von Cytochrom-P450
- Verbrauch von Cytochrom-P450
- Induktion der δ-Aminolävulinsäure-Synthase (ALAS)

Die hauptsächliche Ursache des pharmakogenen Schubes ist eine **Induktion der Cytochrom-P450-Aktivität** durch verschiedenartige Medikamente (Tab. 122). Diesen Medikamenten ist gemeinsam, daß sie einem sog. Phase-I-Metabolismus (Oxydation, Reduktion, Hydrolyse etc.) durch Cytochrom-P450 in der Leber unterliegen. Hierdurch bewirken sie einerseits eine Steigerung der Enzymaktivität und andererseits einen Verbrauch des Enzyms. Da Cytochrome aus Häm gebildet werden, führt nun beides dazu, daß die Häm-Synthese kompensatorisch gesteigert werden muß. So kommt es primär zu einer Zunahme der δ-Aminolävulinsäure-Synthase-Aktivität und aufgrund nachgeschalteter Enzymdefizienzen zu einer Anhäufung von Häm-Präkursoren, die mittel- oder unmittelbar zu den weiter unten beschriebenen neurotoxischen Symptomen der Porphyriekrise führen. Katabole Prozesse gehen ebenfalls mit einem Verbrauch von Cytochrom-P450 einher und wirken auf diese Art porphyrinogen.

Als biochemische Charakteristika der porphyrieauslösenden Medikamente wurden *Lipophilie* und mit Einschränkungen *Steroidstruktur* ausgemacht. Substanzen, die ausschließlich einem Phase-II-Metabolismus (Glukuronidierung) unterliegen, werden grundsätzlich als ungefährlich eingestuft.

Auslöser eines akuten Schubes

- Pharmaka
- Ethanol
- weibliche Sexualhormone (Steroide)
  - Menstruation
  - Schwangerschaft
- Katabolie
  - Hunger (Hypoglykämie)
  - Trauma, Operation
  - Infektionen
  - Streß
- Dehydratation
- Rauchen (?)

Symptome des akuten Schubes

Im Vordergrund der Akutsymptomatik stehen Zeichen der neurologischen Dysfunktion, die sich als Folge einer Axondegeneration und/oder Demyelinisierung des zentralen, peripheren und autonomen Nervensystems manifestieren. Man vermutet heutzutage die Ursachen der neurotoxischen Effekte in einem Mangel an Häm einerseits und andererseits in einem Überschuß an δ-Aminolävulinsäure in neuronalen Zellstrukturen. Im einzelnen lassen sich folgende, i.d.R. reversible **Symptome** finden, die einige Tage, aber auch Wochen bis Monate andauern können:

- Abdomen
  - Krämpfe (Darmspasmen) u. lanzierende Rückenschmerzen
  - Übelkeit u. Erbrechen
  - Obstipation
- Enzephalopathie
  - Verwirrtheit
  - toxische Psychosen
  - Delir
  - Koma
  - zerebrale Krampfanfälle
- Polyneuropathie vom Typ *Guillain-Barrè*
  - Parästhesien
  - Tetraplegie
  - Pseudobulbärparalyse
  - Atemlähmung
- autonomes Nervensystem
  - Tachykardie, Hypertonie (DD: Phäochromozytom)
  - arterielle Vasospasmen
- Schwartz-Bartter-Syndrom (gesteigerte ADH-Sekretion) -> hypotone Hyperhydratation
- nachdunkelnder Urin (schwarz/burgunderrot) in ca. 50 % der akuten Fälle
- Photosensibilität der Haut (nur bei P. variegata und seltener auch bei hereditärer Koproporphyrie)

Diagnostik

- akuter Schub
  - Messung einer erhöhten Urinausscheidung von ALAS u. Porphobilinogen
- asymptomatisches Intervall
  - Bestimmung der Aktivität Häm-synthetisierender Enzyme in Erythrozyten (z.B. Reduktion der Aktivität der Porphobilinogen-Desaminase bei akut-intermittierender Porphyrie)
  - neuerdings Genanalysen

Therapie des akuten Schubes

- Absetzen potentieller Noxen
- Ausgleich von Flüssigkeits- und Elektrolytimbalancen
- Glucose 200-400 g/d (Hemmung der ALAS und damit der Porphyrinbildung)
- symptomat. Kreislauftherapie (ß-Rezeptorenblocker: Propranolol - Dociton®; Antihypertensiva)
- Behandlung von Krämpfen am besten mit Magnesium
- fraglich: hochdosiert Vitamin B6
- potentiell: Cimetidin als Inhibitor von Cytochrom-P450
- Hämatin (Normosang®: stabile Substanz)
  - 12stdl. 4 mg/kg KG p.inf. über 3 Tage (Rückkopplungshemmung der ALAS!)
  - NW: Thrombophlebitis, Gerinnungsstörungen, Hämolyse, Nierenversagen, "rebound" nach Absetzen möglich
- bei respiratorischer Insuffizienz Beatmung

Cave:

Im akuten Schub einer Porphyrie dürfen **keine elektiven operativen Eingriffe** durchgeführt werden!

Anästhesiologisches Vorgehen (im asymptomatischen Intervall)

- Prämedikation mit z.B. Oxazepam, Lorazepam oder Promethazin
- triggerfreie Anästhesie durchführen
- regionalanästhesiologische Verfahren trotz möglicher forensischer Implikationen bevorzugen, rückenmarknah am besten Spinalanästhesie
- ausreichende Flüssigkeitzufuhr, u.a. auch mit Glucose 5 % unter BZ-Kontrollen
- Vermeidung von Lichtexposition bei kutanen Formen
- Kontrolle der Urinausscheidung (Verfärbung!)
- großzügige Indikation für erweitertes hämodynamisches Monitoring
- postoperativ für 24 h kontinuierliche Überwachung

Tabelle 122: Medikamente bei Porphyrie

sicher	kontrovers	unsicher (potentiell lebensbedrohlich)
Propofol	Etomidat --->	Barbiturate
	<-- - Ketamin	
Oxazepam	Midazolam	"Phase-I-Benzodiazepine"
Lorazepam	<-- - Temazepam	
Fentanyl	Pethidin	Pentazocin
Alfentanil (?)		
Sufentanil (?)		
Remifentanil (?)		
Stickoxydul	Halothan	
Xenon	Enfluran --->	
Desfluran (?)	<--- Isofluran	
	Sevofluran (?)	
Succinylcholin	Vecuronium	Pancuronium
	Rocuronium (?)	
Mivacurium (?)	<--- Atracurium	
	cis-Atracurium (?)	
Neostigmin		
Prilocain, Bupivacain		Lidocain
Phenothiazine (z.B. Promethazin)		
Butyrophenone (z.B. DHBP)		
Acetylsalicylsäure		Diclofenac
Paracetamol		Pyrazolone (z.B. Metamizol)
Atropin		
Adrenalin		
Nitroglycerin	Hydralazin	Nifedipin
	Prazosin	Clonidin
Propranolol	Glukokortikoide --->	
Cimetidin		Metoclopramid
		Furosemid
		Spironolacton
Penicilline/Cephalosporine		Erythromycin
Aminoglykoside		Metronidazol
	Valproinsäure	Antikonvulsiva
Oxytocin		
		Theophyllin
Digitoxin/Digoxin		
		Phenytoin
Heparin		
		Sulfonylharnstoffe (z.B. Glibenclamid)
Insulin		
		Ethanol, Östrogene
		Ethanol

13 Adipositas

Definitionen

- einfache Adipositas: > 30 % des Normalgewichtes (Broca-Index)
- Adipositas permagna: > 100 % "

Pathophysiologische Veränderungen

1. gastro-intestinal/abdominal
   - intraabdominaler Druck erhöht
   - Magensaftsekretion erhöht
   - Magenentleerung verzögert
   - Sekundärerkrankungen wie Hiatushernie mit gastro-ösophagealem Reflux

   => *erhöhte Aspirationsgefahr*
2. kardiovaskulär
   - absolutes Blutvolumen u. HZV erhöht (relatives erniedrigt)
   - Sekundärerkrankungen wie Hypertonus, KHK, Myokardhypertrophie/-insuffizienz

   => *kardiale Reserve verringert*
3. pulmonal
   - thorakale Compliance, FRC u. ERV verringert
   - "closing volume" u. Atemarbeit erhöht
   - Sekundärerkrankungen wie Cor pulmonale

   => *Gefahr der postop. respiratorischen Insuffizienz*
4. metabolisch
   - gesteigerter O_2-Verbrauch u. gesteigerte CO_2-Produktion (mäßig)
5. pharmakologisch
   - Verteilungsvolumina von lipidlöslichen Pharmaka erhöht => *Narkoseüberhang*
   - schnellere Anflutung von Inhalationsanästhetika (wegen erniedrigter FRC)
   - Verteilungsvolumina von Relaxanzien (hydrophil) gleich => *Dosierung nach theoretischem Normalgewicht*
6. zentralnervös
   - Schlaf-Apnoe-Syndrom (ca. 5-10 % bei Adipositas permagna)

Anästhesiologisches Vorgehen

1. Anästhesievorbereitung

- bei Adipositas permagna vor geplanten Eingriffen Lungenfunktionsanalyse

2. Prämedikation

- wegen Gefahr der oberen Atemwegsobstruktion keine sedierende Prämedikation bei:
  - Schlaf-Apnoe
  - bei Adipositas permagna
- spätestens ab 50 % Übergewicht zurückhaltender Einsatz von Sedativa

3. **Allgemeinanästhesie**

- zunächst $pSaO_2$ bei Flachlagerung kontrollieren, dann Oberkörperhochlagerung
- Einleitung:
  - Wachintubation erwägen, zumindest ab ca. 50-60 % über dem Normalgewicht
  - ansonsten Durchführung einer "crash"-Einleitung mit *Succinylcholin*
  - *keine* Maskenbeatmung!, evtl. Intubationsschwierigkeiten bei kurzem, dickem Hals!
- Beatmungsprobleme können auch beim relaxierten, intubierten Patienten auftreten.
- primär *keine* Larynxmaske!
- Extubation erst, wenn:
  - der Patient vollständig wach ist
  - kein Relaxansüberhang besteht (Relaxometrie!)

Merke:

> Bei Adipositas sollten nach Möglichkeit **regionalanästhesiologische Verfahren** bevorzugt werden!

4. **Maschinelle Beatmung**

- AMV zunächst nach theoretischem Normalgewicht einstellen! (Anpassung dann nach $PECO_2$)
  - niedrigeres AZV, höhere AF
- Flowreduktion, Atemzeitverhältnis 1 : 1, ggf. 2 : 1
- niedriger PEEP
- ggf. FIO_2 erhöhen

5. **Postoperative Phase**

- großzügige Indikation zur Nachbeatmung
- forcierte Atemgymnastik
- Frühmobilisation
- Thromboseprophylaxe
- bei Adipositas permagna bzw. Schlaf-Apnoe-Syndrom: Apnoe-Monitoring und Nasen-CPAP

14 Alkoholabhängigkeit

Pathophysiologie und Symptomatik

- Herz-Kreislauf (Kardiomyopathie)
  - Tachykardie, Hypertension
  - verminderte Koronardurchblutung (?)
  - Herzrhythmusstörungen
- Plasmavolumen
  - hypertone Dehydratation (ADH-Sekretion vermindert)
- Metabolismus
  - Enzyminduktion und gesteigerter Abbau von Ethanol (bis 25 g/h) u. Anästhetika
  - erst bei *Leberschädigung* verlangsamte Metabolisierung
- Kreuztoleranz zwischen Ethanol und Anästhetika auf zerebraler Ebene
- Ernährung
  - initial Adipositas
  - später Kachexie
- rezidivierende Ösophagitis, Gastritis u. Pankreatitis
- Neigung zu Hypoglykämien (Hemmung der Glukoneogenese)
- nutritiver Vitaminmangel (bes. B_1/B_{12}) -> Polyneuropathien
- Hypokaliämie, Hypomagnesiämie, Hypokalzämie
- metabolische Azidose
- Erhöhung der Katecholaminplasmaspiegel
- relative NNR-Insuffizienz ->*verminderte (OP-)Streßtoleranz!*

Symptomatik des Delirs

- progressive Desorientierung
- Halluzinationen
- autonome Hyperaktivität
- Hyperpyrexie
- "grand-mal"-Anfälle

Anästhesiologisches Vorgehen bei chronischem Alkoholabusus

- *keine* geplanten Eingriffe bei (prä)deliranten Patienten!
- Prämedikation mit Clonidin (z.B. Catapresan®) + Benzodiazepine
- Kreuztoleranzen beachten, d.h. erhöhte Anästhetikadosierungen erforderlich
- BZ-Kontrollen, ggf. Glucosezufuhr
- evtl. perioperative Glukokortikoidgabe
- evtl. perioperative Ethanolinfusion (100-200 g/d) zur Vermeidung eines Entzugssyndroms:
  - Zufuhr über ZVK (hyperosmolare Lösung)
  - Kontraindikationen:
    - manifeste Herz-, Leber- und/oder Pankreasinsuffizienz
    - Einnahme von Disulfiram (Antabus®) oder Zufuhr von Medikamenten mit "Antabuseffekt" wie Metronidazol (Clont®) oder einigen Cephalosporinen (nicht bei Cefazolin - Elzogram® und Cefotiam - Spizef®): hierdurch Hemmung der Aldehyd-Dehydrogenase und Anhäufung von Acetaldehyd bei Ethanolzufuhr mit entsprechenden "Intoxikationssymptomen"

Anästhesiologisches Vorgehen bei akuter Alkoholintoxikation

- nur Notfalleingriffe
- *keine* Prämedikation
- Anästhetika in niedrigerer Dosierung
- Nicht-Nüchtern-Einleitung
- BZ-Kontrollen, ggf. Glucosezufuhr
- evtl. perioperative Glukokortikoidgabe

15 Opioidabhängigkeit

Pathophysiologie

- Entwicklung einer Opioidtoleranz

Anästhesiologisches Vorgehen bei Opioidabhängigen

- Prämedikation
  - entweder gewohntes Opioid + Benzodiazepine oder Clonidin + Benzodiazepine
- Regionalanästhesie bevorzugen, am besten Katheterverfahren zur postop. Analgesie
- bei Allgemeinanästhesien balancierte Verfahren mit den üblichen Opioiden
- Toleranzentwicklung beachten, d.h. erhöhte Opioiddosierungen erforderlich
- zur postop. Analgesie Opioide und/oder Metamizol
- cave: agonistisch-antagonistische Opioide (Auslösung eines akuten Entzugssyndroms)!

Anästhesiologisches Vorgehen bei ehemals Opioidabhängigen

- Regionalanästhesie bevorzugen, am besten Katheterverfahren zur postop. Analgesie
- bei Allgemeinanästhesien Inhalationsanästhetika bevorzugen, evtl. adjuvant Remifentanil
- zur postop. Analgesie Metamizol: 1. Dosis vor der Ausleitung

16 Atopien und Unverträglichkeitsreaktionen

Die Häufigkeit intraoperativer anaphylaktoider bzw. anaphylaktischer Reaktionen wird mit 1 : 3.500 bis 1 : 20.000 angegeben, wobei anaphylaktische Reaktionen mit einem Anteil von 60-70 % überwiegen sollen. Die Letalität liegt bei ca. 0,01 %. Mit zunehmendem Lebensalter steigt der Schweregrad anaphylaktoid-anaphylaktischer Reaktionen, nicht aber deren Häufigkeit. In den vergangenen Jahren konnte eine generelle Zunahme solcher Unverträglichkeitsreaktionen verzeichnet werden, was u.a. auf die steigende Zahl potentiell auslösender Substanzen zurückgeführt wird.

Mechanismen

Pathogenetisch können im wesentlichen folgende *Reaktionsmuster* unterschieden werden:

- unspezifische Histaminfreisetzung oder Komplementaktivierung ("anaphylaktoid", allergoid, pseudoallergisch)
- spezifische, antikörpervermittelte (bes. IgE) allergische Reaktionen ("anaphylaktisch")

Eine Vielzahl unterschiedlicher Pharmaka (Tab. 123) ist in der Lage, Histamin und weitere Mediatoren aus gewebsständigen Mastzellen oder im Blut zirkulierenden basophilen Granulozyten mit Antikörperbeteiligung oder allein durch rein chemische Interaktionen freizusetzen oder wie die Steroidrelaxanzien (z.B. Vecuronium) die Histamin-N-Methyltransferase in der Leber und damit den Abbau von Histamin zu hemmen. Auch Substanzen, die mit dem Arachidonsäuremetabolismus interferieren und zum Überwiegen von Leukotrienen führen (z.B. Hemmung der Cyclooxygenase durch Acetylsalicylsäure oder andere nichtsteroidale Säureantiphlogistika), können anaphylaktoide Erscheinungen hervorrufen. Demgegenüber sind typisch allergische Reaktionen immunologisch vermittelt, wobei im perioperativen Bereich die IgE-mediierten histaminergen Reaktionen vom Soforttyp (Typ I) und die IgG-mediierten, unter Komplementbeteiligung ablaufenden Reaktionen vom Immunkomplextyp (Typ III) dominieren.

Prädisposition/Risikofaktoren

Als Prädisposition *immunologisch* bedingter, allergischer Reaktionen gelten präexistente Medikamentenallergien oder latente Kreuzsensibilisierungen, z.B durch Nahrungsmittel oder synthetische Substanzen. Die durch Pharmaka ausgelöste *unspezifische* Histaminfreisetzung etc. betrifft alle Patienten, in besonderem Maße aber solche mit erhöhter Empfindlichkeit auf die entsprechenden Mediatoren (z.B. Atopiker und Asthmatiker).

Symptomatik

Klinisch lassen sich anaphylaktoide und anaphylaktische Reaktionen nicht voneinander abgrenzen. Beide Formen können sämtliche Schweregrade bis hin zum Herz-Kreislauf-Stillstand verursachen. Hierbei gilt **Histamin** als der wichtigste Mediator, der folgende Wirkungen vermittelt:

kardial
- Tachykardie
- Erniedrigung der Flimmerschwelle
- Verzögerung der AV-Überleitung
- positiv inotrop

respiratorisch
- Larynxödem
- Bronchokonstriktion
- Lungenödem

Sonstiges
- Veränderungen der Gerinnungsaktivität
- Freisetzung von Noradrenalin u. Adrenalin

vaskulär
- prä- u. postkapilläre Vasodilatation (-> art. Hypotension)
- Erhöhung der Gefäßpermeabilität
- Anstieg des pulmonal-arteriellen Druckes
- Koronarspasmen

gastro-intestinal
- Übelkeit, Erbrechen, Durchfall, Magen-/Darmkrämpfe

kutan
- Erythem, Urtikaria (vor allem: Gesicht u. Hals)

Nur die unspezifische Degranulation von gewebsständigen Mastzellen, z.B. durch Atracurium, ist i.d.R. auf lokale Symptome (Erythem etc.) begrenzt. Eine Histaminfreisetzung aus basophilen Granulozyten oder eine Komplementaktivierung geht hingegen immer mit einer mehr oder minder ausgeprägten systemischen Symptomatik einher. Hierbei sind unspezifische Reaktionen *selbstbegrenzend*, d.h. nur von der Menge des freigesetzten Histamin und dessen Halbwertszeit abhängig, während allergische Reaktionen über das Ingangsetzen von Mediatorkaskaden *selbsterhaltend* sind. Unter Allgemeinanästhesie verlaufen die Symptome generell abgemildert, während sie durch Streß verstärkt werden.

Die **Wirkungen von Histamin** werden über spezifische Rezeptoren, vornehmlich H_1- und H_2-Rezeptoren, vermittelt, wobei kardiovaskulär die H_1-Wirkungen denen der durch Stimulation α-adrenerger Rezeptoren hervorgerufenen und die H_2-Effekte einer ß-adrenergen Erregung entsprechen (s. auch Kap. 1, S. 12: Tab. 2). Zusätzlich existieren H_3-Rezeptoren; sie dienen ähnlich wie die α_2-Rezeptoren der präsynaptischen Modulation des Sympathikotonus sowie der Hemmung histaminerger Neurone im zentralen Nervensystem. Die Plasmahalbwertszeit von Histamin beträgt ungefähr eine Minute.

Tabelle 123: Substanzen mit anaphylaktoider oder anaphylaktischer Potenz

Substanz	**Mechanismus**		**Besonderheit**
	unspezifisch	*spezifisch-allergisch*	
Muskelrelaxanzien			
Succinylcholin	+	++	
Vecuronium	(+)	+	Hemmung der Histamin-N-Methyltransferase
Atracurium, Mivacurium	++		i.d.R. nur lokale Symptome
Intravenöse Hypnotika			
Thiopental	++	+	
Methohexital	+	+	
Propofol		(+)	
Midazolam		(+)	
Ketamin	(+)		
volatile Anästhetika	(+)		
Analgetika			
ASS, NSAID	++		durch den Wirkmechanismus bedingt
Lokalanästhetika	+	+	unspezifische Reaktion durch Konservierungsstoffe oder Lösungsvermittler bedingt
Kolloidale Volumenersatzmittel			
Dextrane		++	präformierte IgG-Antikörper
HES	(+)		sehr selten
Humanalbumin	(+)		extrem selten
Konservenblut	(+)	(+)	s. Kap. 4, S. 81
Röntgenkontrastmittel	++	+	
Heparin		(+)	
Protamin	+++		
Antibiotika			
Penicilline		+++	in 5-10 % Kreuzreaktionen mit Cephalosporinen
Glukokortikoide	(+)	(+)	durch Konservierungsstoffe oder Lösungsvermittler
Latex		++	präformierte IgE-Antikörper
Ethylenoxid		(+)	Gas zur Sterilisation; "Haptenmechanismus"
Knochenzement	++		besonders in der Hüftendoprothetik
Natriumdisulfit	+		Lösungsvermittler, auch in Adrenalinlösungen; bes. bei Asthmatikern u. Patienten mit ASS-Intoleranz
Methylparaben		+	Konservierungsstoff, z.B. in Lokalanästhetikalösungen

Diagnose

Der Verdacht auf erhöhte und klinisch wirksame Histaminplasmaspiegel sollte durch einen plötzlichen, anders nicht erklärbaren

- Herzfrequenzanstieg von > 20/min und einen
- Blutdruckabfall von > 30 mmHg

geweckt werden. Um kutane Reaktionen, die sich am häufigsten im thorakalen Bereich zeigen, erkennen zu können, sollte der Patient auf dem Operationstisch niemals vollständig abgedeckt sein.

Therapie

Die einzuleitenden therapeutischen Schritte richten sich ausschließlich nach der Symptomatik (Tab. 124). Eine kausale Therapie ist nicht möglich. Als basale Maßnahme ist stets jede weitere Exposition mit histaminliberierenden Substanzen zu vermeiden, zusätzlich sollen die Histaminreaktionen blockiert werden. Einige Autoren bevorzugen hierzu als H_1-Antagonisten das Dimetinden (Fenistil®), da es nur eine blockierende Wirkung, aber keine intrinsische Aktivität an H_1-Rezeptoren zeigt. Bronchospastik und Kreislaufdepression werden zunächst symptomatisch-pharmakologisch bekämpft. Dem **Adrenalin** (Suprarenin®) kommt hierbei eine besondere Bedeutung zu (Tab. 125). Zu der kreislaufstabilisierenden und bronchospasmolytischen Wirkung gesellt sich als weitere wesentliche Komponente die Hemmung der Degranulation von Mastzellen bzw. basophilen Granulozyten, so daß hierdurch auch der zugrundeliegende Pathomechanismus gestoppt werden kann. Daneben wird durch eine gefäßabdichtende Wirkung die Ödementwicklung vermindert. Eine Fehldeutung des Symptoms "Tachykardie" mit Behandlung durch ß-Rezeptorenblocker kann fatale Folgen haben und zum Herzversagen führen, indem die kardialen Wirkungen von Histamin (pos. Chronotropie u. Inotropie) supprimiert werden. Das absolute und relative intravasale Volumendefizit muß durch zügige Infusion kolloidaler Volumenersatzmittel beseitigt werden. Hierzu werden entweder Lösungen von Hydroxyethylstärke oder Humanalbumin verwendet, da sie selbst nur eine sehr geringe anaphylaktoide Potenz haben. Zusätzlich muß für eine adäquaten Oxygenierung gesorgt werden, wozu ggf. eine Intubation und Beatmung erforderlich sind.

Tabelle 124: Schweregrad und Stufentherapie anaphylaktoid-anaphylaktischer Reaktionen

Stadium	Symptomatik	Therapie
I	Hautreaktionen - "flush", Erythem, Urtikaria, Ödem -	Unterbrechung weiterer Exposition des auslösenden Agens, ggf. Antihistaminika (H_1- + H_2-Antagonisten)
II	Tachykardie, arterielle Hypotonie	Antihistaminika + Glukokortikoide (z.B. 100 mg sulfitfreies Prednisolon [Solu-Decortin H®]) , ggf. Vasopressoren (z.B. Akrinor®); O_2-Zufuhr
III	Schock, Bronchospastik	Adrenalin (fraktioniert 0,1 mg i.v.) + Glukokortikoide (z.B. 1.000 mg Prednisolon) + Volumenersatz (z.B. 1.000 ml HES), bei überwiegender Bronchospastik auch $ß_2$-Sympathikomimetika und Theophyllin; ggf. Intubation und Beatmung mit 100 % O_2
IV	Atem- und Kreislaufstillstand	kardiopulmonale Reanimation

Tabelle 125: Wirkungsweise von Adrenalin

Wirkung	Mechanismus
periphere Vasokonstriktion	Stimulation von α_1-Rezeptoren
positive Inotropie u. Chronotropie	Stimulation von $ß_1$-Rezeptoren
Bronchospasmolyse	Stimulation von $ß_2$-Rezeptoren
Membranabdichtung - Mastzellen/basophile Granulozyten - Gefäßwände	nicht rezeptorspezifisch

Prophylaxe

An erster Stelle steht die Expositionsprophylaxe, d.h. z.B. bei disponierten Patienten alle potentiell histaminliberierenden Substanzen zu vermeiden. Darüber hinaus kann durch eine präventive Gabe von H_1- und H_2-Rezeptorantagonisten die Rate bzw. der Schweregrad anaphylaktoider Reaktionen vermindert werden (s. Kap. 1, S. 11). Alle verwendeten Medikamente sollen grundsätzlich langsam injiziert werden.

17 Latexallergien

Epidemiologische Untersuchungen zeigen seit einigen Jahren eine steigende Inzidenz von Naturlatexallergien. Aus diesem Grund verwundert es nicht, daß Latexallergien gerade im anästhesiologischen und operativen Bereich zunehmend an Bedeutung gewinnen.

Bei der Latexallergie handelt es sich um eine IgE-vermittelte allergische Reaktion vom Soforttyp auf antigen wirkende Proteine des Naturlatex. Naturlatex, das in zahlreichen medizinischen Produkten vorhanden ist, enthält ca. 250 Proteine, wovon ca. 60 allergen sind. Aufgrund nicht einheitlicher Fertigungsstandards besteht eine hohe Varianz des Allergengehaltes in industriellen Latexprodukten.

Nicht selten bestehen **Kreuzunverträglichkeiten** auf bestimmte Lebensmittel, wie z.B. auf

- Bananen, Kiwis, Mangos, Avocados, Eßkastanien

Der **Latexkontakt** im medizinischen Bereich kommt

- über Haut und Schleimhäute, seröse Häute (z.B. Peritoneal-, Pleuradrainagen), Injektionen bzw. Infusionen

zustande, wobei die *aerogene* Exposition, z.B. über gepuderte Latexhandschuhe, als besonders gefährlich einzustufen ist.

Die klinische **Symptomatik** reicht von

- Erythemen, Kontakturtikaria und Rhinokonjunktivitis über das
- Asthma bronchiale bis hin zum
- Vollbild des anaphylaktischen Schocks,

wobei i. Ggs. zu den durch intravenöse Medikamentengabe ausgelösten allergischen Reaktionen eher mit einem verzögerten Einsetzen der Symptomatik ca. 30-40 min nach Exposition zu rechnen ist.

Als **Prädispositionen** gelten:

- Spina bifida* (bis zu 70 %!)
- urogenitale Fehlbildungen (Sensibilisierung mutmaßlich wegen häufiger Blasenkatheterisierung)
- Atopie

Merke:

> Bei Unverträglichkeitsreaktionen im Rahmen medizinischer Behandlungen (unklare Kreislaufdepression, Bronchospastik oder Hauterscheinungen) ist *immer* auch eine Latexallergie in Betracht zu ziehen und ggf. umgehend auf *latexfreie* Artikel umzustellen! Vor weiteren medizinischen Eingriffen sollte dann eine spezifische allergologische Abklärung erfolgen.

Zur **Diagnosestellung** dienen:

- Anamnese
- Prick-Test
- ggf. Provokationstests
- RAST ("radio allergo sorbent test" auf IgE-Antikörper): weniger zuverlässig

Eine **Prävention**, d.h. "latexfreie Anästhesie", muß unbedingt durchgeführt werden bei:

- allen sensibilisierten Patienten
- allen Patienten mit Spina bifida oder urogenitalen Fehlbildungen

Zukünftige Forderungen an den Gesetzgeber bestehen in einer Kennzeichnungspflicht für *sämtliche* latexhaltigen Gegenstände und Materialien. Für gepuderte Latexhandschuhe besteht mittlerweile eine rechtsverbindliche Austauschpflicht, sie müssen durch ungepuderte allergenarme Schutzhandschuhe ersetzt werden. Notfalleinrichtungen sollen zudem gänzlich latexallergenfrei geführt werden, um unbeabsichtigte Gefährdungen auszuschließen (z.B. komatöse Patienten).

18 Angioödeme

Angioödeme wurden früher als "angioneurotische Ödeme" oder auch "Quincke-Ödeme" bezeichnet. Es handelt sich hierbei um seltene Ödeme, die sowohl im Bereich der äußeren Haut als auch der Schleimhäute (-> Glottisödem!) auftreten können. Man unterscheidet:

- idiopathische,
- hereditäre und
- erworbene Angioödeme.

Die *idiopathischen Angioödeme* bilden die Gruppe mit der größten Häufigkeit (deutlich mehr als 90 % aller Angioödeme). Sie sind zumeist Teilbild einer anaphylaktisch-anaphylaktoiden Reaktion und damit i.d.R. Histamin-vermittelt. Aus diesem Grund sprechen sie gut auf eine Therapie mit Antiallergika wie Antihistaminika oder Glukokortikoiden an. Neben recht häufiger Spontanmanifestation kommen physikalische Faktoren (Druck, Vibration, Kälte, Licht) und körperliche Anstrengung als Auslöser in Betracht.

Hereditäres Angioödem

Die wichtigste Form unter den Angioödemen ist jedoch zweifelsfrei das hereditäre Angioödem (HAE). Es ist zwar weitaus seltener (in Deutschland z. Zt. nur ca. 500 Fälle bekannt), hat aber eine eigenständige Pathogenese und bedarf bei bedrohlicher Symptomatik unbedingt einer spezifischen Therapie. Dem HAE, das autosomal-dominant vererbt wird, liegt ein

- Mangel oder funktioneller Defekt des C_1-Esterase-Inhibitors (C_1-INH)

zugrunde. Das hat zur Folge, daß in bestimmten Situationen eine ungehemmte Komplementaktivierung mit anschließender Komplement- und auch Bradykinin-vermittelter Erhöhung der Gefäßpermeabilität eintreten kann. Klinisch findet man *episodische* Schwellungen bzw. Ödeme

- der Haut (Gesicht, Extremitäten und Stamm; meist ohne Juckreiz),
- des Magen-Darm-Trakts (kolikartige Schmerzen mit wäßrigen Diarrhoen) und seltener auch
- der Luftwege (Glottisödem!).

In sehr seltenen Fällen können sich zudem ein Lungen- und Hirnödem ausbilden.

Das HAE manifestiert sich vorrangig in der zweiten, z.T. auch schon in der ersten Lebensdekade und ist bisweilen mit Autoimmunerkrankungen assoziiert. In ca. 50 % der Fälle treten Symptome spontan auf, ansonsten gelten als Auslöser:

- vor allem Traumen wie Injektionen, Operationen (bes. im Oropharyngealbereich), Verletzungen,
- lokale Infektionen sowie
- Angst und Streß.

Bis zur vollen Ausprägung vergehen i.d.R. mehrere Stunden. Die spontane Rückbildung dauert 1-3 Tage.

Bei **lebensbedrohlichen Schwellungszuständen** ist neben der symptomatischen Therapie die Gabe von

- 500-1.000 E C_1-INH (Berinert® HS) bzw. 7-15 E/kg KG (in Einzelfällen bis zu 30 E/kg KG)

angezeigt. Die Wirkung tritt zumeist innerhalb einer Stunde ein. Eine einmalige Applikation ist aufgrund der langen Halbwertszeit (ca. 64 h) i.d.R. ausreichend. C_1-INH hemmt neben der Startphase des Komplement- und Kallikrein-Bradykinin-Systems auch die Kontaktaktivierung des Faktors XII und damit der Blutgerinnung, inbesondere aber der Fibrinolyse. Hierdurch kann unter Umständen die Entwicklung von thromboembolischen Komplikationen begünstigt werden! Auch die erfolgreiche Verwendung von gefrorenem Frischplasma (FFP) bei HAE ist beschrieben. Dabei kann es allerdings initial zu einer Verschlechterung des Bildes durch Zufuhr von Komplementfaktoren kommen.

Prophylaxe bei HAE

Bei bekanntem HAE sollte zumindest vor Operationen im Oropharyngealbereich (z.B. Tonsillektomie, Zahnextraktionen) eine Kurzzeitprophylaxe mit C_1-INH erfolgen. Als Langzeitprophylaxe wird in der Literatur die Gabe synthetischer Androgene (z.B. Danazol [Winobanin®], 50-600 mg/d) zur Steigerung der C_1-INH-Synthese (NW: Virilisierung, Hepatotoxizität) angeführt.

Cave:

> Patienten mit hereditärem Angioödem dürfen *keine* ACE-Hemmer erhalten, da die Inhibierung des "angiotensin converting enzyme" zu vermindertem Bradykininabbau führt!

Beim **erworbenen Angioödem** (AAE), das noch seltener als das hereditäre vorkommt, findet sich ein funktioneller Mangel des C_1-Esterase-Inhibitors. Das AAE tritt zuweilen bei malignen Erkrankungen der B-Lymphozyten in Erscheinung.

36 Maligne Hyperthermie

1 Einführung

Die maligne Hyperthermie (MH) ist als Krankheitsbild erst im Zusammenhang mit der Allgemeinanästhesie in Erscheinung getreten und gilt deshalb als klassisches Beispiel einer *pharmakogenetischen* Erkrankung. Sie beruht auf einer seltenen, den Menschen und auch verschiedene Tierspezies betreffenden anlagebedingten **subklinischen Myopathie**. Die MH-Genträger sind im Alltagsleben i.d.R. symptomfrei. Obwohl physischer und psychischer Streß als Kofaktor beteiligt sein mag, führt erst der Kontakt mit bestimmten pharmakologischen Triggersubstanzen, unter denen Allgemeinanästhetika den größten Raum einnehmen, zu abrupten schweren bis schwersten biochemischen Veränderungen in der Skelettmuskulatur, was sich klinisch in einer lebensbedrohlichen Stoffwechselentgleisung manifestieren kann (sog. MH-Krise). Die MH-Krise ist die wahrscheinlich gefährlichste Komplikation einer Allgemeinanästhesie, da sie unbehandelt in 70-80 % der Fälle den Tod des Patienten nach sich zieht. Gegenwärtig beträgt die Letalität unter 10 %, wobei frühzeitige Diagnosestellung und Therapie sie gegen Null tendieren lassen sollte.

Prädisposition

Die Veranlagung zur MH wird beim Menschen autosomal-dominant vererbt. Rassenspezifische Unterschiede bestehen nicht. Beide Geschlechter und sämtliche Altersstufen sind betroffen, wobei eine Prädominanz des männlichen Geschlechts und des jugendlichen Alters erkennbar ist. Die meisten Patienten mit Neigung zur MH sind entgegen früherer Auffassung klinisch (muskel)gesund; nur bei wenigen können eindeutig Myopathien, wie z.B. "central core disease", beobachtet werden.

Epidemiologie

In der Verbreitung der MH gibt es keine ethnischen Unterschiede. Beide Geschlechter und sämtliche Altersstufen sind betroffen, wobei eine Prädominanz des *männlichen* Geschlechts und des *jugendlichen* Alters erkennbar ist. Die Gesamtinzidenz MH-disponierter Patienten ist nicht genau bekannt. Sie wird auf ca. 1 : 10.000 geschätzt. Nach retrospektiven Untersuchungen wird die Inzidenz schwerer MH-Krisen, bezogen auf die Durchführung von Allgemeinanästhesien, mit 1 : 250.000 bis 1 : 500.000 angegeben, während die Häufigkeit klinischer Verdachtsfälle ca. 1 : 30.000 betragen soll.

Manifestationsformen

- abortive MH: Beschränkung auf ein oder wenige Symptome wie Masseterspasmus (Trismus), CK-Elevation etc.
- moderate MH: mehrere typische Symptome, jedoch ohne Ausbildung des krisenhaften Krankheitsgeschehens
- fulminante MH: Vollbild der MH-Krise (s. Abschn. 3)

2 Pathophysiologie

Der MH liegt eine biochemische **Fehlregulation der myoplasmatischen Calciumhomöostase** zugrunde, deren Ursache noch nicht endgültig aufgeklärt ist. Es wird eine *latente* Störung im Bereich der die intrazellulären Calciumströme kontrollierenden Membransysteme (sarkoplasmatisches Retikulum, Mitochondrien, Sarkolemm) der Skelettmuskulatur angenommen. Bei einem Teil der Patienten konnte ein funktioneller genetischer Defekt des Calcium-freisetzenden Ryanodinrezeptors ("calcium release channel") im Bereich des sarkoplasmatischen Retikulums (SR) ausgemacht werden. Gemeinsames Merkmal bei allen Patienten ist, daß verschiedene Triggermechanismen auf der Grundlage der Membrandysfunktion eine akut-progrediente Calciumüberflutung der Muskelzelle als Folge einer massiven Calciumfreisetzung und/oder verzögerten Calciumwiederaufnahme bewirken. Als typische **MH-Triggersubstanzen** gelten hierbei *volatile* Inhalationsanästhetika, wie z.B. Halothan, und *depolarisierende* Muskelrelaxanzien wie Succinylcholin (Tab. 126). Der Anstieg der intrazellulären Calciumkonzentration bewirkt einerseits eine Kontraktur der Skelettmuskelfasern (Muskelrigidität) und andererseits durch Steigerung der aeroben und anaeroben Glykolyse eine exzessive Zunahme des O_2-Verbrauchs sowie der Produktion von CO_2, Lactat und Wärme (-> hyperkatabole Stoffwechselentgleisung). Als Folge der intrazellulären Lactatazidose und intramitochondrialen Calciumakkumulation kommt es zur Entkoppelung der oxydativen Phosphorylierung, was den Zusammenbruch des Energiestoffwechsels bedeutet. Dieses wiederum führt zum Verlust der Zellintegrität mit zunehmender Membranpermeabilität für Ionen, Moleküle, Enzyme etc. und mündet schließlich in den *irreversiblen* Zelluntergang (Rhabdomyolyse).

Tabelle 126: MH-Triggerpotenz von Medikamenten

gesicherte Triggerpotenz	**keine Triggerpotenz**
<u>alle</u> volatilen Inhalationsanästhetika, z.B.:	Barbiturate, Etomidat, Propofol, Benzodiazepine
- Halothan	Ketamin*
- Isofluran	Neuroleptika** (z.B. Droperidol [DHBP])
- Sevofluran	Opioide
- Desfluran	N_2O
depolarisierende Muskelrelaxanzien	<u>alle</u> nicht-depolarisierende Muskelrelaxanzien
- Succinylcholin!	<u>alle</u> Lokalanästhetika

*: Auch wenn dem **Ketamin** heutzutage keine Triggerpotenz mehr zugesprochen wird, ist dessen Anwendung aufgrund der sympatho-adrenergen Stimulation und der möglichen Auslösung eines Rigors in der Praxis aus differentialdiagnostischen Gründen nicht unproblematisch. Deshalb sollte der Gebrauch von Ketamin bei MH-disponierten oder -verdächtigen Patienten die Ausnahme bleiben.

: **Neuroleptika haben zwar ebenfalls keine Triggerpotenz, können aber ein sog. malignes neuroleptisches Syndrom auslösen, das aufgrund ähnlicher Symptomatik schwierig von einer MH-Krise abzugrenzen ist, so daß bei MH-disponierten oder -verdächtigen Patienten gleichermaßen Zurückhaltung geboten ist.

3 Symptomatik der MH-Krise

Die (fulminante) MH-Krise ist gekennzeichnet durch eine hypermetabole Stoffwechsellage mit **tachykarden Rhythmusstörungen** (häufigstes Frühzeichen!), Blutdruckinstabilität, Hypoxämie, Zyanose, Hyperkapnie, Muskelrigor, eventuell Spasmus der Kiefermuskulatur sowie einer exzessiven Temperatursteigerung, allerdings als Spätsymptom. Ein wesentliches pathognomonisches Frühzeichen ist jedoch der rasche kontinuierliche **Anstieg der endexspiratorischen CO_2-Konzentration** beim volumenkonstant beatmeten Patienten bzw. die Zunahme von Atemzugvolumen und Atemfrequenz beim spontan atmenden Patienten. Daneben finden sich eine abnorme Erwärmung des CO_2-Absorbers und ein rascher Indikatorumschlag. Die Labordiagnostik zeigt in der Regel eine kombinierte respiratorisch-metabolische Azidose und als Folge der Rhabdomyolyse eine Hyperkaliämie, eine Myoglobinämie/-urie sowie eine Erhöhung der Transaminasen und der Creatinkinase (CK) im Serum.

Bedacht werden muß, daß sich eine MH-Krise auch nach zuvor unauffälligen Narkosen und zu *jedem* Zeitpunkt einer Allgemeinanästhesie mit Triggersubstanzen entwickeln kann. Sie muß also nicht zwangsläufig unmittelbar nach Exposition auftreten, sondern kann ohne weiteres auch erst protrahiert einsetzen.

Merke:

Die **Kapnometrie/-graphie** gilt als das **sicherste Monitoring zur Frühdiagnose der MH-Krise** und liefert darüber hinaus wertvolle Hinweise zur Verlaufsbeurteilung des Behandlungserfolges.

Symptomatik der MH-Krise

initial
- unklare Tachykardie/Tachyarrhythmie
- steiler Anstieg der endexspiratorischen CO_2-Konzentration bei volumenkonstanter Beatmung, bei Spontanatmung Zunahme von AMV und AF; abnorme Erwärmung u. Verfärbung des CO_2-Absorbers
- Abfall der pulsoxymetrisch gemessenen O_2-Sättigung
- Zyanose
- Rigor der Skelettmuskulatur (bei Narkoseeinleitung Trismus nach Succinylcholin): 60-80 % der Patienten
- kombinierte respiratorisch-metabolische Azidose
- Blutdruckinstabilität

protrahiert
- exzessiver Anstieg der Körpertemperatur
- Myoglobinämie/-urie
- Enzymanstieg (auf mehrere 1.000 U/l): CK, GPT, GOT, LDH, HBDH
- Elektrolytveränderungen (Hyperkaliämie, -kalzämie)
- Hyperglykämie (katecholaminbedingt)
- Verbrauchskoagulopathie
- akutes Nierenversagen
- Hirnödem, Pupillendilatation, Areflexie
- Kreislaufstillstand

4 Therapie der MH-Krise

Nur bei frühzeitiger Diagnose einer fulminanten MH-Krise und durch umgehende konsequente Therapie kann die Letalität entscheidend gesenkt werden. Die Grundvoraussetzung zum Therapieerfolg besteht in der sofortigen Zusammenziehung einer ausreichenden Anzahl qualifizierten medizinischen Personals zur zielgerichteten Aufgabenverteilung. Darüber hinaus ist umgehend der Operateur zu informieren mit dem

Ziel, die Operation schnellstmöglich zu beenden. Falls die MH-Krise bereits im Einleitungsraum beginnt, darf eine verschiebbare Operation nicht mehr durchgeführt werden.

Therapiemaßnahmen

Soforttherapie

- Beendigung der Zufuhr von Triggersubstanzen
- Auswechseln der kontaminierten Beatmungsschläuche und des Atemkalks, Entfernung des Vapors
- Steigerung des AMV auf das 3-4fache, Beatmung mit 100 % O_2 unter maximalem Flow (15 l/min)
- Fortführung und Vertiefung der Narkose mit Anästhetika ohne Triggerpotenz
- Dantrolen i.v.: Dosierung zunächst 2,5 mg/kg KG als Kurzinfusion über ca. 10-15 min, bei Erfolglosigkeit nach 30 min Steigerung bis zur kumulativen Gesamtdosis von 10 mg/kg; Fortführung der Dantrolen-Therapie bis zum Sistieren der Symptomatik
- Natriumhydrogencarbonat zur Korrektur der metabolischen Azidose: initial 1-2 mmol/kg KG (cave: PCO_2-Anstieg!)
- ggf. symptomatische antiarrhythmische Therapie
- Kühlung (Oberflächenkühlung, eiskalte Infusionen, gastrale Lavage mit eisgekühlten Infusionen)

Erweiterte Maßnahmen

- Fortführung der Dantrolen-Therapie
- forcierte Diurese (zur Verhinderung einer "crush"-Niere bei Rhabdomyolyse)
- "low-dose"-Heparinisierung zur Prophylaxe einer Verbrauchskoagulopathie: initial Bolus von 50 IE/kg KG, dann weitere Gabe über Perfusor
- regelmäßige Laborbestimmungen (BGA, CK, Transaminasen, Myoglobin etc.)
- postoperative Überwachung auf der Intensivstation

Das **Monitoring** sollte so schnell als möglich erweitert werden:

- Temperaturmessung
- ZVK
- arterielle Kanüle
- Blasenkatheter
- evtl. weitere großlumige periphere Venenverweilkanülen

Dantrolen

Nur die spezifische Therapie mit Dantrolen kann derzeit als kausal angesehen werden. Dantrolen hemmt wahrscheinlich die Calciumfreisetzung aus dem sarkoplasmatischen Retikulum und ist damit momentan als einzige Substanz in der Lage, den Triggerungsprozeß zu durchbrechen.

Dantrolen wird als Trockensubstanz in 20-mg-Flaschen angeboten, die mit jeweils 60 ml Aqua dest. gelöst werden müssen. Die entstehende Lösung enthält pro Flasche 3 g Mannit sowie NaOH, wodurch sie stark alkalisch ist (pH ca. 9,5!). Die mittlere Wirkdauer von Dantrolen beträgt zwischen 4 und 6 Stunden. Dantrolen muß jederzeit in *dezentralen* Anästhesie-Depots verfügbar sein.

Nebenwirkungen von Dantrolen

- Sedierung
- periphere Atemdepression (durch Verminderung des Muskeltonus)
- negative Inotropie

Cave:

Die üblichen **Calciumantagonisten** sind - ganz abgesehen von ihrer fehlenden therapeutischen Wirkung bei MH - wegen lebensbedrohlicher Interaktion mit Dantrolen (Auslösung einer hyperkaliämischen Krise) **absolut kontraindiziert**!

Notabene:

Die Diagnose "MH-Krise" muß in Zweifel gezogen werden, wenn bei einer Dosierung von 10 mg Dantrolen pro kg KG innerhalb von 20-30 Minuten keine Verbesserung des Zustandes des Patienten zu verzeichnen ist.

Differentialdiagnose der MH-Krise

- malignes neuroleptisches Syndrom (MNS)
- malignes Dopa-Entzugssyndrom
- thyreotoxische Krise
- porphyrische Krise
- Phäochromozytom
- hyperdyname Phase des septisch-toxischen Schocks

5 Diagnostik nach MH-Krise

Bei Patienten mit Verdacht auf MH-Disposition wird die Diagnose *in vitro* mit dem **"Halothan-Koffein-Kontrakturtest"** (IVKT) am Skelettmuskelbiopsat gestellt. Der IVKT bietet z. Zt. die größte Sensitivität (100 %) und Spezifität (ca. 80 %).

Die Patienten werden je nach Testausfall in eine von drei **Kategorien** eingeteilt:

- MHS: "susceptible = MH-Disposition
- MHN: "non susceptible" = keine MH-Disposition
- MHE: "equivocal" = unklare MH-Disposition

Die Schwellenwerte für MHS und MHN wurden bewußt so angesetzt, daß falsch negative Diagnosen vermieden werden. Hierdurch werden falsch positive Ergebnisse in Kauf genommen. Neben dem IVKT kristallisiert sich der "Ryanodin-Kontrakturtest" als zusätzliche Methode heraus. Er verbessert anscheinend die Unterscheidung zwischen MHS- und MHN-Patienten. Geringer invasive Tests (z.B. auf genetischer Grundlage) sind derzeit noch nicht verfügbar.

Präoperative Bestimmungen des CK-Wertes im Serum können höchstens einen Hinweis auf eine Myopathie liefern, sind jedoch als Screening-Verfahren zur Identifizierung von Anlageträgern für die MH-Diagnostik ungeeignet. Angaben über eine Erhöhung der Serum-CK bei Anlageträgern schwanken zwischen 30 und 70 %. Normale CK-Werte schließen also eine MH-Veranlagung nicht aus!

Patienten mit MH-Verdacht und auch deren Angehörige müssen über das Krankheitsbild sowie die diagnostischen Möglichkeiten zur Sicherung der Diagnose eingehend aufgeklärt werden. Es ist ebenfalls erforderlich, ihnen zunächst ein vorläufiges Attest und nach definitiver Diagnosestellung einen Ausweis auszustellen.

6 Anästhesie bei Patienten mit MH-Disposition oder MH-Verdacht

- beim Prämedikationsgespräch den Patienten auf das deutlich erhöhte Anästhesierisiko hinweisen
- regionalanästhesiologisches Verfahren - falls möglich - bevorzugen
- ausreichende Prämedikation zur Vermeidung streßinduzierter MH-Reaktionen
- prophylaktische Dantrolengabe bei entsprechend umfassendem Monitoring nicht notwendig!
- absoluter Verzicht auf alle potentiellen Triggersubstanzen der MH
- Verwendung eines "dekontaminierten" Narkosegerätes:
  - frischer Atemkalk, neue Schlauchsysteme, Entfernung des Vapors vom Narkosegerät
  - Durchspülen des Narkosegerätes im IPPV-Modus über 10 min mit 10 x 1 l O_2 oder Luft bei einem Frischgasfluß von 10 l/min
- Bereitstellung ausreichender Mengen von Dantrolen für den Notfall
  - für den Erwachsenen 36 Flaschen à 20 mg)
- Monitoring:
  - EKG
  - nicht-invasive Blutdruckmessung
  - Pulsoxymetrie
  - **Kapnometrie/-graphie!**
  - Temperaturmessung
  - großzügige Indikation für eine erweiterte Überwachung (ZVK, arterielle Kanüle etc.)

An Überwachungsmaßnahmen sind - über das Basismonitoring hinaus - Kapnometrie, Pulsoxymetrie, Temperaturmessung, ggf. auch arterielle Blutgasanalysen (möglichst auch zentralvenöse!) essentiell. Zusätzlich sollten Lactat, CK, Myoglobin im Serum und Urin sowie der Gerinnungsstatus kontrolliert werden.

Postoperatives Vorgehen

- nach Möglichkeit für 24 Stunden Überwachung auf einer Intensivstation
- engmaschige Kontrolle der Temperatur sowie der CK im Serum:
  - unmittelbar postop.
  - dann 4-6stdl. über die folgenden 24 Stunden

37 Anästhesie während der Schwangerschaft

1 Vorbemerkung

Anästhesien in der Schwangerschaft für nicht-geburtshilfliche Eingriffe unterliegen besonderen Kriterien und bedürfen immer einer äußerst strengen Indikation. Neben den schwangerschaftsphysiologischen und -pharmakologischen Besonderheiten, wie sie bereits für die geburtshilflichen Anästhesien beschrieben wurden (s. Kap. 24, S. 420 ff.), müssen die Auswirkungen der Anästhetika und Anästhesietechniken speziell auf den Embryo bzw. Feten in Rechnung gestellt werden.

2 Wirkungen von Anästhetika/Pharmaka auf den Embryo bzw. Feten

Nach Schätzungen in der Literatur werden bei etwa 0,75-2,0 % der Schwangeren nicht-geburtshilfliche operative Eingriffe erforderlich. Häufige Gründe hierfür sind Traumen, Ovarialzysten, Appendizitiden, Mammatumoren sowie eine schwangerschaftsbedingte *Zervixinsuffizienz* (-> Cerclage, ggf. auch im ersten Trimenon), selten dagegen sind neurochirurgische und kardiochirurgische Operationen.

Das Hauptaugenmerk der anästhesiologischen Bemühungen um die Sicherheit von Mutter und Feten liegt auf der Verhinderung *direkter* und/oder *indirekter* Beeinträchtigungen des Embryonen/Feten bzw. des Schwangerschaftsverlaufs durch Anästhetika bzw. durch das Anästhesieverfahren. Die wesentliche Gefahr für den Embryo/Feten besteht hierbei in einer Sauerstoffmangelversorgung, z.B. infolge Anästhetika-induzierter utero-plazentarer Minderdurchblutung (s. Kap. 24, S. 421 f.). *Teratogene* oder *organschädigende* Wirkungen von Anästhetika konnten am Menschen bislang zwar nicht nachgewiesen werden, allerdings reichen die Patientenzahlen nicht aus, um sie mit Sicherheit ausschließen zu können.

Faktoren einer potentiellen **Teratogenität von Anästhetika** sind:

- der Zeitpunkt der Verabreichung,
- das individuelle Ansprechverhalten einzelner Organe auf eine bestimmte Substanz sowie
- die verabreichte Dosis und die Dosisgrenzwerte.

Die Rate angeborener Anomalien beträgt *mit* und *ohne* vorausgegangenem operativen Eingriff ca. 3 %, wobei die Ursache in mehr als der Hälfte der Fälle ungeklärt bleibt.

Die **vulnerable Phase** liegt in der Zeit der embryonalen Organogenese zwischen dem 15. und 90. Gestationstag. Die größte Empfindlichkeit der einzelnen Organe wird wie folgt angegeben:

- Gehirn: 18.-38. Tag
- Herz: 18.-40. Tag
- Augen: 24.-40. Tag
- Extremitäten: 24.-36. Tag
- Gonaden: 37.-50. Tag

Nach Abschluß der Organogenese (bis zu 13. SSW) sind keine teratogenen Effekte mehr zu erwarten, wohl aber eine **Wachstumsretardierung** des Gesamtorganismus oder einzelner Organe mit funktionellen und strukturellen Defekten.

Häufig besteht eine *Dosisabhängigkeit* bei den applizierten Substanzen (z.B. "fetal alcoholic syndrome"). Daneben können medizinische und soziale Faktoren die Anomalierate beeinflussen. So liegt die Mißbildungsrate bei "gut eingestellten" Diabetikerinnen bei ca. 1 %, während sie bei "schlecht oder nicht eingestellten" Patientinnen 5-10 % beträgt.

Die Studien über die potentiellen Auswirkungen von Anästhesieverfahren im Rahmen einer Schwangerschaft können unterteilt werden in tierexperimentelle Untersuchungen, Beobachtungen an exponierten Berufsgruppen im Sinne von epidemiologischen Untersuchungen (retrospektive Analysen) sowie in retrospektive Outcome-Studien bei Schwangeren nach operativen Eingriffen in Allgemeinanästhesie.

Tierexperimentelle Ergebnisse

Die Problematik tierexperimenteller Studien und damit die Übertragbarkeit deren Ergebnisse auf den Menschen liegt u.a. darin begründet, daß speziesspezifisch teilweise sehr unterschiedliche Empfindlichkeiten gegenüber "Noxen" bestehen. So führte Thalidomid (Contergan®) bei Nagetieren kaum zu Defekten, während die Einnahme bei schwangeren Frauen sehr häufig schwere bis schwerste Mißbildungen beim Feten hervorrief. Zumeist werden im Tierversuch sehr hohe Dosen verabreicht, was eine realistische Einschätzung möglicher Risiken und Folgen erheblich erschwert. Darüber hinaus sind die Versuchsbedingungen oft nicht standardisiert, was zu einer Fehleinschätzung der Befunde führen kann.

Für Fentanyl, Sufentanil, Alfentanil, Remifentanil und Morphin konnte tierexperimentell eine teratogene Potenz ausgeschlossen werden, ebenso für Thiopental, Methohexital, Etomidat, Ketamin sowie für die gängigen Muskelrelaxanzien und ester- bzw. amidartigen Lokalanästhetika. Für die volatilen Anästhetika Halothan, Enfluran, Isofluran und Sevofluran konnte bis zu einer Konzentration von 0,75 MAC und einer Anwendungsdauer von weniger als 6 Stunden kein teratogener Effekt nachgewiesen werden, wohingegen reproduktive Störungen auftraten. Möglicherweise aber tragen die obengenannten Substanzen zu einer Wachstumsretardierung bei.

Zum Einsatz von Stickoxydul während der Schwangerschaft existieren verschiedene Studien. Teilweise sind deren Ergebnisse widersprüchlich, vielfach waren auch die Versuchsbedingungen nicht adäquat. Einigkeit besteht aber darüber, daß N_2O i. Ggs. zu volatilen Anästhetika, die einen sympathikolytischen Effekt haben, eher adrenerge Wirkungen zeigt, was über eine Vasokonstriktion zur Abnahme des utero-plazentaren Blutflusses und damit zu teratogenen Effekten führen könnte. Durch den Einsatz volatiler Anästhetika sollen diese negativen Folgen von N_2O kompensiert werden können. Die immer wieder beschriebene Problematik einer N_2O-induzierten Inaktivierung von Vitamin B_{12} mit Hemmung der Methionin-Synthase und nachfolgender megaloblastärer Anämie und Neuropathie sowie DNA-Synthesestörungen (verminderte Thymidinbildung) wird in ihrer Relevanz nach wie vor kontrovers diskutiert. Unabhängig von der Anwendung eines oder mehrerer Anästhetika kann durch die Gabe von Folsäure in der Schwangerschaft die Rate von Neuralrohrdefekten gesenkt werden.

Darüber hinaus gibt es eine Reihe von Medikamenten, die bekanntermaßen beim Menschen als teratogen einzustufen sind. Hierzu hat das American College of Obstetricians and Gynecologists (A.C.O.G.) folgende Liste veröffentlicht: Ethylalkohol, ACE-Hemmer, Androgene, Diethylstilbestrol, Kumarine, Chemotherapeutika, Streptomycin, Cocain, Thalidomid, Trimethadion, Thyreostatika, Phenytoin, Valproinsäure, Isotretinoin, Lithium, Blei und Quecksilber. Als besonders problematisch gilt deren Anwendung im ersten und zweiten Trimenon.

Aufgrund der unterschiedlichen Untersuchungsergebnisse und Auffassungen sollte aus Sicherheitsgründen in der Frühschwangerschaft auf die Anwendung von **N_2O** verzichtet werden. Beim Einsatz von Stickoxydul im Rahmen vaginaler Follikelpunktionen zur anschließenden In-vitro-Fertilisation sind hingegen keine negativen Effekte bekannt bzw. zu erwarten. Ebenso unbedenklich ist unter dem teratogenen Aspekt der Einsatz bei geburtshilflichen Eingriffen sowie in der Stillperiode.

Da das **Abortrisiko** durch vorzeitig einsetzende Wehentätigkeit bei Eingriffen in der Schwangerschaft aus bisher ungeklärten Ursachen erhöht ist, empfiehlt sich möglicherweise bevorzugt die Anwendung volatiler Inhalationsanästhetika aufgrund deren die Uterusaktivität vermindernder Wirkung.

3 Mütterliche Besonderheiten

Ab Mitte des zweiten Trimenons (20. SSW) muß mit

- erhöhtem Risiko einer pulmonalen Aspiration und
- der Gefahr des aorto-kavalen Kompressionssyndroms (s. Kap. 24, S. 434 f.)

gerechnet werden.

4 Anästhesiologisches Vorgehen

4.1 Schwangerschaftsfeststellung

Bei jeder Patientin, die im gebärfähigen Alter zur Anästhesie vorgestellt wird, ist grundsätzlich und regelmäßig durch Befragung nach der **letzten Regelblutung** festzustellen, ob eine Schwangerschaft vorliegen kann. Ist eine Schwangerschaft fraglich, sollte bei *nicht dringlichen* Eingriffen ein **Schwangerschaftstest** erfolgen. Besteht nachgewiesenermaßen eine Gravidität, ist die Verlegung einer *planbaren* Operation mindestens in das zweite, besser noch in das dritte Trimenon dringend anzuraten. Bei *nicht aufschiebbarer* Indikation können und müssen Operationen auch im ersten Trimenon durchgeführt werden.

4.2 Prämedikation

Wichtig ist eine ausreichende *anxiolytische* Prämedikation, um die endogene streßbedingte Katecholaminfreisetzung zu verringern bzw. zu verhindern und hierdurch einer Reduktion des utero-plazentaren Blutflusses vorzubeugen. In diesem Rahmen gilt der Einsatz von Benzodiazepinen am Vorabend sowie am Morgen der Operation als unbedenklich.

4.3 Aspirationsprävention

Zur Säureaspirationsprophylaxe können H_2-Rezeptorantagonisten am Vorabend sowie am Operationstag p.o. eingesetzt werden, wobei sie die Gabe eines nicht-partikulären Antazidums, wie z.B. 30 ml 0,3molare Citratpufferlösung, nicht ersetzen, sondern lediglich ergänzen sollen. Daneben hat sich auch Metoclopramid (Paspertin®) am Operationstag bewährt.

4.4 Medikamentöse Interaktionen

Zu bedenken ist, daß seitens der Geburtshelfer zuweilen bestimmte Medikamente eingesetzt werden, die Auswirkungen auf das anästhesiologische Management haben. Hierzu zählen Tokolytika (β_2-Agonisten) und Magnesiumsulfat (s. Kap. 24, S. 425 bzw. 439).

4.5 Anästhesie

Folgende Prinzipien zum anästhesiologischen Vorgehen bei Eingriffen **bis zur 12. SSW** sind zu beachten:

- präoperative Erfordernis eines gynäkologischen Konsils
- präoperatives Beratungs-/Aufklärungsgespräch mit der Patientin
- Sicherstellung und Überwachung der Oxygenierung (FIO_2 und $pSaO_2$)
- Erhalt einer geringgradigen Hypokapnie ($PaCO_2$ ca. 32 mmHg)
- Vermeidung von Hypoxie, Blutdruckabfall, Hypothermie, Hypoglykämie und Streß der Mutter!
- Vermeidung einer Minderdurchblutung von Uterus und Plazenta durch Anwendung geeigneter Anästhetika und Anästhesietechniken
- Bevorzugung regionalanästhesiologischer Techniken
- bei Allgemeinanästhesien:
  - inspiratorische O_2-Konzentration nicht unter 50 %
  - Hyperventilation auf den schwangerschaftsphysiologischen $PaCO_2$ von etwa 32 mmHg
  - *kein* Propofol (Herstellerangabe: Mißbildungen nicht auszuschließen!)
  - *kein* N_2O in der Frühschwangerschaft
  - *kein* Ketamin (Steigerung der Uterusaktivität bzw. Wehenauslösung)
- Vermeidung vorzeitiger Wehentätigkeit (ggf. Infusion von Fenoterol [Absprache mit dem Geburtshelfer!])
- Überwachung der kindlichen Herztöne *vor*, *nach*, und evtl. auch *während* des Eingriffes (CTG)
- postoperativ engmaschige Überwachung und erneutes Einholen eines gynäkologischen Konsils

Nach der 12. SSW gelten folgende zusätzliche Grundsätze:

- Durchführung einer "linksuterinen Schräglagerung" zur Prävention des aorto-kavalen Kompressionssyndroms (s. Kap. 24, S. 434 f.) *vor*, *während* und *nach* dem Eingriff
- bei Allgemeinanästhesien:
  - Durchführung einer Aspirationsprophylaxe!
    - H_2-Rezeptorantagonisten, ggf. Citrat-Puffer
    - evtl. Aspisafe®-Sonde (s. Kap. 7, S. 131 ff.)
  - Anwendung spezieller Anästhesietechniken wie
    - Präoxygenierung/Denitrogenierung, "crash induction" etc. (s. Kap. 7, S. 128 ff.)

Bei entsprechendem Schwangerschaftsalter sind außerdem rechtzeitig die Neonatologen darüber zu informieren, daß möglicherweise eine vorzeitige Entbindung ansteht.

Postoperativ ist entweder im Aufwachraum oder im Kreißsaal neben der üblichen Überwachung der Patientin durch qualifiziertes Personal zusätzlich ein Monitoring der fetalen Herztöne und der Uterusaktivität mittels CTG wenn möglich über 24 Stunden durchzuführen, um vorzeitige Wehentätigkeit und fetale Depression umgehend erkennen und ggf. therapieren zu können.

Allgemeinanästhesien während der Stillperiode

Wenngleich davon ausgegangen werden kann, daß die meisten Pharmaka in die Muttermilch gelangen, so sind doch die während einer Narkose in der Muttermilch erreichten Konzentrationen so gering, daß keine klinischen Effekte zu erwarten sind.

Aus Sicherheitsgründen gilt für die **Brustfütterung**:

- ab 6 h postop., wenn OP-Dauer < 1-2 h
- ab 24 h postop. bei längerer OP-Dauer

4.6 Postoperative Schmerztherapie

Neben den üblichen Opioiden können auch Nicht-Opioid-Analgetika, wie:

- Paracetamol und
- nichtsteroidale Säureantiphlogistika (z.B. Acetylsalicylsäure, Indometacin [Amuno®])

eingesetzt werden. Nichtsteroidale Säureantiphlogistika können eine Verzögerung des Geburtstermins und einen vorzeitigen Verschluß des Ductus Botalli bewirken und dürfen deshalb nur bis zu ca. zwei Wochen vor der Geburt verabreicht werden. Darüber hinaus können sie, und hier in besonderem Maße Acetylsalicylsäure, uterine Blutungen verstärken. Pyrazol-Derivate (z.B. Metamizol - Novalgin®) sollen während der Schwangerschaft gar nicht verwendet werden.

Falls vorhanden, empfiehlt sich die Applikation von Lokalanästhetika und/oder Sufentanil über einen epiduralen oder spinalen Katheter.

Zusammenfassung der praktischen Empfehlungen:

1. **Elektive Eingriffe** (z.B. auch Sterilisation) sollten frühestens 6 Wochen postpartal durchgeführt werden, da sich erst nach dieser Zeit die physiologischen Veränderungen in der Schwangerschaft vollständig zurückgebildet haben.
2. **Planbare bzw. bedingt dringliche Eingriffe** sollten erst ab dem zweiten Trimenon vorgenommen werden, da dann die embryonale Organogenese abgeschlossen ist und Mißbildungen nicht mehr befürchtet müssen.
3. Bei **Operationen in der Frühschwangerschaft** sollte jede Pharmakazufuhr auf das absolut notwendige Minimum beschränkt werden und nur bei zwingender Indikation erfolgen.
4. Wenn möglich sollten **regionale Anästhesieverfahren** bevorzugt werden, weil hierdurch die geringsten Auswirkungen auf den Embryo bzw. Feten zu erwarten sind, vorausgesetzt Blutdruckabfälle und Überdosierungen werden vermieden.
5. *Vor* und *nach* Eingriffen während der Schwangerschaft sollte ein **gynäkologisches Konsil** zur Beurteilung und Dokumentation des Schwangerschaftsverlaufs eingeholt werden.

38 Anästhesie bei geriatrischen Patienten

1 Einführung

Das operative Krankengut umfaßt zunehmend mehr alte Patienten, wodurch sich spezifische anästhesiologische Probleme sowohl durch die physiologische Altersinvolution (-> "eingeschränkte Organreserven") als auch - und dieses in besonderem Maße - durch die oftmals vorhandene Multimorbidität ergeben ("Gerontoanästhesie").

2 Anästhesierelevante Veränderungen im Alter

Der physiologische Alterungsprozeß führt zu typischen biologischen Veränderungen. Früher wurde die Grenze, ab der ein Mensch als "alt" galt, mehr oder minder willkürlich auf das 65. Lebensjahr festgelegt. Da Altern aber ein individueller Prozeß ist, sollte weniger das chronologische als vielmehr das biologische Lebensalter des einzelnen zugrunde gelegt werden. In der anästhesiologischen Literatur wird mehrheitlich davon ausgegangen, daß durch die rein physiologischen Involutionsvorgänge das perioperative Risiko des älteren Menschen nicht erhöht wird, sofern nicht gleichzeitig manifeste Organerkrankungen bestehen. Allerdings sind die Möglichkeiten, traumatische, operative und anästhesiologische Belastungen zu kompensieren, aufgrund der mit fortschreitendem Lebensalter eingeschränkten funktionellen Organreserven mehr oder weniger deutlich vermindert.

Die Ergebnisse bisheriger Untersuchungen zur **perioperativen Morbidität und Mortalität** im höheren Alter lassen sich wie folgt zusammenfassen:

1. Die erhöhte postoperative Komplikationsrate älterer Patienten ist wahrscheinlich nicht eine Funktion des Lebensalters. Entscheidend sind Art und Schwere risikoerhöhender Vorerkrankungen, deren Inzidenz allerdings im Alter generell erhöht ist.
2. Die eingeschränkte physiologische Leistungsreserve des älteren Menschen spiegelt sich möglicherweise in der höheren Letalität bei einmal eingetretenen lebensbedrohlichen Komplikationen wieder.

2.1 Kardiovaskuläres System

Das alternde Gefäßsystem zeichnet sich durch zunehmenden Elastizitätsverlust der Arterien (-> u.a. Abnahme der Windkesselfunktion der Aorta) aus. Hierdurch kommt es zum Anstieg insbesondere des systolischen Blutdruckes und zur Vergrößerung der Blutdruckamplitude. Hinzu treten abnehmende kardiale Auswurfleistung sowie eingeschränkte Koronarreserve. Das Herzzeitvolumen vermindert sich vom 40. Lebensjahr an jährlich um ca. 1 %. Im einzelnen können am Herzen folgende altersphysiologische **Veränderungen** beobachtet werden:

- verlängerte Kontraktions- und Relaxationszeit; verkürzte Perfusionszeit
- erhöhte Wandspannung (-> verminderte myokardiale Compliance)
- eingeschränkte O_2-Utilisation
- verminderte sympathikotone Antwort auf Belastungen

Die ventrikuläre Füllung in der frühen Diastole ist verlangsamt, wohingegen der Anteil in der späten Diastole (während der Vorhofkontraktion) größer wird. Der Beitrag der Vorhofkontraktion an der Kammerfüllung nimmt daher von ca. 10 % beim 20jährigen auf über 20 % beim 80jährigen zu. Die Erhaltung des regulären Sinusrhythmus erlangt somit besondere Bedeutung. Einzelne SVES oder ein AV-Block I° sind häufig und haben keine pathologische Bedeutung.

Darüber hinaus ist die **Morbidität** des älteren Menschen bezüglich des Auftretens von

- Herzrhythmusstörungen,
- arteriellem Hypertonus,
- KHK,
- Myokardinsuffizienz und
- arterieller Verschlußkrankheit

deutlich erhöht.

Für die Praxis gilt:

"Not too high, not too low; not too fast, not too slow" - damit ist die Anästhesieführung beim alten Patienten schon prinzipiell umrissen. Präoperative Blutdruck- und Herzfrequenzwerte in Ruhe sollten aufrechterhalten werden (wenn sie nicht deutlich pathologisch sind). Therapeutisches Eingreifen muß frühzeitiger und nachhaltiger erfolgen als beim jungen gesunden Patienten. Eine kontrollierte Hypotension sollte generell nicht angewendet werden. Eine akzidentelle Hyperventilation sollte ebenfalls vermieden werden, um keine arterielle Vasokonstriktion und damit ischämische Ereignisse auszulösen.

2.2 Respiratorisches System

Zunehmende Thoraxwandrigidität, Veränderungen der Wirbelsäule und Verlust elastischer Fasern des Lungengewebes erzeugen das sog. Altersemphysem. Hierbei steigen die funktionelle Residualkapazität und das Residualvolumen an, während Vitalkapazität und Einsekundenkapazität absinken. Die alveoläre Gasaustauschfläche nimmt um ca. 1/3 ab. Entscheidend ist jedoch, daß in hohem Alter die CC ("closing capacity" = "closing volume" + Residualvolumen) die FRC übersteigt! Hierdurch tritt ein Verschluß kleiner Atemwege während der Exspiration ("air trapping") bereits bei Atemmittellage in Ruhe auf. Eine Zunahme der venösen Beimischung zum arteriellen Blut und eine vermehrte Neigung zur Atelektasenbildung sind die Folgen. Der arterielle pO_2 vermindert sich auf diese Weise vom 20. Lebensjahr pro Dekade um ca. 5 mmHg.

Die respiratorische Antwort auf Hyperkapnie und Hypoxie ist im Alter generell vermindert. Da die Reaktivität der Atemwege, die ziliare Klärfunktion und die immunologischen Reaktionen sowie die Kraft der Atemmuskulatur ebenfalls abnehmen, ist die Häufigkeit sekundärer, z.B. postoperativer Pneumonien erhöht, insbesondere wenn es sich um immobilisierte Patienten handelt.

An **pulmonalen Erkrankungen** findet man im Alter gehäuft:

- COPD ("chronic obstructive pulmonary disease")
- Neoplasien
- Residuen spezifischer Entzündungen (z.B. TBC)

Für die Praxis gilt:

> Nach Allgemeinanästhesien wird eine **zügige Extubation** angestrebt. Der Patient sollte hierbei idealerweise schmerzfrei und kooperativ sein. Die Schluck- und Hustenreflexe müssen vor der Extubation sicher wiederhergestellt sein. Gleiches gilt für die grobe Muskelkraft. Relaxansüberhänge müssen unbedingt vermieden werden.

2.3 Gehirn

Das Gehirn besteht beim 30jährigen aus ca. 10 Milliarden Zellen. Durch Zelluntergang in spezifischen Regionen (vorwiegend Verlust weißer Substanz) atrophiert es auf ca. 85 % beim 80jährigen. Die Atrophie läßt sich vor allem an den inneren Hirnarealen nachweisen, wodurch es zur Vergrößerung des Ventrikelsystems kommt.

Im höheren Lebensalter finden sich zunehmend **dementielle Erkrankungen**:

- senile Demenz vom Alzheimer-Typ (50 %)
- Multiinfarktdemenz (vaskulärer Typ, 20 %)
- Mischtypen (20 %)
- symptomatische Demenzen (10 %)

Alte Patienten sind in der postoperativen Phase besonders gefährdet, **Verwirrtheits- und Unruhezustände** zu entwickeln. Differentialdiagnostisch müssen erwogen werden:

- Hypoxie
- Durchgangssyndrom
- zentral-anticholinerges Syndrom (s. Kap. 8, S. 173 f.)
- psychotische oder dementielle Zustände
- transitorisch-ischämische Attacke (TIA)

Zusätzlich kann durch Hör- oder Sehbehinderung die Orientierung nach einer Narkose erschwert sein.

Für die Praxis gilt:

> Die Anästhesieführung beim älteren Patienten zielt darauf ab, die **zerebrale Homöostase** sicherzustellen. Im Vordergrund steht dabei die **adäquate zerebrale Oxygenierung** (Vermeidung von ischämisch-hypoxischen Zuständen). In diesem Sinne muß auch eine akzidentelle Hyperventilation vermieden werden. Viele postoperative Unruhezustände lassen sich durch folgerichtiges intraoperatives Management vermeiden.

2.4 Rückenmark

Im Alter schrumpft der epidurale Raum, das Volumen des subduralen Raumes nimmt ebenfalls ab. Die Anschlagzeit epiduraler Anästhesien wird dadurch zwar nicht beeinflußt, wohl aber die Anästhesieausdehnung. Diese nimmt bei Verwendung gleicher Volumina altersabhängig deutlich zu. Während für die Epiduralanästhesie beim jungen Patienten ca. 1,5 ml Lokalanästhetikum pro Segment anzusetzen sind, fällt der Bedarf im hohen Alter auf unter 1,0 ml. Ein thorakales Anästhesieniveau kann deshalb beim über 80jährigen ggf. schon mit 6-8 ml Gesamtvolumen erreicht werden! Wegen der im Alter verminderten Durchblutung des Rückenmarkkanales werden Lokalanästhetika langsamer systemisch resorbiert, was zu verlängerten Blockadezeiten sowohl bei Epidural- als bei Spinalanästhesien führt.

2.5 Pharmakologie

Beim älteren Menschen wird generell eine **erhöhte Arzneimittelempfindlichkeit** unterstellt. Hierfür spielen i.d.R. weniger pharmakodynamische als vor allem pharmakokinetische Gründe eine Rolle. Zur Beleuchtung der Ursachen sind einige Anmerkungen erforderlich.

Der Gesamtkörperwassergehalt sinkt beim alten Menschen zugunsten des Fettgewebsanteils von vorher 60 auf ca. 50 %. Diese "physiologische Dehydratation" reflektiert eine intrazelluläre Flüssigkeitsabnahme, hauptsächlich der Muskelzellen, während der Anteil des Extrazellulärraumes konstant bleibt. Dadurch verändern sich die Verteilungsvolumina, vor allem für gut fettlösliche Medikamente (z.B. Anästhetika). Weiterhin steigt der Gesamtnatriumgehalt des Körpers, wohingegen der -kaliumgehalt sinkt, und zwar bei praktisch unveränderten Serumspiegeln. Kaliumverluste und -verschiebungen wirken sich also erheblich drastischer aus. Bei unverändertem Körpergewicht nimmt die Masse der metabolisch aktiven Zellen ab, und damit auch der Umsatz von Medikamenten; der Grundumsatz eines 80jährigen ist gegenüber dem eines 20jährigen um ca. 25 % vermindert.

Das Herzzeitvolumen, das im Alter um bis zu 40 % abnimmt, wird umverteilt: Gehirn und Herz erhalten auf Kosten von Leber und Nieren einen höheren Anteill. Die HZV-Abnahme bewirkt eine Verlängerung der Kreislaufzeit, was den Wirkeintritt von Pharmaka verzögert. Infolge der relativ höheren Durchblutung erreicht eine Substanz das Gehirn, ebenso wie das Herz, allerdings in größerer Menge. Zur Erzielung äquipotenter Effekte am ZNS und zur Vermeidung kardialer Nebenwirkungen müssen Anästhetika deshalb bei älteren Patienten langsam (d.h. unbedingt nach Wirkung) und in geringerer Dosis verwendet werden als bei jüngeren.

Durch Abnahme des Herzzeitvolumens und der Muskelmasse wird die Redistribution in die peripheren Kompartimente verzögert. Hieraus folgt, daß die Plasmaspiegel in den zentralen Organen (Gehirn und Herz) langsamer absinken, und es resultiert eine länger anhaltende Wirkung von Medikamenten im Alter (-> verzögertes Aufwachen aus der Narkose). Die Zunahme des Fettgewebes führt zu einer Substanzanreicherung in der Körperperipherie. Durch die protrahierte Freisetzung der Pharmaka aus diesen Depots wird deren Elimination verlangsamt.

Die metabolische Kapazität der Leber (mikrosomale Enzymaktivität) vermindert sich insgesamt nur gering, wohingegen sich die Nierenfunktion infolge progredienter Durchblutungsabnahme ab dem 20. Lebensjahr um ca. 1 % pro Jahr verringert. Hierdurch kommt es zu einer Reduktion der renalen Clearance von bis zu 50 % und zur Einschränkung tubulärer Funktionen (Exkretion und Rückresorption). Die Folge ist eine verlangsamte Ausscheidung von Substanzen mit überwiegend renaler Elimination, d.h. eine verlängerte Eliminationshalbwertszeit.

Für die Praxis gilt:

> Zusammenfassend sind vornehmlich **pharmakokinetische Gründe** für die verstärkte Anästhetikaempfindlichkeit alter Patienten verantwortlich. Sie sollten zu einer **Reduktion der Initial- und Repetitionsdosen** führen. Rezeptor- und Membranveränderungen spielen demgegenüber nur eine untergeordnete Rolle, d.h., die Plasmaspiegel, bei denen eine definierte Wirkung eintritt, unterscheiden sich nicht großartig von denen jüngerer Menschen.

2.6 Niere

Die renale Reaktion auf Natriummangel ist bei alten Patienten eingeschränkt: Bei akuter Unterbrechung der Salzzufuhr kann die Niere Natrium nicht in dem Maße retinieren wie beim jüngeren Patienten. Ungenügende Salzaufnahme zusammen mit der eingeschränkten Fähigkeit, Natrium zu konservieren, führt beim älteren Patienten leicht zur Abnahme des extrazellulären Volumens mit Störungen der Herz-Kreislauf-, Hirn- und Nieren-Funktion. Ebenso können ältere Patienten bei mangelnder Flüssigkeitszufuhr ihren Urin weniger konzentrieren als jüngere. Außerdem läßt im Alter die Aktivität des Renin-Angiotensin-Aldosteron-Mechanismus nach, so daß sich schneller eine Hyperkaliämie entwickelt kann, zumal auch die glomeruläre Filtrationsrate eingeschränkt ist.

Für die Praxis bedeutet dieses:

> Unter der Belastung von Operation und Narkose sind die renalen Kompensationsmöglichkeiten beeinträchtigt. Darum ist der alte Patient in der perioperativen Phase eher durch ein Nierenversagen gefährdet. Zudem treten leichter Störungen des Flüssigkeits- und Elektrolytgleichgewichtes sowie Kumulationseffekte renal eliminierter Pharmaka auf als beim jungen Patienten, so daß perioperativ eine sorgfältige Überwachung und Therapie geboten erscheint. Ein **ausreichendes Natrium und Flüssigkeitsangebot** ist in diesem Zusammenhang besonders wichtig, um der eingeschränkten Konzentrationsfähigkeit der Niere Rechnung zu tragen.

2.7 Thermoregulation

Die Aufrechterhaltung der Körpertemperatur wird einerseits durch den verminderten Grundumsatz erschwert, andererseits ist auch der Regulationskreis in folgenden Bereichen verändert:

- sensorischer Einstrom:

Während junge Menschen Temperaturdifferenzen von ca. 1°C auf der Hautoberfläche unterscheiden können, verschlechtert sich die Diskriminierung auf ca. 2°C im Alter. Periphere Neuropathien beeinträchtigen zusätzlich die afferente Leitung.

- zentrale Verarbeitung:

Die "Einsatzpunkte" der Temperaturregulation können beim alten Patienten weiter auseinander liegen, d.h., die Schwellenwerte für Frierreaktionen sinken und steigen für Wärmereaktionen. In der Regel bleibt die zentrale Regulation jedoch unverändert.

- motorische Antwort:

Der motorische Schenkel ist am stärksten gestört. Kutane Gefäße sind rarefiziert, die Fähigkeit zur Vasokonstriktion nimmt graduell ab. Thermogenese durch Zittern ist in ihrer Intensität vermindert, Thermogenese ohne Zittern ist katecholaminabhängig und beim alten Menschen durch erhöhte basale Hormonspiegel sowie durch "down"-Regulation der Adrenozeptoren beeinträchtigt. Zusätzlich ist die streßinduzierte Lipolyse reduziert.

3 Anästhesiologisches Vorgehen

3.1 Prämedikation

Bei geriatrischen Patienten ist eine sedierende Prämedikation nur selten erforderlich. Darüber hinaus müssen die atemdepressorischen und desorientierenden Wirkungen der Substanzen beachtet werden.

3.2 Anästhesieverfahren und perioperatives Risiko

Es hat sich gezeigt, daß die perioperative Morbidität und Mortalität geriatrischer Patienten in großen Kollektiven grundsätzlich nicht vom gewählten Anästhesieverfahren beeinflußt werden. Neuere Daten lassen jedoch Vorteile der Regionalanästhesie durch eine Reduktion unerwünschter Nebenwirkungen insbesondere in der postoperativen Phase erkennen. So fanden sich in der Hüftchirurgie bei Anwendung rückenmarknaher Anästhesien postoperativ signifikant weniger Durchgangssyndrome. Folgende Argumente werden von den Befürwortern einer Regionalanästhesie als Vorteile in das Feld geführt:

intraoperativ	postoperativ
• kontinuierliche Kontrolle zerebraler Funktionen	• Vigilanz ↑, kognitive u. mentale Störungen ↓
• Streßreduktion (Katecholamin-Plasmaspiegel ↓)	• PaO_2 ↑
• tachykarde, arrhythmische und hypertone Episoden ↓	• Thrombose- und Thromboembolierate ↓
• Stoffwechselalteration ↓	• PONV-Inzidenz ↓
• Blutverlust ↓	• effektivere Analgesie (Kathetertechnik)
• Inzidenz und Dauer von Myokardischämien ↓ (bes. bei *thorakaler* Epiduralanästhesie; s. auch Kap. 35, S. 618)	• Darmmotilität und gastro-intestinale Perfusion ↑ (rückenmarknahe Verfahren)
	• Postaggressionsstoffwechsel ↓
	• frühzeitigere Mobilisierung u. Nahrungsaufnahme
	• frühzeitigere Entlassung (-> Kosten ↓)

Als **bevorzugte Operationen in rückenmarknaher Anästhesie** gelten beim alten Patienten:

- Hüftchirurgie
- transurethrale Prostataresektion
- Inguinalhernie
- Eingriffe am Fuß und Unterschenkel
- Gefäßeingriffe an der unteren Extremität und der Beckenarterie
- Amputationen (präemptive Analgesie und Reduktion von Phantomschmerzen)

3.3 Anästhesiedurchführung

Vor und nach Einleitung müssen die *Ausgangswerte* erfaßt und protokolliert werden. Diese evtl. pathologischen Parameter können vom Patienten auch postoperativ i.d.R. nicht "übertroffen" werden und müssen akzeptiert werden, sofern keine akut-reversiblen Störungen zugrunde liegen.

Besonderheiten ergeben sich u.a. auch durch die bereits erwähnte schlechtere Toleranz des alten Patienten gegenüber Volumenverlusten oder -überladung. Hierbei sind hypovoläme Zustände besser und schneller korrigierbar als Hypervolämien. Aus diesem Grund sollte die Indikation zur *ZVK-Anlage* großzügiger gestellt und intraoperativ der ZVD entweder fortlaufend oder zumindest in kürzeren Abständen bestimmt werden. Hierbei kommt Trendveränderungen, z.B. infolge definierter Volumenbelastung, eine größere Bedeutung zu als den Absolutwerten!

Da alte Patienten leichter auskühlen, ist bei allen größeren bzw. längeren Eingriffen eine *Temperaturmessung* obligat. Infusionen sollten, Transfusionen müssen angewärmt werden (z.B. mittels "Hotline®"). Daneben soll eine Wärmematte eingesetzt werden. Auch die Aufheizung des Operationssaales kann in diesem Zusammenhang hilfreich sein.

Allgemeinanästhesie

Die Dosierung der Einleitungshypnotika erfolgt durch Titration. Dabei ist eine evtl. stark *verlängerte* Kreislaufzeit zu bedenken. Bei Niereninsuffizienz kann Atracurium bzw. cis-Atracurium zur Muskelrelaxation gegenüber Vecuronium von Vorteil sein. Eine routinemäßige Anwendung von Droperidol als Antiemetikum sollte wegen häufiger zu erwartender extrapyramidaler Bewegungsstörungen nicht erfolgen. Postanästhetische Übelkeit ist außerdem seltener als beim jungen Patienten.

Eine Kreislaufdepression nach der Einleitung ist bei angemessener Anpassung der Anästhetikadosierung und langsamer Injektionsgeschwindigkeit sowie Sicherstellung einer *Normovolämie* zumeist vermeidbar sein. Die Narkose läßt sich i.d.R. gut mit einem Inhalationsanästhetikum fortführen, wobei oftmals schon geringe Konzentrationen ausreichen (z.B. 0,5 Vol.-% Isofluran).

Rückenmarknahe Regionalanästhesie

Spinalanästhesien werden oft mit Kathetertechnik ausgeführt, um den Vorteil der fraktionierten Injektion mit geringerer bzw. besser steuerbarer Kreislaufwirkung (verzögerte und geringer ausgeprägte Sympathikolyse) zu nutzen (z.B. Bupivacain 0,5 %, 0,25 ml alle 5 min bis zur erwünschten Wirkung).

Bei Epiduralanästhesien reichen oft ungewohnt niedrige Volumina aus. Auch hier erfolgt die Injektion fraktioniert nach Wirkung.

3.4 Postoperative Versorgung im Aufwachraum

Zur **postoperativen Analgesie** eignen sich bei alten Menschen besonders Substanzen, die die Vigilanz nicht herabsetzen (z.B. Metamizol p.inf.: 1,5-2,5 g). Die Gabe von Opioiden muß wegen der atemdepressorischen Wirkungen vorsichtig erfolgen (z.B. Piritramid in 3,75-mg-Inkrementen). Nach peripheren Eingriffen mit regionalanästhesiologischen Katheterverfahren bieten sich hervorragend Lokalanästhetika zur Schmerztherapie an.

Die **Überwachungszeit** muß i.d.R. **verlängert** werden. Ein "Idealzustand", der womöglich besser als präoperativ ist, kann allerdings selten erreicht werden und sollte deshalb auch nicht "mit allen Mitteln" angestrebt werden (s.o.).

3.5 Leitlinien der Narkoseführung beim alten Patienten

- Dosisreduktion der eingesetzten Medikamente
- großzügiger Einsatz eines invasiven Monitoring
- enges Ziehen von Interventionsgrenzen
- möglichst präoperative Korrektur maskierter Anämien und Hypovolämien
- Vermeiden von Hyperventilation
- Vermeiden von Hypothermie
- Vermeiden von Extremstellungen des Kopfes
- prä- und postoperative Atemgymnastik
- ggf. postoperative Intensivbetreuung

39 Anästhesie bei Organtransplantationen

1 Multiorganentnahme

1.1 Voraussetzungen

Voraussetzungen zur Multiorganentnahme sind die zweifelsfreie Feststellung und Dokumentation des Hirntodes sowie die Einwilligung des Spenders zu Lebzeiten oder der nächsten Angehörigen (Einzelheiten zu letzterem s. Kap. 13, S. 240).

Definition des Hirntodes:

> Der Hirntod ist gleichbedeutend mit dem **irreversiblen Ausfall sämtlicher integrativen Hirnfunktionen** (Großhirn, Kleinhirn und Stammhirn) infolge akuter primärer oder sekundärer Hirnschädigung. Er ist nur diagnostizierbar bei künstlich beatmeten Patienten mit noch isoliert erhaltener Herzfunktion.

Nach heutigem medizinischen Verständnis ist der Hirntod gleichzusetzen mit dem Tod des Menschen als Individuum bzw. als Gesamtorganismus.

Kriterien des Hirntodes

Zur Feststellung des Hirntodes bedarf es des Nachweises des irreversiblen Hirnfunktionsverlustes, entweder durch angemessene klinische Beobachtungszeit oder durch apparativ-ergänzende Untersuchungen. Hierzu existieren **Richtlinien des Wissenschaftlichen Beirates der Bundesärztekammer**, die 1997 nach Verabschiedung des Transplantationsgesetzes erneut fortgeschrieben wurden. Es handelt sich dabei nunmehr um rechtsverbindliche Vorschriften, nicht mehr nur - wie zuvor - um Empfehlungen. Diese Richtlinien sind deshalb als verpflichtende Entscheidungsgrundlage zur Diagnose des Hirntodes anzusehen.

Merke:

> Die richtliniengemäße Feststellung des Hirntodes ist *unabdingbare* Voraussetzung jeglicher Entnahme von Organen am toten Spender!

Die **klinische Diagnose** des Hirntodes umfaßt die Feststellung:

- des Bewußtseinsverlustes,
- der Apnoe und
- des Erloschenseins der Stammhirnfunktionen.

Auf Einzelheiten soll an dieser Stelle nicht eingegangen werden. Sie können in besagten Richtlinien nachgelesen werden.

1.2 Pathophysiologische Veränderungen beim Hirntod

Für die anästhesiologische Tätigkeit im Rahmen von Multiorganentnahmen ist vor allem der Ausfall der regulatorischen Funktionen des Hirnstammes von Bedeutung. Im Vordergrund stehen eine/ein:

1. Autonome Denervierung (Sympathikolyse, Parasympathikolyse)
   -> keine physiologische Herzfrequenzvariation (HF 80-100/min)
   -> keine zentralen Kreislaufreflexe
   -> periphere Vasodilatation -> Blutdruckabfall, *relative* Hypovolämie* ("neurogener Schock")
   -> neurogenes Lungenödem

2. Hypothalamus-Hypophysen-Ausfall mit:
   - Diabetes insipidus (ADH-Mangel)
     - hypertone Dehydratation
     - Hypokaliämie
   - ACTH-Mangel -> Cortisol-Mangel
   - T_3-Abfall bei normalem TSH-Spiegel
   - Poikilothermie -> Hypothermie

3. Hyperglykämie (ca. 75 %) durch:
   - Wegfall der zerebralen Glucoseutilisation
   - verminderte Insulinspiegel

4. "Spinalisation"
   - erhaltene spinale Reflexe und Axonreflexe -> Muskelaktivität, RR- u. HF-Anstiege möglich

*: Eine *absolute* Hypovolämie ist meist gleichzeitig infolge vorausgegangener Dehydratationsbehandlung zu verzeichnen.

1.3 Operatives Vorgehen

1. Phase: Präparation
- mediane Sternotomie/Laparotomie
- thorakale/abdominale Präparation
- Katheterisierungen für die Perfusion
- Heparinisierung (s. Abschn. 1.5)

2. Phase: Perfusion mit Konservierungslösungen (s. Abschn. 1.4)
- Herz: Bretschneider oder St. Thomas
- Lunge: Eurocollins
- Leber: UW
- Nieren: Eurocollins oder UW

3. Phase: Reihenfolge der Entnahme: Herz -> Lunge -> Leber/Nieren

1.4 Organkonservierung

Die Prinzipien der "extrakorporalen" Organkonservierung beruhen auf der Anwendung von **Hypothermie** (+4°C) in Kombination mit speziellen, empirisch entwickelten **Perfusionslösungen**. Am häufigsten werden verwendet:

- UW (Belzer): Kaliumgehalt 125 mmol/l
- Eurocollins: " 115 mmol/l
- HTK (Bretschneider): " 10 mmol/l

Tabelle 127: Tolerable "kalte Organischämiezeiten" (+4°C) bei Anwendung unterschiedlicher Perfusate

Perfusat	Herz	Leber	Nieren	Pankreas
UW*		20-24 h	48 h	24 h
Eurocollins	6-10 h	6-10 h	48 h	
Bretschneider		6-10 h		

*: *University of Wisconsin*

Phasen der potentiellen Organschädigung

- Vorschädigung (z.B. Trauma, Intensivtherapie)
- "kalte Ischämie"
- kurze "warme Ischämie" (Anastomosierung beim Empfänger)
- Reperfusionsschädigung

1.5 Anästhesiologisches Vorgehen

Im Vordergrund des anästhesiologischen Handelns steht die "organerhaltende Therapie" unter dem Gesichtspunkt einer möglichst raschen Wiederkehr der Transplantatfunktion im Empfängerorganismus.

Vor Beginn der Explantationsmaßnahmen ist das Vorliegen

- der Hirntod-Dokumentation und des Leichenschauscheines

zu überprüfen! Das Ausfüllen des Leichenschauscheines muß dabei durch den zu Lebzeiten des Spenders zuletzt behandelnden Arzt erfolgt sein.

An wichtigen **Laborwerten** müssen vorhanden sein:

- Hb (oftmals Anämie infolge Verdünnung und/oder Blutungen)
- Serumelektrolyte
- BZ
- Gerinnungsstatus

Darüber hinaus sollen 4 gekreuzte und möglichst vorbehandelte (s.u.) Erythrozytenkonzentrate im Operationstrakt bereitgehalten werden.

Instrumentierung und Monitoring

- 1-2 großlumige Venenverweilkanülen (G16 o. G14)
- ZVK: ZVD (nach Möglichkeit kontinuierlich), SvO_2!
- invasive Blutdruckmessung
- EKG
- Pulsoxymetrie
- Kapnometrie
- Magensonde
- Blasenkatheter
- Temperatursonde

Eine Anästhesie ist beim Hirntoten nicht erforderlich, jedoch eine **komplette Muskelrelaxierung** mit nicht-depolarisierenden Relaxanzien zur Vermeidung störender, auf Rückenmarksebene ablaufender Reflexmechanismen.

Intraoperative Zielwerte

Kontrollierte Beatmung	Kreislauf
• $PaO_2 \geq 100$ mmHg • $PaCO_2 = 40$ mmHg (CO2-Produktion infolge Stoffwechselreduktion herabgesetzt) Besonderheiten für **Lungenspende**: • $FIO_2 \leq 0{,}5$, PEEP 5 cmH_2O, Spitzendruck bis 35 cmH_2O • $PaO_2 > 100$ mmHg bei $FIO_2 < 0{,}4$	• SAP > 100 mmHg, MAP > 60 mmHg • ZVD ≈ 10 cmH_2O (< 10 cmH_2O bei Herz-Lungen-Spende, cave: interstitielles Lungenödem!) • Urin > 100 ml/h

Kreislauftherapie

- Volumenersatz mit Halbelektrolytlösungen bei Diabetes insipidus (cave: Hyperglykämie!), ggf. Gabe von Desmopressin (Minirin®, 1-2 µg i.v.), Anwendung von HES b. Bed. möglich
- nach Möglichkeit Vermeidung von Katecholaminen, ggf. Noradrenalin zur Gefäßtonisierung (Noradrenalin kann bei geplanter Herz-Lungen-Spende zur Vermeidung überhöhter ZVDs und einer myokardialen Gefügedilatation großzügiger eingesetzt werden)
- grundsätzlich nur Gabe von Pharmaka mit *direkter* Rezeptorenstimulation (Unwirksamkeit von Atropin und indirekten Sympathikomimetika!)
- Behandlung von Blutdruck- u. Herzfrequenzanstiegen (infolge spinaler Reflexe), z.B. mit Isofluran
- äußerst restriktiver Einsatz von Bluttransfusionen (Hb ≈ 8-10 g%), wenn möglich nur Anwendung *leukozytengefilterter, bestrahlter* Blutkonserven (wichtigster Indikationsparameter zur Transfusion ist der Abfall der SvO_2 unter 60-70 % bei ausreichender Volumensubstitution!)

Spezielle Medikamente (z.T. zur besseren Erhaltung der Organfunktion)

- Heparin vor Organperfusion: 300 IE/kg KG i.v. im Bolus
- Dopamin in "Nierendosis" (2-4 µg/kg KG/min; mittlerweile umstritten)
- evtl. Prostacyclin (20 ng/kg KG/min) zur besseren Verteilung des Perfusats
- evtl. Insulin (80 IE) vor Herzentnahme (zur Vermehrung der ATP-Reserven)
- evtl. Mannit 20 % (250 ml), Phenoxybenzamin (100 mg/50 ml: 6-30 ml)

2 Nierentransplantation (NTX)

Indikation: terminale Niereninsuffizienz

Pathophysiologie: s. Kap. 35, S. 633 ff.

Vorbereitung: präoperative Hämodialyse, danach Laborwerte aktualisieren (bes. Serumkalium [nicht älter als 6 h], Gerinnungsstatus)

OP-Verfahren: extraperitoneale, heterotope Implantation des Spenderorgans in die rechte Fossa iliaca; Anastomosierung der V. renalis mit der V. iliaca communis und der A. renalis mit der A. iliaca interna; endo-, selten extravesikale Einpflanzung des Ureters

OP-Dauer:	2-3 h
Lagerung:	Rückenlage
Ausrüstung:	1 großlumiger i.v. Zugang, ZVK!, nicht-invasive Blutdruckmessung (am Nicht-Shuntarm!), EKG, Pulsoxymetrie, Kapnometrie, Magensonde, Blasenkatheter (durch Urologen), Temperatursonde, Wärmeschutz (WarmTouch®, Infusionswärmer etc.)
Blutkonserven:	2 leukozytengefilterte, am besten auch bestrahlte EKs (strengste Indikation, um HLA-Sensibilisierungen zu vermeiden!)
Infusionstherapie:	Nephro-Lac (s. Kap. 35, S. 637) oder NaCl 0,9 %, *keine* kaliumhaltigen Infusionen!
Anästhesie:	Intubationsnarkose mit balancierter Anästhesietechnik (Isofluran) und kompletter Muskelrelaxation
Einleitung:	b. Bed. modifizierte Ileuseinleitung mit apnoischer Oxygenierung (Muskelrelaxierung mit Atracurium oder cis-Atracurium, *kein* Succinylcholin!)
Besonderheiten:	1. Optimierung der renalen Perfusion (s.u.) 2. Hyperventilation entsprechend dem präoperativen PCO_2-Wert zum pH-Ausgleich beibehalten (ansonsten extrazellulärer Kaliumshift), Natriumhydrogencarbonat restriktiv einsetzen (pH < 7,2; SB < 16 mmol/l) 3. intraoperativ regelmäßig Laborkontrollen (bes. Serumkalium, BZ, zentral-venöse BGA, SvO_2) 4. Polsterung des Shuntarms und intermittierende auskultatorische Shuntkontrollen, *keine* Punktionen u. Manipulationen am Shuntarm (Blutdruckmessung)! 5. strenge Asepsis
Komplikationen:	1. Blutungen 2. Hypotension nach Narkoseeinleitung und nach Reperfusion (-> ausreichende prophylaktische Volumensubstitution!) 3. Hyperkaliämie, bes. nach Reperfusion (Therapie: akut 1-2 g Calciumgluconat, ansonsten Infusion mit 100 E Insulin in 500 ml G 40 % nach Wirkung)
Nachbetreuung:	nach Extubation Verlegung auf nephrologische Überwachungsstation

Intraoperatives Behandlungsprotokoll bei NTX

1. Antibiotikaprophylaxe (z.B. 2 g Cephazolin - Elzogram®) vor OP-Beginn
2. nach Anlegen des zentral-venösen Katheters Messen des aktuellen ZVD (Ausgangswert!)
3. falls erforderlich sukzessives Anheben des ZVD auf 10 bis max. 12 cmH_2O, hierzu je nach Bed. Verwendung von Nephro-Lac, NaCl 0,9 %, Glucose 5 %, Humanalbumin 5 % oder HES
4. Heparinisierung *vor* Anastomosierung beginnen (1.000 IE im Bolus, dann "low-dose")
5. spätestens 1/2 h *vor* der Reperfusion: 250 mg Urbason®, Sandimmun®, ggf. ATG (Anti-Thymozyten-Globulin)
6. sofort nach Öffnung der arteriellen Anastomose:
   - Furosemid i.v. im Bolus (z.T. bis zu 250 mg)
   - evtl. Dopamin in "Nierendosis" (2-4 µg/kg KG/min)
7. fortlaufende ZVD-Kontrollen (ZVD nicht unter 10 cmH_2O!)
8. unbedingt Vermeidung hypotensiver Phasen nach Anschluß des Spenderorgans
9. bei Beendigung der Operation erste Bilanzierung durchführen

Optimierung der postischämischen renalen Perfusion

- ausreichender (individueller) Perfusionsdruck
  - physiologische renale Autoregulation: MAP 80-180 mmHg
- Vermeidung von HZV-Abfällen
  - hohes HZV zur Kompensation der chronischen Anämie erforderlich
- ZVD 10-12 cmH_2O
  - cave: Dehydratation nach Dialyse -> Blutdruckabfälle!
- evtl. Dopamin in "Nierendosis" (s.o.)

3 Herztransplantation (HTX)

Zu den Grundlagen der Kardioanästhesie siehe Kapitel 27.

Indikation: terminale therapierefraktäre Herzinsuffizienz, vor allem bei *dilatativer* oder *ischämischer* Kardiomyopathie

ECC: ja

OP-Ablauf: Kanülierung der Aorta sowie der oberen und unteren Hohlvene und Anschluß an die HLM, anschließend Durchtrennung von Aorta, Pulmonalarterie und beider Vorhöfe, entweder in der Nähe der V. cava sup. (Sinusknoten wird mit übertragen; international häufigeres Verfahren) oder knapp oberhalb der AV-Klappen (-> Sinusknoten wird nicht mit übertragen, sondern nur der AV-Knoten), Exzision des Herzens, Anastomosierung des Spenderherzens

Instrumentierung: s. Kap. 27

Anästhesie: TIVA, Verzicht auf sämtliche Inhalationsanästhetika wegen negativer Inotropie vor und nach Transplantation

Besonderheiten: Das Spenderherz ist afferent und efferent denerviert und paßt das HZV dem jeweiligen Bedarf vor allem durch den außer in der Frühphase intakten *Frank-Starling-Mechanismus* an. Nach dem Abgehen von der HLM sollte der ZVD ca. 6-8 mmHg, der LAP ca. 10-12 mmHg betragen. Die *Herzfrequenzen* und die Art der Frequenzvariationen sind davon abhängig, ob der Sinusknoten vom Spender mit übertragen wird oder nicht:

1. Wenn der Sinusknoten des Spenderherzens erhalten ist (und die Sinusknotenimpulse nomotop auf die Kammern fortgeleitet werden), beträgt die Ruheherzfrequenz durch den Wegfall der vagalen Hemmung 80-100/min. Unter Belastung setzt der Frequenzanstieg erst verzögert durch Vermehrung zirkulierender Katecholamine mit nachfolgender direkter Stimulation der kardialen ß-Rezeptoren ein. Neuere Untersuchungen zeigen aber, daß es im Verlauf zu einer partiellen autonomen Reinnervation des Sinusknotens kommen kann.
2. Bei nicht mit übertragenem Sinusknoten besteht ein AV-Rhythmus mit einer Frequenz von nur 40-60/min. Die Vorhöfe werden i.d.R. antegrad vom Sinusknoten des Empfängers oder retrograd vom AV-Knoten erregt. Dadurch laufen Vorhof- und Kammeraktionen nicht synchronisiert ab, was die enddiastolische Ventrikelfüllung und damit das Schlagvolumen beeinträchtigt. Diese Herzen müssen zur Erzeugung ausreichender Herzzeitvolumina über epikardiale Schrittmacherelektroden in Vorhof und Kammer zunächst sequentiell stimuliert werden (DVI-Modus, SM-Frequenz ca. 100/min). Später kann ein permanenter Schrittmacher eingebaut werden, der die Vorhoferregungen (Sinusrhythmus) detektiert und deren Impulse zeitverzögert auf die Kammern überträgt (VAT-Modus).

Die autonome Denervierung führt dazu, daß Patienten nach HTX beim Auftreten von myokardialen Ischämien *keine Angina pectoris* entwickeln!

Komplikationen:

1. Knotenbradykardien (bei fehlender Sinusknotenfunktion des Spenderherzens), Therapie mit direkt wirkenden ß-Sympathikomimetika, z.B. Orciprenalin, oder Schrittmacher; Atropin und indirekte Sympathikomimetika haben keinen Effekt
2. atriale und ventrikuläre Herzrhythmusstörungen
3. Rechtsherzversagen bei präexistenter pulmonaler Hypertonie
4. Blutungen
5. postop. Abstoßungsreaktionen (deshalb intraoperativer Beginn der immunsuppressiven Therapie nach Maßgabe des Chirurgen)

4 Pankreastransplantation

Die Pankreastransplantation wird durchgeführt in Fällen von Diabetes mellitus Typ I mit ausgeprägter, therapierefraktärer Mikroangiopathie, in denen entweder eine terminale Niereninsuffizienz bereits besteht oder droht. Im ersten Fall wird sie mit einer Nierentransplantation kombiniert, im zweiten wird nur eine Pankreassegment- oder Inselzelltransplantation vorgenommen. Bei der isolierten Inselzelltransplantation werden lediglich einzelne Inselzellverbände in die Leber oder Milz implantiert. Dieses Verfahren bedarf nur einer Lokalanästhesie, befindet sich derzeit aber noch im Stadium der klinischen Erprobung. Klinisch bereits etabliert ist die kombinierte **Pankreas-Nieren-Transplantation** mit Ein-Jahres-Transplantat-Überlebensraten von bis zu 80 %, die nachfolgend unter ihren anästhesiologischen Aspekten erläutert wird.

Präoperative Vorbereitung zur Pankreas-Nieren-Transplantation

1. **Labor** (aktualisiert *unmittelbar* vor Transplantation)
   - Blutbild
   - komplettes "Profil"
   - Gerinnungsstatus (Quick, PTT, TZ, Thrombozyten; AT III u. F XIII)

2. **Blutbank**
   - Blutgruppe
   - Kreuzung von 6 EKs (leukozytendepletiert u. bestrahlt, bei CMV-neg. Empfänger möglichst CMV-neg.)

3. **Konsiliaruntersuchungen**
   - Internist (Kardiologe/Diabetologe)
   - Neurologe (-> Polyneuropathie)
   - Anästhesist

4. **Apparative Voruntersuchungen**
   - EKG
   - Röntgenthorax in 2 Ebenen
   - transthorakale (Streß-)Echokardiographie
     - verzichtbar bei Koronarangiographie inkl. Ventrikel-/Klappenfunktion

5. **Präoperative Hämodialyse** (ab 12 h vor Transplantation)
   - Serumkalium < 4,0 bis max, 4,5 mmol/l!

Pankreas-Nieren-Transplantation

Indikation: Diabetes mellitus Typ I + terminale Niereninsuffizienz

Pathophysiologie:
1. Niereninsuffizienz (s. Kap. 35, S. 633 ff.)
2. zusätzlich diabetische Mikroangiopathie (-> KHK) und Polyneuropathie (-> autonome Neuropathie: orthostatische Hypotension, Herzfrequenzstarre, diabetische Gastroparese)

OP-Verfahren: mediane Laparotomie ->

1. Pankreasduodenaltransplantation ("en bloc"):
   - i.d.R. extra-, seltener intraperitoneale, heterotope Implantation des Spenderorgans in die *rechte* Fossa iliaca
   - arterielle und venöse Anastomosierung mit den Iliakalgefäßen
   - Duodeno-Ileostomie zur Ableitung des exokrinen Pankreassekretes über den Empfängerdarm
2. Niere:
   - ebenfalls extraperitoneale, heterotope Implantation des Spenderorgans in die *linke* Fossa iliaca
   - arterielle und venöse Anastomosierung mit den Iliakalgefäßen
   - endo-, selten extravesikale Einpflanzung des Ureters
3. Zusatzeingriffe:
   - i.d.R. Appendektomie, ggf. auch Cholezystektomie und Tubenligatur

sorgfältige Spülung des Bauchraumes und Einlage von 2 Spüldrainagen in den Douglasschen Raum (-> postop. Peritoneallavage bei infektiösem Transplantat)

OP-Dauer: ca. 4-6 h

Lagerung: Rückenlage, Arme ausgelagert

Ausrüstung: 2 großlumige i.v. Zugänge, 3-Lumen-ZVK und kontinuierliche ZVD-Messung, arterielle Kanüle (A. femoralis), zunächst nicht-invasive Blutdruckmessung (am Nicht-Shuntarm!), 5-Pol-EKG mit ST-Streckenanalyse, Pulsoxymetrie, Kapnometrie, Magensonde, Blasenkatheter (durch Chirurgen/Urologen), Temperatursonde, Wärmeschutz (WarmTouch®, Infusionswärmer etc.), Doltron-Pumpe oder H-275® (Fa. Level 1), Cell-saver

Blutkonserven: 6 leukozytengefilterte, am besten auch bestrahlte EKs (strengste Indikation, um HLA-Sensibilisierungen zu vermeiden!)

Infusionstherapie: Nephro-Lac (s. Kap. 35, S. 637), *keine* kaliumhaltigen Infusionen!

Einleitung: b. Bed. modifizierte Ileuseinleitung mit apnoischer Oxygenierung (Muskelrelaxierung mit Atracurium oder cis-Atracurium, *kein* Succinylcholin!)

Anästhesie: Intubationsnarkose mit balanc. Anästhesietechnik (Isofluran) u. kompl. Muskelrelax.

Besonderheiten:
1. Optimierung der reno-pankreatischen Perfusion (s.u.)
2. Hyperventilation entsprechend dem präoperativen PCO_2-Wert zum pH-Ausgleich beibehalten (ansonsten extrazellulärer Kaliumshift), Natriumhydrogencarbonat restriktiv einsetzen (pH < 7,2; SB < 16 mmol/l)
3. intraoperativ regelmäßig Laborkontrollen:
   - besonders Serumkalium und BZ
   - zentral-venöse BGA, SvO_2
4. Polsterung des Shuntarms und intermittierende auskultatorische Shuntkontrollen, *keine* Punktionen und Manipulationen am Shuntarm (Blutdruckmessung)!
5. strenge Asepsis

Komplikationen:
1. Blutungen
   - chirurgisch
   - durch Freisetzung von Fibrinolyseaktivatoren aus dem Pankreastransplantat
2. nach Pankreasreperfusion Abfall der AT-III- u. F-XIII-Plasmaspiegel
3. Hypotension nach Narkoseeinleitung und nach Reperfusion (-> ausreichende *prophylaktische* Volumensubstitution!)
4. Hyperkaliämie, bes. unmittelbar nach Reperfusion (Therapie: akut 1-2 g Calciumgluconat, ansonsten Infusion mit 100 E Insulin in 500 ml G 40 % nach Wirkung), nach Aufnahme der Transplantatfunktion Hypokaliämie
5. initial Hyperglykämie (b. Bed. Human-Insulin i.v.), nach Beginn der Insulinfreisetzung aus dem Pankreastransplantat Hypoglykämie

Nachbetreuung: Intensivstation (Nachbeatmung)

Intraoperatives Behandlungsprotokoll

1. Antibiotikaprophylaxe (z.B. 2 g Elzogram® + 500 mg Clont®) vor OP-Beginn
2. nach Anlegen des zentral-venösen Katheters Messen des aktuellen ZVD (Ausgangswert!)
3. falls erforderlich sukzessives Anheben des ZVD auf 10 bis max. 12 cmH_2O, hierzu je nach Bed. Verwendung von Nephro-Lac, NaCl 0,9 %, Humanalbumin 5 % oder HES
4. Antikoagulation: immer *vor* der *ersten* Anastomosierung beginnen!
   - Heparinisierung (1.000 IE im Bolus i.v., dann "low-dose")
   - Gabe von 1.000 IE AT III wegen Einschwemmung von Thromboplastinen aus dem Pankreastransplantat (zuvor Blutentnahme zur Bestimmung der AT-III- u. F-XIII-Plasmaspiegel)
5. vor der Pankreasreperfusion:
   - Immunsuppression:
     - 250 mg Solu-Decortin H® i.v., wenn präop. Gabe länger als 6 h zurückliegt
     - 100 mg Cytotect® i.v. bei CMV-positivem Spender
   - Aprotinin (z.B. Trasylol®)
     - nach Abwarten des Effektes einer 1-ml-Testdosis (ca. 15-20 min) 2 Mio. IE als Bolus, danach für 24 h 200.000 IE/h (hierbei AT III > 70 %!)
   - Beginn einer Infusion von G 10 % (zunächst mit 10 ml/h) zur Hypoglykämie-Prophylaxe
6. sofort nach Öffnung der arteriellen Nierenanastomose:
   - Furosemid i.v. im Bolus (z.T. bis zu 250 mg)
   - evtl. Dopamin in "Nierendosis" (2-4 µg/kg KG/min)
7. fortlaufende ZVD-Kontrollen (ZVD nicht unter 10 cmH_2O!)
8. unbedingt Vermeidung hypotensiver Phasen nach Anschluß der Spenderorgane
9. bei Beendigung der Operation:
   - erste Bilanzierung durchführen
   - erneute Bestimmung der AT-III- u. F-XIII-Plasmaspiegel

Optimierung der postischämischen reno-pankreatischen Perfusion

- ausreichender (individueller) Perfusionsdruck
  - physiologische renale Autoregulation: MAP 80-180 mmHg
- Vermeidung von HZV-Abfällen
  - hohes HZV zur Kompensation der chronischen Anämie erforderlich
- ZVD 10-12 cmH_2O
  - cave: Dehydratation nach Dialyse -> Blutdruckabfälle!
- evtl. Dopamin in "Nierendosis"

5 Erwachsenen-Lebertransplantation (LTX)

5.1 Indikationen und Kontraindikationen

Indikationen
- chronisch-terminale Leberinsuffizienz
  - benigne Lebererkrankungen
    - posthepatitische Zirrhose
    - primär biliäre Zirrhose/primäre sklerosierende Cholangitis
    - Lebergefäßerkrankungen
    - Stoffwechseldefekte
- maligne irresektable Lebertumoren *ohne* Metastasierung
- akute Leberinsuffizienz: fulminantes Leberversagen

Kontraindikationen
- absolut
  - Insuffizienz mehrerer Organsysteme
  - fixierte pulmonale Hypertonie
  - Kardiomyopathie
  - generalisierte Infektion
  - disseminierte extrahepatische Tumorausbreitung
  - aktiver Alkohol- und Drogenabusus
- relativ
  - spezielle anatomische Gegebenheiten wie Situs inversus, ausgeprägte Verwachsungen (Voroperationen, lokale Peritonitiden), langstreckige Pfortaderthrombose, zentraler porto-systemischer Shunt

Kontroverse (wegen hoher Rezidivrate!): C_2H_5OH-Abusus, chronische Hepatitis B, Malignome

Indikationskriterien u. 1-Jahres-Überlebensraten (Stand 1999)

1. elektiv -> 80 %
2. spät -> 50-70 %
3. Notfall -> 30 %

5.2 Präoperative Vorbereitung

1. **Labor**
   - Blutbild
   - komplettes "Profil"
   - Gerinnungsstatus mit Thrombozyten und Einzelfaktorenanalyse, AT III und D-Dimeren

2. **Blutbank**
   - Blutgruppe
   - Kreuzung von 20 EKs, 20 FFPs, 1-2 TKz

3. **Konsiliaruntersuchungen**
   - Internist
   - Neurologe (-> Enzephalopathie)
   - Anästhesist

4. **Apparative Voruntersuchungen**
   - EKG
   - Röntgenthorax in 2 Ebenen
   - transthorakale Echokardiographie
     - *bei Risikofaktoren*: Belastungs-EKG bzw. Streß-Echokardiographie
   - Lungenfunktionsanalyse (Spirometrie + arterielle BGA)
   - CCT bei bewußtseinsgetrübten Patienten, evtl. EEG
   - Ösophago-Gastro-Duodenoskopie (ÖGD)
   - Duplex-Sonographie der Lebergefäße

5.3 Besonderheiten der Narkosevorbereitung

Instrumentierung und Monitoring

- 5-Pol-EKG:
  - alle thorakalen EKG-Elektroden möglichst *dorsal* anbringen; die li. untere thorakale Elektrode mit Klebefolie befestigen und gegen Feuchtigkeit schützen
- nicht-invasive Blutdruckmessung (zur Sicherheit bei Ausfall der invasiven Messung):
  - am rechten Arm (da Bypass i.d.R. am li. Arm)
- peripher-venöse Zugänge: wenn möglich je eine G14- oder G16-Kanüle am re. + li. Arm plazieren
- arterieller Zugang:
  - li. oder re. A. radialis (Seldinger-Technik)
  - Druckdom-Platte am OP-Tisch befestigen, damit bei Tischbewegungen der Referenzpunkt nur möglichst gering verstellt wird; nach Lageveränderungen jeweils erneuter Nullabgleich!
- Pulmonalis(PA-)Katheter und HZV-Monitor (Fa. Baxter):
  - Messung von **CCO** ("continuous cardiac output"; s. Kap. 3, S. 57) + kontinuierlicher **$Sv_{gem}O_2$**
  - 8F-Intellicath®-Katheter mit Infusionsport, 8,5F-Schleuse, Vigilance®-Monitor
- alle Leitungen für den Nullabgleich der invasiven Druckmessungen im Bereich der re. o. li. Schulter des Patienten anbringen, damit sie jederzeit kontrollierbar sind
- ZVD:
  - Messung entweder über *distalen* Schenkel eines 3lumigen ZVKs oder über ZVD-Schenkel eines 3lumigen Shaldon-Katheters oder über Vorhofschenkel des PA-Katheters
- Pulsoxymetrie: Clip an die *rechte* Hand (kurzer Weg)
- Temperaturkontrolle: über nasopharyngeale Sonde u. anhand des Thermistors vom PA-Katheter
- Urinausscheidung: über Sammelbehälter stündlich protokollieren

Merke:

> Die Kanülierung einer A. femoralis ist nur erforderlich, wenn keine A. radialis punktiert werden kann. Abgesehen davon, daß der femorale Zugang intraoperativ durch den Anästhesisten nicht unmittelbar kontrollierbar ist, können Meßprobleme auftreten, falls die Aorta ausgeklemmt werden muß (zuweilen zum Anlegen der A.-hepatica-Anastomose erforderlich).

Zentral-venöse Zugänge

- Einführen einer 8,5F-Schleuse in die *rechte* V. jug. int., Plazieren eines PA-Katheters in steriler Hülle über die Schleuse (in ca. 10-20 % primär keine "wedge"-Position möglich, häufig bei Aszites und ausgeprägten Shuntgefäßen).

  Die **Schleuse** kann intraoperativ auch **als Volumenzugang** benutzt werden!
- 3lumiger Dialysekatheter (Shaldon-Katheter) über re. V. jug. ext. oder li. V. jug int./ext.

  Der Shaldon-Katheter ist unverzichtbar bei:
  - vorbestehendem ausgeprägtem hepato-renalem Syndrom
    - schlechten peripheren Gefäßverhältnissen
    - zu erwartender massiver Blutung, z.B. bei
      - "malignem" Verwachsungsbauch nach Voroperationen
      - ausgeprägter portaler Hypertension
      - "desolater" Blutgerinnung

- 3lumiger zentraler Venenkatheter über die re. V. jug. ext. oder li. V. jug int./ext.

  Auf einen 3-Lumen-ZVK kann verzichtet werden, wenn:

  - ein PA-Katheter mit Infusionsport und zudem ein 3lumiger Shaldon-Katheter benutzt werden.

  Hierbei kann der Vorhofschenkel des PA-Katheters für die ZVD-Messung und der Infusionsport für die kontinuierliche Zufuhr von Katecholaminen verwendet werden.

Anmerkungen

Die zuweilen praktizierte Plazierung eines Shaldon-Katheters in eine V. femoralis zur Messung des Druckes in der V. cava inf. (VCI; als zusätzlicher Steuerparameter der Bypassflußrate) ist aus folgenden Gründen nicht erforderlich bzw. nicht zweckmäßig:

1. Die Verwendung eines extrakorporalen Bypassystems in der anhepatischen Phase (s. Abschn. 5.4.2) dient der Drainage des Blutes aus der unteren Körperhälfte und soll so Stauungsphänomenen in diesem Bereich und damit Organdysfunktionen vorbeugen. Eine Volumenzufuhr im Bereich der V. cava inf. während der Bypassphase läuft dieser Intention zuwider.
2. Bei akutem Funktionsausfall des extrakorporalen Bypasses in der anhepatischen Phase kann keine bzw. keine ausreichende Transfusion bei massiven Blutverlusten über einen Zugang in der V. femoralis durchgeführt werden, da die V. cava inf. abgeklemmt ist.
3. Der VCI-Zugang ist für den Anästhesisten intraoperativ nicht zugänglich und so nicht unmittelbar beim Auftreten technischer Probleme im Zusammenhang mit einer Massivtransfusion kontrollierbar.
4. Die Steuergröße für die Bypassflußrate ist die rechts- und linksventrikuläre Vorlast (s. Abschn. 5.4.2), die klinisch vereinfachend mittels ZVD und PCWP beurteilt wird, nicht aber der VCI-Druck. Bei zu hohem ZVD/PCWP muß die Flußrate zwingend reduziert werden, und zwar unabhängig vom Druck in der VCI. Bei niedrigem ZVD/PCWP und gleichzeitig niedrigem Maschinenfluß liegt i.d.R. eine Hypovolämie vor, die durch Volumenzufuhr therapiert werden muß. Erst dann kann der Maschinenfluß gesteigert werden.
5. Bei chirurgischen Kanülierungsproblemen für den Bypass im Bereich der einen Leiste muß die andere Leiste genutzt werden können.

Transfusionsgeräte

Zwei Transfusionsgeräte mit Blutwärmern (z.B. 1 Level-1-System + 1 PIM 717® [Fa. Doltron] mit Fenwal®-Wärmer oder 2 Level-1-Systeme) werden entweder an die peripheren Volumenzugänge oder die großen Shaldon-Lumina angeschlossen. EKs und FFPs sollen möglichst getrennt infundieren, sonst verstopft der Blutfilter früher. Wenn es die klinische Situation erlaubt, sollte der Blutfilter nach jeweils 15-20 EKs gewechselt werden.

Blutkomponenten

- initial **10-20 EKs**, davon 5-15 in den Kühlschrank (Kühlkette!) der OP-Einheit - danach weitere Anforderungen nach Bedarf, Transfusion von "buffy-coat"-freien EKs über Makrofilter (ø 170-200 µm; in Level-1-Transfusionssystem integriert)
- **20 FFPs** ("fresh frozen plasma"), weitere Anforderungen nach Bedarf, Transfusion ebenfalls über Makrofilter
- **1-2 TKz** (Einzelspender-Thrombozytenkonzentrat) b. Bed. (Thrombozytenzahl im peripheren Blut ≤ 50.000/µl), Transfusion grundsätzlich nur über Makrofilter, um ausreichende "in vivo recovery" der Thrombozyten zu gewährleisten
- Bei erwartet unkomplizierter Transplantation (z.B. Tumorpatient ohne Voroperationen) brauchen initial lediglich 10 EKs und 10 FFPs zur OP angefordert zu werden.
- leere Transfusionsbeutel 24 Stunden lang aufbewahren (für den Fall, daß Unverträglichkeitsreaktionen auftreten)

Merke:

Aufgrund des Infektionsrisikos (Virusübertragung auch bei Quarantäne- oder SD-Plasma nicht ausgeschlossen [s. Kap. 4, S. 83 f.]) sollte bei der FFP-Gabe auch im Rahmen von Lebertransplantationen, falls klinisch möglich, ein Verhältnis FFP : EK von 1 : 1 nicht überschritten werden!

Zusätzliche Ausrüstung

- sterile Handschuhe, Blasenkatheter, nasale Magensonde (*vorsichtiges* Einführen, um Blutungen zu vermeiden; cave: Ösophagusvarizen!), Schaumstoffkissen für Kopf und Arme, ebenso für Beine und Fersen, Wärmematte, WarmTouch®
- Ein Autotransfusionsgerät (z.B. Cell Saver®, Fa. Haemonetics) wird bei fehlender Kontraindikation vor OP-Beginn aufgebaut und sollte vor dem intraoperativen Einsatz durch Starten der Zentrifuge auf Funktionsfähigkeit überprüft werden.

  Kontraindikationen zur autologen Transfusion bestehen bei:

  - Hepatitis C: wegen hoher In-vitro-Stabilität des HC-Virus muß der Cell-saver nach Gebrauch einer Grundreinigung unterzogen werden!
  - Tumorpatienten
  - Zeichen der Peritonitis
  - iatrogener Eröffnung des Darmlumens mit peritonealer Keimeinstreuung (z.B. Anlage einer Y-Roux-Anastomose am Ende der Transplantation)
- Hirndrucksonde: Indikation bei präoperativ soporösen oder komatösen Patienten (wegen Blutungskomplikationen ggf. zuvor Plasmapherese - unter Calcium-Monitoring u. -Substitution - durchführen; Einzelheiten s. Kap. 3, S. 70 f.)

Medikamente

Zur Narkose
- Etomidat, Midazolam, (Ketamin)
- Succinylcholin, Atracurium
- O_2, Luft, Isofluran
- Fentanyl oder Sufentanil

Infusionen
- Dopamin 200 mg/50 ml NaCl 0,9 %: 3 µg/kg/min
- Adrenalin/Noradrenalin, je 3 mg/50 ml NaCl 0,9 % (1 ml/h = 1 µg/min): b. Bed.
- Nitroglycerin 50 mg/50 ml NaCl 0,9 %: b. Bed.

Notfallmedikamente
- Atropin 0,5 mg/ml
- Adrenalin (Suprarenin®) und Noradrenalin (Arterenol®) 10 µg/ml (1 : 100)
- Nitroglycerin (1 : 100)
- Lidocain 100 mg = 10 ml einer 1%igen oder 5 ml einer 2%igen Lösung
- 0,23molares Calciumgluconat 10 % 10 ml
- 1molares NaCl 5,85 % 20 ml
- Inzolen®-Ampulen 10 ml
- 1molares $NaHCO_3$ 8,4 % oder Tris-Puffer (bei Hypernatriämie!)

Varia
- Furosemid
- Spizef® 2 g + Clont® 500 mg: jeweils vor OP-Beginn u. zum OP-Ende
- Aprotinin (z.B. Trasylol®; nur b. Bed. [s. Abschn. 5.5])
- Urbason® 250 mg
- Hepatect®
- Cytotect®
- Insulin
- 500 ml Glucose 40 % + 100 IE Insulin b. Bed.

5.4 Stadien der Narkose und Operation

Es lassen sich **fünf Phasen** der Anästhesie bei Lebertransplantationen abgrenzen:

1. Narkoseeinleitung mit Instrumentierung und Lagerung des Patienten im Einleitungsraum
2. Hepatektomie (OP-Stadium I)
3. Anhepatische Phase (OP-Stadium II)
4. Reperfusionsphase (OP-Stadium III)
5. Neohepatische Phase (OP-Stadium IV) mit Gallenwegsrekonstruktion, chirurgischer Blutstillung, Drainagenanlage und Wundverschluß

5.4.1 Narkoseeinleitung

- Patienten mit (warmen) Tüchern abdecken, cave: Hypothermie!
- Lagern des Patienten, Anschließen der Überwachungsgeräte, Beginn mit der intravenösen Infusion, z.B. NaCl 0,9 % (keine Lactat-haltigen Infusionen: Lactat wird von der insuffizienten Leber nicht bzw. nicht ausreichend metabolisiert), Sedierung mit Midazolam i.v. bei sehr ängstlichen Patienten
- Einleitungsphase:
  - Fentanyl oder Sufentanil
  - Etomidat, evtl. Ketamin bei hypotonen und dehydrierten Patienten
  - Atracurium, evtl. Succinylcholin bei nicht nüchternen Patienten
  - orotracheale Intubation
- Erhaltungsphase:
  - O_2/Luft, Fentanyl oder Sufentanil, Isofluran, Relaxanzien
  - *kein* Stickoxydul (Begünstigung von Darmdistension und Luftembolien)
  - *kein* Midazolam bei hepatischer Enzephalopathie (erhöhte Empfindlichkeit)
- Installation von Pulmonaliskatheter, zentral-venösem und arteriellem Katheter. Danach bei Flachlagerung des Patienten (OP-Bedingungen) Dokumentation der Kreislaufparameter als Ausgangswerte, Interpretation für Therapie unter Berücksichtigung von Anamnese, Hb/Hkt und Aszites. Häufig weisen die Patienten ein hohes HZV bei niedriger SVR ("systemic vascular resistance") auf (Zirrhosepatienten). Trotzdem besteht in vielen Fällen eine larvierte Hypovolämie, die besonders bei Dekompression eines massiven Aszites manifest wird!
- Polsterung des Patienten an Armen, Fersen und unter dem Kreuzbein; Wärmeschutz der unteren Extremitäten (WarmTouch®)

5.4.2 Hepatektomie (OP-Stadium I)

1. Herauslösen der "alten Leber" aus ihrem Bett
2. Anlage und Anschluß eines extrakorporalen Bypasses
3. Hepatektomie

Anästhesiologisches Ziel

Aufrechterhaltung "angemessener" transmuraler kardialer Füllungsdrücke zur Erhaltung von HZV und Organperfusion (-> "Volumenbelastungstest"; Einzelheiten s. Kap. 6, S. 100)

Probleme

1. Vermehrte Blutung bei:
   - Gerinnungsproblemen
   - Verwachsungen nach früheren Operationen
   - portaler Hypertension (-> frühzeitiger Bypass-Einsatz zur Druckreduzierung sinnvoll)
   - arterio-venösen Shuntverbindungen

2. Veränderungen der Hämodynamik (inkl. Arrhythmien) bei:
   - Manipulationen an der V. cava inf.
   - Kompression des Perikards
   - Mobilisierung der Leber und Einsatz von Haken

Die hämodynamischen Veränderungen beruhen pathophysiologisch am häufigsten auf einem verminderten venösen Rückfluß, seltener auf einer Veränderung der kardialen Compliance (Perikardkompression). Zu berücksichtigen ist, daß in dieser Phase der ZVD bei erhöhten intrathorakalen Drücken, bedingt durch abdominelle Kompression und Hochdrücken der Zwerchfelle, nur unzureichend mit den transmuralen kardialen Füllungsdrücken korreliert!

Merke:

> Bei akuten Druckänderungen im kleinen Kreislauf müssen zunächst operative Maßnahmen als Ursache ausgeschlossen werden!

3. Gerinnungsstörungen

Zum Narkosebeginn sollte ein aktueller Gerinnungsstatus (nach Möglichkeit inkl. Einzelfaktorenanalyse) zur Verfügung stehen. Für die Instrumentierung (hier: Punktion zentraler Venen) sind folgende Ausgangsbedingungen erforderlich, die ggf. durch Substitution herbeizuführen sind:

- PTT und TZ normal
- Quick > 40 %
- Thrombozyten > 50.000/µl

Bei OP-Beginn sollten die bestmöglichen Gerinnungsbedingungen herrschen. Bei erforderlicher Substitution kommen folgende Produkte bzw. Präparate zum Einsatz:

- in erster Linie FFP, Thrombozytenkonzentrate und ggf. AT-III-Konzentrate
- ggf. Gerinnungsfaktorenkonzentrate
- Aprotinin (z.B. Trasylol®; aus Rinderlungen hergestellt, BSE ?) nur bei *primärer* Hyperfibrinolyse

Besonderer Wert sollte - über den gesamten OP-Ablauf - auf einen physiologischen **AT-III-Spiegel von > 70 %** gelegt werden, um in jeder Phase eine Verbrauchskoagulopathie mit sekundärer Hyperfibrinolyse zu vermeiden.

Die im Verlaufe der Operation durchgeführten Gerinnungskontrollen sollen immer folgende Werte erfassen:

- PTT
- Quick
- TZ
- Fibrinogen
- Thrombozytenzahl (ggf. -funktion)
- D-Dimere
- AT III
- Faktor V (guter Indikator der Lebersyntheseleistung)

4. Oxygenierung

Eine arterielle Hypoxie wird durch Erhöhung der FIO_2 ($PaO_2 \geq 100$ mmHg) und PEEP verhindert. Der PEEP sollte 5 cmH_2O nach Möglichkeit nicht übersteigen und eine IRV ("inversed ratio ventilation") nicht durchgeführt werden, weil aufgrund von venöser Stauung im Splanchnikusgebiet mit erhöhter Blutungsneigung, hauptsächlich bis zur Reperfusion, und reduzierter Leberdurchblutung nach Reperfusion gerechnet werden muß.

5. Urinausscheidung

Die Aufrechterhaltung der renalen Perfusion ist entscheidend zur Vorbeugung einer akuten tubulären Nekrose. Neben ausreichenden Herzzeitvolumina und renalen Perfusionsdrücken wird hierzu Dopamin in mittlerer "Nierendosis" mit z.B. 3 µg/kg/min infundiert. Schleifendiuretika wie Furosemid führen nur zur Natriurese (-> isotone Dehydrierung). Sie haben keinen "renoprotektiven" Effekt und werden deshalb nur zur Regulierung der Wasserbilanz bei entsprechendem Bedarf eingesetzt.

6. Hypothermie

Die negativen Auswirkungen einer Hypothermie (s. Kap. 3, S. 66) auf die Transplantatfunktion können durch den gleichzeitig reduzierten O_2-Verbrauch nicht ausgeglichen werden. Deshalb sollen Körpertemperaturen von unter 34°C unbedingt vermieden werden. Außerdem muß bedacht werden, daß unter Hypothermie das postoperative Infektionsrisiko ansteigt. Als Gegenmaßnahmen dienen:

- Wärmeisolation des Patienten durch Folie und Tücher
- Verwendung einer Heizmatte (Erwärmung auf Maximum einstellen)
- Verwendung des WarmTouch®-Systems auch für die unteren Extremitäten
- apparative Erwärmung von Infusionen und Transfusionen
- Erhöhung der Umgebungstemperatur (max. 28-30°C)
- Reduktion des Frischgasflusses für die Beatmung auf 2 l/min
- Einstellung eines Atemluftbefeuchters auf 38-40°C, falls vorhanden

7. Hyperkaliämie

- akute Behandlung mit Calciumgluconat 10 %, $NaHCO_3$ 8,4 %, NaCl 5,85 %
- zur mittelfristigen Korrektur Infusion von Glucose 40 % mit Insulin
- dauerhafte Korrektur durch forcierte Diurese mit kaliumfreiem Flüssigkeitsersatz

8. Ionisierte Hypokalzämie
   - abhängig von der Menge an transfundiertem, Citrat-haltigem FFP

Durch den Ausfall der metabolischen Leberfunktion kann Citrat nicht verstoffwechselt werden, so daß es zur Komplexbildung von Calcium mit Citrat und infolgedessen zum Abfall des ionisierten Serumcalciums kommt. Aus diesem Grund muß - zur Erhaltung von HZV und Blutdruck - Calcium, z.B. in Form von Calciumgluconat 10 % (5-10 ml pro Einzelgabe), substituiert werden, und zwar sobald das ionisierte Serumcalcium unter 0,8 mmol/l absinkt. Es sollten Werte von 1,0-1,3 mmol/l angestrebt werden.

9. Anämie: anzustreben ist ein Hkt von 30-35 % bzw. ein Hb von 10-12 g%

Veno-venöser Bypass (partieller porto-femoro-axillärer Bypass)

Über eine Zentrifugalpumpe wird ein variabler Teil des Portal- und Femoralvenenblutes extrakorporal der V. axillaris zugeführt und infolgedessen über die V. cava sup. drainiert. Das Füllvolumen des Bypassystems beträgt ca. 600 ml. Zum Füllen wird routinemäßig 0,9%ige NaCl-Lösung verwendet, bei desolaten Gerinnungsverhältnissen sollte jedoch mit FFP "geprimt" werden. Zur Verhinderung einer Gerinnungsaktivierung durch Blutkontakt mit der Fremdoberfläche ist das Schlauchsystem heparinbeschichtet, zusätzlich können maximal 5.000 IE Heparin gegeben werden (dies führt i.d.R. dazu, daß die TZ in der anhepatischen Phase vorübergehend größer als 180 sec ist). In die extrakorporale Zirkulation ist neuerdings ein *Wärmeaustauscher* integriert, der nicht nur ein Abkühlen des Blutes verhindert, sondern sogar zur Erhöhung der Körpertemperatur in der anhepatischen Phase genutzt werden kann (s.u.). Der Bypass wird i.d.R. linksseitig angelegt. Ausnahmen bestehen bei Re-LTX oder lokalen Infektionen.

Durchflußraten von 2-4 l/min sind wünschenswert (ca. 1/3 des Ausgangs-HZV), sie sind abhängig vom PAP und ZVD, d.h., je niedriger ZVD und PAP sind, um so höher können die Flüsse sein.

Merke:

> Falls ein Fluß > 1-2 l/min mit der Maschine nicht zu erreichen ist, liegt oft ein zuvor larvierter intravasaler Volumenmangel vor!

Ziel der extrakorporalen Drainage ist eine Verhinderung bzw. Verminderung eines venösen Rückstaues im Entsorgungsgebiet der V. cava inf. während der anhepatischen Phase (s.u.).

Als sich hieraus ergebende **Vorteile** werden reklamiert:

- Stabilisierung der Hämodynamik (durch Erhöhung des venösen Rückstromes)
- geringeres Auftreten des Reperfusionssyndroms (umstritten)
- Reduktion des Blutverlustes (durch Verminderung der Stauung im Splanchnikusgebiet)
- Verhinderung eines akuten Nierenversagens (sehr umstritten)
- schnellere Erholung der Darmtätigkeit
- Möglichkeit der iso-/hyperthermen Volumengabe

Dem stehen als potentielle **Nachteile** gegenüber:

- Thromboembolisation aus den Schläuchen (selten, da System heparinbeschichtet)
- Luftembolie bei mangelnder Entlüftung
- akuter Anstieg vom PAP und ZVD als Reaktion auf die vermehrte Durchblutung der V. cava sup., Gefahr des Rechtsherzversagens bei zu hoher Flußrate
- Verminderung von Thrombozytenzahl/-funktion u. Gerinnungsfaktoren (durch längere Kontaktzeiten vor allem bei geringer Flußrate)
- Hypokoagulabilität durch Heparineffekt nach Beginn des Bypasses
- Verlängerung der OP-Dauer
- ansteigendes Basendefizit als Ausdruck einer Minderperfusion trotz Bypass

Bei fehlender Absicherung durch prospektiv-randomisierte Studien werden heutzutage folgende empirische **Indikationen** für den Bypasseinsatz angegeben:

- präexistente Rechtsherzbelastung/-insuffizienz
- Kardiomyopathie
- ausgeprägte, fragile Ösophagusvarizen
- keine Kollateralisation! (akutes Leberversagen)
- präoperativ eingeschränkte Nierenfunktion (fraglich)

Der Grad der **Kollateralenbildung** ist abhängig von der Dauer der vorbestehenden Lebererkrankung und der konsekutiv entstandenen portalen Hypertension. Bei lange bestehender, ausgeprägter portaler Hypertension kann also, was die Auswirkungen auf die Reperfusion angeht, am ehesten auf den Bypass verzichtet werden, es sei denn, daß es zu einer Rechtsherzbelastung/-insuffizienz im Rahmen einer pulmonalen Hypertonie gekommen ist. Hier ist die Indikation zur Lebertransplantation grundsätzlich sehr streng zu stellen. Eine fixierte pulmonale Hypertonie ist wohl in diesem Zusammenhang eine der wenigen absoluten Kontraindikationen.

Merke:

> Die **Verwendung eines partiellen Bypasses bei vorbestehender Herzinsuffizienz** dient der **Steuerung der rechts- und linksventrikulären Vorlast** (-> ZVD, PCWP), um Über- und Unterfüllungen des Herzen verhindern zu können. Hierzu ist eine besonders enge Zusammenarbeit zwischen Operateur und Anästhesist erforderlich!

Da nach wie vor eine **Kontroverse** darüber besteht, inwieweit durch Benutzung eines Bypasses die hämodynamischen Veränderungen in der Reperfusion günstig beeinflußt werden können, ist für die Praxis folgendes Vorgehen vorgeschlagen worden:

- "Probeclamping" der V. cava inferior und V. portae unter normovolämischen Verhältnissen

Eine Indikation zum Bypasseinsatz besteht nach *Jugan*, wenn unter diesen Bedingungen der MAP-Abfall > 30 % und/oder der HZV-Abfall > 50 % ist. Erst bei Überschreiten dieser Grenzwerte sollen die hämodynamischen Veränderungen in der Reperfusionsphase signifikant abgemildert werden.

Nach Beendigung der extrakorporalen Zirkulation ist eine Retransfusion des Blutes aus dem Schlauchsystem möglich und bei Hypovolämie wünschenswert.

5.4.3 Anhepatische Phase (OP-Stadium II)

Die anhepatische Phase beginnt mit der Hepatektomie und endet mit der kompletten Anastomosierung von V. cava inf. und Pfortader; die Anastomosierung der A. hepatica erfolgt häufig erst post reperfusionem. In der anhepatischen Phase fällt wegen des verringerten Grundumsatzes weniger CO_2 an, das AMV sollte dementsprechend angepaßt werden (beachte aber Azidosetherapie).

Anhepatische Standardmedikation

In der anhepatischen Phase werden spezifische Medikamente zur Einleitung der Immunsuppression sowie zur Vermeidung von Hepatitis-B- und CMV-Infektionen beim Empfänger appliziert. Sie müssen nach Rücksprache mit dem Operateur bezüglich der Dosierung unbedingt vor der Reperfusion gegeben werden.

Als **Standarddosen** gelten:

- 250 mg Methylprednisolon (Urbason®)
- 20 ml = 1.000 IE Anti-HBs (Hepatect®)
- 100 ml Anti-CMV-Globulin (Cytotect®)

Merke:

Bei Empfängern mit aktiver Hepatitis B muß die Hepatect®-Dosis auf 10.000 IE - das entspricht 200 ml bzw. 20 Ampullen! - erhöht werden! Hierdurch läßt sich die Reinfektionsrate deutlich absenken.

Probleme

1. Hämodynamik

Die Verminderung des venösen Rückflusses kann i d.R. mit Hilfe des veno-venösen Bypasses gut kompensiert werden. Nachdem die Pfortaderanastomose vollendet ist, wird der Bypass von der V. femoralis zur V. axillaris mit auf 1-1,5 l/min reduzierter Durchflußrate aufrechterhalten.

2. Gerinnungsstörungen

In der anhepatischen Phase werden keine gerinnungsfördernden und -hemmenden Faktoren mehr gebildet (Prophylaxe und Therapie s. Abschn. 5.4.2).

3. Metabolische Azidose

Die metabolische Azidose entsteht aufgrund des "regulären" Anfalls von Lactat und Citrat, das nicht verstoffwechselt werden kann. Bei ausgeprägten Formen muß differentialdiagnostisch zusätzlich eine Hypoperfusion besonders der Abdominalorgane angenommen werden.

Nach Ausschluß und Beseitigung einer Hypoperfusion wird zur symptomatischen Therapie $NaHCO_3$ erst dann eingesetzt, wenn trotz kontrollierter Hyperventilation ($PaCO_2$ 28-30 mmHg) der pH unter 7,2 fällt. Ein Überschuß an $NaHCO_3$ kann zu Hypernatriämie und Hyperosmolalität führen (-> "pontine Myelinolyse"; s. Abschn. 5.5).

Bei guter Transplantatfunktion ist postoperativ eine metabolische Alkalose die Regel (Metabolisierung von Lactat und Citrat). Eine persistierende metabolischer Azidose zeigt i.d.R. eine Transplantatdysfunktion an und geht mit erhöhter Mortalität einher.

4. Ionisierte Hypokalzämie (s. Abschn. 5.4.2)

5. K^+ -Veränderungen

Eine leichte Hypokaliämie ($K^+ < 4$ mmol/l) ist aufgrund der hohen Kaliumausschwemmung bei Reperfusion des Spenderorgans bis zu dieser Phase wünschenswert. Zur Behandlung einer *Hyperkaliämie* siehe Abschnitt 5.4.2.

6. Hypothermie (u.a. durch fehlende Thermogenese der Leber)

Durch den neuerdings in den Bypass integrierten Wärmeaustauscher läßt sich die Körpertemperatur besser aufrechterhalten! Oftmals ist sogar ein Ansteigen der Körpertemperatur in der anhepatischen Phase zu beobachten, so daß dann die Raumtemperatur heruntergeregelt werden kann.

7. Anämie: anzustreben ist ein Hkt von 30-35 % bzw. ein Hb von 10-12 g%

8. Luftembolie aus dem veno-venösen Bypass

9. Flüssigkeitssubstitution

Überwässerung und Lungenödem durch exzessive Infusion kristalloider Lösungen müssen unbedingt vermieden werden. Während dieser Phase sollte versucht werden, den pulmonal-kapillären Verschlußdruck (PCWP) im "trockenen" Bereich zu halten, da der PCWP bei Reperfusion gewöhnlich ansteigt.

5.4.4 **Reperfusionsphase** (OP-Stadium III)

Die Reperfusionsphase beginnt nach Entfernung der Klemmen an den großen Venen in der Reihenfolge:

- V. cava inf. (obere Anastomose)
- V. cava inf. (untere Anastomose)

Die eigentliche Reperfusion des Spenderorgans wird eingeleitet durch das Freigeben der

- V. portae

und komplettiert durch das Öffnen der

- A. hepatica.

Der Zeitpunkt der Anastomosierung der A. hepatica ist hierbei variabel. So kann die Reperfusion *sequentiell* durchgeführt werden, indem zunächst nur die Pfortader freigegeben wird. Mit der Reperfusion steigt das CO_2 unmittelbar wieder an (Einstrom von sauren Valenzen, die sofort mit Hydrogencarbonat reagieren), das AMV muß dementsprechend bereits vor Reperfusion deutlich erhöht werden (sonst neben metabolischer auch respiratorische Azidose!).

Vorbereitung

Vor Reperfusion wird die *kaliumreiche* Konservierungslösung (i.d.R. "Wisconsin-Lösung") aus der Spenderleber abgelassen.

Unmittelbar vor Reperfusion sollte mit **10 ml Calciumgluconat 10 %** vorbehandelt werden, um der zu erwartenden Hyperkaliämie entgegenzuwirken. Vorher muß sichergestellt sein, daß das ionisierte Serumcalcium im Normbereich von 1,0-1,3 mmol/l liegt.

Bei Hypotonie werden 5-10 µg Adrenalin als Bolus appliziert; bei persistierender Hypotonie - vor allem mit niedrigem diastolischem Druck - sind meist 2-3 Bolusgaben von 5-10 µg Noradrenalin erfolgreich.

Reperfusionssyndrom

1. **Hämodynamik**

Relativ häufig ist der Abfall der SVR, bedingt durch die Einschwemmung vasoaktiver Substanzen in den Kreislauf. Ein akuter kardiovaskulärer Kollaps ist zumeist Ausdruck eines Rechtsherzversagens infolge massiver Lungenembolie (i.d.R. Luft!) und läßt sich am besten mittels transösophagealer Echokardiographie diagnostizieren. Die kreislaufstützende Therapie (s.u.) soll den Zeitraum bis zur Elimination der Luft über die Ventilation überbrücken. Herzstillstände traten früher häufiger im Zusammenhang mit akuten hyperkaliämischen Episoden auf, sind aber mittlerweile sehr selten geworden.

Notabene:

Für ca. 5 min nach Reperfusion ist die HZV-Messung nicht exakt durchführbar, aufgrund der hohen Temperaturschwankungen auch nicht bei Verwendung des CCO-Systems!

Symptome
- arterielle Hypotonie (Abfall des systemischen Blutdruckes um ≥ 30 % für mehr als 1 min)
- Abfall des peripheren Gefäßwiderstandes
- Bradykardie/Tachykardie
- Anstieg von ZVD und PAP
- variable HZV-Veränderungen

Ursachen
- vasoaktive Substanzen (u. a. Anstieg des Prostacyclinspiegels)
- systemische Reflexvasodilatation
- Hyperkaliämie
- Azidose
- Hypothermie

Rechtsherzversagen während der Reperfusion
- Luftembolie
- Thromboembolie
- besonders bei präexistenter, fixierter pulmonaler Hypertonie

2. **Reperfusionskoagulopathie**

Für die Auslösung einer Reperfusionskoagulopathie kommen folgende ursächliche Faktoren in Betracht:

- Einschwemmung von t-PA aus der Spenderleber
- DIC (mangelnde Clearance aktivierter Gerinnungsfaktoren)
- Heparin aus Spüllösung

3. **Therapie des Reperfusionssyndroms**

- Bradykardie und Hypotonie:
  => Atropin (selten ausreichend) und/oder Adrenalin (5-10 µg als Bolus)
- persistierende Hypotonie (DD: Lungenembolie):
  => Noradrenalin (5-10 µg als Bolus);
  wenn PAP u. PCWP angestiegen sind: OP-Tisch "zum Kopf hin anheben" u./o. Nitroglycerin

- Hyperkaliämie:
  => Calciumgluconat 10 %, $NaHCO_3$ 8,4 %, NaCl 5,85 %; Glucose 40 % und Insulin
- Azidose:
  => $NaHCO_3$ - nur wenn metabolische Azidose nicht durch Hyperventilation zu kompensieren ist
- Hypothermie:
  Bei Reperfusion fällt die Körperkerntemperatur um ca. 1°C. Sobald die Spenderleber ihre Funktion aufnimmt, steigt die Temperatur jedoch wieder, ebenso die CO_2-Produktion.
- Gerinnungsstörungen (s. auch Abschn. 5.4.2):
  - Heparineffekt: Diagnose anhand verlängerter Thrombinzeit (TZ) bei normaler Reptilasezeit (RZ)
    => Protamin extrem selten erforderlich!
  - Einschwemmung von Fibrinolyseaktivatoren: Diagnose durch D-Dimere und Reptilasezeit
    Bei Einsatz von Aprotinin muß der Nutzen gegen das Risiko einer potentiellen Thrombogenese im Bereich der Gefäßanastomosen abgewogen werden (s. Abschn. 5.5)!

  Bei guter Transplantatfunktion ist mit einer Verbesserung der Hämostasesituation für gewöhnlich nach 30-90 min zu rechnen.

5.4.5 **Neohepatische Phase** (OP-Stadium IV; Gallenwegsrekonstruktion)

Rekonstruktion der Gallenwege

- End-zu-End-Anastomose (Hepatiko-Choledochostomie) mit T-Drainage oder
- Hepatiko-Jejunostomie mit Y-Roux-Anastomose (bilio-digestive Anastomose) bei:
  - technischer Unmöglichkeit der direkten Anastomosierung
  - biliärer Zirrhose
  - sklerosierender Cholangitis
  - schlechtem Galleabfluß aufgrund einer Gallengangsatresie (Vorkommen nur bei Kindern)

Probleme nach Implantation

1. Gerinnungsstörungen (s. Abschn. 5.4.2)

2. Hypothermie (s. Abschn. 5.4.2)

3. metabolische Alkalose (durch einsetzende Metabolisierung von Lactat und Citrat)

4. Hypokaliämie (durch intrazelluläre K^+ -Aufnahme in der neuen Leber und durch Diurese)

5. Hypervolämie

Durch einen zu hohen ZVD kann es zur Stauung der neuen Leber kommen. Hier sind Flüssigkeitsrestriktion, Furosemid und ggf. Nitroglycerin angezeigt, um den ZVD auf Werte von idealerweise 6-8 mmHg (bei Flachlagerung) zu senken.

6. Blutviskosität

Um die Perfusion der neuen Leber zu verbessern, sollte, wenn möglich (HZV, $Sv_{gem}O_2$), aus hämorheologischer Sicht der Hkt 25-30 % bzw. das Hb 8-10 g% betragen.

7. Chirurgische Blutstillung

Bei unmöglicher chirurgischer Blutstillung sollte das Abdomen intraoperativ austamponiert werden; die Tamponaden werden dann nach 24-48 Stunden im Rahmen eines "second look" entfernt.

8. Schwieriger Bauchdeckenverschluß bei:
   - großer Spenderleber
   - aufgeblähtem oder ödematösem Intestinum

Um in diesen Fällen eine Kompression der neuen Leber sowie erhöhte Beatmungsdrücke zu vermeiden, wird der Bauch zunächst nur mit einem Patch verschlossen.

9. Pleuraerguß (besonders rechtsseitig): zur Prophylaxe intraoperative Drainageanlage

5.5 Besondere Aspekte

Blutgerinnung

- Substitution vor Legen der Katheter, wenn:
  - Quick ≤ 40 %:
    => 4-6 FFPs, eventuell vorher Furosemid, um Hypervolämie zu vermeiden
  - Thrombozyten ≤ 50.000/µl
    => 1 TKz, cave: Thrombozytopathie (z.T. schlechte Funktion, selbst bei über 100.000/µl; dies gilt während der gesamten OP)
- Aprotinin (z.B. Trasylol®)
  - Proteinaseninhibitor: *direkter* Antiplasmineffekt und Hemmung der Kontaktaktivierung
  - Indikation nur bei diffuser Blutung aufgrund *primärer* Hyperfibrinolyse, wenn D-Dimere > 3 µg/ml oder RZ > 40 sec
  - Dosierung: nach Abwarten des Effektes einer 1-ml-Testdosis (ca. 15-20 min) 1,5-2 Mio. IE als Bolus, danach 200.000 IE/h (hierbei AT III > 70 %!)

Hypovolämie

In einigen Fällen besteht aufgrund von reduzierter kardialer Compliance trotz hoher Füllungsdrücke ein Volumenmangel. Bei gesteigerten intrathorakalen Drücken (z.B. durch chirurgische Manipulationen, Pneumothorax etc.) können ebenfalls erhöhte ZVD- u. PCWP-Werte gemessen werden, die nicht den intravasalen Volumenstatus reflektieren.

Katecholamine

> Bei frühen Kreislaufproblemen (vor Reperfusion) sollen Katecholamine grundsätzlich erst dann eingesetzt werden, wenn eine Hypovolämie sowie Hypokalzämie ausgeschlossen bzw. beseitigt wurden!

Metabolische Azidose

Eine metabolische Azidose tritt in der anhepatischen Phase wegen der dann vollständig fehlenden Leberfunktion auf. Es kommt zum Lactat- und Citratanstieg. Nach der Reperfusion beginnt eine funktionsfähige implantierte Leber das akkumulierte Lactat und Citrat unter Restitution des Bicarbonat-Puffers zu metabolisieren, so daß sich intraoperativ und verstärkt auf der Intensivstation eine überschießende metabolische Alkalose entwickeln kann. Daher sollte eine medikamentöse Therapie der intraoperativen Azidose nur dann durchgeführt werden, wenn die respiratorischen Kompensationsmöglichkeiten nicht mehr ausreichen (s. Abschn. 5.4.3). In diesem Zusammenhang ist zu berücksichtigen, daß erst bei pH-Werten < 7,2 von einer signifikant verminderten Ansprechbarkeit des Herz-Kreislaufsystems auf endo- und exogene Katecholamine ausgegangen werden muß.

Merke:

> Bei einer frühzeitig auftretenden Azidose sollte immer auch an eine Ischämiereaktion als Folge eines Volumenmangels gedacht werden! Hier muß zunächst eine ursächliche Therapie durchgeführt werden.

Pontine Myelinolyse

Bei der pontinen Myelinolyse handelt es sich um eine schwere neuronale Schädigung im Hirnstammbereich (Tetraparese, Pseudobulbärparalyse, Koma). Als Ursache wird ein schneller Anstieg der Plasmaosmolarität diskutiert, der zum intra-/extrazellulären osmotischen Dysäquilibrium und konsekutiv zur intrazellulären Dehydratation führt. Die pontine Myelinolyse wurde vor allem im Zusammenhang mit einer zu raschen Natriumsubstitution bei *chronisch* hyponatriämischen Patienten beschrieben. Deshalb soll bei einer *länger als 48 Stunden* bestehenden Hyponatriämie ein Anstieg des Serumnatrium von > 0,5 mmol/l pro Stunde oder 12 mmol/l pro Tag vermieden werden. Grenzwerte bei der Korrektur einer akuten Hyponatriämie sind nicht genau bekannt, sie liegen aber auf jeden Fall höher.

Im Rahmen einer Lebertransplantation können folgende Empfehlungen gegeben werden:

- präoperatives $Na^+ \geq 130$ mmol/l, da aufgrund der Infusions- und Transfusionstherapie (Vollelektrolytlösungen, HAES-steril®, FFP) sich ansonsten ein schneller Anstieg des Serumnatrium nicht vermeiden läßt.
- cave: exzessives Puffern mit $NaHCO_3$!; statt dessen dann Tris-Puffer, nicht in NaCl 0,9 %, sondern unverdünnt über Perfusorspritze i. d. ZVK (ml Tris 1 molar = BE x kg KG x 10^{-1}, über 30-60 min)

Intraoperative Hämofiltration

Für den intraoperativen Einsatz der Hämofiltration bestehen folgende **Indikationen**:

- präoperatives Hirnödem bei akutem Nierenversagen (zur besseren Flüssigkeitsbilanzierung)
- präoperatives $Na^+ < 130$ mmol/l (zur besseren Serum-Na^+-Konstanz und damit Vermeidung einer pontinen Myelinolyse)

6 Knochenmarkentnahme

Indikation:	maligne Knochenmarkerkrankungen (auto- oder heterologe Spende)
Vorbereitung:	bei *heterologer* KM-Entnahme präoperative Eigenblutspende (1-2 EKs), bei *autologer* KM-Entnahme Beachtung von Anämie, Gerinnungsstörungen und Nebenwirkungen bzw. Interaktionen von Chemotherapeutika
OP-Verfahren:	mehrfache Punktionen des dorsalen Beckenkammes und Aspiration von insgesamt 1.000 ml Knochenmark
OP-Dauer:	30-45 min
Lagerung:	Bauchlage
Ausrüstung:	1 großlumiger i.v. Zugang, NIBP, EKG, Pulsoxymetrie, Kapnometrie, Magensonde, Spiraltubus, Ösophagusstethoskop

Blutkonserven:	1-2 EKs
Anästhesie:	Intubationsnarkose mit balancierter Anästhesietechnik
Komplikationen:	Blutung
Nachbetreuung:	Aufwachraum

40 Klinische Primärversorgung des polytraumatisierten Patienten

1 Allgemeine Bemerkungen

Definition

> Ein **Polytrauma** ist eine schwere, gleichzeitig entstandene Verletzung von mindestens zwei Körperregionen oder Organen bzw. Organsystemen, wobei entweder eine einzelne Verletzung oder aber die Kombination mehrerer akut lebensbedrohlich ist.

Bei polytraumatisierten Patienten muß mit folgenden **pathologischen Veränderungen** gerechnet werden:

- hypovolämisch-hämorrhagischer Schock
- Hypoxie und Hyperkapnie
- respiratorisch-metabolische Azidose
- Oligo-Anurie
- Koagulopathie
- Bewußtseinsstörungen bis hin zur Bewußtlosigkeit

2 Vorbereitung

Vor Ankunft des Patienten in der Notfallaufnahme sollten an vorbereitenden Maßnahmen getroffen werden:

- Bereitstellung des transportablen Notfallwagens mit:
  - z.B. Oxylog® oder Oxylog® 2000
  - EKG
  - Pulsoxymetrie
  - Defibrillator
- Vorbereitung und Funktionsüberprüfung des Beatmungsgerätes (FIO_2 1,0!), ggf. des Intubationszubehörs
- Kontrolle des Füllungszustandes der Sauerstoffflasche
- Bereitstellung eines Reserve-Akkumulators für EKG-Monitor u. Defibrillator
- Bereitstellung von Blutkonserven (4 EKs der Blutgruppe 0 Rh neg.)
- Vorbereitung von zwei mit z.B. HAES-steril® armierten Druckbeuteln zur umgehenden Infusion
- Vorbereitung von Herz-Kreislauf-wirksamen Medikamenten, Hypnotika, Opioiden u. Relaxanzien

3 Primärdiagnostik

Diagnostik und Therapie von polytraumatisierten Patienten gehen Hand in Hand und lassen sich deshalb in der klinischen Praxis nicht voneinander trennen. Die Trennung an dieser Stelle erfolgt nur unter rein didaktischen Gesichtspunkten.

Bei Aufnahme eines Polytraumatisierten erfolgt zunächst eine **groborientierende klinische Untersuchung** zur Erfassung des Verletzungsmusters und Beurteilung der vitalen Bedrohung:

- Abschätzung der Bewußtseinslage und Kontrolle der Pupillenfunktion (SHT ?)
- Inspektion und Auskultation der Atmung (Seitendifferenzen ?, Abschwächung ?)
- Auskultation der Herztöne (Abschwächung als Zeichen einer möglichen Perikardtamponade)
- Beurteilung der Schockintensität (Puls, Herzfrequenz, Zentralisation, nicht-invasiver Blutdruck)
- Palpation des Thorax (Krepitationen ?, Instabilität ?)
- Palpation des Abdomens (Blutung ?)
- Beckenkompressionsversuch
- Suche nach Schwellungen im Bereich der Ober- und Unterschenkel (Hämatome)

Die **Oxygenierung** sollte so schnell wie möglich pulsoxymetrisch beurteilt werden. Falls kein Signal abgeleitet werden kann, spricht dieses für eine ausgeprägte periphere Minderperfusion!

Die **weitere Primärdiagnostik** im Notfallraum umfaßt:

- Blutentnahmen
- Abdomen-Sonographie
- Röntgen: Thorax, Becken
- Anlage eines Blasenkatheters (Hämaturie ?)
- (fach-)neurologische/neurochirurgische Beurteilung

Eine **weiterführende Diagnostik** (z.B. CT-Untersuchungen) sollte erst vorgenommen werden, wenn der Patient über stabile Vitalfunktionen verfügt und ausreichend instrumentiert ist (Volumenzugänge!; s.u.). Diese Beurteilung und Entscheidung trifft der betreuende Anästhesist.

Indikationen für CCT

- Bewußtseinsstörungen
  - primäre Bewußtlosigkeit am Unfallort
  - persistierende Bewußtlosigkeit oder sekundäre Eintrübung
  - nicht bestimmbare Bewußtseinslage bei zu erwartender länger dauernder Analgo-Sedierung
- ein- oder beidseitige Pupillenerweiterung
- fokales neurologisches Defizit
- offenes SHT oder Schädelfraktur

4 Primärtherapie

Die Primärtherapie findet z.T. parallel zu den basisdiagnostischen Maßnahmen statt. Sie besteht ausschließlich in der Reanimation bzw. Durchführung lebenserhaltender Sofortmaßnahmen.

Ziel: Sicherung freier Atemwege und maximale Oxygenierung
Kreislaufstabilisierung (so gut wie möglich)
Verbesserung des O_2-Transportes

Mittel: endotracheale Intubation* (sichere Tubusfixation!)
kontrollierte Beatmung (FIO_2 1,0, Ventilation 130-150 ml/kg KG/min**)
ausreichende Infusions- und Transfusionstherapie

*: Immobilisierung der HWS ("stiff neck" oder manuelle Extension, Kopfschale), wenn HWS-Läsion bekannt oder nicht auszuschließen ist

**: Bis zum Ausschluß eines schweren SHT soll zur Prophylaxe bzw. Therapie eines Hirnödems der Oberkörper des Patienten ca. 30° hochgelagert und eine *Normoventilation* durchgeführt werden ($PaCO_2 \approx 35$ mmHg). Bei polytraumatisierten Patienten muß von einer gesteigerten CO_2-Produktion und einer vermehrten funktionellen Totraumventilation (durch pulmonale Hypoperfusion bei Schock bzw. erniedrigtem HZV) ausgegangen werden, die eine Erhöhung des AMV erforderlich machen!

Instrumentierung

- ausreichende Anzahl großlumiger, gut fixierter Venenverweilkanülen; bei stattfindenden oder zu erwartenden größeren Blutverlusten *alternativ* 3-Lumen-Shaldon-Katheter
- ZVK (cave: Kopfbewegungen bei HWS-Trauma) und arterielle Kanüle in der Primärphase meist noch nicht erforderlich
- Magensonde (bei Mittelgesichtstrauma oral!)

Anschließend muß in Abhängigkeit vom Zustand des Patienten nach rationalen Gesichtspunkten interdisziplinär entschieden werden, welche weiteren diagnostisch und therapeutisch relevanten Maßnahmen getroffen werden müssen.

5 Operation(en) erster Dringlichkeit (lebensrettende Sofortoperationen)

Ziel: unaufschiebbare Versorgung von Verletzungen, die eine erfolgreiche Reanimation bzw. kardiopulmonale Stabilisierung unmöglich machen bzw. die Prognose quoad sanationem in Frage stellen (z.B. schwerste intraabdominelle und/oder intrathorakale Blutung, ausgeprägtes intrakranielles Hämatom). Höchste Priorität haben dabei kreislauf- und atmungsstabilisierende Eingriffe (Blutstillung und Beatembarkeit der Lunge!)

Besteht keine Notwendigkeit einer sofortigen operativen Versorgung, wird der Patient nach Komplettierung der Diagnostik zur weiteren Behandlung und Stabilisierung auf eine Intensivstation verlegt.

6 Blutverluste bei polytraumatisierten Patienten

Der mittlere Blutverlust bei polytraumatisierten Patienten beträgt i.d.R. mehr als 2.000 ml.

Die **Hauptblutungsquellen** sind:

1. bei Bauchtrauma
   - Milzruptur (bis zu 2.000 ml)
   - Leberruptur (bis zu 2.000 ml)
   - Ruptur großer Gefäße (bis zu 5.000 ml)
2. bei Thoraxtrauma
   - Hämatothorax nach Rippenserienfraktur (pro Seite bis zu 2.000 ml)
3. bei Frakturen
   - Humerus oder Unterschenkel (bis zu 1.000 ml)
   - Oberschenkel (bis zu 2.000 ml)
   - Beckenfrakturen (bis zu 5.000 ml)

Am bedrohlichsten ist hiervon das Thoraxtrauma mit Ausbildung eines beidseitigen Hämatothorax, da Kreislauf und Atmung gleichermaßen betroffen sind und die Auswirkungen sich im Sinne eines Circulus vitiosus gegenseitig verstärken können!

Anhang

Kriterien zur Beurteilung des Röntgenthoraxbildes

Bildqualität

- Symmetrie: seitengleicher Abst. zwisch. medialen Klavikelenden u. Dornfortsätzen d. oberen BWS
- Schärfe
- Belichtung: optimal, wenn
  - Zwischenwirbelräume der oberen BWS sichtbar
  - Trachea und Bifurkation erkennbar
  - Retrokardialraum einsehbar
  - Gefäßzeichnung bis 2 cm vor der Lungenoberfläche zu verfolgen ist

Fehlerquellen

- Bewegungsartefakte
- Verdrehung -> scheinbare Mediastinalverbreiterung
- Überlagerung -> Summationseffekte
- Verzeichnung -> falsche Größenverhältnisse
- mangelnde Inspiration -> scheinbare Herz- und Mediastinalverbreiterung

Systematische Bildanalyse

- Weichteile
- knöcherne Strukturen
- Zwerchfell (Kuppel re. 9.-11. Rippe hinten, 4.-6. vorne; li. 1 ICR tiefer)
- Mediastinum
- Lunge/Pleura
- Lungenhilus
- Herz (Größe: ≤ halber Thoraxinnendurchmesser!)
- Lage von Tuben, Kathetern und Drainagen

Besonderheiten des Liegethorax

- a.-p. Strahlengang
- Film-Fokus-Abstand 1-1,5 m (beim Stehthorax 2 m)
- Belichtungszeit länger (da kV-Zahl geringer als beim Stehthorax: < 100 kV)
- schlechtere Inspiration

Beim Liegethorax ergeben sich folgende Konsequenzen für die *Bildinterpretation*:

- Perfusionsumverteilung von basal nach apikal (durch die liegende Position)
- Verbreiterung des Herzschattens (Abbildungsartefakt, da Herz-Film-Abstand größer und Herz-Fokus-Abstand kleiner)
- Zwerchfellhochstand (durch höheren intraabdominellen Druck und mangelnde Inspiration)
  -> scheinbare Herz- und Mediastinalverbreiterung
- Unschärfe von Randkonturen und Grenzflächen (Film-Fokus-Abstand kleiner)
- Veratmungs- bzw. Bewegungsartefakte

Präoperative Lungenfunktionsanalyse

Die präoperative **Lungenfunktionsanalyse** umfaßt:

- die Spirometrie -> Erfassung der Atemmechanik; wichtigste Parameter: VC, FEV_1
- die arterielle BGA -> Erfassung des Gasaustausches

Die **Vitalkapazität** (VC) ist das Volumen, das nach größter Ausatmung maximal eingeatmet werden kann. Der Sollwert ist abhängig von Körpergröße, Alter, Geschlecht und Körperlage (im Liegen um ca. 20 % kleiner als im Sitzen). Unter dem **FEV_1**, auch als *Einsekundenkapazität* bezeichnet, versteht man nach *Tiffeneau* das nach maximaler Inspiration während der ersten Sekunde durch forcierte Exspiration ausatembare Volumen. Das Ergebnis wird entweder *absolut* in "l" oder *relativ* in Bezug zur Vitalkapazität (FEV_1/VC) in "%" angegeben. Das FEV_1 hat sich als aussagekräftiger Risikoindikator einer postoperativen Ateminsuffizienz erwiesen.

Normalwerte (Erwachsene)

- FEV_1 > 2 l oder > 75 % der VC

Risikostratifikation bezüglich postoperativer Ateminsuffizienz (Erwachsene)

- FEV_1 > 2 l — kein erhöhtes Risiko
- FEV_1 = 0,8-2 l — erhöhtes Risiko
- FEV_1 < 0,8 l — sehr hohes Risiko

Kriterien für die Operabilität bei Lungenresektionen

Pneumonektomie:	$FEV_1 \geq 2{,}0$ l
Lobektomie:	$FEV_1 \geq 1{,}5$ l
Segmentresektion:	$FEV_1 \geq 1{,}0$ l

Tabelle 128: Spirometrische Unterscheidung von restriktiven und obstruktiven Lungenerkrankungen

	VC	FEV_1 *absolut*	FEV_1 *relativ*
Restriktion	↓	↓	normal
Obstruktion	± 0/↓	↓	↓

Die **arterielle Blutgasanalyse** (BGA) dient zur Diagnose der respiratorischen Insuffizienz:

arterielle Hypoxie:	PaO_2 < 70 mmHg
Hyperkapnie:	$PaCO_2$ > 45 mmHg
Hypokapnie:	$PaCO_2$ < 35 mmHg

Definitionen

Partialinsuffizienz:	arterielle Hypoxie, Normo- oder Hypokapnie
Globalinsuffizienz:	arterielle Hypoxie u. Hyperkapnie

Die Aussagekraft einer präoperativen arteriellen BGA in Ruhe bezüglich der postoperativen respiratorischen Morbidität ist relativ gering. Nur eine BGA unter Belastungsbedingungen (Ergometrie) läßt bei eingeschränkter pulmonaler Reserve Rückschlüsse auf zu erwartende respiratorische Komplikationen zu.

Indikationen zur präoperativen Lungenfunktionsanalyse

- Patienten mit den Zeichen chronischer Lungenerkrankungen
- "starke" Raucher mit persistierendem Husten
- Patienten mit stenosierenden Prozessen im Bereich der oberen Atemwege -> Flow-Volumen-Kurve
- Patienten mit ausgeprägten Thorax- oder Wirbelsäulendeformitäten
- Patienten mit neuromuskulären Erkrankungen
- Adipositas permagna
- Alter > 70 Jahre (?)
- thoraxchirurgische Patienten (vor allem lungenresezierende Eingriffe)
- abdominalchirurgische Patienten (vor allem große Oberbaucheingriffe)

Ziele der präoperativen Lungenfunktionsanalyse

- Identifizierung von Patienten mit pathologisch eingeschränkter Lungenfunktion
- Durchführung bzw. Überprüfung gezielter therapeutisch-prophylaktischer Maßnahmen zur Verbesserung der Lungenfunktion und damit zur Vermeidung bzw. Verringerung perioperativer pulmonaler Komplikationen

Maßnahmen zur Verbesserung der Lungenfunktion

- Rauchverbot (nur bei langfristiger Abstinenz erfolgreich)
- physikalische Atemtherapie
- Erhöhung der Trinkmenge (> 3 l/d)
- Expektoranzien/Sekretolytika
- Bronchodilatatoren
- Antibiotika bei bakteriellen broncho-pulmonalen Infekten
- Glukokortikoide zur Unterbrechung der abakteriellen chronisch-entzündlichen Abläufe

Spirometrische Lungenfunktionsparameter

1. Statische Lungenvolumina/-kapazitäten

Statische Lungenvolumina/-kapazitäten werden unter *ruhiger Atmung* bestimmt. Bei den Lungenkapazitäten handelt es sich "zusammengesetzte" Volumina.

Vitalkapazität (VC)

das Volumen, das nach langsamer vollständiger Exspiration maximal *eingeatmet* werden kann

Ursachen einer verminderten VC:
- eingeschränkte Dehnbarkeit des Lungengewebes
- Bronchialstenosen
- extrapulmonale Veränderungen. z.B.
  - Thoraxdeformität
  - Zwerchfellhochstand

Totalkapazität (TLC)

das Volumen, das sich nach maximaler Inspiration in der Lunge befindet

Funktionelle Residualkapazität (FRC)

das Volumen, das nach normaler Exspiration in der Lunge verbleibt

Normalwert: ≈ 2,5 l (Erwachsene)

Messung: mittels Auswaschung eines Fremdgases oder Atmung reinen Sauerstoffs

Für die pulmonale O_2-Aufnahme ist die Größe der gasaustauschenden Oberfläche entscheidend; diese wird durch die *funktionelle Residualkapazität (FRC)* bestimmt. Die zentrale Bedeutung der FRC besteht in einem Ausgleich der in- und exspiratorischen O_2- und CO_2-Konzentrationen im Alveolarraum ("Pufferfunktion"). Hierdurch wird der Gasaustausch auch in der Phase der Exspiration aufrechterhalten und zwar um so besser, je größer die FRC ist. Das ist vor allem für den Teilprozeß der Oxygenierung von Wichtigkeit. Die *CO_2-Abgabe* ist hingegen in erster Linie von der alveolären Ventilation abhängig.

Die Verminderung von FRC und TLC ist ein Hinweis auf eine *restriktive* Lungenerkrankung.

Thorakales Gasvolumen (TGV)

das Volumen, das nach normaler Exspiration in der Lunge verbleibt

Messung: Ganzkörperplethysmographie

Hierdurch werden auch diejenigen Lufträume miterfaßt, die nicht oder nur erschwert über die Bronchiolen mit der Außenluft in Verbindung stehen (exspiratorischer Bronchiolenkollaps,"air trapping"). Diese können oftmals mit der Fremdgasmethode nicht ermittelt werden (IGV deshalb oft größer als FRC).

In- und exspiratorisches Reservevolumen (IRV/ERV)

das Volumen, das nach normaler Inspiration/Exspiration noch zusätzlich ein-/ausgeatmet werden kann

Residualvolumen (RV)

das Volumen, das nach *maximaler* Exspiration in der Lunge verbleibt

RV vergrößert, VC verkleinert:

- *mit* Atemwegsobstruktion: Hinweis auf "air trapping"
- *ohne* Atemwegsobstruktion: Hinweis auf Emphysem

Verschlußvolumen ("closing volume", CV)

das Volumen *oberhalb* des Residualvolumens, bei dem bei langsamer Exspiration ein Verschluß der kleinen peripheren Atemwege eintritt, bzw. der Volumenanteil, der nach Eintritt des Verschlusses noch weiter ausgeatmet werden kann (Angabe in "%" der *Vitalkapazität*)

Messung: mit Bolus eines Testgases (Fremdgasmethode oder Atmung reinen Sauerstoffs)

Je größer das Verschlußvolumen, um so eher kommt es während der Exspiration zum Bronchiolenkollaps mit "air trapping" und nach Resorption des in den abhängigen Alveolarbezirken vorhandenen Sauerstoffes zur Zunahme der venösen Beimischung. Das Verschlußvolumen ist erhöht bei Kindern (besonders in den ersten sechs Lebenjahren) und bei *obstruktiven* Lungenerkrankungen, jedoch i.d.R. normal bei restriktiven Veränderungen, bei Adipositas sowie bei Schwangeren. Unklar ist noch, ob das Verschlußvolumen durch Narkose verändert wird.

Verschlußkapazität ("closing capacity", CC)

Verschlußkapazität = Verschlußvolumen + Residualvolumen (Angabe in "%" der *Totalkapazität*)

2. Bedeutung der statischen Lungenvolumina/-kapazitäten

Beurteilung von:

- restriktiven Lungenerkrankungen
- vermehrtem Luftgehalt der Lunge
- von Atemwegsobstruktionen (Früherkennung)

Abbildung 51: Statische Lungenvolumina und -kapazitäten

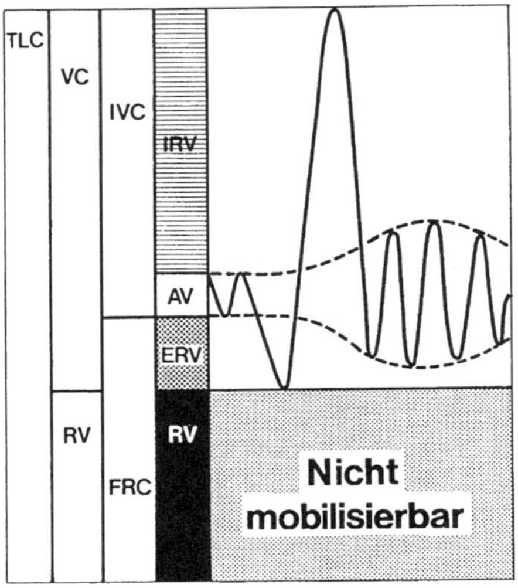

TLC = totale Lungenkapazität
VC = inspiratorische Vitalkapazität
RV = Residualvolumen
FRC = funktionelle Residualkapazität
IVC = inspiratorische Reservekapazität (= AV + IRV)
IRV = inspiratorisches Reservevolumen
AV = Atemzugvolumen
ERV = exspiratorisches Reservevolumen

3. Dynamische Lungenvolumina/-kapazitäten

Dynamische Lungenvolumina/-kapazitäten werden unter *forcierter Atmung* bestimmt, d.h., die Ergebnisse sind mit von der Kooperation des Patienten abhängig. Zur Registrierung der Atemvolumina über die Zeit (= Atemstromstärke) dient die Methode der Pneumotachographie.

Forciertes exspiratorisches Volumen (FEV1, Einsekundenkapazität, Tiffeneau-Wert, Atemstoßwert)

das Volumen, das nach *forcierter* Inspiration *innerhalb einer Sekunde* max. ausgeatmet werden kann

Die Anfangsphase hängt von der Mitarbeit des Patienten ab. Nach Ausatmung von ca. 30 % der VC ist der Fluß *anstrengungsunabhängig*. Ab diesem Zeitpunkt repräsentiert der Fluß das Verhalten der kleinen Atemwege in der Exspiration.

FEV1-Erniedrigung:

- endobronchiale Obstruktion
- verminderte Retraktionskraft der Lunge, destruktive Veränderungen in der Lunge oder Trachea

FEV1-Erhöhung:

- pathologisch verkleinerte VC
- Lungenfibrose ohne Kollaps bei forcierter Exspiration
- falsche Meßmethodik

Bei Feststellung eines erniedrigten FEV1 wird ein sog. *Bronchospasmolysetest* (β_2-Sympathikomimetikum inhalativ) angeschlossen, um festzustellen, inwieweit die Obstruktion reversibel und damit therapeutisch verbesserbar ist.

Forcierte Vitalkapazität (FVC)

> das Volumen, das nach vollständiger Inspiration rasch und maximal *ausgeatmet* werden kann

Normalerweise tritt nach ca. 4 sec eine Plateauphase ein. Diese fehlt bei *obstruktiven* Lungenerkrankungen, hierbei kommt es infolge "air trapping" zum terminalen Anstieg der Kurve.

Normalwert: ca. 70 ml/kg KG

Flow-Volumen-Kurve (= Fluß-Volumen-Diagramm)

Aufzeichnung der maximalen exspiratorischen Gasflüsse, bezogen auf das zugehörige Volumen ("Pneumotachographie"). Sie werden bestimmt durch:

- die exspiratorische Muskelkraft
- Volumen und Elastizität von Lunge und Thorax
- die Elastizität der Bronchien
- die Leitfähigkeit der Atemwege

Außerdem werden die *inspiratorischen* Fluß-Volumen-Verhältnisse mitregistriert,, die jedoch nur bei massiven Stenosen der Trachea von Bedeutung sind (s. Kap. 26, S. 490: "mediastinal mass syndrome"). Der Verlauf der *exspiratorischen* Kurve dagegen gibt Aufschluß, ob bronchiale Obstruktionen vorliegen.

Abbildung 52: Flow-Volumen-Kurven (A: *normal*, B: *bei Bronchialobstruktion*)

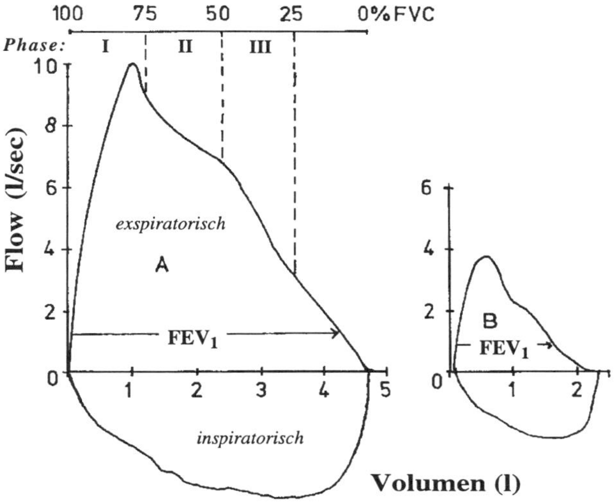

Drei Phasen können während der **Exspiration** im zeitlichen Ablauf unterschieden werden:

Phase I: maximaler Fluß, Kompression der Atemwege, Volumenverschiebung aus den Alveolen und Bronchien *(anstrengungsabhängig)*

Phase II: bestimmt durch Flußlimitierung infolge Atemwegskompression *(anstrengungsunabhängig)*

Phase III: mitbestimmt durch die elastischen Eigenschaften des Thorax *(anstrengungsunabhängig)*

Die Prozentzahlen geben an, wieviel der FVC noch in den Lungen enthalten ist.

Maximaler exspiratorischer Spitzenfluß ("peak expiratory flow" - PEF)

> maximale Strömungsgeschwindigkeit für mindestens 10 sec bei *forcierter* Exspiration

Der PEF wird stets zu Beginn der Exspiration registriert. Der Normalwert ist abhängig von der Körpergröße und liegt bei Erwachsenen in etwa zwischen 6 und 10 l/sec.

Maximaler exspiratorischer Fluß (MEF)

Gemessen werden die Stromstärken bei bestimmten prozentualen Anteilen der forciert ausgeatmeten Vitalkapazität (FVC; Abb. 52):

- MEF_{75}: maximale Atemstromstärke bei 75 % der FVC (Phase 1)
- MEF_{50}: " " " 50 % " " (Phase 2)
- MEF_{25}: " " " 25 % " " (Phase 3)

Die Prozentzahlen geben an, wieviel der FVC noch in den Lungen enthalten ist.

MEF_{75}: empfindlicher Indikator für eine Obstruktion im Bereich der *peripheren* Atemwege ("small vessel disease")

4. Atmungsmechanik

Die Atmungsmechanik beschreibt im engeren Sinne die *Druck-, Volumen- und Strömungsbeziehungen*, die sich bei den Atmungsexkursionen ergeben. Die Beziehung zwischen Atmungsdrücken und geförderten Volumina hängt entscheidend von den *Atmungswiderständen* ab. Um die Atmung zu gewährleisten, sind bestimmte elastische und visköse Widerstände zu überwinden.

Elastische Widerstände entstehen inspiratorisch:

- bei Dehnung der elastischen Fasern des Lungenparenchyms,
- bei Verformung des Thorax und
- bei Vergrößerung der Alveolen gegen ihre Oberflächenspannung.

Die Oberflächenkräfte, die auf die Alveolen einwirken, werden durch die oberflächenaktive Substanz *Surfactant* vermindert.

Als Maß für die Dehnbarkeit von Lunge und Thorax dient die *Compliance (C)*. Sie wird als Verhältnis von Volumen- (ΔV) zu Druckänderungen (ΔP) errechnet.

Compliance

$$C_{tot} = \Delta V / \Delta P$$

Normalwert: 0,05-0,1 l/cmH_2O

Die Gesamt- bzw. totale Compliance C_{tot} des Atmungssystems ergibt sich aus der pulmonalen und thorakalen Compliance:

- $1/C_{tot} = 1/C_{pulm} + 1/C_{thor}$

Pulmonale Compliance

Zur Berechnung der Compliance des Lungengewebes muß vom endinspiratorischen intratrachealen Druck der intrathorakale bzw. intrapleurale Druck, der allerdings nur invasiv zu ermitteln ist, abgezogen werden:

- $C_{pulm} = \Delta V/\Delta(P_{trach} - P_{thor})$ Normalwert: ca. 0,2 l/cmH_2O

Eine Erniedrigung der pulmonalen Compliance wird verursacht durch:

- Lungenparenchymerkrankungen
- Bronchospasmus

Thorakale Compliance

Zur Berechnung der Compliance des Thorax werden Volumenänderungen in Bezug zu Änderungen des intrathorakalen Druckes gesetzt:

- $C_{thor} = \Delta V / \Delta P_{thor}$ Normalwert: ca. 0,1 l/cmH2O

Eine Erniedrigung der thorakalen Compliance wird verursacht durch:

- Zwerchfellhochstand
- Pneumothorax
- ungenügende (Analgo-)Sedierung unter kontrollierter Beatmung
- Muskelrelaxation

Statische Compliance

Die statische Compliance von Lunge und Thorax wird als Quotient aus Volumen- und Druckänderung bei langsamer, gewissermaßen statischer Atmung ermittelt.

Dynamische Compliance

Die Compliance von Lunge und Thorax bei Überdruckbeatmung wird als Quotient von exspiriertem Atemzugvolumen und endin-/exspiratorischer Druckdifferenz bestimmt. Da bei Überdruckbeatmung nicht davon ausgegangen werden kann, daß zu den einzelnen Meßzeitpunkten Ruhebedingungen herrschen, wird hier von einer "dynamischen" oder "quasi-statischen" Compliance gesprochen. Die dynamische Compliance wird i.d.R. immer etwas *kleiner* als die statische Compliance gemessen.

- $C_{dyn} = AZV_{exsp}/(P_{insp} - P_{exsp})$

Die **viskösen (nichtelastischen) Widerstände** wirken sowohl bei der Inspiration als auch bei der Exspiration und setzen sich aus den Strömungswiderständen in den Atemwegen und den nichtelastischen Gewebswiderständen zusammen. Als Maß verwendet man die *Resistance (R)*. Sie gibt an, welche *transbronchialen* Druckänderungen (Druckdifferenz zwischen Mund und Alveolarraum; ΔP) erforderlich ist, um die zu bewegende Luftsäule mit einer bestimmten Geschwindigkeit (v) in die Lungen zu insufflieren.

Resistance

$$\mathbf{R = \Delta P / v}$$

Normalwert: 1-2 cmH2O · sec/l

5. Veränderungen von Lungenfunktionsparametern unter Narkose

Unter Narkosebedingungen kommt es *mit* oder *ohne* Muskelrelaxation zur:

- Verminderung der FRC und der thorakalen Compliance
  - Zwerchfellverlagerung nach kranial durch erhöhten Intraabdominaldruck (lagerungsbedingt)
- Zunahme des Verschlußvolumens (?)

Die beschriebenen Veränderungen werden akzentuiert in Abhängigkeit von der Eingriffslokalisation und bei Adipositas. Sie sind am ausgeprägtesten bei *Thorax- oder Oberbaucheingriffen* vorzufinden.

Bedeutung

Ohne Narkose liegt das Verschlußvolumen unterhalb der funktionellen Residualkapazität, d.h., bei normaler Atemmittellage sind die kleinen Atemwege auch exspiratorisch offen. Wird nun durch Narkose und Operation die FRC reduziert, so kann - zumal bei vorbestehenden pathologischen Lungenveränderungen - die FRC unter das Verschlußvolumen abfallen, so daß die kleinen Atemwegen vermehrt während der Exspiration kollabieren und die venöse Beimischung zunimmt. Dem soll durch Applikation eines geringen PEEP (5 cmH_2O) und/oder durch Veränderung des Atemzeitverhältnisses zugunsten der Inspiration entgegengewirkt werden. Am effektivsten hat sich jedoch ein "manuelles Hyperinflationsmanöver" mit passagerer Erhöhung des inspiratorischen Druckes erwiesen (s. Kap. 7, S. 135 f.)

Hämodynamische Grundbegriffe, Maßeinheiten und Normalwerte

Vorlast ("preload")

enddiastolische Wandspannung bzw. Grad der myokardialen Vordehnung des Ventrikels

Die Vorlast zeigt eine gute Korrelation mit dem enddiastolischen Ventrikelvolumen, allerdings nur eine unzureichende mit den enddiastolischen Drücken in Vorhof und Kammer.

Merke:

Die in der klinischen Praxis durchgeführte **Abschätzung der Vorlast mittels ZVD oder PCWP** ist erheblichen Einschränkungen unterworfen (Einzelheiten s. Kap. 3, S. 53 ff.)!

Nachlast ("afterload")

(end-)systolische Wandspannung bzw. die Kraft, die während der Austreibungsphase aufgebracht werden muß

Die Nachlast ist abhängig von:

- Ventrikeldruck
- Ventrikelgröße
- Wanddicke des Ventrikels

Merke:

Die Nachlast kann für klinische Zwecke vereinfachend mittels des **diastolischen Aortendruckes** oder besser mittels des **totalen peripheren Widerstandes** abgeschätzt werden.

Gesetz von Laplace (Beziehung zwischen myokardialer Wandspannung und Ventrikeldruck)

$$T = P \cdot r / 2h$$

T = Wandspannung; P = Ventrikeldruck; r = *innerer* Ventrikelradius; h = Wanddicke

Das Laplacesche Gesetz bedeutet, daß die Wandspannung ansteigt bei:

- Zunahme des Ventrikeldrucks (z.B. Hypertonus, Aortenstenose)
- Zunahme des Ventrikelradius (z.B. Herzinsuffizienz)

Die Wandspannung fällt hingegen ab bei:

- Zunahme der Ventrikelwanddicke (z.B. Myokardhypertrophie)

Die Myokardhypertrophie ist als chronischer Adaptationsmechanismus bei Druck- und/oder Volumenbelastungen des Herzens anzusehen, der den Anstieg der Wandspannung und somit die Zunahme des myokardialen O_2-Verbrauchs abbremst.

Peripherer Gefäßwiderstand (SVR)

$$SVR = (MAP - CVP) / CO \cdot 80^*$$

*: Der Faktor 80 dient der Umrechnung von Wood-Einheiten in dyn/m/sec.

Normalwert: 900-1.500 dyn · sec · cm^{-5} bzw. 12-18 "wood units" (mmHg · min · l)

Der *Strömungswiderstand* (R) in Blutgefäßen ist nach dem **Hagen-Poiseuille-Gesetz** in erster Linie vom Gefäßradius (r) abhängig, in geringerem Maße auch von der Blutviskosität (η) und der Gefäßlänge (l). Das Hagen-Poiseuille-Gesetz gilt strenggenommen allerdings nur für laminare Strömungen in starren, kreisrunden Rohren.

$$R = \frac{8 \cdot l \cdot \eta}{\pi \cdot r^4}$$

Lungengefäßwiderstand (PVR)

$$PVR = (MPAP - PCWP) / CO \cdot 80$$

Normalwert: 40-100 dyn · sec · cm^{-5} bzw. 0,5-1,5 "wood units" (mmHg · min · l)

Abkürzungen:

SVR	=	systemic vascular resistance (totaler peripherer Gefäßwiderstand; TPR)
PVR	=	pulmonary vascular resistance (Lungengefäßwiderstand)
MAP	=	mean arterial pressure (arterieller Mitteldruck; MAD)
MPAP	=	mean pulmonary arterial pressure (pulmonal-arterieller Mitteldruck)
PCWP	=	pulmonary capillary wedge pressure (pulmonal-kapillärer Verschlußdruck)
CVP	=	central venous pressure (zentraler Venendruck; ZVD)
CO	=	cardiac output (Herzzeitvolumen; HZV)

"Kritische" Herzfrequenzen

- beim Gesunden außerhalb 40-180/min
- beim Herzkranken außerhalb 60-120/min

Der *untere* Grenzwert wird bestimmt durch die Höhe des diastolischen Blutdrucks, da sich bei abnehmender Herzfrequenz die Diastole verlängert und deshalb der diastolische Druck zunehmend maßgeblich für die Organdurchblutung wird. Der *obere* Grenzwert hingegen ist abhängig von der Abnahme der Diastolendauer, da bei Unterschreiten kritischer Werte die Koronarperfusion nicht mehr ausreichend ist.

Faktoren, die das Herzzeitvolumen bestimmen

- biometrische Variable
  - Alter, Geschlecht, Körpergröße u. -gewicht
- funktionelle Variable
  - Herzfrequenz
  - Vorlast
  - Nachlast
  - Myokardkontraktilität

Tabelle 129: Normalwerte von Herzzeit- und -schlagvolumina

	in Ruhe	**bei max. Belastung**
CO	5-6 l/min*	25-30 l/min*
CI	2,5-4,0 ml/min/m^2	
SV	60-90 ml*	
SI	45 ± 10 ml/m^2	

**: bei 70 kg KG*

Abkürzungen: CO = cardiac output (Herzzeitvolumen; HZV)
CI = cardiac index (Herzzeitvolumen pro m^2 KOF)
SV = stroke volume (Schlagvolumen)
SI = stroke index (Schlagvolumen pro m^2 KOF)

Auswurffraktion (Ejektionsfraktion, "EF")

der Anteil des enddiastolischen Ventrikelvolumens, der während der Systole ausgeworfen wird:

$$\mathbf{EF = (EDV - ESV) / EDV = SV / EDV}$$

Normalwerte: EDV = 120-130 ml
ESV = 50-60 ml
SV ≈ 80 ml
EF > 0,55

Abkürzungen: EDV = enddiastolisches Volumen
ESV = endsystolisches Volumen

Myokardiale Sauerstoffbilanz

Hauptdeterminanten

- Herzfrequenz
- Myokardkontraktilität
- systolische Wandspannung

Koronare avDO2

Die koronare avDO2 gilt als Maß für die myokardiale O_2-Ausschöpfung des Blutes. Da sie bereits unter Ruhebedingungen maximal mögliche Werte annimmt (10-12 ml O_2/100 ml Blut), ist ein gesteigerter O_2-Bedarf nur durch Erhöhung der Koronardurchblutung zu gewährleisten.

Koronardurchblutung

Die Koronardurchblutung ist abhängig vom:

- koronaren Perfusionsdruck,
- koronaren Gefäßwiderstand,
- links-/rechtsventrikulären enddiastolischen Druck
- und von der Blutviskosität.

Koronarer Perfusionsdruck

Differenz von mittlerem diastolischen Aortendruck und links- bzw. rechtsventrikulärem enddiastolischen Druck

Merke:

Die subendokardiale Durchblutung des LV findet hauptsächlich in der Diastole statt!

Koronarreserve

Unter der "Koronarreserve" versteht man die unter maximaler Belastung mögliche Steigerung der Koronardurchblutung. Sie beträgt in etwa das 5- bis 6fache der Ruhedurchblutung (maximale Koronardilatation).

Myokardhypertrophie

Konzentrische Hypertrophie

Zunahme der Wanddicke bei *abnehmendem* Ventrikelinnenradius

Exzentrische Hypertrophie

Zunahme der Wanddicke bei *unverändertem* Ventrikelinnenradius

Die konzentrische Myokardhypertrophie führt infolge der Abnahme des Ventrikeldurchmessers zu einem stärkeren Absenken der Wandspannung als die exzentrische.

Physiologische Kreislaufregulation

- Frank-Starling-Mechanismus
- Barorezeptorenreflex
- Bezold-Jarisch-Reflex
- (Bainbridge-Reflex)
- Gauer-Henry-Reflex

Abbildung 53: Frank-Starling-Mechanismus (nach *Guyton*)

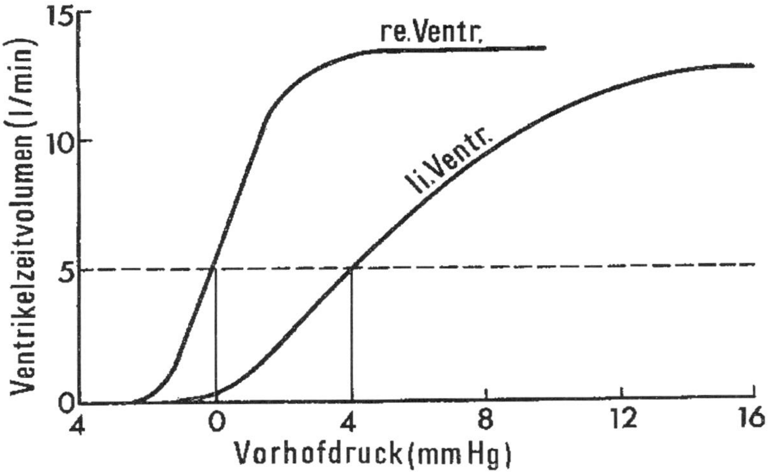

Dargestellt sind die Funktionskurven des rechten und linken Ventrikels. Erhöhte Vordehnung des Myokards durch Volumenbelastung steigert innerhalb bestimmter Grenzen die Schlagvolumina des Herzens.

Barorezeptorenreflex

Blutdruckanstiege führen zu aortaler sowie karotidaler Dehnung und stimulieren hierdurch Barorezeptoren im Aortenbogen und Karotissinus. Dieses bewirkt nachfolgend eine Verminderung des Sympathikotonus mit Abnahme der Herzfrequenz und des peripheren Widerstandes (-> Blutdruck-Homöostase).

Bezold-Jarisch-Reflex

Ventrikeldehnung führt zur Verminderung des Sympathikotonus mit Abnahme der Herzfrequenz und des peripheren Widerstandes (-> HZV-Homöostase).

Merke:

> Bei exzessiver Zunahme der myokardialen Wandspannung (z.B. Aortenabklemmung), aber auch bei "Anschlagzuckungen" (z.B. massiver Blutverlust) können extreme Bradykardien bis hin zur reflektorischen Asystolie ausgelöst werden!

Bainbridge-Reflex

Vorhofdehnung führt zur Steigerung des Sympathikotonus mit Zunahme der Herzfrequenz und des peripheren Widerstandes (physiologische Relevanz nach wie vor zweifelhaft).

Gauer-Henry-Reflex

Vorhofdehnung führt zur Freisetzung des "atrialen natriuretischen Peptids" (ANP) und demzufolge zur peripheren Vasodilatation und Steigerung der Diurese (-> Volumen-Homöostase).

Anästhesieglossar

AAA	abdominelles Aortenaneurysma
ACh	Acetylcholin
ACT	"activated clotting time"
AICD	automatischer implantierbarer Kardioverter/Defibrillator
APRV	"airway pressure release ventilation"
ASA	American Society of Anesthesiologists
ASS	Acetylsalicylsäure
ATC	automatische Tubuskompensation
avDO$_2$	arterio-venöse Differenz des Sauerstoffgehaltes
AWR	Aufwachraum
BIPAP	"biphasic positive airway pressure"
BMI	"body mass index"
CaO$_2$	Sauerstoffgehalt des arteriellen Blutes
CBF	zerebrale Durchblutung
CBV	zerebrales Blutvolumen
CCO	kontinuierliche "cardiac-output"-Messung
CMRO$_2$	zerebraler Sauerstoffverbrauch ("cerebral metabolic rate of oxygen")
CMV	maschinell-kontrollierte Beatmung ("continuous mandatory ventilation")
CPP	zerebraler Perfusionsdruck
CSA	kontinuierliche Spinalanästhesie
CSE	kombinierte Spinal-/Epiduralanästheseie
CSvO$_2$	kontinuierliche Messung der gemischt-venösen Sauerstoffsättigung
CVVHD	kontinuierliche veno-venöse Hämodialyse
CVVHF	kontinuierliche veno-venöse Hämofiltration
DLT	Doppellumentubus
DO$_2$	Sauerstoffangebot
EK	Erythrozytenkonzentrat
EF	Ejektionsfraktion
ELA	Ein-Lungen-Anästhesie
EPU	elektrophysiologische Untersuchung (des Herzens)
FFP	"fresh frozen plasma"
GERD	"gastroesophageal reflux disease"
GLOA	ganglionäre Lokalanästhesie
GÖR	gastro-ösophagealer Reflux
HES	Hydroxyethylstärke
HZV	Herzzeitvolumen
IABP	intraaortale Ballonpulsation
IAP	intraabdominaler Druck
ICP	intrakranieller Druck
IHD	isovolämische Hämodilution
ILMA	Intubationslarynxmaske
IOP	intraokularer Druck
IPPV	Beatmung mit inspiratorisch positivem Druck ("intermittent positive pressure ventilation")
IRV	Beatmung mit umgekehrtem Atemzeitverhältnis ("inversed ratio ventilation")
ITN	Intubationsnarkose
KP	Kapnoperitoneum
LA	Lokalanästhesie

LM(A)	Larynxmaske ("laryngeal mask airway")
LSK	Laparoskopie
MAC	minimale alveoläre Konzentration
MAP	mittlerer arterieller Druck
MAT	maschinelle Autotransfusion
MH	maligne Hyperthermie
MP	Mallampati
MR	Muskelrelaxans
MRI	Magnetresonanz-Tomographie ("magnetic resonance imaging")
NADIR	Gegenteil von Zenit (gebräuchlich im Rahmen der "wedge"-Druck-Messung)
NIBP	nicht-invasive Blutdruckmessung
NSAID	nichtsteroidale Säureantiphlogistika
PAK	Pulmonalarterienkatheter
PBA	Plexus-brachialis-Anästhesie
PCA	patientengesteuerte Analgesie
PCEA	patientengesteuerte Epiduralanalgesie
PChE	Plasmacholinesterase
PCV	druckkontrollierte Beatmung ("pressure controlled ventilation")
PCWP	pulmonal-kapillärer Verschlußdruck ("wedge"-Druck)
PDA	Periduralanästhesie
PDK	Periduralkatheter
$PECO_2$	endexspiratorischer Kohlendioxidpartialdruck
PEEP	positiver endexspiratorischer Druck
PNB	periphere Nervenblockade
PONV	"postoperative nausea and vomiting"
PPC	postpunktionelle Cephalgie
$pSaO_2$	partielle Sauerstoffsättigung des arteriellen Blutes
PSK	postspinaler Kopfschmerz
PÜWE	postoperatives Würgen und Erbrechen
PVR	Lungengefäßwiderstand ("pulmonary vascular resistance")
SaO_2	Sauerstoffsättigung des arteriellen Blutes
SM	Schrittmacher
SPA	Spinalanästhesie oder Spontanatmung
SPK	Spinalkatheter
$S_{vgem}O_2$	Sauerstoffsättigung des gemischt-venösen Blutes
SvO_2	Sauerstoffsättigung des zentral-venösen Blutes
SVR	totaler peripherer Gefäßwiderstand ("systemic vascular resistance")
TCD	transkranielle Doppler-Sonographie
TCI	"target controlled infusion"
TEE	transösophageale Echokardiographie
TIVA	total intravenöse Anästhesie
TK	Thrombozytenkonzentrat
TOF	"train of four"
VCV	volumenkontrollierte Beatmung ("volume controlled ventilation")
VIP	"venous infusion port" oder vertikal-infraklavikuläre Plexusblockade
VO_2	Sauerstoffverbrauch
ZAS	zentral-anticholinerges Syndrom
ZVD	zentral-venöser Druck
ZVK	zentral-venöser Katheter

Register

A

B

F

L

M

O

P

Q

R

S

T

W

X

Z